U0270339

方药配伍学

王洪展　编著

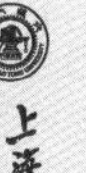

上海交通大学出版社
SHANGHAI JIAO TONG UNIVERSITY PRESS

内容提要

《方药配伍学》是一本根据中药的基本属性建立的完整配伍理论体系的专著。中药是方剂的基本组成，配伍决定方剂的方势和法度，掌握不同中药的性能和作用是学习方剂的基础，在不同的配伍方法指导下，理解药与药在同一个方剂中的内在联系，可以更加辩证地认识方剂的功效，更深刻地理解方剂的深层意义，更准确地把握方剂的临床应用方向。

本书以第六版《方剂学》通用教材为经典蓝本，按解表剂、清热剂、补益剂等分为十八章。通过君臣佐使、四气、归经、五味、七情、七方、量数、趋向、阴阳、五行、随证加减和名家论方等十二种配伍理论，分类性、发散性、全面性地理解经典方剂的意义和作用。本着追本溯源的研究精神，本书还选取了名家的经典方论和应用方法，全面分析方剂的作用机理，以求更好地为方剂的临床应用提供一定的参考与指导，方便中医药学者和广大爱好者查阅。

图书在版编目(CIP)数据

方药配伍学 / 王洪展编著. —上海：上海交通大学出版社，2021

ISBN 978-7-313-23508-4

Ⅰ. ①方… Ⅱ. ①王… Ⅲ. ①中药配伍 Ⅳ. ①R289.1

中国版本图书馆 CIP 数据核字(2020) 第 142378 号

方药配伍学

FANGYAO PEIWU XUE

编　　著：王洪展

出版发行：上海交通大学出版社　　地　　址：上海市番禺路 951 号

邮政编码：200030　　电　　话：021-64071208

印　　刷：上海万卷印刷股份有限公司　　经　　销：全国新华书店

开　　本：710mm×1000mm　1/16　　印　　张：46.5

字　　数：935 千字

版　　次：2021 年 2 月第 1 版　　印　　次：2021 年 2 月第 1 次印刷

书　　号：ISBN 978-7-313-23508-4

定　　价：198.00 元

编　委　会

序　一

光阴荏苒，时光如梭，转眼一别已是数年。

与学生王洪展结缘于2007年，他考上了成都中医药大学的研究生，投入我门下学医。初见他，衣衫朴素，身形瘦削，但却眼神坚定，炯炯有神，透露着对未来的信心和对中医事业的热爱。在读研期间，他学习刻苦、习读典籍，验于临床、勤于总结，善于创新与思考，深得我与其他师哥师姐的认可。

我时常教导学生，中医理论诚然是以传承创新学习为本，但发散的创造性思维更是必不可少，中医经典思维的解析和发展往往能赋予现代中医学更深的含义。在与洪展的交流中，我一直秉承"知识是在创造中发展"的理念，学习如此，做科研更是如此。三年的研究生期间，我将自己毕生研究的中医心理学、中医分子生物学、中医证候学、中医遗传学等创造性研究的思维和理念、理论和实践均悉数教导。值得欣慰的是，这些理念和学术研究成果对洪展的从医生涯产生了深远且潜移默化的影响。可喜的是学生洪展不论是学术思想，还是临床实践，都取得了实实在在的成果。

在读研期间，洪展曾参与我主持的多项国家自然科学基金课题的研究，积极参与临床一线调研和实验，并参与多部著作的编写，如《养生保健丛书：静》(2010年人民卫生出版社出版)。

医者仁心。读研期间，洪展不仅多次参与义诊，解救患者于苦痛，更是在汶川"5.12"大地震后奋不顾身投入抗震救灾活动。

如今洪展从事临床工作10余年，门诊量平均每天近百人，积累了丰富的临床经验，并于2018年被评为"玉环市首届名中医"。对于方药的应用，从不自觉到自觉，从不理解到理解，乃至形成了发散性理解。不论是有效的经验，或者是曲折的经验，都冲撞出无数的灵感，产生了大量的感悟。这种灵感和感悟多了，记在心里，写在纸上，不禁引发一系列思索。比如，如何将方剂学、配伍学、中药学三者有机统一，如何打破原先的君臣佐使配伍理论。思考的东西多了，《方药配伍学》便应运而生。

通读此书，可见王洪展医师的《方药配伍学》有"三新"：

其一，将临床学习方剂学、配伍学、中药三者融为一体。

他认为方药是理论联系临床的桥梁，是治疗疾病的法宝。方药配伍理论的研究，是洪展在临床多年摸索出来的研究方向，既体现了中医技术，也推广了中医理论。他认为，方与药是合二为一的，方由不同的药组成，不同的药组成不同的方。药与药之间的配伍关系，确定了方的方向性和疗效。通过运用 12 种不同的配伍理论来解析经典经方，可以在临床上将学习方剂学、配伍学、中药学三者融为一体。

其二，开拓性地将中药的属性和理论融入方剂学中。

《方药配伍学》的难能可贵之处，在于勇于打破世人对中药作用的狭义性理解。此书认为，中药有不同的作用方向，将不同中药进行归纳总结意义重大，可以根据临床具体应用、具体分析赋予中药不同的内涵，使中药学再次发挥更宏大的作用。王洪展医师引经据典，归纳总结，打破了原有的君臣佐使配伍里面的固化思维，把七情配伍、七方配伍融入其中，以便多层次把握药与药之间的关系，从而解释方的意义。如药物的四气五味配伍、药物的趋向性配伍等都是拓展性的，属于将中药的属性理论融入方剂学的典型例子。

其三，运用了阴阳配伍和《辅行诀》理论的中药五味五行配伍。

在《方药配伍学》这本书里面，洪展运用了阴阳配伍和五行配伍等《辅行诀》理论，对方剂学、配伍学进行了理论性的拓展。中药的五行和阴阳属性理论目前仍有争议，但其探索性的根据存在于《辅行诀》中药五味五行理论中。五味五行的对应关系与目前主流理论认识有差别，却与《素问》七篇大论的相关记载存在一定对应关系，五味五行是《辅行诀》五脏病证诸方的基石。

王洪展医师热爱中医事业、博学多识、学验俱厚，不论是在我的诸多弟子中，还是在他从事中医工作的当地都是佼佼者，相信他的《方药配伍学》一书的出版和发行会对广大中医研学者产生积极的示范引领作用，其学术和临床价值也是不言而喻的。

读此书，吾心甚慰。今天洪展医师《方药配伍学》付梓之际，请我作序，义不容辞，欣然提笔，是为序。

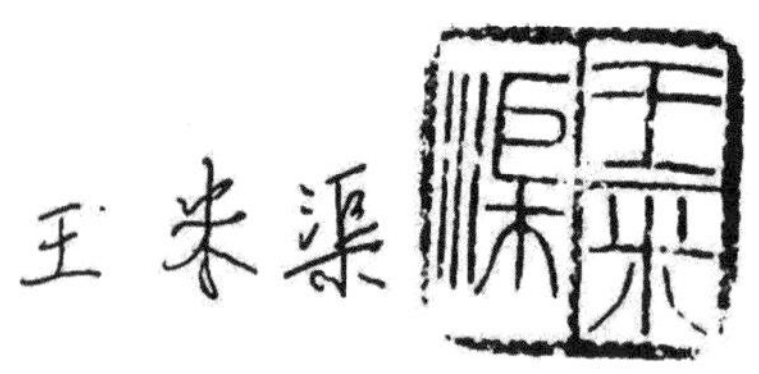

2019 年 6 月于成都中医药大学越鞠苑

序　二

本书与读者相见之前，先睹为快，字字行行之间，著者的辛苦之心可见其间，甚为欣喜与感动。

喜之，新学之士、欲深钻之者、已成大器之人，人人皆可以利用此著；感之，我与洪展大夫相识多年，岁月页页翻过，我虽常想提笔畅书一番，而至今未动一笔，王君已成一书，可为自己的参考书之一，值得惠存。

现今时代，网络的力量使得各行各业出书之易，不费大力洋洋一本大著形成，读后无以可夸其美，也是常之又常，尽为出书之人，自喜而已。而此著以笔者自己独特的思路和见解，促进方剂配伍体系的发展。详细的文献资料，使持书者便于阅读、参考使用，有疑虑者亦可查询，有余之时读之又长见识，宽其视野。此源于王君勤学、勤用、勤思之果，用己之经验、学识而成此著。想此一举为模本，定会引发出许许多多的中医著书的诞生。虽不敢约定，若有余之年将此书译成日文又成了我一心愿。

衷心祝愿各位得阅之士，学术长进，医术发达！

松永树浩

松永树浩博士

庚子年正月初于日本川崎

序　三

古之善医者，必然明方。方为医者临证之本。明医诊病，察色按脉，先别阴阳，以辨其证，次则以法治方。故临证施治，方剂最为关键。然方者，不遵配伍之法，亦不能取效，甚则贻害无穷。配伍为临证组方遣药之阶梯。方剂非单纯中药之堆砌，而在配伍之道。故中药、配伍、方剂是以配伍为中心，即本书之重。方剂之配伍，其旨在“和”，和者，调理阴阳，扶正祛邪；配伍之理在于复方整体调节，整体者，在于系统整体、相互联系、等级有序，此为方剂之内涵。

药有升降浮沉、四气五味、性味归经。配伍之法，最常道君臣佐使，然书中不尽于此，其集十二种配伍理论，研究方剂之应用。方由不同的药物组合，由君臣佐使配伍、四气配伍、五味配伍、归经配伍、七方配伍、七情配伍等配伍理论演变而来。因此，构方有多种维度，每种配伍方法皆为方剂建构维度之一，故从多维度释方可全面理解经方之内涵。

本草典籍浩如烟海，然作者从本草典籍和名家著作出发，全方位诠释配伍之含义，析中药之功效，使读者明药物之属性，开发散之思维，研最佳之配伍。中药属性论为中医理论之基，临床取效之本。作者融中药属性理论于方剂配伍中，打破固化之思维，如将药物之四气五味配伍、趋向性配伍拓展性地融入方剂配伍中，又将七情配伍、七方配伍融入其中，使读者对配伍之含义、方剂之功效、药物之理解更上新台阶，从而更使读者领悟到中药在不同配伍环境下发挥不同作用方向之深刻意义。不仅如此，本书还将《黄帝内经》《辅行诀》中中药阴阳五行理论有机结合，对中医方剂配伍学进行理论性拓展。《系辞·上传》曰：“一阴一阳谓之道”。方药阴阳配伍据中药方剂之整体阴阳属性，组合为偏阳性或偏阴性之方，抑或阴阳平和之方。总之，书中集十二种配伍之法于一体，多维度解析配伍理论，对方剂配伍学提出创造性见解，可谓意深义远！

余详阅此书之时，不禁甚为欣喜，洪展作为一名临床中医师，理论联系临床，深思熟虑，斟酌证候与治法，将方剂配伍之法独立成体系，并整理成册，是从事中医事业者临证之一大助力也，读者必细细揣摩，再三致意，久久用心，以求渐能领悟。

邓中甲

2019.10.18

前言和整理说明

方剂与中药的出现历史悠久，方药既是饮食文化的一部分，也是药食同源的一部分，是我们华夏民族勤劳智慧的结晶，古代常用一味药来治疗身体的不适。单味药也就是单方，熬成汤液也就成了中药方剂。现存最早的一部医方书是在湖南长沙马王堆汉墓中发现的《五十二病方》。这本书中没有提到阴阳五行等理论，也没有病因病机的详细论述，对五脏六腑也只简单地一表而过，重点都放在治疗上。全书载药 247 种，医方 280 个，所记载的方剂大多是由两味以上药物组成的复方。现存最早的中药著作《神农本草经》，把中药分为上、中、下三品，延续几千年一直在临床应用。在《汉书・艺文志》中有《汤液经法》，元代王好古著有《汤液本草》一书，他认为《汤液经》是伊尹的："神农尝百草，立九候，以正阴阳之变化，以救性命之昏札，以为万世法，既简且要。殷之伊尹宗之，倍于神农，得立法之要，则不害为汤液。"成书于战国至秦汉时期的《黄帝内经》虽仅载方 13 首，立法用药、配伍组合等奠定了方剂的理论基础。明代俞弁的《续医说》里记载有将黄帝、神农和伊尹并称为"三圣人"的说法："隐医医之为道，由来尚矣。原百病之起愈，本乎黄帝；辨百药之味性，本乎神农；汤液则本乎伊尹。此三圣人者，拯黎元之疾苦，赞天地之生育，其有功于万世大矣。万世之下，深于此道者，是亦圣人之徒也。"清代大家徐灵胎在《方剂古今论》中曰："昔者，圣人之制方也，推药理之本原，识药性之专能，察气味之从逆，审脏腑之好恶，合君臣之配偶；而又探索病源，推求经络。其思远，其义精，味不过三四，而其用变化不穷。"

方与药是中医学治疗疾病的主要方法和手段，所以研究方与药是同步进行的。方药是统一不可分割的，方是药的组合，药是方的载体。药的属性和功能是方的具体体现，方是药的组合配伍的集合体，方的法度与药的配伍有直接关系，方与药的纽带是配伍的支撑。如果把方、药、配伍三者分为不同的层面，配伍可以说是方、药的核心，在不同的配伍理论指导下有不同的方，方药有不同的功能作用，所以研究方药的配伍非常重要。本书按中药的基本功能属性来归纳总结，取类比象，引入典籍、名家观点等总结出配伍方法和理论，再根据不同的配伍理论来解构方的内涵和外延。突破了固有的君臣佐使配伍条框，把中药的升降沉浮、四气五味、阴阳五行等提炼到配伍方法和理论高度，来指导方剂的临床应用。本书的主要结构如下：

1. 君臣佐使配伍

“君臣佐使”是一个方剂学术语，是方剂配伍组成的基本原则。其解释原指君主、臣僚、僚佐、使者四种人分别起着不同的作用，后指中药处方中各味药的不同作用。文献《素问・至真要大论》中载：“主病之谓君，佐君之谓臣，应臣之谓使。”“君一臣二，制之小也。君二臣三佐五，制之中也。君一臣三佐九，制之大也。”《神农本草经》载：“上药一百二十种为君，主养命；中药一百二十种为臣，主养性；下药一百二十种为佐使，主治病；用药须合君臣佐使。”

为此，组成方剂的药物可按其在方剂中所起的作用分为君药、臣药、佐药、使药，称之为君、臣、佐、使。四者配伍相辅相成，将用药效果发挥极致。其作用分别如下：

(1)君药：即在处方中对处方的主证或主病起主要治疗作用的药物。它体现了处方的主攻方向，其药力居方中之首，是组方中不可缺少的药物。

(2)臣药：是辅助君药加强治疗主证和主病和药物。

(3)佐药：意义一是为佐助药，用于治疗次要兼证的药物；二是为佐制药，用以消除或减缓君药、臣药的毒性或烈性的药物；三是为反佐药，即根据病情需要，使用与君药药性相反而又能在治疗中起相成作用的药物。

(4)使药：意义一是为引经药，引方中诸药直达病所的药物；二是为调和药，即调和诸药的作用，使其合力祛邪，如牛膝、甘草就经常作为使药入方。

2. 四气配伍

四气，又称“四性”，指寒、热、温、凉四种药性。

寒凉和温热是对立的两种药性。寒和凉、热和温之间，是程度上的不同，也就是说药性相同，但在程度上有差别，温次于热，凉次于寒。四气五味理论最早载于《神农本草经》，其序录云：“药有酸咸甘苦辛五味，又有寒热温凉四气。”书中以四气配合五味，共同标明每味药的药性特征，开创了先标明药性，后论述药物功效及主治病证的本草编写体例，奠定了以四气五味理论指导临床用药的基础。其中《神农本草经》云：“疗寒以热药，疗热以寒药。”《素问・至真要大论》云：“寒者热之，热者寒之”，这是基本的用药规律。

3. 五味配伍

医家在长期实践过程中，以脏腑经络理论为基础，用五行学说总结归纳而成五味配伍。药物的五味是通过长期的用药实践所获得的疗效而确定的，它不仅是对药物味道的真实反映，也是对药物作用的高度概括。《黄帝内经》认为辛散、酸收、甘缓、苦坚、咸软，这是关于五味所代表的药物作用最早的总结和概括。经后世医家不断补充和发展，五味所代表的药物作用及主治病证日臻完善。

文献中提及：

《灵枢·五味》说："谷气有五味"，所谓的"五味"，是指饮食物所具有的"甘、苦、辛、咸、酸、淡"几种不同的味。在这里，包括淡味在内虽然已超出了五种味，但习惯上仍将淡味归属于五味。关于"五味"的作用及阴阳属性，则"辛散，酸收，甘缓，苦坚，咸软……此五者，有辛、酸、甘、苦、咸，各有所利，或散或收，或缓或急，或坚或软，四时五脏病，随五味所宜也。"(《素问·脏气法时论》)

"辛甘发散为阳，酸苦涌泻为阴，咸味涌泻为阴，淡味渗泻为阳。六者或收或散，或缓或急，或燥或润，或软或坚，以所利而行之，调其气使其平也。"(《素问·至真要大论》)

《素问·脏气法时论》："肝欲散，急食辛以散之，用辛补之，酸泻之……心欲软，急食咸以软之，用咸补之，甘泻之……脾欲缓，急食甘以缓之，用苦泻之，甘补之……肺欲收，急食酸以收之，用酸补之，辛泻之……肾欲坚，急食苦以坚之，用苦补之，咸泻之……此五者，有辛、酸、甘、苦、咸，各有所利。或散、或收、或缓、或急、或坚、或软。四时五脏，病随五味所宜也。"

《儒门事亲》："精不足者补之以味，味者五味也，五味调和则可补益精气也。"

在配伍中，充分发挥药物五味之间关系，从而增强方剂的最大作用，故需掌握五味其各自的特点。

(1) 辛：有发散、行气或润养等作用。一般发汗的药物与行气的药物，大多有辛味；某些补养的药物，也有辛味。

(2) 甘：有滋补、和中或缓急的作用。一般滋补性的药物及调和药性的药物，大多有甘味。

(3) 酸：有收敛、固涩等作用。一般带有酸味的药物，大多具有止汗、止渴等作用。

(4) 苦：有泻火、燥湿、通泄、下降等作用。一般具有清热、燥湿、泻下和降逆作用的药物，大多有苦味。

(5) 咸：有软坚、散结或泻下等作用。一般能消散结块的药物和一部分泻下通便的药物，带有咸味。

在五味以外，还有淡味、涩味，它们的意义和作用如下。

(6) 淡：就是淡而无味，有渗湿、利尿作用。一般能够渗利水湿、通利小便的药物，大多是淡味。

(7) 涩：有收敛止汗、固精、止泻及止血等作用。

由于淡味没有特殊的滋味，所以一般将它和甘味并列，称"淡附于甘"；同时，涩味的作用和酸味的作用相同，因此，虽然有七种滋味，但习惯上仍称“五味”。

4. 归经配伍

指药物作用的定位概念，即药物的作用部位，它反映药物对机体的选择作用。“归”是药物作用的归属，寓有药物对人体不同部位具有选择性走向的意思。“经”是脏腑经络及其相关组织的概念。

归经理论，早在《黄帝内经》中已有萌芽，如《素问·宣明五气篇》就有：“五味所入，酸入肝，辛入肺、苦入心、咸入肾、甘入脾，是谓五入”的记载。《灵枢·九针论》也有五走：“酸走筋、辛走气、苦走血、咸走骨、甘走肉，是谓五走”的论述。这对后世归经学说的创立和发展有着较大的影响。

其中金太宗时期（相当于南宋绍兴元年—端平元年）著名医学家张元素撰成了《珍珠囊》一书，书中最早创药物归经学说，对每味药几乎都有“归经”和“引经”的讨论。认为深切了解药物性味而使各归其经，则疗效更著。若归经不明，无的放矢，即难获得确效。

明代医家刘文泰编著的《本草品汇精要》一书，在其论述每药所设的二十四则中，就专列了“所行经络”一项，用以指出药物的归经。《本草纲目》不仅全部继承了以前的归经学说内容，而且对药物的“入气分”“入血分”论述更详。

清代中期，沈金鳌对药物的归经作了较全面的总结，把历代本草书中论述归经的名称，如“引经”“向导”“行经”“入”“走”“归”等名词，统称为“归经”。在他的《要药分剂》一书中，每药专列了“归经”一项。由于他比较全面地概括了药物的多种性能，因此后世学者大多采用了他的这一提法。至此，归经学说也就基本趋于完备了。

5. 七方配伍

七方配伍即配药七方，指大方、小方、缓方、急方、奇方、偶方、复方。《素问·至真要大论》曰：“君一臣二，制之小也。君一臣三佐五，制之中也。君一臣三佐九，制之大也。”“君一臣二，奇之制也。君二臣四，偶之制也。君二臣三，奇之制也。君二臣六，偶之制也。”“补上治上制以缓，补下治下制以急，急则气味厚，缓则气味薄。”“近而奇偶，制小其服；远而奇偶，制大其服。大则数少，小则数多，多则九之，少则二之。奇之不去则偶之，是谓重方。”这是“七方”说的最早记载。

从《素问·至真要大论》所述内容来分析，它是根据病邪的微甚、病位的表里、病势的轻重、体质的强弱以及治疗的需要，概括地说明制方的方法，并不是为了方剂分类而设。至金代成无己在《伤寒明理论》中说：“制方之用，大、小、缓、急、奇、偶、复，七方是也”，才明确提出“七方”的名称，并将《黄帝内经》的“重”改为“复”，于是后人引申"七方"为最早的方剂分类法。成氏虽倡"七方"之说,但除了在分析方剂时有所引用外,其所著《伤寒明理论》中也未按"七方"分类。且迄今为止,也未见到按"七方"分类的方书。由此可见,"七方"应当是古代的一种组方理论。

(1)大方:药味多、用量大,治疗邪盛病重的方剂,或是下焦疾患,药量多而须频服的方剂。

(2)小方:药味少、用量小,治疗病轻邪微的方剂,或治上焦疾患,或量重而须分次频服的方剂。

(3)缓方:药性缓和,治疗病势缓慢需长期服用的方剂。

(4)急方:药性峻猛,治疗病势急重急于取效的方剂。

(5)奇方:单味药或药味合于单数的方剂。

(6)偶方:由两味药组成或药味合于双数的方剂。

(7)复方:由两方或数方合用,治疗较为复杂病症的方剂。

6. 七情配伍

七情是指单行、相须、相使、相畏、相杀、相恶、相反 7 种配伍用药的总称。"七情"的提法首见于《神农本草经》,其序例云"药……有单行者,有相须者,有相使者,有相畏者,有相恶者,有相反者,有相杀者。凡此七情,全和视之。当用相须、相使者良,勿用相恶、相反者。若有毒宜制,可用相畏,相杀者;不尔,勿合用也。"《本经》对其运用原则作了"当用""可用"和"勿用"的明确规定,这是中药配伍运用的最早准则。

后世中"七情"理论的不断发展,如明代李时珍《本草纲目》载:"药有七情,独行者,单方不用辅也。相须者,同类不可离也。相使者,我之佐使也。相恶者,夺我之能也。相畏者,受彼之制也。相反者,两不相合也。相杀者,制彼之毒也。"阐发了七情的含义和配伍理论。在学习方剂中,需掌握其具体作用。

(1)单行:指用单味药就能发挥预期治疗效果,不需要其他药辅助。

(2)相须:即性能功效相类似的药物配合使用,可以增强原有疗效。

(3)相使:即在性能功效方面有某些共性的药物配伍合用,而以一药为主,另一药为辅,辅药能增强主药疗效。

(4)相畏:即一种药物的毒性反应或不良反应,能被另一种药物减轻或消除。

(5)相杀:即一种药物能减轻或消除另一种药物的毒性或不良反应。

(6)相恶:即两药合用,一种药物能使另一种药物原有功效降低,甚至丧失。

(7)相反:即两药合用,能产生或增强毒性反应或不良反应。

其中相须、相使表示增效,临床用药要充分利用;相畏、相杀表示减毒,应用毒烈药时须考虑选用;相恶表示减效,用药时应加以注意;相反表示增毒,原则上应绝对禁止。

7. 量数配伍

指方剂学中药物之间的量数配伍特点。

方剂是由多味药配伍组成的用药方式。药味之"数"以及剂量之"量"等因素不仅是方剂的组成部分,更是方剂有效性、安全性的基础,与方剂服用时相关的"数""量"也影响着方剂的疗效。

《素问·至真要大论》载:"……治有缓急,方有大小……奇之制也……偶之制也……是谓重方……"这种分类方法,就是主要依据"数"的多少或大小、奇偶来分的。大方是指药味"数"多或少而用"量"大;小方是指药味少或"数"多而用量少;奇方则是指组成药物的味数为单数(或单独),偶数则是指组成药物的味数为双数。

"量"在中医文献中有称量、测量及度量,表示称量的容器或单位等含义,在方剂中用来表示各药味中药的用量。确定药物的用量,是方剂配伍的主要任务之一。在辨证正确、药选对之后,即药的味数确定之后,用量的多少成为方剂功效的关键。在探讨量-效关系时,都是以药味"数"确定(不变)为前提的。

方剂的药味的"数"与每味用"量",决定着方剂的"大"与"小",而方剂的"大""小"应随疾病的不同而变化。有关这方面的论述当属清代医家吴鞠通的"治上焦如羽,非轻不举;治中焦如衡,非平不安;治下焦如权,非重不沉。"较为著名。这说明方剂总量应与病证性质相一致,方剂总量应随疾病的不同而有相应大小或重轻的改变。

8. 对药配伍

对药又称药对,指相互依赖、相互制约,以增强疗效的两味药组方治病。

药对具有药味简单、理论深奥、药力专一的特点。其目的在于获得比单用一种药物更好的治疗效果,配伍存神,用之中的,应手取愈,妙不可言。前人将两种或两种以上中药配伍应用后产生的不同效应与反应,归纳于"七情和合"中,其中相须、相使、相畏、相杀是有利的,临床应提倡使用,而相反、相恶是不利的,临床应避免使用,或作为配合禁忌,原则上是不能应用的。

在春秋战国时期中医学理论形成之前,即出现了药对的应用,如《黄帝内经》中有乌贼骨丸"以四乌贼骨(海螵蛸)、藘茹(茜草)二物并合之"的处方。而"药对"一词最早见于《雷公药对》,成书于公元二世纪初,是中国药学中以药对命名的专著。

后世医者们不断阐述其理论,如医圣张仲景虽未直言药对,但对其应用颇有造诣,临证变通,自成条理,《伤寒杂病论》257 方中以两味药配伍组方的就有 40 方。

北宋徐之才《药对》以某某为之使、畏某某、恶某某为主要形式,论述了药对的不同作用。

9. 趋向配伍(升降浮沉)

指药物作用于人体的趋向,升是上升,浮是发散,降是下降,沉是向内。升与浮的共同点是向上向外,属阳,具有升阳、发表、散寒、催吐、透疹等作用;降与沉的共同点是向下向内,属阴,具有潜阳、收敛、清热、泻下、渗利、降逆、安神等作用。

《素问·阴阳应象大论》说:“其高者,因而越之;其下者,引而竭之;中满者,泻之以内;其有邪者,渍形以为汗;其在皮者,汗而发之。”临床上,根据药物的升降浮沉的性能,使用药物的应用原则是:病位在表者,宜浮不宜沉;病位在里者,宜沉不宜浮;病势上逆者,宜降不宜升;病势下陷者,宜升不宜降。即顺病位,逆病势。药物的升降浮沉主要与其性味及质地轻重等有密切关系。凡味属辛、甘,气属温热的药物,多能升浮;凡味属酸、苦、咸,气属寒凉的药物,多能沉降。质轻的花、叶、皮、枝类药多升浮;质重的种子、果实、矿物、贝壳类药多沉降。但上述关系也不是绝对的,如旋覆花可降气消痰,药性是沉降的;苍耳子能祛风解表,通鼻窍,药性是升浮的。此外,药物的升降浮沉还受炮制、配伍的影响而发生变化。如酒炒则升,姜汁炒则散,醋炒则收敛,盐水炒则下行。又如配伍,升浮药与较多沉降药配伍时,其升浮之性可受到一定的制约;反之,沉降药与较多升浮药配伍时,其沉降之性也受到一定的制约。

由此可见,药性的升降浮沉受多种因素的影响,在一定的条件下可以相互转化,是相对的而不是绝对的,临床用药时须灵活掌握。

(1)升:就是上升、升提的意思,能治病势下陷的药物,都有升的作用。

(2)降:就是下降、降逆的意思,能治病势上逆的药物,都有降的作用。

(3)浮:就是轻浮、上行发散的意思,能治病位在表的药物,都有浮的作用。

(4)沉:就是重沉、下行泄利的意思,能治病位在里的药物,都有沉的作用。

10. 阴阳配伍

唐代《新修本草》记载:“药有阴阳配合,子母兄弟,根叶华实,草石骨肉”。对自然界相关关联事物和现象的相对属性或以事物本身对立双方的属性的抽象概括。结合阴阳学说,四性中温热之性属阳,寒凉之性属阴;五味中辛甘淡属阳,苦酸涩咸属阴;升降浮沉中升浮为阳,沉降为阴。

《素问·阴阳应象大论》记载:“水为阴,火为阳;阳为气,阴为味。味归形,形归气,气归精,精归化,精食气,形食味,化生精,气生形。味伤形,气伤精;精化为气,气伤于味。阴味出下窍;阳气出上窍。味厚者为阴,薄为阴之阳。气厚者为阳,薄为阳之阴。味厚则泄,薄则通。气薄则发泄,厚则发热。气味,辛甘发散为阳,酸苦涌泄为阴。”

《素问·至真要大论》云："辛甘发散为阳，酸苦涌泄为阴，咸味涌泄为阴，淡味渗泄为阳。"

《本草问答》云："此本于天地之阴阳也。本于阳者，以气为主，而上行外达，故升而气浮，能走上焦以发表；本于阴者，以味为主，而内行下达，故降而气沉，能行里达下焦。气本于天，味成于地。"

11. 五行配伍

《素问·五脏生成论》载："多食咸，则脉凝泣而变色；多食苦，则皮槁而毛拔；多食辛，则筋急而爪枯；多食酸，则肉胝皱而唇揭；多食甘，则骨痛而发落，此五味之所伤也。"咸入肾，多食咸，则肾水旺，肾水克心火，心主血脉，心气受损，则血脉不行而凝滞，面部失养而晦暗。故临床上，患有心系疾病者不宜过食咸味。"多食酸，则肉胝皱而唇揭。"酸属木，脾土主肉，多食酸，肝木旺，木克土，则肉胝皱而唇揭，辨证而言，临床应用时多用酸味药治疗脾胃病，如山楂用来消食化积等。从五行生克角度指导用药。

《辅行诀》曰：①味辛皆属木，有宣发之功，可补肝益肾养心泻脾抑肺。②味咸皆属火，有温煦之功，可补心益肝养脾泻肺抑肾。③味甘皆属土，有运化之功，可补脾益肺养心泻肾抑肝。④味酸皆属金有敛固之功，可补肺益肾养脾泻肝抑心。⑤味苦皆属水，有润滋之功，可补肾益肺养肝泻心抑脾。

12. 随证加减配伍

随证加减配伍是方剂中药味加减变化用于临床选用成方，目的是使之更加适合变化了的病情需要，即"随证加减"，是根据病情的需要和药物性能，有选择性地将药物配合方剂一起使用，可增强疗效，是对辨证论治理论的深化和发展。在徐灵胎《医学源流论·执方治病论》中记载："欲用古方，必先审病者所患之证相合，然后施用，否则必须加减，无可加减，则另择一方。"故在临床运用方剂时，应根据病人体质状况、年龄长幼、四时气候、地域差异，以及病情变化而灵活加减，做到"师其法而不泥其方，师其方而不泥其药"。

例一：桂枝汤系加减。

桂枝汤组成：桂枝、芍药、生姜、大枣、甘草。功能：滋阴和阳，调和营卫，解肌发表，通经络泻营郁。主治：太阳中风证。发热恶风，头痛项强，身痛有汗，鼻鸣干呕，苔白不渴，脉浮缓或浮弱。

演变：

（1）桂枝加厚朴杏子汤由桂枝汤加厚朴、杏仁组成，方用桂枝汤解肌发表，调和营卫；配伍厚朴、杏仁降气平喘，化痰止咳。治疗桂枝汤证兼有宿疾喘息之证。

(2)桂枝加葛根汤由桂枝汤加葛根组成,是外感风寒,太阳经气不舒,津液不能敷布,经脉失于濡养,所以项背强几几。但有汗出来风,是表虚。所以用桂枝汤减少桂、芍用量,加葛根,取其解肌发表,生津舒筋之功。

(3)桂枝去芍药汤是桂枝汤减芍药组成,皆因太阳病用下法是为误治,下后表邪未解,是宜桂枝汤更发汗。但此时出现胸满,是由下法损及脾阳,以致阳衰胃逆,浊气充塞,是以胸满。当去芍药之酸寒,以解表邪。

例二:小柴胡汤系列。

小柴胡汤组成:柴胡、黄芩、人参、甘草、半夏、生姜、大枣。功能:和解少阳。主治:①伤寒少阳证。往来寒热,胸胁苦满,默默不欲饮食,心烦喜呕,口苦,咽干,目眩,舌苔薄白人伤寒,经水适断,寒热发作有时。②热入血室证,妇科以及内伤杂病而见少阳证者。③黄疸、疟疾,脉弦者。

演变:

(1)大柴胡汤:小柴胡汤去人参、甘草,加大黄、枳实、芍药而成,亦是小柴胡汤与小承气汤两方加减合成,是和解为主与泻下并用的方剂。小柴胡汤为治伤寒少阳病的主方,因兼阳明腑实,故去补益胃气之人参、甘草,加大黄、枳实、芍药以治疗阳明热结之证。因此,本方主治少阳阳明合病,仍以少阳为主。症见往来寒热、胸胁苦满,表明病变部位仍未离少阳;呕不止与郁郁微烦,则较小柴胡汤证之心烦喜呕为重,再与心下痞硬或满痛、便秘或下利、舌苔黄、脉弦数有力等合参,说明病邪已进入阳明,有化热成实的热结之象。在治法上,病在少阳,本当禁用下法,但与阳明腑实并见的情况下,就必须表里兼顾。

(2)半夏泻心汤:小柴胡汤去柴胡、生姜,加黄连、干姜而成。因无半表证,故去解表之柴胡、生姜,痞因寒热错杂而成,故加寒热平调之黄连、干姜,变和解少阳之剂,而为调和肠胃之方。后世师其法,随证加减,广泛应用于中焦寒热错杂、升降失调诸症。

根据病机或者证候的不同,调整方中药物以适应不同病情变化,只有掌握方剂变化运用的规律,才能做到师古而不泥古,变化而不离宗,知常达变,机圆法活。

13. 名家论方

指历史上或者近代著名中医学者根据自身的学习或经验,论述自己对某个方剂的深刻见解及体会。

元代李杲《内外伤辨惑论》论补中益气汤:"夫脾胃虚者,因饮食劳倦,心火亢甚,而乘其土位,其次肺气受邪,须用黄芪最多,人参、甘草次之。脾胃一虚,肺气先绝,故用黄芪以益皮毛而闭腠理,不令自汗,损其元气。上喘气短,人参以补之。心火乘脾,须炙甘草之甘以泻火热,而补脾胃中元气;若脾胃急痛并大虚,腹中急缩者,宜多用之,经云:'急者缓之。白术若甘温,除胃中热,利腰脐间血。胃中清气在下，必加升麻、柴胡以引之，引黄芪、人参、甘草甘温之气味上升，能补卫气之散解，而实其表也。又缓带脉之缩急；二味苦平，味之薄者，阴中之阳，引清气上升也。'气乱于胸中，为清浊相干，用去白陈皮以理之，又能助阳气上升，以散滞气，助诸甘辛为用。口干嗌干加干葛。脾胃气虚，不能升浮，为阴火伤其生发之气，荣血大亏，荣气不营，阴火炽盛，是血中伏火日渐煎熬，血气日减，心包与心主血，血减则心无所养，致使心乱而烦，病名曰挽。挽者，心惑而烦闷不安区，故加辛甘微温之剂生阳气，阳生则阴长。或曰：'甘温何能生血？'曰：'仲景之法，血虚以人参补之，阳旺则能生阴血，更以当归和之。'少加黄柏，以救肾水，能泻阴中之伏火。如烦扰不止，少加生地黄补肾水，水旺而心火自降。如气淫心乱，以朱砂安神丸镇固之则愈。"

明代吴昆《医方考》论八珍汤："血气俱虚者，此方主之。人之身，气血而已。气者百骸之父，血者百骸之母，不可使其失养者也。是方也，人参、白术、茯苓、甘草，甘温之品也，所以补气。当归、川芎、芍药、地黄，质润之品也，所以补血。气旺则百骸资之以生，血旺则百骸资之以养。形体既充，则百邪不入，故人乐有药饵焉。气血，人身之阴阳也，两相得则治，一有失则病。故阴血虚损，则阳气独治，阳气亲上，故令头痛、眩晕。是方也，当归、川芎、芍药、地黄，味厚养血之品也。复用人参、白术、茯苓、甘草甘温之品以养气者，何哉？太极之妙，阴生于阳，故兼用此辈以益气耳。或问：'头痛而用人参，阳邪不益亢乎？'余曰：'虚火可补，人参、黄芪之类，此之谓也。'"

清代吴鞠通《温病条辨》论安宫牛黄丸："牛黄得日月之精，通心主之神；犀角主治百毒、邪鬼、瘴气；真珠得太阴之精，而通神明，合犀角补水救火；郁金草之香，梅片木之香，雄黄石之香，麝香乃精血之香，合四香以为用，使闭固之邪热温毒深在厥阴之分者，一齐从内透出，而邪秽自消，神明可复也；黄连泻心火，栀子泻心与三焦之火，黄芩泻胆、肺之火，使邪火随诸香一齐俱散也；朱砂补心体，泻心用，合金箔坠痰而镇固，再合真珠、犀角为督战之主帅也。"

清代张山雷《沈氏女科辑要笺正》论八珍汤："四君、四物合为八珍。按之药理功能，可谓四君气药，能助脾胃之阳；四物血药，能养脾胃之阴。一属于气，一属于血。只可专主脾胃讲，决不能泛泛然谓四君补气，四物补血。然汪庵但认得一个气字，即曰肺主气，而遂谓四君即是补肺补气药；又居然认得一个血字，即曰心主血，而遂谓四物即是补心补血药。其《医方集解》之八珍汤下，竟曰'治心肺虚损，气血两虚。'又注之曰，'心主血，肺主气云云。于是八珍汤之专补心肺，乃为确切不移。究竟此八物之实在功用奚若？其他方书言之已详，分而审之，宜悟物理之真；合而参之，当识调剂之妙。'"

清代张锡纯《医学衷中参西录》论炙甘草汤："炙甘草汤之用意甚深，而注疏家则谓方中多用富有汁浆之药，为其心血亏少，是以心中动悸以致脉象结代，故重用富有汁浆之药，以滋补心血，为此方中之宗旨。不知如此以论此方，则浅之乎视此方矣。试观方中诸药，惟生地黄（即干地黄）重用一斤，地黄原补肾药也，惟当时无熟地黄，多用又恐其失于寒凉，故煮之以酒七升、水八升，且酒水共十五升，而煮之减去十二升，是酒性原热，而又复久煮，欲变生地黄之凉性为温性者，欲其温补肾脏也。盖脉之跳动在心，而脉之所以跳动有力者，实赖肾气上升与心气相济，是以伤寒少阴病，因肾为病伤，遏抑肾中气化不能上与心交，无论其病为凉为热，而脉皆微弱无力，是明征也。由斯观之，是炙甘草汤之用意，原以补助肾中之气化，俾其壮旺上升，与心中之气化相济救为要着也。至其滋补心血，则犹方中兼治之副作用也，犹此方中所缓图者也。又方中人参原能助心脉跳动，实为方中要药，而只用二两，折为今之六钱，再三分之一，剂中止有人参二钱，此恐分量有误，拟加倍为四钱，则奏效当速也。然人参必用党参，而不用辽参，盖辽参有热性也。"

邓中甲教授谈麻杏甘石汤："该方麻杏石甘四个药，主要是掌握其相互之间的组合关系，反映出对后世很有指导意愿的基本组合和基本配伍技巧。君药，在不同教材中提法不同，五版《方剂学》教材麻黄为君，六版《方剂学》教材麻黄和石膏联合为君。我认为麻黄和石膏联合为君比较恰当。编写六版教材时解表剂也是我在起草，考虑到如果以麻黄为君，清肺平喘为主，石膏是很重要的，用量也最大。多用于肺热咳喘为主证，所以这两个联合，麻黄之辛，石膏之寒，既体现合作，辛凉，有表邪可以透表；又可以清肺热、宣肺气。所以麻黄在这里疏散表邪，有散的力量，同时宣肺平喘。石膏清热生津、解肌透邪，有散热、透热作用，同时清肺热，又能生津，生津是与甘草配伍。杏仁，降逆肺气、平喘咳。甘草既能益气和中，保护胃气，不受大剂量的石膏影响，避免石膏寒凉伤胃；又能调和寒热，调和于寒温宣降之中，调和诸药。肆麻黄杏仁相配，很多方里遇到了，基础方代表是三拗汤，这里也包括麻、甘、杏。一宣一降也反映一个基本组合。石膏杏仁相配，何时常用呢？肺热的咳喘当中，一清一肃，一清一降，清肃肺气。热证的咳喘，肺热咳喘常用。石膏与甘草相配，甘寒生津，所以后来对石膏的功用，认为它能够清热生津。石膏是一个矿物药，如何能生出津液来呢？实际上这是一种间接生津。人体津液的生化在胃，饮入于胃。胃为水穀之海，肺胃有热，伤津很快，石膏清胃热，可以保护津液，故为化生津液。历来就把从临床表现出来的这个结果，归纳到石膏的作用上，说它既能清热，又能生津，如此理解石膏生津。石膏与甘草同用，既能够养胃气，又能帮助胃恢复功能、化生津液，这已经成为后世常用的一种基本组合了。"

本书最早的创作契机来源于笔者学习方剂的一点心得，本想做一个读书笔记，慢慢地总结归纳成册也在意料之外。在配伍理论的指导下研究方药，多了一种学习的方法和思路。方如青龙，龙从云，云变幻莫测，神龙见首不见尾；药如白虎，虎从风，风是云的头，风起云涌，龙飞虎啸。驾驭龙虎的法度是配伍，配伍得当可以决定是飞龙升天，还是虎啸平原。以龙腾虎跃之势，驾龙虎之师破邪荡寇，平冲降逆，扶正祛邪而达阴平阳秘之态，以尽医者救死扶伤之责。

目　录

第一章　解表剂

第一节　辛温解表剂

麻黄汤

麻黄汤出自《伤寒论》，主要针对以下九条证候：

第 35 条："太阳病，头痛发热，身疼腰痛，骨节疼痛，恶风无汗而喘者，麻黄汤主之。"

第 36 条："太阳与阳明合病，喘而胸满者，不可下，宜麻黄汤。"

第 37 条："太阳病，十日以去，脉浮细而嗜卧者，外已解也。设胸满胁痛者，与小柴胡汤。脉但浮者，与麻黄汤。"

第 46 条："太阳病，脉浮紧，无汗，发热，身疼痛，八九日不解，表证仍在，此当发其汗。服药已微除，其人发烦目瞑，剧者必衄，衄乃解。所以然者，阳气重故也。麻黄汤主之。"

第 51 条："脉浮者，病在表，可发汗，宜麻黄汤。"

第 52 条："脉浮而数者，可发汗，宜麻黄汤。"

第 55 条："伤寒脉浮紧，不发汗，因致衄者，麻黄汤主之。"

第 232 条："脉但浮，无余证者，与麻黄汤。若不尿，腹满加哕者，不治。"

第 235 条："阳明病，脉浮，无汗而喘者，发汗则愈，宜麻黄汤。"

【处方】麻黄（去节）(9g)，桂枝（去皮）(6g)，杏仁（去皮尖）(6g)，甘草（炙）(3g)。

【主治】太阳伤寒，恶寒发热，头痛身疼，无汗而喘，舌苔薄白，脉浮紧。此方是治疗寒邪伤及足太阳膀胱经，足太阳膀胱经为一身的护卫而主表。

【功能】开表发汗，驱寒邪，泻卫郁。

【用法】上四味，以水九升，先煮麻黄，减二升，去上沫，内诸药，煮取二升半，去滓，温服八合。覆取微似汗，不须啜粥，余如桂枝法将息。现代用法：水煎服，温覆取微汗。

方中麻黄苦辛性温，归肺与膀胱经，善开腠发汗，祛在表之风寒；宣肺平喘，开闭郁之肺气，故本方用以为君药。由于本方证属卫郁营滞，单用麻黄发汗，只能解卫气之闭郁，所以又用透营达卫的桂枝为臣药，解肌发表，温通经脉，既助麻黄解表，使发汗之力倍增；又畅行营阴，使疼痛之症得解。二药相须为用，是辛温发汗的常用组合。杏仁降利肺气，与麻黄相伍，一宣一降，以恢复肺气之宣降，加强宣肺平喘之功，是为宣降肺气的常用组合，为佐药。炙甘草既能调和麻、杏之宣降，又能缓和麻、桂相合之峻烈，使汗出不致过猛而耗伤正气，是使药而兼佐药之用。四药配伍，表寒得散，营卫得通，肺气得宣，则诸症可愈。

1. 君臣佐使配伍

君——**麻黄**①《本经》："主中风、伤寒头痛，温疟。发表出汗，去邪热气，止咳逆上气，除寒热，破癥坚积聚。"②《别录》："主五脏邪气缓急，风胁痛，字乳余疾。止好唾，通腠理，解肌；泄邪恶气，消赤黑斑毒。"③《药性论》："治身上毒风顽痹，皮肉不仁。"④《日华子本草》："通九窍，调血脉，御山岚瘴气。"⑤《珍珠囊》："泄卫中实，去营中寒，发太阳、少阴之汗。"⑥《滇南本草》："治鼻窍闭塞不通、香臭不闻，肺寒咳嗽。"⑦《本草纲目》："散赤目肿痛，水肿，风肿，产后血滞。"⑧《科学的民间药草》："治气喘，干草热，百日咳，支气管炎等。"⑨《现代实用中药》："对关节疼痛有效。"⑩《中药形性经验鉴别法》："治腹痛，下痢，疝气，目疾及感冒。"

臣——**桂枝**①成无己："泄奔豚，和肌表，散下焦蓄血。""利肺气"。②《医学启源》："《主治秘要》云，去伤风头痛，开腠理，解表，去皮风湿（'风湿'二字据《本草发挥》补）。"③《本草经疏》："实表祛邪。主利肝肺气，头痛，风痹骨节挛痛。"④《药品化义》："专行上部肩臂，能领药至痛处，以除肢节间痰凝血滞。"⑤《本草备要》："温经通脉，发汗解肌。"⑥《本草再新》："温中行血，健脾燥胃，消肿利湿。治手足发冷作麻、筋抽疼痛，并外感寒凉等症。"

佐——**杏仁**①《本经》："主咳逆上气雷鸣，喉痹，下气，产乳金疮，寒心奔豚。"②《别录》："主惊痫，心下烦热，风气去来，时行头痛，解肌，消心下急，杀狗毒。"③《药性论》："治腹痹不通，发汗，主温病。治心下急满痛，除心腹烦闷，疗肺气咳嗽，上气喘促。入天门冬煎，润心肺。可和酪作汤，益润声气。宿即动冷气。"④《医学启源》："除肺中燥，治风燥在于胸膈。"⑤《主治秘要》云："润肺气，消食，升滞气。"⑥《本草纲目》："杏仁能散能降，故解肌、散风、降气、润燥、消积，治伤损药中用之。治疮杀虫，用其毒也。治风寒肺病药中，亦有连皮尖用者，取其发散也。"⑦《滇南本草》："止咳嗽，消痰润肺，润肠胃，消面粉积，下气，治疳虫。"⑧《神农本草经》："主咳逆上气雷鸣，喉痹，下气，产乳金疮，寒心奔豚。"⑨《本草求真》："杏仁，既有发散风寒之能，复有下气除喘之力，缘辛则散邪，苦则下气，润则通秘，温则宣滞行痰。”⑩《长沙药解》：“肺主藏气，降于胸膈而行于经络，气逆则胸膈闭阻而生喘咳，藏病而不能降，因以痞塞，经病而不能行，于是肿痛。杏仁疏利开通，破壅降逆，善于开痹而止喘，消肿而润燥，调理气分之郁，无以易此。”

使——**甘草**①《本经》：“主五脏六腑寒热邪气，坚筋骨，长肌肉，倍力，金疮肿，解毒。”②《药性论》：“主腹中冷痛，治惊痫，除腹胀满；补益五脏；制诸药毒；养肾气内伤，令人阴（不）痿；主妇人血沥腰痛；虚而多热；加而用之。”

2. 四气配伍

温——麻黄①《本经》：“味苦，温。”②《药性论》：“味甘，平。”③《医学启源》：“《主治秘要》云，性温，味甘辛。”

桂枝①《医学启源》：“气热，味辛甘。”②《本经逢原》：“辛，甘，微温，无毒。”

杏仁《本经》：“味甘，温。”

平——甘草①《本经》：“味甘，平。”②《珍珠囊》：“生甘，平；炙甘，温。”

3. 五味配伍

辛苦——麻黄①《本经》：“味苦，温。”②《医学启源》：“《主治秘要》云，性温，味甘辛。”

辛——桂枝①《医学启源》：“气热，味辛甘。”②《本经逢原》：“辛，甘，微温，无毒。”苦——杏仁《本草正》：“味苦辛微甘。”

甘——甘草①《本经》：“味甘，平。”②《珍珠囊》：“生甘，平；炙甘，温。”

4. 归经配伍

麻黄——①《珍珠囊》：“入手太阴。”②《汤液本草》：“入足太阳经，走手少阴。”③《药品化义》：“入肺、大肠、包络、膀胱四经。”

桂枝——①《长沙药解》：“入足厥阴肝、足太阳膀胱经。”②《本草新编》：“夫桂枝乃太阳经之药。”③《本草经解》：“入足厥阴肝经，入手太阴肺经。”

杏仁——①《汤液本草》：“入手太阴经。”②《雷公炮制药性解》：“入肺、大肠二经。”

甘草——①《雷公炮制药性解》：“入心、脾二经。”②《本草经解》：“入手太阴肺经、足太阴脾经。”

5. 七方配伍

麻黄汤只有四味药为偶方、急方。

6. 七情配伍

麻黄与桂枝使相须而用，增强发散风寒解表之功。

麻黄与杏仁是相使而用，增强宣肺止咳之功。

7. 量数配伍

麻黄（去节）9g 为君药、主药，量最大，方名便以此药命名；桂枝（去皮）6g，杏仁

(去皮尖)6g,等量为臣药、佐药,甘草(炙)3g为使药。

8. 对药配伍

麻黄——杏仁

麻黄——桂枝

9. 趋向配伍

麻黄辛苦温,是一味双向调剂的药物,辛温可以升散风寒,苦可以降泄、平肺、利水,麻黄是可以升浮也可以沉降的药物,麻黄决定本方的性质和作用,决定药方的趋向。

桂枝辛甘温,辅助麻黄升散、发散风寒而发汗驱邪外出;杏仁苦温,协助麻黄沉降肺气而平喘,甘草甘缓,能平衡本方的升降沉浮。

10. 阴阳配伍

麻黄、桂枝、杏仁同入肺经,性温热而可以祛寒为阳;甘草为平和之物,可以固正,为阴阳平和之品。

11. 五行配伍

麻黄与桂枝辛味为风木,木主升发,主浮表、调达,可以发表散寒。且桂枝与甘草甘味为土,承载、生化、受纳,可以顾护正气,体现了实土扶木之意;麻黄与杏仁苦味为水,水性趋下,水能克火,可以滋润,可以降肺、泻卫、平喘。

12. 随证加减配伍

①麻黄加术汤:出自《金匮要略》。主治风寒夹湿痹证。

②麻黄杏仁薏苡仁甘草汤:出自《金匮要略》。主治风湿在表,湿郁化热证。

③大青龙汤:出自《伤寒论》。主治外感风寒,里有郁热证。恶寒发热,头身疼痛,无汗,烦躁,口渴,脉浮紧。

④三拗汤:出自《太平惠民和剂局方》。主治外感风寒,肺气不宣证。鼻塞头痛,语音不出,咳嗽胸闷。(多用于感冒初起)

⑤华盖散:出自《博济方》。主治素体痰多,肺感风寒证。(风寒哮喘病)

13. 名家论方

《圆运动的古中医学》:"此治荣卫表证,偏于收敛之病之法也。寒者,空气中收敛之气。卫者,人身中收敛之气。收敛故恶寒,收敛故无汗,收敛故脉紧。紧者收敛闭束之意。荣卫行身之表,荣卫病,故脉浮。荣伤卫郁,荣卫不和,故项强头疼身痛骨节疼痛。荣气疏泄,与寒异性,故寒不伤卫而伤荣。荣被寒伤,病却在卫。寒伤荣而卫病者,荣的疏泄作用减少,卫的收敛作用增加。多则郁,郁则病也。

此方用麻黄疏泄卫气之收敛以交荣气为主。用桂枝者,桂枝益表阳,调荣卫也。卫气偏郁,运动不圆,中气必虚,故用炙甘草以补中气。用杏仁者,卫闭则肺逆作喘,杏仁降肺逆也。不用生姜大枣不饮热粥者,未经自汗,中气与津液未伤也。服此汤后,中气复而荣卫和,故汗出而病解。此证项强身痛,较桂枝汤证重,卫气闭束之故。

桂枝善实表阳。桂枝汤证自汗出，表阳虚，桂枝与芍药之收敛，相辅而行也。麻黄汤证之用桂枝、麻黄发汗，最虚表阳，桂枝所以善麻黄之后也。阴阳二气合成的圆运动个体，一开一合。荣气疏泄，病在开，桂枝汤以合之之法为治。卫气收敛，病在合，麻黄汤以开之之法为治。荣卫分离，中虚之故。桂麻二方，皆重在补中。此伤寒表病之大法。一切外感病发热恶寒之法统此。桂枝汤并非治外感入了身体之风。风伤卫耳，风并未入了人身也。麻黄汤并非治外感入了人身体之寒。寒伤荣耳，寒并未入了人身也。芍药所以收敛荣气，非散风也。麻黄所以疏泄卫气，非散寒也。若果风寒入了人身，岂有反用芍药收敛，而病愈之理？”

14. 方歌

麻黄汤中用桂枝，杏仁甘草四般施，发热恶寒头项痛，喘而无汗服之宜。

桂枝汤

桂枝汤出自《伤寒论》，主要针对以下多条证候：

第 12 条：“太阳中风，阳浮而阴弱，阳浮者，热自发，阴弱者，汗自出，啬啬恶寒，淅淅恶风，翕翕发热，鼻鸣干呕者，桂枝汤主之。”

第 13 条：“太阳病，头痛，发热，汗出，恶风，桂枝汤主之。”

第 14 条：“太阳病，项背强几几，反汗出恶风者，桂枝加葛根汤主之。”

第 15 条：“太阳病，下之后，其气上冲者，可与桂枝汤，方用前法。若不上冲者，不得与之。”

第 17 条：“若酒客病，不可与桂枝汤，得之则呕，以酒客不喜甘故也。”

第 18 条：“喘家，作桂枝汤，加厚朴杏子佳。”

第 19 条：“凡服桂枝汤吐者，其后必吐脓血也，”

第 24 条：“太阳病，初服桂枝汤，反烦不解者，先刺风池、风府，却与桂枝汤则愈。”

第 25 条：“服桂枝汤，大汗出，脉洪大者，与桂枝汤如前法。若形似疟，一日再发者，汗出必解，宜桂枝二麻黄一汤。”

第 26 条：“服桂枝汤，大汗出后，大烦渴不解，脉洪大者，白虎加人参汤主之。”

第 27 条：“太阳病，发热恶寒，热多寒少，脉微弱者，此无阳也，不可发汗。宜桂枝二越婢一汤”。

第 28 条：“服桂枝汤，或下之，仍头项强痛，翕翕发热，无汗，心下满微痛，小便不利者，桂枝去桂加茯苓白术汤主之。”

第 42 条：“太阳病，外证未解，脉浮弱者，当以汗解，宜桂枝汤。”

第 44 条：“太阳病，外证未解，不可下也，下之为逆，欲解外者，宜桂枝汤。”

第 54 条：“病人藏无他病，时发热自汗出而不愈者，此卫气不和也，先其时发汗则愈，宜桂枝汤。”

第 56 条：“伤寒，不大便六七日，头痛有热者，与承气汤。其小便清者，知不在里，仍在表也，当须发汗。若头痛者，必衄。宜桂枝汤。”

第 57 条：“伤寒发汗已解，半日许复烦，脉浮数者，可更发汗，宜桂枝汤。”

第 63 条：“发汗后，不可更行桂枝汤，汗出而喘，无大热者，可与麻黄杏仁甘草石膏汤。”

第 91 条：“伤寒，医下之，续得下利，清谷不止，身疼痛者，急当救里；后身疼痛，清便自调者，急当救表。救里宜四逆汤；救表宜桂枝汤。”

第 95 条：“太阳病，发热汗出者，此为荣弱卫强，故使汗出，欲救邪风者，宜桂枝汤。”

第 146 条：“伤寒六七日，发热微恶寒，支节烦疼，微呕，心下支结，外证未去者，柴胡桂枝汤主之。”

第 162 条：“下后不可更行桂枝汤，若汗出而喘，无大热者，可与麻黄杏子甘草石膏汤。”

第 164 条：“伤寒大下后，复发汗，心下痞，恶寒者，表未解也，不可攻痞，当先解表，表解乃可攻痞。解表宜桂枝汤，攻痞宜大黄黄连泻心汤。”

第 234 条：“阳明病，脉迟，汗出多，微恶寒者，表未解也，可发汗，宜桂枝汤。”

第 240 条：“病人烦热，汗出则解，又如疟状，日晡所发热者，属阳明也。脉实者，宜下之；脉浮虚者，宜发汗。下之与大承气汤，发汗宜桂枝汤。”

第 276 条：“太阴病，脉浮者，可发汗，宜桂枝汤。”

第 372 条：“下利腹胀满，身体疼痛者，先温其里，乃攻其表，温里宜四逆汤，攻表宜桂枝汤。”

第 387 条：“吐利止，而身痛不休者，当消息和解其外，宜桂枝汤小和之。”

【别名】阳旦汤（《伤寒论》）

【处方】桂枝（去皮）（9g），芍药（9g），甘草（6g），（炙）生姜（切）（9g），大枣 12 枚（擘）。

【主治】太阳中风证。发热恶风，头痛项强，身痛有汗，鼻鸣干呕，苔白不渴，脉浮缓或浮弱。

【功能】滋阴和阳，调和营卫，解肌发表，通经络泻营郁。

【用法】上五味，㕮（fǔ）咀，以水七升，微火煮取三升，去滓，适寒温，服一升。服已须臾，啜热稀粥一升余，以助药力。温覆令一时许，遍身漐漐微似有汗者益佳，不可令如水流漓，病者必不除。若一服汗出病瘥，停后服，不必尽剂；若不汗，更服依前法，又不汗，后服小促其间，半日许令三服尽。若病重者，一日一夜服，周时观之。服一剂尽，病证犹在者，更作服；若汗不出，乃服至二三剂。禁生冷、黏滑、肉面、五辛、酒酪、臭恶等物。现代用法：水煎服，温服取微汗。

本方风寒在表，当用辛温发散以解表，但本方证属表虚，腠理不固，且卫强营弱，所以既用桂枝为君药，解肌发表，散外感风寒，又用芍药为臣，益阴敛营。桂、芍相合，一治卫强，一治营弱，合则调和营卫，是相须为用。生姜辛温，既助桂枝解肌，又能暖胃止呕。大枣甘平，既能益气补中，又能滋脾生津。姜、枣相合，还可以升腾脾胃生发之气而调和营卫，所以并为佐药。炙甘草之用有二：一为佐药，益气和中，合桂枝以解肌，合芍药以益阴；一为使药，调和诸药。

1. 君臣佐使配伍

君——**桂枝**①《长沙药解》："桂枝，入肝家而行血分，走经络而达荣郁。善解风邪，最调木气。升清阳之脱陷，降浊阴之冲逆，舒筋脉之急挛，利关节之壅阻。入肝胆而散遏抑，极止痛楚，通经络而开痹涩，甚去湿寒。能止奔豚，更安惊悸。"②《本经疏证》："凡药须究其体用，桂枝能利关节，温经通脉，此其体也。"③《素问·阴阳应象大论》曰："味厚则泄，气厚则发热，辛以散结，甘可补虚。故能调和腠理，下气散逆，止痛除烦，此其用也。盖其用之道有六：曰和营，曰通阳，曰利水，曰下气，曰行瘀，曰补中。其功之最大，施之最广，无如桂枝汤，则和营其首功也。"

臣——**芍药** ①《本经》："主邪气腹痛，除血痹，破坚积，治寒热疝瘕，止痛，利小便，益气。"②《别录》："通顺血脉，缓中，散恶血，逐贼血，去水气，利膀胱、大小肠，消痈肿，(治)时行寒热，中恶腹痛，腰痛。"③《药性论》："治肺邪气，腹中㽲痛，血气积聚，通宣脏腑拥气，治邪痛败血，主时疾骨热，强五脏，补肾气，治心腹坚胀，妇人血闭不通，消瘀血，能蚀脓。"④《唐本草》："益女子血。"⑤《日华子本草》："治风补痨，主女人一切病，并产前后诸疾，通月水，退热除烦，益气，治天行热疾，瘟瘴惊狂，妇人血运，及肠风泻血，痔瘘发背，疮疥，头痛，明目，目赤，胬肉。"⑥《医学启源》："安脾经，治腹痛，收胃气，止泻利，和血，固腠理，泻肝，补脾胃。"⑦王好古："理中气，治脾虚中满，心下痞，胁下痛，善噫，肺急胀逆喘咳，太阳鼽衄，目涩，肝血不足，阳维病苦寒热，带脉病苦腹痛满，腰溶溶如坐水中。"⑧《滇南本草》："泻脾热，止腹疼，止水泻，收肝气逆疼，调养心肝脾经血，舒经降气，止肝气疼痛。"

佐——**生姜**①《本经》："去臭气，通神明。"②《别录》："主伤寒头痛鼻塞，咳逆上气。"③陶弘景："归五脏，去痰下气，止呕吐，除风湿寒热。"④《药性论》："主痰水气满，下气；生与干并治嗽，疗时疾，止呕吐不下食。生和半夏主心下急痛；若中热不能食，捣汁和蜜服之。又汁和杏仁作煎，下一切结气实，心胸拥膈，冷热气。"⑤《千金要方·食治》："通汗，去膈上臭气。"⑥《食疗本草》："除壮热，治转筋、心满。""止逆，散烦闷，开胃气。"⑦《本草拾遗》："汁解毒药，破血调中，去冷除痰，开胃。"⑧《珍珠囊》："益脾胃，散风寒。"⑨《医学启源》："温中去湿。制厚朴、半夏毒。"⑩《日用本草》："治伤寒、伤风、头痛、九窍不利。入肺开胃，去腹中寒气，解臭秽。解菌蕈诸物毒。"

大枣①《本经》："主心腹邪气，安中养脾，助十二经。平胃气，通九窍，补少气、少津液，身中不足，大惊，四肢重，和百药。”②《本草经集注》：“煞乌头毒。”③《别录》：“补中益气，强力，除烦闷，疗心下悬，肠僻澼。”④《药对》：“杀附子、天雄毒。”⑤孟诜：“主补津液，洗心腹邪气，和百药毒，通九窍，补不足气，煮食补肠胃，肥中益气第一，小儿患秋痢，与虫枣食，良。”⑥《日华子本草》：“润心肺，止嗽。补五脏，治虚劳损，除肠胃癖气。”⑦《珍珠囊》：“温胃。”⑧李杲：“温以补脾经不足，甘以缓阴血，和阴阳，调营卫，生津液。”⑨《药品化义》：“养血补肝。”⑩《本草再新》：“补中益气，滋肾暖胃，治阴虚。”

使——**甘草**①《本经》：“主五脏六腑寒热邪气，坚筋骨，长肌肉，倍力，金疮肿，解毒。”②《别录》：“温中下气，烦满短气，伤脏咳嗽，止渴，通经脉，利血气，解百药毒。”③《药性论》：“主腹中冷痛，治惊痫，除腹胀满；补益五脏；制诸药毒；养肾气内伤，令人阴(不)痿；主妇人血沥腰痛；虚而多热；加而用之。”④《日华子本草》：“安魂定魄。补五劳七伤，一切虚损、惊悸、烦闷、健忘。通九窍，利百脉，益精养气，壮筋骨，解冷热。”⑤《珍珠囊》：“补血，养胃。”⑥《汤液本草》：“治肺痿之脓血，而作吐剂；消五发之疮疽，与黄芪同功。”⑦《本草纲目》：“解小儿胎毒、惊痫，降火止痛。”⑧《中国药植图鉴》：“治消化性溃疡和黄疸。”

2. 四气配伍

温——桂枝①《医学启源》：“气热，味辛甘。”②《本经逢原》：“辛，甘，微温，无毒。”

生姜①《别录》：“味辛，微温。”②《千金要方・食治》：“无毒。”③《医学启源》：“性温，味甘辛。”④《医林纂要》：“煨姜，辛苦，大热。”⑤《本草再新》：“煨姜，味辛，性温平，无毒。”

微寒——芍药①《本经》：“味苦，平。”②《吴普本草》：“桐君：甘，无毒。岐伯：咸。李氏：小寒。雷公：酸。”③《别录》：“酸，平微寒，有小毒。”

平——甘草①《本经》：“味甘，平。”②《别录》：“无毒。”③《本草衍义》：“微凉。”④《珍珠囊》：“生甘，平；炙甘，温。”

3. 五味配伍

辛甘——桂枝①《长沙药解》：“味甘、辛。”②《本草新编》：“味甘、辛。”

辛——生姜①《本草新编》：“味辛辣。”②《长沙药解》：“味辛。”③《药鉴》：“味辛。”④《本草经解》：“味辛。”⑤《证类本草》：“味辛。”

酸苦——白芍①《本经》：“味苦，平。”②《吴普本草》：“桐君：甘，无毒。岐伯：咸。李氏：小寒。雷公：酸。”③《别录》：“酸，平微寒，有小毒。”

甘——甘草①《本经》：“味甘。”②《长沙药解》：“味甘。”③《本草新编》：“味甘。”《本草经解》：“味甘。”

4. 归经配伍

白芍——①《长沙药解》：“入足厥阴肝、足少阳胆经。入肝家而清风，走胆腑而泻热”。

桂枝——①《汤液本草》:“入足太阳经。”②《雷公炮制药性解》:“入肺经。”③《药品化义》:“入肝、肾、膀胱三经。”④《本草求真》:“入肌表,兼入心、肝。”

生姜——①《雷公炮制药性解》:“入肺、心、脾、胃四经。”②《本草汇言》:“入脾、肺、肠、胃诸经。”③《本草经解》:“入胆、肝、肺经。”

甘草——①《汤液本草》:“入足厥阴、太阴、少阴经。”②《雷公炮制药性解》:“入心、脾二经。”

大枣——①《本草纲目》:“脾经血分。”②《本草经疏》:“入足太阴,阳明经。”

5. 七方配伍

桂枝汤只有五味药,为奇方、缓方、小方。

6. 七情配伍

白芍、桂枝相须而用,增强调和营卫之功。

生姜、大枣、甘草相使而用,增强调和诸药之功。

7. 量数配伍

桂枝(9g)为君药为主药,方名便以此药命名。芍药(9g)与桂枝等量为臣。生姜(9g)(切),大枣(12 枚)为佐。甘草(6g)(炙)为使。

8. 对药配伍

桂枝——白芍。

9. 趋向配伍

桂枝辛温甘,升散风寒解肌,同时具有下气通阳和营的功能,桂枝是主升降结合的药物,升清阳而解肌,降浊阴而和营气。

白芍酸苦微寒,主降主沉,助桂枝和营、收敛卫气而止汗。

生姜具有辛温特性,主升降双向的药物,解表散寒、温中降逆。

大枣甘草辛,甘温主升主平,助桂枝实卫表解肌,助白芍和营阴。

10. 阴阳配伍

桂枝、生姜同为性温热之品,可以祛寒实卫为阳。白芍为酸苦微寒之品,可以养阴和营为阴。甘草、大枣为平和之物,可以养脾胃。

11. 五行配伍

桂枝与生姜辛味为风木,木主升发,主浮表调达可以发表解肌。而桂枝与白芍辛苦味为水生木,可以调和营卫。桂枝与甘草、大枣辛甘为木疏土,以甘缓之,以辛散之,可以解肌发表、调和营卫。

12. 随证加减配伍

①桂枝加葛根汤:出自《伤寒论》。处方包含桂枝、芍药、生姜、甘草、大枣、葛根。主治太阳病,项背强几几,反汗出恶风者,桂枝加葛根汤主之。

②桂枝加附子汤:出自《伤寒论》。处方包含桂枝、芍药、生姜、大枣、甘草、附

子。主治太阳病，发汗，遂漏不止，其人恶风，小便难，四肢微急，难以屈伸者，桂枝加附子汤主之。

③桂枝去芍药汤：出自《伤寒寻源》。桂枝、甘草、生姜、大枣。主治太阳病，下之后，脉促胸闷者，桂枝去芍药汤主之。

④桂枝加厚朴杏子汤：出自《伤寒论》。处方包含桂枝、甘草、生姜、芍药、大枣、厚朴、杏子。主治太阳病，下之微喘者，表未解故也，桂枝加厚朴杏子汤主之。喘家发作，桂枝汤加厚朴杏子佳。

13. 名家论方

《圆运动的古中医学》："此治荣卫表证，偏于疏泄之病之法也。风者，空气中疏泄之气。荣者，人身中疏泄之气。疏泄故发热恶风，疏泄故汗出。风性疏泄，故脉缓。缓者，疏泄虚散之意。荣卫行身之表，荣卫病，故脉浮。卫伤荣郁，荣卫不和，故项强、头痛、身痛。卫气收敛，与风异性，故风不伤荣而伤卫。卫被风伤，病却在荣。风伤卫而荣病者，卫伤则卫的收敛作用减少，荣的疏泄作用加多。多则郁，郁则病也。此方用芍药收敛荣气之疏泄，以交卫气为主。用桂枝者，桂枝实表阳，调荣卫也。荣气偏郁，运动不圆，中气必虚。故用炙甘草以补中气，生姜、大枣助胃气、补胃液，以调荣卫也。芍药敛荣气之疏泄者，降胆经也。服此汤后，中气复而荣卫和，故汗出而病解。已经自汗伤津，故饮热粥助津液，以作汗也。禁生冷诸物者，荣卫根于脾胃。荣卫郁则脾胃滞，生冷诸物增加脾胃之滞，荣卫更不能调和也。"

14. 方歌

桂枝汤治太阳风，芍药甘草姜枣同，解肌发表调营卫，表虚有汗此为攻。

九味羌活汤

九味羌活汤最早出自张元素。别名：大羌活汤、羌活冲和汤、冲和汤、神解散、羌活散。王好古在《此事难知》中指出九味羌活汤为"易老解利法"，"易老"是谁呢？"易老"是张元素。张元素是金代易州人："增损用之，其效如神"，并谓"此是口传心授"。同时指出："九味羌活汤不独解利伤寒，治杂病有神。""中风并三气合而成痹等证，各随十二经上、下、内、外、寒、热、温、凉、四时、六气，加减补泻用之。"

【处方】羌活、防风、苍术（各 5g），细辛（2g），川芎、香白芷、生地黄、黄芩、甘草（各 3g）。

【主治】外感风寒湿邪，恶寒发热，无汗头痛。肢体骨节酸痛，口中苦而微渴，苔薄白，脉象浮或浮紧者；春可治温，夏可治热，秋可治湿，四时时疫，脉浮紧，发热恶寒，头痛，骨节烦疼之表证；水病，腰以上肿者；痘出不快。

【功能】解利伤寒。辛温解表，发汗祛湿，兼清里热。

【用法】水煎服。若急于取汗，宜热服，并以羹粥助之；若需缓汗，宜温服。亦可不用汤粥辅助。

方中羌活辛苦温，入太阳经，散表寒，祛风湿，利关节，止痹痛，为治风寒湿邪在表之要药，故为君药。防风辛甘性温，长于祛风除湿、散寒止痛，为风药中之润剂；苍术辛苦温燥，功可发汗除湿；两药相合，协助羌活散寒除湿止痛，是为臣药。细辛、白芷、川芎散寒祛风，宣痹以止头身疼痛；生地、黄芩清泄里热，并防诸辛温燥热之品伤津，均为佐药。甘草调和诸药为使。诸药配伍，既能治疗风寒湿邪，又能兼顾协调表里，共成发汗祛湿、兼清里热之剂。

1. *君臣佐使配伍*

君——**羌活**①《汤液本草》："足太阳、厥阴经。"②《主治秘要》云："其用有五：手足太阳引经，一也；风湿相兼，二也；去肢节痛，三也；除痈疽败血，四也；治风湿头痛，五也。"③《本草正义》："羌、独二活，古皆不分，《本经》且谓独活一名羌活，所以《本经》《别录》，止有独活而无羌活。李氏《本草纲目》尚沿其旧。然二者形色既异，气味亦有浓淡之殊，虽皆以气胜，以疏导血气为用。通利机关，宣行脉络，其功若一。而羌活之气尤胜，则能直上顶巅，横行支臂，以尽其搜风通痹之职，而独活止能通行胸腹腰膝耳。颐之师门，恒以羌活专主上部之风寒湿邪，显与独活之专主身半以下者截然分用，其功尤捷，而外疡之一切风湿寒邪，着于肌肉筋骨者亦分别身半以上，身半以下，而以羌、独各为主治。若在腰脊背膂之部，或肢节牵挛，手足上下交痛，则竟合而用之，宣通络脉，更能神应，固不仅内科着痹，应手辄效，而外科之风寒湿邪，亦莫不投剂立验。又按羌活本含辛温之质，其治疗宜于风寒风湿，而独活不宜于湿热，以湿邪化热，即为温病，似无再用辛温之理，然此惟内科证治为然，若外疡之属于湿热者，苟肿势延蔓，引及骨节筋肉伸缩不利，非以羌、独之善走宣通为治，则效力必缓，故虽热病，亦不避用，但仅以为向导而任佐使之职，则分量甚轻，其主任之君药，固犹是理湿清热之正剂，此亦发表不远热之大旨，非抱薪救火者所得以为借口也。"

臣——**防风**《长沙药解》："味甘、辛，入足厥阴肝经。燥己土而泻湿，达乙木而息风。"

苍术①《本草新编》："亦能消湿，去胸中冷气，辟山岚瘴气，解瘟疫尸鬼之气，尤善止心疼。但散多于补，不可与白术并论。"②《药鉴》："消痰结窠囊，去胸中窄狭。治身面游风，风眩头痛甚捷。辟山岚瘴气，时气瘟疫尤灵。暖胃安胎，宽中进食，驱痰癖气块，止心腹胀痛。"③《本草易读》："燥湿补土，升阳散郁，逐痰水留饮，止呕吐泄泻。"④《苏沈良方》："其效止于和胃气，去游风，非神仙上药也。"⑤《玉楸药解》："燥土利水，泻饮消痰，行瘀郁去满，化癖除癥，理吞吐酸腐，辟山川瘴疠，起筋骨之痿软，回溲溺之混浊。"⑥《本草崇原》："主治风寒湿痹、死肌、痉、疸，除热，消食，作煎饵。久服轻身，不饥。"⑦《本草求真》："发汗除湿。"

佐——**细辛**①《本经》："主咳逆，头痛脑动，百节拘挛，风湿痹痛，死肌。明目，利九窍。”②《本草经疏》：“细辛，风药也。风性升，升则上行，辛则横走，温则发散，故主咳逆，头痛脑动，百节拘挛，风湿痹痛，死肌。盖痹及死肌，皆是感地之湿气，或兼风寒所成，风能除湿，温能散寒，辛能开窍，故疗如上诸风寒湿疾也。”③《长沙药解》：“细辛，敛降冲逆而止咳，驱寒湿而荡浊，最清气道，兼通水源，温燥开通，利肺胃之壅阻，驱水饮而逐湿寒，润大肠而行小便，善降冲逆，专止咳嗽。其诸主治，收眼泪、利鼻壅、去口臭、除齿痛、通经脉，皆其行郁破结、下冲降逆之力也。”

白芷①《雷公炮制药性解》：“入肺、脾、胃三经。”②《本草汇言》：“白芷，上行头目，下抵肠胃，中达肢体，遍通肌肤以至毛窍，而利泄邪气。”③《本草求真》：“白芷，气温力厚，通窍行表，为足阳明经祛风散湿主药。故能治阳明一切头面诸疾。”

川芎①《本经》：“味辛，温。”②《汤液本草》：“入手足厥阴经、少阳经。”③《本经》：“主中风入脑头痛，寒痹，筋挛缓急，金创，妇人血闭无子。”④王好古：“搜肝气，补肝血，润肝燥，补风虚。”⑤《主治秘要》：“芎藭其用有四，少阳引经一也，诸头痛二也，助清阳三也，湿气在头四也。”

生地《长沙药解》：“生地味甘、微苦，入足太阴脾、足厥阴肝经。凉血滋肝，清风润木，疗厥阴之消渴，调经脉之结代。滋风木而断疏泄，血脱甚良，泽燥金而开约闭，便坚亦效。”

黄芩①《长沙药解》：“味苦，气寒，入足少阳胆、足厥阴肝经。清相火而断下利，泻甲木而止上呕，除少阳之痞热，退厥阴之瘀蒸。”②《本经》：“主诸热黄疸，肠澼，泄利，逐水，下血闭，(治)恶疮，疽蚀，火疡。”③《主治秘要》云：“其用有九：泻肺经热，一也；夏月须用，二也；上焦及皮肤风热，三也；去诸热，四也；妇人产后，养阴退阳，五也；利胸中气，六也；消膈上痰，七也；除上焦热及脾湿，八也；安胎，九也。单制、二制、不制，分上中下也。酒炒上行，主上部积血，非此不能除，肺苦气上逆，急食苦以泄之，正谓此也。”

使——**甘草**①《本草新编》：“能调和攻补之药，消痈疽疖毒，实有神功。尤善止诸痛，除阴虚火热，止渴生津。但其性又缓，凡急病最宜用之。故寒病用热药，必加甘草，以制桂、附之热。热病用寒药，必加甘草，以制石膏之寒。下病不宜速攻，必加甘草以制大黄之峻。上病不宜遽升，必加甘草以制栀子之动，缓之中具和之义耳。独其味甚甘，甘则善动，吐呕家不宜多服，要亦不可拘也。甘药可升可降，用之吐则吐，用之下则下，顾善用之何如耳。”②《本草思辨录》：“凡仲圣方补虚缓急，必以炙用，泻火则生用，虽泻亦兼有缓意。如治咽痛肺痿，火在上焦者为多。以其为心药也，甘草泻心汤，是泻心痞非泻心火，泻痞有黄连芩夏，甘草特以补胃，故炙用。炙用而以甘草泻心名汤者，甘草之奏绩可思也。”③《本草崇原》:“主五脏六腑寒热邪气,坚筋骨,长肌肉,倍气力,金疮,解毒,久服轻身延年。”④《药鉴》:“生用则寒,炙之则温。生用泻火,炙则温中。能补上中下三焦元气,和诸药解诸急。热药用之缓其热,寒药用之缓其寒。补阳不足,中满禁用。梢子生用,去茎中之痛。胸中积热,非梢子不能除。节治肿毒,大有奇功。养血补胃,身实良方。除邪热,利咽痛,理中气。坚筋骨,长肌肉。通经脉,利血气。止咳嗽,润肺道。”

2. 四气配伍

温——羌活①《医学启源》:“《主治秘要》云,性温,味辛。”②《汤液本草》:“气微温,味苦甘,平。”

白芷①《本经》:“辛,温。”②《滇南本草》:“性温,味辛微甘。”

川芎①《本经》:“味辛,温。”②《本草正》:“味辛微甘,气温。”

防风①《本经》:“味甘,温。”②《药品化义》:“气和,味甘微辛,性微温。”

苍术《品汇精要》:“味苦甘,性温,无毒。”

细辛《本经》:“味辛,温。”

寒凉——黄芩《别录》:“大寒,无毒。”

生地《本经》:“味甘,寒。”

平——甘草《本经》:“味甘,平。”

3. 五味配伍

辛——羌活《医学启源》:“《主治秘要》云,性温,味辛。”

川芎①《本经》:“味辛,温。”②《本草正》:“味辛微甘,气温。”

白芷①《本经》:“辛,温。”②《滇南本草》:“性温,味辛微甘。”

细辛《本经》:“味辛,温。”

苦——黄芩①《本经》:“味苦,平。”②《别录》:“大寒,无毒。”

苍术《品汇精要》:“味苦甘,性温,无毒。”

甘——防风《本经》:“味甘,温。”

甘草①《本经》:“味甘,温。”②《药品化义》:“气和,味甘微辛,性微温。”③《医学启源》:“《主治秘要》云,性凉,辛。”

生地《本经》:“味甘,寒。”

4. 归经配伍

羌活——《汤液本草》:“足太阳、厥阴经。”

防风——《长沙药解》:“味甘、辛,入足厥阴肝经。”

白芷——《雷公炮制药性解》:“入肺、脾、胃三经。”

细辛——①《汤液本草》:“手少阴引经药。”②《雷公炮制药性解》:“入心、肝、胆、脾四经。”③《本草经疏》:“入手少阴、太阳。”

黄芩——《本草纲目》:“入手少阴、阳明,手足太阴、少阳六经。”

生地——①《汤液本草》:“入手太阳、少阴经。”②《雷公炮制药性解》:“入心、肝、脾、肺四经。”

苍术——《本草纲目》:“入足太阴、阳明,手太阴、太阳之经。”

川芎——①《汤液本草》:“入手足厥阴经、少阳经。”②《药品化义》:“入肝、脾、三焦三经。”

5. 七方配伍

九味中药为奇方、大方、急方。

6. 七情配伍

本方九味药入九条经脉,可以说是单行。

羌活与防风相须而用,增强祛风寒止痛之功。

黄芩与生地相使而用,增强滋阴功效,防治香燥之品伤阴。

7. 量数配伍

羌活、防风、苍术各(6g),川芎、白芷、生地、黄芩、甘草(各 3g),细辛(2g)。本方药量少而精,各善其功。

8. 对药配伍

黄芩——生地

白芷——细辛

防风——羌活

羌活——防风

9. 趋向配伍

羌活、防风、白芷、细辛、苍术、川芎辛散,解表散寒,祛风湿为用,都主升浮。

黄芩、生地清泄为用,主沉降。

10. 阴阳配伍

羌活、防风、白芷、细辛、苍术、川芎都主阳热散寒。

黄芩、生地主阴寒而清热解毒滋阴。

11. 五行配伍

羌活、防风、白芷、细辛、苍术、川芎为辛木,能发散、温燥、祛寒湿。黄芩与生地味苦为水,水能生木,可以增强辛散之功,开表散寒。且水能克火,可以清热,苦能坚阴。

12. 随证加减配伍

若颈项酸强、肢体酸重疼痛较重者,可加独活、藁本等,以加强祛风散寒胜湿的作用;若湿重胸闷脘痞者,可加枳壳、厚朴行气化湿宽胸;若没有里热的表现,可去掉方中黄芩、生地。

13. 名家论方

①《此事知难》:“羌活(治太阳肢节痛君主之药也。然非无以为主也。乃拨乱反正之主。故大无不通,小无不入,关节痛非此不治也);防风(治一身尽痛乃军卒中卑下之职。一听军令,而行所使引之而至);苍术(别有雄壮上行之气。能除湿,

下安太阴，使邪气不纳传之于足太阴脾）；细辛（治足少阴肾苦头痛）；川芎（治厥阴头痛在脑）；香白芷（治阳明头痛在额）；生地黄（治少阴心热在内）；黄芩（治太阴肺热在胸）；甘草（能缓里急调和诸药），以上九味，虽为一方然亦不可执，执中无权，犹执一也。当视其经络前后左右之不同，从其多少大小轻重之不一，增损用之，其效如神。（即此是口传心授）咀水煎服，若急汗热服，以羹粥投之，若缓汗温服而不用汤投之也。脉浮而不解者，先急而后缓；脉沉而不解者，先缓而后急。（九味羌活汤）不独解利伤寒，治杂病有神。"

②《医方考》："触冒四时不正之气，而成时气病，憎寒壮热，头疼身痛，口渴，人人相似者，此方主方。羌、防、苍、细、芎、芷皆辛物也，分经而治：邪在太阳者，治以羌活；邪在阳明者，治以白芷；邪在少阳者，治以黄芩；邪在太阴者，治以苍术；邪在少阴者，治以细辛；邪在厥阴者，治以川芎；而防风者，又诸药之卒徒也。用生地所以去血中之热，而甘草者，又所以和诸药而除气中之热也。"

③《退思集类方歌注》："诸药气味辛温，恐其僭亢，故用黄芩苦寒以监制之，甘草以调和之。生地、川芎引诸药入血祛邪，即借以调营。徐灵胎嫌生地寒滞，易以当归。甚是，宜遵之。"

④王好古在《此事难知》中指出："九味羌活汤为'易老解利法'，'增损用之，其效如神'，并谓'此是口传心授'。同时指出：'九味羌活汤不独解利伤寒，治杂病有神。''中风并三气合而成痹等证，各随十二经上、下、内、外、寒、热、温、凉、四时、六气，加减补泻用之。'"

⑤《此事难知》中对本方的方解极其明确。方中羌活"治太阳肢节痛，君主之药也……关节痛非此不治也"；防风"治一身尽痛"；苍术"别有雄壮上行之气，能除湿下安太阴，使邪气不纳，传之于足太阴脾"；甘草"能缓里急，调和诸药"。四味药相合，外祛风寒湿邪，内安脾胃，治太阳病恶寒、头身关节疼痛可谓如神。其余五味药，细辛"治足少阴肾苦头痛"，川芎"治足厥阴头痛在脑"，香白芷"治阳明头痛在额"，生地黄"治少阴心热在内"，黄芩"治太阴肺热在胸"。三味治头痛药是示人以循经用药，并非每例患者都出现这三经头痛。二味清热药，更是提示用方者注意里热的出现与郁闭，有热需依脏腑用药，并不是每例患者都出现心热、肺热。这五味药的使用，与"易水学派"所提倡的循经用药和脏腑辨证用药相吻合。

至于后世医家所说的"黄芩泄气中之热""黄芩治邪在少阳""黄芩断少阳之路""黄芩苦寒以监制""生地泄血中之热""生地补阴即托邪""生地调营""嫌生地寒滞易以当归"，等等，以及本方为"解表而清里"之剂等说法，都是想当然之说，望文生义，或为"耳食之言"。

14. 方歌

九味羌活用防风，细辛苍芷与川芎，黄芩生地同甘草，分经论治宜变通。

小青龙汤

小青龙汤出自《伤寒论》，主要针对以下多条证候：

第40条："伤寒表不解，心下有水气，干呕，发热而咳，或渴，或利，或噎，或小便不利、少腹满，或喘者，小青龙汤主之。"

第41条："伤寒，心下有水气，咳而微喘，发热不渴，服汤已，渴者，此寒去欲解也，小青龙汤主之。"

《伤寒论》是张仲景先生用五个方位命名的。五个方位：青龙、白虎、朱雀、玄武及中土。东之青龙，西之白虎，南之朱雀，北之玄武，中央黄龙（一说应龙）。青龙为木，白虎为金，朱雀为火，玄武为水，中央黄龙为土。一位学者讲述："中医是在传统文化的氛围下发展起来的，所以里面肯定有很多传统的术语。比如咱们以前讲过，青龙、白虎、玄武、朱雀等，中医学也有这四个汤。青龙，顾名思义，肯定和水有关系；白虎呢，象征西部地区，比较寒冷，是用来清内热的，比如有的人高热，就可以用来清热；玄武也称为真武，真武汤是用于肾阳虚导致的水运化不力的方子，比如水肿病，如果从腰以下水肿的话，就可以用真武汤治疗；朱雀，刘力红博士曾说'麻黄汤就是朱雀汤，相当于夏天的季节，喝了马上就出汗'"。

伤寒表不解，心下有水气，干呕，发热而咳，或渴，或利，或噫，或小便不利小腹满，或喘者，小青龙汤主之。

青龙证是表阳之盛，内有火气，小青龙证是里阳之虚，内有水气。阴阳一偏，逢郁即发，大小青龙外解风寒而内泻水火，感证之必不可少者也。

【处方】麻黄（去节）（9g），芍药（9g），细辛（3g），干姜（6g），甘草（炙）（6g），桂枝（去皮）（9g），五味子（3g），半夏（洗）（9g）。

【主治】治风寒客表，水饮内停，恶寒发热，无汗，咳喘，痰多而稀，舌苔白滑，脉浮；溢饮，身体重痛，肌肤悉肿。现用于慢性支气管炎，支气管哮喘、肺气肿等属外感风寒，内有停饮者。

【功能】解表蠲饮，止咳平喘。

【用法】上八味，以水一斗，先煮麻黄，减二升，去上沫，内诸药，煮取三升，去滓，温服一升。现代用法：水煎温服。

方中麻黄、桂枝相须为君，发汗散寒以解表邪，且麻黄又能宣发肺气而平喘咳，桂枝温阳以利内饮之化，干姜、细辛为臣，温肺化饮，兼助麻桂解表。然而素有痰饮，纯用辛温发散，既恐耗伤肺气，又须防诸药温燥伤津，故配以五味子酸收敛气，芍药和营养血，并为佐制之用；半夏燥湿化痰，和胃降逆，亦为佐药；炙甘草益气和中，又能调和诸药，是兼佐使之用。药虽八味，配伍严谨，开中有合，宣中有降，使风寒解，营卫和，水饮去，宣降有权，则诸证自平。

1.君臣佐使配伍

君——**麻黄**①《本经》："主中风、伤寒头痛，温疟。发表出汗，去邪热气，止咳逆上气，除寒热，破癥坚积聚。”②《别录》：“主五脏邪气缓急，风胁痛，字乳余疾。止好唾，通腠理，解肌；泄邪恶气，消赤黑斑毒。”③《药性论》：“治身上毒风顽痹，皮肉不仁。”④《日华子本草》：“通九窍，调血脉，御山岚瘴气。”⑤《珍珠囊》：“泄卫中实，去营中寒，发太阳、少阴之汗。”⑥《滇南本草》：“治鼻窍闭塞不通、香臭不闻，肺寒咳嗽。”⑦《本草纲目》：“散赤目肿痛，水肿，风肿，产后血滞。”⑧《科学的民间药草》：“治气喘，干草热，百日咳，气管支炎等。”⑨《现代实用中药》：“对关节疼痛有效。”⑩《中药形性经验鉴别法》：“治腹痛，下痢，疝气，目疾及感冒。”

桂枝①《本经》：“主上气咳逆，结气喉痹，吐吸，利关节，补中益气。久服通神，轻身不老。”②《长沙药解》：“入肝家而行血分，走经络而达营郁，善解风邪，最调木气，升清阳脱陷，降浊阴冲逆，舒筋脉之急挛，利关节之壅阻，入肝胆而散遏抑，极止痛楚，通经络而开痹涩，甚去湿寒，能止奔豚，更安惊悸。”③《本草新编》：“能治上焦头目，兼行于臂，调荣血，和肌表，止烦出汗，疏邪散风。”④《本草经解》：“主上气咳逆，结气喉痹吐吸，利关节，补中益气，久服通神，轻身不老。”⑤《药征》：“主治冲逆也，旁治奔豚头痛、发热恶风、汗出身痛。”⑥《医学衷中参西录》：“力善宣通，能升大气（即胸之宗气），降逆气（如肝气上冲之类），散邪气（如外感风寒之类）。”

臣——**干姜**①《本经》：“主胸满咳逆上气，温中，止血，出汗，逐风湿痹，肠澼下痢。生者尤良。”②《别录》：“治寒冷腹痛，中恶、霍乱、胀满，风邪诸毒，皮肤间结气，止唾血。”③《药性论》：“治腰肾中疼冷，冷气，破血，去风，通四肢关节，开五脏六腑，去风毒冷痹，夜多小便。治嗽，主温中，霍乱不止，腹痛，消胀满冷痢，治血闭。病人虚而冷，宜加用之。”④《唐本草》：“治风，下气，止血，宣诸络脉，微汗。”⑤《日华子本草》：“消痰下气，治转筋吐泻，腹藏冷，反胃干呕，瘀血，扑损，止鼻洪，解冷热毒，开胃，消宿食。”⑥《医学启源》：“《主治秘要》云，通心气，助阳，去脏腑沉寒，发诸经之寒气，治感寒腹痛。”⑦王好古：“主心下寒痞，目睛久赤。”“经炮则温脾燥胃。”⑧《医学入门》：“炮姜，温脾胃，治里寒水泄，下痢肠澼，久疟，霍乱；心腹冷痛胀满，止鼻衄，唾血，血痢，崩漏。”⑨《药品化义》：“炮姜，退虚热。”⑩《长沙药解》：“燥湿温中，行郁降浊，下冲逆，平咳嗽，提脱陷，止滑泄。”

细辛①《本经》：“主咳逆，头痛脑动，百节拘挛，风湿痹痛，死肌。明目，利九窍。”②《本草经疏》：“细辛，风药也。风性升，升则上行，辛则横走，温则发散，故主咳逆，头痛脑动，百节拘挛，风湿痹痛，死肌。盖痹及死肌，皆是感地之湿气，或兼风寒所成，风能除湿，温能散寒，辛能开窍，故疗如上诸风寒湿疾也。”③《长沙药解》：“细辛，敛降冲逆而止咳，驱寒湿而荡浊，最清气道，兼通水源，温燥开通，利肺胃之壅阻，驱水饮而逐湿寒，润大肠而行小便，善降冲逆，专止咳嗽。其诸主治，收眼泪、利鼻壅、去口臭、除齿痛、通经脉，皆其行郁破结，下冲降逆之力也。”

佐——**五味子**①《本经》：“主益气，咳逆上气，劳伤羸度，补不足，强阴，益男子精。”②《别录》：“养五脏，除热，生阴中肌。”③《日华子本草》：“明目，暖水脏，治风，下气，消食，霍乱转筋，痃癖奔豚冷气，消水肿，反胃，心腹气胀，止渴，除烦热，解酒毒，壮筋骨。”④李杲：“生津止渴。治泻痢，补元气不足，收耗散之气，瞳子散大。”⑤王好古：“治喘咳燥嗽，壮水镇阳。”⑥《本草蒙筌》：“风寒咳嗽，南五味为奇，虚损劳伤，北五味最妙。”⑦《本草通玄》：“固精，敛汗。”

白芍①《本经》：“味苦，平。”②《吴普本草》：“桐君：甘，无毒。岐伯：咸。李氏：小寒。雷公：酸。”③《别录》：“主邪气腹痛，除血痹，破坚积，治寒热疝瘕，止痛，利小便，益气。”

半夏《本经》：“主伤寒寒热，心下坚，下气，咽喉肿痛，头眩胸胀，咳逆，肠鸣，止汗。”

使——**甘草**①《本经》：“主五脏六腑寒热邪气，坚筋骨，长肌肉，倍力，金疮肿，解毒。”②《别录》：“温中下气，烦满短气，伤脏咳嗽，止渴，通经脉，利血气，解百药毒。”③《药性论》：“主腹中冷痛，治惊痫，除腹胀满；补益五脏；制诸药毒；养肾气内伤，令人阴(不)痿；主妇人血沥腰痛；虚而多热；加而用之。”④《日华子本草》：“安魂定魄。补五劳七伤，一切虚损、惊悸、烦闷、健忘。通九窍，利百脉，益精养气，壮筋骨，解冷热。”⑤《珍珠囊》：“补血，养胃。”⑥《汤液本草》：“治肺痿之脓血，而作吐剂；消五发之疮疽，与黄芪同功。”⑦《本草纲目》：“解小儿胎毒、惊痫，降火止痛。”⑧《中国药植图鉴》：“治消化性溃疡和黄疸。”

2. 四气配伍

温——麻黄①《本经》：“味苦，温。”②《医学启源》：“《主治秘要》云，性温，味甘辛。”

干姜《本经》：“味辛，温。”

细辛《本经》：“主咳逆，头痛脑动，百节拘挛，风湿痹痛，死肌。明目，利九窍。”

五味子①《本经》：“味酸，温。”②《别录》：“无毒。”③《唐本草》：“皮肉甘酸，核中辛苦，都有咸味。”④《长沙药解》：“味酸微苦咸，气涩。”

温热——桂枝①《医学启源》：“气热，味辛甘。”②《本经逢原》：“辛，甘，微温，无毒。”

平——半夏①《本经》：“味辛平。”②《长沙药解》：“气平。”③《本草经解》：“气平。”④《本草新编》：“气平。”⑤《药鉴》：“气微寒。”⑥《本草崇原》：“气味辛平。”

甘草《本经》:“味甘,平。”

微寒——白芍①《本经》:“味苦,平。”②《吴普本草》:“桐君:甘,无毒。岐伯:咸。李氏:小寒。雷公:酸。”

3. 五味配伍

辛——麻黄《医学启源》:“《主治秘要》云,性温,味甘辛。”

桂枝①《医学启源》:“气热,味辛甘。”②《本经逢原》:“辛,甘,微温,无毒。”

干姜《本经》:“味辛,温。”

细辛《本经》:“味辛,温。”

酸——五味子①《唐本草》:“皮肉甘酸,核中辛苦,都有咸味。”②《长沙药解》:“味酸微苦咸,气涩。”

白芍①《吴普本草》“岐伯:咸。李氏:小寒。雷公:酸。”②《别录》:“酸,平微寒,有小毒。”

甘——甘草《本经》:“味甘,平。”

4. 归经配伍

麻黄——①《汤液本草》:“入足太阳经,走手少阴。”②《药品化义》:“入肺、大肠、包络、膀胱四经。”

桂枝——①《汤液本草》:“入足太阳经。”②《雷公炮制药性解》:“入肺经。”③《药品化义》:“入肝、肾、膀胱三经。”④《本草求真》:“入肌表,兼入心、肝。”

白芍——《本草经疏》:“手足太阴引经药,入肝、脾血分。”

干姜——《本草经解》:“入肝、肺、肾经。”

细辛——①《汤液本草》:“手少阴引经药。”②《雷公炮制药性解》:“入心、肝、胆、脾四经。”③《本草经疏》:“入手少阴、太阳。”

半夏——①《汤液本草》:“入足阳明、太阴、少阳经。”②《雷公炮制药性解》:“入肺、脾、胃三经。”③《本草经疏》:“入足太阴、阳明、少阳,手少阴经。”

甘草——①《汤液本草》:“入足厥阴、太阴、少阴经。”②《雷公炮制药性解》:“入心、脾二经。”③《本经》:“五脏六腑寒热邪气,坚筋骨,长肌肉,倍力,金疮肿,解毒。”

5. 七方配伍

八味中药为小方、偶方、复方、急方。

6. 七情配伍

麻黄与桂枝相须而用,增强解表散寒之功。

五味子与白芍相须而用,增强一散一敛之功。

干姜与细辛相须而用,增强温肺化饮之功。

半夏与干姜相畏而用，制半夏之毒。

7. 量数配伍

麻黄、白芍、桂枝、半夏(同为 9g)，细辛、干姜、五味子、甘草(同为 6g)，辛温发散为主，酸苦涌泻为辅的配伍格局。

8. 对药配伍

麻黄——桂枝

五味子——白芍

桂枝——白芍

9. 趋向配伍

麻黄、桂枝、细辛、干姜、半夏，为辛温升浮之品。五味子、白芍为酸苦沉降之品。甘草平和。

10. 阴阳配伍

麻黄、桂枝、细辛、干姜、半夏，为辛温阳热之品。

五味子、白芍为酸苦敛阴之品。

11. 五行配伍

麻黄、桂枝、细辛、干姜、半夏为辛，木味辛，辛走气，辛走肺，木主浮。可发汗解表以除表寒。配伍五味子、白芍为酸，金味酸，酸走肝，金克木，酸味可收可降，制约辛味升散太过。

12. 随证加减配伍

大青龙汤：出自《伤寒论》。主治发汗解表，清热除烦。主外感风寒，兼有里热，恶寒发热，身疼痛，无汗烦躁，脉浮紧等，亦治溢饮，见上述症状而兼喘咳面浮者。

13. 名家论述

清代黄元御《太阳伤寒小青龙汤证》："太阳表证不解，阳虚之人，积水郁动，或热渴饮冷，新水不消，乘表邪外束，泛滥逆行，客居心下，阻阴阳交济之路，致令胃气上逆，而为呕噫，肺气上逆，而为咳喘，胆火上逆，而为燥渴，土湿木贼，而为泄利，土湿木郁，而少腹胀满，小便不利。里水外寒，缠绵不解，是为异日内传三阴之根。小青龙汤，麻、桂，发汗以泻积水，半夏降逆而止呕噫，姜、辛、五味，下气而平咳喘也。"

14. 方歌

小青龙汤最有功，风寒束表饮停胸，辛夏甘草和五味，姜桂麻黄芍药同。

第二节　辛凉解表

银翘散

银翘散出自《温病条辨》。"太阴风温、温热、温疫、冬温，但热不恶寒而渴者，辛凉平剂银翘散主之。”

【处方】连翘、银花(各30g),苦桔梗、薄荷(各18g),竹叶(12g),生甘草(15g),芥穗(12g),淡豆豉(15g),牛蒡子(18g)。

【主治】温病初起,发热无汗,或有汗不畅,微恶寒,头痛口渴,咳嗽咽痛,舌尖红,苔薄白或薄黄,脉浮数者。

【功能】辛凉透表,清热解毒。

【用法】上杵为散,共杵为散,每服六钱(18g),鲜苇根汤煎,香气大出,即取服,勿过煮。肺药取轻清,过煮则味厚而入中焦也。病重者约二时一服,日三服,夜一服;轻者三时一服,日二服,夜一服;病不解者,作再服。

方中重用金银花、连翘为君,既有辛凉透表,清热解毒的作用,又有芳香辟秽的功效,在透解卫分表邪的同时,兼顾温热病邪多夹浊之气的特点。薄荷、牛蒡子味辛而性凉,疏散风热,清利头目,且可解毒利咽。荆芥穗、淡豆豉辛而微温,助君药发散表邪,透热外出,此两者虽属辛温,但辛而不烈,温而不燥,与大辛凉药配伍,可增辛散透表之力,为臣药。竹叶清上焦热,芦根清热生津,桔梗宣肺止咳,同为佐药。甘草既可调和诸药、护胃安中,又可合桔梗清利咽喉,是属佐使之用。

1. 君臣佐使配伍

君——**连翘**①《本经》:“主寒热,鼠瘘,瘰疬,痈肿恶疮,瘿瘤,结热。”②《别录》:“去白虫。”③《药性论》:“主通利五淋,小便不通,除心家客热。”④《日华子本草》:“通小肠,排脓。治疮疖,止痛,通月经。”⑤李杲:“散诸经血结气聚;消肿。”⑥王好古:“治耳聋浑浑焞焞。”

臣——**桔梗**①《本经》:“主胸胁痛如刀刺,腹满,肠鸣幽幽,惊恐悸气。”②李杲:桔梗可以“利胸膈,(治)咽喉气壅及痛,破滞气及积块,(除)肺部风热,清利头目,利窍。”③《重庆堂随笔》:“桔梗,开肺气之结,宣心气之郁,上焦药也。肺气开则腑气通,故亦治腹痛下利,昔人谓其升中有降者是矣。”

薄荷①《唐本草》:“主贼风,发汗。(治)恶气腹胀满,霍乱,宿食不消,下气。”②《本草纲目》:“利咽喉、口齿诸病。治瘰疬,疮疥,风瘙瘾疹。”③《医学衷中参西录》:“薄荷味辛,气清郁香窜,性平。其力能内透筋骨,外达肌表,宣通脏腑,贯串经络,服之能透发凉汗,为温病宜汗解者之要药。”

荆芥穗①《本草经》:“主寒热,鼠疫,瘰疬生疮,破结聚气,下瘀血,除湿痹。”②《本草纲目》:“荆芥,入足厥阴经气分,其功长于祛风邪,散瘀血,破结气,消疮毒。盖厥阴乃风木也,主血而相火寄之。故风病、血病、疮病为要药。”

淡豆豉《别录》:“主伤寒头痛寒热,瘴气恶毒,烦躁满闷,虚劳喘吸,两脚疼冷。”

牛蒡子①金元医家李杲："治风湿瘾疹，咽喉风热，散诸肿疮疡之毒，利凝滞腰膝之气。"②《药性论》："诸风，利腰脚，又散诸结节筋骨烦热毒。③《本草经疏》："恶实，为散风除热解毒之要药。辛能散结，苦能泄热，热结散则脏气清明，故明目而补中。风之所伤，卫气必壅，壅则发热，辛凉解散则表气和，风无所留矣。藏器主风毒肿诸瘘；元素主润肺、散结气、利咽膈、去皮肤风、通十二经络者，悉此意耳。故用以治瘾疹、痘疮，尤获奇验。"

佐——**淡竹叶**①《本草纲目》："去烦热，利小便，清心。"②《生草药性备要》："消痰止渴，除上焦火，明眼目，利小便，治白浊，退热，散痔疮毒。"

使——**芦根**①《玉楸药解》："清降肺胃，消荡郁烦，生津止渴，除呕下食，治噎哕懊憹。"②《本草经疏》："芦根，味甘寒而无毒。消渴者，中焦有热，则脾胃干燥，津液不生而然也，甘能益胃和中，寒能除热降火，热解胃和，则津液流通而渴止矣。"

甘草①《本经》："主五脏六腑寒热邪气，坚筋骨，长肌肉，倍力，金疮肿，解毒。"②《别录》："温中下气，烦满短气，伤脏咳嗽，止渴，通经脉，利血气，解百药毒。"③《药性论》："主腹中冷痛，治惊痫，除腹胀满；补益五脏；制诸药毒；养肾气内伤，令人阴(不)痿；主妇人血沥腰痛；虚而多热；加而用之。"④《日华子本草》："安魂定魄。补五劳七伤，一切虚损、惊悸、烦闷、健忘。通九窍，利百脉，益精养气，壮筋骨，解冷热。"⑤《珍珠囊》："补血，养胃。"⑥《汤液本草》："治肺痿之脓血，而作吐剂；消五发之疮疽，与黄芪同功。"⑦《本草纲目》："解小儿胎毒、惊痫，降火止痛。"⑧《中国药植图鉴》："治消化性溃疡和黄疸。"

2. 四气配伍

温——桔梗《本经》："辛，微温。"

荆芥①《本经》："味辛，温。"②《医学启源》："气温，味辛苦。"

微寒——金银花《本草正》："味甘，气平，其性微寒。"

淡竹叶《本草纲目》："甘，寒，无毒。"

淡豆豉①《别录》："味苦，寒，无毒。"②《千金要方·食治》："味苦甘，寒，涩，无毒。"

芦根《别录》："味甘，寒。"

平——甘草①《本经》："味甘，平。"②《别录》："无毒。"③《本草衍义》："微凉。"④《珍珠囊》："生甘，平；炙甘，温。"

牛蒡子《别录》："味辛，平。"

3. 五味配伍

辛——桔梗《药性论》："苦，平，无毒。""味苦，辛，性平。"

薄荷《医林纂要》："辛，寒。"

荆芥①《本经》:“味辛,温。”②《医学启源》:“气温,味辛苦。”

苦——连翘①《医学启源》:“《主治秘要》云,性凉,味苦。”②《本草纲目》:“微苦辛。”

甘——淡竹叶《本草纲目》:“甘,寒,无毒。”

芦根《别录》:“味甘,寒。”

4. 归经配伍

连翘——①《雷公炮制药性解》:“入心、肝、胆、胃、三焦、大肠六经。”②《汤液本草》:“手足少阳、阳明经。”

金银花——《得配本草》:“入足阳明、太阴经。”

桔梗——《本草经疏》:“入手太阴、少阴,兼入足阳明胃经。”

薄荷——①《本草纲目》:“入手少阴、太阴,足厥阴。”②《本草新编》:“入肺与包络二经,亦能入肝、胆。”

淡竹叶——①《本草再新》:“入心、肾二经。”②《本草撮要》:“入手少阴、厥阴经。”

荆芥穗——①《雷公炮制药性解》:“入肺、肝二经。”②《本草汇言》:“入足厥阴、少阳、阳明经。”

淡豆豉——①《本草经解》:“入足太阳膀胱、手太阳小肠、手少阴心、手少阳三焦经。”②《要药分剂》:“入肺、胃二经。”

牛蒡子——①《本草经疏》:“入手太阴、足阳明经。”②《药品化义》:“入肝、肺二经。”

芦根——①《雷公炮制药性解》:“入肺、胃二经。”②《要药分剂》:“入肺、脾、肾三经。”

5. 七方配伍

连翘散九味药为小方、奇方、复方、缓方。

6. 七情配伍

金银花与连翘相须配伍,增强清热解毒之功。

薄荷与淡竹叶相须配伍,轻清之制品上通下达、解郁达表。

桔梗与牛蒡子相须配伍,增强开肺利咽之功。

荆芥穗与淡豆豉相须配伍,增强解表除烦之功。

7. 量数配伍

连翘、银花各 30g,量大为主药。苦桔梗、薄荷、牛蒡子各 18g 为辅药。竹叶 12g、生甘草 15g、芥穗 12g、淡豆豉 15g 为佐药。

8. 对药配伍

金银花——连翘

桔梗——牛蒡子

荆芥穗——淡豆豉

9. 趋向配伍

荆芥、薄荷、牛蒡子、桔梗为辛发散。

金银花、连翘、桔梗味苦涌泻沉降。

淡竹叶、淡豆豉、芦根、甘草甘淡为平。

10. 阴阳配伍

荆芥、薄荷、牛蒡子、桔梗为阳。

金银花、连翘、桔梗味苦为阴。

淡竹叶、淡豆豉、芦根、甘草甘淡为平。

11. 五行配伍

金银花、连翘、桔梗味苦，水味苦，苦可泄，苦可坚阴，苦先入心可以清火，苦入血，清血分之热，苦能泄，清除烦热。荆芥、薄荷、牛蒡子、桔梗为辛，辛为风木，能升能散，辛入肺，肺主皮毛，宣肺散邪；辛走气，可以驱邪气外出；辛能散，散郁达表。水生木，使肺气宣发，邪气通达于外。而淡竹叶、淡豆豉、芦根、甘草甘淡，土味甘，甘淡入脾胃，顾护中焦，防邪伤中传变，防止药物苦寒伤胃；甘走肉，鼓动营血肌肉扶正护本；甘淡能缓，缓和药性，防止辛散发表太过伤气耗血。

12. 随证加减配伍

银翘散去豆豉，加生地、丹皮、大青叶、倍玄参，方出自《温病条辨・卷一》。主治太阴温病，发汗而汗不出，以致发疹者。

13. 名家论方

邓中甲教授论银翘散：它是辛凉解表方，中间配伍少量的辛而微温之品，即荆芥、淡豆豉，体现一种去性取用的方法。这是配伍中的一种技巧，在后面将要学到的一些方剂中，还有很多方剂用到了这种方法。用去性取用方法来增强君药的辛凉发散作用。整个方是以辛凉透表为主的，但是它配了清热解毒的药物，辛凉透表与清热解毒相配伍，体现了整个方清疏兼顾，以疏为主。疏是疏表、解表。清是清里，包括清热解毒，它是表里兼顾的，照顾了温热病邪发病急，传变快，容易蕴结成毒的特点。但是全方要注意，还是以疏为主，以辛凉解表为主。

14. 方歌

银翘散主上焦疴，竹叶荆牛豉薄荷，甘桔芦根凉解法，清疏风热煮无过。

麻杏甘石汤

出自《伤寒论・太阳病上篇》。

第 26 条："发汗后，不可更行桂枝汤，汗出而喘，无大热者，可与麻杏甘石汤。"

第 27 条："下后不可更行桂枝汤，若汗出而喘，无大热者，可与麻杏甘石汤。"

【别名】麻黄杏仁甘草石膏汤

【处方】麻黄(5g)，杏仁(9g)，甘草(6g)，石膏(18g)。

【主治】外感风邪。身热不解，咳逆气急，鼻煽，口渴，有汗或无汗，舌苔薄白或黄，脉滑而数者。

【功能】辛凉宣泄，清肺平喘

【用法】以水七升，煮麻黄去上沫，内诸药，煮取两升，去渣，温服一升。

方中麻黄宣肺平喘为君；石膏清泄肺热为臣；杏仁降气止咳为佐；甘草调和诸药为使。诸药合用，可使肺气得宣，肺热得清，喘咳自止。

1. 君臣佐使配伍

君——**麻黄**①《本经》："中风、伤寒头痛，温疟。发表出汗，去邪热气，止咳逆上气，除寒热，破癥坚积聚。"②《别录》："主五脏邪气缓急，风胁痛，字乳余疾。止好唾，通腠理，解肌；泄邪恶气，消赤黑斑毒。"③《本草正》："麻黄以轻扬之味，而兼辛温之性，故善达肌表，走经络，大能表散风邪，祛除寒毒。一应温疫、疟疾、瘴气、山岚，凡足三阳表实之证，必宜用之。若寒邪深入少阴、厥阴筋骨之间，非用麻黄、官桂不能逐也。"④《本草经疏》："表虚自汗，阴虚盗汗；肺虚有热，多痰咳嗽以致鼻塞；疮疱热甚，不因寒邪所郁而自倒靥；虚人伤风，气虚发喘，阴虚火炎，以致眩晕头痛；南方中风瘫痪，及平日阳虚腠理不密之人皆禁用。"

臣——**石膏**①《本经》："主中风寒热，心下逆气惊喘，口干，苦焦，不能息，腹中坚痛，除邪鬼，产乳，金创。生山谷。"②《别录》："除时气头痛身热，三焦大热，皮肤热，肠胃中膈热，解肌发汗，止消渴烦逆，腹胀暴气喘息，咽热。亦可作浴汤。"③《长沙药解》："清心肺，治烦躁，泄郁热，止燥渴，治热狂，火嗽，收热汗，消热痰，住鼻衄，调口疮，理咽痛，通乳汁，平乳痈，解火灼，疗金疮。"④《用药心法》："胃经大寒药，润肺除热，发散阴邪，缓脾益气。"⑤《医学衷中参西录》："石膏，凉而能散，有透表解肌之力。外感有实热者，放胆用之，直胜金丹"。"

佐——**苦杏仁**①《本经》："主咳逆上气雷鸣，喉痹，下气，产乳金疮，寒心奔豚。"②《别录》："惊痫，心下烦热，风气去来，时行头痛，解肌，消心下急。"③《医学启源》："除肺中燥，治风燥在于胸膈。"④《主治秘要》："润肺气，消食，升滞气。"

使——**甘草**①《本经》："主五脏六腑寒热邪气，坚筋骨，长肌肉，倍力，金疮肿，解毒。"②《别录》："温中下气，烦满短气，伤脏咳嗽，止渴，通经脉，利血气，解百药毒。"③《日华子本草》："安魂定魄。补五劳七伤，一切虚损、惊悸、烦闷、健忘。通九窍，利百脉，益精养气，壮筋骨，解冷热。"④《药品化义》："甘草，生用凉而泻火，主散表邪，消痈肿，利咽痛，解百药毒，除胃积热，去尿管痛，此甘凉除热之力也。炙用温而补中，主脾虚滑泻，胃虚口渴，寒热咳嗽，气短困倦，劳役虚损，此甘温助脾之功也。但味厚而太甜，补药中不宜多用，恐恋膈不思食也。"

2. 四气配伍

温——麻黄①《本经》："味苦，温。"②《医学启源》："《主治秘要》云，性温，味甘辛。”

寒——苦杏仁《别录》:“苦,冷利,有毒。”

石膏①《本经》:“味辛,微寒。”②《别录》:“甘,大寒,无毒。”

平——甘草①《本经》:“味甘,平。”②《别录》:“无毒。”③《本草衍义》:“微凉。”④《珍珠囊》:“生甘,平;炙甘,温。”

3. 五味配伍

辛——麻黄《医学启源》:“《主治秘要》云,性温,味甘辛。”

石膏《本经》:“味辛,微寒。”

苦——苦杏仁《别录》:“苦,冷利,有毒。”

4. 归经配伍

麻黄——①《汤液本草》:“入足太阳经,走手少阴。”②《药品化义》:“入肺、大肠、包络、膀胱四经。”

苦杏仁——①《滇南本草》:“入脾、肺二经。”②《雷公炮制药性解》:“入肺、大肠二经。”

石膏——①《汤液本草》:“入手太阴、少阳,足阳明经。”②《本草衍义补遗》:“入足阳明、手太阴、手少阳。”

甘草——①《汤液本草》:“入足厥阴、太阴、少阴经。”②《雷公炮制药性解》:“入心、脾二经。”

5. 七方配伍

四味药为偶方、小方、急方。

6. 七情配伍

麻黄与杏仁相须而用,增强宣肺清热之功。

麻黄与石膏相畏配伍,麻黄性温,石膏大寒,石膏倍于麻黄,宣肺而不助热,清肺而不凉遏。这就是配伍中的去性取用,绝对的经典。

7. 量数配伍

麻黄∶石膏按1∶2的比例配伍,石膏用量是麻黄的2倍,是因为外感轻,里热重。

8. 对药配伍

麻黄——杏仁

麻黄——石膏

9. 趋向配伍

麻黄主升浮,石膏、杏仁主沉降,甘草主平,升降结合,调和肺的宣发肃降。

10. 阴阳配伍

麻黄属阳热,石膏为阴寒,杏仁属苦寒,甘草属平。

11. 五行配伍

麻黄、石膏都有辛味,属木。辛能行能散,辛先入肺可以宣肺清肺。苦杏仁有苦味，属水，水可以克火热，可以清肺卫之热。同时水生木，使肺气宣发，祛邪外出。

12. 随证加减配伍

白痰可加法半夏、款冬花和紫菀；黄痰可加黄芩、鱼腥草；兼有痰稠难咯者，加海蛤壳；痰多加桑白皮、葶苈子；咽干咽痛加射干、虎杖；对于感冒后仅以长期咳嗽为唯一症状而肺部正常的患者，可以加蝉蜕、僵蚕和地龙。

13. 名家论方

邓中甲教授：此方麻杏石甘四个药，主要是掌握其相互之间的组合关系，反映出对后世很有指导意愿的基本组合和基本配伍技巧。君药，在不同教材提法不同，五版《方剂学》教材麻黄为君，六版《方剂学》教材麻黄和石膏联合为君。我认为麻黄和石膏联合为君比较恰当。考虑到如果以麻黄为君，清肺平喘为主，石膏是很重要的，用量也最大。多用于肺热咳喘为主证，所以这两个联合，麻黄之辛、石膏之寒，既体现合作，辛凉，有表邪可以透表；又可以清肺热，宣肺气。所以麻黄在这里疏散表邪，有散的力量，同时宣肺平喘。石膏清热生津，解肌透邪，有散热、透热作用，同时清肺热，又能生津，生津是与甘草相配。杏仁，降逆肺气、平喘咳。甘草既能益气和中，保护胃气，不受大剂量的石膏影响，避免石膏寒凉伤胃；又能调和寒热，调和于寒温宣降之中，调和诸药。肄麻黄杏仁相配，很多方里遇到了，基础方代表是三拗汤，这里也包括麻、甘、杏。一宣一降也反映一个基本组合。石膏杏仁相配，何时常用呢？肺热的咳喘当中，一清一肃，一清一降，清肃肺气。热证的咳喘，肺热咳喘常用。石膏与甘草相配，甘寒生津，所以后来对石膏的功用，认为它能够清热生津。石膏是一个矿物药，如何能生出津液来呢？实际上这是一种间接生津。人体津液的生化在胃，饮入于胃。胃为水穀之海，肺胃有热，伤津很快，石膏清胃热，可以保护津液，化生津液。历来就把从临床反映出来的这个结果，归纳到石膏的作用上，说它既能清热，又能生津，如此理解石膏生津。石膏与甘草同用，能够既养胃气，又能帮助胃恢复功能化生津液，这已经成为后世常用的一种基本组合了。

14. 方歌

麻杏甘草石膏汤，四药组合有专长，肺热壅盛气喘急，辛凉疏泄此法良。

第三节　扶正解表

人参败毒散

出自《太平惠民和剂局方·卷二》。

【别名】败毒散、羌活汤、十味汤、人参前胡散

【处方】柴胡（去苗），前胡（去苗），川芎（洗），枳壳（去瓤，麸炒），羌活（去苗），独活（去苗），茯苓（去皮），桔梗，人参（去芦），甘草（各9g）。

【主治】伤寒时气，头痛项强，壮热恶寒，身体烦疼，及寒壅咳嗽，鼻塞声重，风痰头痛，呕哕寒热。

【功能】益气解表，散风祛湿。扶正匡邪，疏导经络，表散邪滞。

【用法】每服二钱，加生姜、薄荷各少许，水煎，寒多热服，热多寒服，不拘时。每服6g，用水150毫升，入生姜、薄荷各少许，同煎至100毫升，去滓，不拘时候，寒多则热服，热多则温服。

方中羌活、独活并为君药，辛温发散，通治一身上下之风寒湿邪。川芎行血祛风；柴胡辛散解肌，并为臣药，助羌活、独活祛外邪、止疼痛。枳壳降气，桔梗开肺，前胡祛痰，茯苓渗湿，并为佐药，利肺气，除痰湿，止咳嗽。甘草调和诸药，兼以益气和中。生姜、薄荷，发散风寒，皆是佐使之品。配以小量人参补气，使正气足则鼓邪外出，一汗而风寒湿皆去，亦是佐药之意。

1. 君臣佐使配伍

君——**羌活**①《医学启源》："羌活，治肢节疼痛，手足太阳本经风药也。加川芎治足太阳、少阴头痛，透关利节，又治风湿。"②《主治秘要》云："其用有五：手足太阳引经，一也；风湿相兼，二也；去肢节痛，三也；除痈疽败血，四也；治风湿头痛，五也。"③《日华子本草》："治一切风并气，筋骨拳挛，四肢羸劣，头旋眼目赤疼及伏梁水气，五劳七伤，虚损冷气，骨节酸疼，通利五脏。"④《本草备要》："泻肝气，搜肝风，治风湿相搏，本经(太阳)头痛，督脉为病，脊强而厥，刚痉柔痉，中风不语，头旋目赤。"⑤《本草正义》："羌、独二活，古皆不分，《本经》且谓独活一名羌活，所以《本经》《别录》，止有独活而无羌活。李氏《本草纲目》尚沿其旧。然二者形色既异，气味亦有浓淡之殊，虽皆以气胜，以疏导血气为用。通利机关，宣行脉络，其功若一，而羌活之气尤胜，则能直上顶巅，横行支臂，以尽其搜风通痹之职，而独活止能通行胸腹腰膝耳。颐之师门，恒以羌活专主上部之风寒湿邪，显与独活之专主身半以下者截然分用，其功尤捷，而外疡之一切风湿寒邪，着于肌肉筋骨者亦分别身半以上、身半以下，而以羌、独各为主治。若在腰脊背膂之部，或肢节牵挛，手足上下交痛，则竟合而用之，宣通络脉，更能神应，固不仅内科着痹，应手辄效，而外科之风寒湿邪，亦莫不投剂立验。又按羌活本含辛温之质，其治疗宜于风寒风湿，而独不宜于湿热，以湿邪化热，即为温病，似无再用辛温之理，然此惟内科证治为然，若外疡之属于湿热者，苟肿势延蔓，引及骨节筋肉伸缩不利，非以羌、独之善走宣通为治，则效力必缓，故虽热病，亦不避用，但仅以为向导而任佐使之职，则分量甚轻，其主任之君药，固犹是理湿清热之正剂，此亦发表不远热之大旨，非抱薪救火者所得以为借口也。"⑥《雷公炮制药性解》："羌活气清属阳，善行气分，舒而不敛，升而能沉，雄而善散，可发表邪，故入手太阳小肠、足太阳膀胱以理游风，其功用与独活虽若不同，实互相表里。”

独活①《本经》：“主风寒所击，金疮止痛，奔豚，痫痓，女子疝瘕。”②李杲：“治风寒湿痹，酸痛不仁，诸风掉眩，头项难伸。”③《药性论》：“治中诸风湿冷，奔喘逆气，皮肌苦痒，手足挛痛，劳损，主风毒齿痛。”④《药品化义》：“独活，能宣通气道，自顶至膝，以散肾经伏风，凡颈项难舒，臀腿疼痛，两足痿痹，不能动移，非此莫能效也。……能治风，风则胜湿，专疏湿气，若腰背酸重，四肢挛痿，肌黄作块，称为良剂。又佐血药，活血舒筋，殊为神妙。”⑤《汤液本草》：“独活，治足少阴伏风，而不治太阳，故两足寒湿，浑不能动止，非此不能治。”

臣——**川芎**①《本经》：“主中风入脑头痛，寒痹，筋挛缓急，金创，妇人血闭无子。”②《日华子本草》：“治一切风，一切气，一切劳损，一切血，补五劳，壮筋骨，调众脉，破癥结宿血，养新血，长肉，鼻洪，吐血及溺血，痔瘘，脑痈发背，瘰疬瘿赘，疮疥，及排脓消瘀血。”③《别录》：“除脑中冷动，面上游风去来，目泪出，多涕唾，忽忽如醉，诸寒冷气，心腹坚痛，中恶，卒急肿痛，胁风痛，温中内寒。”④王好古：“搜肝气，补肝血，润肝燥，补风虚。”⑤《本草汇言》：“芎藭，上行头目，下调经水，中开郁结，血中气药，尝为当归所使，非第治血有功，而治气亦神验也。凡散寒湿、去风气、明目疾、解头风、除胁痛、养胎前、益产后，又癥瘕结聚、血闭不行、痛痒疮疡、痈疽寒热、脚弱痿痹、肿痛却步，并能治之。味辛性阳，气善走窜而无阴凝黏滞之态，虽入血分，又能去一切风、调一切气。”

柴胡①《本经》：“主心腹肠胃中结气，饮食积聚，寒热邪气，推陈致新。”②《别录》：“除伤寒心下烦热，诸痰热结实，胸中邪逆，五藏间游气，大肠停积，水胀，及湿痹拘挛。亦可作浴汤。”③《日华子本草》：“补五劳七伤，除烦止惊，益气力，消痰止嗽，润心肺，添精补髓，天行温疾热狂乏绝，胸胁气满，健忘。”④《本草纲目》：“治阳气下陷，平肝、胆、三焦、包络相火，及头痛、眩晕、目昏、赤痛障翳、耳聋鸣、诸疟，及肥气寒热、妇人热入血室、经水不调、小儿痘疹余热、五疳羸热。”⑤《滇南本草》：“伤寒发汗解表要药，退六经邪热往来，痹痿，除肝家邪热、痨热，行肝经逆结之气，止左胁肝气疼痛，治妇人血热烧经，能调月经。”

佐——**桔梗**①《本经》：“主胸胁痛如刀刺，腹满，肠鸣幽幽，惊恐悸气。”②《别录》：“利五脏肠胃，补血气，除寒热、风痹，温中消谷，疗喉咽痛。”③《药性论》：“治下痢，破血，去积气，消积聚，痰涎，主肺热气促嗽逆，除腹中冷痛，主中恶及小儿惊痫。”④《日华子本草》：“下一切气，止霍乱转筋，心腹胀痛，补五劳，养气，除邪辟温，补虚消痰，破癥瘕，养血排脓，补内漏及喉痹。”⑤李杲：“利胸膈，(治)咽喉气壅及痛，破滞气及积块，(除)肺部风热，清利头目，利窍。”⑥《本草通玄》：“桔梗之用，惟其上入肺经，肺为主气之脏，故能使诸气下降，世俗泥为上升之剂不能下行，失其用矣。"⑦《重庆堂随笔》："桔梗，开肺气之结，宣心气之郁，上焦药也。肺气开则府气通，故亦治腹痛下利，昔人谓其升中有降者是矣。"

枳壳①《日华子本草》："健脾开胃，调五脏，下气，止呕逆，消痰。治反胃，霍乱泻痢，消食，破癥结痃癖，五膈气，除风明目及肺气水肿，利大小肠，皮肤痒。痔肿可灸熨。"②《开宝本草》："主风痒麻痹，通利关节，劳气咳嗽，背膊闷倦，散留结、胸膈痰滞，逐水，消胀满、大肠风，安胃，止风痛。"③《医学启源》："《主治秘要》云，破心下坚痞，利胸中气，化痰，消食。"④王好古："枳壳主高，枳实主下，高者主气，下者主血，故壳主胸膈皮毛之病，实主心腹脾胃之病，大同小异。朱肱《活人书》言治痞，宜先用桔梗枳壳汤，非用此治心下痞也，果知误下，气将陷而成痞，故先用此，使不致于痞也，若已成痞而用此，则失之晚矣，不惟不能消痞，反损胸中之气，先之一字有谓也。"

前胡①《别录》："主疗痰满胸胁中痞，心腹结气，风头痛，去痰实，下气。治伤寒寒热，推陈致新，明目益精。"②《药性论》："去热实，下气，主时气内外俱热，单煮服佳。"③《日华子本草》："治一切痨，下一切气，止嗽，破癥结，开胃下食，通五脏，主霍乱转筋，骨节烦闷，反胃，呕逆，气喘，安胎，小儿一切疳气。"④《滇南本草》："解散伤风伤寒，发汗要药，止咳嗽，升降肝气，明目退翳，出内外之痰。"⑤《本草纲目》："清肺热，化痰热，散风邪。"⑥《本草通玄》："前胡，肺肝药也。散风驱热，消痰下气，开胃化食，止呕定喘，除嗽安胎，止小儿夜啼。柴胡、前胡，均为风药，但柴胡主升，前胡主降为不同耳。种种功力，皆是搜风下气之效，肝胆经风痰为患者，舍此莫能疗。忌火。"

茯苓①《本经》："主胸胁逆气，忧恚惊邪恐悸，心下结痛，寒热烦满，咳逆，口焦舌干，利小便。"②《别录》："止消渴，好唾，大腹，淋沥，膈中痰水，水肿淋结。开胸腑，调脏气，伐肾邪，长阴，益气力，保神守中。"③《药性论》："开胃，止呕逆，善安心神。主肺痿痰壅。治小儿惊痫，心腹胀满，妇人热淋。"④《本草正》："茯苓，能利窍去湿，利窍则开心益智，导浊生津；去湿则逐水燥脾，补中健胃；祛惊痫，厚肠藏，治痰之本，助药之降。以其味有微甘，故曰补阳。但补少利多，故多服最能损目，久弱极不相宜。若以人乳拌晒，乳粉既多，补阴亦妙。"

使——**人参**①《本经》："主补五脏，安精神，止惊悸，除邪气，明目，开心益智。"②《别录》："疗肠胃中冷，心腹鼓痛，胸胁逆满，霍乱吐逆，调中，止消渴，通血脉，破坚积，令人不忘。"③《药性论》："主五脏气不足，五劳七伤，虚损瘦弱，吐逆不下食，止霍乱烦闷呕哕，补五脏六腑，保中守神。""消胸中痰，主肺痿吐脓及痫疾，冷气逆上，伤寒不下食，病人虚而多梦纷纭，加而用之。”④《本草纲目》:“治男妇一切虚证,发热自汗,眩晕头痛,反胃吐食,痎疟,滑泻久痢,小便频数,淋沥,劳倦内伤,中风,中暑,痿痹,吐血,嗽血,下血,血淋,血崩,胎前产后诸病。”

甘草①《本经》:“主五脏六腑寒热邪气,坚筋骨,长肌肉,倍力,金疮肿,解毒。”②《别录》:“温中下气,烦满短气,伤脏咳嗽,止渴,通经脉,利血气,解百药毒。”③《药性论》:“主腹中冷痛,治惊痫,除腹胀满;补益五脏;制诸药毒;养肾气内伤,令人阴(不)痿;主妇人血沥腰痛;虚而多热;加而用之。”④《日华子本草》:“安魂定魄。补五劳七伤,一切虚损、惊悸、烦闷、健忘。通九窍,利百脉,益精养气,壮筋骨,解冷热。”⑤《珍珠囊》:“补血,养胃。”⑥《汤液本草》:“治肺痿之脓血,而作吐剂;消五发之疮疽,与黄芪同功。”⑦《本草纲目》:“解小儿胎毒、惊痫,降火止痛。”⑧《中国药植图鉴》:“治消化性溃疡和黄疸。”

2.四气配伍

温——羌活①《医学启源》:“《主治秘要》云,性温,味辛。”②《汤液本草》:“气微温,味苦甘,平。”

独活《别录》:“甘,微温,无毒。”

川芎《本经》:“味辛,温。”

桔梗《本经》:“辛,微温。”

人参①《别录》:“微温,无毒。”②《本草备要》:“生,甘苦,微凉;熟,甘,温。”

微寒——枳壳①《开宝本草》:“味苦酸,微寒,无毒。”②《医学启源》:“气寒,味苦。”

柴胡①《本经》:“味苦,平。”②《别录》:“微寒,无毒。”

平——甘草①《本经》:“味甘,平。”②《别录》:“无毒。”③《本草衍义》:“微凉。”④《珍珠囊》:“生甘,平;炙甘,温。”

茯苓《本经》:“味甘,平。”

3.五味配伍

辛——川芎①《吴普本草》:“黄帝、岐伯、雷公:辛,无毒,香。扁鹊:酸,无毒。李氏:生温,熟寒。”②《本经》:“味辛,温。”

羌活①《药性论》:“味苦辛,无毒。”②《医学启源》:“《主治秘要》云,性温,味辛。”③《汤液本草》:“气微温,味苦甘,平。”

苦——枳壳①《开宝本草》:“味苦酸,微寒,无毒。”②《医学启源》:“气寒,味苦。”

前胡①《别录》:“味苦,微寒,无毒。”②《药性论》:“味甘辛。”③《滇南本草》:“性寒,味苦辛。”

独活①《本经》:“苦,平。”②《别录》:“甘,微温,无毒。”

柴胡《本经》:“味苦,平。”

甘——茯苓《本经》:“味甘,平。”

甘草①《本经》:“味甘,平。”②《珍珠囊》:“生甘,平;炙甘,温。”

人参①《本经》:“味甘,微寒。”②《本草备要》:“生,甘苦,微凉;熟,甘,温。”

4.归经配伍

羌活——①《本草蒙筌》:“手、足太阳,足少阴、厥阴经。”②《汤液本草》:“足太阳、厥阴经。”

独活——①《本草通玄》:“手、足太阳,足少阴、厥阴。”②《药品化义》:“入心、肝、肾、膀胱四经。”

川芎——①《汤液本草》:“入手足厥阴经、少阳经。”②《药品化义》:“入肝、脾、三焦三经。”

柴胡——①《珍珠囊》:“入足少阳胆、足厥阴肝、手少阳三焦、手厥阴心包络。”②《本草再新》:“入心、肝、脾三经。”

桔梗——①《汤液本草》:“入足少阴、手太阴。”②《品汇精要》:“行足太阴经。”③《本草经疏》:“入手太阴、少阴,兼入足阳明胃经。”

枳壳——①《雷公炮制药性解》:“入肺、肝、胃、大肠四经。”②《药品化义》:“入肺、脾、胃、大肠四经。”

前胡——①《雷公炮制药性解》:“入肺、肝、脾、膀胱四经。”②《本草经疏》:“入手太阴、少阳。”

茯苓——①《汤液本草》:“入手太阴、足太阳、少阳经。”②《本草蒙筌》:“入膀胱、肾、肺。”③《雷公炮制药性解》:“入肺、脾、小肠三经。”

人参——①《本草汇言》:“入肺、脾二经。”②《药品化义》:“入脾、胃、肺三经。”

5.七方配伍

十味药物为偶方、急方、大方。

6.七情配伍

羌活、独活相须为用,增强解表祛风湿痹痛之功。

枳壳、前胡相须为用,一升一降,增强宣肺祛痰之功。

茯苓、人参相使为用,增强脾胃运化,益气和中之用。

川芎、桔梗相使为用,增强行气宣肺之用。

7.量数配伍

本方十味药物主要体现了等量配伍的特点。

8.对药配伍

前胡——柴胡

羌活——独活

茯苓——人参

9. 趋向配伍

柴胡、川芎、羌活、独活、桔梗、枳壳、人参，均以行气理气为用，为升浮之品。

前胡、茯苓祛痰淡渗，趋向于沉降之品。

甘草性平，为阴阳平和之品。

10. 阴阳配伍

川芎、羌活、独活、桔梗、人参性温属阳，柴胡解表散寒亦属阳。

前胡祛痰，茯苓淡渗，两者作用趋于沉降，属阴。

11. 五行配伍

柴胡、川芎、羌活、独活、桔梗味辛为木，木能行能散，祛风湿散风寒，配伍前胡、枳壳味苦属水，能清能降，体现五行中水生木，增强辛散之功以祛寒。而人参、茯苓、甘草味甘属土，能补能缓，补益脾胃为用，从而实土扶木，亦增强木行散之功。

12. 随证加减配伍

人参败毒散：出自明代方贤著《奇效良方》，处方包含柴胡（去芦二钱），川芎（一钱半），前胡（去芦）、甘草（炙）、人参（去芦）、桔梗（去芦）、羌活（去苗）、独活（去苗）、茯苓（去皮）、枳壳（麸炒），各一钱，薄荷少许。

主治伤寒头痛、壮热恶寒及风痰咳嗽，鼻塞重重，身体疼痛。

13. 名家论方

①《寓意草》：伤寒病有宜用人参入药者，其辨不可不明。若元气素弱之人，药虽外行，气从中馁，轻者半出不出，留连为困；重者随元气缩入，发热无休。所以虚弱之体，必用人参三、五、七分，入表药中，少助元气，以为驱邪之主，使邪气得药，一涌而出，全非补养虚弱之意也。

②《医方集解》：此足太阳、少阳、手太阴药也。羌活入太阳而理游风，独活入少阴而理伏风，兼能去湿除痛，柴胡散热升清，协川芎和血平肝，以治头痛目昏，前胡、枳壳降气行痰，协桔梗、茯苓以泄肺热而除湿消肿，甘草和里而发表，人参辅正以匡邪，疏导经络，表散邪滞，故曰败毒。

③《张氏医通》：问时疫初起，用人参败毒，得毋助邪为虐之患乎，又何以治非时寒疫，汗后热不止？盖时疫之发，必入伤中土，土主百骸，无分经络，毒气流行，随虚辄陷，最难叵测。亟乘邪气未陷时，尽力峻攻，庶克有济。其立方之妙，全在人参一味，力致开合，始则鼓舞羌、独、柴、前，各走其经，而与热毒分解之门；继而调御津精血气，各守其乡，以断邪气复入之路，以非时之邪，混厕经中，屡行疏表不应，邪伏幽隐不出，非藉人参之大力，不能载之外泄也。

④《温病条辨》：此证乃内伤水谷之酿湿，外受时令之风湿，中气本自不足之人，又气为湿伤，内外俱急，立方之法，以人参为君，坐镇中州；为督战之帅，以二活、二胡合芎䓖，从半表半里之际领邪外出，喻氏所谓逆流挽舟者此也，以枳壳宣中焦之气，茯苓渗中焦之湿，以桔梗开肺与大肠之痹，甘草和合诸药，乃陷者举之之法，不治痢而治致痢之源。痢之初起，憎寒壮热者，非此不可也。

⑤《成方便读》：方中必先以人参补正却邪。羌活走表，以散游邪；独活行里，以宣伏邪；柴胡、桔梗散热升清；枳壳、前胡消痰降气；川芎芳香以行血中之气；茯苓淡渗以利气中之湿；甘草协和各药，使之不争；生姜辟秽祛邪，令其无滞。于是各建其长，以收全功，皆赖人参之大力，驾驭其间耳。至于治痢用此者，此喻氏逆流挽舟之法，以邪从表而陷里，仍使里而出表也。

14. 方歌

人参败毒草苓芎，羌独柴前枳桔同，生姜薄荷煎汤服，祛寒除湿功效宏。

麻黄附子细辛汤

出自《伤寒论》。

“少阴病，始得之，反发热，脉沉者，麻黄附子细辛汤主之。”

【处方】麻黄（去节）6g（二两），细辛 6g（二两），附子（炮，去皮，破八片）15g（一枚）（根据唐宋度量衡：1 两＝41.5g＝10 钱）。

【主治】素体阳虚，外感风寒，无汗恶寒，发热倦卧，苔白，脉反沉者。

【功能】助阳解表。

【用法】附子先下，煮沸，文火持续 30 分钟，入细辛，持续 20 分钟，入麻黄，持续 5 分钟，去沫取汁。

方中辛温解表药与温里助阳药配合，从而成为助阳解表方剂，麻黄为君药，发汗解表散寒；附子温肾经散寒，补助阳气不足，用之温肾助阳，为臣药；麻黄行表以开泄皮毛，逐邪于外；附子在里以振奋阳气，鼓邪于外，二药配合，相辅相成，既能鼓邪外出，又无过汗伤阳之虞，为助阳解表的常用组合。细辛既能祛风散寒，助麻黄解表，又能鼓动肾中真阳之气，协附子温里，为佐药。三药并用，补散兼施，使外感风寒之邪得以表散，在里之阳气得以维护，则阳虚外感可愈。

1. 君臣佐使配伍

君——**麻黄**①《本经》：“主中风、伤寒头痛，温疟。发表出汗，去邪热气，止咳逆上气，除寒热，破癥坚积聚。”②《别录》：“主五脏邪气缓急，风胁痛，字乳余疾。止好唾，通腠理，解肌；泄邪恶气，消赤黑斑毒。”③《本草正》：“麻黄以轻扬之味，而兼辛温之性，故善达肌表，走经络，大能表散风邪，祛除寒毒。一应温疫、疟疾、瘴气、山岚，凡足三阳表实之证，必宜用之。若寒邪深入少阴、厥阴筋骨之间，非用麻黄、官桂不能逐也。”④《本草经疏》：“表虚自汗，阴虚盗汗；肺虚有热，多痰咳嗽以致鼻塞；疮疱热甚，不因寒邪所郁而自倒靥；虚人伤风，气虚发喘；阴虚火炎，以致眩晕头痛；南方中风瘫痪，及平日阳虚腠理不密之人皆禁用。”

臣——**附子**①《本经》：“主风寒咳逆邪气，温中，金疮，破癥坚积聚，血瘕，寒湿踒躄，拘挛膝痛，不能行步。”虞抟：“附子禀雄壮之质，有斩关夺将之气，能引补气药行十二经，以追复散失之元阳；引补血药入血分，以滋养不足之真阴；引发散药开腠理，以驱逐在表之风寒；引温暖药达下焦，以祛除在里之冷湿。”②《别录》：“脚疼冷弱，腰脊风寒，心腹冷痛，霍乱转筋，下痢赤白，坚肌骨，强阴，又堕胎，为百药长。”③《本草拾遗》：“醋浸削如小指，纳耳中，去聋。去皮炮令坼，以蜜涂上炙之，令蜜入内，含之，勿咽其汁，主喉痹。”④《医学启源》：“《主治秘要》云，去脏腑沉寒；补助阳气不足，温热脾胃。”⑤李杲：“除脏腑沉寒，三阴厥逆，湿淫腹痛，胃寒蛔动；治经闭；补虚散壅。”⑥王好古：“治督脉为病，脊强而厥。”⑦《本草纲目》：“治三阴伤寒，阴毒寒疝，中寒中风，痰厥气厥，柔痓癫痫，小儿慢惊，风湿麻痹，肿满脚气，头风，肾厥头痛，暴泻脱阳，久痢脾泄，寒疟瘴气，久病呕哕，反胃噎膈，痈疽不敛，久漏冷疮。合葱涕，塞耳治聋。”⑧《本草备要》：“补肾命火，逐风寒湿。”⑨《本草从新》：“治痘疮灰白，一切沉寒痼冷之证。”⑩《本草正》：“附子，因其善走诸经，故曰与酒同功，能除表里沉寒，厥逆寒噤，温中强阴，暖五脏，回阳气，格阳喉痹，阳虚二便不通及妇人经寒不调，小儿慢惊等证。大能引火归原，制伏虚热，善助参、芪成功，尤赞术、地建效，无论表证里证，但脉细无神，气虚无热者所当急用。”⑪《本草汇言》：“附子，回阳气，散阴寒，逐冷痰，通关节之猛药也。诸病真阳不足，虚火上升，咽喉不利，饮食不入，服寒药愈甚者，附子乃命门主药，能入其窟穴而招之，引火归原，则浮游之火自息矣。凡属阳虚阴极之候，肺肾无热证者，服之有起死之殊功。”

佐——**细辛**①《本经》：“主咳逆，头痛脑动，百节拘挛，风湿痹痛，死肌。明目，利九窍。”②《本草经疏》：“细辛，风药也。风性升，升则上行，辛则横走，温则发散，故主咳逆，头痛脑动，百节拘挛，风湿痹痛，死肌。盖痹及死肌，皆是感地之湿气，或兼风寒所成，风能除湿，温能散寒，辛能开窍，故疗如上诸风寒湿疾也。”③《长沙药解》：“细辛，敛降冲逆而止咳，驱寒湿而荡浊，最清气道，兼通水源，温燥开通，利肺胃之壅阻，驱水饮而逐湿寒，润大肠而行小便，善降冲逆，专止咳嗽。其诸主治，收眼泪、利鼻壅、去口臭、除齿痛、通经脉，皆其行郁破结，下冲降逆之力也。”

2. 四气配伍

温——附子①《本经》：“味辛，温。”②《吴普本草》：“岐伯、雷公：甘，有毒。李氏：苦，有毒，大温。”③《别录》：“甘，大热，有大毒。”④《本草正》：“腌者大咸，性大热，有毒。”

细辛《吴普本草》：“神农、黄帝、雷公、桐君：辛，小温；岐伯：无毒；李氏：小寒。”

平——甘草①《本经》：“味甘，平。”②《别录》：“无毒。”③《本草衍义》：“微凉。”④《珍珠囊》：“生甘，平；炙甘，温。”

3. 五味配伍

辛——麻黄《医学启源》：“《主治秘要》云，性温，味甘辛。”

细辛《吴普本草》:“神农、黄帝、雷公、桐君:辛,小温;岐伯:无毒;李氏:小寒。”

附子《本经》:“味辛,温。”

4. 归经配伍

附子——①《本草经疏》:“入手厥阴、命门、手少阳,兼入足少阴、太阴经,亦可入足太阳。”②《本草经解》:“入足厥阴肝经、足少阴肾经、手太阴肺经。”

麻黄——①《汤液本草》:“入足太阳经,走手少阴。”②《药品化义》:“入肺、大肠、包络、膀胱四经。”

细辛——①《汤液本草》:“手少阴引经药。”②《雷公炮制药性解》:“入心、肝、胆、脾四经。”③《本草经疏》:“入手少阴、太阳。”

5. 七方配伍

本方为小方、奇方、急方。

6. 七情配伍

麻黄、附子相须为用,麻黄是发表的,附子是补阳的,可以驱寒邪外出。

细辛、麻黄相须为用,通经络驱寒邪外出,细辛可以通九窍。

附子、细辛相须为用,补阳气、驱邪与通经络、散寒互补。

7. 量数配伍

本方重用助阳药为主,配伍解表药,体现了表里相兼。

8. 对药配伍

麻黄——细辛

附子——麻黄

9. 趋向配伍

麻黄与细辛性温为升浮的药。附子是温里散寒纯阳之品,阳主升浮,本方都是升浮的方向药物。

10. 阴阳配伍

麻黄、附子、细辛均为阳热之品,为阳。

11. 五行配伍

麻黄、附子、细辛均为辛味为木,能行能散能驱邪。

12. 随证加减配伍

麻黄附子甘草汤:出自《伤寒论》。主治助阳发汗,主治少阴病,恶寒身疼,无汗,微发热,脉沉微者。

13. 名家论方

①方有执曰:“发热邪在表也,脉沉少阴位北而居里也,以其居里,邪在表而发热,故曰反也,以邪在表不在里,故用麻黄以发之;以其本阴而标寒,故用附子以温之。细辛辛温通于少阴,用之以佐主治者,以其专经而为向导也。”

②程知曰:“三阴表法与三阳不同,三阴必以温经之药为表,而少阴尤为紧关,故用散邪温经之剂,俾外邪之深入者可出,而内阳亦不因之外越也。”

③程应旄曰:“一起病便发热,兼以阴经无汗,世有计日按证者,类能用麻黄而忌在附子。不知脉沉者,由其人肾经素寒,里阳不能协应,故沉而不能浮也。沉属少阴,不可发汗,而始得病时即发热,则兼太阳,又不得不发汗。须以附子温经助阳,托住其里,使阳不至随汗而越,其麻黄始可合细辛用耳!”

④林澜曰:“传邪与阴寒皆有沉脉,沉但可为病之在里,而未可专以沉为寒也。夫少阴证中,微细而沉,与细数而沉,其为寒热之殊,盖大有别矣。”

14. 方歌

麻黄细辛附子汤,太少两感用此方,发热恶寒脉不起,温经解表有专长。

第二章　泻下剂

大承气汤

出自《伤寒论》。

【别名】大成汤

【处方】大黄(12g),厚朴(24g),枳实(12g),芒硝(9g)。

【主治】(1)阳明腑实证。大便不通,频转矢气,脘腹痞满,腹痛拒按,按之则硬,甚或潮热谵语,手足濈然汗出。舌苔黄燥起刺,或焦黑燥裂,脉沉实。

(2)热结旁流证。下利清谷,色纯青,其气臭秽,脐腹疼痛,按之坚硬有块,口舌干燥,脉滑实。

(3)里热实证之热厥、痉病或发狂等。

【功能】峻下热结。

【用法】以水一斗,先煮二物,取五升,去渣,内大黄,更煮取二升,去渣,内芒硝,更上微火一、两沸,分温再服。得下,余勿服。现代煎煮方法:水煎,先煮厚朴、枳实,大黄后下,芒硝溶服。

方中用大黄苦寒泻热,祛瘀通便,荡涤肠胃邪热积滞,消除致病之因为君药。然大黄苦寒,长于泻下攻积而软坚之力欠佳,故以芒硝咸寒泻热,软坚润燥通便为臣药。两者相须为用,则峻下热结之力增强。积滞内阻,致使腑气不行,故用厚朴苦温下气,除满消胀,枳实苦辛破结,导滞消痞,两药行气导滞,消痞除满,助大黄、芒硝推荡积滞,攻下热结。四药相合,既有大黄、芒硝泻下通便,以治燥实;又有厚朴、枳实行气散结,以治痞满。泻下行气并重,共奏峻下热结之功。六腑以通为用,胃气以下降为顺,本方峻下热结,承顺胃气下行,故方名"大承气"。正如《温病条辨》所说:"承气者,承胃气也……曰大承气者,合四药而观之,可谓无坚不破,无微不入,故曰大也。"

1. 君臣佐使配伍

君——**大黄**①《本经》:"下瘀血,血闭,寒热,破癥瘕积聚,留饮宿食,荡涤肠胃,推陈致新,通利水谷('水谷'一作'水谷道'),调中化食,安和五脏。"

②《别录》："平胃，下气，除痰实，肠间结热，心腹胀满，女子寒血闭胀，小腹痛，诸老血留结。"③《药性论》："主寒热，消食，炼五脏，通女子经候，利水肿，破痰实，冷热积聚，宿食，利大小肠，贴热毒肿，主小儿寒热时疾，烦热，蚀脓，破留血。"④《日华子本草》："通宣一切气，调血脉，利关节，泄塑滞、水气，四肢冷热不调，温瘴热痰，利大小便，并敷一切疮疖痈毒。"⑤《本草纲目》："主治下痢亦白，里急腹痛，小便淋沥，实热燥结，潮热谵语，黄疸，诸火疮。"⑥《长沙药解》"味苦寒。主下瘀血，血闭，寒热，破癥瘕积聚，留饮，宿食，荡涤肠胃，推陈致新，通利水杀，调中化食，安和五脏。生山谷。味苦，性寒，入足阳明胃、足太阴脾、足厥阴肝经。泻热行瘀，决壅开塞，下阳明治燥结，除太阴之湿蒸，通经脉而破癥瘕，消痈疽而排脓血。"⑦《本草经解》："气寒，味苦，无毒，主下瘀血，血闭寒热，破癥瘕积聚，留饮宿食，荡涤肠胃，推陈致新，通利水谷，调中化食，安和五脏。大黄气寒，禀天冬寒之水气，入手太阳寒水小肠经，味苦无毒，得地南方之火味，入手少阴心经、手少阳相火三焦经。气味俱降，阴也，浊阴归六腑，味浓则泄，兼入足阳明胃经、手阳明大肠经，为荡涤之品也；味浓为阴，则入阴分，血者阴也，心主者也，血凝则瘀，大黄入心；味苦下泄，故下瘀血，血结则闭，阴不和阳，故寒热生焉；大黄味苦下泄，则闭者通，阴和于阳而寒热止矣；癥瘕积聚，皆有形之实邪，大黄所至荡平，故能破之；小肠为受盛之官，无物不受，传化失职，则饮留食积矣，大黄入小肠而下泄，所以主留饮宿食也。味浓则泄，浊阴归腑，大黄味浓为阴，故入胃与大肠而有荡涤之功也，消积下血，则陈者去而新者进，所以又有推陈致新之功焉，其推陈致新者，以滑润而能通利水谷，不使阻碍肠胃中也，肠胃无碍，则阳明胃与太阴脾调和，而食消化矣，饮食消化，则阴之所生。本自五味，五脏主藏阴，阴生而藏安和矣。"⑧《药鉴》："气寒味苦，气味俱浓，无毒，沉也，阴中阴也。属水与火，入手足阳明经，酒浸入太阳，酒洗入阳明。通闭结灵丹，驱邪实效方。与桃仁同用，则导瘀血。与枳壳同用，则除积气。入痰火药，更能滚痰。入消食药，即能推陈。生用则通肠胃壅结热，熟用则治诸毒疮疡，久不收口。盖以诸毒疮疡，皆属心火，大黄熟用，则能泻心火，且宣气消肿，而除结热之在上者。其性沉而不浮，其用走而不守，有推陈致新之功，有斩关夺将之能，故名之曰将军。"

臣——**厚朴**①《本经》："主中风伤寒，头痛，寒热惊悸，气血痹，死肌，去三虫。"②《别录》："温中益气，消痰下气。疗霍乱及腹痛胀满，胃中冷逆及胸中呕不止，泄痢淋露，除惊，去留热心烦满，厚肠胃。"③《药性论》："主疗积年冷气，腹内雷鸣，虚吼，宿食不消，除痰饮，去结水，破宿血，消化水谷，止痛。大温胃气，呕吐酸水。主心腹满，病人虚而尿白。"④《日华子本草》："健脾。主反胃，霍乱转筋，冷热气，泻膀胱，泄五藏一切气，妇人产前产后腹藏不安。调关节，杀腹藏虫，明耳目。"⑤王好古："主肺气胀满，膨而喘咳。"⑥《本草正》："温降，散滞，除寒湿泻痢。"⑦《本草汇言》："厚朴，宽中化滞，平胃气之药也，凡气滞于中，郁而不散，食积于胃，羁而不行，或湿郁积而不去，湿痰聚而不清，用厚朴之温可以燥湿，辛可以清痰，苦可以下气也。故前古主中风、伤寒头痛寒热，呕逆泻痢，虫积痞积，或肺气胀满，痰涎喘嗽，或胃气壅滞，水谷不行，用此消食化痰，去湿散胀，平土、金二脏，以至于中和也。"⑧沈孔庭："厚朴辛苦温燥，入脾胃二经，散滞调中，推为首剂。然配他药，无往不可，与枳实、大黄同用，则泄实满，故大柴胡汤用之；与陈皮、苍术同用，则除湿满，故平胃散用之；与人参、白术、麦蘖同用，则治虚满，故调中汤用之；又同半夏、胆星，能燥湿清痰；同甘草、白术，能和中健胃；同枳壳、莱菔子能下气宽肠；同紫苏、前胡能发散风寒；同山楂、枳实能疏气消食；同吴萸、肉桂能行湿燥阴，实有理气行气之功。但气之盛者，用无不验，气之弱者，宜少用之。"⑨《本草经读》："厚朴，气味厚而主降，降则温而专于散，苦而专于泄，故所主皆为实症。中风有便溺阻隔症，伤寒有下之微喘症，有发汗后腹胀满症，大便鞭症，头痛有浊气上冲症，俱宜主以厚朴也。至于温能散寒，苦能泄热，能散能泄，则可以解气逆之惊悸。能散则气行，能泄则血行，故可以治气血痹及死肌也。宽胀下气，《经》无明文，仲景因其气味苦温而取用之，得《本经》言外之旨也。"⑩《医学衷中参西录》："厚朴，治胃气上逆，恶心呕哕，胃气郁结，胀满疼痛，为温中下气之要药。为其性温味又兼辛，其力不但下行，又能上升外达，故《本经》谓其主中风、伤寒头痛，《金匮》厚朴麻黄汤用治咳而脉浮。与橘、夏并用，善除湿满；与姜、术并用，善开寒痰凝结；与硝、黄并用，善通大便燥结；与乌药并用，善治小便因寒白浊。味之辛者，又能入肺以治外感咳逆；且能入肝，平肝之横恣，以愈胁下掀疼……兼入血分，甄权谓其破宿血，古方治月闭亦有单用之者。诸家多谓其误服能脱元气，独叶香岩谓多用则破气，少用则通阳，诚为确当之论。"⑪《长沙药解》："厚朴苦辛下气，善破壅塞而消胀满，下冲逆而定喘嗽，疏通郁迫，和解疼痛，除反胃呕吐，疗肠滑泄利，消宿食停水，调泄秽吞酸，止肠胃雷鸣，平霍乱转筋，下冲消滞物也。"

佐——**枳实**①《本经》："主大风在皮肤中，如麻豆苦痒，除寒热结，止痢，长肌肉，利五脏。"②《别录》："除胸胁痰癖，逐停水，破结实，消胀满，心下急痞痛，逆气，胁风痛，安胃气，止溏泄，明目。"③《药性论》："解伤寒结胸，入陷胸汤用，主上气喘咳。肾内伤冷，阴痿而有气，加而用之。"④《珍珠囊》："去胃中湿热。"⑤《医学启源》："《主治秘要》云，主心痞，化心胸痰，消食，散败血，破积坚。"⑥《本草再新》："破气、化痰，消食宽肠，杀虫，败毒。”⑦《本草衍义》：“枳实、枳壳，一物也。小则其性酷而速，大则其性和而缓。故张仲景治伤寒仓卒之病，承气汤中用枳实，此其意也；皆取其疏通、决泄、破结实主义。他方但导败风壅之气，可常服者，故用枳壳，其意如此。”⑧张洁古：“治心下痞及宿食不消，并用枳实、黄连。”⑨《用药心法》：“枳实，洁古用去脾经积血，故能去心下痞，脾无积血，则心下不痞。”⑩《汤液本草》：“枳实，益气则佐之以人参、干姜、白术；破气则佐之以大黄、牵牛、芒硝；此《本经》所以言益气而复言消痞也。非白术不能去湿，非枳实不能除痞。壳主高而实主下，高者主气，下者主血，主气者在胸膈，主血者在心腹。”⑪《药品化义》：“枳实专泄胃实，开导坚结，故主中脘以治血分，疗脐腹间实满，消痰癖，祛停水，逐宿食，破结胸，通便闭，非此不能也。若皮肤作痒，因积血滞于中，不能营养肌表，若饮食不思，因脾郁结不能运化，皆取其辛散苦泻之力也，为血分中之气药，惟此称最。”

使——**芒硝**①《别录》：“主五脏积聚，久热胃闭，除邪气，破留血，腹中痰实结搏，通经脉，利大小便及月水，破五淋，推陈致新。”②《药性论》：“通女子月闭癥瘕，下瘰疬，黄疸病，主堕胎；患漆疮，汁敷之；主时疾热壅，能散恶血。”“马牙消，能主五脏积热伏气。”③《日华子本草》：“马牙消末筛点眼亦，去赤肿障翳涩泪痛。”④《医学启源》：“《主治秘要》云，治热淫于内，去肠内宿垢，破坚积热块。”⑤《本草蒙筌》：“清心肝明目，涤肠胃止疼。”⑥《本草再新》：“涤三焦肠胃湿热，推陈致新，伤寒疫痢，积聚结癖，停痰淋闭，瘰疬疮肿，目赤障翳，通经堕胎。”⑦《本草求原》：“马牙消，治齿痛，食蟹龈肿，喉痹肿痛，重舌口疮，鹅口疮。”

2. 四气配伍

温——厚朴①《本经》：“味苦，温。”②《别录》：“大温，无毒。”③《药性论》：“味苦辛，太热。”

寒——大黄①《本经》：“味苦，寒。”②《吴普本草》：“神农、雷公：苦，有毒。扁鹊：苦，无毒。李氏：小寒。”③《别录》：“大寒，无毒。”

枳实①《本经》：“味苦，寒。”②《吴普本草》：“雷公：酸，无毒。李氏：大寒。”③《别录》：“酸，微寒，无毒。”

芒硝①《药性论》：“马牙硝，味甘，大寒，无毒。”②《医学启源》：“《主治秘要》云，性寒，味咸。”

3. 五味配伍

咸——芒硝①《药性论》：“味咸，有小毒。”“马牙硝，味甘，大寒，无毒。”②《医学启源》：“《主治秘要》云，性寒，味咸。”

苦——枳实①《本经》：“味苦，寒。”②《药性论》：“味苦辛。”

厚朴①《本经》：“味苦，温。”②《药性论》：“味苦辛，太热。

大黄①《本经》："味苦，寒。"②《吴普本草》："神农、雷公：苦，有毒。扁鹊：苦，无毒。李氏：小寒。"

4. 归经配伍

大黄——①《汤液本草》："入手、足阳明经。"②《本草纲目》："足太阴，手、足阳明，手、足厥阴五经血分药。"③《本草经解》："入手太阳小肠经、手少阴心经、手少阳三焦经，兼入足阳明胃经、手阳明大肠经。"

厚朴——①《雷公炮制药性解》："入脾、胃二经。"②《本草经疏》："入足太阴、手足阳明经。"③《本草经解》："入足厥阴肝经、手少阴心经。"

枳实——①《雷公炮制药性解》："入心、脾二经。"②《本草经疏》："入足阳明、太阴经。"③《本草再新》："入肝、脾二经。"

芒硝——①《药品化义》："入肺，胃、大肠三经。"②《本草经解》："入手太阳小肠经、手少阳三焦经。"③《本草再新》："入肝、脾、肾三经。"

5. 七方配伍

四味药为小方、偶方、急方。

6. 七情配伍

大黄、芒硝相须为用，增强峻下泄热结之功。

厚朴、枳实相须为用，增强行气除痞满之功。

7. 量数配伍

本方厚朴(24g)量最大，大黄(12g)、枳实(12g)等量，芒硝(9g)量最小。

8. 对药配伍

大黄——芒硝

厚朴——枳实

大黄——枳实

大黄——厚朴

9. 趋向配伍

四味药物同具有沉降功能。

10. 阴阳配伍

大黄、芒硝、枳实性寒为阴。厚朴性温为阳。

11. 五行配伍

大黄、枳实、厚朴味苦属水，能清、能下、能走，意在泄热通便除痞满；加上芒硝味咸属火，能化、能软坚散结，水火相济，而达软坚润燥之效。

12. 随证加减配伍

大承气汤、小承气汤、调胃承气汤、复方大承气汤的比较，四个承气汤均用大黄以荡涤胃肠积热。大承气汤硝、黄并用，大黄后下，且加枳、朴，故攻下之力颇峻，为"峻下剂"，主治痞、满、燥、实四症俱全之阳明热结重证；小承气汤不用芒硝，且三味同煎，枳、朴用量亦减，故攻下之力较轻，称为"轻下剂"，主治痞、满、实而燥不明显之阳明热结轻证；调胃承气汤不用枳、朴，虽后纳芒硝，但大黄与甘草同煎，故泻下之力较前二方缓和，称为“缓下剂”，主治阳明燥热内结，有燥、实而无痞、满之证；复方大承气汤由大承气汤（枳壳易枳实）加炒莱菔子、桃仁、赤芍而成，故行气导滞、活血祛瘀作用增强，适用于单纯性肠梗阻而气胀较重者，并可预防梗阻导致局部血瘀气滞引起的组织坏死。

13. 名家论方

①《伤寒寻源》：“大承气开阳明之结，直达下焦，其力猛而效速，故曰大。盖胃大实，故重任浓朴以破结，而数独倍于大黄，矢已硬，故虽有枳实以导下，而功必资于芒硝。至其煎法，尤有深义，浓朴、枳实之汁，以浓而力锐，大黄、芒硝之性，以生而力锐，故分作三次煎，此斩关夺门之将。用此以急下存阴也。大承气治阳明胃实之主药，必审明表证尽罢，不恶寒、但恶热，或潮热汗出谵语，腹满痛，或喘冒不能卧，口干燥，脉滑而实，或涩者，方可用之。下不宜早，早则阳陷，并不宜迟，迟则阴亡，恰好在阳明胃实之界，一下夺而诸病尽解，临证时不可错过。

阳明居中土，万物所归，无所复传，大热入胃，惟有下夺一法。盖阳明胃实之证，有从太阳传入者，有从少阳转属者，并有从三阴转属者，三阴经中，少阴更有急下之证，此乃伤寒一大归宿。若应下失下，变证蜂起，津液之亡，可立而待，孟浪不可，因循亦不可。大承气证非惟不大便腹满痛者宜之，即下利之证，亦有宜从下夺者，如经文所指下利不欲食，下利心下硬，下利脉反滑，下利脉迟而滑，少阴病自利清水色纯青，心下痛，口干燥者，皆宜大承气，此通因通用之法，不可不知。”

②《圆运动的古中医学》：“此治阳明腑病，肠胃燥结实证之法也。承气者，承中气也。中气左旋化阳，右转化阴，阴阳平均，中气乃治。阴进则阳退，阳盛则阴消。阴阳偏胜则中气伤而人病。阴阳偏绝，则中气亡而人死。三阴病，阴盛阳绝。大承气汤证，阳盛阴绝。当此之时，阴阳平均的中气，几乎有阳无阴了。日暮潮热者，阳明燥金，气旺于申酉之时。燥金气旺，每日申酉加热，如潮来之有定时。此时胃中阳旺，故阳明病必此时热增也。谵语者，胃中津液消亡。心火不降，烧灼神昏也。手足濈然汗出，六七日不大便者，胃肠燥极也。腹满痛拒按者，肠胃有燥屎结实也。《伤寒论》云：‘胃中有燥矢，乃胃中食物，被燥气炼干云耳，故曰胃家实也。’矢，古屎字。阳明燥金，大肠主气，胃土从化。金气以收敛为能，故金燥必结，故燥屎坚硬也。阳明胃腑燥热之证，亦有泻稀水放屁，而潮热谵语，腹满痛拒按者。此肠中必有燥屎数枚，所谓热结旁流，亦大承气汤证也。凡用下法，总要以手按大肠部位，名曰腹诊。此方大黄芒硝，攻下燥屎，枳实厚朴，开通滞气。阳退阴复，中气承接，运动复圆，是以病愈。

此方妙处，在大黄、枳实性寒，芒硝、厚朴性热，寒热混合，则生圆运动的作用。如不用芒硝厚朴之热，只用大黄枳实之寒，直攻而下，一定将人下死。脉实而大，阳热充满之象。与三阴脏病，阴盛阳微，是对待的理法。世谓芒硝性寒，错误。但是要用大承气汤，须先以小承气汤试探。服小承气汤后，若放屁，是有燥屎，可用大承气汤。若不放屁，是无燥屎，便不可用。小承气汤，大黄二钱，枳实一钱，厚朴二钱。

此六气运动不圆，阳明燥金，一气独胜之病，病在荣卫，不速汗解。平日胃阳偏旺之人，病即由表入里，则成此病。病成之初必蒸蒸发热，汗出气盛，而舌胎干黄。数日之后，乃成此证，不比三阴病成之速也。此病表证未罢，里证续作，当先解表，然后下里。与三阴表证里证兼现，当先温里，然后解表，是对待的理法。一气独胜，诸气消灭，圆运动解体，所以人死。”

③《医学衷中参西录》:“《伤寒论》原文:少阴病，自利清水，色纯青，心下必痛，口干燥者，急下之，宜大承气汤。此证乃伏气之热窜入肝肾二经也。盖以肾主闭藏，肝主疏泄，肾为二便之关，肝又为肾行气，兹因伏气之热，窜入肾兼窜入肝，则肝为热助疏泄之力太过，即为肾行气之力太过，致肾关失其闭藏之用，而下利清水。且因肝热而波及于胆，致胆汁因热妄行，随肝气之疏泄而下纯青色之水。于斯，肾水因疏泄太过而将竭，不能上济以镇心火，且肝木不得水气之涵濡，则在下既过于疏泄，在上益肆其横恣，是以心下作痛口中干燥也。此宜急下之，泻以止泻，则肾中之真阴可回，自能上济以愈口中干燥、心下作痛也。此节之前有‘少阴病得之二三日，口燥咽干者，急下之，宜大承气汤。’及后节‘少阴病六七日，腹胀不大便者，急下之，宜大承气汤。’想此二节，仲师亦皆言急下，若不急下，当亦若纯下青水者，其危险即在目前。若仲师者，宜其为医中之圣也。”

14.方歌

大承气汤用硝黄，配伍枳朴泻力强，痞满燥实四症见，峻下热结第一方。

去硝名曰小承气，轻下热结用之效，调胃承气硝黄草，便秘口渴急煎尝。

第三章　和解剂

第一节　和解少阳

小柴胡汤

出自《伤寒论·辨太阳病脉证并治中》。

“伤寒五六日，中风，往来寒热，胸胁苦满，默默不欲饮食，心烦喜呕，或胸中烦而不呕，或渴，或腹中痛，或胁下痞硬，或心下悸，小便不利，或不渴，身有微热，或咳者，小柴胡汤主之。”

【处方】柴胡(24g)，黄芩(9g)，人参(9g)，甘草(9g)，半夏(9g)，生姜(9g)，大枣(4枚)。

【主治】(1)伤寒少阳证。往来寒热，胸胁苦满，默默不欲饮食，心烦喜呕，口苦，咽干，目眩，舌苔薄白，脉弦者。

(2)热入血室证。妇人伤寒，经水适断，寒热发作有时。

(3)黄疸、疟疾以及内伤杂病而见少阳证者。

【功能】和解少阳。

【用法】上七味，以水一斗二升，煮取六升，去滓，再煎，取三升，温服一升，日三服。现代用法：水煎服。

方中柴胡苦平，入肝胆经，透泄少阳之邪，并能疏泄气机之郁滞，使少阳半表之邪得以疏散，为君药。黄芩苦寒，清泄少阳半里之热，为臣药。柴胡之升散，得黄芩之降泄，两者配伍，是和解少阳的基本结构。胆气犯胃，胃失和降，佐以半夏、生姜和胃降逆止呕；邪从太阳传入少阳，缘于正气本虚，故又佐以人参、大枣益气健脾，一者取其扶正以祛邪，一者取其益气以御邪内传，俾正气旺盛，则邪无内向之机。炙甘草助参、枣扶正，且能调和诸药，为使药。诸药合用，以和解少阳为主，兼补胃气，使邪气得解，枢机得利，胃气调和，则诸证自除。

1. 君臣佐使配伍

君——**柴胡**①《本经》:"主心腹肠胃中结气,饮食积聚,寒热邪气,推陈致新。"②《别录》:"除伤寒心下烦热,诸痰热结实,胸中邪逆,五藏间游气,大肠停积,水胀,及湿痹拘挛。亦可作浴汤。"③《药性论》:"治热劳骨节烦疼,热气,肩背疼痛,宣畅血气,劳乏羸瘦;主下气消食,主时疾内外热不解,单煮服。"④《千金方》:"苗汁治耳聋,灌耳中。"⑤《四声本草》:"主痰澜、胸胁中痞。"⑥《日华子本草》:"补五劳七伤,除烦止惊,益气力,消痰止嗽,润心肺,添精补髓,天行温疾热狂乏绝,胸胁气满,健忘。"⑦《珍珠囊》:"去往来寒热,胆痹,非柴胡梢子不能除。"⑧《医学启源》:"除虚劳烦热,解散肌热,去早晨潮热。"⑨《滇南本草》:"伤寒发汗解表要药,退六经邪热往来,痹痿,除肝家邪热、痨热,行肝经逆结之气,止左胁肝气疼痛,治妇人血热烧经,能调月经。""发汗用嫩蕊,治虚热、调经用根。"⑩《本草纲目》:"治阳气下陷,平肝、胆、三焦、包络相火,及头痛、眩晕,目昏、赤痛障翳,耳聋鸣,诸疟,及肥气寒热,妇人热入血室,经水不调,小儿痘疹余热,五疳羸热。"

臣——**黄芩**①《本经》:"主诸热黄疸,肠澼,泄利,逐水,下血闭,(治)恶疮,疽蚀,火疡。"②《别录》:"疗痰热,胃中热,小腹绞痛,消谷,利小肠,女子血闭,淋露下血,小儿腹痛。"③陶弘景:"治奔豚,脐下热痛。"④《药性论》:"能治热毒,骨蒸,寒热往来,肠胃不利,破壅气,治五淋,令人宣畅,去关节烦闷,解热渴,治热腹中㽲痛,心腹坚胀。"⑤《日华子本草》:"下气,主天行热疾,疔疮,排脓。治乳痈,发背。"⑥《珍珠囊》:"除阳有余,凉心去热,通寒格。"⑦李杲:"治发热口苦。"⑧《滇南本草》:"上行泻肺火,下行泻膀胱火,(治)男子五淋,女子暴崩,调经清热,胎有火热不安,清胎热,除六经实火实热。"⑨《本草纲目》:"治风热湿热头疼,奔豚热痛,火咳,肺痿喉腥,诸失血。"⑩《本草正》:"枯者清上焦之火,消痰利气,定喘嗽,止失血,退往来寒热,风热湿热,头痛,解瘟疫,清咽,疗肺痿肺痈,乳痈发背,尤祛肌表之热,故治斑疹、鼠瘘,疮疡、赤眼;实者凉下焦之热,能除赤痢,热蓄膀胱,五淋涩痛,大肠闭结,便血、漏血。"

佐——**人参**①《别录》:"疗肠胃中冷,心腹鼓痛,胸胁逆满,霍乱吐逆,调中,止消渴,通血脉,破坚积,令人不忘。"②《药性论》:"主五脏气不足,五劳七伤,虚损瘦弱,吐逆不下食,止霍乱烦闷呕哕,补五脏六腑,保中守神。""消胸中痰,主肺痿吐脓及痫疾,冷气逆上,伤寒不下食,病人虚而多梦纷纭,加而用之。"③《日华子本草》:"调中治气,消食开胃。"④《医学启源》:"治脾胃阳气不足及肺气促,短气、少气,补中缓中,泻肺脾胃中火邪。"⑤《主治秘要》:"补元气,止泻,生津液。"⑥《滇南本草》:"治阴阳不足,肺气虚弱。"

半夏①《药性论》："消痰涎，开胃健脾，止呕吐，去胸中痰满，下肺气，主咳结。新生者摩涂痈肿不消，能除瘤瘿。气虚而有痰气，加而用之。"②《日华子本草》："治吐食反胃，霍乱转筋，肠腹冷，痰疟。"③《本草图经》："主胃冷，呕哕。"④《医学启源》："治寒痰及形寒饮冷伤肺而咳，大和胃气，除胃寒，进饮食。治太阳痰厥头痛，非此不能除。"⑤《主治秘要》："燥胃湿，化痰，益脾胃气，消肿散结，除胸中痰涎。"

使——**生姜**①《本经》："去臭气，通神明。"②《别录》："主伤寒头痛鼻塞，咳逆上气。"③陶弘景："归五脏，去痰下气，止呕吐，除风湿寒热。"④《药性论》："主痰水气满，下气；生与干并治嗽，疗时疾，止呕吐不下食。生和半夏主心下急痛；若中热不能食，捣汁和蜜服之。又汁和杏仁作煎，下一切结气实，心胸拥膈，冷热气。"⑤《千金要方·食治》："通汗，去膈上臭气。"⑥《食疗本草》："除壮热，治转筋、心满。""止逆，散烦闷，开胃气。"⑦《本草拾遗》："汁解毒药，破血调中，去冷除痰，开胃。"⑧《珍珠囊》："益脾胃，散风寒。"⑨《医学启源》："温中去湿。制厚朴、半夏毒。"⑩《日用本草》："治伤寒、伤风、头痛、九窍不利。入肺开胃，去腹中寒气，解臭秽。解菌蕈诸物毒。"⑪《本草纲目》："生用发散，熟用和中，解食野禽中毒成喉痹；浸汁点赤眼；捣汁和黄明胶熬，贴风湿痛。"⑫《本草从新》："姜汁，开痰，治噎膈反胃，救暴卒，疗狐臭，搽冻耳。煨姜，和中止呕。"⑬《会约医镜》："煨姜，治胃寒，泄泻，吞酸。"⑭《现代实用中药》："治肠疝痛有效。"

大枣①《本经》："主心腹邪气，安中养脾，助十二经。平胃气，通九窍，补少气、少津液，身中不足，大惊，四肢重，和百药。"②《本草经集注》："煞乌头毒。"③《别录》："补中益气，强力，除烦闷，疗心下悬，肠僻澼。"④《药对》："杀附子、天雄毒。"⑤孟诜："主补津液，洗心腹邪气，和百药毒，通九窍，补不足气，煮食补肠胃，肥中益气第一，小儿患秋痢，与虫枣食，良。"⑥《日华子本草》："润心肺，止嗽。补五脏，治虚劳损，除肠胃癖气。"⑦《珍珠囊》："温胃。"⑧李杲："温以补脾经不足，甘以缓阴血，和阴阳，调营卫，生津液。"⑨《药品化义》："养血补肝。"⑩《本草再新》："补中益气，滋肾暖胃，治阴虚。"⑪《中国药植图鉴》："治过敏性紫斑病、贫血及高血压。"

甘草①《本经》："主五脏六腑寒热邪气，坚筋骨，长肌肉，倍力，金疮肿，解毒。"②《别录》："温中下气，烦满短气，伤脏咳嗽，止渴，通经脉，利血气，解百药毒。"③《药性论》："主腹中冷痛，治惊痫，除腹胀满；补益五脏；制诸药毒；养肾气内伤，令人阴(不)痿；主妇人血沥腰痛；虚而多热；加而用之。"④《日华子本草》："安魂定魄。补五劳七伤，一切虚损、惊悸、烦闷、健忘。通九窍，利百脉，益精养气，壮筋骨，解冷热。"⑤《珍珠囊》:"补血,养胃。"⑥《汤液本草》:"治肺痿之脓血,而作吐剂;消五发之疮疽,与黄芪同功。"⑦《本草纲目》:"解小儿胎毒、惊痫,降火止痛。"⑧《中国药植图鉴》:"治消化性溃疡和黄疸。"

2. 四气配伍

微凉——柴胡《别录》:"微寒,无毒。"

寒——黄芩《别录》:"大寒,无毒。"

温——人参①《别录》:"微温,无毒。"②《本草备要》:"生,甘苦,微凉;熟,甘,温。"

半夏①《别录》:"生微寒,熟温,有毒。"②《主治秘要》云:"性温,味辛苦。"

生姜①《别录》:"味辛,微温。"②《医学启源》:"性温,味甘辛。"③《医林纂要》:"煨姜,辛苦,大热。"④《本草再新》:"煨姜,味辛,性温平,无毒。"

大枣①《千金要方·食治》:"味甘辛,热,无毒。"②孟诜:"温。"

平——甘草①《本经》:"味甘,平。"②《珍珠囊》:"生甘,平;炙甘,温。"

3. 五味配伍

苦——柴胡《本经》:"味苦,平。"

黄芩①《本经》:"味苦,平。"②《药性论》:"味苦甘。"

甘——人参①《本经》:"味甘,微寒。"②《本草备要》:"生,甘苦,微凉;熟,甘,温。"

辛——半夏①《本经》:"辛,平。"②《主治秘要》:"性温,味辛苦。"

生姜①《别录》:"味辛,微温。"②《医学启源》:"性温,味甘辛。③《医林纂要》:"煨姜,辛苦,大热。"

甘——大枣①《本经》:"味甘,平。"②《千金要方·食治》:"味甘辛,热,无毒。"

甘草①《本经》:"味甘,平。"②《珍珠囊》:"生甘,平;炙甘,温。"

4. 归经配伍

柴胡——①《珍珠囊》:"入足少阳胆、足厥阴肝、手少阳三焦、手厥阴心包络。"②《本草再新》:"入心、肝、脾三经。"

黄芩——①《品汇精要》:"行手太阴、阳明经。"②《本草纲目》:"入手少阴、阳明,手足太阴、少阳六经。"③《雷公炮制药性解》:"入肺、大肠、膀胱、胆四经。"

人参——①《本草衍义补遗》:"入手太阴。"②《本草汇言》:"入肺、脾二经。"③《药品化义》:"入脾、胃、肺三经。"

半夏——①《汤液本草》:"入足阳明、太阴、少阳经。"②《雷公炮制药性解》:"入肺、脾、胃三经。"《本草经疏》:"入足太阴、阳明、少阳,手少阴经。"③《本草汇言》:"入手阳明、太阴、少阴三经。"④《本草再新》:"入肝、脾、肺三经。"

生姜——①《雷公炮制药性解》:"入肺、心、脾、胃四经。"②《本草汇言》:"入脾、肺、肠、胃诸经。"③《本草经解》:"入胆、肝、肺经。"

大枣——①《本草纲目》:"脾经血分。"②《本草经疏》:"入足太阴,阳明经。"

甘草——①《汤液本草》:"入足厥阴、太阴、少阴经。"②《雷公炮制药性解》:"入心、脾二经。"

5. 七方配伍

七味药为奇方、缓方、小方。

6. 七情配伍

柴胡、黄芩相使为用,清泄半表半里之功。

生姜、半夏相畏为用,增强和胃降逆止呕之功。

人参、大枣、生姜、甘草相须配伍,增强益气健脾,调和诸药之功。

7. 量数配伍

方中柴胡(24g)量最大为主药,顺应肝的升降功能。黄芩(9g)、人参(9g)、甘草(9g)、半夏(9g)、生姜(9g)等量,和胃降逆。大枣(4枚)发挥辅助功能。

8. 对药配伍

柴胡——半夏

黄芩——柴胡

人参——生姜

9. 趋向配伍

柴胡具有升降的双向功能。

生姜辛散、人参补益,为升浮之品。

半夏、黄芩降逆止呕,为沉降之品。

大枣、甘草性平和。

10. 阴阳配伍

柴胡透邪解表为阳;生姜、人参、大枣、甘草补益脾胃属阳。

半夏、黄芩降逆趋于沉降属阴。

11. 五行配伍

柴胡、半夏、生姜味辛,辛属木,能行能散,上通下达,和解表里内外;配伍黄芩味苦属水,苦可泄,坚阴,可以清火祛热,体现了五行中水生木,增强解表之功;加上人参、大枣、甘草味甘属土,可以补中缓急,实土扶木。

12. 随证加减配伍

四川名医马有度加减法。

①荆防小柴胡:小柴胡汤加荆芥10g、防风10g,用于外感半表半里证而怕风、鼻塞、清涕等表寒症状较为明显者。

②二活小柴胡:小柴胡汤加羌活12g、独活12g,用于外感半表半里证而腰膝肢节疼痛明显者。

③杏苏小柴胡:小柴胡汤加杏仁 12g、苏叶 12g,用于外感半表半里证兼见轻度咳嗽者。

④止嗽小柴胡:小柴胡汤与止嗽散两方合用,治疗外感半表半里证而咳嗽明显咯痰不畅者。

⑤藿苏小柴胡:小柴胡汤加藿香 12g、苏叶 10g,用于暑天感寒而见半表半里证者。

⑥楂曲小柴胡:小柴胡汤加焦楂 20g、神曲 15g,用于柴胡证而胃胀、食少者。

⑦银翘小柴胡:小柴胡汤加金银花 30g、连翘 30g,用于外感半表半里证而发热、痰黄、尿黄等热象较显者。

⑧四金小柴胡:小柴胡汤加金银花 30g、金钱草 30g、海金沙 30g、鸡内金 12g,用于治疗尿路感染和尿路结石。

⑨四君小柴胡:小柴胡汤加白术 15g、茯苓 15g,主治肝脾不调,胁胀隐痛,脘胀食少,大便稀溏,倦怠乏力。适用于迁延型肝炎、慢性肝炎有上述见证者。

⑩二陈小柴胡:小柴胡汤加陈皮 12g、茯苓 15g,主治肝胃不和,胸胁发胀,恶心嗳气,食少吐涎。适用于慢性胃炎、妊娠恶阻有上述见证者。

⑪归芍小柴胡:小柴胡汤加当归 15g、白芍 30g,主治肝脾不调,胸胁痛,心烦食少,大便不畅,适用于迁延型肝炎、慢性肝炎有上述见证者。

⑫四物小柴胡:小柴胡汤与四物汤两方配合,用于妇女经期外感半表半里证、肝血不足的月经不调证以及更年期综合征。

⑬枣仁小柴胡:小柴胡汤与酸枣仁汤两方配合,用于肝气不舒、心血不足引起的失眠症。

⑭龙牡小柴胡:小柴胡汤加生龙骨 30g、生牡蛎 30g,用于肝气不舒,胸满烦惊,失眠多梦。

13. 名家论方

①《圆运动的古中医学》:此和解少阳经病之法也。少阳胆经,居荣卫之内,脏腑之间。此经一病,阴阳不和。阴郁则恶寒,阳郁则发热。郁而不解,故寒热往来。胆经不降,相火上逆,故口苦耳聋目眩咽干。胆经自头至足,循耳后,下胸,环胃,循胁。胆经不降,故胸满胁痛不食心烦喜呕。胆经与三焦经同属少阳相火。胆经相火,既上逆不降,三焦经相火,必下陷不升。上逆下陷经气结滞,故病有以上诸证。三阳腑三阴脏是平列的。少阳却无腑证,而有经证,是平列中的不平处。此方柴胡升三焦经之下陷,黄芩降胆经之上逆。胆经逆胃经必逆,半夏生姜降胃经之逆。相火上逆,中气与津液必伤。姜枣炙草人参补中气生津液。中伤火逆,脏阴易动。故重用补中之品,以防止脏阴之动也。此病上逆下陷中虚,此方一面升陷,一面降逆,一面补中以调升降,此和解之法也。火陷中虚,故脉虚小;木火结滞,故脉弦数。

②邓中甲教授:小柴胡汤证的病机归纳,主要有两条。一个是邪聚少阳,一个是胆胃不和。《伤寒论》中讲,血弱气尽,腠理开。这主要指的是已经有一定的正气

损伤，腠理、体表表气不足，不能御邪，因者顺也，病邪趁血弱气尽，趁势入里了，与正气相搏，邪正相争居于胁下半表半里这个部位。那正邪分争，在这个特定部位，造成寒热往来，是这种特殊热型的一个基础。因为在这个部位，正气略有损伤，不能够像体表一样，持续抗邪。邪正相争就发热，正气退缩，邪正脱离接触，就不发热，不能温煦体表，反而畏寒，因此造成发热、畏寒，往来交作，就是往来寒热。所以这一段描述，实际上就是描述邪正相争在半表半里阶段的特殊热型。由于手足少阳经气相通，涉及半里有热，影响胆热，所以发生胆热犯胃，胆胃不和。胆胃之气上逆，内热发生可以引起心烦，喜呕是胆胃之气上逆，喜呕、口苦，胆热循经上炎，可以咽干目眩；作为肝胆疏泄之气，经气不利，疏泄受影响，抑郁不舒，神情默默，胆胃不和不欲饮食。

14. 方歌

小柴胡汤和解供，半夏人参甘草从，更用黄芩加姜枣，少阳为病此方宗。

大柴胡汤

出自《金匮要略·腹满寒疝宿食病脉证并治》。“按之心下满痛者，此为实也，当下之，宜大柴胡汤。”

【处方】柴胡(15g)，黄芩(9g)，芍药(9g)，半夏(9g)，生姜(15g)，枳实(9g)，大枣(4 枚)，大黄(6g)。

【主治】少阳阳明合病。往来寒热，胸胁苦满，呕不止，郁郁微烦，心下痞硬，或心下满痛，大便不解或协热下利，舌苔黄，脉弦数有力。

【功能】和解少阳，内泻热结。

【用法】上八味，以水一斗二升，煮取六升，去滓，再煮，温服一升，日三服。现代用法：水煎 2 次，去滓，再煎，分 2 次温服。

方中重用柴胡为君药，配臣药黄芩和解清热，以除少阳之邪；轻用大黄配枳实以内泻阳明热结，行气消痞，亦为臣药。芍药柔肝缓急止痛，与大黄相配可治腹中实痛，与枳实相伍可以理气和血，以除心下满痛；半夏和胃降逆，配伍大量生姜，以治呕逆不止，共为佐药。大枣与生姜相配，能和营卫而行津液，并调和脾胃，功兼佐使。

1. 君臣佐使配伍

君——**柴胡**①《本经》：“主心腹肠胃中结气，饮食积聚，寒热邪气，推陈致新。”②《别录》：“除伤寒心下烦热，诸痰热结实，胸中邪逆，五脏间游气，大肠停积，水胀，及湿痹拘挛。亦可作浴汤。”③《药性论》：“治热劳骨节烦疼，热气，肩背疼痛，宣畅血气，劳乏羸瘦；主下气消食，主时疾内外热不解，单煮服。”④《千金方》：“苗汁治耳聋，灌耳中。”⑤《四声本草》：“主痰澜、胸胁中痞。”⑥《日华子本草》：“补五劳七伤，除烦止惊，益气力，消痰止嗽，润心肺，添精补髓，天行温疾热狂乏绝，胸胁气满，健忘。”⑦《珍珠囊》:“去往来寒热,胆痹,非柴胡梢子不能除。”⑧《医学启源》:“除虚劳烦热,解散肌热,去早晨潮热。”⑨《滇南本草》:“伤寒发汗解表要药,退六经邪热往来,痹痿,除肝家邪热、痨热,行肝经逆结之气,止左胁肝气疼痛,治妇人血热烧经,能调月经。”“发汗用嫩蕊,治虚热、调经用根。”⑩《本草纲目》:“治阳气下陷,平肝、胆、三焦、包络相火,及头痛、眩晕,目昏、赤痛障翳,耳聋鸣,诸疟,及肥气寒热,妇人热入血室,经水不调,小儿痘疹余热,五疳羸热。”

臣——**黄芩**①《本经》:“主诸热黄疸,肠澼,泄利,逐水,下血闭,(治)恶疮,疽蚀,火疡。”②《别录》:“疗痰热,胃中热,小腹绞痛,消谷,利小肠,女子血闭,淋露下血,小儿腹痛。”③陶弘景:“治奔豚,脐下热痛。”④《药性论》:“能治热毒,骨蒸,寒热往来,肠胃不利,破壅气,治五淋,令人宣畅,去关节烦闷,解热渴,治热腹中㽲痛,心腹坚胀。”⑤《日华子本草》:“下气,主天行热疾,疔疮,排脓。治乳痈,发背。”⑥《珍珠囊》:“除阳有余,凉心去热,通寒格。”⑦李杲:“治发热口苦。”⑧《滇南本草》:“上行泻肺火,下行泻膀胱火,(治)男子五淋,女子暴崩,调经清热,胎有火热不安,清胎热,除六经实火实热。”⑨《本草纲目》:“治风热湿热头疼,奔豚热痛,火咳,肺痿喉腥,诸失血。”⑩《本草正》:“枯者清上焦之火,消痰利气,定喘嗽,止失血,退往来寒热,风热湿热,头痛,解瘟疫,清咽,疗肺痿肺痈,乳痈发背,尤祛肌表之热,故治斑疹、鼠瘘,疮疡、赤眼;实者凉下焦之热,能除赤痢,热蓄膀胱,五淋涩痛,大肠闭结,便血、漏血。”⑪《科学的民间药草》:“外洗创口,有防腐作用。”

大黄①《本经》:“下瘀血,血闭,寒热,破癥瘕积聚,留饮宿食,荡涤肠胃,推陈致新,通利水谷(‘水谷’一作‘水谷道’),调中化食,安和五脏。”②《别录》:“平胃,下气,除痰实,肠间结热,心腹胀满,女子寒血闭胀,小腹痛,诸老血留结。”③《药性论》:“主寒热,消食,炼五脏,通女子经候,利水肿,破痰实,冷热积聚,宿食,利大小肠,贴热毒肿,主小儿寒热时疾,烦热,蚀脓,破留血。”④《日华子本草》:“通宣一切气,调血脉,利关节,泄塑滞、水气,四肢冷热不调,温瘴热痰,利大小便,并敷一切疮疖痈毒。”⑤《本草纲目》:“主治下痢亦白,里急腹痛,小便淋沥,实热燥结,潮热谵语,黄疸,诸火疮。”

枳实①《本经》:“主大风在皮肤中,如麻豆苦痒,除寒热结,止痢,长肌肉,利五脏。”②《别录》:“除胸胁痰癖,逐停水,破结实,消胀满,心下急痞痛,逆气,胁风痛,安胃气,止溏泄,明目。”③《药性论》:“解伤寒结胸,入陷胸汤用;主上气喘咳。肾内伤冷,阴痿而有气,加而用之。”④《珍珠囊》:“去胃中湿热。”⑤《医学启源》:“《主治秘要》云,主心痞,化心胸痰,消食,散败血,破积坚。”⑥《本草再新》:“破气,化痰,消食宽肠,杀虫,败毒。”⑦《现代实用中药》：“治咳嗽，水肿，便秘，子宫下垂及脱肛。”

佐——**芍药**①《本经》：“主邪气腹痛，除血痹，破坚积，治寒热疝瘕，止痛，利小便，益气。”②《别录》：“通顺血脉，缓中，散恶血，逐贼血，去水气，利膀胱、大小肠，消痈肿，（治）时行寒热，中恶腹痛，腰痛。”③《药性论》：“治肺邪气，腹中㽲痛，血气积聚，通宣脏腑拥气，治邪痛败血，主时疾骨热，强五脏，补肾气，治心腹坚胀，妇人血闭不通，消瘀血，能蚀脓。”④《唐本草》：“益女子血。”⑤《日华子本草》：“治风补痨，主女人一切病，并产前后诸疾，通月水，退热除烦，益气，治天行热疾，瘟瘴惊狂，妇人血运，及肠风泻血，痔瘘发背，疮疥，头痛，明目，目赤，胬肉。”⑥《医学启源》：“安脾经，治腹痛，收胃气，止泻利，和血，固腠理，泻肝，补脾胃。”⑦王好古：“理中气，治脾虚中满，心下痞，胁下痛，善噫，肺急胀逆喘咳，太阳鼽衄，目涩，肝血不足，阳维病苦寒热，带脉病苦腹痛满，腰溶溶如坐水中。”⑧《滇南本草》：“泻脾热，止腹疼，止水泻，收肝气逆疼，调养心肝脾经血，舒经降气，止肝气疼痛。”

半夏①《药性论》：“消痰涎，开胃健脾，止呕吐，去胸中痰满，下肺气，主咳结。新生者摩涂痈肿不消，能除瘤瘿。气虚而有痰气，加而用之。”②《日华子本草》：“治吐食反胃，霍乱转筋，肠腹冷，痰疟。”③《本草图经》：“主胃冷，呕哕。”④《医学启源》：“治寒痰及形寒饮冷伤肺而咳，大和胃气，除胃寒，进饮食。治太阳痰厥头痛，非此不能除。”⑤《主治秘要》云：“燥胃湿，化痰，益脾胃气，消肿散结，除胸中痰涎。”

佐使——**生姜**①《本经》：“去臭气，通神明。”②《别录》：“主伤寒头痛鼻塞，咳逆上气。”③陶弘景：“归五脏，去痰下气，止呕吐，除风湿寒热。”④《药性论》：“主痰水气满，下气；生与干并治嗽，疗时疾，止呕吐不下食。生和半夏主心下急痛；若中热不能食，捣汁和蜜服之。又汁和杏仁作煎，下一切结气实，心胸拥膈，冷热气。”⑤《千金要方·食治》：“通汗，去膈上臭气。”⑥《食疗本草》：“除壮热，治转筋、心满。”“止逆，散烦闷，开胃气。”⑦《本草拾遗》：“汁解毒药，破血调中，去冷除痰，开胃。”⑧《珍珠囊》：“益脾胃，散风寒。”⑨《医学启源》：“温中去湿。制厚朴、半夏毒。”⑩《日用本草》：“治伤寒、伤风、头痛、九窍不利。入肺开胃，去腹中寒气，解臭秽。”“解菌蕈诸物毒。”⑪《本草纲目》：“生用发散，熟用和中，解食野禽中毒成喉痹；浸汁点赤眼；捣汁和黄明胶熬，贴风湿痛。”⑫《本草从新》：“姜汁，开痰，治噎膈反胃，救暴卒，疗狐臭，搽冻耳。煨姜，和中止呕。”⑬《会约医镜》：“煨姜，治胃寒，泄泻，吞酸。”⑭《现代实用中药》：“治肠疝痛有效。”

2. 四气配伍

凉——柴胡①《本经》：“味苦，平。”②《别录》：“微寒，无毒。”③《日华子本草》：

“味甘。”

芍药①《本经》：“味苦，平。”②《吴普本草》：“桐君：甘，无毒。岐伯：咸。李氏：小寒。雷公：酸。”③《别录》：“酸，平微寒，有小毒。”

寒——黄芩①《本经》：“味苦，平。”②《别录》：“大寒，无毒。”③《药性论》：“味苦甘。”

大黄①《本经》：“味苦，寒。”②《吴普本草》：“神农、雷公：苦，有毒。扁鹊：苦，无毒。李氏：小寒。”③《别录》：“大寒，无毒。”④《药性论》：“味苦甘。”

枳实①《本经》：“味苦，寒。”②《吴普本草》：“雷公：酸，无毒。李当之：大寒。”③《别录》：“酸，微寒，无毒。”④《药性论》：“味苦辛。”

温——半夏①《本经》：“辛，平。”②《别录》：“生微寒，熟温，有毒。”③《药性论》：“有大毒。”④《医学启源》：“《主治秘要》云，性温，味辛苦。”

3. 五味配伍

苦——柴胡①《本经》：“味苦，平。”②《日华子本草》：“味甘。”

黄芩①《本经》：“味苦，平。”②《别录》：“大寒，无毒。”③《药性论》：“味苦甘。”

大黄①《本经》：“味苦，寒。”②《吴普本草》：“神农、雷公：苦，有毒。扁鹊：苦，无毒。李氏：小寒。”③《别录》：“大寒，无毒。”④《药性论》：“味苦甘。”

枳实①《本经》：“味苦，寒。”②《吴普本草》：“雷公：酸，无毒。李当之：大寒。”③《别录》：“酸，微寒，无毒。”④《药性论》：“味苦辛。”

辛——半夏①《本经》：“辛，平。”②《别录》：“生微寒，熟温，有毒。”③《药性论》：“有大毒。”④《医学启源》：“《主治秘要》云，性温，味辛苦。”

苦酸——芍药①《本经》：“味苦，平。”②《吴普本草》：“桐君：甘，无毒。岐伯：咸。李氏：小寒。雷公：酸。”③《别录》：“酸，平微寒，有小毒。”

4. 归经配伍

柴胡——①《珍珠囊》：“入足少阳胆、足厥阴肝、手少阳三焦、手厥阴心包络。”②《本草再新》：“入心、肝、脾三经。”

黄芩——①《品汇精要》：“行手太阴、阳明经。”②《本草纲目》：“入手少阴、阳明，手足太阴、少阳六经。”③《雷公炮制药性解》：“入肺、大肠、膀胱、胆四经。”

半夏——①《汤液本草》：“入足阳明、太阴、少阳经。”②《雷公炮制药性解》：“入肺、脾、胃三经。”《本草经疏》：“入足太阴、阳明、少阳，手少阴经。”③《本草汇言》：“入手阳明、太阴、少阴三经。”④《本草再新》：“入肝、脾、肺三经。”

大黄——①《汤液本草》：“入手、足阳明经。”②《本草纲目》：“足太阴，手、足阳明，手、足厥阴五经血分药。”③《本草经解》：“入手太阳小肠经、手少阴心经、手少阳三焦经，兼入足阳明胃经、手阳明大肠经。”

枳实——①《雷公炮制药性解》：“入心、脾二经。”②《本草经疏》：“入足阳明、太阴经。”③《本草再新》：“入肝、脾二经。”

芍药——①《品汇精要》：“行手太阴、足太阴经。”②《本草经疏》：“手足太阴引经药，入肝、脾血分。”

5. 七方配伍

本方由八味药物组成，为大方、缓方、偶方。

6. 七情配伍

柴胡、黄芩相须为用，增强和解清热之功。

柴胡、白芍相须为用，疏肝和敛肝配伍。

枳实、大黄相使为用，增强泻热除结之功。

7. 量数配伍

本方柴胡(15g)量最大为主药，黄芩、芍药、半夏、枳实(9g)等量为辅药，生姜、大枣为佐药。

8. 对药配伍

柴胡——黄芩

柴胡——白芍

枳实——大黄

半夏——柴胡

9. 趋向配伍

柴胡具有升浮和沉降的双向功能。

生姜辛辣发散力强，属升浮之品。

黄芩、芍药、半夏、枳实、大黄趋于具有沉降。

10. 阴阳配伍

柴胡和解清热为用，属阴；黄芩、芍药、枳实、大黄清泄为主，半夏降逆亦属阴。生姜、大枣补益脾胃为阳。

11. 五行配伍

方中柴胡、半夏、生姜味辛，辛属木，能行能散上通下达，和解表里内外，配伍黄芩、枳实、大黄味苦属水，可以清火祛热，体现五行中水生木，增强木的辛散之功；加上白芍味酸属金，能收能敛，体现金水相生；大枣、甘草味甘，甘属土，可以补中缓急，实土扶木之用。

12. 随证加减配伍

胡希恕：大柴胡汤及其加减合方。

①大柴胡加芒硝汤，本方是大柴胡汤与调胃承气汤的合方。发潮热，大便秘结，有其他的柴胡证，就加芒硝。潮热、大便硬，应该用承气汤。疫痢有用承气汤的

机会，小孩得中毒性痢疾就用此方加减，大柴胡加芒硝，再加石膏，因为高烧得厉害，口舌干燥，此方很适合。若发潮热，说胡话，用此方就对了。

②大柴胡加橘皮汤，《金匮要略》里就有，由于吃了大鱼大肉，造成大便秘结，就用大黄橘皮汤。所以橘皮这个药呢，对胃起作用。有宿食的时候只用大柴胡汤，出现柴胡汤证就可以治的，不现柴胡汤证就不足以用柴胡，可用调胃承气汤加橘皮以泻。要是出现大柴胡汤证，就可以用大柴胡加橘皮汤。

③大柴胡汤与葛根汤合方，和小柴胡汤与葛根汤合方一样，都属于合用一类，也是在哮喘的时候用得多。临床上使用小柴胡汤加葛根汤，如果大便不通，舌黄苔，心下部位拒按，那非通大便不可，就得用大柴胡汤与葛根汤合方了。这个证与小柴胡加葛根汤主证类似，既有表证，又有半表半里证，同时还有里证，这么一种合病。在哮喘这种情况很多。

④大柴胡汤与桃仁承气汤合方，就是桃核承气汤，此方使用的机会挺多的，就是有瘀血证，比如热入血室，如果有“其人如狂”，只用小柴胡汤就不行，少腹急结，纯粹是瘀血证，就得用大柴胡汤配桃核承气汤。

⑤大柴胡汤桂枝茯苓丸合方。桂枝茯苓丸去癥，《金匮要略》上说妇人有癥，常常有血积，就用桂枝茯苓丸。但是桂枝茯苓丸与桃核承气汤有些不同的地方，桃核承气汤有芒硝，桂枝茯苓丸里既无大黄也无芒硝。大柴胡汤配伍就有大黄，所以没有谵语，大便也不干燥，一般就合用桂枝茯苓丸。

⑥大柴胡与茵陈蒿汤合方。用于治疗黄疸，黄疸用茵陈蒿汤大家都知道，因为有柴胡证，光用茵陈蒿不行，要配合大柴胡汤。茵陈蒿汤是栀子、茵陈、大黄这三味药。治疗黄疸型的急性传染性肝炎，也多用这个方子，这都是我用过的，相当有效。大柴胡汤的加味就这么几项，或者合方。

13. 名家论方

①《圆运动的古中医学》：此和解少阳之经兼下阳明腑热之法也。如小柴胡汤口苦目眩寒热往来等证，又兼呕而下利胸下痞硬。呕利为胆胃二经热滞，痞硬为胆胃二经横结，下利为胃腑之热。于小柴胡汤去参草之补中，加大黄枳实以清胃热，加芍药以降胆经而舒胃经。一面和解少阳之经，一面下胃腑之热也。小柴胡汤证，脉象虚小，略兼弦数。虚小者，中阳虚而三焦之气下陷。弦数者，木火病而胆经之气上逆也。大柴胡汤证，脉象右实左弱。右实者，阳明胃腑热滞；左弱者，木气结而津液伤也。此二证，大柴胡汤证少，小柴胡汤证多。因中虚不运，荣卫乃病。中虚之家，胆经相火易为上逆，相火上逆，中气更虚，故小柴胡汤证多。胃阳盛乃病大柴胡汤证，胃阳盛则中气少有虚者。中气不虚，荣卫偶病，自能汗解，不至入少阳经也，故大柴胡汤证少也。名曰入少阳经，其实乃少阳经自病。此六气运动不圆，荣卫表病，未得汗解。脏腑阴阳，又不偏动。病气既不外出，又不内入。少阳经气被迫而成之半表半里之病也，以上少阳经病。少阳经病，不可汗，不可下，不可温，只可和解，柴胡汤和解之方也。不可汗，柴胡略有汗意；不可下，黄芩略有下意；不可

温，党参炙草生姜大枣略有温意；此和解之事实也。

②邓中甲教授：具体而言，此方为承气证和小柴胡证的结合。我们根据这个证，再来看看它的归类，阳明腑实和和解少阳，相对而言，少阳证偏表一些，半表半里。过去（四版、六版教材）把这个方放在和解少阳，五版教材将其放在表里双解。但过去表里双解那一章，我每次讲起时，心里都有一点别扭。因为概念上的表里双解，表指的是太阳表证，里呢，指阳明，表里同病才是表里同治。从和法定义，表里同治之谓和。而半表半里和里两个证的结合，并非典型的表证，包括原来治疗外邪入里化热造成胁热下利，这个葛根芩连汤证，认为是表里同治，表里双解剂。但目前来讲，葛根芩连汤很重要是里热为主的，表里之间的比例，里热占绝对主要的地位。也就是说，如果这些都叫表里双解，那就太多了，就像《医方集解》中，藿香正气这些都是表里双解，就没考虑它有专一的一个侧重的病位，侧重点在哪里。当然有些方通过调整剂量，侧重于表，侧重于里，都可以，但是它原方比较典型或者在现代运用上，不是只要表里都有证就算，麻杏石甘汤，也不能说它是表里双解，这类方太多了。柴葛解肌汤，从太阳到少阳、阳明都病，为什么不放在表里双解呢？所以像大柴胡汤、葛根芩连汤，放在表里双解，就把表里双解的概念泛化了。表里双解应该是表里基本无侧重，如小柴胡汤，典型的半表半里并重。所以和法没有一个单一的主要矛盾方面，起支配地位。单从主治来讲，大柴胡汤证是两个证的结合，两小加起来等于一个大，这样来把握它。小柴胡汤证加小承气证，因为热实互结并不重。从小柴胡汤证来讲，往来寒热，胸胁苦满，心烦喜呕，默默不欲饮食，小柴胡汤证，到这里开始有变化了，为什么呢？由于小柴胡汤证本身有胆胃不和，胆热犯胃，胃气上逆，就有心烦喜呕。呕不止，是由于它又加上了阳明腑实，有一定程度的热实互结，所以它的胃气上逆，要比小柴胡汤证更重。

14．方歌

大柴胡汤用大黄，枳实芩夏白芍将，煎加姜枣表兼里，妙法内攻并外攘。

蒿芩清胆汤

出自《重订通俗伤寒论》。“暑湿疟……当辨其暑重于湿者为暑疟，……暑疟，先与蒿芩清胆汤清其暑。”

【处方】青蒿脑（4.5～6g），淡竹茹（9g），仙半夏（4.5g），赤茯苓（9g），青子芩（4.5～9g），生枳壳（4.5g），陈广皮（4.5g），碧玉散（滑石、甘草、青黛）包（9g）。

【主治】少阳湿热证。寒热如疟，寒轻热重，口苦膈闷，吐酸苦水，或呕黄涎而黏，甚则干呕呃逆，胸胁胀疼，小便黄少，舌红苔白腻，间现杂色，脉数而右滑左弦者。

【功能】清胆利湿，和胃化痰。

【用法】原方未著用法。现代用法：水煎服。

方中青蒿苦寒芳香，清透少阳邪热；黄芩苦寒，善清胆热，并能燥湿，两药相合，既可内清少阳湿热，又能透邪外出，共为君药。竹茹善清胆胃之热，化痰止呕；枳壳下气宽中，除痰消痞；半夏燥湿化痰，和胃降逆；陈皮理气化痰，宽胸畅膈，四药相伍，使热清湿化痰除，共为臣药。赤茯苓、碧玉散清热利湿，导邪从小便而去，为佐使药。综合全方，可使胆热清，痰湿化，气机畅，胃气和，诸症均解。

1.君臣佐使配伍

君——**青蒿脑**①《本经》："主疥瘙痂痒，恶疮，杀虱，留热在骨节间，明目。"②《唐本草》："生挼敷金疮，大止血，生肉，止疼痛。"③《食疗本草》："益气，长发，补中，明目，煞风毒。治骨蒸。烧灰淋汁，和石灰煎，治恶疮瘢靥。"④《本草拾遗》："主妇人血气，腹内满，及冷热久痢。秋冬用子，春夏用苗，并捣绞汁服。亦暴干为末，小便冲服。如觉冷，用酒煮。"⑤《日华子本草》："长毛发，发黑不老，兼去蒜发，心痛热黄，生捣汁服并敷之。泻痢，饭饮调末五钱匕。"⑥《滇南本草》："去湿热，消痰。治痰火嘈杂眩晕。利小便，凉血，止大肠风热下血，退五种劳热，发烧怕冷。"⑦《本草纲目》："治疟疾寒热。"⑧《本草新编》："退暑热。"⑨《生草药性备要》："治小儿食积，洗疥癞。"⑩《医林纂要》："清血中湿热，治黄疸及郁火不舒之证。"

黄芩①《本经》："主诸热黄疸，肠澼，泄利，逐水，下血闭，(治)恶疮，疽蚀，火疡。"②《别录》："疗痰热，胃中热，小腹绞痛，消谷，利小肠，女子血闭，淋露下血，小儿腹痛。"③陶弘景："治奔豚，脐下热痛。"④《药性论》："能治热毒，骨蒸，寒热往来，肠胃不利，破壅气，治五淋，令人宣畅，去关节烦闷，解热渴，治热腹中㽲痛，心腹坚胀。"⑤《日华子本草》："下气，主天行热疾、疔疮、排脓。治乳痈、发背。"⑥《珍珠囊》："除阳有余，凉心去热，通寒格。"⑦李杲："治发热口苦。"⑧《滇南本草》："上行泻肺火，下行泻膀胱火，(治)男子五淋，女子暴崩，调经清热，胎有火热不安，清胎热，除六经实火实热。"⑨《本草纲目》："治风热湿热头疼，奔豚热痛，火咳，肺痿喉腥，诸失血。"⑩《本草正》："枯者清上焦之火，消痰利气，定喘嗽，止失血，退往来寒热，风热湿热，头痛，解瘟疫，清咽，疗肺痿肺痈，乳痈发背，尤祛肌表之热，故治斑疹、鼠瘘，疮疡、赤眼；实者凉下焦之热，能除赤痢，热蓄膀胱，五淋涩痛，大肠闭结，便血、漏血。"⑪《科学的民间药草》："外洗创口，有防腐作用。"

臣——**淡竹茹**①《别录》："主呕啘，温气寒热，吐血，崩中溢筋。"②《药性论》："止肺痿唾血，鼻衄，治五痔。"③《食疗本草》："主噎膈，鼻衄。"④《本草蒙筌》："主胃热呃逆，疗噎膈呕哕。"⑤《本草纲目》："治伤寒劳复，小儿热痫，妇人胎动。"⑥《本草正》："治肺痿唾痰，吐血，妇人血热崩淋，胎动，及小儿风热癫痫，痰气喘咳，小水热涩。"⑦《本草述》："除胃烦不眠，疗妊娠烦躁。"⑧《本草再新》："泻火除烦，润肺开郁，化痰凉血，止吐血，化水血，消痈痿肿毒。”

生枳壳①《药性论》：“治遍身风疹，肌中如麻豆恶痒，主肠风痔疾，心腹结气，两胁胀虚，关膈拥塞。”②《日华子本草》：“健脾开胃，调五脏，下气，止呕逆，消痰。治反胃，霍乱泻痢，消食，破癥结痃癖，五膈气，除风明目及肺气水肿，利大小肠，皮肤痒。痔肿可炙熨。”③《开宝本草》：“主风痒麻痹，通利关节，劳气咳嗽，背膊闷倦，散留结、胸膈痰滞，逐水，消胀满、大肠风，安胃，止风痛。”④《珍珠囊》：“破气，泄肺中不利之气。”⑤《医学启源》：“《主治秘要》云，破心下坚痞，利胸中气，化痰，消食。”⑥《本草纲目》：“治里急后重。”⑦《现代实用中药》：“治咳嗽，水肿，便秘，子宫下垂，脱肛。”

半夏①《药性论》：“消痰涎，开胃健脾，止呕吐，去胸中痰满，下肺气，主咳结。新生者摩涂痈肿不消，能除瘤瘿。气虚而有痰气，加而用之。”②《日华子本草》：“治吐食反胃，霍乱转筋，肠腹冷，痰疟。”③《本草图经》：“主胃冷，呕哕。”④《医学启源》：“治寒痰及形寒饮冷伤肺而咳，大和胃气，除胃寒，进饮食。治太阳痰厥头痛，非此不能除。”⑤《主治秘要》：“燥胃湿，化痰，益脾胃气，消肿散结，除胸中痰涎。”

使——**陈皮**①《本经》：“主胸中瘕热、逆气，利水谷，久服去臭，下气。”②《别录》：“下气，止呕咳，除膀胱留热、停水、五淋，利小便，主脾不能消谷，气冲胸中，吐逆霍乱，止泄，去寸白。”③《药性论》：“治胸膈间气，开胃，主气痢，消痰涎，治上气咳嗽。”④《本草拾遗》：“去气，调中。”⑤《日华子本草》：“消痰止嗽，破癥瘕痃癖。”⑥《医学启源》：“去胸中寒邪，破滞气，益脾胃。”⑦《本草纲目》：“疗呕哕反胃嘈杂，时吐清水，痰痞，痎疟，大肠闭塞，妇人乳痈。入食料解鱼腥毒。”

佐使——**赤茯苓**①《药性论》：“破结气。”②《本草纲目》：“泻心小肠膀胱湿热，利窍行水。”③《本草再新》：“益心气，健中和脾，润肺，燥湿。治泻痢。”

滑石①《本经》：“主身热泄澼，女子乳难，癃闭，利小便，荡胃中积聚寒热，益精气。”②《本草纲目》：“滑石利窍，不独小便也，上能利毛腠之窍，下能利精溺之窍。盖甘淡之味，先入于胃，渗走经络，游溢津气，上输于肺，下通膀胱，肺主皮毛，为水之上源，膀胱司津液，气化则能出，故滑石上能发表，下利水道，为荡热燥湿之剂，发表是荡上中之热，利水道是荡中下之热，发表是燥上中之湿，利水道是燥中下之湿。热散则三焦宁而表里和，湿去则阑门通而阴阳利。刘河间之用益元散，通治表里上下诸病，盖是此意，但未发出尔。”③《别录》：“通九窍六腑津液，去留结，止渴，令人利中。”④《药性论》：“能疗五淋，主难产，除烦热心躁，偏主石淋。”⑤《本草衍义补遗》：“燥湿，分水道，实大肠，化食毒，行积滞，逐凝血，解燥渴，补脾胃，降心火之要药。”⑥《本草通玄》：“利窍除热，清三焦，凉六腑，化暑气。”

青黛①《药性论》：“解小儿疳热、消瘦，杀虫。”②《本草拾遗》：“解毒。小儿丹热，和水服之。”③《本草纲目》：“去热烦，吐血，咯血，斑疮，阴疮，杀恶虫。”

2. 四气配伍

寒——青蒿①《本经》：“味苦，寒。”②《本草正》：“味苦微辛，性寒。”③《本草求真》：“味甘微辛，气寒，无毒。”

黄芩《别录》：“大寒，无毒。”

滑石①《本草经疏》：“味甘淡，气寒，无毒。”②《本经》：“味甘，寒。”

青黛①《开宝本草》：“味咸，寒，无毒。”②《本草再新》：“味苦，性寒，无毒。”

凉——竹茹①《别录》：“微寒。”②《本草纲目》：“甘，微寒，无毒。”③《药品化义》：“味苦，性凉。”④《本草再新》：“味甘辛，性微寒，无毒。”

枳壳①《开宝本草》：“味苦酸，微寒，无毒。”②《医学启源》：“气寒，味苦。”

温——陈皮《本经》：“味辛，温。”

半夏①《别录》：“生微寒，熟温，有毒。”②《主治秘要》云：“性温，味辛苦。”

平——赤茯苓①《本草择要纲目》：“甘，平，无毒。”②《得配本草》：“甘淡，平。”

3. 五味配伍

苦——黄芩①《本经》：“味苦，平。”②《别录》：“大寒，无毒。”③《药性论》：“味苦甘。”

陈皮①《本经》：“味辛，温。”②《别录》：“无毒。”③崔禹锡《食经》：“味辛苦。”

苦微辛——青蒿①《本经》：“味苦，寒。”②《本草正》：“味苦微辛，性寒。”③《本草求真》：“味甘微辛，气寒，无毒。”

苦辛——枳壳①《雷公炮炙论》：“辛苦。”②《开宝本草》：“味苦酸，微寒，无毒。”③《医学启源》：“气寒，味苦。”

辛——半夏①《本经》：“辛，平。”②《别录》：“生微寒，熟温，有毒。”③《药性论》：“有大毒。”④《医学启源》：“《主治秘要》云，性温，味辛苦。”

甘——竹茹①《别录》：“微寒。”②《药性论》：“甘。”③《本草纲目》：“甘，微寒，无毒。”④《药品化义》：“味苦，性凉。”⑤《本草再新》：“味甘辛，性微寒，无毒。”

滑石《本经》：“味甘，寒。”

甘淡——赤茯苓①《本草择要纲目》：“甘，平，无毒。”②《得配本草》：“甘淡，平。"③《本草再新》:"味辛,性温,无毒。"

咸——青黛①《医林纂要》:"辛咸。"②《药性论》:"味甘,平。"

4. 归经配伍

青蒿——①《滇南本草》:"入脾、胃。"②《本草纲目》:"少阳、厥阴血分。"③《本草新编》:"入胃、肝、心、肾四经。"

黄芩——①《品汇精要》:"行手太阴、阳明经。"②《本草纲目》:"入手少阴、阳明,手足太阴、少阳六经。"③《雷公炮制药性解》:"入肺、大肠、膀胱、胆四经。"

竹茹——①《本草经疏》:"入足阳明胃经。"②《药品化义》:"入胆、胃二经。"③《本草经解》:"入膀胱、脾经。"④《本草求真》:"入肺、胃。"⑤《本草再新》:"入心、肺二经。"

枳壳——①《雷公炮制药性解》:"入肺、肝、胃、大肠四经。"②《药品化义》:"入肺、脾、胃、大肠四经。"

半夏——①《汤液本草》:"入足阳明、太阴、少阳经。"②《雷公炮制药性解》:"入肺、脾、胃三经。"《本草经疏》:"入足太阴、阳明、少阳,手少阴经。"③《本草汇言》:"入手阳明、太阴、少阴三经。"④《本草再新》:"入肝、脾、肺三经。"

陈皮——①《品汇精要》:"行手太阴、足太阴经。"②《雷公炮制药性解》:"入肺、肝、脾、胃四经。"③《本草求真》:"入脾、大肠。"

赤茯苓——①《汤液本草》:"入足太阴,手太阴、少阴经。"②《本草再新》:"入心、脾、肺三经。"③《本草求原》:"入心、胃、小肠、膀胱。"

滑石——《雷公炮制药性解》:"入胃、膀胱二经。"

青黛——①《雷公炮制药性解》:"入肝、脾二经。"②《本草便读》:"入肝,又能入肺、胃。"

5. 七方配伍

十味药为大方、复方、急方、偶方。

6. 七情配伍

青蒿、黄芩相须为用,增强清解少阳胆热之功。

竹茹、半夏相须为用,增强和胃化痰止呕之功。

茯苓、陈皮、枳壳相使为用,增强健脾化痰降气之功。

滑石、甘草、青黛相使为用,增强清热利湿之功。

7. 量数配伍

青蒿、淡竹茹、半夏、茯苓、黄芩、枳壳、陈皮基本是等量配伍。

碧玉散(滑石、甘草、青黛)使湿热痰从小便而去,使痰湿有出路。

8. 对药配伍

青蒿——黄芩

竹茹——半夏

陈皮——枳壳

9.趋向配伍

青蒿、竹茹、半夏、茯苓、黄芩、枳壳、陈皮、滑石、青黛，诸药皆沉降行气、理气清热，为沉降之品。

10.阴阳配伍

橘皮、枳壳行气属阳。

半夏、竹茹、青蒿、黄芩、青黛清热为主属阴。

茯苓、滑石、甘草，甘平、淡渗属平和。

11.五行配伍

橘皮、半夏、枳壳味辛属木，能行能散，调畅气机为主；竹茹、青蒿、黄芩、青黛味苦属水，苦可泄，坚阴；水生木，使辛散之功增强；同时配伍茯苓、滑石、甘草味甘属土，甘味可缓，土可制水，防清泄太过。

12.随证加减配伍

若呕多，加黄连、苏叶清热止呕；湿重，加藿香、薏苡仁、白豆蔻以化湿浊；小便不利，加车前子、泽泻、通草以利小便。

13.名家论方

①国医大师朱良春论述本方："青蒿性味苦寒，专去肝、胆伏热，领邪外出，配合黄芩、竹茹，尤擅清泄胆热，解除热重寒轻之症；半夏、陈皮、枳壳不但能化痰浊、消痞闷，配合黄芩、竹茹，更能止呕逆、除心烦；赤茯苓、碧玉散利小便、清湿热，协同青蒿、黄芩可治黄疸。"

②何秀山谓："足少阳胆与手少阳三焦合为一经，其气化一寄于胆中以化水谷，一发于三焦以行腠理。若受湿遏热郁，则三焦之气机不畅，胆中之相火乃炽，故以蒿、芩、竹茹为君，以清泄胆火。胆火炽，必犯胃而液郁为痰，故臣以枳壳、二陈和胃化痰。然必下焦之气机通畅，斯胆中之相火清和，故又佐以碧玉，引相火下泄；使以赤苓，俾湿热下出，均从膀胱而去。此为和解胆经之良方，凡胸痞作呕，寒热如疟者，投无不效。"

14.方歌

蒿芩清胆碧玉需，陈夏茯苓枳竹茹，热重寒轻痰挟湿，胸痞呕恶总能除。

达原饮

出自《温疫论·卷上》："温疫初起，先憎寒而后发热，嗣后但热而不憎寒也。初得之二三日，其脉不浮不沉而数，昼夜发热，日晡益甚，头疼身痛。"

【处方】槟榔(6g)，厚朴(3g)，草果仁(1.5g)，知母(3g)，芍药(3g)，黄芩(3g)，甘草(1.5g)。

【主治】温疫或疟疾，邪伏膜原证。憎寒壮热，或一日三次，或一日一次，发无定时，胸闷呕恶，头痛烦躁，脉弦数，舌边深红，舌苔垢腻，或苔白厚如积粉。

【功能】开达膜原，辟秽化浊。

【用法】上用水二盅，煎八分，午后温服。现代用法：水煎服。

方用槟榔辛散湿邪，化痰破结，使邪速溃，为君药。厚朴芳香化浊，理气祛湿；草果辛香化浊，辟秽止呕，宣透伏邪，共为臣药。以上三药气味辛烈，可直达膜原，逐邪外出。凡温热疫毒之邪，最易化火伤阴，故用白芍、知母清热滋阴，并可防诸辛燥药之耗散阴津；黄芩苦寒，清热燥湿，共为佐药。配以甘草生用为使者，既能清热解毒，又可调和诸药。

1. 君臣佐使配伍

君——**槟榔**①《别录》："主消谷逐水，除痰澼；杀三虫，疗寸白。"②《药性论》："宣利五脏六腑壅滞，破坚满气，下水肿。治心痛，风血积聚。"③《唐本草》："主腹胀，生捣末服，利水谷。敷疮，生肌肉止痛。烧为灰，主口吻白疮。"④《脚气论》："治脚气壅毒，水气浮肿。"⑤《海药本草》："主奔豚诸气，五膈气，风冷气，宿食不消。"⑥《日华子本草》："除一切风，下一切气，通关节，利九窍，补五劳七伤，健脾调中，除烦，破癥结，下五膈气。"⑦《医学启源》："治后重。"⑧王好古："治冲脉为病，气逆里急。"⑨《本草纲目》："治泻痢后重，心腹诸痛，大小便气秘，痰气喘急。疗诸疟，御瘴疠。"⑩《本草通玄》："止疟疗疝。"⑪《随息居饮食谱》："宣滞破坚，定痛和中，通肠逐水，制肥甘之毒。且能坚齿，解口气。⑫《现代实用中药》："驱除姜片虫、绦虫，兼有健胃、收敛及泻下作用。"

臣——**厚朴**①《本经》："主中风伤寒，头痛，寒热惊悸，气血痹，死肌，去三虫。"②《别录》："温中益气，消痰下气。疗霍乱及腹痛胀满，胃中冷逆及胸中呕不止，泄痢淋露，除惊，去留热心烦满，厚肠胃。"③《药性论》："主疗积年冷气，腹内雷鸣，虚吼，宿食不消，除痰饮，去结水，破宿血，消化水谷，止痛。大温胃气，呕吐酸水。主心腹满，病人虚而尿白。"④《日华子本草》："健脾。主反胃，霍乱转筋，冷热气，泻膀胱，泄五藏一切气，妇人产前产后腹脏不安。调关节，杀腹藏虫，明耳目。"⑤王好古："主肺气胀满，膨而喘咳。"⑥《本草正》："温降，散滞，除寒湿泻痢。"

草果①李杲："温脾胃，止呕吐，治脾寒湿、寒痰；益真气，消一切冷气膨胀，化疟母，消宿食，解酒毒、果积。兼辟瘴解瘟。"②《饮膳正要》："治心腹痛，止呕，补胃，下气。"③《本经逢原》："除寒，燥湿，开郁，化食，利膈上痰，解面食、鱼、肉诸毒。"④《本草求原》："治水肿，滞下，功同草蔻。"

佐——**白芍**①《本经》："主邪气腹痛，除血痹，破坚积，治寒热疝瘕，止痛，利小便，益气。"②《别录》："通顺血脉，缓中，散恶血，逐贼血，去水气，利膀胱、大小肠，消痈肿，（治）时行寒热，中恶腹痛，腰痛。"③《药性论》："治肺邪气，腹中㽲痛，血气积聚，通宣脏腑拥气，治邪痛败血，主时疾骨热，强五脏，补肾气，治心腹坚胀，妇人血闭不通，消瘀血，能蚀脓。"④《唐本草》："益女子血。"⑤《日华子本草》："治风补痨，主女人一切病，并产前后诸疾，通月水，退热除烦，益气，治天行热疾，瘟瘴惊狂，妇人血运，及肠风泻血，痔瘘发背，疮疥，头痛，明目，目赤，胬肉。"⑥《医学启源》："安脾经，治腹痛，收胃气，止泻利，和血，固腠理，泻肝，补脾胃。"⑦王好古："理中气，治脾虚中满，心下痞，胁下痛，善噫，肺急胀逆喘咳，太阳鼽衄，目涩，肝血不足，阳维病苦寒热，带脉病苦腹痛满，腰溶溶如坐水中。"⑧《滇南本草》："泻脾热，止腹疼，止水泻，收肝气逆疼，调养心肝脾经血，舒经降气，止肝气疼痛。"

知母①《本经》："主消渴热中，除邪气肢体浮肿，下水，补不足，益气。"②《别录》："疗伤寒久疟烦热，胁下邪气，膈中恶及风汗内疸。"③陶弘景："甚疗热结，亦主疟热烦。"④《药性论》："主治心烦躁闷，骨热劳往来，生产后褥劳，肾气劳，憎寒虚损，病人虚而口干，加而用之。"⑤《日华子本草》："通小肠，消痰止嗽，润心肺，补虚乏，安心止惊悸。"⑥张元素："凉心去热，治阳明火热，泻膀胱肾经火，热厥头痛，下痢腰痛，喉中腥臭。"⑦王好古："泻肺火，滋肾水，治命门相火有余。"⑧《本草纲目》："安胎，止子烦，辟射工溪毒。"⑨《本草求原》："治嗽血，喘，淋，尿血，呃逆，盗汗，遗精，痹痿，瘛疭。"

黄芩①《本经》："主诸热黄疸，肠澼，泄利，逐水，下血闭，(治)恶疮，疽蚀，火疡。"②《别录》："疗痰热，胃中热，小腹绞痛，消谷，利小肠，女子血闭，淋露下血，小儿腹痛。"③陶弘景："治奔豚，脐下热痛。"④《药性论》："能治热毒，骨蒸，寒热往来，肠胃不利，破壅气，治五淋，令人宣畅，去关节烦闷，解热渴，治热腹中㽲痛，心腹坚胀。"⑤《日华子本草》："下气，主天行热疾，疔疮，排脓。治乳痈，发背。"⑥《珍珠囊》："除阳有余，凉心去热，通寒格。"⑦李杲："治发热口苦。"⑧《滇南本草》："上行泻肺火，下行泻膀胱火，(治)男子五淋，女子暴崩，调经清热，胎有火热不安，清胎热，除六经实火实热。"⑨《本草纲目》："治风热湿热头疼，奔豚热痛，火咳，肺痿喉腥，诸失血。"⑩《本草正》："枯者清上焦之火，消痰利气，定喘嗽，止失血，退往来寒热，风热湿热，头痛，解瘟疫，清咽，疗肺痿肺痈，乳痈发背，尤祛肌表之热，故治斑疹、鼠瘘，疮疡、赤眼；实者凉下焦之热，能除赤痢，热蓄膀胱，五淋涩痛，大肠闭结，便血、漏血。"⑪《科学的民间药草》："外洗创口，有防腐作用。"

使——**甘草**①《本经》："主五脏六腑寒热邪气，坚筋骨，长肌肉，倍力，金疮肿，解毒。"②《别录》："温中下气，烦满短气，伤脏咳嗽，止渴，通经脉，利血气，解百药毒。"③《药性论》："主腹中冷痛，治惊痫，除腹胀满；补益五脏；制诸药毒；养肾气内伤，令人阴(不)痿；主妇人血沥腰痛；虚而多热；

加而用之。”④《日华子本草》：“安魂定魄。补五劳七伤，一切虚损、惊悸、烦闷、健忘。通九窍，利百脉，益精养气，壮筋骨，解冷热。”⑤《珍珠囊》：“补血，养胃。”⑥《汤液本草》：“治肺痿之脓血，而作吐剂；消五发之疮疽，与黄芪同功。”⑦《本草纲目》：“解小儿胎毒、惊痫，降火止痛。”⑧《中国药植图鉴》：“治消化性溃疡和黄疸。”

2. 四气配伍

温——槟榔①《别录》：“味辛，温，无毒。”②《本草纲目》：“苦辛，温，涩，无毒。”

厚朴①《本经》：“味苦，温。”②《别录》：“大温，无毒。”③《药性论》：“味苦辛，太热。”

草果①《饮膳正要》：“味辛，性温，无毒。”②《本经逢原》：“辛，温，涩，无毒。”③《本草从新》：“辛，热。”

寒——黄芩《别录》：“大寒，无毒。”

知母《本经》：“味苦，寒。”

凉——芍药①《吴普本草》：“桐君：甘，无毒。岐伯：咸。李氏：小寒。雷公：酸。”②《别录》：“酸，平微寒，有小毒。”

平——甘草①《本经》：“味甘，平。”②《别录》：“无毒。”③《本草衍义》：“微凉。”④《珍珠囊》：“生甘，平；炙甘，温。”

3. 五味配伍

辛苦——槟榔①《别录》：“味辛，温，无毒。”②《本草纲目》：“苦辛，温，涩，无毒。”

厚朴①《本经》：“味苦，温。”②《别录》：“大温，无毒。”③《药性论》：“味苦辛，太热。”

辛——草果①《饮膳正要》：“味辛，性温，无毒。”②《本经逢原》：“辛，温，涩，无毒。”③《本草从新》：“辛，热。”

苦——黄芩①《本经》：“味苦，平。”②《药性论》：“味苦甘。”

知母①《本经》：“味苦，寒。”②《日华子本草》：“味苦甘。”③《药品化义》：“味微苦略辛。”

苦酸——芍药①《本经》：“味苦，平。”②《吴普本草》：“桐君：甘，无毒。岐伯：咸。李氏：小寒。雷公：酸。”③《别录》：“酸，平微寒，有小毒。”

甘——甘草①《本经》：“味甘，平。”②《本草衍义》：“微凉。”③《珍珠囊》：“生甘，平；炙甘，温。”

4. 归经配伍

槟榔——①《雷公炮制药性解》：“入胃、大肠二经。”②《本草汇言》：“入手太阴、阳明，足阳明经。”③《本草新编》：“入脾、胃，大肠、肺四经。”④《本草经解》：“入足厥阴肝经、手少阴心经、足阳明胃经、手阳明大肠经。”

厚朴——①《雷公炮制药性解》：“入脾、胃二经。”②《本草经疏》：“入足太阴、手足阳明经。”③《本草经解》:“入足厥阴肝经、手少阴心经。”

草果——《雷公炮制药性解》:“入脾、胃二经。”

黄芩——①《品汇精要》:“行手太阴、阳明经。”②《本草纲目》:“入手少阴、阳明,手足太阴、少阳六经。”③《雷公炮制药性解》:“入肺、大肠、膀胱、胆四经。”

芍药——①《品汇精要》:“行手太阴、足太阴经。”②《本草经疏》:“手足太阴引经药,入肝、脾血分。”

知母——①《珍珠囊》:“肾经。”②《汤液本草》:“入足阳明经、手太阴经。”③《本草经解》:“入足少阴肾经、手少阴心经。”

甘草——①《汤液本草》:“入足厥阴、太阴、少阴经。”②《雷公炮制药性解》:“入心、脾二经。”

5.七方配伍

七味药为小方、奇方。

6.七情配伍

槟榔、厚朴相须为用,增强燥湿化浊之功。

厚朴、草果相须为用,增强行气燥湿之功。

黄芩、知母相使为用,增强清热滋阴之功。

7.数量配伍

本方药量均少,意在清透,双向作用,达表透表清里为用。

8.对药配伍

槟榔——草果

黄芩——知母

9.趋向配伍

本方皆以清热为主,趋于沉降为用。

10.阴阳配伍

槟榔、草果、厚朴性温属阳,知母、黄芩、芍药性寒属阴。

11.五行配伍

知母、黄芩味苦属水,苦可坚阴,芍药味酸属金,可收可敛,甘草味甘属土,甘味可缓。诸药配伍可培土生金、金水相生;而槟榔、草果、厚朴味辛为木,而辛能散能升能行,使水生木,增强辛散之功,亦可加强行气燥湿之力。

12.随证加减配伍

①胁痛耳聋,寒热往来,呕而口苦,加柴胡3g;腰背项痛,加羌活3g;目痛、眼眶痛,鼻干不眠,加干葛3g。

②若见少阳、阳明、太阳证,必兼柴胡、葛根、羌活以开泄之;设里气不通,势必盘错于中而内陷,则加大黄以攻下之,又可专攻瘟疫。

13.名家论方

吴又可《温疫论·卷上》:“槟榔能消能磨,除伏邪,为疏利之药,又除岭南瘴气;

厚朴破戾气所结，草果辛烈气雄，除伏邪盘踞，三味协力，直达其巢穴，使邪气溃败，速离膜原，是以为达原也。热伤津液，加知母以滋阴；热伤营气，加白芍以和血，黄芩清燥热之余，甘草为和中之用。以后四品，乃调和之剂，如渴与饮，非拔病之药也。”

14. 方歌

达原草果槟厚朴，知母黄芩芍甘佐，辟秽化浊达膜原，邪伏膜原寒热作。

第二节　调和肝脾

四逆散

出自《伤寒论·辨少阴病脉证并治》。“少阴病，四逆，其人或咳，或悸，或小不利，或腹中痛，或泄利下重者，四逆散主之。”

【处方】甘草炙(6g)，枳实(6g)，柴胡(6g)，芍药(6g)。

【主治】(1)阳郁厥逆证。手足不温，或腹痛，或泄利下重，脉弦。

(2)肝脾气郁证。胁肋胀闷，脘腹疼痛，脉弦。

【功能】透邪解郁，疏肝理脾。

【用法】上四味，捣筛，白饮和服方寸匕，日三服。现代用法：水煎服。

方中取柴胡入肝胆经升发阳气，疏肝解郁，透邪外出，为君药。白芍敛阴养血柔肝为臣，与柴胡合用，以补养肝血，条达肝气，可使柴胡升散而无耗伤阴血之弊。佐以枳实理气解郁，泄热破结，与柴胡为伍，一升一降，加强舒畅气机之功，并奏升清降浊之效；与白芍相配，又能理气和血，使气血调和。使以甘草，调和诸药，益脾和中。综合四药，共奏透邪解郁，疏肝理脾之效，使邪去郁解，气血调畅，清阳得升，四逆自愈。原方用白饮(米汤)和服，亦取中气和则阴阳之气自相顺接之意。由于本方有疏肝理脾之功，所以后世常以本方加减治疗肝脾气郁所致胁肋脘腹疼痛诸证。

1. 君臣佐使配伍

君——**柴胡**①《本经》：“主心腹肠胃中结气，饮食积聚，寒热邪气，推陈致新。”②《别录》：“除伤寒心下烦热，诸痰热结实，胸中邪逆，五藏间游气，大肠停积，水胀，及湿痹拘挛。亦可作浴汤。”③《药性论》：“治热劳骨节烦疼，热气，肩背疼痛，宣畅血气，劳乏羸瘦；主下气消食，主时疾内外热不解，单煮服。”④《千金方》：“苗汁治耳聋，灌耳中。”⑤《四声本草》：“主痰澜、胸胁中痞。”⑥《日华子本草》：“补五劳七伤，除烦止惊，益气力，消痰止嗽，润心肺，添精补髓，天行温疾热狂乏绝，胸胁气满，健忘。”⑦《珍珠囊》：“去往来寒热，胆痹，非柴胡梢子不能除。”⑧《医学启源》：“除虚劳烦热，解散肌热，去早晨潮热。”⑨《滇南本草》：“伤寒发汗解表要药，退六经邪热往来，痹痿，除肝家邪热、痨热，行肝经逆结之气，止左胁肝气疼痛，治妇人血热烧经，能调月经。”“发汗用嫩蕊，治虚热、调经用根。”⑩《本草纲目》：“治阳气下陷，平肝、胆、三焦、包络相火，及头痛、眩晕，目昏、赤痛障翳，耳聋鸣，诸疟，及肥气寒热，妇人热入血室，经水不调，小儿痘疹余热，五疳羸热。”

臣——**白芍**①《本经》：“主邪气腹痛，除血痹，破坚积，治寒热疝瘕，止痛，利小便，益气。”②《别录》：“通顺血脉，缓中，散恶血，逐贼血，去水气，利膀胱、大小肠，消痈肿，(治)时行寒热，中恶腹痛，腰痛。”③《药性论》：“治肺邪气，腹中疞痛，血气积聚，通宣脏腑拥气，治邪痛败血，主时疾骨热，强五脏，补肾气，治心腹坚胀，妇人血闭不通，消瘀血，能蚀脓。”④《唐本草》：“益女子血。”⑤《日华子本草》：“治风补痨，主女人一切病，并产前后诸疾，通月水，退热除烦，益气，治天行热疾，瘟瘴惊狂，妇人血运，及肠风泻血，痔瘘发背，疮疥，头痛，明目，目赤，胬肉。”⑥《医学启源》：“安脾经，治腹痛，收胃气，止泻利，和血，固腠理，泻肝，补脾胃。”⑦王好古：“理中气，治脾虚中满，心下痞，胁下痛，善噫，肺急胀逆喘咳，太阳鼽衄，目涩，肝血不足，阳维病苦寒热，带脉病苦腹痛满，腰溶溶如坐水中。”⑧《滇南本草》：“泻脾热，止腹疼，止水泻，收肝气逆疼，调养心肝脾经血，舒经降气，止肝气疼痛。”

佐——**枳实**①《本经》：“主大风在皮肤中，如麻豆苦痒，除寒热结，止痢，长肌肉，利五脏。”②《别录》：“除胸胁痰癖，逐停水，破结实，消胀满，心下急痞痛，逆气，胁风痛，安胃气，止溏泄，明目。”③《药性论》：“解伤寒结胸，入陷胸汤用；主上气喘咳。肾内伤冷，阴痿而有气，加而用之。”④《珍珠囊》：“去胃中湿热。”⑤《医学启源》：“《主治秘要》云，主心痞，化心胸痰，消食，散败血，破积坚。”⑥《本草再新》：“破气，化痰，消食宽肠，杀虫，败毒。”⑦《现代实用中药》：“治咳嗽，水肿，便秘，子宫下垂及脱肛。”

使——**甘草**①《本经》：“主五脏六腑寒热邪气，坚筋骨，长肌肉，倍力，金疮肿，解毒。”②《别录》：“温中下气，烦满短气，伤脏咳嗽，止渴，通经脉，利血气，解百药毒。”③《药性论》：“主腹中冷痛，治惊痫，除腹胀满；补益五脏；制诸药毒；养肾气内伤，令人阴(不)痿；主妇人血沥腰痛；虚而多热；加而用之。”④《日华子本草》：“安魂定魄。补五劳七伤，一切虚损、惊悸、烦闷、健忘。通九窍，利百脉，益精养气，壮筋骨，解冷热。”⑤《珍珠囊》：“补血，养胃。”⑥《汤液本草》：“治肺痿之脓血，而作吐剂；消五发之疮疽，与黄芪同功。”⑦《本草纲目》：“解小儿胎毒、惊痫，降火止痛。”⑧《中国药植图鉴》：“治消化性溃疡和黄疸。”

2. 四气配伍

凉——柴胡①《本经》：“味苦，平。”②《别录》：“微寒，无毒。”③《日华子本草》：

"味甘。"

芍药①《本经》:"味苦,平。"②《吴普本草》:"桐君:甘,无毒。岐伯:咸。李氏:小寒。雷公:酸。"③《别录》:"酸,平微寒,有小毒。"

寒——枳实①《本经》:"味苦,寒。"②《吴普本草》:"雷公:酸,无毒。李氏:大寒。"③《别录》:"酸,微寒,无毒。"④《药性论》:"味苦辛。"

平——甘草①《本经》:"味甘,平。"②《别录》:"无毒。"③《本草衍义》:"微凉。"④《珍珠囊》:"生甘,平;炙甘,温。"

3. 五味配伍

苦——柴胡《本经》:"味苦,平。"

枳实①《本经》:"味苦,寒。"②《药性论》:"味苦辛。"

苦酸——芍药①《本经》:"味苦,平。"②《吴普本草》:"桐君:甘,无毒。岐伯:咸。李氏:小寒。雷公:酸。"③《别录》:"酸,平微寒,有小毒。"

甘——甘草①《本经》:"味甘,平。"②《本草衍义》:"微凉。"③《珍珠囊》:"生甘,平;炙甘,温。"

4. 归经配伍

柴胡——①《珍珠囊》:"入足少阳胆、足厥阴肝、手少阳三焦、手厥阴心包络。"②《本草再新》:"入心、肝、脾三经。"

芍药——①《品汇精要》:"行手太阴、足太阴经。"②《本草经疏》:"手足太阴引经药,入肝、脾血分。"

枳实——①《雷公炮制药性解》:"入心、脾二经。"②《本草经疏》:"入足阳明、太阴经。"③《本草再新》:"入肝、脾二经。"

甘草——①《汤液本草》:"入足厥阴、太阴、少阴经。"②《雷公炮制药性解》:"入心、脾二经。"

5. 七方配伍

四味药为小方、偶方。

6. 七情配伍

柴胡、芍药相须为用,增强条畅气机之功。

枳实、芍药相须为用,增强气血调和之功。

7. 量数配伍

本方药量均等,意在肝脾同调,舒畅气机。

8. 对药配伍

柴胡——芍药

枳实——芍药

甘草——芍药

9. 趋向配伍

柴胡调达气机为升浮之品,枳实泻热破结助柴胡升散之功,一升一降,条畅气机。芍药敛肝为用，主沉降。炙甘草益气健脾，主升浮。

10. 阴阳配伍

柴胡、枳实性寒属阴，芍药味酸，敛阴为用亦属阴；炙甘草味温为阳。

11. 五行配伍

肝德在散，以酸泻之；肝苦急，急食甘以缓之，而脾德在缓，以甘补之，脾苦湿，急食苦以燥之；故本方柴胡、枳实味苦属水，配伍芍药味酸属金，体现了五行中金生水，加上甘草味甘属土，能补能缓，体现了肝脾同调，酸甘养阴，酸甘缓急之功。

12. 随证加减配伍

①柴胡疏肝散：出自《景岳全书》。主治肝气郁滞证。胁肋疼痛，胸闷善太息，情志抑郁易怒，或嗳气，脘腹胀满，脉弦。

②枳实芍药散：出自《金匮要略本义》。主治食积不化，脘腹胀满而疼痛，嗳腐气臭，恶心呕吐，大便溏烂，舌苔厚腻。

13. 名家论方

①《注解伤寒论》：四逆散以散传阴之热也。《黄帝内经・素问》曰：热淫于内，佐以甘苦，以酸收之，以苦发之。枳实、甘草之甘苦，以泄里热；芍药之酸，以收阴气；柴胡之苦，以发表热。

②《金镜内台方义》：四逆为传经之邪，自阳热已退，邪气不散，将若传阴而未入也。此只属阳，故与凉剂以治之。用甘草为君，以和其中，而行其四末；以枳实为臣，而行结滞；以芍药为佐，而行荣气；以柴胡为使，而通散表里之邪也。

③《医学入门》：以邪渐入深，则手足渐冷，是以枳实之苦，佐甘草以泻里热；芍药之酸，以收阴气；柴胡之苦，以发表热。经曰："热淫之内，以酸收之，以苦发之是也。如咳者，肺寒气逆，下痢者，肺与大肠为表里，加五味子以收逆气，干姜以散肺寒；悸者，气虚而不能通行，心下筑筑然悸动，加桂枝以通阳气；小便不利，加茯苓以淡渗之；里虚腹痛，加附子以补虚；泄利后重，下焦气滞也，加薤白以泄气滞。"

④《医方考》：此阳邪传至少阴，里有结热，则阳气不能交接于四末，故四逆而不温。用枳实，所以破结气而除里热；用柴胡，所以升发真阳而回四逆；甘草和其不调之气；芍药收其失位之阴。

⑤《张氏医通》：柴胡为来路之引经，亦藉以为去路之向导；用枳实者，扫除中道，以修整正气复回之路也。夫阴为阳扰，阳被阴埋，舍和别无良法，故又需芍药以和其营，甘草以和其胃，胃气和而真阳敷布，假证愈而厥逆自除。

⑥《伤寒论三注》周扬俊：少阴至于四逆，热深而厥亦深矣。热邪内入，欲其散，非苦寒如柴胡不足以升散也；欲其泄，非苦降如枳实不足以下泄也。且阳邪入则必至于劫阴，故欲其收，非酸寒如白芍不足以收之也；合甘草以和中。仍是二味祛邪，二味辅正，无偏多偏少于其间者，邪正各为治也。

⑦《伤寒大白》：本是阳证，因热邪内传阴经而厥冷，故以柴胡、白芍药疏通肝胆，伸阳气外达，则肝主四末而四肢自暖。又以枳实、甘草疏通阳明里气，伸胃阳外

布，则胃主手足而手足自温。

⑧《成方便读》：以柴胡自阴而达阳，邪自表而里者，仍自里而出表，使无形之邪，以此解散。然邪既自表而里，未免有形之痰食留恋。其邪结不开，邪终不能尽彻。故以枳实破结除痰，与柴胡一表一里，各得其宜。而以芍药甘草，护阴和中，相需相济，自然邪散厥回耳。

14. 方歌

四逆散里用柴胡，芍药枳实甘草须，此是阳郁成厥逆，疏肝理脾奏效奇。

逍遥散

出自《太平惠民和剂局方·卷九》。"治血虚劳倦，五心烦热，肢体疼痛，头目昏重，心悸颊赤，口燥咽干，发热盗汗，减食嗜卧，及血热相搏，月水不调，脐腹胀痛，寒热如疟，又疗室女血弱阴虚，荣卫不和，痰嗽潮热，肌体羸瘦，渐成骨蒸。"

【处方】甘草(15g)，当归(30g)，茯苓(30g)，白芍(30g)，白术(30g)，柴胡(30g)。

【主治】肝郁血虚脾弱证。两胁作痛，头痛目眩，口燥咽干，神疲食少；或月经不调，乳房胀痛，脉弦而虚者。

【功能】疏肝解郁，养血健脾。

【用法】上为粗末，每服二钱(6g)，水一大盏，烧生姜一块切破，薄荷少许，同煎至七分，去滓热服，不拘时服。现代用法：共为散，每服6～9g，煨姜、薄荷少许，共煎汤温服，日3次。亦可作汤剂，水煎服，用量按原方比例酌减。亦有丸剂，每服6～9g，日服2次。

方中以柴胡疏肝解郁，使肝气得以条达为君药。当归甘辛苦温，养血和血；白芍酸苦微寒，养血敛阴，柔肝缓急；归、芍与柴胡同用，补肝体而助肝用，使血和则肝和，血充则肝柔，共为臣药。木郁不达致脾虚不运，故以白术、茯苓、甘草健脾益气，既能实土以御木侮，且使营血生化有源，共为佐药。用法中加薄荷少许，疏散郁遏之气，透达肝经郁热；烧生姜温运和中，且能辛散达郁，亦为佐药。甘草尚能调和诸药，兼为使药。诸药合用，使肝郁得疏，血虚得养，脾弱得复，气血兼顾，肝脾同调，立法周全，组方严谨，故为调肝养血之名方。

1. 君臣佐使配伍

君——**柴胡**①《本经》："主心腹肠胃中结气，饮食积聚，寒热邪气，推陈致新。"②《别录》："除伤寒心下烦热，诸痰热结实，胸中邪逆，五藏间游气，大肠停积，水胀，及湿痹拘挛。亦可作浴汤。"③《药性论》："治热劳骨节烦疼，热气，肩背疼痛，宣畅血气，劳乏羸瘦；主下气消食，主时疾内外热不解，单煮服。"④《千金方》："苗汁治耳聋，灌耳中。"⑤《四声本草》："主痰澜、胸胁中痞。"⑥《日华子本草》："补五劳七伤，除烦止惊，益气力，消痰止嗽，润心肺，添精补髓，天行温疾热狂乏绝，胸胁气满，健忘。"⑦《珍珠囊》："去往来寒热，胆痹，非柴胡梢子不能除。"⑧《医学启源》："除虚劳烦热，解散肌热，去早晨潮热。”⑨《滇南本草》：“伤寒发汗解表要药，退六经邪热往来，痹痿，除肝家邪热、痨热，行肝经逆结之气，止左胁肝气疼痛，治妇人血热烧经，能调月经。”“发汗用嫩蕊，治虚热、调经用根。”⑩《本草纲目》：“治阳气下陷，平肝、胆、三焦、包络相火，及头痛、眩晕，目昏、赤痛障翳，耳聋鸣，诸疟，及肥气寒热，妇人热入血室，经水不调，小儿痘疹余热，五疳羸热。”

臣——**白芍**①《本经》：“主邪气腹痛，除血痹，破坚积，治寒热疝瘕，止痛，利小便，益气。”②《别录》：“通顺血脉，缓中，散恶血，逐贼血，去水气，利膀胱、大小肠，消痈肿，（治）时行寒热，中恶腹痛，腰痛。”③《药性论》：“治肺邪气，腹中疞痛，血气积聚，通宣脏腑拥气，治邪痛败血，主时疾骨热，强五脏，补肾气，治心腹坚胀，妇人血闭不通，消瘀血，能蚀脓。”④《唐本草》：“益女子血。”⑤《日华子本草》：“治风补痨，主女人一切病，并产前后诸疾，通月水，退热除烦，益气，治天行热疾，瘟瘴惊狂，妇人血运，及肠风泻血，痔瘘发背，疮疥，头痛，明目，目赤，胬肉。”⑥《医学启源》：“安脾经，治腹痛，收胃气，止泻利，和血，固腠理，泻肝，补脾胃。”⑦王好古：“理中气，治脾虚中满，心下痞，胁下痛，善噫，肺急胀逆喘咳，太阳鼽衄，目涩，肝血不足，阳维病苦寒热，带脉病苦腹痛满，腰溶溶如坐水中。”⑧《滇南本草》：“泻脾热，止腹疼，止水泻，收肝气逆疼，调养心肝脾经血，舒经降气，止肝气疼痛。”

当归①《本经》：“主咳逆上气，温疟寒热洗洗在皮肤中，妇人漏下，绝子，诸恶疮疡金疮，煮饮之。”②《别录》：“温中止痛，除客血内塞，中风痓、汗不出，湿痹，中恶客气、虚冷，补五藏，生肌肉。”③《药性论》：“止呕逆、虚劳寒热，破宿血，主女子崩中，下肠胃冷，补诸不足，止痢腹痛。单煮饮汁，治温疟，主女人沥血腰痛，疗齿疼痛不可忍。病人虚冷加而用之。”④《日华子本草》：“治一切风，一切血，补一切劳，破恶血，养新血及主癥癖。”⑤《珍珠囊》：“头破血，身行血，尾止血。（《汤液本草》引作‘头止血，身和血，梢破血。’）”⑥李杲：“当归梢，主癥癖，破恶血，并产后恶血上冲，去诸疮疡肿结，治金疮恶血，温中润燥止痛。”⑦王好古：“主痿躄嗜卧，足下热而痛。冲脉为病，气逆里急；带脉为病，腹痛，腰溶溶如坐水中。”⑧《本草蒙筌》：“逐跌打血凝，并热痢刮疼滞住肠胃内。”⑨《本草纲目》：“治头痛，心腹诸痛，润肠胃筋骨皮肤。治痈疽，排脓止痛，和血补血。”⑩《本草再新》：“治浑身肿胀，血脉不和，阴分不足，安生胎，堕死胎。”

佐——**茯苓**①《本经》：“主胸胁逆气，忧恚惊邪恐悸，心下结痛，寒热烦满，咳逆，口焦舌干，利小便。”②《别录》：“止消渴，好唾，大腹，淋沥，膈中痰水，水肿淋结。开胸腑，调脏气，伐肾邪，长阴，益气力，保神守中。”

③《药性论》:“开胃,止呕逆,善安心神。主肺痿痰壅。治小儿惊痫,心腹胀满,妇人热淋。”④《日华子本草》:“补五劳七伤,安胎,暖腰膝,开心益智,止健忘。”⑤《伤寒明理论》:“渗水缓脾。”⑥《医学启源》:“除湿,利腰脐间血,和中益气为主。治溺黄或赤而不利。《主治秘要》云,止泻,除虚热,开腠理,生津液。”⑦王好古:“泻膀胱,益脾胃。治肾积奔豚。”⑧《药征》:“主治悸及肉瞤筋惕,旁治头眩烦躁。”

白术①《本经》:“主风寒湿痹,死肌,痉,疸,止汗,除热消食。”②《别录》:“主大风在身面,风眩头痛,目泪出,消痰水,逐皮间风水结肿,除心下急满,及霍乱吐下不止,利腰脐间血,益津液,暖胃,消谷嗜食。”③《药性论》:“主大风顽痹,多年气痢,心腹胀痛,破消宿食,开胃,去痰涎,除寒热,止下泄,主面光悦,驻颜去皯,治水肿胀满,止呕逆,腹内冷痛,吐泻不住,及胃气虚冷痢。”④《唐本草》:“利小便。”⑤《日华子本草》:“治一切风疾,五劳七伤,冷气腹胀,补腰膝,消痰,治水气,利小便,止反胃呕逆,及筋骨弱软,痃癖气块,妇人冷癥瘕,温疾,山岚瘴气,除烦长肌。”⑥《医学启源》:“除湿益燥,和中益气,温中,去脾胃中湿,除胃热,强脾胃,进饮食,和胃,生津液,主肌热,四肢困倦,目不欲开,怠惰嗜卧,不思饮食,止渴,安胎。”⑦李杲:“去诸经中湿而理脾胃。”⑧王好古:“理中益脾,补肝风虚,主舌本强,食则呕,胃脘痛,身体重,心下急痛,心下水痞,冲脉为病,逆气里急,脐腹痛。”⑨《本草衍义补遗》:“有汗则止,无汗则发。能消虚痰。”

薄荷①《药性论》:“去愤气,发毒汗,破血止痢,通利关节。”②《千金要方·食治》:“却肾气,令人口气香洁。主辟邪毒,除劳弊。”③孙思邈:“煎汤洗漆疮。”④《唐本草》:“主贼风,发汗。(治)恶气腹胀满。霍乱。宿食不消,下气。”⑤《食疗本草》:“杵汁服,去心脏风热。”⑥《食性本草》:“能引诸药入营卫。疗阴阳毒、伤寒头痛。”⑦《日华子本草》:“治中风失音,吐痰。除贼风。疗心腹胀。下气、消宿食及头风等。”⑧《本草图经》:“治伤风、头脑风,通关格,小儿风涎。”

生姜①《本经》:“去臭气,通神明。”②《别录》:“主伤寒头痛鼻塞,咳逆上气。”③陶弘景:“归五脏,去痰下气,止呕吐,除风湿寒热。”④《药性论》:“主痰水气满,下气;生与干并治嗽,疗时疾,止呕吐不下食。生和半夏主心下急痛;若中热不能食,捣汁和蜜服之。又汁和杏仁作煎,下一切结气实,心胸拥膈,冷热气。”⑤《千金要方·食治》:“通汗,去膈上臭气。”⑥《食疗本草》:“除壮热,治转筋、心满。”“止逆,散烦闷,开胃气。”⑦《本草拾遗》:“汁解毒药,破血调中,去冷除痰,开胃。”⑧《珍珠囊》:“益脾胃,散风寒。”⑨《医学启源》:“温中去湿。制厚朴、半夏毒。”⑩《日用本草》:“治伤寒、伤风、头痛、九窍不利。入肺开胃,去腹中寒气,解臭秽。""解菌蕈诸物毒。"⑪《本草纲目》:"生用发散,熟用和中,解食野禽中毒成喉痹;浸汁点赤眼;捣汁和黄明胶熬,贴风湿痛。"⑫《本草从新》:"姜汁,开痰,治噎膈反胃,救暴卒,疗狐臭,搽冻耳。煨姜,和中止呕。⑬《会约医镜》:"煨姜,治胃寒,泄泻,吞酸。"⑭《现代实用中药》:"治肠疝痛有效。"

佐使——**甘草**①《本经》:"主五脏六腑寒热邪气,坚筋骨,长肌肉,倍力,金疮肿,解毒。"②《别录》:"温中下气,烦满短气,伤脏咳嗽,止渴,通经脉,利血气,解百药毒。"③《药性论》:"主腹中冷痛,治惊痫,除腹胀满;补益五脏;制诸药毒;养肾气内伤,令人阴(不)痿;主妇人血沥腰痛;虚而多热;加而用之。"④《日华子本草》:"安魂定魄。补五劳七伤,一切虚损、惊悸、烦闷、健忘。通九窍,利百脉,益精养气,壮筋骨,解冷热。"⑤《珍珠囊》:"补血,养胃。"⑥《汤液本草》:"治肺痿之脓血,而作吐剂;消五发之疮疽,与黄芪同功。"⑦《本草纲目》:"解小儿胎毒、惊痫,降火止痛。"⑧《中国药植图鉴》:"治消化性溃疡和黄疸。"

2. 四气配伍

微寒——柴胡《别录》:"微寒,无毒。"

芍药①《吴普本草》:"桐君:甘,无毒。岐伯:咸。李氏:小寒。雷公:酸。"②《别录》:"酸,平微寒,有小毒。"

温——白术《本经》:"味苦,温。"

当归①《本经》:"味甘,温。"②《吴普本草》:"神农、黄帝、桐君、扁鹊:甘,无毒。岐伯、雷公:辛、无毒。李氏:小温。"③《别录》:"辛,大温,无毒。"④《本草述》:"味苦,温,无毒。"

平——茯苓①《本经》:"味甘,平。"②《医学启源》:"《主治秘要》云,性温,味淡。"

甘草①《本经》:"味甘,平。"②《珍珠囊》:"生甘,平;炙甘,温。"

3. 五味配伍

苦——柴胡《本经》:"味苦,平。"

苦酸——芍药①《本经》:"味苦,平。"②《吴普本草》:"桐君:甘,无毒。岐伯:咸。李氏:小寒。雷公:酸。"③《别录》:"酸,平微寒,有小毒。"

苦甘——白术①《本经》:"味苦,温。"②《别录》:"甘,无毒。"③《药性论》:"味甘辛,无毒。"

甘辛——当归①《本经》:"味甘,温。"②《吴普本草》:"神农、黄帝、桐君、扁鹊:甘,无毒。岐伯、雷公:辛、无毒。李氏:小温。"③《别录》:"辛,大温,无毒。"④《本草述》:"味苦,温,无毒。"

甘淡——茯苓①《本经》:"味甘,平。"②《医学启源》:"《主治秘要》云,性温,味淡。"

甘——甘草①《本经》:“味甘,平。”②《别录》:“无毒。”③《本草衍义》:“微凉。”④《珍珠囊》:“生甘,平;炙甘,温。”

4. 归经配伍

柴胡——①《珍珠囊》:“入足少阳胆、足厥阴肝、手少阳三焦、手厥阴心包络。”②《本草再新》:“入心、肝、脾三经。”

芍药——①《品汇精要》:“行手太阴、足太阴经。”②《本草经疏》:“手足太阴引经药,入肝、脾血分。”

白术——①《汤液本草》:“入手太阳、少阴,足阳明、太阴,少阴、厥阴经。”②《本草蒙筌》:“入心、脾、胃、三焦四经。”

当归——①《汤液本草》:“入手少阴、足太阴、厥阴经。”②《雷公炮制药性解》:“入心、肝、肺三经。”

茯苓——①《汤液本草》:“入手太阴,足太阳、少阳经。”②《本草蒙筌》:“入膀胱、肾、肺。”③《雷公炮制药性解》:“入肺、脾、小肠三经。”④《本草经疏》:“入手足少阴,手太阳,足太阴、阳明经。”

甘草——①《汤液本草》:“入足厥阴、太阴、少阴经。”②《雷公炮制药性解》:“入心、脾二经。”

5. 七方配伍

六味药为小方、偶方、缓方。

6. 七情配伍

柴胡、芍药相须为用,增强疏肝解郁之功。

当归、芍药相须为用,增强养血柔肝之功。

茯苓、白术相须为用,增强健脾益气之功。

7. 数量配伍

本方当归、茯苓、白芍、白术、柴胡(各 30g)均等量,意在肝脾同调。

8. 对药配伍

柴胡——白芍

茯苓——白术

当归——芍药

9. 趋向配伍

柴胡疏肝,当归养血,白术、茯苓、甘草益气健脾,均趋向于升浮。

芍药敛肝为用,趋于沉降为用。

10. 阴阳配伍

柴胡疏肝解郁为阳,当归性温为阳,白术性温为阳。

白芍微寒为阴。茯苓性平,为阴阳平和之品。

11. 五行配伍

肝苦急,急食甘以缓之;脾苦燥,急食苦以燥之;故柴胡味苦属水,芍药味酸属金，金可生水。当归、白术、茯苓、甘草味甘属土，甘味主缓。本方配伍体现了肝脾同调，亦体现了培土生金，金水相生。

12. 随证加减配伍

①加味逍遥散：出自《医学入门·卷八》。主治肝郁血虚、内有郁热证。

②黑逍遥散：出自《医宗己任编·卷一》。主治肝郁血虚，胁痛头眩，或胃脘当心而痛，或肩胛绊痛，或时眼赤痛，连及太阳；及妇人郁怒伤肝，致血妄行，赤白淫闭，沙淋崩浊。

13. 名家论方

①《医方集解》："肝虚则血病，当归、芍药养血而敛阴；木盛则土衰，甘草、白术和中而补土；柴胡升阳散热，合芍药以平肝，而使木得条达；茯苓清热利湿，助甘、术以益土，而令心气安宁；生姜暖胃祛痰，调中解郁；薄荷搜肝泻肺，理血消风，疏逆和中，诸证自已，所以有逍遥之名。"

②《古方选注》："治以柴胡，肝欲散也；佐以甘草，肝苦急也；当归以辛补之；白芍以酸泻之；治以白术、茯苓，脾苦湿也；佐以甘草，脾欲缓，用苦泻之，甘补之也；治以白芍，心苦缓，以酸收之；佐以甘草，心欲软，以甘泻之也；加薄荷、生姜，入煎即滤，统取辛香散郁也。"

③《医林纂要》："因肝木受郁不得解，以至于生热，而血液枯竭，肝木亦未尝不虚，故既以归、姜补肝，又以术、苓厚培其根，以柴胡、薄荷条达其枝，所谓雷以动之，风以散之；然后泻之以酸，缓之以甘，畅遂肝气之方，莫此为最。"

④《成方便读》："此方以当归、白芍之养血，以涵其肝；苓、术、甘草之补土，以培其本；柴胡、薄荷、煨生姜俱系辛散气升之物，以顺肝之性，而使之不郁。"

⑤《方剂学》："方用柴胡疏肝解郁，当归、白芍养血补肝，三药配合，补肝体而助肝用为主；配伍入脾之茯苓、白术为辅，以达补中理脾之用；加入少许薄荷、生姜为佐，助本方之疏散条达；炙甘草为使者，助健脾并调和诸药。诸药合用，使肝郁得解，血虚得养，脾虚得补，则诸证自愈。"

14. 方歌

逍遥散用归芍柴，苓术甘草姜薄偕，疏肝养血兼理脾，丹栀加入热能排。

痛泻要方

出自《丹溪心法·卷二》。"痛泻。"

【处方】白术(90g)，白芍(60g)，陈皮(45g)，防风(30g)。

【主治】脾虚肝旺之痛泻。肠鸣腹痛，大便泄泻，泻必腹痛，泻后痛缓，舌苔薄白，脉两关不调，左弦而右缓者。

【功能】补脾柔肝，祛湿止泻。

【用法】上细切，分作八服，水煎或丸服。现代用法：作汤剂，水煎服，用量按原方比例酌减。

方中白术苦甘而温，补脾燥湿以治土虚，为君药。白芍酸寒，柔肝缓急止痛，与白术相配，于土中泻木，为臣药。陈皮辛苦而温，理气燥湿，醒脾和胃，为佐药。配伍少量防风，具升散之性，与术、芍相伍，辛能散肝郁，香能舒脾气，且有燥湿以助止泻之功，又为脾经引经之药，故兼具佐使之用。四药相合，可以补脾胜湿而止泻，柔肝理气而止痛，使脾健肝柔，痛泻自止。

1. 君臣佐使配伍

君——**白术**①《本经》："主风寒湿痹，死肌，痉，疸，止汗，除热消食。"②《别录》："主大风在身面，风眩头痛，目泪出，消痰水，逐皮间风水结肿，除心下急满，及霍乱吐下不止，利腰脐间血，益津液，暖胃，消谷嗜食。"③《药性论》："主大风顽痹，多年气痢，心腹胀痛，破消宿食，开胃，去痰涎，除寒热，止下泄，主面光悦，驻颜去皯，治水肿胀满，止呕逆，腹内冷痛，吐泻不住，及胃气虚冷痢。"④《唐本草》："利小便。"⑤《日华子本草》："治一切风疾，五劳七伤，冷气腹胀，补腰膝，消痰，治水气，利小便，止反胃呕逆，及筋骨弱软，痃癖气块，妇人冷癥瘕，温疾，山岚瘴气，除烦长肌。"⑥《医学启源》："除湿益燥，和中益气，温中，去脾胃中湿，除胃热，强脾胃，进饮食，和胃，生津液，主肌热，四肢困倦，目不欲开，怠惰嗜卧，不思饮食，止渴，安胎。"⑦李杲："去诸经中湿而理脾胃。"⑧王好古："理中益脾，补肝风虚，主舌本强，食则呕，胃脘痛，身体重，心下急痛，心下水痞，冲脉为病，逆气里急，脐腹痛。"⑨《本草衍义补遗》："有汗则止，无汗则发。能消虚痰。"

臣——**白芍**①《本经》："主邪气腹痛，除血痹，破坚积，治寒热疝瘕，止痛，利小便，益气。"②《别录》："通顺血脉，缓中，散恶血，逐贼血，去水气，利膀胱、大小肠，消痈肿，(治)时行寒热，中恶腹痛，腰痛。"③《药性论》："治肺邪气，腹中㽲痛，血气积聚，通宣脏腑拥气，治邪痛败血，主时疾骨热，强五脏，补肾气，治心腹坚胀，妇人血闭不通，消瘀血，能蚀脓。"④《唐本草》："益女子血。"⑤《日华子本草》："治风补痨，主女人一切病，并产前后诸疾，通月水，退热除烦，益气，治天行热疾，瘟瘴惊狂，妇人血运，及肠风泻血，痔瘘发背，疮疥，头痛，明目，目赤，胬肉。"⑥《医学启源》："安脾经，治腹痛，收胃气，止泻利，和血，固腠理，泻肝，补脾胃。"⑦王好古："理中气，治脾虚中满，心下痞，胁下痛，善噫，肺急胀逆喘咳，太阳鼽衄，目涩，肝血不足，阳维病苦寒热，带脉病苦腹痛满，腰溶溶如坐水中。"⑧《滇南本草》："泻脾热，止腹疼，止水泻，收肝气逆疼，调养心肝脾经血，舒经降气，止肝气疼痛。"

佐——**陈皮**①《本经》："主胸中瘕热、逆气，利水谷，久服去臭，下气。"②《别录》："下气，止呕咳，除膀胱留热、停水、五淋，利小便，主脾不能消谷，气冲胸中，吐逆霍乱，止泄，去寸白。"③《药性论》："治胸膈间气，开胃，主气痢，消痰涎，治上气咳嗽。”④《本草拾遗》：“去气，调中。”⑤《日华子本草》：“消痰止嗽，破癥瘕痃癖。”⑥《医学启源》：“去胸中寒邪，破滞气，益脾胃。”⑦《本草纲目》：“疗呕哕反胃嘈杂，时吐清水，痰痞，痎疟，大肠闭塞，妇人乳痈，入食料解鱼腥毒。”

佐使——**防风**①《本经》：“主大风头眩痛，恶风，风邪，目盲无所见，风行周身，骨节疼痹，烦满。”②《本草经集注》：“杀附子毒。”③《别录》：“胁痛，胁风头面去来，四肢挛急，字乳金疮内痉。”④《日华子本草》：“治三十六般风，男子一切劳劣，补中益神，风赤眼，止泪及瘫缓，通利五脏关脉，五劳七伤，羸损盗汗，心烦体重，能安神定志，匀气脉。”⑤《珍珠囊》：“身：去上风，梢：去下风。”⑥《药类法象》：“治风通用。泻肺实，散头目中滞气，除上焦风邪。”⑦王好古：“搜肝气。”⑧《长沙药解》：“行经络，逐湿淫，通关节，止疼痛，舒筋脉，伸急挛，活肢节，起瘫痪，敛自汗、盗汗，断漏下、崩中。”⑨《本草求原》：“解乌头、芫花、野菌诸热药毒。”

2. 四气配伍

温——白术①《本经》：“味苦，温。”②《别录》：“甘，无毒。”③《药性论》：“味甘辛，无毒。”

陈皮①《本经》：“味辛，温。”②《别录》：“无毒。”③崔禹锡《食经》：“味辛苦。”

防风①《本经》：“味甘，温。”②《别录》：“辛，无毒。”③《药品化义》：“气和，味甘微辛，性微温。”④《本草再新》：“味辛，性平，无毒。”

凉——芍药①《吴普本草》：“桐君：甘，无毒。岐伯：咸。李氏：小寒。雷公：酸。”②《别录》：“酸，平微寒，有小毒。”

3. 五味配伍

苦甘——白术①《本经》：“味苦，温。”②《别录》：“甘，无毒。”③《药性论》：“味甘辛，无毒。”

苦酸——芍药①《本经》：“味苦，平。”②《吴普本草》：“桐君：甘，无毒。岐伯：咸。李氏：小寒。雷公：酸。”③《别录》：“酸，平微寒，有小毒。”

辛——陈皮①《本经》：“味辛，温。”②崔禹锡《食经》：“味辛苦。”

甘辛——防风①《本经》：“味甘，温。”②《别录》：“辛，无毒。”③《药品化义》：“气和，味甘微辛，性微温。”④《本草再新》：“味辛，性平，无毒。”

4. 归经配伍

白术——①《汤液本草》：“入手太阳、少阴，足阳明、太阴，少阴、厥阴经。”②《本草蒙筌》：“入心、脾、胃、三焦四经。”

芍药——①《品汇精要》：“行手太阴、足太阴经。”②《本草经疏》：“手足太阴引经药，入肝、脾血分。”

陈皮——①《镌补雷公炮制药性解》:“入肺、肝、脾、胃四经。”②《神农本草经读》:“橘皮气温,禀春气而入肝;味苦入心,味辛入肺。”③《本草经解要》:“陈皮气温,禀天春升之木气,入足厥阴肝经。”

防风——①《珍珠囊》:“太阳经本药。”②《汤液本草》:“足阳明胃、足太阴脾二经之行经药。”③《雷公炮制药性解》:“入肺经。”④《本草再新》:“入肝、脾、肾三经。”

5. 七方配伍

四味药为小方、偶方。

6. 七情配伍

白芍、白术相须为主,增强健脾柔肝之功。

防风、白芍相须为用,增疏肝解郁之功。

7. 量数配伍

本方药味少,重用白术,意在健脾为用。

8. 对药配伍

白术——白芍

陈皮——防风

白术——陈皮

9. 趋向配伍

白术健脾燥湿为用,防风、陈皮辛散,为升浮之品。芍药柔肝缓急为用,为沉降之品。

10. 阴阳配伍

白芍性寒属阴,白术性温属阳,陈皮、防风燥湿健脾亦属阳。

11. 五行配伍

肝德在散,以辛补之,以酸泻之,肝苦急,急食甘以缓之,适其性而衰之也,故本方中陈皮味辛属木,以辛补之,加上白芍味酸为金,以酸泻之。白术味甘属土,食甘以缓之,柔肝缓急为用。

12. 随证加减配伍

①若脾虚清阳下陷,久泻不止者,加炒升麻以升阳止泻;舌苔黄腻者,加黄连清热燥湿;脾阳虚而四肢欠温、完谷不化者,加煨肉蔻、干姜温阳止泻。

②若久泻,加升麻六钱。

13. 名家论方

《医学正传·卷二》补:“方中白术燥湿健脾,白芍养血泻肝,陈皮理气醒脾,防风散肝舒脾。四药相配,可以补脾土而泻肝木,调气机以止痛泻。”

14. 方歌

痛泻要方用陈皮,术芍防风共成剂,肠鸣泄泻腹又痛,治在泻肝又实脾。

第三节 调和肠胃

半夏泻心汤

出自《伤寒论·辨太阳病脉证并治》:"但满而不痛者,此为痞,柴胡不中与之,宜半夏泻心汤。"

【处方】半夏(12g),黄芩(9g),干姜(9g),人参(9g),黄连(3g),大枣(4枚),甘草(9g)。

【主治】寒热错杂之痞证。心下痞,但满而不痛,或呕吐,肠鸣下利,舌苔腻而微黄。

【功能】寒热平调,消痞散结。

【用法】上七味,以水一斗,煮取六升,去滓,再煎,取三升,温服一升,日三服。现代用法:水煎服。

方中以辛温之半夏为君,散结除痞,又善降逆止呕。臣以干姜之辛热以温中散寒;黄芩、黄连之苦寒以泄热开痞。以上四味相伍,具有寒热平调,辛开苦降之用。然寒热错杂,又缘于中虚失运,故方中又以人参、大枣甘温益气,以补脾虚,为佐药。使以甘草补脾和中而调诸药。综合全方,寒热互用以和其阴阳,苦辛并进以调其升降,补泻兼施以顾其虚实,是为本方的配伍特点。寒去热清,升降复常,则痞满可除,呕利自愈。

1. 君臣佐使配伍

君——**半夏**①《药性论》:"消痰涎,开胃健脾,止呕吐,去胸中痰满,下肺气,主咳结。新生者摩涂痈肿不消,能除瘤瘿。气虚而有痰气,加而用之。"②《日华子本草》:"治吐食反胃,霍乱转筋,肠腹冷,痰疟。"③《本草图经》:"主胃冷,呕哕。"④《医学启源》:"治寒痰及形寒饮冷伤肺而咳,大和胃气,除胃寒,进饮食。治太阳痰厥头痛,非此不能除。"⑤《主治秘要》:"燥胃湿,化痰,益脾胃气,消肿散结,除胸中痰涎。"

臣——**黄芩**①《本经》:"主诸热黄疸,肠澼,泄利,逐水,下血闭,(治)恶疮,疽蚀,火疡。"②《别录》:"疗痰热,胃中热,小腹绞痛,消谷,利小肠,女子血闭,淋露下血,小儿腹痛。"③陶弘景:"治奔豚,脐下热痛。"④《药性论》:"能治热毒,骨蒸,寒热往来,肠胃不利,破壅气,治五淋,令人宣畅,去关节烦闷,解热渴,治热腹中疞痛,心腹坚胀。"⑤《日华子本草》:"下气,主天行热疾,疔疮,排脓。治乳痈,发背。"⑥《珍珠囊》:"除阳有余,凉心去热,通寒格。"⑦李杲:"治发热口苦。"⑧《滇南本草》:"上行泻肺火,下行泻膀胱火,(治)男子五淋,女子暴崩,调经清热,胎有火热不安,清胎热,除六经实火实热。"⑨《本草纲目》:"治风热湿热头疼,奔豚热痛,火咳,肺痿喉腥，诸失血。”⑩《本草正》：“枯者清上焦之火，消痰利气，定喘嗽，止失血，退往来寒热，风热湿热，头痛，解瘟疫，清咽，疗肺痿肺痈，乳痈发背，尤祛肌表之热，故治斑疹、鼠瘘，疮疡、赤眼；实者凉下焦之热，能除赤痢，热蓄膀胱，五淋涩痛，大肠闭结，便血、漏血。”⑪《科学的民间药草》：“外洗创口，有防腐作用。”

干姜①《本经》：“主胸满咳逆上气，温中，止血，出汗，逐风湿痹，肠澼下痢。生者尤良。”②《别录》：“治寒冷腹痛，中恶、霍乱、胀满，风邪诸毒，皮肤间结气，止唾血。”③《药性论》：“治腰肾中疼冷，冷气，破血，去风，通四肢关节，开五脏六腑，去风毒冷痹，夜多小便。治嗽，主温中，霍乱不止，腹痛，消胀满冷痢，治血闭。病人虚而冷，宜加用之。”④《唐本草》：“治风，下气，止血，宣诸络脉，微汗。”⑤《日华子本草》：“消痰下气，治转筋吐泻，腹藏冷，反胃干呕，瘀血，扑损，止鼻洪，解冷热毒，开胃，消宿食。”⑥《医学启源》：“《主治秘要》云，通心气，助阳，去脏腑沉寒，发诸经之寒气，治感寒腹痛。”⑦王好古：“主心下寒痞，目睛久亦。”“经炮则温脾燥胃。”⑧《医学入门》：“炮姜，温脾胃，治里寒水泄，下痢肠澼，久疟，霍乱；心腹冷痛胀满，止鼻衄，唾血，血痢，崩漏。”⑨《药品化义》：“炮姜，退虚热。”⑩《长沙药解》：“燥湿温中，行郁降浊，下冲逆，平咳嗽，提脱陷，止滑泄。”

黄连①《本经》：“主热气目痛，眦伤泣出，明目，肠辩腹痛下痢，妇人阴中肿痛。”②《本草经集注》：“解巴豆毒。”③《别录》：“主五脏冷热，久下泄辩脓血，止消渴，大惊，除水利骨，调胃厚肠，益胆，疗口疮。”④《药性论》：“杀小儿疳虫，点赤眼昏痛，镇肝去热毒。”⑤《本草拾遗》：“主羸瘦气急。”⑥《日华子本草》：“治五劳七伤，益气，止心腹痛。惊悸烦躁，润心肺，长肉，止血；并疮疥，盗汗，天行热疾；猪肚蒸为丸，治小儿疳气。”⑦《仁斋直指方》：“能去心窍恶血。”⑧《珍珠囊》：“泻心火，心下痞。酒炒、酒浸，上颈已上。”⑨王好古：“主心病逆而盛，心积伏梁。”⑩《本草衍义补遗》：“以姜汁炒，辛散除热有功。” ⑪《本草纲目》：“解服药过剂烦闷及轻粉毒。” ⑫《本草新编》：“止吐利吞酸，解口渴，治火眼，安心，止梦遗，定狂躁，除痞满。” ⑬《本草备要》：“治痈疽疮疥，酒毒，胎毒。除疳，杀蛔。”

佐——**人参**①《别录》：“疗肠胃中冷，心腹鼓痛，胸肋逆满，霍乱吐逆，调中，止消渴，通血脉，破坚积，令人不忘。”②《药性论》：“主五脏气不足，五劳七伤，虚损瘦弱，吐逆不下食，止霍乱烦闷呕哕，补五脏六腑，保中守神。”“消胸中痰，主肺痿吐脓及痫疾，冷气逆上，伤寒不下食，病人虚而多梦纷纭，加而用之。”③《日华子本草》：“调中治气，消食开胃。”④《医学启源》：“治脾胃阳气不足及肺气促，短气、少气，补中缓中，泻肺脾胃中火邪。”⑤《主治秘要》：“补元气，止泻，生津液。”⑥《滇南本草》：“治阴阳不足，肺气虚弱。”

大枣①《本经》：“主心腹邪气，安中养脾，助十二经。平胃气，通九窍，补少气、少津液，身中不足，大惊，四肢重，和百药。”②《本草经集注》：“煞乌头毒。”③《别录》：“补中益气，强力，除烦闷，疗心下悬，肠僻澼。”④《药对》：“杀附子、天雄毒。”⑤孟诜：“主补津液，洗心腹邪气，和百药毒，通九窍，补不足气，煮食补肠胃，肥中益气第一，小儿患秋痢，与虫枣食，良。”⑥《日华子本草》：“润心肺，止嗽。补五脏，治虚劳损，除肠胃癖气。”⑦《珍珠囊》：“温胃。”⑧李杲：“温以补脾经不足，甘以缓阴血，和阴阳，调营卫，生津液。”⑨《药品化义》：“养血补肝。”⑩《本草再新》：“补中益气，滋肾暖胃，治阴虚。”⑪《中国药植图鉴》：“治过敏性紫斑病、贫血及高血压。”

使——**甘草**①《本经》：“主五脏六腑寒热邪气，坚筋骨，长肌肉，倍力，金疮肿，解毒。”②《别录》：“温中下气，烦满短气，伤脏咳嗽，止渴，通经脉，利血气，解百药毒。”③《药性论》：“主腹中冷痛，治惊痫，除腹胀满；补益五脏；制诸药毒；养肾气内伤，令人阴(不)痿；主妇人血沥腰痛；虚而多热；加而用之。”④《日华子本草》：“安魂定魄。补五劳七伤，一切虚损、惊悸、烦闷、健忘。通九窍，利百脉，益精养气，壮筋骨，解冷热。”⑤《珍珠囊》：“补血，养胃。”⑥《汤液本草》：“治肺痿之脓血，而作吐剂；消五发之疮疽，与黄芪同功。”⑦《本草纲目》：“解小儿胎毒、惊痫，降火止痛。”⑧《中国药植图鉴》：“治消化性溃疡和黄疸。”

2. 四气配伍

温——半夏①《别录》：“生微寒，熟温，有毒。”②《主治秘要》：“性温，味辛苦。”

人参①《别录》：“微温，无毒。”②《本草备要》：“生，甘苦，微凉；熟，甘，温。”

大枣①《千金要方·食治》：“味甘辛，热，无毒。”②孟诜：“温。”

寒——黄芩《别录》：“大寒，无毒。”

黄连①《本经》：“味苦，寒。”②《吴普本草》：“神农、岐伯、雷公：苦，无毒；李氏：小寒。”

热——干姜①《本经》：“味辛，温。”②《别录》：“大热，无毒。”

平——甘草①《本经》：“味甘，平。”②《别录》：“无毒。”③《本草衍义》：“微凉。”④《珍珠囊》：“生甘，平；炙甘，温。”

3. 五味配伍

辛——半夏①《本经》：“辛，平。”②《别录》：“生微寒，熟温，有毒。”③《药性论》：“有大毒。”④《医学启源》：“《主治秘要》云，性温，味辛苦。”

干姜①《本经》：“味辛，温。”②《药性论》：“味苦辛。”

苦——黄芩①《本经》:“味苦,平。”②《药性论》:“味苦甘。”

黄连①《本经》:“味苦,寒。”②《吴普本草》:“神农、岐伯、雷公:苦,无毒;李氏:小寒。”

甘微苦——人参①《本经》:“味甘,微寒。”②《别录》:“微温,无毒。”③《本草备要》:“生,甘苦,微凉;熟,甘,温。”

甘——大枣①《本经》:“味甘,平。”②《千金要方·食治》:“味甘辛,热,无毒。”

甘草①《本经》:“味甘,平。”②《珍珠囊》:“生甘,平;炙甘,温。”

4. 归经配伍

半夏——①《汤液本草》:“入足阳明、太阴、少阳经。”②《雷公炮制药性解》:“入肺、脾、胃三经。”③《本草经疏》:“入足太阴、阳明、少阳,手少阴经。”④《本草汇言》:“入手阳明、太阴、少阴三经。”⑤《本草再新》:“入肝、脾、肺三经。”

干姜——①《本草经解》:“入肝、肺、肾经。”②《得配本草》:“干姜,入手少阴、足太阴经气分;炮姜,入足太阴经血分。”

黄芩——①《品汇精要》:“行手太阴、阳明经。”②《本草纲目》:“入手少阴、阳明,手足太阴、少阳六经。”③《雷公炮制药性解》:“入肺、大肠、膀胱、胆四经。”

黄连——①《汤液本草》:“入手少阴经。”②《本草经疏》:“入手少阴、阳明,足少阳、厥阴、阳明、太阴。”③《本草经解》:“入足少阴肾经、手少阴心经。”

人参——①《本草衍义补遗》:“入手太阴。”②《本草汇言》:“入肺、脾二经。”③《药品化义》:“入脾、胃、肺三经。”

大枣——①《本草纲目》:“脾经血分。”②《本草经疏》:“入足太阴,阳明经。”

甘草——①《汤液本草》:“入足厥阴、太阴、少阴经。”②《雷公炮制药性解》:“入心、脾二经。”

5. 七方配伍

七味药为小方、缓方、奇方、复方。

6. 七情配伍

半夏、干姜相须为用,增强散寒除痞之功。

黄芩、黄连相使为用,增强泄热开痞之功。

人参、大枣相须为用,增强甘温益气之功。

7. 数量配伍

七味药中重用半夏,降逆止呕为主,黄芩、黄连、干姜三者同用,体现了寒热共调之用。

8. 对药配伍

黄连——黄芩

人参——大枣

半夏——干姜

9. 趋向配伍

半夏降逆为用，为沉降之品；黄芩、黄连泻热为用，亦为沉降之品。干姜温中散寒，为升浮之品；人参、大枣健脾为用，亦为升浮之品。

10. 阴阳配伍

黄芩、黄连味苦性寒，主泻热，属阴。半夏、干姜、人参性温，属阳。

11. 五行配伍

黄连、黄芩味苦属水，苦可坚阴、能清能泻；配伍甘草、大枣味甘属土，味甘可缓，补泻结合，加上半夏、干姜、人参味辛属木，能行能散；诸药配伍体现了水生木，实土扶木，意在加强辛散之用，使气机条畅。

12. 随证加减配伍

①生姜泻心汤：出自《伤寒论》。主治伤寒汗出后，胃中不和，心下痞硬，噫气臭，胁下有水气，腹中雷鸣不利者。

②甘草泻心汤：出自《伤寒论》。主治伤寒痞证，胃气虚弱，腹中雷鸣，下利，水谷不化，心下痞硬而满，干呕心烦不得安；狐惑病。

③黄连汤：出自《伤寒论》。主治伤寒，胸中有热，胃中有邪气，腹中痛，欲呕吐者。

13. 名家论方

①吴昆《医方考·卷一》："伤寒下之早，胸满而不痛者为痞，此方主之。伤寒自表入里……若不治其表，而用承气汤下之，则伤中气，而阴经之邪乘之矣。以既伤之中气而邪乘之，则不能升清降浊，痞塞于中，如天地不变而成否，故曰痞。泻心者，泻心下之邪也。姜、夏之辛，所以散痞气；芩、连之苦，所以泻痞热；已下之后，脾气必虚，人参、甘草、大枣所以补脾之虚。"

②《伤寒论·辨太阳病脉证并治》："但满而不痛者，此为痞，柴胡不中与之，宜半夏泻心汤。"

14. 方歌

半夏泻心黄连芩，干姜甘草与人参，大枣和之治虚痞，法在降阳而和阴。

第四章　清热剂

第一节　清气分热

白虎汤

出自《伤寒论·辨太阳病脉证并治》。“伤寒，脉浮滑，此表有热，里有寒，白虎汤主之。”

【处方】石膏(50g)，知母(18g)，甘草(6g)，粳米(9g)。

【主治】阳明气分热盛证。壮热面赤，烦渴引饮，汗出恶热，脉洪大有力。

【功能】清热生津。

【用法】以水一斗，煮米熟汤成，去滓，温服一升，日三服。

方中石膏清热泻火为君，知母生津止渴为臣，粳米、甘草养胃护津为佐，甘草兼以调和诸药为使。四药相配，共奏清热生津、止渴除烦之功，使其热清津复诸证自解。中医学认为“白虎”为西方金神，对应着秋天凉爽干燥之气，以白虎命名，比喻本方的解热作用迅速，就像秋季凉爽干燥的气息降临大地一样，一扫炎暑湿热之气。现代药理学研究表明白虎汤除了具有解热作用外，还有增强机体免疫作用。

1. 君臣佐使配伍

君——**石膏**①《本经》:“主中风寒热，心下逆气，惊喘，口干舌焦，不能息，腹中坚痛，产乳，金疮。”②《别录》:“除时气头痛身热，三焦大热，皮肤热，肠胃中膈热，解肌发汗，止消渴烦逆，腹胀暴气喘息，咽热。亦可作浴汤。”③《药性论》:“治伤寒头痛如裂，壮热，皮如火燥，烦渴，解肌，出毒汗，主通胃中结，烦闷，心下急，烦躁，治唇口干焦。和葱煎茶去头痛。”④《日华子本草》:“治天行热狂，下乳，头风旋，心烦躁，揩齿益齿。”⑤《珍珠囊》:“止阳明头痛，止消渴，中暑，潮热。”⑥《用药心法》:“胃经大寒药，润肺除热，发散阴邪，缓脾益气。”⑦《本草衍义补遗》:“研为末，醋研丸如绿豆大，以泻胃火、痰火、食积。”⑧杨士瀛:“煅过最能收疮晕，不至烂肌。”⑨《本草蒙筌》:“胃脘痛甚,吞服。”⑩《长沙药解》:“清心肺,治烦躁,泄郁热,止燥渴,治热狂,火嗽,收热汗,消热痰,住鼻衄,调口疮,理咽痛,通乳汁,平乳痈,解火灼,疗金疮。”⑪《本草再新》:“治头痛发热,目昏长翳,牙痛,杀虫,利小便。”

臣——**知母**①《本经》:“主消渴热中,除邪气肢体水肿,下水,补不足,益气。”②《别录》:“疗伤寒久疟烦热,胁下邪气,膈中恶及风汗内疸。”③陶弘景:“甚疗热结,亦主疟热烦。”④《药性论》:“主治心烦躁闷,骨热劳往来,生产后褥劳,肾气劳,憎寒虚损,病人虚而口干,加而用之。”⑤《日华子本草》:“通小肠,消痰止嗽,润心肺,补虚乏,安心止惊悸。”⑥张元素:“凉心去热,治阳明火热,泻膀胱肾经火,热厥头痛,下痢腰痛,喉中腥臭。”⑦王好古:“泻肺火,滋肾水,治命门相火有余。”⑧《本草纲目》:“安胎,止子烦,辟射工溪毒。”⑨《本草求原》:“治嗽血,喘,淋,尿血,呃逆,盗汗,遗精,痹痿,瘈疭。”

佐——**粳米**①《别录》:“主益气,止烦,止泄。”②《千金要方·食治》:“平胃气,长肌肉。”③孟诜:“温中,益气,补下元。”④《日华子本草》:“壮筋骨,补肠胃。”⑤《本草纲目》:“粳米粥:利小便,止烦渴,养肠胃。”“炒米汤:益胃除湿。”

佐使——**甘草**①《本经》:“主五脏六腑寒热邪气,坚筋骨,长肌肉,倍力,金疮肿,解毒。”②《别录》:“温中下气,烦满短气,伤脏咳嗽,止渴,通经脉,利血气,解百药毒。”③《药性论》:“主腹中冷痛,治惊痫,除腹胀满;补益五脏;制诸药毒;养肾气内伤,令人阴(不)痿;主妇人血沥腰痛;虚而多热;加而用之。”④《日华子本草》:“安魂定魄。补五劳七伤,一切虚损、惊悸、烦闷、健忘。通九窍,利百脉,益精养气,壮筋骨,解冷热。”⑤《珍珠囊》:“补血,养胃。”⑥《汤液本草》:“治肺痿之脓血,而作吐剂;消五发之疮疽,与黄芪同功。”⑦《本草纲目》:“解小儿胎毒、惊痫,降火止痛。”⑧《中国药植图鉴》:“治消化性溃疡和黄疸。”

2.四气配伍

大寒——石膏①《本经》:“味辛,微寒。”②《别录》:“甘,大寒,无毒。”③《医学启源》:“《主治秘要》云,性寒,味淡。”

寒——知母①《本经》:“味苦,寒。”②《药品化义》:“味微苦略辛。”

平——粳米①《别录》:“味苦,平,无毒。”“②《千金要方·食治》:“味辛苦,平,无毒。”

甘草①《本经》:“味甘,平。”②《珍珠囊》:“生甘,平;炙甘,温。”

3.五味配伍

辛甘——石膏①《本经》:“味辛,微寒。”②《别录》:“甘,大寒,无毒。”

苦——知母①《本经》:“味苦,寒。”②《日华子本草》:“味苦甘。”③《药品化义》:

"味微苦略辛。"

甘——粳米《七卷·食经》:"味甘,微寒。"

甘草①《本经》:"味甘,平。"②《珍珠囊》:"生甘,平;炙甘,温。"

4.归经配伍

石膏——①《汤液本草》:"入手太阴、少阳,足阳明经。"②《本草衍义补遗》:"入阳明、手太阴、手少阳。"

知母——①《珍珠囊》:"肾经。"②《汤液本草》:"入足阳明经、手太阴经。"③《本草经解》:"入足少阴肾经、手少阴心经。"

粳米——《本草求真》:"入脾、胃经。"

甘草——①《汤液本草》:"入足厥阴、太阴、少阴经。"②《雷公炮制药性解》:"入心、脾二经。"

5.七方配伍

四味药为小方、偶方、急方。

6.七情配伍

石膏、知母相使为用,增强生津止渴、清热止热之功。

7.量数配伍

本方石膏(50g)量最大,配伍知母(18g),意在清热生津为主,而甘草(6g)、粳米(9g)则顾护脾胃,防清热太过,伤及脾胃。

8.对药配伍

石膏——知母

粳米——甘草

9.趋向配伍

石膏、知母沉降清热中带有升浮。

甘草、粳米为平和之品,顾护中焦。

10.阴阳配伍

石膏、知母清热为主为阴。甘草、粳米补益脾胃为阳。

11.五行配伍

石膏味辛甘,辛甘化阳,能行能散,可以上通下达,清里达表。配伍知母味苦为水,苦能清热,两者配伍体现了水生木,增强清热生津之用;加上甘草、粳米味甘为土,能缓能补,既能实土扶木,亦能土克水,防清热太过。

12.随证加减配伍

①白虎加人参汤:知母六两,石膏一斤(碎,绵裹),甘草(炙)二两,粳米六合,人参三两。功能:清热、益气、生津。主治伤寒、温病、暑病。气分热盛,津气两伤,身热而渴,汗出恶寒,脉虚大无力;火热迫肺,上消多饮者。

②白虎加桂枝汤:知母 18g,炙甘草 6g,生石膏 30～100g,粳米 30g,桂枝 9g。功能:清热通络、止痛。《金匮要略·疟病》第 4 条:"温疟者,其脉如平,身无寒但

热，骨节疼烦，时呕，白虎加桂枝汤主之。”

③苍术白虎汤：白虎汤加苍术，刘完素《素问病机气宜保命集》：“治湿温病两胫逆冷，胸腹满，身疼重，发热汗多，谵语苦渴，渴不多饮，脉沉细而数者。”

13. 名家论方

①《伤寒论・辨太阳病脉证并治》：“伤寒，脉浮滑，以表有热，里有寒，白虎汤主之。”

②黄元御：“白虎汤，石膏清金而退热，知母润燥而泄火，甘草、粳米补中而化气，生津而解渴也。胃阳素盛之人，阴虚火旺，一被感伤，经热内蒸，津液消烁，则成阳明下证，而胃火未盛，肺津先伤，是以一见渴证，先以白虎凉金泄热，滋水涤烦，膈热肃清，则不至入胃，而致烦热亡阴之害矣。白虎证，即将来之大承气证，而里热未实，从前之大青龙证，而表寒已解者也，表寒已解，故不用麻黄，里热未实，故不用硝黄(《伤寒论类方》)。”

③《伤寒明理论》：“白虎西方金神也，应秋而归肺，热甚于内者，以寒下之，热甚于外者.以凉解之。其有中外俱热，内不得泄，外不得发者，非此汤则不能解之也。夏热秋凉，暑暍之气，得秋而止，秋之令曰处暑，是汤以白虎名之，谓能止热也。知母味苦寒，《内经》曰：‘热淫所胜，佐以苦甘’；又曰：‘热淫于内，以苦发之，欲彻表热，必以苦为主，故以知母为君。石膏味甘微寒，热则伤气，寒以胜之，甘以缓之，热胜其气，必以甘寒为助，是以石膏甘寒为臣。甘草味甘平，粳米味甘平，脾欲缓，急食甘以缓之；热气内蕴，消燥津液，则脾气燥，必以甘平之物缓其中，故以甘草、粳米为之使，是太阳中暍，得此汤则顿除之，即热见白虎而尽矣。立秋后不可服，以秋则阴气平矣，白虎为大寒剂，秋王之时，若不能食，服之而气哕逆不能食，成虚羸者多矣。’”

④《伤寒寻源》：“诸书皆谓白虎主治阳明经热，此三阳合病，而何以独责阳明？因谓阳明居中土万物所归，三阳合邪，故统于阳明主治。愚按方中之用石膏、知母，取降肺金清肃之气，而滋肾水生化之源，水出高源胃土藉资灌溉，兼以甘草、粳米，载之逗遛上焦，以生津而化燥则烦热自蠲，所谓治病必求其本也。”

14. 方歌

白虎膏知甘草粳，气分大热此方清，热渴汗出脉洪大，加入人参气津生。

竹叶石膏汤

出自《伤寒论・辨阴阳易差后劳复病脉证并治》。“伤寒解后，虚羸少气，气逆欲吐，竹叶石膏汤主之。”

【处方】竹叶(6g)，石膏(50g)，人参(6g)，麦冬(20g)，半夏(9g)，甘草(6g)，粳米(10g)。

【主治】伤寒、温病、暑病余热未清，气津两伤证。身热多汗，心胸烦热，气逆欲呕，口干喜饮，气短神疲，或虚烦不寐，舌红少苔，脉虚数。

【功能】清热生津，益气和胃。

【用法】上七味，以水一斗，煮取六升，去滓，内粳米，煮米熟，汤成去米，温服一升，日三服。

方中竹叶、石膏清透气分余热，除烦止呕，为君药。人参配麦冬，补气养阴生津，为臣药。半夏和胃降逆止呕，为佐药。甘草、粳米和脾养胃，为使药。

1. 君臣佐使配伍

君——**石膏**①《本经》："主中风寒热，心下逆气，惊喘，口干舌焦，不能息，腹中坚痛，产乳，金疮。"②《别录》："除时气头痛身热，三焦大热，皮肤热，肠胃中膈热，解肌发汗，止消渴烦逆，腹胀暴气喘息，咽热。亦可作浴汤。"③《药性论》："治伤寒头痛如裂，壮热，皮如火燥，烦渴，解肌，出毒汗，主通胃中结，烦闷，心下急，烦躁，治唇口干焦。和葱煎茶去头痛。"④《日华子本草》："治天行热狂，下乳，头风旋，心烦躁，揩齿益齿。"⑤《珍珠囊》："止阳明头痛，止消渴，中暑，潮热。"⑥《用药心法》："胃经大寒药，润肺除热，发散阴邪，缓脾益气。"⑦《本草衍义补遗》："研为末，醋研丸如绿豆大，以泻胃火、痰火、食积。"⑧杨士瀛："煅过最能收疮晕，不至烂肌。"⑨《本草蒙筌》："胃脘痛甚，吞服。"⑩《长沙药解》："清心肺，治烦躁，泄郁热，止燥渴，治热狂，火嗽，收热汗，消热痰，住鼻衄，调口疮，理咽痛，通乳汁，平乳痈，解火灼，疗金疮。"⑪《本草再新》："治头痛发热，目昏长翳，牙痛，杀虫，利小便。"

臣——**竹叶**①《别录》："主胸中痰热，咳逆上气。"②《药性论》："主吐血热毒风，止消渴。"③《食疗本草》："主咳逆，消渴，痰饮，喉痹，除烦热。"④《日华子本草》："消痰，治热狂烦闷，中风失音不语，壮热，头痛头风，并怀妊人头旋倒地，止惊悸，温疫迷闷，小儿惊痫天吊。"⑤张元素："凉心经，益元气，除热，缓脾。"⑥《本草纲目》："煎浓汁，漱齿中出血，洗脱肛不收。"⑦《本草正》："退虚热烦躁不眠，止烦渴，生津液，利小水，解喉痹，并小儿风热惊痫。"⑧《重庆堂随笔》："内息肝胆之风，外清温署之热，故有安神止痉之功。"⑨《本草再新》："凉心健脾，治吐血、鼻血，聪耳明目。"

人参①《别录》："疗肠胃中冷，心腹鼓痛，胸肋逆满，霍乱吐逆，调中，止消渴，通血脉，破坚积，令人不忘。"②《药性论》："主五脏气不足，五劳七伤，虚损瘦弱，吐逆不下食，止霍乱烦闷呕哕，补五脏六腑，保中守神。""消胸中痰，主肺痿吐脓及痫疾，冷气逆上，伤寒不下食，病人虚而多梦纷纭，加而用之。"③《日华子本草》："调中治气，消食开胃。"④《医学启源》："治脾胃阳气不足及肺气促，短气、少气，补中缓中，泻肺脾胃中火邪。"⑤《主治秘要》："补元气，止泻，生津液。"⑥《滇南本草》："治阴阳不足，肺气虚弱。"

佐——**麦冬**①《本经》："味甘平。主心腹，结气伤中伤饱，胃络脉绝，羸瘦短气。

久服轻身，不老不饥。生川谷及堤阪。”②《长沙药解》：“麦冬清凉润泽，凉金泻热，生津除烦、泽枯润燥之上品。然无益中虚肺热之家，率因阳衰土湿，中气不运，胃胆上逆，相火刑金，原非实热之证。盖土湿胃逆，则肺胆不得右降，以土者四象之中气，毂败则轴折，轮辐不转，自然之理。戊土上壅，浊气填塞，肺胆无下降之路，此相火刑金之原也。金受火刑，失其清肃降敛之性，嗽喘吐衄，于是生焉。但服清润，阴旺湿滋，中气愈败，胃土更逆，上热弥增。是以虚劳淹滞，非无上热，而清金润肺之法，绝不能效，以救其标而伤其本也。此宜金土同医，故仲景用麦冬，必与参、甘同剂。麦冬而得人参，清金益气，生津化水，雾露泛洒，心肺肃凉。洗涤烦躁之法，至为佳妙也。其诸主治，安魂魄，除烦悸，疗喉疮，治肺痿，解消渴，平咳嗽，止吐衄，下痰饮，利水湿，消浮肿，下乳汁，通经水。”③《医学衷中参西录》：“麦冬，味甘，性凉，气微香，津液浓浓，色兼黄白。能入胃以养胃液，开胃进食，更能入脾以助脾散精于肺，定喘宁嗽，即引肺气清肃下行，统调水道以归膀胱。盖因其性凉、液浓、气香，而升降濡润之中，兼具开通之力，故有种种诸效也，用者不宜去心”。④《本草新编》：“麦门冬，味甘，气微寒，降也，阳中微阴，无毒。入手太阴、少阴。泻肺中之伏火，清胃中之热邪，补心气之劳伤，止血家之呕吐，益精强阴，解烦止渴，美颜色，悦肌肤。退虚热神效，解肺燥殊验，定嗽咳大有奇功。真可恃之为君，而又可藉之为臣使也。”

半夏①《药性论》：“消痰涎，开胃健脾，止呕吐，去胸中痰满，下肺气，主咳结。新生者摩涂痈肿不消，能除瘤瘿。气虚而有痰气，加而用之。”②《日华子本草》：“治吐食反胃，霍乱转筋，肠腹冷，痰疟。”③《本草图经》：“主胃冷，呕哕。”④《医学启源》：“治寒痰及形寒饮冷伤肺而咳，大和胃气，除胃寒，进饮食。治太阳痰厥头痛，非此不能除。”⑤《主治秘要》：“燥胃湿，化痰，益脾胃气，消肿散结，除胸中痰涎。”

使——**粳米**①《千金要方·食治》：“平胃气，长肌肉。”②孟诜：“温中，益气，补下元。”③《日华子本草》：“壮筋骨，补肠胃。”④《本草纲目》：“粳米粥：利小便，止烦渴，养肠胃。”“炒米汤：益胃除湿。”

甘草①《本经》：“主五脏六腑寒热邪气，坚筋骨，长肌肉，倍力，金疮肿，解毒。”②《别录》：“温中下气，烦满短气，伤脏咳嗽，止渴，通经脉，利血气，解百药毒。”③《药性论》：“主腹中冷痛，治惊痫，除腹胀满；补益五脏；制诸药毒；养肾气内伤，令人阴(不)痿；主妇人血沥腰痛；虚而多热；加而用之。”④《日华子本草》：“安魂定魄。补五劳七伤，一切虚损、惊悸、烦闷、健忘。通九窍，利百脉，益精养气，壮筋骨，解冷热。”⑤《珍珠囊》：“补血，养胃。”⑥《汤液本草》：“治肺痿之脓血，而作吐剂；消五发之疮疽，与黄芪同功。”⑦《本草纲目》：“解小儿胎毒、惊痫，降火止痛。”

⑧《中国药植图鉴》:“治消化性溃疡和黄疸。”

2.四气配伍

寒——竹叶①《别录》:“味辛平,大寒。”②《履巉岩本草》:“苦,甘,微寒,无毒。”③《本草正》:“味甘淡,气平微凉。”

石膏①《本经》:“味辛,微寒。”②《别录》:“甘,大寒,无毒。”③《医学启源》:“《主治秘要》云,性寒,味淡。”

麦冬①《本草新编》:“味甘,气微寒,降也,阳中微阴,无毒。”②《证类本草》:“味甘,平、微寒,无毒。”

温——人参①《别录》:“微温,无毒。”②《本草备要》:“生,甘苦,微凉;熟,甘,温。”

半夏①《别录》:“生微寒,熟温,有毒。”②《主治秘要》云:“性温,味辛苦。”

平——粳米①《别录》:“味苦,平,无毒,“②《千金要方·食治》:“味辛苦,平,无毒。”

甘草①《本经》:“味甘,平。”②《珍珠囊》:“生甘,平;炙甘,温。”

3.五味配伍

甘淡——竹叶①《药性论》:“味甘,无毒。”②《本草正》:“味甘淡,气平微凉。”

辛甘——石膏①《本经》:“味辛,微寒。”②《别录》:“甘,大寒,无毒。”

甘微苦——人参①《本经》:“味甘,微寒。”②《本草备要》:“生,甘苦,微凉;熟,甘,温。”

辛——半夏①《本经》:“辛,平。”②《主治秘要》:“性温,味辛苦。”

甘——麦冬①《本草新编》:“味甘,气微寒,降也,阳中微阴,无毒。”②《证类本草》:“味甘,平、微寒,无毒。”

甘草①《本经》:“味甘,平。”②《别录》:“无毒。”③《本草衍义》:“微凉。”④《珍珠囊》:“生甘,平;炙甘,温。”

粳米①《别录》:“味苦,平,无毒,”②《千金要方·食治》:“味辛苦,平,无毒。”③《七卷食经》:“味甘,微寒。”

4.归经配伍

竹叶——①《滇南本草》:“入肺。”②《雷公炮制药性解》:“入心、肺、胃三经。”③《本草汇言》:“入手太阳经。”④《药品化义》:“入心、肺、胃三经。”

石膏——①《汤液本草》:“入手太阴、少阳,足阳明经。”②《本草衍义补遗》:“入阳明、手太阴、手少阳。”

人参——①《本草衍义补遗》:“入手太阴。”②《本草汇言》:“入肺、脾二经。”③《药品化义》:“入脾、胃、肺三经。”

半夏——①《汤液本草》:“入足阳明、太阴、少阳经。”②《雷公炮制药性解》:“入肺、脾、胃三经。”《本草经疏》:“入足太阴、阳明、少阳,手少阴经。”

③《本草汇言》:"入手阳明、太阴、少阴三经。"④《本草再新》:"入肝、脾、肺三经。"

粳米——《本草求真》:"入脾、胃经。"

麦冬——①《汤液本草》:"入手太阴经。"②《本草蒙筌》:"入手太阴、少阴。"③《本草经疏》:"入足阳明,兼入手少阴、太阴。"④《本草新编》:"入手太阴、少阴。"

甘草——①《汤液本草》:"入足厥阴、太阴、少阴经。"②《雷公炮制药性解》:"入心、脾二经。"

5. 七方配伍

七味药为奇方、急方、小方。

6. 七情配伍

竹叶、石膏相须为用,增强清热除烦止呕之功。

人参、麦冬相须为用,增强滋阴生津之功。

7. 量数配伍

本方重用清热滋阴药为主,石膏(50g)量最大,麦冬(20g)次之。

8. 对药配伍

竹叶——石膏

半夏——麦冬

人参——粳米

9. 趋向配伍

竹叶、石膏、半夏清热止呕为用,趋于沉降。

人参、麦冬、甘草、粳米味甘平,属平和之品。

10. 阴阳配伍

竹叶、石膏性寒属阴。

半夏辛温属阳。

人参、麦冬、甘草、粳米味甘平,属阴阳平和之品。

11. 五行配伍

"火淫于内,治以咸冷,佐以苦辛,以酸收之,以苦发之。"石膏、半夏味辛苦,偏于味苦为水,能清能泄,清热力强;配伍竹叶、麦冬、人参、甘草、粳米味甘为土,能补能缓,诸药配伍体现五行中土克水,防止清热太过,滋阴生津。

12. 随证加减配伍

人参竹叶石膏汤:出自《辨证录・卷六》。主治阳明火盛发狂,腹满不能卧。面赤而热,妄见妄言。

13. 名家论方

①《伤寒论》:"伤寒解后,虚羸少气,气逆欲吐,竹叶石膏汤主之。"

②《伤寒寻源》:"伤寒解后,虚羸少气,气逆欲吐者,竹叶石膏汤主之。"按此系

肺胃之津液，因病热而受伤，故主此方，滋养肺胃，以复阴气而清余热。石膏、竹叶之辛凉，得人参、麦冬、甘草、粳米以相辅，便为益胃生津之品。因气逆欲吐，微加半夏，以平逆气，此愈得调理之法，其灵警有如此者。"

③清代汪昂《医方集解·泻火之剂》："此手太阴、足阳明药也。竹叶、石膏辛寒以散余热；人参、甘草、麦冬、粳米之甘平以益肺安胃，补虚生津；半夏之辛温以豁痰止呕，故去热而不损其真，导逆而能益其气也。"

④胡希恕：这是很重要的一个方子，"伤寒解后，虚羸少气，气逆欲吐，竹叶石膏汤主之。"这个伤寒大病是解了，但人还未恢复，人要恢复主要在胃。人虚，也瘦，感觉气不足，气短，而且总是想吐，气逆欲吐。古人说壮火食气，气短主要有热的关系。热能够伤人气，《内经》上说："壮火食气，气食少火"。胃喜温不喜寒，所以胃平时得温才能够平。少火食气，不要用大劲儿，要是热大发了反倒食气，就会短气。从少气上说，就是有热象。那么气逆欲吐呢，是由于胃不好。当然胃虚按我们现在的话就是胃阴虚了，也就是胃虚有热，那么竹叶石膏汤是个好药。这个方子由麦门冬汤来的，又另外加石膏。竹叶、半夏都是下气的药，下气止逆，竹叶治咳逆，半夏治呕逆，是下气止逆的。另外呢，人参、甘草、粳米、麦门冬都是健胃的。不过麦门冬这个健胃药，是健胃生津，它是甘寒。胃有虚有热可用，胃虚而有寒是不可用的。人参是平稳药，性微寒，寒热都可以用，唯独麦门冬不是这样。尤其石膏更不行了，那是专祛热的。这个主要是胃气虚而又热，才虚瀛少气，气逆。这个气逆我理解为既有咳嗽，也有呕逆、欲吐。竹叶石膏汤这个药，一般对于肺结核挺好，在末期时挺有效，但是在初期时用石膏的机会还是少的。我们一般治胃虚有热、咳嗽呕逆，这个方子都挺好使。大病后，虚热不断。那么发生虚少气、气逆欲吐时可用这个方子。此方中，半夏、人参、甘草、麦门冬，其中麦门冬治火逆上气，对咽喉不利，就是治咳嗽，清阴养肺。另外加上竹叶、石膏，祛热下气的力量更大了，这个方子是最常用的。

14. 方歌

竹叶石膏汤人参，麦冬半夏甘草临，再加粳米同煎服，清热益气养阴津。

第二节　清营凉血

清营汤

出自《温病条辨·卷一》。"脉虚夜寐不安，烦渴舌赤，时有谵语，目常开不闭，或喜闭不开，暑入手厥阴也。手厥阴暑温，清营汤主之。"

【处方】犀角(30g)，生地(15g)，银花(9g)，连翘(6g)，元参(9g)，黄连(5g)，竹叶心(3g)，丹参(6g)，麦冬(9g)。

【主治】热入营分证。身热夜甚，神烦少寐，时有谵语，目常喜开或喜闭，口渴或不渴，斑疹隐隐，脉细数，舌绛而干。

【功能】清营解毒，透热养阴。

【用法】上药，水八杯，煮取三杯，日三服。现代用法：作汤剂，水牛角镑片先煎，后下余药。

方中犀角清解营分之热毒，故为君药。生地黄凉血滋阴，麦冬清热养阴生津，玄参滋阴降火解毒，三药共享，既清热养阴，又助清营凉血解毒，共为臣药。温邪初入营分，故用银花、连翘、竹叶清热解毒，营分之邪外达，此即“透热转气”的应用。黄连清心解毒，丹参清热凉血、活血散瘀，可治热与血结，以上五味药为佐药。

1. 君臣佐使配伍

君——**犀角**①《本经》：“治百毒，瘴气。杀钩吻、鸩羽、蛇毒。”②《本草经集注》：“解莨菪毒。”③《别录》：“疗伤寒，温疫，头痛寒热，诸毒气。”④《药性论》：“辟中恶毒气，镇心神，解大热，散风毒，能治发背、痈疽、疮肿，化脓作水。主疗时疾热如火，烦闷，毒入心中，狂言妄语。”⑤《食疗本草》：“治赤痢，研为末，和水服之；又主卒中恶心痛，诸饮食中毒及药毒、热毒，筋骨中风，心风烦闷。又以水磨取汁与小儿服，治惊热。”⑥《日华子本草》：“治心烦，止惊，退热泪痰，解山瘴溪毒，镇肝明目。治中风失音，热毒风，时气发狂。”⑦《本草纲目》：“磨汁治吐血、衄血、下血及伤寒蓄血发狂谵语，发黄发斑；痘疮稠密，内热里陷或不结痂。泻肝凉心，清胃解毒。”

臣——**生地**①《本经》：“主折跌绝筋，伤中，逐血痹，填骨髓，长肌肉，作汤除寒热积聚，除痹。生者尤良。”②《药性论》：“补虚损，温中下气，通血脉，治产后腹痛，主吐血不止。”③《日华子本草》：“治惊悸劳劣，心肺损，吐血，鼻衄，妇人崩中血晕，助筋骨。”④王好古：“主心病，掌中热痛，痹气痿蹶，嗜卧，足下热而痛。”⑤《本草从新》：“治血虚发热，常觉饥馁，倦怠嗜卧，胸膈痞闷；调经安胎。”⑥《本草崇原》：“气味甘寒，无毒。主伤中，逐血痹，填骨髓，长肌肉，作汤，除寒热积聚，除痹，疗折跌绝筋。久服轻身不老。生者尤良。（地黄《本经》名地髓；《尔雅》名苄，又名芑。始出咸阳川泽黄土地者佳，今处处有之，近似怀庆者为上。根色通黄，干则微黑，古时种子，今时种根，以根节多者，寸断而莳植之。制干地黄法，以细小者捣烂取汁，拌肥大者，晒干。）地黄色黄，味甘性寒，禀太阴中土之专精，兼少阴寒水之气化。主治伤中者，味甘质润，补中焦之精汁也。血痹，犹脉痹。逐血痹者，横纹似络脉，通周身之经络也。得少阴寒水之精，故填骨髓，地黄性唯下行，故字从苄。藉汤饮，则上行外达言不但逐血痹，更除皮肉筋骨之痹也，除皮肉筋骨之痹，则折跌绝筋，亦可疗矣。久服则精血充足，故轻身不老。生者尤良，谓生时多津汁而尤良，惜不能久贮远市也。后人蒸熟合丸，始有生地、熟地之分。熟地黄功力与生地黄相等，性稍减，补肾相宜，所以然者，蒸熟，则甘中之苦味尽除，故寒性稍减，蒸熟则黑，故补肾相宜。”

麦冬①《本经》：“味甘平。主心腹，结气伤中伤饱，胃络脉绝，羸瘦短气。久服轻身，不老不饥。生川谷及堤阪。”②《长沙药解》：“麦冬清凉润泽，凉金泻热，生津除烦、泽枯润燥之上品。然无益中虚肺热之家，率因阳衰土湿，中气不运，胃胆上逆，相火刑金，原非实热之证。盖土湿胃逆，则肺胆不得右降，以土者四象之中气，毂败则轴折，轮辐不转，自然之理。戊土上壅，浊气填塞，肺胆无下降之路，此相火刑金之原也。金受火刑，失其清肃降敛之性，嗽喘吐衄，于是生焉。但服清润，阴旺湿滋，中气愈败，胃土更逆，上热弥增。是以虚劳淹滞，非无上热，而清金润肺之法，绝不能效，以救其标而伤其本也。此宜金土同医，故仲景用麦冬，必与参、甘同剂。麦冬而得人参，清金益气，生津化水，雾露泛洒，心肺肃凉。洗涤烦躁之法，至为佳妙也。其诸主治，安魂魄，除烦悸，疗喉疮，治肺痿，解消渴，平咳嗽，止吐衄，下痰饮，利水湿，消浮肿，下乳汁，通经水。”③《医学衷中参西录》：“麦冬，味甘，性凉，气微香，津液浓浓，色兼黄白。能入胃以养胃液，开胃进食，更能入脾以助脾散精于肺，定喘宁嗽，即引肺气清肃下行，统调水道以归膀胱。盖因其性凉、液浓、气香，而升降濡润之中，兼具开通之力，故有种种诸效也，用者不宜去心”。④《本草新编》：“麦门冬，味甘，气微寒，降也，阳中微阴，无毒。入手太阴、少阴。泻肺中之伏火，清胃中之热邪，补心气之劳伤，止血家之呕吐，益精强阴，解烦止渴，美颜色，悦肌肤。退虚热神效，解肺燥殊验，定嗽咳大有奇功。真可恃之为君，而又可藉之为臣使也。”

元参①《本经》：“主腹中寒热积聚，女子产乳余疾，补肾气，令人明目。”②《别录》：“主暴中风，伤寒身热，支满狂邪，忽忽不知人，温疟洒洒，血瘕下寒血，除胸中气，下水，止烦渴，散颈下核、痈肿、心腹痛、坚癥，定五藏。”③《药性论》：“能治暴结热，主热风头痛，伤寒劳复，散瘤瘿瘰疬。”④《日华子本草》：“治头风热毒游风，补虚劳损，心惊烦躁，劣乏骨蒸，传尸邪气，止健忘，消肿毒。”⑤《医学启源》：“治心烦懊憹而不得眠，心神颠倒欲绝，血滞小便不利。”⑥《品汇精要》：“消咽喉之肿，泻无根之火。”⑦《本草纲目》：“滋阴降火，解斑毒，利咽喉，通小便血滞。”⑧《本草正义》：“疗胸膈心肺热邪，清膀胱肝肾热结。疗风热之咽痛，泄肝阳之目赤，止自汗盗汗，治吐血衄血。”

佐——**金银花**①《滇南本草》：“清热，解诸疮，痈疽发背，丹流瘰疬。”②《生草药性备要》：“能消痈疽疔毒，止痢疾，洗痔疮，去皮肤血热。”③《本草备要》：“养血止渴。治疥癣。”④《重庆堂随笔》：“清络中风火湿热，解温疫秽恶浊邪，息肝胆浮越风阳，治痉厥癫痫诸症。”⑤《常用中草药手册》：“清热解毒。治外感发热咳嗽，肠炎，菌痢，麻疹，腮腺炎，败血症，疮疖肿毒，阑尾炎，外伤感染，小儿痱毒。制成凉茶，可预防中暑、感冒及肠道传染病。”

连翘①《本经》：“主寒热，鼠瘘，瘰疬，痈肿恶疮，瘿瘤，结热。”②《别录》：“去白虫。”③《药性论》：“主通利五淋，小便不通，除心家客热。”④《日华子本草》：“通小肠，排脓。治疮疖，止痛，通月经。”⑤李杲：“散诸经血结气聚；消肿。”⑥王好古：“治耳聋浑浑焞焞。”

竹叶①《别录》：“主胸中痰热，咳逆上气。”②《药性论》：“主吐血热毒风，止消渴。”③《食疗本草》：“主咳逆，消渴，痰饮，喉痹，除烦热。”④《日华子本草》：“消痰，治热狂烦闷，中风失音不语，壮热，头痛头风，并怀妊人头旋倒地，止惊悸，温疫迷闷，小儿惊痫天吊。”⑤张元素：“凉心经，益元气，除热，缓脾。”⑥《本草纲目》：“煎浓汁，漱齿中出血，洗脱肛不收。”⑦《本草正》：“退虚热烦躁不眠，止烦渴，生津液，利小水，解喉痹，并小儿风热惊痫。”⑧《重庆堂随笔》：“内息肝胆之风，外清温署之热，故有安神止痉之功。”⑨《本草再新》：“凉心健脾，治吐血、鼻血，聪耳明目。”

黄连①《本经》：“主热气目痛，眦伤泣出，明目，肠辩腹痛下痢，妇人阴中肿痛。”②《本草经集注》：“解巴豆毒。”③《别录》：“主五脏冷热，久下泄辩脓血，止消渴，大惊，除水利骨，调胃厚肠，益胆，疗口疮。”④《药性论》：“杀小儿疳虫，点赤眼昏痛，镇肝去热毒。”⑤《本草拾遗》：“主羸瘦气急。”⑥《日华子本草》：“治五劳七伤，益气，止心腹痛。惊悸烦躁，润心肺，长肉，止血；并疮疥，盗汗，天行热疾；猪肚蒸为丸，治小儿疳气。”⑦《仁斋直指方》：“能去心窍恶血。”⑧《珍珠囊》：“泻心火，心下痞。酒炒、酒浸，上颈已上。”⑨王好古：“主心病逆而盛，心积伏梁。”⑩《本草衍义补遗》：“以姜汁炒，辛散除热有功。”⑪《本草纲目》：“解服药过剂烦闷及轻粉毒。⑫《本草新编》：“止吐利吞酸，解口渴，治火眼，安心，止梦遗，定狂躁，除痞满。”⑬《本草备要》：“治痈疽疮疥，酒毒，胎毒。除疳，杀蛔。”

丹参①《本经》：“主心腹邪气，肠鸣幽幽如走水，寒热积聚；破癥除瘕，止烦满，益气。”②《吴普本草》：“治心腹痛。”③《别录》：“养血，去心腹痼疾结气，腰脊强，脚痹；除风邪留热，久服利人。”④陶弘景：“渍酒饮之，疗风痹。”⑤《药性论》：“治脚弱，疼痹，主中恶；治腹痛，气作声音鸣吼。”⑥《日华子本草》：“养神定志，通利关脉。治冷热劳，骨节疼痛，四肢不遂；排脓止痛，生肌长肉；破宿血，补新生血；安生胎，落死胎；止血崩带下，调妇人经脉不匀，血邪心烦；恶疮疥癣，瘿赘肿毒，丹毒；头痛，赤眼，热温狂闷。”⑦《滇南本草》：“补心定志，安神宁心。治健忘怔冲，惊悸不瘀。”⑧《本草纲目》:“活血,通心包络。治疝痛。”⑨《云南中草药选》:“活血散瘀,镇静止痛。治月经不调,痛经,风湿痹痛,子宫出血,吐血,乳腺炎,痈肿。”

2.四气配伍

寒——犀角①《本经》:“味苦,寒。”②《别录》:“酸咸,微寒,无毒。”

金银花①《滇南本草》:“性寒,味苦。”②《本草正》:“味甘,气平,其性微寒。”

黄连①《本经》:“味苦,寒。”②《吴普本草》:“神农、岐伯、雷公:苦,无毒;李氏:小寒。”

竹叶①《别录》:“味辛平,大寒。”②《履巉岩本草》:“苦,甘,微寒,无毒。”

生地《本经》:“味甘,寒。”

微寒——麦冬①《别录》:“微寒,无毒。”②《医学启源》:“气寒,味微苦。”③《医林纂要》:“甘淡微苦,微寒。”

凉——连翘《医学启源》:“《主治秘要》云,性凉,味苦。”

元参①《本经》:“味苦,微寒。”②《吴普本草》:“神农、桐君、雷公、扁鹊:苦,无毒。岐伯:咸。李氏:寒。”③《药品化义》:“味微苦微咸略甘,性凉。”

微温——丹参《本草经疏》:“味苦,平,微温。”

3.五味配伍

酸咸——犀角《别录》:“酸咸,微寒,无毒。”

甘——生地《本经》:“味甘,寒。”

麦冬①《本经》:“味甘,平。”②《医林纂要》:“甘淡微苦,微寒。”

金银花《本草正》:“味甘,气平,其性微寒。”

苦——连翘①《本经》:“味苦,平。”②《医学启源》:“《主治秘要》云,性凉,味苦。”③《本草纲目》:“微苦辛。”

黄连①《本经》:“味苦,寒。”②《吴普本草》:“神农、岐伯、雷公:苦,无毒;李氏:小寒。”

丹参①《本经》:“味苦,微寒,无毒。”②《本草经疏》:“味苦,平,微温。”

苦咸——元参①《本经》:“味苦,微寒。”②《吴普本草》:“神农、桐君、雷公、扁鹊:苦,无毒。岐伯:咸。李氏:寒。”③《药品化义》:“味微苦微咸略甘,性凉。”

甘淡——竹叶①《药性论》:“味甘,无毒。”②《本草正》:“味甘淡,气平微凉。”

4.归经配伍

犀角——①《本草蒙筌》:“入阳明。”②《雷公炮制药性解》:“入心、肝二经。”③《本草汇言》:“入手太阴、少阴,足厥阴、少阴经。”

生地——①李杲:“入手、足少阴,手、足厥阴。”②《汤液本草》:“入手太阳、少阴经。”③《雷公炮制药性解》:“入心、肝、脾、肺四经。”

麦冬——①《汤液本草》:“入手太阴经。”②《本草蒙筌》:“入手太阴、少阴。”③《本草经疏》:“入足阳明,兼入手少阴、太阴。”

金银花——①《雷公炮制药性解》:“入肺经。”②《得配本草》:“入足阳明、太阴经。”

连翘——①《汤液本草》:“手足少阳、阳明经。”②《本草纲目》:“少阴心经、厥阴包络气分。”③《雷公炮制药性解》:“入心、肝、胆、胃、三焦、大肠六经。”

元参——①《药类法象》:“足少阴肾经。”②《雷公炮制药性解》:“入心、肺、肾三经。”③《本草新编》:“入脾、肾、胃三经。”

黄连——①《汤液本草》:“入手少阴经。”②《本草经疏》:“入手少阴、阳明,足少阳、厥阴经。”

竹叶——①《滇南本草》:“入肺。”②《雷公炮制药性解》:“入心、肺、胃三经。”③《本草汇言》:“入手太阳经。”④《药品化义》:“入心、肺、胃三经。”

丹参——①《本草纲目》:“手少阴、厥阴血分药。”②《本草经疏》:“入手足少阴、足厥阴经。”③《本草正》:“心、脾、肝、肾血分之药。”

麦冬——①《汤液本草》:“入手太阴经。”②《本草蒙筌》:“入手太阴、少阴。”③《本草经疏》:“入足阳明,兼入手少阴、太阴。”④《本草新编》:“入手太阴、少阴。”

5. 七方配伍

九味药为大方、急方、奇方。

6. 七情配伍

犀角、黄连相须为用,增强清营凉血之功。

银花、连翘相须为用,增强透营转气,清热解毒之功。

生地、元参、麦冬相须为用,增强滋阴之功。

竹叶、丹参相须为用,增强清心除烦之功。

7. 量数配伍

方中重用犀角(30g),清营凉血为用。

8. 对药配伍

犀角——黄连

银花——连翘

竹叶——丹参

9. 趋向配伍

犀角质沉,生地、元参、黄连、竹叶心、丹参、麦冬清热为主,为沉降之品。

银花、连翘质轻浮,为升浮之品。

10. 阴阳配伍

犀角、生地、银花、连翘、元参、黄连、竹叶心、丹参、麦冬、都是寒凉之品,属阴。

11. 五行配伍

犀角、银花、连翘、元参、黄连、竹叶心、丹参味苦属水，苦能清泄解毒，配伍生地、麦冬味甘属土，甘能和能缓，滋阴增液，诸药配伍体现了五行中土能克水，防清热太过。

12. 随证加减配伍

若寸脉大，舌干较甚者，可去黄连，以免苦燥伤阴；若热陷心包而窍闭神昏者，可与安宫牛黄丸或至宝丹合用以清心开窍；若营热动风而见痉厥抽搐者，可配用紫雪，或酌加羚羊角、钩藤、地龙以息风止痉；若兼热痰，可加竹沥、天竺黄、川贝母之属，清热涤痰；营热多系由气分传入。如气分热邪犹盛，可重用银花、连翘、黄连，或更加石膏、知母及大青叶、板蓝根、贯众之属，增强清热解毒之力。

13. 名家论方

《温病条辨》："脉虚夜寐不安，烦渴舌赤，时有谵语，目常开不闭，或喜闭不开，暑入手厥阴也。手厥阴暑温，清营汤主之。"引文："清宫汤中的'宫'乃心之宫城，即心包。清宫汤方证乃温热之邪陷入心营，逆传心包所致，治疗以清心解毒，养阴生津为主。故原书用药特点是犀角取尖，余皆用心，意取同类相投，心能入心，即以清心包之热，补肾中之水，且以解毒辟秽。用于上证，可使心营热清，水火交融，热毒清解，心神得安。若与清营汤相较，则本方重在清心包之热，兼以养阴辟秽解毒，清营汤重在清营中之热，兼以透热转气，故所治各有不同。"

14. 方歌

清营汤是鞠通方，热入心包营血伤，角地银翘玄连竹，丹麦清热佐之良。

犀角地黄汤

出自《小品方》，录自《外台秘要·卷二》。"伤寒及温病应发汗而不汗之，内蓄血者，及鼻衄，吐血不尽，内余瘀血，面黄，大便黑，消瘀血方。"

【别名】芍药地黄汤

【处方】犀角(水牛角代 30g)，生地(24g)，芍药(12g)，牡丹皮(9g)。

【主治】热入血分证。

(1) 热扰心神，身热谵语，舌绛起刺，脉细数。

(2) 热伤血络，斑色紫黑，吐血、衄血、便血、尿血等，舌绛红，脉数。

(3) 蓄血瘀热，喜忘如狂，漱水不欲咽，大便色黑易解等。

【功能】清热解毒，凉血散瘀。

【用法】上药，以水九升，煮取三升，分三服。现代用法：作汤剂，水煎服，水牛角镑片先煎，余药后下。

方中苦咸寒之犀角，凉血清心解毒，为君药。甘苦寒之生地，凉血滋阴生津，一助犀角清热凉血止血，一恢复已失之阴血。赤芍、丹皮清热凉血、活血散瘀，故为佐药。四药相配，共成清热解毒、凉血散瘀之剂。

1. 君臣佐使配伍

君——**犀角**①《本经》："治百毒，瘴气。杀钩吻、鸩羽、蛇毒。"②《本草经集注》："解莨菪毒。"③《别录》："疗伤寒，温疫，头痛寒热，诸毒气。"④《药性论》："辟中恶毒气，镇心神，解大热，散风毒，能治发背、痈疽、疮肿，化脓作水。主疗时疾热如火，烦闷，毒入心中，狂言妄语。"⑤《食疗本草》："治赤痢，研为末，和水服之；又主卒中恶心痛，诸饮食中毒及药毒、热毒，筋骨中风，心风烦闷。又以水磨取汁与小儿服，治惊热。"⑥《日华子本草》："治心烦，止惊，退热泪痰，解山瘴溪毒，镇肝明目。治中风失音，热毒风，时气发狂。"⑦《本草纲目》："磨汁治吐血、衄血、下血及伤寒蓄血发狂谵语，发黄发斑；痘疮稠密，内热里陷或不结痂。泻肝凉心，清胃解毒。"

臣——**生地**①《本经》："主折跌绝筋，伤中，逐血痹，填骨髓，长肌肉，作汤除寒热积聚，除痹。生者尤良。"②《药性论》："补虚损，温中下气，通血脉，治产后腹痛，主吐血不止。"③《日华子本草》："治惊悸劳劣，心肺损，吐血，鼻衄，妇人崩中血晕，助筋骨。"④王好古："主心病，掌中热痛，痹气痿蹶，嗜卧，足下热而痛。"⑤《本草从新》："治血虚发热，常觉饥馁，倦怠嗜卧，胸膈痞闷；调经安胎。"⑥《本草崇原》："气味甘寒，无毒。主伤中，逐血痹，填骨髓，长肌肉，作汤，除寒热积聚，除痹，疗折跌绝筋。久服轻身不老。生者尤良。（地黄《本经》名地髓；《尔雅》名苄，又名芑。始出咸阳川泽黄土地者佳，今处处有之，近似怀庆者为上。根色通黄，干则微黑，古时种子，今时种根，以根节多者，寸断而莳植之。制干地黄法，以细小者捣烂取汁，拌肥大者，晒干。）地黄色黄，味甘性寒，禀太阴中土之专精，兼少阴寒水之气化。主治伤中者，味甘质润，补中焦之精汁也。血痹，犹脉痹。逐血痹者，横纹似络脉，通周身之经络也。得少阴寒水之精，故填骨髓，得太阴中土之精，故长肌肉。地黄性唯下行，故字从苄。藉汤饮，则上行外达言不但逐血痹，更除皮肉筋骨之痹也，除皮肉筋骨之痹，则折跌绝筋，亦可疗矣。久服则精血充足，故轻身不老。生者尤良，谓生时多津汁而尤良，惜不能久贮远市也。后人蒸熟合丸，始有生地、熟地之分。熟地黄功力与生地黄相等，性稍减，补肾相宜，所以然者，蒸熟，则甘中之苦味尽除，故寒性稍减，蒸熟则黑，故补肾相宜。"

佐——**芍药**①《本草经》："味苦平。主邪气腹痛，除血痹，破坚积寒热，疝瘕，止痛，利小便，益气。生川谷及丘陵。"②《药征》："主治结实而拘挛也。旁治腹痛头痛、身体不仁、疼痛腹满、咳逆下利肿脓。"③《医学衷中参西录》："芍药，味苦微酸，性凉多液（单煮之其汁甚浓）。善滋阴养血，退热除烦，能收敛上焦浮越之热下行自小便泻出，为阴虚有热小便不利者之要药。为其味酸，故能入肝以生肝血；为其味苦，故能入胆而益胆汁；为其味酸而兼苦，且又性凉，又善泻肝胆之热，以除痢疾后重（痢后重者，皆因肝胆之火下迫），疗目疾肿疼（肝开窍于目）。”④《证类本草》：“味苦、酸，平、微寒，有小毒。主邪气腹痛，除血痹，破坚积，寒热疝瘕，止痛，利小便，益气，通顺血脉，缓中，散恶血，逐贼血，去水气，利膀胱、大小肠，消痈肿，时行寒热，中恶，腹痛、腰痛。”⑤《吴普本草》：“陶隐居云：今出白山、蒋山、茅山最好，白而长大。余处亦有而多赤，赤者小利，俗方以止痛，乃不减当归。道家亦服食之，又煮石用之。今按别本注云：此有两种：赤者利小便下气，白者止痛散血。其花亦有红、白二色。臣禹锡等谨按吴氏云：芍药，神农：苦。桐君：甘，无毒。岐伯：咸。李氏：小寒。雷公：酸。药性论云：芍药，臣。能治肺邪气，腹中痛，血气积聚，通宣脏腑拥气，治邪痛败血，主时疾骨热，强五脏，补肾气，治心腹坚胀，妇人血闭不通，消瘀血，能蚀脓。日华子云：治风补劳，主女人一切病，并产前后诸疾，通月水，退热除烦，益气，天行热疾，瘟瘴惊狂，妇人血晕，及肠风泻血，痔瘘，发背疮疥，头痛，明目，目赤，胬肉。赤色者多补气，白者治血，此便芍药花根。”

牡丹皮①《本经》：“主寒热，中风羊瘛疭、痉、惊痫邪气，除癥坚瘀血留舍肠胃，安五脏，疗痈疮。”②《别录》：“除时气头痛，客热五劳，劳气头腰痛，风噤，癫疾。”③《药性论》：“治冷气，散诸痛，治女子经脉不通，血沥腰疼。”④《日华子本草》：“除邪气，悦色，通关腠血脉，排脓，通月经，消扑损瘀血，续筋骨，除风痹，落胎下胞，产后一切冷热血气。”⑤《珍珠囊》：“治肠胃积血、衄血、吐血，无汗骨蒸。”⑥《滇南本草》：“破血，行血，消癥瘕之疾，除血分之热。”⑦《医学入门》：“泻伏火，养真血气，破结蓄。”⑧《本草纲目》：“和血，生血，凉血。治血中伏火，除烦热。”

2. 四气配伍

寒——犀角①《本经》：“味苦，寒。”②《别录》：“酸咸，微寒，无毒。”

生地《本经》：“味甘，寒。”

微寒——芍药①《吴普本草》：“桐君：甘，无毒。岐伯：咸。李氏：小寒。雷公：酸。”②《别录》：“酸，平微寒，有小毒。”

牡丹皮①《本经》：“味辛，寒。”②《滇南本草》：“性寒，味酸辛。”③《本草备要》：“辛甘，微寒。”

3. 五味配伍

甘——生地《本经》：“味甘，寒。”

苦——犀角①《本经》：“味苦，寒。”②《别录》：“酸咸，微寒，无毒。”

芍药①《本经》：“味苦，平。”②《吴普本草》：“桐君：甘，无毒。岐伯：咸。李氏：小寒。雷公：酸。”

辛苦——丹皮①《本经》：“味辛，寒。”②《本草备要》：“辛甘，微寒。”

4. 归经配伍

犀角——①《本草蒙筌》:“入阳明。”②《雷公炮制药性解》:“入心、肝二经。”③《本草汇言》:“入手太阴、少阴,足厥阴、少阴经。”

生地——①李杲:“入手、足少阴,手、足厥阴。”②《汤液本草》:“入手太阳、少阴经。”③《雷公炮制药性解》:“入心、肝、脾、肺四经。”

白芍——①《珍珠囊》:“足太阴脾经。”②《汤液本草》:“入手足太阴经。”③《本草经疏》:“手足太阴引经药,入肝、脾血分。”④《药品化义》:“入肝、小肠二经。”⑤《本草经解》:“入心与小肠。”⑥《本草衍义》:“入肝、脾经。”

牡丹皮——①《珍珠囊》:“手厥阴、足少阴。”②《本草纲目》:“手足少阴、厥阴四经。”③《雷公炮制药性解》:“入肺经。”

5. 七方配伍

四味药为偶方、小方、急方。

6. 七情配伍

犀角、生地相须为用,增强清热凉血解毒之功。

芍药、丹皮相使为用,增强凉血散瘀之功。

7. 量数配伍

方中重用清热解毒药:犀角(水牛角代 30g)、生地黄(24g),与凉血散瘀药芍药(12g)、牡丹皮(9g)相配伍。

8. 对药配伍

犀角——生地

芍药——丹皮

9. 趋向配伍

犀角质沉,生地黄清热,芍药敛血,牡丹皮凉血,皆为沉降之品。

10. 阴阳配伍

犀角、生地黄、芍药、牡丹皮同为寒凉之品,属阴。

11. 五行配伍

犀角、生地黄、芍药、牡丹皮同为苦味属水,苦能坚阴,能清热凉血;配伍芍药又有酸味属金,能收能敛,诸药配伍体现了金水相生。

12. 随证加减配伍

①神犀丹:出自《温热经纬》。犀角(水牛角代替)、石菖蒲、黄芩、生地、银花、金汁、连翘、板蓝根、香豉、元参、花粉、紫草。功效:清热开窍,凉血解毒。主治温热暑疫,邪入营分证。高热谵语,斑疹色紫,口咽糜烂,目赤烦躁,舌绛紫。

②化斑汤:石膏、知母、生甘草、玄参、犀角、白粳米。主治气血两燔之发斑。发热,或身热夜甚;外透斑疹,色赤,口渴,或不渴,脉数。

13. 名家论方

①《外台秘要·卷二》:“伤寒及温病应发汗而不汗之,内蓄血者,及鼻衄,吐血

不尽，内余瘀血，面黄，大便黑，消瘀血方。”

②吴谦等《医宗金鉴·删补名医方论·卷一》：“吐血之因有三：曰劳伤，曰努伤，曰热伤。劳伤以理损为主；努损以去瘀为主；热伤以清热为主。热伤阳络则吐衄；热伤阴络则下血，是汤治热伤也。故用犀角清心去火之本，生地凉血以生新血，白芍敛血止血妄行，丹皮破血以逐其瘀。此方虽曰清火，而实滋阴；虽曰止血，而实去瘀。瘀去新生，阴滋火息，可为探本穷源之法也。”

14. 方歌

犀角地黄芍药丹，血热妄行吐衄斑，蓄血发狂舌质绛，凉血散瘀病可痊。

第三节　清热解毒

黄连解毒汤

出自《肘后备急方》。“烦呕不得眠。”

【处方】黄连(9g)，黄芩(6g)，黄柏(6g)，栀子(9g)。

【主治】三焦火毒证。大热烦躁，口燥咽干，错语不眠；或热病吐血、衄血；或热甚发斑，或身热下利，或湿热黄疸；或外科痈疡疔毒。小便黄赤，舌红苔黄，脉数有力。

【功能】泻火解毒。

【用法】上四味，切，以水六升，煮取两升，分二服。现代用法：水煎煮。

方中黄连清泻心火，兼泻中焦之火，为君药；黄芩泻上焦之火，为臣药；黄柏泻下焦之火；栀子泻三焦之火，导热下行，引邪热从小便而出。二者为佐药。四药合用，苦寒直折，三焦火邪去而热毒解，诸症可愈。

1. 君臣佐使配伍

君——**黄连**①《本经》：“主热气目痛，眦伤泣出，明目，肠辩腹痛下痢，妇人阴中肿痛。”②《本草经集注》：“解巴豆毒。”③《别录》：“主五脏冷热，久下泄辩脓血，止消渴，大惊，除水利骨，调胃厚肠，益胆，疗口疮。”④《药性论》：“杀小儿疳虫，点赤眼昏痛，镇肝去热毒。”⑤《本草拾遗》：“主羸瘦气急。”⑥《日华子本草》：“治五劳七伤，益气，止心腹痛。惊悸烦躁，润心肺，长肉，止血；并疮疥，盗汗，天行热疾；猪肚蒸为丸，治小儿疳气。”⑦《仁斋直指方》：“能去心窍恶血。”⑧《珍珠囊》：“泻心火，心下痞。酒炒、酒浸，上颈已上。”⑨王好古：“主心病逆而盛，心积伏梁。”⑩《本草衍义补遗》：“以姜汁炒，辛散除热有功。”⑪《本草纲目》：“解服药过剂烦闷及轻粉毒。”⑫《本草新编》：“止吐利吞酸，解口渴，治火眼，安心，止梦遗，定狂躁，除痞满。”⑬《本草备要》：“治痈疽疮疥，酒毒，胎毒。除疳，杀蛔。”

臣——**黄芩**①《本经》:“主诸热黄疸,肠澼,泄利,逐水,下血闭,(治)恶疮,疽蚀,火疡。”②《别录》:“疗痰热,胃中热,小腹绞痛,消谷,利小肠,女子血闭,淋露下血,小儿腹痛。”③陶弘景:“治奔豚,脐下热痛。”④《药性论》:“能治热毒,骨蒸,寒热往来,肠胃不利,破壅气,治五淋,令人宣畅,去关节烦闷,解热渴,治热腹中㽲痛,心腹坚胀。”⑤《日华子本草》:“下气,主天行热疾,疔疮,排脓。治乳痈,发背。”⑥《珍珠囊》:“除阳有余,凉心去热,通寒格。”⑦李杲:“治发热口苦。”⑧《滇南本草》:“上行泻肺火,下行泻膀胱火,(治)男子五淋,女子暴崩,调经清热,胎有火热不安,清胎热,除六经实火实热。”⑨《本草纲目》:“治风热湿热头疼,奔豚热痛,火咳,肺痿喉腥,诸失血。”⑩《本草正》:“枯者清上焦之火,消痰利气,定喘嗽,止失血,退往来寒热,风热湿热,头痛,解瘟疫,清咽,疗肺痿肺痈,乳痈发背,尤祛肌表之热,故治斑疹、鼠瘘,疮疡、赤眼;实者凉下焦之热,能除赤痢,热蓄膀胱,五淋涩痛,大肠闭结,便血、漏血。”⑪《科学的民间药草》:“外洗创口,有防腐作用。”

佐——**黄柏**①《本经》:“主五脏肠胃中结热,黄疸,肠痔;止泄痢,女子漏下赤白,阴伤蚀疮。”②《别录》:“疗惊气在皮间,肌肤热赤起,目热赤痛,口疮。”③《药性论》:“主男子阴痿。治下血如鸡鸭肝片;及男子茎上疮,屑末敷之。”④《本草拾遗》:“主热疮疱起,虫疮,痢,下血,杀蛀虫;煎服,主消渴。”⑤《日华子本草》:“安心除劳,治骨蒸,洗肝,明目,多泪,口干,心热,杀疳虫,治蛔心痛,疥癣,蜜炙治鼻洪,肠风,泻血,后分急热肿痛。”⑥《珍珠囊》:“治肾水。膀胱不足,诸痿厥,腰膝无力。”⑦《医学启源》:“《主治秘要》云,泻膀胱龙火,利结小便,下焦湿肿,痢疾先见血,脐中痛,补肾水不足。”⑧《用药心法》:“治疮痛不可忍者。”⑨《兰室秘藏》:“泻冲脉之邪。治夏月气上冲咽不得息而喘息有音不得卧。”⑩《本草纲目》:“敷小儿头疮。”⑪《现代实用中药》:“打扑挫筋等,磨粉调如泥状涂贴。”

使——**栀子**①《本经》:“主五内邪气,胃中热气,面赤,酒疱皶鼻,白癞,赤癞,疮疡。”②《本草经集注》:“解踯躅毒。”③《别录》:“疗目热亦痛,胸心、大小肠大热,心中烦闷,胃中热气。”④《药性论》:“杀蟅虫毒,去热毒风,利五淋,主中恶,通小便,解五种黄病,明目,治时疾除热及消渴口干,目赤肿痛。”⑤《食疗本草》:“主瘖哑,紫癜风,黄疸积热心躁。”⑥《医学启源》:“疗心经客热,除烦躁,去上焦虚热,治风。”⑦《药类法象》:“治心烦懊憹而不得眠,心神颠倒欲绝,血滞而小便不利。”⑧朱震亨:“泻三焦火,清胃脘血,治热厥心痛,解热郁,行结气。”⑨《本草纲目》:“治吐血、衄血、血痢、下血、血淋,损伤瘀血,及伤寒劳复,热厥头痛,疝气,汤火伤。”

⑩《本草备要》:“生用泻火,炒黑止血,姜汁炒治烦呕,内热用仁,表热用皮。”⑪《常用中草药手册》:“清热解毒,凉血泻火。治黄疸型肝炎,蚕豆黄,感冒高热,菌痢,肾炎水肿,鼻衄,口舌生疮,乳腺炎,疮疡肿毒。”

2. 四气配伍

寒——黄连①《本经》:“味苦,寒。”②《吴普本草》:“神农、岐伯、雷公:苦,无毒;李氏:小寒。”

黄芩《别录》:“大寒,无毒。”

黄柏《本经》:“味苦,寒。”

栀子①《本经》:“味苦,寒。”②《别录》:“大寒,无毒。”③《医林纂要》:“苦酸,寒。”

3. 五味配伍

苦——黄连①《本经》:“味苦,寒。”②《吴普本草》:“神农、岐伯、雷公:苦,无毒;李氏:小寒。”

黄芩①《本经》:“味苦,平。”②《药性论》:“味苦甘。”

黄柏①《本经》:“味苦,寒。”②《珍珠囊》:“苦辛。”

栀子①《本经》:“味苦,寒。”②《别录》:“大寒,无毒。”③《医林纂要》:“苦酸,寒。”

4. 归经配伍

黄连——①《汤液本草》:“入手少阴经。”②《本草经疏》:“入手少阴、阳明,足少阳、厥阴、阳明、太阴。”③《本草经解》:“入足少阴肾经、手少阴心经。”

黄芩——①《品汇精要》:“行手太阴、阳明经。”②《本草纲目》:“入手少阴、阳明,手足太阴、少阳六经。”③《雷公炮制药性解》:“入肺、大肠、膀胱、胆四经。”

黄柏——①《汤液本草》:“足太阳经引经药,足少阴经之剂。”②《医学入门》:“足少阴、手厥阴本药,足太阳引经药。”③《本草经解》:“入足少阴肾经、手少阴心经。”

栀子——①《汤液本草》:“入手太阴经。”②《雷公炮制药性解》:“入心、肺、大小肠、胃、膀胱六经。”③《药品化义》:“入肺、胃、肝、胆、三焦、胞络六经。”

5. 七方配伍

四味药为偶方、小方、急方。

6. 七情配伍

黄连、黄芩、黄柏相须为用,增强清三焦之热。

7. 量数配伍

方中黄连与栀子(各 9g)主药,黄芩、黄柏(各 6g)为辅药。

8. 对药配伍

黄连——黄芩——黄柏

栀子——黄连

9.趋向配伍

黄连、黄芩、黄柏、栀子同为苦寒之品，具有沉降之性。

10.阴阳配伍

黄连、黄芩、黄柏、栀子同为苦寒纯阴之品，可以清阳毒。

11.五行配伍

黄连、黄芩、黄柏、栀子同为苦，属水，苦可坚阴，水克火，可以清火治火热之证。

12.随证加减配伍

①泻心汤组成：出自《金匮要略·卷中》。主治邪热壅滞心下，气机痞塞证。

②栀子金花汤：出自《张氏医通·卷十六》。主治三焦火毒证兼大便秘结者，亦治阳证之疮、痈、疔、疖。

13.名家论方

汪昂：寒极曰阴毒，热极曰阳毒。是方名曰黄连解毒，是君以黄连直解心经火毒也。黄芩泻肺经火毒，黄柏泻肾经火毒，栀子通泻三焦火毒，使诸火毒从膀胱出。若大便实者加大黄，名栀子金花汤，利大便，是使火毒从大、小二便而出也。盖阳盛则阴衰，火盛则水衰，故用大苦大寒之药，抑阳而扶阴，泻其亢甚之火，而救其欲绝之水也。然非实热不可轻投。

14.方歌

黄连解毒汤四味，黄芩黄柏栀子备，躁狂大热呕不眠，吐衄斑黄均可为。

普济消毒饮

出自《东垣试效方》。“用黄芩、黄连味苦寒，泻心肺间热以为君；橘红苦辛，玄参苦寒，生甘草甘寒，泻火补气以为臣；连翘、黍粘子、薄荷叶苦辛平，板蓝根味苦寒，马勃、白僵蚕味苦平，散肿消毒定喘以为佐；新升麻、柴胡苦平，行少阳、阳明二经不得伸；桔梗辛温为舟楫，不令下行。”

【处方】黄芩(15g)，黄连(15g)，陈皮(6g)，甘草(6g)，玄参(6g)，柴胡(6g)，桔梗(6g)，连翘(3g)，板蓝根(3g)，马勃(3g)，牛蒡子(3g)，薄荷(3g)，僵蚕(2g)，升麻(2g)。(一方有人参9g。)

【主治】大头瘟。恶寒发热，头面红肿焮痛，目不能开，咽喉不利，舌燥口渴，舌红苔白而黄，脉浮数有力。

【功能】清热解毒，疏风散邪。

【用法】上药为末，汤调，时时服之，或蜜拌为丸，噙化。现代用法：水煎服。

方中酒黄连、酒黄芩清热泻火，祛上焦头面热毒，为君药；牛蒡子、连翘、薄荷、僵蚕辛凉疏散头面，为臣药；玄参、马勃、板蓝根加强清热解毒；甘草、桔梗清利咽喉；陈皮理气散邪，为佐药；升麻、柴胡疏散风热、引药上行，为佐使药。诸药配伍，共收清热解毒、疏散风热之功。

1. 君臣佐使配伍

君——**黄连**①《本经》:"主热气目痛,眦伤泣出,明目,肠辩腹痛下痢,妇人阴中肿痛。"②《本草经集注》:"解巴豆毒。"③《别录》:"主五脏冷热,久下泄辩脓血,止消渴,大惊,除水利骨,调胃厚肠,益胆,疗口疮。"④《药性论》:"杀小儿疳虫,点赤眼昏痛,镇肝去热毒。"⑤《本草拾遗》:"主羸瘦气急。"⑥《日华子本草》:"治五劳七伤,益气,止心腹痛。惊悸烦躁,润心肺,长肉,止血;并疮疥,盗汗,天行热疾;猪肚蒸为丸,治小儿疳气。"⑦《仁斋直指方》:"能去心窍恶血。"⑧《珍珠囊》:"泻心火,心下痞。酒炒、酒浸,上颈已上。"⑨王好古:"主心病逆而盛,心积伏梁。"⑩《本草衍义补遗》:"以姜汁炒,辛散除热有功。"⑪《本草纲目》:"解服药过剂烦闷及轻粉毒。"⑫《本草新编》:"止吐利吞酸,解口渴,治火眼,安心,止梦遗,定狂躁,除痞满。"⑬《本草备要》:"治痈疽疮疥,酒毒,胎毒。除疳,杀蛔。"

黄芩①《本经》:"主诸热黄疸,肠澼,泄利,逐水,下血闭,(治)恶疮,疽蚀,火疡。"②《别录》:"疗痰热,胃中热,小腹绞痛,消谷,利小肠,女子血闭,淋露下血,小儿腹痛。"③陶弘景:"治奔豚,脐下热痛。"④《药性论》:"能治热毒,骨蒸,寒热往来,肠胃不利,破壅气,治五淋,令人宣畅,去关节烦闷,解热渴,治热腹中㽲痛,心腹坚胀。"⑤《日华子本草》:"下气,主天行热疾、疔疮、排脓。治乳痈、发背。"⑥《珍珠囊》:"除阳有余,凉心去热,通寒格。"⑦李杲:"治发热口苦。"⑧《滇南本草》:"上行泻肺火,下行泻膀胱火,(治)男子五淋,女子暴崩,调经清热,胎有火热不安,清胎热,除六经实火实热。"⑨《本草纲目》:"治风热湿热头疼,奔豚热痛,火咳,肺痿喉腥,诸失血。"⑩《本草正》:"枯者清上焦之火,消痰利气,定喘嗽,止失血,退往来寒热,风热湿热,头痛,解瘟疫,清咽,疗肺痿肺痈,乳痈发背,尤祛肌表之热,故治斑疹、鼠瘘,疮疡、赤眼;实者凉下焦之热,能除赤痢,热蓄膀胱,五淋涩痛,大肠闭结,便血、漏血。"⑪《科学的民间药草》:"外洗创口,有防腐作用。"

臣——**连翘**①《本经》:"主寒热,鼠瘘,瘰疬,痈肿恶疮,瘿瘤,结热。"②《别录》:"去白虫。"③《药性论》:"主通利五淋,小便不通,除心家客热。"④《日华子本草》:"通小肠,排脓。治疮疖,止痛,通月经。"⑤李杲:"散诸经血结气聚;消肿。"⑥王好古:"治耳聋浑浑焞焞。"

牛蒡子①《别录》:"明目补中,除风伤。"②《药性论》:"除诸风,利腰脚,又散诸结节筋骨烦热毒。"③《食疗本草》:"炒过末之,如茶煎三匕,通利小便。"④《本草拾遗》:"主风毒肿,诸瘘。"⑤《医学启源》:"消利咽膈。《主治秘要》云,润肺散气。"⑥李杲:"治风湿瘾疹,咽喉风热,散诸肿疮疡之毒,利凝滞腰膝之气。"⑦《本草纲目》:"消斑疹毒。"

薄荷①《药性论》："去愤气，发毒汗，破血止痢，通利关节。"②《千金要方·食治》："却肾气，令人口气香洁。主辟邪毒，除劳弊。"③孙思邈："煎汤洗漆疮。"④《唐本草》："主贼风，发汗。（治）恶气腹胀满。霍乱。宿食不消，下气。"⑤《食疗本草》："杵汁服，去心脏风热。"⑥《食性本草》："能引诸药入营卫。疗阴阳毒、伤寒头痛。"⑦《日华子本草》："治中风失音，吐痰。除贼风。疗心腹胀。下气、消宿食及头风等。"⑧《本草图经》："治伤风、头脑风，通关格，小儿风涎。"⑨《本草衍义》："小儿惊风，壮热，须此引药；治骨蒸劳热，用其汁与众药为膏。"⑩李杲："主清利头目。"⑪王好古："能搜肝气。又主肺盛有余，肩背痛及风寒汗出。"⑫《滇南本草》："治一切伤寒头疼，霍乱吐泻，痈、疽、疥、癞诸疮。"又："野薄荷上清头目诸风，止头痛、眩晕、发热，去风痰，治伤风咳嗽、脑漏鼻流臭涕，退虚痨发热。"⑬《本草纲目》："利咽喉、口齿诸病。治瘰疬，疮疥，风瘙瘾疹。"⑭《本草述》："治中风，癫痫，伤燥热郁。"⑮《医林纂要》："愈牙痛，已热嗽，解郁暑，止烦渴，止血痢，通小便。"⑯《本草再新》："消目翳。"

僵蚕①《本经》："主小儿惊痫夜啼，去三虫，灭黑䵟，男子阴疡病。"②《别录》："女子崩中赤白，产后余痛，灭诸疮瘢痕。""末之，封疔肿，根当自出。"③《药性论》："治口噤，发汗，主妇人崩中下血不止。"④《日华子本草》："治中风失音，并一切风疾，小儿客忤，男子阴痒痛，女子带下。"⑤《本草图经》："治中风，急喉痹，捣筛细末，生姜自然汁调灌之。"⑥《医学启源》："去皮肤间诸风。"⑦《本草纲目》："散风痰结核，瘰疬，头风，风虫齿痛，皮肤风疮，丹毒作痒，痰疟癥结，妇人乳汁不通，崩中下血，小儿疳蚀鳞体，一切金疮，疔肿风痔。"⑧《本草正》："治小儿疳蚀，牙龈溃烂，重舌，木舌。"⑨《玉楸药解》："活络通经，驱风开痹。治头痛胸痹，口噤牙疼，瘾疹风瘙；烧研酒服，能溃痈破顶，又治血淋崩中。"

佐——**玄参**①《本经》："主腹中寒热积聚，女子产乳余疾，补肾气，令人明目。"②《别录》："主暴中风，伤寒身热，支满狂邪，忽忽不知人，温疟洒洒，血瘕下寒血，除胸中气，下水，止烦渴，散颈下核、痈肿、心腹痛、坚癥，定五藏。"③《药性论》："能治暴结热，主热风头痛，伤寒劳复，散瘤瘿瘰疬。"④《日华子本草》："治头风热毒游风，补虚劳损，心惊烦躁，劣乏骨蒸，传尸邪气，止健忘，消肿毒。"⑤《医学启源》："治心烦懊憹而不得眠，心神颠倒欲绝，血滞小便不利。"⑥《品汇精要》："消咽喉之肿，泻无根之火。"⑦《本草纲目》："滋阴降火，解斑毒，利咽喉，通小便血滞。"⑧《本草正义》："疗胸膈心肺热邪，清膀胱肝肾热结。疗风热之咽痛，泄肝阳之目赤，止自汗盗汗，治吐血衄血。"

马勃①《别录》："主恶疮、马疥。"②陶弘景："敷诸疮。"③《本草衍义》：

“去膜，以蜜揉拌，少以水调呷，治喉闭咽痛。”④《本草纲目》：“清肺，散血热，解毒。”“能清肺热咳嗽，喉痹，衄血，失音诸病。”⑤《玉楸药解》：“治骨鲠吐血。”

板蓝根①《日华子本草》：“治天行热毒。”②《本草述》：“治天行大头热毒。”③《本草便读》：“清热解毒，辟疫，杀虫。”④《分类草药性》：“解诸毒恶疮，散毒去火，捣汁或服或涂。”⑤《现代实用中药》：“马蓝根为清凉、解热、解毒剂，用于丹毒、产褥热等。”⑥《中药志》：“清火解毒，凉血止血。治热病发斑，丹毒，咽喉肿痛，大头瘟，及吐血、衄血等证。”⑦《辽宁常用中草药手册》：“治肝炎，腮腺炎。”⑧《上海常用中草药》：“治感冒发热。”⑨《广西中草药》：“治乙脑，流感，流脑，咽喉炎，口腔炎及扁桃体炎。”

薄荷①《药性论》：“去愤气，发毒汗，破血止痢，通利关节。”②《千金要方·食治》：“却肾气，令人口气香洁。主辟邪毒，除劳弊。”③孙思邈：“煎汤洗漆疮。”④《唐本草》：“主贼风，发汗。（治）恶气腹胀满。霍乱。宿食不消，下气。”⑤《食疗本草》：“杵汁服，去心脏风热。”⑥《食性本草》：“能引诸药入营卫。疗阴阳毒、伤寒头痛。”⑦《日华子本草》：“治中风失音，吐痰。除贼风。疗心腹胀。下气、消宿食及头风等。”⑧《本草图经》：“治伤风、头脑风，通关格，小儿风涎。”

桔梗①《本经》：“主胸胁痛如刀刺，腹满，肠鸣幽幽，惊恐悸气。”②《别录》：“利五脏肠胃，补血气，除寒热、风痹，温中消谷，疗喉咽痛。”③《药性论》：“治下痢，破血，去积气，消积聚，痰涎，主肺热气促嗽逆，除腹中冷痛，主中恶及小儿惊痫。”④《日华子本草》：“下一切气，止霍乱转筋，心腹胀痛，补五劳，养气，除邪辟温，补虚消痰，破癥瘕，养血排脓，补内漏及喉痹。”⑤《本草衍义》：“治肺痈。”⑥《珍珠囊》：“疗咽喉痛，利肺气，治鼻塞。”⑦李杲：“利胸膈，（治）咽喉气壅及痛，破滞气及积块，（除）肺部风热，清利头目，利窍。”⑧《本草纲目》：“主口舌生疮，赤目肿痛。”⑨《中药形性经验鉴别法》：“催乳。”

甘草①《本经》：“主五脏六腑寒热邪气，坚筋骨，长肌肉，倍力，金疮肿，解毒。”②《别录》：“温中下气，烦满短气，伤脏咳嗽，止渴，通经脉，利血气，解百药毒。”③《药性论》：“主腹中冷痛，治惊痫，除腹胀满；补益五脏；制诸药毒；养肾气内伤，令人阴（不）痿；主妇人血沥腰痛；虚而多热；加而用之。”④《日华子本草》：“安魂定魄。补五劳七伤，一切虚损、惊悸、烦闷、健忘。通九窍，利百脉，益精养气，壮筋骨，解冷热。”⑤《珍珠囊》：“补血，养胃。”⑥《汤液本草》：“治肺痿之脓血，而作吐剂；消五发之疮疽，与黄芪同功。”⑦《本草纲目》：“解小儿胎毒、惊痫，降火止痛。”⑧《中国药植图鉴》：“治消化性溃疡和黄疸。”

陈皮①《本经》："主胸中瘕热、逆气，利水谷，久服去臭，下气。"②《别录》："下气，止呕咳，除膀胱留热、停水、五淋，利小便，主脾不能消谷，气冲胸中，吐逆霍乱，止泄，去寸白。"③《药性论》："治胸膈间气，开胃，主气痢，消痰涎，治上气咳嗽。"④《本草拾遗》："去气，调中。"⑤《日华子本草》："消痰止嗽，破癥瘕痃癖。"⑥《医学启源》："去胸中寒邪，破滞气，益脾胃。"⑦《本草纲目》："疗呕哕反胃嘈杂，时吐清水，痰痞，痎疟，大肠闭塞，妇人乳痈。入食料解鱼腥毒。"

佐使——**升麻**①《本经》："主解百毒，辟温疾、障邪(一作"瘴气邪气")。"②《别录》："主中恶腹痛，时气毒疠，头痛寒热，风肿诸毒，喉痛，口疮。"③《药性论》："治小儿风，惊痫，时气热疾。能治口齿风露肿疼，牙根浮烂恶臭，热毒脓血。除心肺风毒热壅闭不通，口疮，烦闷。疗痈肿，豌豆疮，水煎绵沾拭疮上。"④《日华子本草》："安魂定魄，游风肿毒，口气疳匿。"⑤《汤液本草》："主肺痿咳唾脓血，能发浮汗。"⑥《滇南本草》："表小儿痘疹，解疮毒，咽喉(肿)，喘咳音哑。肺热，止齿痛。乳蛾，痄腮。"⑦《本草纲目》："消斑疹，行窃血，治阳陷眩运，胸胁虚痛，久泄下痢后重，遗浊，带下，崩中，血淋，下血，阴痿足寒。"

柴胡①《本经》："主心腹肠胃中结气，饮食积聚，寒热邪气，推陈致新。"②《别录》："除伤寒心下烦热，诸痰热结实，胸中邪逆，五藏间游气，大肠停积，水胀，及湿痹拘挛。亦可作浴汤。"③《药性论》："治热劳骨节烦疼，热气，肩背疼痛，宣畅血气，劳乏羸瘦；主下气消食，主时疾内外热不解，单煮服。"④《千金方》："苗汁治耳聋，灌耳中。"⑤《四声本草》："主痰涎、胸胁中痞。"⑥《日华子本草》："补五劳七伤，除烦止惊，益气力，消痰止嗽，润心肺，添精补髓，天行温疾热狂乏绝，胸胁气满，健忘。"⑦《珍珠囊》："去往来寒热，胆痹，非柴胡梢子不能除。"⑧《医学启源》："除虚劳烦热，解散肌热，去早晨潮热。"⑨《滇南本草》："伤寒发汗解表要药，退六经邪热往来，痹痿，除肝家邪热、痨热，行肝经逆结之气，止左胁肝气疼痛，治妇人血热烧经，能调月经。""发汗用嫩蕊，治虚热、调经用根。"⑩《本草纲目》："治阳气下陷，平肝、胆、三焦、包络相火，及头痛、眩晕，目昏、赤痛障翳，耳聋鸣，诸疟，及肥气寒热，妇人热入血室，经水不调，小儿痘疹余热，五疳羸热。"

2. 四气配伍

寒——黄连①《本经》："味苦，寒。"②《吴普本草》："神农、岐伯、雷公：苦，无毒；李氏：小寒。"

黄芩《别录》："大寒，无毒。"

板蓝根《本草述》："苦，寒，无毒。"

牛蒡子《药品化义》："辛，性寒。"

凉——连翘《医学启源》:"《主治秘要》云,性凉,味苦。"

薄荷《医学启源》:"《主治秘要》云,性凉,辛。"

微寒——玄参①《本经》:"味苦,微寒。"②《吴普本草》:"神农、桐君、雷公、扁鹊:苦,无毒。岐伯:咸。李氏:寒。"③《药品化义》:"味微苦微咸略甘,性凉。"

升麻①《别录》:"甘苦,平,微寒,无毒。"②《汤液本草》:"微苦,微寒。"

柴胡《别录》:"微寒,无毒。"

平——僵蚕①《本经》:"味咸,平。"②《别录》:"辛,平,无毒。"③《药性论》:"微温,有小毒。"

马勃①《别录》:"味辛,平,无毒。"②《医林纂要》:"辛咸,平。"

桔梗《药性论》:"苦,平,无毒。"

甘草①《本经》:"味甘,平。"②《珍珠囊》:"生甘,平;炙甘,温。"

温——陈皮《本经》:"味辛,温。"

3. 五味配伍

苦——黄连①《本经》:"味苦,寒。"②《吴普本草》:"神农、岐伯、雷公:苦,无毒;李氏:小寒。"

黄芩①《本经》:"味苦,平。"②《别录》:"大寒,无毒。"③《药性论》:"味苦甘。"

连翘①《本经》:"味苦,平。"②《别录》:"无毒。"③《医学启源》:"《主治秘要》云,性凉,味苦。"④《本草纲目》:"微苦辛。"

板蓝根①《本草述》:"苦,寒,无毒。"②《分类草药性》:"凉。"

柴胡①《本经》:"味苦,平。"②《别录》:"微寒,无毒。"③《日华子本草》:"味甘。"

辛苦——牛蒡子①《别录》:"味辛,平。"②《本草拾遗》:"味苦。"③《医学启源》:"《主治秘要》云,辛,温。"④《药品化义》:"辛,性寒。"

桔梗①《本经》:"辛,微温。"②《别录》:"苦,有小毒。"③《药性论》:"苦,平,无毒。"

辛——薄荷①《医学启源》:"《主治秘要》云,性凉,辛。"②《医林纂要》:"辛,寒。"

僵蚕《别录》:"辛,平,无毒。"

陈皮①《本经》:"味辛,温。"②崔禹锡《食经》:"味辛苦。"

马勃①《别录》:"味辛,平,无毒。"②《医林纂要》:"辛咸,平。"

辛咸——僵蚕①《本经》:"味咸,平。"②《别录》:"辛,平,无毒。"③《药性论》:"微温,有小毒。"

苦咸——玄参①《本经》:"味苦,微寒。"②《吴普本草》:"神农、桐君、雷公、扁鹊:苦,无毒。岐伯:咸。李氏:寒。"③《药品化义》:"味微苦微咸略甘,性凉。"

甘——甘草①《本经》:"味甘,平。"②《别录》:"无毒。"③《本草衍义》:"微凉。"④《珍珠囊》:"生甘,平;炙甘,温。"

甘辛微苦——升麻①《本经》:"味甘辛。"②《别录》:"甘苦,平,微寒,无毒。"③《医学启源》:"《主治秘要》云,性温,味辛。"④《汤液本草》:"微苦,微寒。"

4. 归经配伍

黄连——①《汤液本草》:"入手少阴经。"②《本草经疏》:"入手少阴、阳明,足少阳、厥阴、阳明、太阴。"③《本草经解》:"入足少阴肾经、手少阴心经。"

黄芩——①《品汇精要》:"行手太阴、阳明经。"②《本草纲目》:"入手少阴、阳明,手足太阴、少阳六经。"③《雷公炮制药性解》:"入肺、大肠、膀胱、胆四经。"

连翘——①《汤液本草》:"手足少阳、阳明经。"②《本草纲目》:"少阴心经、厥阴包络气分。"③《雷公炮制药性解》:"入心、肝、胆、胃、三焦、大肠六经。"

牛蒡子——①《本草经疏》:"入手太阴、足阳明经。"②《药品化义》:"入肝、肺二经。"

薄荷——①《汤液本草》:"手太阴、厥阴经药。"②《本草纲目》:"入手少、太阴,足厥阴。"③《本草新编》:"入肺与包络二经,亦能入肝、胆。"

僵蚕——①《本草纲目》:"厥阴、阳明。"②《雷公炮制药性解》:"入心、肝、脾、肺四经。"

玄参——①《药类法象》:"足少阴肾经。"②《雷公炮制药性解》:"入心、肺、肾三经。"③《本草新编》:"入脾、肾、胃三经。"

马勃——《本草纲目》:"肺经。"

板蓝根——《本草便读》:"入肝、胃血分。"

桔梗——①《汤液本草》:"入足少阴、手太阴。"②《品汇精要》:"行足太阴经。"③《本草经疏》:"入手太阴、少阴,兼入足阳明胃经。"

甘草——①《汤液本草》:"入足厥阴、太阴、少阴经。"②《雷公炮制药性解》:"入心、脾二经。"③《本草通玄》:"入脾、胃。"④《本草经解》:"入手太阴肺经、足太阴脾经。"

陈皮——①《品汇精要》:"行手太阴、足太阴经。"②《雷公炮制药性解》:"入肺、肝、脾、胃四经。"③《本草求真》:"入脾、大肠。"

升麻——①《医学启源》:"足阳明胃、足太阴脾。""手、足阳明。"②《汤液本草》:"手阳明经、太阴经。"③《本草经解》:"入手太阴肺经、足太阳膀胱经、手太阳小肠经、手少阴心经、足阳明胃经。"④《本草再新》:"入肝、肺二经。"

柴胡——①《珍珠囊》:"入足少阳胆、足厥阴肝、手少阳三焦、手厥阴心包络。"

②《本草再新》:"入心、肝、脾三经。"

5. 七方配伍

十四味药为大方、急方、偶方、复方。

6. 七情配伍

黄芩、黄连相须为用,增强清热泻火之功。

玄参、板蓝根相须为用,增强清热解毒之功。

7. 量数配伍

本方黄芩、黄连(各15g)重用为主药,清热解毒为主。陈皮、甘草、玄参、柴胡、桔梗(各6g)等量,宣通上达。少佐连翘、板蓝根、马勃、牛蒡子、薄荷(各3g)祛风散热。少量僵蚕、升麻(各2g)解毒托毒。

8. 对药配伍

黄芩——黄连

玄参——板蓝根

马勃——牛蒡子

薄荷——柴胡

僵蚕——升麻

9. 趋向配伍

黄芩、黄连、玄参、板蓝根、连翘、牛蒡子(鼠粘子)、马勃,清热解毒为用,趋于下沉为沉降之品。

白僵蚕、升麻、柴胡、桔梗、橘红辛散向上,趋于升浮之品。

甘草性平为阴阳平和之品。

10. 阴阳配伍

黄芩、黄连、玄参、板蓝根、连翘、马勃、牛蒡子清热为主为阴。

陈皮、柴胡、桔梗、薄荷、僵蚕、升麻辛散为阳。

甘草性平,为阴阳平和之品。

11. 五行配伍

黄芩、黄连、玄参、板蓝根、连翘、马勃、牛蒡子味苦属水,可以清热、泻火、解毒;配伍柴胡、桔梗、薄荷、僵蚕、升麻、陈皮味辛属木,能行能散,可以祛风散邪,体现了五行中水生木,增强辛散之功,从而增强清热之力。甘草味甘,能缓能补,既能实土扶木,又能土克水,防止清热太过。

12. 随证加减配伍

①普济消毒饮:出自《重订广温热论》。主治外感温邪,恶寒壮热,体重身倦,头面肿大,或两腮肿,咽喉不利,喉蛾咽肿,口干舌刺,胸闷气胀。

②普济消毒饮出自《顾松园医镜·卷六》。主治初觉憎寒壮热体重,次传头面肿盛,目不能闭,上喘,咽喉不利,舌干口燥,俗云大头伤寒风,诸药不愈者。

13. 名家论方

①《目经大成》:"泰和二年,民多疫疠。初觉憎寒体重,次壮热头面肿盛,目不能开,喉舌干渴而喘。俗云大头伤寒。染之多不救,亲戚不相访问。东垣曰:'身半以上,天之气也。身半以下,地之气也。此天元气薄,客邪乘之,上攻头目而为病。乃立是方,为细末,姜汤调,时时呷之。余用蜜丸,中夜噙化,人活甚众。盖连翘、薄荷、元参、板蓝根、鼠、马、蚕、橘,皆清喉利膈之物,虽多无碍。升麻主降浊,甘草缓之。柴胡主升清,桔梗载之,使气味浮而不沉,自可徐徐宣力。再有人参辅主,芩连逐容,则热邪不得复居其位,活人宜矣。倘血热便秘,加桃仁、大黄以下血。渴肉,加防风、川芎、当归而行。肿势甚者,须按穴砭刺,此尽肿胀之治。目如蚌合,如杯覆者,皆可类推。'"

②《仁术便览》:"治时疫病,初觉憎寒体重,次传头面肿盛,目不能开,上喘,咽喉不利,舌干口燥,俗云大头天行。亲戚不相访问,染之多不救。先师云:'夫身半以上天气也,身半以下地气也。此邪热客于心肺之间,上攻头目而为肿盛,遂处方用黄连、黄芩,味苦寒,泻心肺间热以为君;橘红苦平,玄参苦寒,甘草甘寒,泻火补气以为臣;连翘、牛蒡子(鼠粘子)、薄荷叶苦辛平,板蓝根味苦寒,马勃、白僵蚕味苦平,行少阳、阳明二经气不得伸;桔梗味辛温为舟楫,不令下行。共为细末,半用汤调,时时服之,半蜜为丸,噙化之。'"

③《医方集解》:"用黄芩、黄连味苦寒,泻心肺间热以为君;橘红苦辛,玄参苦寒,生甘草甘寒,泻火补气以为臣;连翘、鼠粘子、薄荷叶苦辛平,板兰根味苦寒,马勃、白僵蚕味苦平,散肿消毒定喘以为佐;新升麻、柴胡苦平,行少阳、阳明二经不得伸;桔梗辛温为舟楫,不令下行。"

14. 方歌

普济消毒芩连鼠,玄参甘桔蓝根侣,升柴马勃连翘陈,薄荷僵蚕为末咀。

仙方活命饮

出自《校注妇人良方·卷二十四》。"治一切疮疡,未成者即散,已成者即溃,又止痛消毒之良剂也。"

【处方】金银花(25g),白芷(3g),贝母(6g),防风(6g),赤芍药(6g),当归尾(6g),甘草节(6g),皂角刺(炒 6g),穿山甲(炙 6g),天花粉(6g),乳香(6g),没药(6g),陈皮(9g)。

【主治】阳证痈疡肿毒初起。红肿焮痛,或身热凛寒,苔薄白或黄,脉数有力。

【功能】清热解毒,消肿散结,活血止痛。

【用法】用酒一大碗,煎五七沸服。现代用法:水煎服,或水酒各半煎服。

方中金银花性味甘寒,清热解毒疗疮,故重用为君。当归尾、赤芍、乳香、没药、陈皮行气活血通络,消肿止痛,共为臣药。疮疡初起,其邪多羁留于肌肤腠理之间,与白芷、防风相配,通滞散结,热毒外透;贝母、花粉清热化痰散结,消未成之脓;山甲、皂刺通行经络，透脓溃坚，可使脓成即溃，均为佐药。甘草清热解毒，并调和诸药；煎药加酒者，借其通瘀而行周身，助药力直达病所，共为使药。诸药合用，共奏清热解毒，消肿溃坚，活血止痛之功。

1. 君臣佐使配伍

君——**金银花**①《滇南本草》："清热，解诸疮，痈疽发背，丹流瘰疬。"②《生草药性备要》："能消痈疽疔毒，止痢疾，洗疳疮，去皮肤血热。"③《本草备要》："养血止渴。治疥癣。"④《重庆堂随笔》："清络中风火湿热，解温疫秽恶浊邪，息肝胆浮越风阳，治痉厥癫痫诸症。"⑤《常用中草药手册》："清热解毒。治外感发热咳嗽，肠炎，菌痢，麻疹，腮腺炎，败血症，疮疖肿毒，阑尾炎，外伤感染，小儿痱毒。制成凉茶，可预防中暑、感冒及肠道传染病。"

臣——**当归**①《本经》："主咳逆上气，温疟寒热洗洗在皮肤中，妇人漏下，绝子，诸恶疮疡金疮，煮饮之。"②《别录》："温中止痛，除客血内塞，中风痓、汗不出，湿痹，中恶客气、虚冷，补五藏，生肌肉。"③《药性论》："止呕逆、虚劳寒热，破宿血，主女子崩中，下肠胃冷，补诸不足，止痢腹痛。单煮饮汁，治温疟，主女人沥血腰痛，疗齿疼痛不可忍。病人虚冷加而用之。"④《日华子本草》："治一切风、一切血，补一切劳，破恶血，养新血及主癥癖。"⑤《珍珠囊》："头破血，身行血，尾止血。(《汤液本草》引作'头止血，身和血，梢破血。')"⑥李杲："当归梢，主癥癖，破恶血，并产后恶血上冲，去诸疮疡肿结，治金疮恶血，温中润燥止痛。"⑦王好古："主痿躄嗜卧，足下热而痛。冲脉为病，气逆里急；带脉为病，腹痛，腰溶溶如坐水中。"⑧《本草蒙筌》："逐跌打血凝，并热痢刮疼滞住肠胃内。"⑨《本草纲目》："治头痛，心腹诸痛，润肠胃筋骨皮肤。治痈疽，排脓止痛，和血补血。"⑩《本草再新》："治浑身肿胀，血脉不和，阴分不足，安生胎，堕死胎。"

赤芍①《本经》："主邪气腹痛，除血痹，破坚积，治寒热疝瘕，止痛，利小便，益气。"②《别录》："通顺血脉，缓中，散恶血，逐贼血，去水气，利膀胱、大小肠，消痈肿，(治)时行寒热，中恶腹痛，腰痛。"③《药性论》："治肺邪气，腹中疞痛，血气积聚，通宣脏腑拥气，治邪痛败血，主时疾骨热，强五脏，补肾气，治心腹坚胀，妇人血闭不通，消瘀血，能蚀脓。"④《唐本草》："益女子血。"⑤《日华子本草》："治风补痨，主女人一切病，并产前后诸疾，通月水，退热除烦，益气，治天行热疾，瘟瘴惊狂，妇人血运，及肠风泻血，痔瘘发背，疮疥，头痛，明目，目赤，胬肉。"⑥《医学启源》："安脾经，治腹痛，收胃气，止泻利，和血，固腠理，泻肝，补脾胃。"⑦王好古："理中气，治脾虚中满，心下痞，胁下痛，善噫，肺急胀逆喘咳，太阳鼽衄，目涩，肝血不足，阳维病苦寒热，带脉病苦腹痛满，腰溶溶如坐水中。"

⑧《滇南本草》:"泻脾热,止腹疼,止水泻,收肝气逆疼,调养心肝脾经血,舒经降气,止肝气疼痛。"

乳香①《别录》:"疗风水毒肿,去恶气。""疗风瘾疹痒毒。"②《本草拾遗》:"疗耳聋,中风口噤,妇人血气,能发酒,理风冷,止大肠泄澼,疗诸疮令内消。"③《日华子本草》:"止霍乱,心腹痛。煎膏止痛长肉。"④《证类本草》:"治不眠。"⑤《珍珠囊》:"定诸经之痛。"⑥《本草纲目》:"消痈疽诸毒,托里护心,活血定痛,伸筋,治妇人难产,折伤。"⑦《本草从新》:"治癫狂,止泄痢。"⑧《要药分剂》:"赤白痢腹痛不止者,加入乳香无不效。"

没药①《药性论》:"主打搕损,心腹血瘀,伤折踒跌,筋骨瘀痛,金刃所损,痛不可忍,皆以酒投饮之。"②《海药本草》:"主折伤马坠,推陈置新,能生好血,研烂,以热酒调服。堕胎,心腹俱痛及野鸡漏痔、产后血气痛,并宜丸、散中服。"③《日华子本草》:"破癥结宿血,消肿毒。"④《开宝本草》:"主破血止痛。疗杖疮、诸恶疮、痔漏卒下血、目中翳晕痛肤赤。"⑤王好古:"治心胆虚,肝血不足。"⑥《本草纲目》:"散血消肿,定痛生肌。"⑦《本草述》:"久服舒筋膜,通血脉,固齿牙,长须发。"

橘皮①《本经》:"主胸中瘕热、逆气,利水谷,久服去臭,下气。"②《别录》:"下气,止呕咳,除膀胱留热、停水、五淋,利小便,主脾不能消谷,气冲胸中,吐逆霍乱,止泄,去寸白。"③《药性论》:"治胸膈间气,开胃,主气痢,消痰涎,治上气咳嗽。"④《本草拾遗》:"去气,调中。"⑤《医学启源》:"橘皮能益气,加青皮减半,去滞气,推陈致新。若补脾胃,不去白,若理胸中滞气,去包。《主治秘要》云,苦辛益气,利肺,有甘草则补肺,无则泻肺。"⑥《日用本草》:"橘皮,能散能泻,能温能补,能消膈气,化痰涎,和脾止嗽,通五淋。中酒呕吐恶心,煎饮之效。"⑦《本草纲目》:"橘皮,苦能泻能燥,辛能散,温能和。其治百病,总是取其理气燥湿之功,同补药则补,同泻药则泻,同升药则升,同降药则降。脾乃元气之母,肺乃摄气之钥,故橘皮为二经气分之药,但随所配市补泻升降也。洁古张氏云:'陈皮、枳壳,利其气而痰自下,盖此义也。'"

佐——**白芷**①《本经》:"主女人漏下赤白,血闭阴肿,寒热,风头(头风)侵目泪出,长肌肤,润泽。"②《别录》:"疗风邪久渴('久渴'或疑作'久泻'),呕吐,两胁满,风痛头眩,目痒。"③《药性论》:"治心腹血刺痛,除风邪,主女人血崩及呕逆,明目、止泪出,疗妇人沥血、腰腹痛;能蚀脓。"④《日华子本草》:"治目赤胬肉,及补胎漏滑落,破宿血,补新血,乳痈、发背、瘰疬、肠风、痔瘘,排脓,疮痍、疥癣,止痛生肌,去面皯疵瘢。"⑤《滇南本草》:"祛皮肤游走之风,止胃冷腹痛寒痛,周身寒湿疼痛。"⑥《本草纲目》:"治鼻渊、鼻衄、齿痛、眉棱骨痛,大肠风秘,小便出血,妇人血风眩运，翻胃吐食；解砒毒，蛇伤，刀箭金疮。”

防风①《本经》：“主大风头眩痛，恶风，风邪，目盲无所见，风行周身，骨节疼痹，烦满。”②《本草经集注》：“杀附子毒。”③《别录》：“胁痛，胁风头面去来，四肢挛急，字乳金疮内痉。”④《日华子本草》：“治三十六般风，男子一切劳劣，补中益神，风赤眼，止泪及瘫缓，通利五脏关脉，五劳七伤，羸损盗汗，心烦体重，能安神定志，匀气脉。”⑤《珍珠囊》：“身：去上风，梢：去下风。”⑥《药类法象》：“治风通用。泻肺实，散头目中滞气，除上焦风邪。”⑦王好古：“搜肝气。”⑧《长沙药解》：“行经络，逐湿淫，通关节，止疼痛，舒筋脉，伸急挛，活肢节，起瘫痪，敛自汗、盗汗，断漏下、崩中。”⑨《本草求原》：“解乌头、芫花、野菌诸热药毒。”

穿山甲①《别录》：“主五邪惊啼悲伤，烧之作灰，以酒或水和方寸匕，疗蚁瘘。”②陶弘景：“疗疮癞。”③《药性论》：“治山瘴疟。恶疮，烧敷之。”④《日华子本草》：“治小儿惊邪，痔漏、恶疮、疥癣。”⑤《滇南本草》：“治疥癞痈毒，破气行血，胸膈膨胀逆气，治膀胱疝气疼痛。”⑥《本草纲目》：“除痰疟寒热，风痹强直疼痛，通经脉，下乳汁，消痈肿，排脓血，通窍杀虫。”⑦《本草再新》：“搜风去湿，解热败毒。”

皂角刺①《本草图经》：“米醋熬嫩刺针作浓煎，以敷疮癣。”②杨士瀛：“能引诸药上行，治上焦病。”③《本草衍义补遗》：“治痈疽已溃，能引至溃处。”④《本草纲目》：“治痈肿，妒乳，风疠恶疮，胞衣不下，杀虫。”⑤《本草崇原》：“去风化痰，败毒攻毒。定小儿惊风发搐，攻痘疮起发，化毒成浆。”⑥《四川中药志》：“治风热疮疹，并能通乳。”⑦《药材学》：“治扁桃体炎。”

天花粉①《本经》：“主消渴，身热，烦满，大热，补虚安中，续绝伤。”②《别录》：“除肠胃中痼热，八疸身面黄，唇干，口燥，短气。通月水，止小便利。”③《日华子本草》：“通小肠，排脓，消肿毒，生肌长肉，消扑损瘀血。治热狂时疾，乳痈，发背，痔瘘疮疖。”④《滇南本草》：“治痈疮肿毒，并止咳嗽带血。”⑤《本草蒙筌》：“治偏疝。”⑥《本草正》：“凉心肺，解热渴。降膈上热痰，消乳痈肿毒。”⑦《医林纂要》：“补肺，敛气，降火，宁心，兼泻肝郁，缓肝急，清膀胱热，止热淋小便短数，除阳明湿热。”⑧《现代实用中药》：“作撒布剂，治皮肤湿疹，汗斑，擦伤。”

贝母①《本经》：“主伤寒烦热，淋沥邪气，疝瘕，喉痹，乳难，金疮风痉。”②《别录》：“疗腹中结实，心下满，洗洗恶风寒，目眩，项直，咳嗽上气，止烦热渴，出汗，安五脏，利骨髓。”③《药性论》：“治虚热，主难产作末服之；兼治胞衣不出，取七枚末，酒下；末，点眼去肤翳；主胸胁逆气，疗时疾黄疸，与连翘同主项下瘤瘿疾。”④《日华子本草》：“消痰，润心肺。末，和砂糖为丸含，止嗽；烧灰油敷人畜恶疮。”⑤《本草别说》：“能散心胸郁结之气。”⑥《本草会纂》：“治虚劳咳嗽，吐血咯血，肺痿肺痈，妇人乳痈、痈疽及诸郁之证。”⑦《本草正》：“降胸中因热结脚及乳痈流痰结核。”⑧《本草述》：“疗肿瘤疡，可以托里护心，收敛解毒。”

使——**甘草**①《本经》：“主五脏六腑寒热邪气，坚筋骨，长肌肉，倍力，金疮肿，解毒。”②《别录》：“温中下气，烦满短气，伤脏咳嗽，止渴，通经脉，利血气，解百药毒。”③《药性论》：“主腹中冷痛，治惊痫，除腹胀满；补益五脏；制诸药毒；养肾气内伤，令人阴（不）痿；主妇人血沥腰痛；虚而多热；加而用之。”④《日华子本草》：“安魂定魄。补五劳七伤，一切虚损、惊悸、烦闷、健忘。通九窍，利百脉，益精养气，壮筋骨，解冷热。”⑤《珍珠囊》：“补血，养胃。”⑥《汤液本草》：“治肺痿之脓血，而作吐剂；消五发之疮疽，与黄芪同功。”⑦《本草纲目》：“解小儿胎毒、惊痫，降火止痛。”⑧《中国药植图鉴》：“治消化性溃疡和黄疸。”

2. 四气配伍

寒——金银花①《滇南本草》：“性寒，味苦。”②《本草正》：“味甘，气平，其性微寒。”

温——当归①《本经》：“味甘，温。”②《吴普本草》：“神农、黄帝、桐君、扁鹊：甘，无毒。岐伯、雷公：辛、无毒。李氏：小温。”③《别录》：“辛，大温，无毒。”④《本草述》：“味苦，温，无毒。”

乳香①《别录》：“微温。”②《日华子本草》：“味辛，热，微毒。”③李杲：“味苦辛，热。”

白芷①《本经》：“辛，温。”②《别录》：“无毒。”③《滇南本草》：“性温，味辛微甘。”④《药物图考》：“有小毒，臭香，味辛。”

防风①《本经》：“味甘，温。”②《别录》：“辛，无毒。”③《药品化义》：“气和，味甘微辛，性微温。”④《本草再新》：“味辛，性平，无毒。”

皂角刺①《本草纲目》：“辛，温，无毒。”②《医林纂要》：“辛咸，温。”③《四川中药志》：“性温，味辛，有小毒。”

芍药①《本经》：“味苦，平。”②《吴普本草》：“桐君：甘，无毒。岐伯：咸。李氏：小寒。雷公：酸。”③《别录》：“酸，平微寒，有小毒。”

凉——穿山甲①《别录》：“微寒。”②《药性论》：“有大毒。”③《滇南本草》：“性寒凉，味咸。”

天花粉①《本经》：“味苦，寒。”②《别录》：“无毒。”③《本草纲目》：“甘微苦酸，微寒。”

贝母①《本经》：“味辛，平。”②《别录》：“苦，微寒，无毒。”⑧《唐本草》：“味甘苦，不辛。”

平——没药①《药性论》：“味苦辛。”②《海药本草》：“味苦辛，温，无毒。”③《开宝本草》：“味苦，平，无毒。”

甘草①《本经》："味甘，平。"②《别录》："无毒。"③《本草衍义》："微凉。"④《珍珠囊》："生甘，平；炙甘，温。"

3. 五味配伍

甘——金银花①《滇南本草》："性寒，味苦。"②《本草正》："味甘，气平，其性微寒。"

甘草①《本经》："味甘，平。"②《别录》："无毒。"③《本草衍义》："微凉。"④《珍珠囊》："生甘，平；炙甘，温。"

甘辛——当归①《本经》："味甘，温。"②《吴普本草》："神农、黄帝、桐君、扁鹊：甘，无毒。岐伯、雷公：辛、无毒。李氏：小温。"③《别录》："辛，大温，无毒。"④《本草述》："味苦，温，无毒。"

防风①《本经》："味甘，温。"②《别录》："辛，无毒。"③《药品化义》："气和，味甘微辛，性微温。"④《本草再新》："味辛，性平，无毒。"

辛苦——乳香①《别录》："微温。"②《日华子本草》："味辛，热，微毒。"③李杲："味苦辛，热。"

辛——白芷①《本经》："辛，温。"②《别录》："无毒。"③《滇南本草》："性温，味辛微甘。"④《药物图考》："有小毒，臭香，味辛。"

皂角刺①《本草纲目》："辛，温，无毒。"②《医林纂要》："辛咸，温。"③《四川中药志》："性温，味辛，有小毒。"

芍药①《本经》："味苦，平。"②《吴普本草》："桐君：甘，无毒。岐伯：咸。李氏：小寒。雷公：酸。"③《别录》："酸，平微寒，有小毒。"

没药①《药性论》："味苦辛。"②《海药本草》："味苦辛，温，无毒。"③《开宝本草》："味苦，平，无毒。

咸——穿山甲①《别录》："微寒。"②《药性论》："有大毒。"③《滇南本草》："性寒凉，味咸。"

甘苦酸——天花粉①《本经》："味苦，寒。"②《别录》："无毒。"③《本草纲目》："甘微苦酸，微寒。"

甘苦——贝母①《本经》："味辛，平。"②《别录》："苦，微寒，无毒。"③《唐本草》："味甘苦，不辛。"

4. 归经配伍

金银花——①《雷公炮制药性解》："入肺经。"②《得配本草》："入足阳明、太阴经。"

当归——①《汤液本草》："入手少阴、足太阴、厥阴经。"②《雷公炮制药性解》："入心、肝、肺三经。"

芍药——①《品汇精要》："行手太阴、足太阴经。"②《本草经疏》："手足太阴引经药，入肝、脾血分。"

乳香——①朱震亨："入手少阴经。"②《本草经疏》："入足太阴、手少阴，兼入足厥阴经。"

没药——①《本草经疏》:"入足厥阴经。"②《本草新编》:"入脾、肾二经。"③《本草求真》:"入心、肝。"

白芷——①《珍珠囊》:"足阳明胃、手阳明大肠、手太阴肺经。"②《雷公炮制药性解》:"入肺、脾、胃三经。"③《本草经解》:"入足厥阴肝经、足阳明胃经、手阳明大肠经。"

防风——①《珍珠囊》:"太阳经本药。"②《汤液本草》:"足阳明胃、足太阴脾二经之行经药。"③《雷公炮制药性解》:"入肺经。"④《本草再新》:"入肝、脾、肾三经。"

穿山甲——①《本草纲目》:"入厥阴、阳明经。"②《本草汇言》:"入足太阴,厥阴经。"

天花粉——①《雷公炮制药性解》:"入肺、心、脾、胃、小肠五经。"②《本草经解》:"入足少阴肾经、足太阳膀胱经,手少阴心经。"

贝母——①王好古:"肺经。"②《雷公炮制药性解》:"入心、肺二经。"③《本草经解》:"入手太阴肺经、手阳明大肠经。"

皂角刺——肝、肺经。

甘草——①《汤液本草》:"入足厥阴、太阴、少阴经。"②《雷公炮制药性解》:"入心、脾二经。"

5. 七方配伍

十三味药为大方、急方、奇方、复方。

6. 七情配伍

金银花单行为君,为疮家之圣药。

白芷与防风相须为用,增强散结通滞之功。

皂角刺与穿山甲相须为用,增强通经活络之功。

芍药与当归相须为用,增强活血通络之功。

贝母与天花粉相须为用,增强化痰散结之功。

乳香与没药相须为用,增强活血化瘀之功。

7. 量数配伍

本方重用金银花(25g),意在清热解毒;等量配伍贝母、防风、赤芍药、当归尾、甘草节、皂角刺、穿山甲、天花粉、乳香、没药(各6g),活血通络。白芷量最少(3g),其宜透达营卫。佐以陈皮(9g)防治苦寒伤胃。

8. 对药配伍

白芷——防风

皂角刺——穿山甲

芍药——当归

贝母——天花粉

乳香——没药

9. 趋向配伍

皂角刺、穿山甲、乳香、没药、芍药活血化瘀为用，趋于沉降；贝母、金银花、天花粉、清热化痰为主，亦趋于沉降。

防风、陈皮、白芷辛散为用，趋于升浮；当归活血通络为用，趋于升浮。

10. 阴阳配伍

贝母、天花粉、芍药、金银花皆性寒属阴。陈皮、防风、白芷、皂角刺、当归、甘草、穿山甲、乳香、没药辛燥属阳。

11. 五行配伍

贝母、天花粉、芍药、金银花味苦属水，能清能泻，可以清火，可以解毒。配伍陈皮、防风、白芷、皂角刺、当归、甘草、穿山甲、乳香、没药味辛为木，具有辛散之功，能行气活血而散瘀。本方体现了五行中水生木，活血祛瘀同时增强辛散之功以消肿溃坚。

12. 随证加减配伍

①五味消毒饮：出自《医宗金鉴》。主治疔疮初起，发热恶寒，疮形如粟，坚硬根深，状如铁钉，以及痈疡疖肿，红肿热痛，舌红苔黄，脉数。

②四妙勇安汤：出自《验方新编》。主治热毒炽盛之脱疽。患肢暗红微肿灼热，溃烂腐臭，疼痛剧烈，或见发热口渴，舌红脉数。

13. 名家论方

①《校注妇人良方》："治一切疮疡，未成者即散，已成者即溃，又止痛消毒之良剂也。"

②徐惪銈《外科选要》："古人朴实，七情干涉者少，而从风寒暑湿，外感凝滞者多，故设仙方活命饮，攻散所滞之肿。服此得效者，十常八九，乃患者五脏不虚耳。今人穿凿太过，七情烦搅之甚。而五内无有不伤，每见此证，曾服过此药，其疮必不起发，脾胃再无不损。若疮不起，脾胃伤败，患者岂有得生，至此自于天命。今之治法，不论首尾标本，必先固脾，次行托药，谓本立而道生，病无不活。予见如此，幸同道者察焉。"

③罗谦甫曰："此疡门开手攻毒之第一方也。经云：'营气不从，逆于肉理。故痈疽之发，未有不从营气之郁滞，因而血结痰滞蕴崇热毒为患'。治之之法，妙在通经之结，行血之滞，佐之以豁痰理气解毒。是方穿山甲以攻坚，皂刺以达毒所，白芷、防风、陈皮通经理气而疏其滞，乳香定痛和血，没药破血散结，赤芍、归尾以驱血热而行之，以破其结。佐以贝母、金银花、甘草，一以豁痰解郁，一以散毒和血，其为溃坚止痛宜矣。然是方为营卫尚强，中气不亏者设。若脾胃素弱，营卫不调，则有托里消毒散之法，必须斟酌而用。此薛己所论千古不易之治也。因附治疡用方之法于后，使学者服膺云。薛己曰：'治疡之法，若肿高焮痛者，先用仙方活命饮解之，后用托里败毒散。'"

④《目经大成》："一切痈疽及不知名恶疮初得，此方主之。痈疽皆由气血逆于肌理，加寒与湿凝，风共火搏乃发。红肿尖痛，为阳为痈。深硬黑陷，为阴为疽。势大身发热，食日减，晓夜不安眠，其症则重而险。入手，醇酒煎服。盖忍冬花、甘草节、天花粉、贝母、橘皮清热解毒，兼能利湿除痰。当归、防风、白芷、乳香、没药活血疏风，更可定痛护膜。乃皂角刺、穿山甲引前药直达病所，以决壅破坚。酒煎者，欲其通行周身，使邪速散云尔。服而活命，非仙方如何。诗曰：'仙方没药粉加餐，乳母归宁未忍还，芷橘甘草年可引，采芝防刺莫穿山。'"

14. 方歌

仙方活命金银花，防芷归陈草芍加，贝母花粉兼乳没，
穿山角刺酒煎佳，一切痈毒能溃散，溃后忌服用勿差。

凉膈散

出自《太平惠民和剂局方·卷六》。

【别名】连翘饮子、连翘消毒散

【处方】川大黄(9g)，朴硝(9g)，甘草(9g)，山栀子仁(5g)，薄荷去梗(5g)，黄芩(5g)，连翘(24g)，淡竹叶(7片)。

【主治】上中焦邪郁生热证。面赤唇焦，胸膈烦躁，口舌生疮，谵语狂妄，或咽痛吐衄，便秘溲赤，或大便不畅，舌红苔黄，脉滑数。

【功能】泻火解毒，清上泄下。

【用法】上药为粗末，每服6g，水一盏，入竹叶七片，蜜少许，煎至七分，去滓，食后温服。小儿可服半钱，更随年龄加减服之。现代用法：该方剂抗菌谱广而强大，抗炎、解热力度大，保肝作用强，完全适用于其所主治范围和现代医学所示各种适应证。

方中重用连翘清热解毒为君药。黄芩清胸膈郁热；栀子通泻三焦，引火下行；大黄、朴硝泻火通便，共为臣药。薄荷、竹叶轻清透散，以解热于上，为佐药。白蜜、甘草既能养中润燥，又能缓和药性，共为佐使药。全方清上与泻下并行，而泻下乃为清泻胸膈而设，体现了"以泻代清"法。诸药合用，共奏泻火通便、清上泻下之功。

1. 君臣佐使配伍

君——**连翘**①《本经》："主寒热，鼠瘘，瘰疬，痈肿恶疮，瘿瘤，结热。"②《别录》："去白虫。"③《药性论》："主通利五淋，小便不通，除心家客热。"④《日华子本草》："通小肠，排脓。治疮疖，止痛，通月经。"⑤李杲："散诸经血结气聚；消肿。"⑥王好古："治耳聋浑浑焞焞。"

臣——**黄芩**①《本经》："主诸热黄疸，肠澼，泄利，逐水，下血闭，(治)恶疮，疽蚀，火疡。"②《别录》："疗痰热，胃中热，小腹绞痛，消谷，利小肠，女子血闭，淋露下血，小儿腹痛。"③陶弘景："治奔豚，脐下热痛。"④《药性论》："能治热毒，骨蒸，寒热往来，肠胃不利，破壅气，治五淋，令人宣畅，去关

节烦闷，解热渴，治热腹中疠痛，心腹坚胀。”⑤《日华子本草》：“下气，主天行热疾，疔疮，排脓。治乳痈，发背。”⑥《珍珠囊》：“除阳有余，凉心去热，通寒格。”⑦李杲：“治发热口苦。”⑧《滇南本草》：“上行泻肺火，下行泻膀胱火，（治）男子五淋，女子暴崩，调经清热，胎有火热不安，清胎热，除六经实火实热。”⑨《本草纲目》：“治风热湿热头疼，奔豚热痛，火咳，肺痿喉腥，诸失血。”⑩《本草正》：“枯者清上焦之火，消痰利气，定喘嗽，止失血，退往来寒热，风热湿热，头痛，解瘟疫，清咽，疗肺痿肺痈，乳痈发背，尤祛肌表之热，故治斑疹、鼠瘘，疮疡、赤眼；实者凉下焦之热，能除赤痢，热蓄膀胱，五淋涩痛，大肠闭结，便血、漏血。”⑪《科学的民间药草》：“外洗创口，有防腐作用。”

栀子①《本经》：“主五内邪气，胃中热气，面赤，酒疱皶鼻，白癞，赤癞，疮疡。”②《本草经集注》：“解踯躅毒。”③《别录》：“疗目热亦痛，胸心、大小肠大热，心中烦闷，胃中热气。”④《药性论》：“杀蟅虫毒，去热毒风，利五淋，主中恶，通小便，解五种黄病，明目，治时疾除热及消渴口干，目赤肿痛。”⑤《食疗本草》：“主瘖哑，紫癜风，黄疸积热心躁。”⑥《医学启源》：“疗心经客热，除烦躁，去上焦虚热，治风。”⑦《药类法象》：“治心烦懊憹而不得眠，心神颠倒欲绝，血滞而小便不利。”⑧朱震亨：“泻三焦火，清胃脘血，治热厥心痛，解热郁，行结气。”⑨《本草纲目》：“治吐血、衄血、血痢、下血、血淋，损伤瘀血，及伤寒劳复，热厥头痛，疝气，汤火伤。”⑩《本草备要》：“生用泻火，炒黑止血，姜汁炒治烦呕，内热用仁，表热用皮。”⑪《常用中草药手册》：“清热解毒，凉血泻火。治黄疸型肝炎，蚕豆黄，感冒高热，菌痢，肾炎水肿，鼻衄，口舌生疮，乳腺炎，疮疡肿毒。”

大黄①《本经》：“下瘀血，血闭，寒热，破癥瘕积聚，留饮宿食，荡涤肠胃，推陈致新，通利水谷（‘水谷’一作‘水谷道’），调中化食，安和五脏。”②《别录》：“平胃，下气，除痰实，肠间结热，心腹胀满，女子寒血闭胀，小腹痛，诸老血留结。”③《药性论》：“主寒热，消食，炼五脏，通女子经候，利水肿，破痰实，冷热积聚，宿食，利大小肠，贴热毒肿，主小儿寒热时疾，烦热，蚀脓，破留血。”④《日华子本草》：“通宣一切气，调血脉，利关节，泄塑滞、水气，四肢冷热不调，温瘴热痰，利大小便，并敷一切疮疖痈毒。”⑤《本草纲目》：“主治下痢亦白，里急腹痛，小便淋沥，实热燥结，潮热谵语，黄疸，诸火疮。”

朴硝①《别录》：“主五脏积聚，久热胃闭，除邪气，破留血，腹中痰实结搏，通经脉，利大小便及月水，破五淋，推陈致新。”②《药性论》：“通女子月闭癥瘕，下瘰疬，黄疸病，主堕胎；患漆疮，汁敷之；主时疾热壅，能散恶血。”“马牙消，能主五脏积热伏气。”③《日华子本草》：“马牙消末筛点眼亦，去赤肿障翳涩泪痛。”④《医学启源》：“《主治秘要》云，治热淫于内，去肠内宿垢，破坚积热块。”⑤《本草蒙筌》：“清心肝明目，涤肠胃止疼。”⑥《本草再新》：“涤三焦肠胃湿热，推陈致新，伤寒疫痢，积聚结癖，停痰淋闭，瘰疬疮肿，目赤障翳，通经堕胎。”⑦《本草求原》：“马牙消，治齿痛，食蟹龈肿，喉痹肿痛，重舌口疮，鹅口疮。”

佐——**薄荷**①《药性论》：“去愤气，发毒汗，破血止痢，通利关节。”②《千金要方·食治》：“却肾气，令人口气香洁。主辟邪毒，除劳弊。”③孙思邈：“煎汤洗漆疮。”④《唐本草》：“主贼风，发汗。（治）恶气腹胀满。霍乱。宿食不消，下气。”⑤《食疗本草》：“杵汁服，去心脏风热。”⑥《食性本草》：“能引诸药入营卫。疗阴阳毒、伤寒头痛。”⑦《日华子本草》：“治中风失音，吐痰。除贼风。疗心腹胀。下气、消宿食及头风等。”⑧《本草图经》：“治伤风、头脑风，通关格，小儿风涎。”⑨《本草衍义》：“小儿惊风，壮热，须此引药；治骨蒸劳热，用其汁与众药为膏。”⑩李杲：“主清利头目。”⑪王好古：“能搜肝气。又主肺盛有余，肩背痛及风寒汗出。”⑫《滇南本草》：“治一切伤寒头疼，霍乱吐泻，痈、疽、疥、癞诸疮。”又：“野薄荷上清头目诸风，止头痛、眩晕、发热，去风痰，治伤风咳嗽、脑漏鼻流臭涕，退虚痨发热。”⑬《本草纲目》：“利咽喉、口齿诸病。治瘰疬，疮疥，风瘙瘾疹。”⑭《本草述》：“治中风，癫痫，伤燥热郁。”⑮《医林纂要》：“愈牙痛，已热嗽，解郁暑，止烦渴，止血痢，通小便。”⑯《本草再新》：“消目翳。”

竹叶①《别录》：“主胸中痰热，咳逆上气。”②《药性论》：“主吐血热毒风，止消渴。”③《食疗本草》：“主咳逆，消渴，痰饮，喉痹，除烦热。”④《日华子本草》：“消痰，治热狂烦闷，中风失音不语，壮热，头痛头风，并怀妊人头旋倒地，止惊悸，温疫迷闷，小儿惊痫天吊。”⑤张元素：“凉心经，益元气，除热，缓脾。”⑥《本草纲目》：“煎浓汁，漱齿中出血，洗脱肛不收。”⑦《本草正》：“退虚热烦躁不眠，止烦渴，生津液，利小水，解喉痹，并小儿风热惊痫。”⑧《重庆堂随笔》：“内息肝胆之风，外清温署之热，故有安神止痉之功。”⑨《本草再新》：“凉心健脾，治吐血、鼻血，聪耳明目。在此能清热除烦、生津利尿。”

佐使——**甘草**①《本经》：“主五脏六腑寒热邪气，坚筋骨，长肌肉，倍力，金疮肿，解毒。”②《别录》：“温中下气，烦满短气，伤脏咳嗽，止渴，通经脉，利血气，解百药毒。”③《药性论》：“主腹中冷痛，治惊痫，除腹胀满；补益五脏；制诸药毒；养肾气内伤，令人阴（不）痿；主妇人血沥腰痛；虚而多热；加而用之。”④《日华子本草》：“安魂定魄。补五劳七伤，一切虚损、惊悸、烦闷、健忘。通九窍，利百脉，益精养气，壮筋骨，解冷热。”⑤《珍珠囊》：“补血，养胃。”⑥《汤液本草》：“治肺痿之脓血，而作吐剂；消五发之疮疽，与黄芪同功。”⑦《本草纲目》：“解小儿胎毒、惊疽，降火止痛。”⑧《中国药植图鉴》：“治消化性溃疡和黄疸。”

2. 四气配伍

凉——连翘①《本经》：“味苦，平。”②《别录》：“无毒。”③《医学启源》：“《主治秘要》云，性凉，味苦。”④《本草纲目》：“微苦辛。”

薄荷①《医学启源》：“《主治秘要》云，性凉，辛。”②《医林纂要》：“辛，寒。”

寒——黄芩①《本经》：“味苦，平。”②《别录》：“大寒，无毒。”③《药性论》：“味苦甘。”

栀子①《本经》：“味苦，寒。”②《别录》：“大寒，无毒。”③《医林纂要》：“苦酸，寒。”

大黄①《本经》：“味苦，寒。”②《吴普本草》：“神农、雷公：苦，有毒。扁鹊：苦，无毒。李氏：小寒。”③《别录》：“大寒，无毒。”④《药性论》：“味苦甘。”

芒硝①《别录》：“味辛苦，大寒。”②《药性论》：“味咸，有小毒。”“马牙硝，味甘，大寒，无毒。”③《医学启源》：“《主治秘要》云，性寒，味咸。”④《本草纲目》：“马牙硝，咸微甘。”

竹叶①《别录》：“味辛平，大寒。”②《药性论》：“味甘，无毒。”③《履巉岩本草》：“苦，甘，微寒，无毒。”④《本草正》：“味甘淡，气平微凉。”

平——甘草①《本经》：“味甘，平。”②《别录》：“无毒。”③《本草衍义》：“微凉。”④《珍珠囊》：“生甘，平；炙甘，温。”

3. 五味配伍

苦——连翘①《本经》：“味苦，平。”②《别录》：“无毒。”③《医学启源》：“《主治秘要》云，性凉，味苦。”④《本草纲目》：“微苦辛。”

黄芩①《本经》：“味苦，平。”②《别录》：“大寒，无毒。”③《药性论》：“味苦甘。”

栀子①《本经》：“味苦，寒。”②《别录》：“大寒，无毒。”③《医林纂要》：“苦酸，寒。”

大黄①《本经》：“味苦，寒。”②《吴普本草》：“神农、雷公：苦，有毒。扁鹊：苦，无毒。李氏：小寒。”③《别录》：“大寒，无毒。”④《药性论》：“味苦甘。”

辛苦咸——朴硝①《别录》：“味辛苦，大寒。”②《药性论》：“味咸，有小毒。”“马牙硝，味甘，大寒，无毒。”③《医学启源》：“《主治秘要》云，性寒，味咸。”④《本草纲目》：“马牙硝，咸微甘。”

竹叶①《别录》：“味辛平，大寒。”②《药性论》：“味甘，无毒。”③《履巉岩本草》：“苦，甘，微寒，无毒。”④《本草正》：“味甘淡，气平微凉。”

辛——薄荷①《医学启源》:"《主治秘要》云,性凉,辛。"②《医林纂要》:"辛,寒。"

甘——甘草①《本经》:"味甘,平。"②《别录》:"无毒。"③《本草衍义》:"微凉。"④《珍珠囊》:"生甘,平;炙甘,温。"

4. 归经配伍

连翘——①《汤液本草》:"手足少阳、阳明经。"②《本草纲目》:"少阴心经、厥阴包络气分。"③《雷公炮制药性解》:"入心、肝、胆、胃、三焦、大肠六经。"

黄芩——①《品汇精要》:"行手太阴、阳明经。"②《本草纲目》:"入手少阴、阳明,手足太阴、少阳六经。"③《雷公炮制药性解》:"入肺、大肠、膀胱、胆四经。"

栀子——①《汤液本草》:"入手太阴经。"②《雷公炮制药性解》:"入心、肺、大小肠、胃、膀胱六经。"③《药品化义》:"入肺、胃、肝、胆、三焦、胞络六经。"

大黄——①《汤液本草》:"入手、足阳明经。"②《本草纲目》:"足太阴,手、足阳明,手、足厥阴五经血分药。"③《本草经解》:"入手太阳小肠经、手少阴心经、手少阳三焦经,兼入足阳明胃经、手阳明大肠经。"

朴硝——①《药品化义》:"入肺、胃、大肠三经。"②《本草经解》:"入手太阳小肠经、手少阳三焦经。"③《本草再新》:"入肝、脾、肾三经。"

薄荷——①《汤液本草》:"手太阴、厥阴经药。"②《本草纲目》:"入手少阴、太阴,足厥阴。"③《本草新编》:"入肺与包络二经,亦能入肝、胆。"

竹叶——①《滇南本草》:"入肺。"②《雷公炮制药性解》:"入心、肺、胃三经。"③《本草汇言》:"入手太阳经。"④《药品化义》:"入心、肺、胃三经。"

甘草——①《汤液本草》:"入足厥阴、太阴、少阴经。"②《雷公炮制药性解》:"入心、脾二经。"

5. 七方配伍

八味药,为偶方、大方、急方、复方。

6. 七情配伍

川大黄、朴硝相使为用,增强泻火通便之功。

山栀子、黄芩相须为用,增强清热泻火之功。

薄荷、竹叶相须为用,增强清泻上焦之功。

连翘、栀子相须为用,增强清热解毒之功。

7. 量数配伍

本方连翘(24g)为君,量最大,意在清热解毒。加上山栀子仁、薄荷、黄芩主要清上。配伍大黄、朴硝、甘草(各9g),为调胃承气汤,主要是泻下,本方旨在清上与泻下并用。

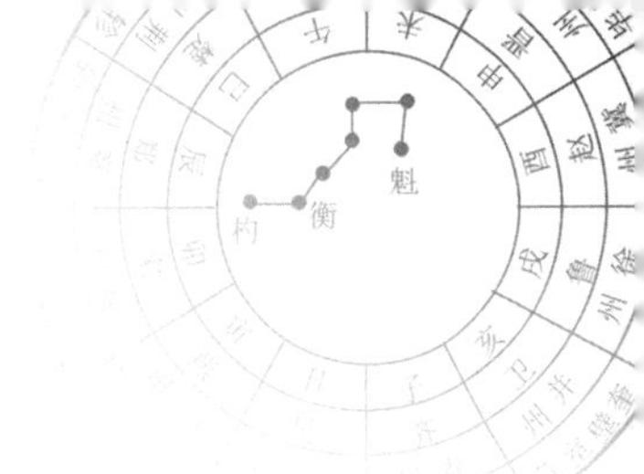

8. 对药配伍

大黄——朴硝

山栀子——黄芩

连翘——栀子

9. 趋向配伍

方中大黄、朴硝、栀子、黄芩、连翘均以清热为主，趋于沉降。

竹叶、薄荷质轻，轻清疏散，趋于升浮。

10. 阴阳配伍

大黄、朴硝、栀子、黄芩、连翘、竹叶、薄荷皆性寒凉属阴。

11. 五行配伍

大黄、朴硝、栀子、黄芩、连翘味苦寒属水，能清能泻，具有清火解毒之功。配伍薄荷味辛为木，能行能散，具有发散郁热之功，水生木，使得辛散以助清泻；加上竹叶味甘为土，能补能缓，防止方中清泻太过。

12. 随证加减配伍

①《外科正宗·卷二》："凉膈散：防风，荆芥，桔梗，山栀，元参，石膏，薄荷，黄连，天花粉，牛蒡子，贝母，大黄各等分。主治疏风清热，化痰利咽。治咽喉肿痛，痰涎壅盛，膈间有火，大便秘涩。"

②《金鉴·卷七十八》："凉膈散：芒硝 1 钱，大黄 1 钱，车前子 1 钱，黑参 1 钱半，黄芩 1 钱，知母 1 钱，栀子(炒)1 钱，茺蔚子 1 钱。主治膈中积热，肝经风毒上冲于目，而致睑硬睛疼，初患之时，时觉疼胀，久则睑胞肿硬，眼珠疼痛。"

③《玉案·卷六》："凉膈散：当归 6 分，川芎 6 分，柴胡 6 分，黄连 6 分，龙胆草 6 分，防风 6 分，蝉蜕 6 分，密蒙花 6 分。主治痘后羞明怕日，翳膜遮睛。"

④《喉科紫珍集·卷上》："凉膈散：当归、川芎、赤芍、防风、荆芥、玄参、栀子(炒)、黄连、石膏、花粉、连翘、桔梗、薄荷各等分。主治咽喉肿痛，汤水难下，痰涎壅塞。缠舌喉风，下颏俱肿，口噤，舌卷肿大，上有筋如蚯蚓之状，生黄刺白苔。"

⑤《寿世保元·卷六》："凉膈散：连翘 3 钱，栀子 3 钱，大黄 4 钱(酒蒸)，芒硝 1 钱，黄芩 3 钱，薄荷 8 分，知母 1 钱 5 分，升麻 4 分，石膏 3 钱，黄连 6 分，甘草 8 分。主治胃有实热，齿痛，或上牙痛尤甚者。"

⑥《症因脉治·卷一》："凉膈散：黄芩、山栀、桔梗、连翘、天花粉、黄连、薄荷。主治上焦热甚，表解里热，宜清未宜下之证。"

13. 名家论方

①《医方考》：黄芩、栀子，味苦而无气，故泻火于中；连翘、薄荷，味薄而气薄，故清热于上；大黄、芒硝，咸寒而味厚，故诸实皆泻；用甘草者，取其性缓而恋膈也；不作汤液而作散者，取其泥膈而成功于上也。

②《医方集解》：此上中二焦泻火药也。热淫于内，治以咸寒，佐以苦甘，故以连翘、黄芩、竹叶、薄荷升散于上，而以大黄、芒硝之猛利推荡其中，使上升下行，而膈

自清矣；用甘草、生蜜者，病在膈，甘以缓之也。

③《张氏医通》：硝、黄得枳、朴之重着，则下热承之而顺下；得芩、栀、翘、薄之轻扬，则上热抑之而下清，此承气、凉膈之所攸分也；用甘草者，即调胃承气之义也；《局方》专主温热时行，故用竹叶。

④《古方选注》：薄荷、黄芩，从肺散而凉之；甘草从肾清而凉之；连翘、山栀，从心之少阳苦而凉之；山栀、芒硝，从三焦与心包络泻而凉之；甘草、大黄，从脾缓而凉之；薄荷、黄芩，从胆升降而凉之；大黄、芒硝，从胃与大肠下而凉之。上则散之，中则苦之，下则行之，丝丝入扣，周遍诸经，庶几燎原之场，顷刻为清虚之腑。

⑤《成方便读》：以大黄、芒硝之荡涤下行者，去其结而逐其热，然恐结邪虽去，尚有浮游之火，散漫上中，故以黄芩、薄荷、竹叶清彻上中之火，连翘解散经络中之余火，栀子自上而下，引火邪屈曲下行，如是则有形无形、上下表里诸邪，悉从解散。

⑥《方剂学》：方中重用连翘清热解毒，配栀子、黄芩以清热泻火，又配薄荷、竹叶以清疏肺、胃、心胸之热；胃热伤津而腑实证尚未全具，不宜峻攻，方中芒硝、大黄与甘草、白蜜同用，既能缓和硝、黄之急下，更利于中焦热邪之清涤，又能解热毒、存胃津、润燥结，使火热之邪，假阳明为出路，体现了“以下为清”之法。

14. 方歌

凉膈硝黄栀子翘，黄芩甘草薄荷饶，竹叶蜜煎疗膈上，中焦燥实服之消。

第五章　温里剂

第一节　温中祛寒

理中丸

出自《伤寒论·辨霍乱病脉证并治》。“霍乱，头痛发热，身疼痛，热多欲饮水者，五苓散主之；寒多不用水者，理中丸主之。”

【处方】人参(90g)，干姜(90g)，甘草(炙)(90g)，白术(90g)。

【主治】(1)脾胃虚寒证。脘腹绵绵作痛，喜温喜按，呕吐，大便稀溏，脘痞食少，畏寒肢冷，口不渴，舌淡苔白润，脉沉细或沉迟无力。

(2)阳虚失血证。便血、吐血、衄血或崩漏等，血色暗淡，质清稀。

(3)脾胃虚寒所致的胸痹；或病后多涎唾；或小儿慢惊等。

【功能】温中祛寒，补气健脾。

【用法】丸法：上四味，捣筛，蜜和为丸，如鸡子黄许大(9g)。以沸汤数合，和一丸，研碎，温服之，日三四服，夜二服。腹中未热，益至三四丸，然不及汤。汤法：以四物依两数切，用水八升，煮取三升，去滓，温服一升，日三服。服汤后，如食顷，饮热粥一升许，微自温，勿发揭衣被。现代用法：上药共研细末，炼蜜为丸，重9g，每次1丸，温开水送服，每日2～3次。或作汤剂，水煎服，用量按原方比例酌减。

方中干姜为君，大辛大热，温脾阳，祛寒邪，扶阳抑阴。人参为臣，性味甘温，补气健脾。君臣相配，温中健脾。脾为湿土，虚则易生湿浊，故用甘温苦燥之白术为佐，健脾燥湿。甘草与诸药等量，寓意有三：一为合参、术以助益气健脾，二为缓急止痛，三为调和药性，是佐药而兼使药之用。纵观全方，温补并用，以温为主，温中阳，益脾气，助运化。

1. 君臣佐使配伍

君——**干姜**①《本经》：“主胸满咳逆上气，温中，止血，出汗，逐风湿痹，肠澼下痢。生者尤良。”②《别录》：“治寒冷腹痛，中恶、霍乱、胀满，风邪诸毒，皮肤间结气，止唾血。”③《药性论》：“治腰肾中疼冷，冷气，破血，去风，通四肢关节，开五脏六腑，去风毒冷痹，夜多小便。治嗽，主温中，霍乱不止，腹痛，消胀满冷痢，治血闭。病人虚而冷，宜加用之。”④《唐本草》：“治风，下气，止血，宣诸络脉，微汗。”⑤《日华子本草》：“消痰下气，治转筋吐泻，腹藏冷，反胃干呕，瘀血，扑损，止鼻洪，解冷热毒，开胃，消宿食。”⑥《医学启源》：“《主治秘要》云，通心气，助阳，去脏腑沉寒，发诸经之寒气，治感寒腹痛。”⑦王好古：“主心下寒痞，目睛久赤。”“经炮则温脾燥胃。”⑧《医学入门》：“炮姜，温脾胃，治里寒水泄，下痢肠澼，久疟，霍乱；心腹冷痛胀满，止鼻衄，唾血，血痢，崩漏。”⑨《药品化义》：“炮姜，退虚热。”⑩《长沙药解》：“燥湿温中，行郁降浊，下冲逆，平咳嗽，提脱陷，止滑泄。”

臣——**人参**①《别录》：“疗肠胃中冷，心腹鼓痛，胸胁逆满，霍乱吐逆，调中，止消渴，通血脉，破坚积，令人不忘。”②《药性论》：“主五脏气不足，五劳七伤，虚损瘦弱，吐逆不下食，止霍乱烦闷呕哕，补五脏六腑，保中守神。”“消胸中痰，主肺痿吐脓及痫疾，冷气逆上，伤寒不下食，病人虚而多梦纷纭，加而用之。”③《日华子本草》：“调中治气，消食开胃。”④《医学启源》：“治脾胃阳气不足及肺气促，短气、少气，补中缓中，泻肺脾胃中火邪。”⑤《主治秘要》：“补元气，止泻，生津液。”⑥《滇南本草》：“治阴阳不足，肺气虚弱。”

佐——**白术**①《本经》：“主风寒湿痹，死肌，痉，疸，止汗，除热消食。”②《别录》：“主大风在身面，风眩头痛，目泪出，消痰水，逐皮间风水结肿，除心下急满，及霍乱吐下不止，利腰脐间血，益津液，暖胃，消谷嗜食。”③《药性论》：“主大风顽痹，多年气痢，心腹胀痛，破消宿食，开胃，去痰涎，除寒热，止下泄，主面光悦，驻颜去皯，治水肿胀满，止呕逆，腹内冷痛，吐泻不住，及胃气虚冷痢。”④《唐本草》：“利小便。”⑤《日华子本草》：“治一切风疾，五劳七伤，冷气腹胀，补腰膝，消痰，治水气，利小便，止反胃呕逆，及筋骨弱软，痃癖气块，妇人冷癥瘕，温疾，山岚瘴气，除烦长肌。”⑥《医学启源》：“除湿益燥，和中益气，温中，去脾胃中湿，除胃热，强脾胃，进饮食，和胃，生津液，主肌热，四肢困倦，目不欲开，怠惰嗜卧，不思饮食，止渴，安胎。”⑦李杲：“去诸经中湿而理脾胃。”⑧王好古：“理中益脾，补肝风虚，主舌本强，食则呕，胃脘痛，身体重，心下急痛，心下水痞，冲脉为病，逆气里急，脐腹痛。”⑨《本草衍义补遗》：“有汗则止，无汗则发。能消虚痰。”

佐使——**炙甘草**①《本经》：“主五脏六腑寒热邪气，坚筋骨，长肌肉，倍力，金疮肿，解毒。”②《别录》：“温中下气，烦满短气，伤脏咳嗽，止渴，通经脉，利血气，解百药毒。”③《药性论》：“主腹中冷痛，治惊痫，除腹胀满；补益五脏；制诸药毒；养肾气内伤，令人阴(不)痿；主妇人血沥腰痛；虚而多热；加而用之。”④《日华子本草》：“安魂定魄。补五劳七伤，一切虚损、惊悸、烦闷、健忘。通九窍，利百脉，益精养气，壮筋骨，解冷热。”⑤《珍珠囊》：“补血，养胃。”⑥《汤液本草》：“治肺痿之脓血，而作吐剂；消五发之疮疽，与黄芪同功。”⑦《本草纲目》：“解小儿胎毒、惊痫，降火止痛。”⑧《中国药植图鉴》：“治消化性溃疡和黄疸。”

2. 四气配伍

热——干姜①《本经》：“味辛，温。”②《别录》：“大热，无毒。”③《药性论》：“味苦辛。”

温——人参①《本经》：“味甘，微寒。”②《别录》：“微温，无毒。”③《本草备要》：“生，甘苦，微凉；熟，甘，温。”

白术①《本经》：“味苦，温。”②《别录》：“甘，无毒。”③《药性论》：“味甘辛，无毒。”

甘草《珍珠囊》：“生甘，平；炙甘，温。”

3. 五味配伍

辛——干姜①《本经》：“味辛，温。”②《别录》：“大热，无毒。”③《药性论》：“味苦辛。”

甘微苦——人参①《本经》：“味甘，微寒。”②《本草备要》：“生，甘苦，微凉；熟，甘，温。”

苦甘——白术①《本经》：“味苦，温。”②《别录》：“甘，无毒。”③《药性论》：“味甘辛，无毒。”

甘——炙甘草①《本经》：“味甘，平。”②《别录》：“无毒。”③《本草衍义》：“微凉。”④《珍珠囊》：“生甘，平；炙甘，温。”

4. 归经配伍

干姜——①《本草经解》：“入肝、肺、肾经。”②《得配本草》：“干姜，入手少阴、足太阴经气分；炮姜，入足太阴经血分。”

人参——①《本草衍义补遗》：“入手太阴。”②《本草汇言》：“入肺、脾二经。”③《药品化义》：“入脾、胃、肺三经。”

白术——①《汤液本草》：“入手太阳、少阴，足阳明、太阴，少阴、厥阴经。”②《本草蒙筌》：“入心、脾、胃、三焦四经。”

炙甘草——①《汤液本草》：“入足厥阴、太阴、少阴经。”②《雷公炮制药性解》：“入心、脾二经。”

5. 七方配伍

四味药为小方、偶方、缓方、复方。

6. 七情配伍

人参、白术与甘草相使为用，增强益气健脾之功。

7. 量数配伍

四味药按 1∶1∶1∶1 的比例配伍，意在齐补中焦。

8. 对药配伍

人参——白术

干姜——炙甘草

9. 趋向配伍

人参、白术、干姜相配伍以助脾阳升发，其作用趋向主要是升浮。

炙甘草味甘，偏温，亦趋向升浮。

10. 阴阳配伍

人参、白术味甘，干姜味辛，药性属温、热，故皆属于阳。

11. 五行配伍

因脾气虚，虚则生寒，故应温中祛寒。而脾德在缓。以甘补之，辛泻之；人参、白术味甘为土，以健脾益气，补虚助阳；加干姜，其味辛为木，能温脾暖胃，三者相配伍则实土扶木，以提升脾阳。

12. 随证加减配伍

①附子理中丸：出自《太平惠民和剂局方·卷五》。主治脾胃虚寒，食少满闷，腹痛吐利，脉微肢厥，霍乱转筋，或感寒头痛，及一切沉寒痼冷。

②桂枝人参汤：出自《伤寒论》。主治太阳病，外证未除，而数下之，以致中焦虚寒，下利不止，心下痞硬，表里不解者。

13. 名家论方

①金代成无己：心肺在膈上为阳，肾肝在膈下为阴，此上下脏也。脾胃应土，处在中州，在五脏曰孤脏，属三焦曰中焦。自三焦独治在中，一有不调，此丸专治，故名曰理中丸。

②明代许宏：霍乱者，乃一时之间，挥霍闷乱，上吐下泄者是也。若头痛发热，身疼痛，热多欲饮水者，邪生于阳也，属五苓散，与《外台》和中汤以散之。若脉微小，寒多不用水者，邪发于阴也，属理中丸汤，甚者加附子主之。

③清代吴瑭：人参、甘草，胃之守药；白术、甘草，脾之守药；干姜能通能守，上下两泄者，故脾胃两守之。且守中有通，通中有守，以守药作通用，以通药作守用(《温病条辨》)。

14. 方歌

理中丸主理中乡，甘草人参术干姜，呕利腹痛阴寒盛，或加附子总扶阳。

小建中汤

出自《伤寒论·辨太阳病脉证并治》。“伤寒，阳脉涩，阴脉弦，法当腹中急痛，先与小建中汤，不差者，小柴胡汤主之。”

【处方】桂枝(9g)，炙甘草(6g)，大枣(6 枚)，芍药(18g)，生姜(9g)，胶饴(30g)。

【**主治**】中焦虚寒，肝脾不和证。腹中拘急疼痛，喜温喜按，神疲乏力，虚怯少气；或心中悸动，虚烦不宁，面色无华；或伴四肢酸楚，手足烦热，咽干口燥。舌淡苔白，脉细弦。

【**功能**】温中补虚，和里缓急。

【**用法**】上六味，以水七升，煮取三升，去渣，内饴，更上微火消解。温服一升，日三服。现代用法：水煎取汁，兑入饴糖，文火加热溶化，分两次温服。

方中重用甘温质润之饴糖为君，温补中焦，缓急止痛。臣以辛温之桂枝温阳气，祛寒邪；酸甘之白芍养营阴，缓肝急，止腹痛。佐以生姜温胃散寒，大枣补脾益气。炙甘草益气和中，调和诸药，是为佐使之用。其中饴糖配桂枝，辛甘化阳，温中焦而补脾虚；芍药配甘草，酸甘化阴，缓肝急而止腹痛。六药合用，温中补虚缓急之中，蕴有柔肝理脾、益阴和阳之意。

1. 君臣佐使配伍

君——**胶饴**①《别录》："主补虚乏，止渴，去血。"②《千金要方·食治》："补虚冷，益气力，止肠鸣、咽痛，除唾血，却咳嗽。"③孟诜："补虚止渴，健脾胃气，去留血，补中。"④《日华子本草》："益气力，消痰止嗽，并润五脏。"⑤《圣惠方》："解乌头、天雄、附子毒。"⑥《本草蒙筌》："和脾，润肺，止渴，消痰。治喉鲠鱼骨，疗误吞钱环。"⑦《本草汇言》："治中焦营气暴伤，眩晕，消渴，消中，怔忡烦乱。"⑧《长沙药解》："补脾精，化胃气，生津，养血，缓里急，止腹痛。"

臣——**桂枝**①成无己："泄奔豚，和肌表，散下焦蓄血。""利肺气。"②《医学启源》："《主治秘要》云：去伤风头痛，开腠理，解表，去皮风湿（'风湿'二字据《本草发挥》补）。"③《本草经疏》："实表祛邪。主利肝肺气，头痛，风痹骨节挛痛。"④《药品化义》："专行上部肩臂，能领药至痛处，以除肢节间痰凝血滞。"⑤《本草备要》："温经通脉，发汗解肌。"⑥《本草再新》："温中行血，健脾燥胃，消肿利湿。治手足发冷作麻、筋抽疼痛，并外感寒凉等证。"

白芍①《本经》："主邪气腹痛，除血痹，破坚积，治寒热疝瘕，止痛，利小便，益气。"②《别录》："通顺血脉，缓中，散恶血，逐贼血，去水气，利膀胱、大小肠，消痈肿，（治）时行寒热，中恶腹痛，腰痛。"③《药性论》："治肺邪气，腹中㽲痛，血气积聚，通宣脏腑拥气，治邪痛败血，主时疾骨热，强五脏，补肾气，治心腹坚胀，妇人血闭不通，消瘀血，能蚀脓。"④《唐本草》："益女子血。"⑤《日华子本草》："治风补痨，主女人一切病，并产前后诸疾，通月水，退热除烦，益气，治天行热疾，瘟瘴惊狂，妇人血运，及肠风泻血，痔瘘发背，疮疥，头痛，明目，目赤，胬肉。"⑥《医学启源》："安脾经，治腹痛，收胃气，止泻利，和血，固腠理，泻肝，补脾胃。"⑦王好古："理中气，治脾虚中满，心下痞，胁下痛，善噫，肺急胀逆喘咳，太阳鼽衄，目涩，肝血不足，阳维病苦寒热，带脉病苦腹痛满，腰溶溶如坐水中。”⑧《滇南本草》：“泻脾热，止腹疼，止水泻，收肝气逆疼，调养心肝脾经血，舒经降气，止肝气疼痛。”

佐——**生姜**①《本经》：“去臭气，通神明。”②《别录》：“主伤寒头痛鼻塞，咳逆上气。”③陶弘景：“归五脏，去痰下气，止呕吐，除风湿寒热。”④《药性论》：“主痰水气满，下气；生与干并治嗽，疗时疾，止呕吐不下食。生和半夏主心下急痛；若中热不能食，捣汁和蜜服之。又汁和杏仁作煎，下一切结气实，心胸拥膈，冷热气。”⑤《千金要方·食治》：“通汗，去膈上臭气。”⑥《食疗本草》：“除壮热，治转筋、心满。”“止逆，散烦闷，开胃气。”⑦《本草拾遗》：“汁解毒药，破血调中，去冷除痰，开胃。”⑧《珍珠囊》：“益脾胃，散风寒。”⑨《医学启源》：“温中去湿。制厚朴、半夏毒。”⑩《日用本草》：“治伤寒、伤风、头痛、九窍不利。入肺开胃，去腹中寒气，解臭秽。”解菌蕈诸物毒。”⑪《本草纲目》：“生用发散，熟用和中，解食野禽中毒成喉痹；浸汁点赤眼；捣汁和黄明胶熬，贴风湿痛。”⑫《本草从新》：“姜汁，开痰，治噎膈反胃，救暴卒，疗狐臭，搽冻耳。煨姜，和中止呕。”⑬《会约医镜》：“煨姜，治胃寒，泄泻，吞酸。”⑭《现代实用中药》：“治肠疝痛有效。”

大枣①《本经》：“主心腹邪气，安中养脾，助十二经。平胃气，通九窍，补少气、少津液，身中不足，大惊，四肢重，和百药。”②《本草经集注》：“煞乌头毒。”③《别录》：“补中益气，强力，除烦闷，疗心下悬，肠僻澼。”④《药对》：“杀附子、天雄毒。”⑤孟诜：“主补津液，洗心腹邪气，和百药毒，通九窍，补不足气，煮食补肠胃，肥中益气第一，小儿患秋痢，与虫枣食，良。”⑥《日华子本草》：“润心肺，止嗽。补五脏，治虚劳损，除肠胃癖气。”⑦《珍珠囊》：“温胃。”⑧李杲：“温以补脾经不足，甘以缓阴血，和阴阳，调营卫，生津液。”⑨《药品化义》：“养血补肝。”⑩《本草再新》：“补中益气，滋肾暖胃，治阴虚。”⑪《中国药植图鉴》：“治过敏性紫斑病、贫血及高血压。”

佐使——**炙甘草**①《本经》：“主五脏六腑寒热邪气，坚筋骨，长肌肉，倍力，金疮肿，解毒。”②《别录》：“温中下气，烦满短气，伤脏咳嗽，止渴，通经脉，利血气，解百药毒。”③《药性论》：“主腹中冷痛，治惊痫，除腹胀满；补益五脏；制诸药毒；养肾气内伤，令人阴(不)痿；主妇人血沥腰痛；虚而多热；加而用之。”④《日华子本草》：“安魂定魄。补五劳七伤，一切虚损、惊悸、烦闷、健忘。通九窍，利百脉，益精养气，壮筋骨，解冷热。”⑤《珍珠囊》：“补血，养胃。”⑥《汤液本草》：“治肺痿之脓血，而作吐剂；消五发之疮疽，与黄芪同功。”⑦《本草纲目》：“解小儿胎毒、惊痫，降火止痛。”⑧《中国药植图鉴》：“治消化性溃疡和黄疸。”

2. 四气配伍

温——胶饴①《别录》:“味甘,微温。”②《本草蒙筌》:“味甘苦。”③《本草纲目》:“甘,大温,无毒。”

桂枝①《医学启源》:“气热,味辛甘。”②《本经逢原》:“辛,甘,微温,无毒。”

生姜①《别录》:“味辛,微温。”②《千金要方·食治》:“无毒。”③《医学启源》:“性温,味甘辛。”④《医林纂要》:“煨姜,辛苦,大热。”⑤《本草再新》:“煨姜,味辛,性温平,无毒。”

大枣①《本经》:“味甘,平.’②《千金要方·食治》:“味甘辛,热,无毒。”③孟诜:“温。”

甘草《珍珠囊》:“生甘,平;炙甘,温。”

凉——芍药①《本经》:“味苦,平。”②《吴普本草》:“桐君:甘,无毒。岐伯:咸。李氏:小寒。雷公:酸。”③《别录》:“酸,平微寒,有小毒。”

3. 五味配伍

甘——胶饴①《别录》:“味甘,微温。”②《本草蒙筌》:“味甘苦。”③《本草纲目》:“甘,大温,无毒。”

大枣①《本经》:“味甘,平。”②《千金要方·食治》:“味甘辛,热,无毒。”③孟诜:“温。”

甘草①《本经》:“味甘,平。”②《别录》:“无毒。”③《本草衍义》:“微凉。”④《珍珠囊》:“生甘,平;炙甘,温。”

辛甘——桂枝①《医学启源》:“气热,味辛甘。”②《本经逢原》:“辛,甘,微温,无毒。”

辛——生姜①《别录》:“味辛,微温。”②《千金要方·食治》:“无毒。”③《医学启源》:“性温,味甘辛。”④《医林纂要》:“煨姜,辛苦,大热。”⑤《本草再新》:“煨姜,味辛,性温平,无毒。”

苦酸——芍药①《本经》:“味苦,平。”②《吴普本草》:“桐君:甘,无毒。岐伯:咸。李氏:小寒。雷公:酸。”③《别录》:“酸,平微寒,有小毒。”

4. 归经配伍

胶饴——①《汤液本草》:“入足太阴经。”②《雷公炮制药性解》:“入肺、脾二经。”③《本草汇言》:“入足阳明、太阴经气分。”

桂枝——①《汤液本草》:“入足太阳经。”②《雷公炮制药性解》:“入肺经。”③《药品化义》:“入肝、肾、膀胱三经。”④《本草求真》:“入肌表,兼入心、肝。”

芍药——①《品汇精要》:“行手太阴、足太阴经。”②《本草经疏》:“手足太阴引经药,入肝、脾血分。”

生姜——①《雷公炮制药性解》:“入肺、心、脾、胃四经。”②《本草汇言》:“入脾、肺、肠、胃诸经。”③《本草经解》:“入胆、肝、肺经。”

甘草——①《汤液本草》:“入足厥阴、太阴、少阴经。”②《雷公炮制药性解》:“入心、脾二经。”

大枣——①《本草纲目》:“脾经血分。”②《本草经疏》:“入足太阴,阳明经。”

5. 七方配伍

六味药为小方、偶方。

6. 七情配伍

胶饴、芍药相须为用,增强酸甘化阴之功。

桂枝、芍药相使为用,增强柔肝缓急之功。

生姜、大枣、炙甘草相使为用,增强调和营卫气血之功。

7. 量数配伍

饴糖(30g)重用,加芍药(18g),两者药量较大,意在温中补虚,酸甘化阴,养阴缓急而止腹痛拘急。

8. 对药配伍

甘草——芍药

桂枝——芍药

生姜——大枣

桂枝——甘草

9. 趋向配伍

桂枝、生姜辛温助热,胶饴甘温,两者药物作用趋向升。而芍药性苦酸,微寒则为降。大枣、炙甘草味甘平,属阴阳平和之品。

10. 阴阳配伍

桂枝、饴糖配伍辛甘化阳,温中补虚为主;加酸苦之芍药以养阴缓急止腹痛;生姜、大枣合用,调营卫,和阴阳,使阴阳相生,中气自立。

11. 五行配伍

桂枝味辛属木、胶饴味甘属土、芍药味酸属金,这体现了木疏土、土生金原则。并且辛酸交互化味甘,以助和调肝脾。

12. 随证加减配伍

①黄芪建中汤:出自《金匮要略》。主治阴阳气血俱虚证。里急腹痛,喜温喜按,形体羸瘦,面色无华,心悸气短,自汗盗汗。

②当归建中汤:出自《千金翼方》。主治产后虚羸,腹中痛不已,吸吸少气,或少腹拘急滦痛引腰背,不能饮食者。

13. 名家论方

①《黄帝内经》曰:“荣出中焦,卫出上焦是矣。卫为阳,不足者益之必以辛;荣为阴,不足者补之必以甘,辛甘相合,脾胃健而荣卫通,是以姜、枣为使。或谓桂枝汤解表而芍药数少,建中汤温里而芍药数多,殊不知二者远近之制,皮肤之邪为近,

则制小其服也，桂枝汤芍药佐桂枝同用散，非与建中同体尔；心腹之邪为远，则制大其服也，建中汤芍药佐胶饴以健脾，非与桂枝同用尔。”

②金代成无己《伤寒明理论》：“《内经》曰：‘近而奇偶，制小其服；远而奇偶，制大其服。此之谓也。’”

③元代李杲：《脾胃论》云：“阳脉涩，阴脉弦，法当腹中急痛。以芍药之酸于土中泻木为君；饴糖、炙甘草温补脾养胃为臣；水挟木势亦来侮土，帮脉弦而腹痛，肉桂大辛热，佐芍药为退寒水；姜、枣甘辛温，发散阳气，行于经脉、皮毛为使。建中之名，于此建焉。”

14. 方歌

小建中汤芍药多，桂枝甘草姜枣和，更加饴糖补中脏，虚劳腹痛服之瘥。

吴茱萸汤

出自《伤寒论·辨阳明病脉证并治》。“食谷欲呕，属阳明也，吴茱萸汤主之。”“干呕，吐涎沫，头痛者，吴茱萸汤主之。”

【处方】吴茱萸(9g)，人参(9g)，生姜(18g)，大枣(4枚)。

【主治】肝胃虚寒，浊阴上逆证。食后泛泛欲呕，或呕吐酸水，或干呕，或吐清涎冷沫，胸满脘痛，巅顶头痛，畏寒肢凉，甚则伴手足逆冷，大便泄泻，烦躁不宁，舌淡苔白滑，脉沉弦或迟。

【功能】温中补虚，降逆止呕。

【用法】上四味，以水七升，煮取二升，去滓。温服七合，日三服。现代用法：水煎服。

方中吴茱萸味辛苦而性热，归肝、脾、胃、肾经。既能温胃暖肝以祛寒，又善和胃降逆以止呕，一药而两擅其功，是为君药。重用生姜温胃散寒，降逆止呕，用为臣药。吴茱萸与生姜相配，温降之力甚强。人参甘温，益气健脾，为佐药。大枣甘平，合人参以益脾气，合生姜以调脾胃，并能调和诸药，是佐使之药。四药配伍，温中与降逆并施，寓补益于温降之中，共奏温中补虚，降逆止呕之功。

1. 君臣佐使配伍

君——**吴茱萸**①《本经》：“主温中下气，止痛，咳逆寒热，除湿血痹，逐风邪，开腠理。”②《别录》：“主痰冷，腹内绞痛，诸冷实不消，中恶，心腹痛，逆气，利五脏。”③《药性论》：“主心腹疾，积冷，心下结气，疰心痛；治霍乱转筋，胃中冷气，吐泻腹痛不可胜忍者；疗遍身顽痹，冷食不消，利大肠壅气。”④《本草拾遗》：“杀恶虫毒，牙齿虫匿。”⑤《日华子本草》：“健脾通关节。治腹痛，肾气，脚气，水肿，下产后余血。”⑥王好古：“治痞满塞胸，咽膈不通，润肝燥脾。”⑦《本草纲目》：“开郁化滞。治吞酸，蹶阴痰涎头痛，阴毒腹痛，疝气，血痢，喉舌口疮。”

臣——**生姜**①《本经》：“去臭气，通神明。”②《别录》：“主伤寒头痛鼻塞，咳逆上气。”③陶弘景：“归五脏，去痰下气，止呕吐，除风湿寒热。”④《药性论》：“主痰水气满，下气；生与干并治嗽，疗时疾，止呕吐不下食。生和半夏主心下急痛；若中热不能食，捣汁和蜜服之。又汁和杏仁作煎，下一切结气实，心胸拥膈，冷热气。”⑤《千金要方・食治》：“通汗，去膈上臭气。”⑥《食疗本草》：“除壮热，治转筋、心满。”“止逆，散烦闷，开胃气。”⑦《本草拾遗》：“汁解毒药，破血调中，去冷除痰，开胃。”⑧《珍珠囊》：“益脾胃，散风寒。”⑨《医学启源》：“温中去湿。制厚朴、半夏毒。”⑩《日用本草》：“治伤寒、伤风、头痛、九窍不利。入肺开胃，去腹中寒气，解臭秽。”解菌蕈诸物毒。”⑪《本草纲目》：“生用发散，熟用和中，解食野禽中毒成喉痹；浸汁点赤眼；捣汁和黄明胶熬，贴风湿痛。”⑫《本草从新》：“姜汁，开痰，治噎膈反胃，救暴卒，疗狐臭，搽冻耳。煨姜，和中止呕。”⑬《会约医镜》：“煨姜，治胃寒，泄泻，吞酸。”⑭《现代实用中药》：“治肠疝痛有效。”

佐——**人参**①《别录》：“疗肠胃中冷，心腹鼓痛，胸肋逆满，霍乱吐逆，调中，止消渴，通血脉，破坚积，令人不忘。”②《药性论》：“主五脏气不足，五劳七伤，虚损瘦弱，吐逆不下食，止霍乱烦闷呕哕，补五脏六腑，保中守神。”“消胸中痰，主肺痿吐脓及痫疾，冷气逆上，伤寒不下食，病人虚而多梦纷纭，加而用之。”③《日华子本草》：“调中治气，消食开胃。”④《医学启源》：“治脾胃阳气不足及肺气促，短气、少气，补中缓中，泻肺脾胃中火邪。”⑤《主治秘要》：“补元气，止泻，生津液。”⑥《滇南本草》：“治阴阳不足，肺气虚弱。”

佐使——**大枣**①《本经》：“主心腹邪气，安中养脾，助十二经。平胃气，通九窍，补少气、少津液，身中不足，大惊，四肢重，和百药。”②《本草经集注》：“煞乌头毒。”③《别录》：“补中益气，强力，除烦闷，疗心下悬，肠僻澼。”④《药对》：“杀附子、天雄毒。”⑤孟诜：“主补津液，洗心腹邪气，和百药毒，通九窍，补不足气，煮食补肠胃，肥中益气第一，小儿患秋痢，与虫枣食，良。”⑥《日华子本草》：“润心肺，止嗽。补五脏，治虚劳损，除肠胃癖气。”⑦《珍珠囊》：“温胃。”⑧李杲：“温以补脾经不足，甘以缓阴血，和阴阳，调营卫，生津液。”⑨《药品化义》：“养血补肝。”⑩《本草再新》：“补中益气，滋肾暖胃，治阴虚。”⑪《中国药植图鉴》：“治过敏性紫斑病、贫血及高血压。”

2. 四气配伍

温——吴茱萸①《本经》：“味辛，温。”②《别录》：“大热，有小毒。”③《药性论》：“味苦辛，大热，有毒。”

生姜①《别录》：“味辛，微温。”②《千金要方・食治》：“无毒。”③《医学启源》：“性温，味甘辛。”④《医林纂要》：“煨姜，辛苦，大热。”⑤《本草再新》:“煨姜,味辛,性温平,无毒。”

人参①《本经》:“味甘,微寒。”②《别录》:“微温,无毒。”③《本草备要》:“生,甘苦,微凉;熟,甘,温。”

大枣①《本经》:“味甘,平。”②《千金要方·食治》:“味甘辛,热,无毒。”③孟诜:“温。”

3. 五味配伍

辛苦——吴茱萸①《本经》:“味辛,温。”②《别录》:“大热,有小毒。”③《药性论》:“味苦辛,大热,有毒。”

辛——生姜①《别录》:“味辛,微温。”②《千金要方·食治》:“无毒。”③《医学启源》:“性温,味甘辛。”④《医林纂要》:“煨姜,辛苦,大热。”⑤《本草再新》:“煨姜,味辛,性温平,无毒。”

甘微苦——人参①《本经》:“味甘,微寒。”②《本草备要》:“生,甘苦,微凉;熟,甘,温。”

甘——大枣①《本经》:“味甘,平。”②《千金要方·食治》:“味甘辛,热,无毒。”③孟诜:“温。”

4. 归经配伍

吴茱萸——①《汤液本草》:“入足太阴、少阴、厥阴经。”②《雷公炮制药性解》:“入肝、脾、胃、大肠、肾经。”

生姜——①《雷公炮制药性解》:“入肺、心、脾、胃四经。”②《本草汇言》:“入脾、肺、肠、胃诸经。”③《本草经解》:“入胆、肝、肺经。”

人参——①《本草衍义补遗》:“入手太阴。”②《本草汇言》:“入肺、脾二经。”③《药品化义》:“入脾、胃、肺三经。”

大枣——①《本草纲目》:“脾经血分。”②《本草经疏》:“入足太阴,阳明经。”

5. 七方配伍

四味药为小方、偶方。

6. 七情配伍

吴茱萸、生姜相须为用,增强温胃散寒,降逆止呕之功。

生姜、大枣相须为用,增强调和脾胃之功。

人参、大枣相使为用,增强健脾益气之功。

7. 量数配伍

生姜(18g),吴茱萸(9g)两者 2∶1,重用生姜,温胃散寒,降逆止呕,合辛烈善降之吴茱萸,温降并行,以消除阴寒、气逆之症。人参、大枣属阴阳平和之品,有助于益气补脾,调和诸药。

8. 对药配伍

生姜——大枣

人参——大枣

生姜——吴茱萸

9. 趋向配伍

人参、大枣并用，补中益气，与吴茱萸、生姜合用，使清阳得升，浊阴得降。

10. 阴阳配伍

吴茱萸，辛苦性热，能下三阴之逆气，温降为主，阳中有阴；配伍人参、生姜补中益气。此方药物配伍趋向阳。

11. 五行配伍

吴茱萸味辛苦，属木属水，偏重于木，温肝；生姜味辛属木，与吴茱萸相配伍，亦可加强肝阳升发兼降逆胃气而止呕；人参、大枣味甘属土，二者能补中益气健脾。

12. 随证加减配伍

加减吴茱萸汤：出自《太平惠民和剂局方・卷九》。主治妇人脏气本虚，宿挟岚冷，胸膈满痛，腹胁疠刺，呕吐恶心，饮食减少，身面虚浮，恶寒战栗；或泄痢不止，少气羸困，及因而生产，脏气暴虚，寒邪内胜，宿疾转甚者。

13. 名家论方

①金代成无己《注解伤寒论》："上焦主纳，胃为之市。食谷欲呕者，胃不受也，与吴茱萸汤以温胃气。得汤反剧者，上焦不纳也，以治上焦法治之。《内经》曰：寒淫于内，治以甘热，佐以苦辛。吴茱萸、生姜之辛以温胃，人参、大枣之甘以缓脾。"

②明代许宏《金镜内台方议》："干呕，吐涎沫，头痛，厥阴之寒气上攻也；吐利，手足厥冷者，寒气内甚也；烦燥欲死者，阳气内争也；食谷欲呕者，胃寒不受食也。此以三者之症，共用此方者，以吴茱萸能下三阴之逆气为君；生姜能散气为臣；人参、大枣之甘缓，能和调诸气者也，故用之为佐使，以安其中也。"

③清代张璐《张氏医通》："用是方治食谷欲呕之阳明证，以中焦有寒也。茱萸治内寒，降逆气，人参补中益阳，大枣缓脾，生姜发胃气，且散逆止呕。逆气降，胃之阳行，则胸满消矣。此脾脏阴盛逆胃，与夫肝肾焦之寒上逆于中焦而致者，即用以治之，故干呕吐涎沫头痛，亦不出是方也。"

14. 方歌

吴茱萸汤人参枣，重用生姜温胃好，阳明寒呕少阴利，厥阴头痛皆能保。

第二节　回阳救逆

四逆汤

出自《伤寒论》。①《伤寒论・辨少阴病脉证并治》："少阴病，脉沉者，急温之，宜四逆汤。"②《伤寒论・辨霍乱病脉证并治》："吐利汗出，发热恶寒，四肢拘急，手足厥冷者，四逆汤主之。"

【处方】炙甘草(6g),干姜(6g),附子(15g)。

【主治】心肾阳衰寒厥证。四肢厥逆,恶寒蜷卧,神衰欲寐,面色苍白,腹痛下利,呕吐不渴,舌苔白滑,脉微细。

【功能】回阳救逆。

【用法】上三味,以水三升,煮取一升二合,去滓,分温再服。强人可大附子一枚,干姜三两。现代用法:水煎服。

方中以大辛大热之生附子为君,入心、脾、肾经,温壮元阳,破散阴寒,回阳救逆,生用则能迅达内外以温阳逐寒。臣以辛热之干姜,入心、脾、肺经,温中散寒,助阳通脉。附子与干姜同用,一温先天以生后天,一温后天以养先天,相须为用,相得益彰,温里回阳之力大增,是回阳救逆的常用组合。炙甘草之用有三:一则益气补中,使全方温补结合,以治虚寒之本;二则甘缓姜、附峻烈之性,使其破阴回阳而无暴散之虞;三则调和药性,并使药力作用持久,是为佐药而兼使药之用。综观本方,药简力专,大辛大热,使阳复厥回。

1. 君臣佐使配伍

君——**附子**①《本经》:"主风寒咳逆邪气,温中,金疮,破癥坚积聚,血瘕,寒湿踒躄,拘挛膝痛,不能行步。"②《别录》:"脚疼冷弱,腰脊风寒,心腹冷痛,霍乱转筋,下痢赤白,坚肌骨,强阴,又堕胎,为百药长。"③《本草拾遗》:"醋浸削如小指,纳耳中,去聋。去皮炮令坼,以蜜涂上炙之,令蜜入内,含之,勿咽其汁,主喉痹。"④《医学启源》:"《主治秘要》云,去脏腑沉寒;补助阳气不足,温热脾胃。"⑤李杲:"除脏腑沉寒,三阴厥逆,湿淫腹痛,胃寒蛔动;治经闭;补虚散壅。"⑥王好古:"治督脉为病,脊强而厥。"⑦《本草纲目》:"治三阴伤寒,阴毒寒疝,中寒中风,痰厥气厥,柔痓癫痫,小儿慢惊,风湿麻痹,肿满脚气,头风,肾厥头痛,暴泻脱阳,久痢脾泄,寒疟瘴气,久病呕哕,反胃噎膈,痈疽不敛,久漏冷疮。合葱涕,塞耳治聋。"⑧《本草备要》:"补肾命火,逐风寒湿。"⑨《本草从新》:"治痘疮灰白,一切沉寒痼冷之证。"

臣——**干姜**①《本经》:"主胸满咳逆上气,温中,止血,出汗,逐风湿痹,肠澼下痢。生者尤良。"②《别录》:"治寒冷腹痛,中恶、霍乱、胀满,风邪诸毒,皮肤间结气,止唾血。"③《药性论》:"治腰肾中疼冷,冷气,破血,去风,通四肢关节,开五脏六腑,去风毒冷痹,夜多小便。治嗽,主温中,霍乱不止,腹痛,消胀满冷痢,治血闭。病人虚而冷,宜加用之。"④《唐本草》:"治风,下气,止血,宣诸络脉,微汗。"⑤《日华子本草》:"消痰下气,治转筋吐泻,腹藏冷,反胃干呕,瘀血,扑损,止鼻洪,解冷热毒,开胃,消宿食。"⑥《医学启源》:"《主治秘要》云,通心气,助阳,去脏腑沉寒,发诸经之寒气,治感寒腹痛。"⑦王好古:"主心下寒痞,目睛久赤。""经炮则温脾燥胃。"⑧《医学入门》:"炮姜,温脾胃,治里寒水泄,下痢肠澼,久疟，霍乱；心腹冷痛胀满，止鼻衄，唾血，血痢，崩漏。”⑨《药品化义》：“炮姜，退虚热。”⑩《长沙药解》：“燥湿温中，行郁降浊，下冲逆，平咳嗽，提脱陷，止滑泄。”

佐使——**炙甘草**①《本经》：“主五脏六腑寒热邪气，坚筋骨，长肌肉，倍力，金疮肿，解毒。”②《别录》：“温中下气，烦满短气，伤脏咳嗽，止渴，通经脉，利血气，解百药毒。”③《药性论》：“主腹中冷痛，治惊痫，除腹胀满；补益五脏；制诸药毒；养肾气内伤，令人阴(不)痿；主妇人血沥腰痛；虚而多热；加而用之。”④《日华子本草》：“安魂定魄。补五劳七伤，一切虚损、惊悸、烦闷、健忘。通九窍，利百脉，益精养气，壮筋骨，解冷热。”⑤《珍珠囊》：“补血，养胃。”⑥《汤液本草》：“治肺痿之脓血，而作吐剂；消五发之疮疽，与黄芪同功。”⑦《本草纲目》：“解小儿胎毒、惊痫，降火止痛。”⑧《中国药植图鉴》：“治消化性溃疡和黄疸。”

2. 四气配伍

热——附子①《本经》：“味辛，温。”②《吴普本草》：“岐伯、雷公：甘，有毒。李氏：苦，有毒，大温。”③《别录》：“甘，大热，有大毒。”④《本草正》：“腌者大咸，性大热，有毒。”

干姜①《本经》：“味辛，温。”②《别录》：“大热，无毒。”③《药性论》：“味苦辛。”

温——炙甘草《珍珠囊》：“生甘，平；炙甘，温。”

3. 五味配伍

辛甘——附子①《本经》：“味辛，温。”②《吴普本草》：“岐伯、雷公：甘，有毒。李氏：苦，有毒，大温。”③《别录》：“甘，大热，有大毒。”④《本草正》：“腌者大咸，性大热，有毒。”

辛——干姜①《本经》：“味辛，温。”②《别录》：“大热，无毒。”③《药性论》：“味苦辛。”

甘——甘草①《本经》：“味甘，平。”②《别录》：“无毒。”③《本草衍义》：“微凉。”④《珍珠囊》：“生甘，平；炙甘，温。”

4. 归经配伍

附子——①《汤液本草》：“入三焦、命门。”②《本草经疏》：“入手厥阴、命门、手少阳，兼入足少阴、太阴经，亦可入足太阳。”③《本草经解》：“入足厥阴肝经、足少阴肾经、手太阴肺经。”④《本草再新》：“入心、肝、肾三经。”

干姜——①《本草经解》：“入肝、肺、肾经。”②《得配本草》：“干姜，入手少阴、足太阴经气分；炮姜，入足太阴经血分。”

甘草——①《汤液本草》：“入足厥阴、太阴、少阴经。”②《雷公炮制药性解》：“入心、脾二经。”

5. 七方配伍

三味药为小方、急方、奇方、复方。

6. 七情配伍

附子、干姜相须为用，增强温里回阳之功。

7. 量数配伍

附子(15g)量大，生用迅达内外以温阳散寒，配伍干姜(6g)辛热之品，更增温里回阳通脉之功。加炙甘草(6g)，缓姜附峻烈之性。

8. 对药配伍

附子——干姜

干姜——炙甘草

9. 趋向配伍

附子、干姜趋向温散，向上向外为升浮；炙甘草性温，属升浮。

10. 阴阳配伍

附子、干姜大辛大热之品，温里散寒之功强属阳；炙甘草甘温助阳亦属阳。

11. 五行配伍

附子、干姜味辛，能行能散；属木，具有升发升散之功，二者大辛大热，升发辛散力强，重在提升阳气之力，即可达到治疗少阴病，心肾阳衰寒厥之功效。

12. 随证加减配伍

①白术四逆汤：出自《医醇剩义·卷一》。主治厥心痛，手足厥逆，身冷汗出，便溺清利，甚则朝发夕死者。

②附子四逆汤：出自《云岐子脉诀》。主治脉沉，客脉滑者。

13. 名家论方

①《伤寒论集注》张志聪："夫元气发原于下，从中上而达于四肢。脉沉乃生气不能从下而中，故用下焦之附子配中焦之炙草、干姜；若中焦为病而生原无恙者，止用理中丸而不必附子矣。后人有附子无干姜则不热，得甘草则性缓之说。此撰不经之语而贻误后昆者也。如当急用附子而先以桂试之者，亦误事匪浅。"

②《医方集解》："此足少阴药也。寒淫于内，治以甘热，故以姜、附大热之剂，伸发阳气，表散寒邪(附子生用亦能发表)。甘草亦补中散寒之品，又以缓姜附之上僭也(甘草为君，干姜为臣，附子为使)。必冷服者，寒盛于中，热饮则格拒不纳，经所谓热因寒用，又曰治寒以热，凉而行之是也。"

③《千金方衍义》："四肢为诸阳之本，故能运动不息，今因阳气乖离，所以四肢厥冷。用黑附子温补下焦之真阳，干姜温散中焦之寒逆，甘草温养三焦之元气，为直中阴寒之专药。"

④《古方选注》："以生附子、生干姜彻上彻下，开辟群阴，迎阳归舍，交接于十二经。反复以炙草监之者，亡阳不至于大汗，则阳未必尽亡，故可缓制留中，而为外召阳气之良法。"

⑤《医宗金鉴》:"方名四逆者,主治少阴中外皆寒,四肢厥逆也。君以炙草之甘温,温养阳气;臣以姜附之辛温,助阳胜寒;甘草得姜、附,鼓肾阳,温中寒,有水中暖土之功;姜、附得甘草,通关节,走四肢,有逐阴回阳之力。肾阳鼓,寒阴消,则阳气外达而脉升,手足温矣。"

⑥《寒温条辨》:"此方通治三阴脉沉,恶寒,手足厥逆之证,故用附于之生者,上行头顶,外彻肌表,以温经散寒;干姜亦用生者,以内温脏腑;甘草独用炙者,以外温荣卫,内补中焦也。"

⑦《医学衷中参西录》:"干姜为温暖脾胃之主药,伍以甘草,能化其猛烈之性使之和平,更能留其温暖之力使之常久也。然脾胃之温暖,恒赖相火之壮旺,附子色黑人肾,其非常之热力,实能补助肾中之相火,以厚脾胃温暖之本源也。方名四逆者,诚以脾主四肢,脾胃虚寒者,其四肢常觉逆冷,服此药后,而四肢之厥逆可回也。"

14. 方歌

四逆汤中附草姜,阳衰寒厥急煎尝,腹痛吐泻脉沉细,急投此方可回阳。

第三节　温经散寒

当归四逆汤

出自《伤寒论·辨厥阴病脉证并治》:"手足厥寒,脉细欲绝者,当归四逆汤主之。"

【处方】当归(12g),桂枝(9g),芍药(9g),细辛(3g),甘草(6g),通草(6g),大枣(8 枚)。

【主治】血虚寒厥证。手足厥寒,或腰、股、腿、足、肩臂疼痛,口不渴,舌淡苔白,脉沉细或细而欲绝。

【功能】温经散寒,养血通脉。

【用法】上七味,以水八升,煮取三升,去滓。温服一升,日三服。现代用法:水煎服。

方中当归甘温,养血和血;桂枝辛温,温经散寒,温通血脉,为君药。细辛温经散寒,助桂枝温通血脉;白芍养血和营,助当归补益营血,共为臣药。通草通经脉,以畅血行;大枣、甘草,益气健脾养血,共为佐药。重用大枣,既合归、芍以补营血,又防桂枝、细辛燥烈太过,伤及阴血。甘草兼调药性而为使药。全方共奏温经散寒、养血通脉之效。

1. 君臣佐使配伍

君——**当归**①《本经》:"主咳逆上气,温疟寒热洗洗在皮肤中,妇人漏下,绝子,诸恶疮疡金疮，煮饮之。”②《别录》：“温中止痛，除客血内塞，中风痓、汗不出，湿痹，中恶客气、虚冷，补五藏，生肌肉。”③《药性论》：“止呕逆、虚劳寒热，破宿血，主女子崩中，下肠胃冷，补诸不足，止痢腹痛。单煮饮汁，治温疟，主女人沥血腰痛，疗齿疼痛不可忍。病人虚冷加而用之。”④《日华子本草》：“治一切风，一切血，补一切劳，破恶血，养新血及主癥癖。”⑤《珍珠囊》：“头破血，身行血，尾止血。(《汤液本草》引作‘头止血，身和血，梢破血。’)”⑥李杲：“当归梢，主癥癖，破恶血，并产后恶血上冲，去诸疮疡肿结，治金疮恶血，温中润燥止痛。”⑦王好古：“主痿躄嗜卧，足下热而痛。冲脉为病，气逆里急；带脉为病，腹痛，腰溶溶如坐水中。”⑧《本草蒙筌》：“逐跌打血凝，并热痢刮疼滞住肠胃内。”⑨《本草纲目》：“治头痛，心腹诸痛，润肠胃筋骨皮肤。治痈疽，排脓止痛，和血补血。”⑩《本草再新》：“治浑身肿胀，血脉不和，阴分不足，安生胎，堕死胎。”

桂枝①成无己：“泄奔豚，和肌表，散下焦蓄血。”“利肺气。”②《医学启源》：“《主治秘要》：去伤风头痛，开腠理，解表，去皮风湿(‘风湿’二字据《本草发挥》补)。”③《本草经疏》：“实表祛邪。主利肝肺气，头痛，风痹骨节挛痛。”④《药品化义》：“专行上部肩臂，能领药至痛处，以除肢节间痰凝血滞。”⑤《本草备要》：“温经通脉，发汗解肌。”⑥《本草再新》：“温中行血，健脾燥胃，消肿利湿。治手足发冷作麻、筋抽疼痛，并外感寒凉等症。”

臣——**细辛**①《本经》：“主咳逆，头痛脑动，百节拘挛，风湿痹痛，死肌。明目，利九窍。”②《别录》：“温中下气，破痰，利水道，开胸中，除喉痹，齆鼻，风痫癫疾，下乳结。汗不出，血不行，安五脏，益肝胆，通精气。”③陶弘景：“患口臭者，含之多效，最能除痰明目。”④《药性论》：“治咳逆上气，恶风，风头，手足拘急，安五脏六腑，添胆气，去皮风湿痒，能止眼风泪下，明目，开胸中滞，除齿痛，主血闭，妇人血沥腰痛。”⑤《日华子本草》：“治咳，消死肌疮肉，胸中结聚。”⑥《本草衍义》：“治头面风痛。”⑦《珍珠囊》：“主少阴苦头痛。”⑧《本草纲目》：“治口舌生疮，大便燥结，起目中倒睫。”⑨《本草通玄》：“主风寒湿头疼，痰歇气壅。”⑩《本经逢原》：“主痰结湿火，鼻塞不利。”

白芍①《本经》：“主邪气腹痛，除血痹，破坚积，治寒热疝瘕，止痛，利小便，益气。”②《别录》：“通顺血脉，缓中，散恶血，逐贼血，去水气，利膀胱、大小肠，消痈肿，(治)时行寒热，中恶腹痛，腰痛。”③《药性论》：“治肺邪气，腹中㽲痛，血气积聚，通宣脏腑拥气，治邪痛败血，主时疾骨热，强五脏，补肾气，治心腹坚胀，妇人血闭不通，消瘀血，能蚀脓。”④《唐本草》：“益女子血。”⑤《日华子本草》：“治风补痨，主女人一切病，并产前后诸疾，通月水，退热除烦，益气，治天行热疾，瘟瘴惊狂，妇人血运，及肠风泻血，痔瘘发背，疮疥，头痛，明目，目赤，胬肉。”⑥《医学启源》：“安脾经，治腹痛，收胃气，止泻利，和血，固腠理，泻肝，补脾胃。”⑦王好古：“理中气，治脾虚中满，心下痞，胁下痛，善噫，肺急胀逆喘咳，太阳衄衄，目涩，肝血不足，阳维病苦寒热，带脉病苦腹痛满，腰溶溶如坐水中。”⑧《滇南本草》：“泻脾热，止腹疼，止水泻，收肝气逆疼，调养心肝脾经血，舒经降气，止肝气疼痛。”

佐——**通草**①《日华子本草》：“明目，退热，催生，下胞，下乳。”②《本草图经》：“利小便，兼解诸药毒。”③《医学启源》：“除水肿癃闭，治五淋。《主治秘要》云，泻肺。”④《本草备要》：“治目昏耳聋，鼻塞失音。”⑤《长沙药解》：“通经闭，疗黄疸，消痈疽，利鼻痈，除心烦。”

大枣①《本经》：“主心腹邪气，安中养脾，助十二经。平胃气，通九窍，补少气、少津液，身中不足，大惊，四肢重，和百药。”②《本草经集注》：“煞乌头毒。”③《别录》：“补中益气，强力，除烦闷，疗心下悬，肠僻澼。”④《药对》：“杀附子、天雄毒。”⑤孟诜：“主补津液，洗心腹邪气，和百药毒，通九窍，补不足气，煮食补肠胃，肥中益气第一，小儿患秋痢，与虫枣食，良。”⑥《日华子本草》：“润心肺，止嗽。补五脏，治虚劳损，除肠胃癖气。”⑦《珍珠囊》：“温胃。”⑧李杲：“温以补脾经不足，甘以缓阴血，和阴阳，调营卫，生津液。”⑨《药品化义》：“养血补肝。”⑩《本草再新》：“补中益气，滋肾暖胃，治阴虚。”⑪《中国药植图鉴》：“治过敏性紫斑病、贫血及高血压。”

佐使——**甘草**①《本经》：“主五脏六腑寒热邪气，坚筋骨，长肌肉，倍力，金疮肿，解毒。”②《别录》：“温中下气，烦满短气，伤脏咳嗽，止渴，通经脉，利血气，解百药毒。”③《药性论》：“主腹中冷痛，治惊痫，除腹胀满；补益五脏；制诸药毒；养肾气内伤，令人阴(不)痿；主妇人血沥腰痛；虚而多热；加而用之。”④《日华子本草》：“安魂定魄。补五劳七伤，一切虚损、惊悸、烦闷、健忘。通九窍，利百脉，益精养气，壮筋骨，解冷热。”⑤《珍珠囊》：“补血，养胃。”⑥《汤液本草》：“治肺痿之脓血，而作吐剂；消五发之疮疽，与黄芪同功。”⑦《本草纲目》：“解小儿胎毒、惊痫，降火止痛。”⑧《中国药植图鉴》：“治消化性溃疡和黄疸。”

2. 四气配伍

凉——芍药①《本经》：“味苦，平。”②《吴普本草》：“桐君：甘，无毒。岐伯：咸。李氏：小寒。雷公：酸。”③《别录》：“酸，平微寒，有小毒。”

通草①《本草拾遗》：“无毒。”②《医学启源》：“气平，味甘。”③《本草蒙筌》：“味甘淡，气平。”④《本草纲目》：“甘淡，寒，无毒。”

温——当归①《本经》：“味甘，温。”②《吴普本草》：“神农、黄帝、桐君、扁鹊：甘，无毒。岐伯、雷公：辛、无毒。李氏：小温。”③《别录》：“辛，大温，无毒。”④《本草述》：“味苦，温，无毒。”

桂枝①《医学启源》：“气热，味辛甘。”②《本经逢原》：“辛，甘，微温，无毒。”

细辛①《本经》：“味辛，温。”②《吴普本草》：“神农、黄帝、雷公、桐君：辛，小温；岐伯：无毒；李氏：小寒。”③《药性论》：“味苦辛。”④《用药心法》：“辛，热。”

大枣①《本经》：“味甘，平。”②《千金要方·食治》：“味甘辛，热，无毒。”③孟诜：“温。”

平——甘草①《本经》：“味甘，平。”②《别录》：“无毒。”③《本草衍义》：“微凉。”④《珍珠囊》：“生甘，平；炙甘，温。”

3. 五味配伍

甘淡——通草①《本草拾遗》：“无毒。”②《医学启源》：“气平，味甘。”③《本草蒙筌》：“味甘淡，气平。”④《本草纲目》：“甘淡，寒，无毒。”

甘辛——当归①《本经》：“味甘，温。”②《吴普本草》：“神农、黄帝、桐君、扁鹊：甘，无毒。岐伯、雷公：辛、无毒。李氏：小温。”③《别录》：“辛，大温，无毒。”④《本草述》：“味苦，温，无毒。”

桂枝①《医学启源》：“气热，味辛甘。”②《本经逢原》：“辛，甘，微温，无毒。”

苦酸——芍药①《本经》：“味苦，平。”②《吴普本草》：“桐君：甘，无毒。岐伯：咸。李氏：小寒。雷公：酸。”③《别录》：“酸，平微寒，有小毒。”

辛——细辛①《本经》：“味辛，温。”②《吴普本草》：“神农、黄帝、雷公、桐君：辛，小温；岐伯：无毒；李氏：小寒。”③《药性论》：“味苦辛。”④《用药心法》：“辛，热。”

甘——甘草①《本经》：“味甘，平。”②《别录》：“无毒。”③《本草衍义》：“微凉。”④《珍珠囊》：“生甘，平；炙甘，温。”

大枣①《本经》：“味甘，平。”②《千金要方·食治》：“味甘辛，热，无毒。”③孟诜：“温。”

4. 归经配伍

通草——①《本草纲目》：“入太阴肺、阳明胃经。”②《雷公炮制药性解》：“入肺，大、小肠三经。”③《本草经疏》：“入足少阴、太阳，手少阴、太阳。”

当归——①《汤液本草》：“入手少阴、足太阴、厥阴经。”②《雷公炮制药性解》：“入心、肝、肺三经。”

桂枝——①《汤液本草》：“入足太阳经。”②《雷公炮制药性解》：“入肺经。”③《药品化义》：“入肝、肾、膀胱三经。”④《本草求真》：“入肌表，兼入心、肝。”

芍药——①《品汇精要》:“行手太阴、足太阴经。”②《本草经疏》:“手足太阴引经药,入肝、脾血分。”

细辛——①《汤液本草》:“手少阴引经药。”②《雷公炮制药性解》:“入心、肝、胆、脾四经。”③《本草经疏》:“入手少阴、太阳。”④《本草汇言》:“入足厥阴、少阴血分。”

甘草——①《汤液本草》:“入足厥阴、太阴、少阴经。”②《雷公炮制药性解》:“入心、脾二经。”

大枣——①《本草纲目》:“脾经血分。”②《本草经疏》:“入足太阴、阳明经。”

5. 七方配伍

七味药为小方、奇方、缓方。

6. 七情配伍

桂枝、细辛相使为用,增强温通血脉之功。

当归、芍药相使为用,增强补益营血之功。

当归、桂枝相须为用,增强养血通脉之功。

7. 量数配伍

当归(9g),桂枝(9g),芍药(9g)为 1∶1∶1 配伍,意在温经养血;而加少许细辛(3g),更助温经散寒;同时配伍通草(6g)以通利经脉,使血液通畅运行。

8. 对药配伍

桂枝——芍药

芍药——细辛

当归——桂枝

9. 趋向配伍

当归、桂枝、细辛,温通、向上为升浮。芍药味酸,敛阴为降;通草甘寒,通利经脉,为沉降之品。

10. 阴阳配伍

当归甘温,桂枝、细辛辛温,起温通之功属阳。

芍药酸苦,起养血敛阴,防桂枝辛烈太过之效;通草,甘淡微寒,二者属阴。

11. 五行配伍

当归、桂枝、细辛,味辛属木,具有辛散作用,温通经脉,散寒邪;通草味甘,为土,通利经脉,者体现了实土扶木原则。芍药味酸为金,具有收敛之功,与当归相配伍,体现了金克木,防辛烈太过,伤及阴血。

12. 随证加减配伍

四逆汤:出自《伤寒论》。主治阳虚欲脱,冷汗自出,四肢厥逆,下利清谷,脉微欲绝。

13. 名家论方

①《金镜内台方议》:“阴血内虚.则不能荣于脉,阳气外虚,则不能温于四末,故

手足厥寒，脉细欲绝也。故用当归为君，以补血；以芍药为臣，辅之而养营气；以桂枝、细辛之苦，以散寒湿气为佐；以大枣甘草为使，而益其中，补其不足；以通草之淡，而能行其脉道与厥也。”

②《古方选注》：“当归四逆不用姜、附者，阴血虚微，恐重劫其阴也，且四逆虽寒，而不至于冷，亦惟有调和厥阴，温经复营而已，故用酸甘以缓中，辛甘以温表，寓治肝四法，桂枝之辛以温肝阳，细辛之辛以通肝阴，当归之辛以补肝，甘、枣之甘以缓肝，白芍之酸以泻肝，复以通草利阴阳之气，开厥阴之络。”

③《医宗金鉴》：“此方取桂枝汤君以当归者，厥阴主肝为血室也；佐细辛味极辛，能达三阴，外温经而内温脏；通草其性极通，善开关节，内通窍而外通营；倍加大枣，即建中加饴用甘之法；减去生姜，恐辛过甚而迅散也。”

14. 方歌

当归四逆芍桂枝，细辛甘草通草施，血虚寒厥四末冷，温经通脉最相宜。

阳和汤

出自《外科证治全生集・卷四》。“鹤膝风、贴骨疽及一切阴疽。”

【处方】熟地黄(30g)，麻黄(2g)，鹿角胶(9g)，白芥子(6g)，肉桂(3g)，生甘草(3g)，炮姜炭(2g)。

【主治】阴疽。如贴骨疽、脱疽、流注、痰核、鹤膝风等，患处漫肿无头，皮色不变，酸痛无热，口中不渴，舌淡苔白，脉沉细或迟细。

【功能】温阳补血，散寒通滞。

【用法】水煎服。

方中重用熟地黄温补营血，填精补髓；鹿角胶温肾阳，益精血。二药合用，温阳补血，共为君药。肉桂、姜炭药性辛热，均入血分，温阳散寒，温通血脉，为臣药。白芥子辛温，可达皮里膜外，温化寒痰，通络散结；少量麻黄，辛温达卫，宣通毛窍，开肌腠，散寒凝，为佐药。方中鹿角胶、熟地黄得姜、桂、芥、麻之宣通，则补而不滞；麻、芥、姜、桂得熟地黄、鹿角胶之滋补，则温散而不伤正。生甘草为使，解毒而调诸药。综观本方，温阳与补血并用，祛痰与通络相伍，可使阳虚得补，营血得充，寒凝痰滞得除，治疗阴疽犹如仲春温暖和煦之气，普照大地，驱散阴霾，而布阳和。

1. 君臣佐使配伍

君——**熟地黄**①《珍珠囊》：“大补血虚不足，通血脉，益气力。”②王好古：“主坐而欲起，目𥆧𥆧无所见。”③《本草纲目》：“填骨髓，长肌肉，生精血，补五脏、内伤不足，通血脉，利耳目，黑须发，男子五劳七伤，女子伤中胞漏，经候不调，胎产百病。”④《本草从新》：“滋肾水，封填骨髓，利血脉，补益真阴，聪耳明目，黑发乌须。又能补脾阴，止久泻，治劳伤风痹，阴亏发热，干咳痰嗽，气短喘促，胃中空虚觉馁，痘证心虚无脓，病后胫股酸痛，产后脐腹急疼，感证阴亏，无汗便闭，诸种动血，一切肝肾阴亏，虚损百病，为壮水之主药。”

鹿角胶①《本经》：“主伤中劳绝；腰痛羸瘦，补中益气，妇人血闭无子，止痛安胎。”②《别录》：“疗吐血，下血，崩中不止，四肢酸疼，多汗，淋露，折跌伤损。”③《药性论》：“主男子肾藏气衰虚劳损，能安胎去冷，治漏下赤白，主吐血。”④《医学入门》：“主咳嗽，吐血，咯血，嗽血，尿血，下血。”⑤《本草纲目》：“治劳嗽，尿精，尿血，疮疡肿毒。”⑥《玉楸药解》：“温肝补肾，滋益精血。治阳痿精滑，跌打损伤。”⑦《吉林中草药》：“补脑，强心。治大脑水肿。”

臣——**肉桂**①《本经》：“主上气咳逆，结气喉痹吐吸，利关节，补中益气。”②《别录》：“主心痛，胁风，胁痛，温筋，通脉，止烦、出汗。”“主温中，利肝肺气，心腹寒热、冷疾，霍乱转筋，头痛，腰痛，止唾，咳嗽，鼻齆；能堕胎，坚骨节，通血脉，理疏不足；倡导百药，无所畏。”③《药性论》：“主治几种心痛，杀三虫，主破血，通利月闭，治软脚，痹、不仁，胞衣不下，除咳逆，结气、壅痹，止腹内冷气，痛不可忍，主下痢，鼻息肉。杀草木毒。”④《日华子本草》：“治一切风气，补五劳七伤，通九窍，利关节，益精，明目，暖腰膝，破痃癖癥瘕，消瘀血，治风痹骨节挛缩，续筋骨，生肌肉。”⑤《珍珠囊》：“去卫中风邪，秋冬下部腹痛。”⑥《医学启源》：“补下焦不足，治沉寒肩冷及表虚自汗。《主治秘要》云，渗泄，止渴。”⑦《用药心法》：“敌寒邪，治奔豚。”⑧王好古：“补命门不足，益火消阴。”⑨《本草纲目》：“治寒痹，风瘖，阴盛失血，泻痢，惊痫。”“治阳虚失血，内托痈疽痘疮，能引血化汗化脓，解蛇蝮毒。”

姜炭①《本草经疏》：“炮姜，辛可散邪理结，温可除寒通气，故主胸满咳逆上气，温中出汗，逐风湿痹，下痢因于寒冷，止腹痛。其言止血者，盖血虚则发热，热则血妄行，干姜炒黑，能引诸补血药入阴分，血得补则阴生而热退，血不妄行矣。治肠僻，亦其义也。”②《本草正》：“下元虚冷，而为腹疼泻痢，专宜温补者，当以干姜炒黄用之。若产后虚热，虚火盛而唾血、痢血者，炒焦用之。若炒至黑炭，已失姜性矣。其亦用以止血者，用其黑涩之性已耳。若阴盛格阳、火不归元及阳虚不能摄血，而为吐血、衄血、下血者，但宜炒熟留性用之，最为止血之要药。”③《药性论》：“治腰肾中疼冷，冷气，破血，去风，通四肢关节，开五脏六腑，去风毒冷痹，夜多小便。治嗽，主温中，霍乱不止，腹痛，消胀满冷痢，治血闭。病人虚而冷，宜加用之。”④《唐本草》：“治风，下气，止血，宣诸络脉，微汗。”⑤《日华子本草》：消痰下气，治转筋吐泻，腹藏冷，反胃干呕，瘀血，扑损，止鼻洪，解冷热毒，开胃，消宿食。”⑥《医学启源》：“《主治秘要》云，通心气，助阳，去脏腑沉寒，发诸经之寒气，治感寒腹痛。⑦王好古：“主心下寒痞，目睛久赤。经炮则温脾燥胃。”⑧《医学入门》：“炮姜，温脾胃，治里寒水泄，下痢肠僻，久疟，霍乱，心腹冷痛胀满，止鼻衄，唾血，血痢，崩漏。”⑨《长沙药解》：“燥湿温中，行郁降浊，下冲逆，平咳嗽，提脱陷，止滑泄。”

佐——**白芥子**①《别录》：“发汗，主胸膈痰冷上气，面目黄赤。又醋研敷射工毒。”②陶弘景：“御恶气暴风，毒肿流四肢疼痛。”③孙思邈：“治咳嗽胸胁支满，上气多唾者，每日温酒吞下七粒。”④《医学入门》：“利胸膈痰，止翻胃吐食，痰嗽上气，中风不语，面目色黄，安五脏，止夜多小便。又治扑损瘀血。”⑤《本草纲目》：“利气豁痰，除寒暖中，散肿止痛。治喘嗽反胃，痹木脚气，筋骨腰节诸痛。”⑥《现代实用中药》：“捣烂如泥，外用作皮肤刺激引赤药。”⑦《药材资料汇编》：“功能暖胃，增进食欲，并可为中毒后之催吐剂。”⑧《东北药植志》：“大量用可作麻醉剂。”

麻黄①《本经》：“主中风、伤寒头痛，温疟。发表出汗，去邪热气，止咳逆上气，除寒热，破癥坚积聚。”②《别录》：“主五脏邪气缓急，风胁痛，字乳余疾。止好唾，通腠理，解肌；泄邪恶气，消赤黑斑毒。”③《药性论》：“治身上毒风顽痹，皮肉不仁。”④《日华子本草》：“通九窍，调血脉，御山岚瘴气。”⑤《珍珠囊》：“泄卫中实，去营中寒，发太阳、少阴之汗。”⑥《滇南本草》：“治鼻窍闭塞不通、香臭不闻，肺寒咳嗽。”⑦《本草纲目》：“散赤目肿痛，水肿，风肿，产后血滞。”⑧《科学的民间药草》：“治气喘，干草热，百日咳，气管支炎等。”⑨《现代实用中药》：“对关节疼痛有效。”⑩《中药形性经验鉴别法》：“治腹痛，下痢，疝气，目疾及感冒。”

使——**甘草**①《本经》：“主五脏六腑寒热邪气，坚筋骨，长肌肉，倍力，金疮肿，解毒。”②《别录》：“温中下气，烦满短气，伤脏咳嗽，止渴，通经脉，利血气，解百药毒。”③《药性论》：“主腹中冷痛，治惊痫，除腹胀满；补益五脏；制诸药毒；养肾气内伤，令人阴（不）痿；主妇人血沥腰痛；虚而多热；加而用之。”④《日华子本草》：“安魂定魄。补五劳七伤，一切虚损、惊悸、烦闷、健忘。通九窍，利百脉，益精养气，壮筋骨，解冷热。”⑤《珍珠囊》：“补血，养胃。”⑥《汤液本草》：“治肺痿之脓血，而作吐剂；消五发之疮疽，与黄芪同功。”⑦《本草纲目》：“解小儿胎毒、惊痫，降火止痛。”⑧《中国药植图鉴》：“治消化性溃疡和黄疸。”

2. 四气配伍

温——鹿角胶①《本经》：“味甘，平。”②《别录》：“温，无毒。”③《本草正》：“味甘咸，气温。”

白芥子①《品汇精要》：“味辛，性温，无毒。”②姚可成《食物本草》：“辛，热。”③《本经逢原》：“辛，温，微毒。”

姜炭①《本经》：“味辛，温。”②《别录》：“大热，无毒。”

麻黄①《本经》：“味苦，温。”②《药性论》：“味甘，平。”③《医学启源》：

"《主治秘要》云，性温，味甘辛。"

微温——熟地①《珍珠囊》："甘苦。"②《本草纲目》："甘微苦，微温。"③《本草新编》："味甘，性温。"

热——肉桂①《本经》："味辛，温。"②《别录》："味甘辛，太热，有小毒。"③《药性论》："味苦辛，无毒。"④《医学启源》："气热，味大辛。"

平——甘草①《本经》："味甘，平。"②《别录》："无毒。"③《本草衍义》："微凉。"④《珍珠囊》："生甘，平；炙甘，温。"

3. 五味配伍

甘咸——鹿角胶①《本经》："味甘，平。"②《别录》："温，无毒。"③《本草正》："味甘咸，气温。"

辛——白芥子①《品汇精要》："味辛，性温，无毒。"②姚可成《食物本草》："辛，热。"③《本经逢原》："辛，温，微毒。"

甘——熟地①《珍珠囊》："甘苦。"②《本草纲目》："甘微苦，微温。"③《本草新编》："味甘，性温。"

甘辛——肉桂①《本经》："味辛，温。"②《别录》："味甘辛，太热，有小毒。"③《药性论》："味苦辛，无毒。"④《医学启源》："气热，味大辛。"

辛苦——麻黄①《本经》："味苦，温。"②《药性论》："味甘，平。"③《医学启源》："《主治秘要》云，性温，味甘辛。"

甘草①《本经》："味甘，平。"②《别录》："无毒。"③《本草衍义》："微凉。"④《珍珠囊》："生甘，平；炙甘，温。"

苦辛涩——姜炭①《本经》："味辛，温。"②《别录》："大热，无毒。"③《药性论》："味苦辛。"

4. 归经配伍

熟地——①李杲："入手足少阴、厥阴经。"②《本草从新》："入足三阴经。"

鹿角胶——①《本草汇言》："入手足少阴、厥阴经。"②《本草经解》："入手太阴肺经、足太阴脾经。"

姜炭——①《本草经解》："入肝、肺、肾经。"②《得配本草》："干姜，入手少阴、足太阴经气分；炮姜，入足太阴经血分。"

肉桂——①《珍珠囊》："太阳经。""足少阴经。"②《雷公炮制药性解》："入心、脾、肺、肾四经。"③《本草经疏》："入手足少阴、厥阴血分。"

麻黄——①《珍珠囊》："入手太阴。"②《汤液本草》："入足太阳经，走手少阴。"③《药品化义》："入肺、大肠、包络、膀胱四经。"

甘草——①《汤液本草》："入足厥阴、太阴、少阴经。"②《雷公炮制药性解》："入心、脾二经。"

5. 七方配伍

七味药为小方、奇方。

6. 七情配伍

熟地黄、鹿角胶相使为用，增强温阳补血之功。

麻黄、白芥子相使为用，增强开腠理、散寒凝之功。

肉桂、炮姜相使为用，增强辛温散寒之功。

7. 量数配伍

熟地黄(30g)重用，余：麻黄(2g)，鹿角胶(9g)，白芥子(6g)，肉桂(3g)，生甘草(3g)，炮姜(2g)，量少而精，使熟地黄起到中坚力量。

8. 对药配伍

麻黄——肉桂

熟地黄——鹿角胶

9. 趋向配伍

熟地黄、肉桂、麻黄、鹿角胶、白芥子、炮姜皆性温为升浮之品。

10. 阴阳配伍

熟地黄、肉桂、麻黄、鹿角胶、白芥子、炮姜皆有温煦之效，为阳。

11. 五行配伍

熟地黄味甘为土，温补营血；合鹿角胶味咸为火，以火生土，以加强熟地黄温阳、益精血之功；麻黄、肉桂、炮姜、白芥子味辛为木，升发、散寒作用强，以助熟地黄温阳之功。

12. 随证加减配伍

小金丹：出自《外科证治全生集》。主治寒湿痰瘀所致之贴骨疽、痰核、流注、乳岩、瘰疬、横痃、鳝拱头等病，初起肤色不变，肿硬作痛者。

13. 名家论方

①《成方便读》："夫痈疽流注之属于阴寒者，人皆知用温散之法，然痰凝血滞之证，若正气充足者，自可运行无阻，所谓邪之所凑，其气必虚，故其所虚之处，即受邪之处。疡因于血分者，仍必从血而求之。故以熟地大补阴血之药为君；恐草木无情，力难充足，又以鹿角胶有形精血之属以赞助之；但既虚且寒，又非平补之性可收速效，再以炮姜之温中散寒，能入血分者，引领熟地、鹿角胶直入其地，以成其功；白芥子能祛皮里膜外之痰，桂枝入营，麻黄达卫，共成解散之勋，以宣熟地、鹿角胶之滞；甘草……协和诸药。"

②《外科症治全生集·阴疽治法》："夫色之不明而散漫者，乃气血两虚也；患之不痛而平塌者。毒痰凝结也。治之之法，非麻黄不能开其腠理，非肉桂、炮姜不能解其寒凝，此三味虽酷暑不可缺一也。腠理一开，寒凝一解，气血乃行，毒亦随之消矣。"

14. 方歌

阳和汤法解寒凝，贴骨流注鹤膝风，熟地鹿胶姜炭桂，麻黄白芥甘草从。

第六章 补益剂

第一节 补气

四君子汤

出自《太平惠民和剂局方·卷三》。"荣卫气虚,脏腑怯弱。心腹胀满,全不思食,肠鸣泄泻,呕哕吐逆,大宜服之。"

【处方】人参(9g),白术(9g),茯苓(9g),炙甘草(6g)。

【主治】脾胃气虚证。面色萎白,语声低微,气短乏力,食少便溏,舌淡苔白,脉虚弱。

【功能】益气健脾。

【用法】上为细末。每服二钱(15g),水一盏,煎至七分,通口服,不拘时候;入盐少许,白汤点亦得。现代用法:水煎服。

方中人参为君,甘温益气,健脾养胃。臣以苦温之白术,健脾燥湿,加强益气助运之力;佐以甘淡茯苓,健脾渗湿,苓、术相配,则健脾祛湿之功益著。使以炙甘草,益气和中,调和诸药。四药配伍,共奏益气健脾之功。

1. 君臣佐使配伍

君——**人参**①《别录》:"疗肠胃中冷,心腹鼓痛,胸胁逆满,霍乱吐逆,调中,止消渴,通血脉,破坚积,令人不忘。"②《药性论》:"主五脏气不足,五劳七伤,虚损瘦弱,吐逆不下食,止霍乱烦闷呕哕,补五脏六腑,保中守神。""消胸中痰,主肺痿吐脓及痫疾,冷气逆上,伤寒不下食,病人虚而多梦纷纭,加而用之。"③《日华子本草》:"调中治气,消食开胃。"④《医学启源》:"治脾胃阳气不足及肺气促,短气、少气,补中缓中,泻肺脾胃中火邪。"⑤《主治秘要》:"补元气,止泻,生津液。"⑥《滇南本草》:"治阴阳不足,肺气虚弱。"

臣——**白术**①《本经》:"主风寒湿痹,死肌,痉,疸,止汗,除热消食。"②《别录》:

“主大风在身面，风眩头痛，目泪出，消痰水，逐皮间风水结肿，除心下急满，及霍乱吐下不止，利腰脐间血，益津液，暖胃，消谷嗜食。”③《药性论》：“主大风顽痹，多年气痢，心腹胀痛，破消宿食，开胃，去痰涎，除寒热，止下泄，主面光悦，驻颜去皯，治水肿胀满，止呕逆，腹内冷痛，吐泻不住，及胃气虚冷痢。”④《唐本草》：“利小便。”⑤《日华子本草》：“治一切风疾，五劳七伤，冷气腹胀，补腰膝，消痰，治水气，利小便，止反胃呕逆，及筋骨弱软，痃癖气块，妇人冷癥瘕，温疾，山岚瘴气，除烦长肌。”⑥《医学启源》：“除湿益燥，和中益气，温中，去脾胃中湿，除胃热，强脾胃，进饮食，和胃，生津液，主肌热，四肢困倦，目不欲开，怠惰嗜卧，不思饮食，止渴，安胎。”⑦李杲：“去诸经中湿而理脾胃。”⑧王好古：“理中益脾，补肝风虚，主舌本强，食则呕，胃脘痛，身体重，心下急痛，心下水痞，冲脉为病，逆气里急，脐腹痛。”⑨《本草衍义补遗》：“有汗则止，无汗则发。能消虚痰。”

佐——**茯苓**①《本经》：“主胸胁逆气，忧恚惊邪恐悸，心下结痛，寒热烦满，咳逆，口焦舌干，利小便。”②《别录》：“止消渴，好唾，大腹，淋沥，膈中痰水，水肿淋结。开胸腑，调脏气，伐肾邪，长阴，益气力，保神守中。”③《药性论》：“开胃，止呕逆，善安心神。主肺痿痰壅。治小儿惊痫，心腹胀满，妇人热淋。”④《日华子本草》：“补五劳七伤，安胎，暖腰膝，开心益智，止健忘。”⑤《伤寒明理论》：“渗水缓脾。”⑥《医学启源》：“除湿，利腰脐间血，和中益气为主。治溺黄或赤而不利。《主治秘要》云，止泻，除虚热，开腠理，生津液。”⑦王好古：“泻膀胱，益脾胃。治肾积奔豚。”⑧《药征》：“主治悸及肉瞤筋惕，旁治头眩烦躁。”

使——**炙甘草**①《别录》：“温中下气，烦满短气，伤脏咳嗽，止渴，通经脉，利血气，解百药毒。”②《药性论》：“主腹中冷痛，治惊痫，除腹胀满；补益五脏；制诸药毒；养肾气内伤，令人阴(不)痿；主妇人血沥腰痛；虚而多热；加而用之。”③《日华子本草》：“安魂定魄。补五劳七伤，一切虚损、惊悸、烦闷、健忘。通九窍，利百脉，益精养气，壮筋骨，解冷热。”④《珍珠囊》：“补血，养胃。”⑤《汤液本草》：“治肺痿之脓血，而作吐剂；消五发之疮疽，与黄芪同功。”⑥《中国药植图鉴》：“治消化性溃疡和黄疸。”

2. 四气配伍

温——人参①《本经》：“味甘，微寒。”②《别录》：“微温，无毒。”③《本草备要》：“生，甘苦，微凉；熟，甘，温。”

白术①《本经》：“味苦，温。”②《别录》：“甘，无毒。”③《药性论》：“味甘辛，无毒。”

炙甘草《珍珠囊》：“生甘，平；炙甘，温。”

平——茯苓①《本经》：“味甘，平。”②《医学启源》：“《主治秘要》云，性温，味淡。”

3. 五味配伍

甘微苦——人参①《本经》:“味甘,微寒。”②《本草备要》:“生,甘苦,微凉;熟,甘,温。”

苦甘——白术①《本经》:“味苦,温。”②《别录》:“甘,无毒。”③《药性论》:“味甘辛,无毒。”

甘淡——茯苓①《本经》:“味甘,平。”②《医学启源》:“《主治秘要》云,性温,味淡。”

甘——炙甘草①《本经》:“味甘,平。”②《别录》:“无毒。”③《本草衍义》:“微凉。”④《珍珠囊》:“生甘,平;炙甘,温。”

4. 归经配伍

人参——①《本草衍义补遗》:“入手太阴。”②《本草汇言》:“入肺、脾二经。”③《药品化义》:“入脾、胃、肺三经。”

白术——①《汤液本草》:“入手太阳、少阴,足阳明、太阴、少阴、厥阴经。”②《本草蒙筌》:“入心、脾、胃、三焦四经。”

茯苓——①《汤液本草》:“入手太阴,足太阳、少阳经。”②《本草蒙筌》:“入膀胱、肾、肺。”③《雷公炮制药性解》:“入肺、脾、小肠三经。”④《本草经疏》:“入手足少阴,手太阳,足太阴、阳明经。”

甘草——①《汤液本草》:“入足厥阴、太阴、少阴经。”②《雷公炮制药性解》:“入心、脾二经。”

5. 七方配伍

四味药为小方、偶方。

6. 七情配伍

人参、白术相须为用,增强补益脾气之功。

人参、茯苓相使为用,加强健脾之功。

7. 量数配伍

人参、白术、茯苓按1∶1∶1配伍,意在补益脾胃之气。

8. 对药配伍

人参——白术

白术——茯苓

人参——茯苓

9. 趋向配伍

人参、白术、炙甘草皆为味甘性温,为升浮之品。茯苓味甘平,为平和之品。

10. 阴阳配伍

人参、白术、炙甘草皆为健脾益气,补脾胃虚弱为主,为阳。茯苓为阴阳平和之品。

11. 五行配伍

人参、白术、茯苓、炙甘草味甘为土，四药合用，意在补益脾气，凸显了君子中和之义。

12. 随证加减配伍

①异功散：出自《小儿药证直诀·卷下》方。主治吐泻，不思饮食，小儿虚冷病。

②六君子汤：出自《医学正传·卷三》引《太平惠民和剂局方》之六君子汤。主治脾胃虚弱，气逆痰滞。食少便溏，咳嗽有痰，色白清稀，短气痞满，呕恶呃逆，吞酸，面色萎黄，四肢倦怠；以及脾虚膨胀，外疡久溃，食少胃弱者；痔漏日久，脉数而涩，饮食日减，肢体愈倦，一切不足之证；胃气虚热，口舌生疮；中气不和，时时带下。

③香砂六君子汤：出自《古今名医方论·卷一》引柯韵伯方。主治中虚气滞，痰湿内阻，胸中满闷，食难运化，呕恶腹疼，肠鸣泄泻。

④若呕吐，加半夏以降逆止呕；胸膈痞满者，加枳壳、陈皮以行气宽胸；心悸失眠者，加酸枣仁以宁心安神；若畏寒肢冷，脘腹疼痛者，加干姜、附子以温中祛寒。烦渴，加黄芪；胃冷，呕吐涎味，加丁香；呕逆，加藿香；脾胃不和，倍加白术、姜、枣；脾困，加人参、木香、缩砂仁；脾弱腹胀，不思饮食，加扁豆、粟米；伤食，加炒神曲；胸满喘急，加白豆蔻。

13. 名家论方

①明代方广："四君子汤用白术、人参、茯苓、甘草者，白术则健脾燥湿，人参则补肺扶脾，茯苓则降气渗湿，甘草则补胃和中。譬如宽厚和平之君子，而不为奸险卒暴之行也。"(《丹溪心法附余》)

②清代张璐："气虚者，补之以甘，参、术、苓、草，甘温益胃，有健运之功，具冲和之德，故为君子。若合之二陈，则补中微有消导之意。盖人之一身，以胃气为本。胃气旺，则五脏受荫；胃气伤，则百病丛生。故凡病久不愈，诸药不效者，惟有益胃、补肾两途。故用四君子随证加减，无论寒热补泻，先培中土，使药引津气四达，则周身之机运流通，水谷之精微敷布，何患其药之不效哉？是知四君、六君，为司命之本也。"(《伤寒绪论》)

③清代汪昂："此手足太阴、足阳明药也。人参甘温，大补元气为君；白术苦温，燥脾补气为臣；茯苓甘淡，渗湿泻热为佐；甘草甘平，和中益土为使也。气足脾运，饮食倍进，则余脏受荫，而色泽身强矣。以其皆中和之品，故君子也。"(《医方集解》)

④清代王子接："汤以君子名，功专健脾和胃，以受水谷之精气而输布于四脏，一如君子有成人之德也。入太阴、阳明二经，然其主治在脾，故药品分量皆用偶数。白术健脾阳，复人参保脾阴；炙草和胃阴，复茯苓通胃阳，大枣悦脾，生姜通胃，理运阴阳，刚柔相济，诚为生化良方。"(《绛雪园古方选注》)

⑤清代陈念祖："胃气为生人之本，参、术、苓、草从容和缓，补中宫土气，达于上下四旁，而五脏六腑皆以受气，故一切虚证皆以此方为主。若加陈皮，则有行滞进

食之效；再加半夏，即有除痰宽胀之功；再加木香、砂仁，则行气之药多于补守，凡肿满痰饮结聚等症，无不速除，此犹人所易知也。而为数方之主，则功在人参。人皆曰人参补气补阳，温药藉之以尽其力量，而余则曰人参补阴养液，燥药得之则臻于和平。故理中汤中姜、术二味，气胜于味以扶阳；参、草二味，味胜于气以和阴。此汤以干姜易茯苓，去其辛而取其淡，亦阴阳兼调之和剂也。"（《时方歌括》）

⑥清代张秉成："人参大补肺脾元气为君，白术补脾燥湿为臣，以脾喜温燥，土旺即可以生金，故肺脾两虚者，尤当以补脾为急。脾为后天之源，四脏皆赖其荫庇，不独肺也。而又佐以茯苓，渗肺脾之湿浊下行，然后参、术之功，益彰其效，此亦犹六味丸泻兼行之意，然必施之以甘草，而能两协其平，引以姜、枣，大和营卫，各呈其妙，是以谓之君子也。"（《成方便读》）

14. 方歌

四君子汤中合义，参术茯苓甘草比，益以夏陈名六君。

祛痰补益气虚饵，除却半夏名异功，或加香砂气滞使。

参苓白术散

出自《太平惠民和剂局方・卷三》。"脾胃虚弱，饮食不进，多困少力，中满痞噎，心忪气喘，呕吐泄泻及伤寒咳噫。"

【处方】莲子肉（500g），薏苡仁（500g），砂仁（500g），桔梗（500g），白扁豆（750g），白茯苓（1000g），人参（1000g），甘草（1000g），白术（1000g），山药（1000g）。

【主治】脾虚湿盛证。饮食不化，胸脘痞闷，肠鸣泄泻，四肢乏力，形体消瘦，面色萎黄，舌淡苔白腻，脉虚缓。

【功能】益气健脾，渗湿止泻。

【用法用量】上为细末。每服二钱（6g），枣汤调下。小儿量岁数加减服之。现代用法：作汤剂，水煎服，用量按原方比例酌减。

方中人参、白术、茯苓益气健脾渗湿为君。配伍山药、莲子肉助君药以健脾益气，兼能止泻；并用白扁豆、薏苡仁助白术、茯苓以健脾渗湿，均为臣药。更用砂仁醒脾和胃，行气化滞，是为佐药。桔梗宣肺利气，通调水道，又能载药上行，培土生金；炒甘草健脾和中，调和诸药，共为佐使。综观全方，补中气，渗湿浊，行气滞，使脾气健运，湿邪得去，则诸症自除。

1. 君臣佐使配伍

君——**人参**①《别录》："疗肠胃中冷，心腹鼓痛，胸胁逆满，霍乱吐逆，调中，止消渴，通血脉，破坚积，令人不忘。"②《药性论》："主五脏气不足，五劳七伤，虚损瘦弱，吐逆不下食，止霍乱烦闷呕哕，补五脏六腑，保中守神。""消胸中痰，主肺痿吐脓及痫疾，冷气逆上，伤寒不下食，病人虚而多梦纷纭，加而用之。"③《日华子本草》："调中治气，消食开胃。"④《医学启源》："治脾胃阳气不足及肺气促，短气、少气，补中缓中，泻肺脾胃中火邪。”⑤《主治秘要》：“补元气，止泻，生津液。”⑥《滇南本草》：“治阴阳不足，肺气虚弱。”

白术①《本经》：“主风寒湿痹，死肌，痉，疸，止汗，除热消食。”②《别录》：“主大风在身面，风眩头痛，目泪出，消痰水，逐皮间风水结肿，除心下急满，及霍乱吐下不止，利腰脐间血，益津液，暖胃，消谷嗜食。”③《药性论》：“主大风顽痹，多年气痢，心腹胀痛，破消宿食，开胃，去痰涎，除寒热，止下泄，主面光悦，驻颜去鼾，治水肿胀满，止呕逆，腹内冷痛，吐泻不住，及胃气虚冷痢。”④《唐本草》：“利小便。”⑤《日华子本草》：“治一切风疾，五劳七伤，冷气腹胀，补腰膝，消痰，治水气，利小便，止反胃呕逆，及筋骨弱软，痃癖气块，妇人冷癥瘕，温疾，山岚瘴气，除烦长肌。”⑥《医学启源》：“除湿益燥，和中益气，温中，去脾胃中湿，除胃热，强脾胃，进饮食，和胃，生津液，主肌热，四肢困倦，目不欲开，怠惰嗜卧，不思饮食，止渴，安胎。”⑦李杲：“去诸经中湿而理脾胃。”⑧王好古：“理中益脾，补肝风虚，主舌本强，食则呕，胃脘痛，身体重，心下急痛，心下水痞，冲脉为病，逆气里急，脐腹痛。”⑨《本草衍义补遗》：“有汗则止，无汗则发。能消虚痰。”

茯苓①《本经》：“主胸胁逆气，忧恚惊邪恐悸，心下结痛，寒热烦满，咳逆，口焦舌干，利小便。”②《别录》：“止消渴，好唾，大腹，淋沥，膈中痰水，水肿淋结。开胸腑，调脏气，伐肾邪，长阴，益气力，保神守中。”③《药性论》：“开胃，止呕逆，善安心神。主肺痿痰壅。治小儿惊痫，心腹胀满，妇人热淋。”④《日华子本草》：“补五劳七伤，安胎，暖腰膝，开心益智，止健忘。”⑤《伤寒明理论》：“渗水缓脾。”⑥《医学启源》：“除湿，利腰脐间血，和中益气为主。治溺黄或赤而不利。《主治秘要》云，止泻，除虚热，开腠理，生津液。”⑦王好古：“泻膀胱，益脾胃。治肾积奔豚。”⑧《药征》：“主治悸及肉瞤筋惕，旁治头眩烦躁。”

臣——**山药**①《本经》：“主伤中，补虚，除寒热邪气，补中益气力，长肌肉，久服耳目聪明。”②《别录》：“主头面游风，风头（一作‘头风’），眼眩，下气，止腰痛，治虚劳羸瘦，充五脏，除烦热，强阴。”③《药性论》：“补五劳七伤，去冷风，止腰痛，镇心神，补心气不足，病人体虚羸，加而用之。”④《食疗本草》：“治头疼，助阴力。”⑤《日华子本草》：“助五脏，强筋骨，长志安神，主泄精健忘。”⑥朱震亨：“生捣贴肿硬毒，能消散。”⑦《伤寒蕴要》：“补不足，清虚热。”⑧《本草纲目》：“益肾气，健脾胃，止泄痢，化痰涎，润皮毛。”

莲子肉①《本经》：“主补中、养神、益气力。”②孟诜：“主五脏不足，伤中气绝，利益十二经脉血气。”③《本草拾遗》：“令发黑，不老。”④《食医心镜》：“止渴，去热。”⑤《日华子本草》：“益气，止渴，助心，止痢。治腰痛，泄精。"⑥《日用本草》:"止烦渴,治泻痢,止白浊。"⑦《滇南本草》:"清心解热。"⑧《本草纲目》:"交心肾,厚肠胃,固精气,强筋骨,补虚损,利耳目,除寒湿,止脾泄久痢,赤白浊,女人带下崩中诸血病。"⑨《本草备要》:"清心除烦,开胃进食,专治噤口痢、淋浊诸证。"⑩《随息居饮食谱》:"镇逆止呕,固下焦,愈二便不禁。"

白扁豆《本草新编》:"下气和中,除霍乱吐逆,解河豚毒,善治暑气。佐参、茯、二术,止泻实神。但味轻气薄,单用无功,必须同补气之药共享为佳矣。"

薏苡仁①《本经》:"主筋急拘挛,不可屈伸,风湿痹,下气。"②《别录》:"除筋骨邪气不仁,利肠胃,消水肿,令人能食。"③《药性论》:"主肺痿肺气,吐脓血,咳嗽涕唾上气。煎服之破五溪毒肿。"④《食疗本草》:"去干湿脚气。"⑤《本草拾遗》:"温气,主消渴。""杀蛔虫。"⑥《医学入门》:"主上气,心胸甲错。"⑦《本草纲目》:"健脾益胃,补肺清热,祛风胜湿。炊饭食,治冷气;煎饮,利小便热淋。"⑧《国药的药理学》:"治胃中积水。"⑨《中国药植图鉴》:"治肺水肿,湿性肋膜炎,排尿障碍,慢性胃肠病,慢性溃疡。"

佐——**砂仁**①《药性论》:"主冷气腹痛,止休息气痢,劳损,消化水谷,温暖脾胃。"②《本草拾遗》:"主上气咳嗽,奔豚,惊痫邪气。"③《日华子本草》:"治一切气,霍乱转筋,心腹痛。"④张元素:"治脾胃气结滞不散。"⑤杨士瀛:"和中,行气,止痛,安胎。"⑥《本草蒙筌》:"止恶心,却腹痛。"⑦《本草纲目》:"补肺醒脾,养胃益肾,理元气,通滞气,散寒次胀痞,噎膈呕吐,止女子崩中,除咽喉口齿浮热,化铜铁骨哽。"⑧《医林纂要》:"润肾,补肝,补命门,和脾胃,开郁结。"

佐使——**桔梗**①《本经》:"主胸胁痛如刀刺,腹满,肠鸣幽幽,惊恐悸气。"②《别录》:"利五脏肠胃,补血气,除寒热、风痹,温中消谷,疗喉咽痛。"③《药性论》:"治下痢,破血,去积气,消积聚,痰涎,主肺热气促嗽逆,除腹中冷痛,主中恶及小儿惊痫。"④《日华子本草》:"下一切气,止霍乱转筋,心腹胀痛,补五劳,养气,除邪辟温,补虚消痰,破癥瘕,养血排脓,补内漏及喉痹。"⑤《本草衍义》:"治肺痈。"⑥《珍珠囊》:"疗咽喉痛,利肺气,治鼻塞。"⑦李杲:"利胸膈,(治)咽喉气壅及痛,破滞气及积块,(除)肺部风热,清利头目,利窍。"⑧《本草纲目》:"主口舌生疮,赤目肿痛。"⑨《中药形性经验鉴别法》:"催乳。"

甘草①《本经》:"主五脏六腑寒热邪气,坚筋骨,长肌肉,倍力,金疮肿,解毒。"②《别录》:"温中下气,烦满短气,伤脏咳嗽,止渴,通经脉,利血气,解百药毒。"③《药性论》:"主腹中冷痛,治惊痫,除腹胀满;补益五脏;制诸药毒;养肾气内伤,令人阴(不)痿;主妇人血沥腰痛;虚而多热；加而用之。”④《日华子本草》：“安魂定魄。补五劳七伤，一切虚损、惊悸、烦闷、健忘。通九窍，利百脉，益精养气，壮筋骨，解冷热。”⑤《珍珠囊》：“补血，养胃。”⑥《汤液本草》：“治肺痿之脓血，而作吐剂；消五发之疮疽，与黄芪同功。”⑦《本草纲目》：“解小儿胎毒、惊痫，降火止痛。”⑧《中国药植图鉴》：“治消化性溃疡和黄疸。”

2．四气配伍

温——人参①《本经》：“味甘，微寒。”②《别录》：“微温，无毒。”③《本草备要》：“生，甘苦，微凉；熟，甘，温。”

白术①《本经》：“味苦，温。”②《别录》：“甘，无毒。”③《药性论》：“味甘辛，无毒。”

砂仁①《药性论》：“味苦辛。”②《海药本草》：“味辛，平，咸。”③《开宝本草》：“味辛，温，无毒。”④《本草纲目》：“辛，温，涩，无毒。”

平——茯苓①《本经》：“味甘，平。”②《医学启源》：“《主治秘要》云，性温，味淡。”

山药①《本经》：“味甘，温。”②《别录》：“平，无毒。”③《药性类明》：“味甘，性凉而润。”④《药品化义》：“生者性凉，熟则化凉为温。”

莲子①《本经》：“味甘，平。”②《本草蒙筌》：“味甘涩，气平寒，无毒。”③《本草再新》：“味甘，性微凉，无毒。”④《随息居饮食谱》：“鲜者甘平，干者甘温。”

桔梗①《本经》：“辛，微温。”②《别录》：“苦，有小毒。”③《药性论》：“苦，平，无毒。”

甘草①《本经》：“味甘，平。”②《别录》：“无毒。”③《本草衍义》：“微凉。”④《珍珠囊》：“生甘，平；炙甘，温。”

微温——白扁豆《本草新编》：“味甘，气微温，无毒。”

凉——薏苡仁①《本经》：“味甘，微寒。”②《别录》：“无毒。”③《食疗本草》：“性平。”④《本草正》：“味甘淡，气微凉。”

3．五味配伍

甘微苦——人参①《本经》：“味甘，微寒。”②《本草备要》：“生，甘苦，微凉；熟，甘，温。”

苦甘——白术①《本经》：“味苦，温。”②《别录》：“甘，无毒。”③《药性论》：“味甘辛，无毒。”

甘淡——茯苓①《本经》：“味甘，平。”②《医学启源》：“《主治秘要》云，性温，味淡。”

薏苡仁①《本经》：“味甘，微寒。”②《别录》：“无毒。”③《食疗本草》：“性平。”④《本草正》：“味甘淡，气微凉。”

甘涩——莲子①《本经》：“味甘，平。”②《本草蒙筌》：“味甘涩，气平寒，无毒。”

③《本草再新》:“味甘,性微凉,无毒。”④《随息居饮食谱》:“鲜者甘平,干者甘温。”

甘——山药①《本经》:“味甘,温。”②《别录》:“平,无毒。”③《药性类明》:“味甘,性凉而润。”④《药品化义》:“生者性凉,熟则化凉为温。”

白扁豆《本草新编》:“味甘,气微温,无毒。”

温——炙甘草①《本经》:“味甘,平。”②《别录》:“无毒。”③《本草衍义》:“微凉。”④《珍珠囊》:“生甘,平;炙甘,温。”

苦辛——桔梗①《本经》:“辛,微温。”②《别录》:“苦,有小毒。”③《药性论》:“苦,平,无毒。”

辛——砂仁①《药性论》:“味苦辛。”②《海药本草》:“味辛,平,咸。”③《开宝本草》:“味辛,温,无毒。”④《本草纲目》:“辛,温,涩,无毒。”

4. 归经配伍

人参——①《本草衍义补遗》:“入手太阴。”②《本草汇言》:“入肺、脾二经。”③《药品化义》:“入脾、胃、肺三经。”

白术——①《汤液本草》:“入手太阳、少阴,足阳明、太阴,少阴、厥阴经。”②《本草蒙筌》:“入心、脾、胃、三焦四经。”

茯苓——①《汤液本草》:“入手太阴,足太阳、少阳经。”②《本草蒙筌》:“入膀胱、肾、肺。”③《雷公炮制药性解》:“入肺、脾、小肠三经。”④《本草经疏》:“入手、足少阴,手太阳,足太阴、阳明经。”

山药——①《汤液本草》:“手太阴经。”②《伤寒蕴要》:“入手、足太阴二经。”③《得配本草》:“入手、足太阴经血分,兼入足少阴经气分。”

莲子——①《雷公炮制药性解》:“入心、胃、膀胱三经。”②《本草经疏》:“入足太阴、阳明,兼入手少阴经。”③《本草新编》:“入心、脾、肝、肾四脏。”

白扁豆——《本草新编》:“入脾、胃二经。”

薏苡仁——①《本草纲目》:“阳明。”②《雷公炮制药性解》:“入肺、脾、肝、胃、大肠。”③《本草新编》:“入脾、肾二经。”

桔梗——①《汤液本草》:“入足少阴、手太阴。”②《品汇精要》:“行足太阴经。”③《本草经疏》:“入手太阴、少阴,兼入足阳明胃经。”

砂仁——①《汤液本草》:“入手足太阴、阳明、太阳,足少阴经。”②《本草经疏》:“入足太阴、阳明、厥阴,手太阴、阳明、厥阴。”③《本草再新》:“入心、脾二经。”

甘草——①《汤液本草》:“入足厥阴、太阴、少阴经。”②《雷公炮制药性解》:“入心、脾二经。”

5. 七方配伍

十味药为大方、偶方、缓方、复方。

6. 七情配伍

人参、白术相须为用,增强补益脾气之功。

砂仁、桔梗相须为用，增强行气上行之功。

人参、茯苓相使为用，增强健脾益气之功。

山药、莲子肉、薏苡仁、白扁豆相使为用，增强健脾止泻之功。

7. 量数配伍

重用人参、白术、茯苓、炙甘草（各 1000g）为四君子汤，重在补益脾胃虚弱之气；加薏苡仁（500g）、莲子肉（500g）、山药（1000g）、白扁豆（750g），意在健脾止泻；合砂仁、桔梗（各 500g）以增强行气，载物上行，旨在脾肺双补之效。

8. 对药配伍

人参——白术

茯苓——白术

山药——薏苡仁

桔梗——砂仁

9. 趋向配伍

人参、炙甘草皆味甘性温，为升浮之品；砂仁、桔梗行气为主，具有向上之功亦为升浮之品；白术味苦、甘，偏于味苦，燥湿；茯苓、薏苡仁渗湿；莲子肉涩肠；白扁豆化湿，皆为沉降之品；山药甘平，为平和之品。

10. 阴阳配伍

人参、炙甘草、砂仁、桔梗补益肺脾之气，向上为主，为阳；白术、茯苓渗湿下行，合白扁豆、薏苡仁下行以止泻为阴；山药甘平，为阴阳平和之品。

11. 五行配伍

人参、茯苓、白扁豆、山药皆为味甘属土，能缓能补，意在补益脾气为主；配伍白术味苦甘，属水，苦能燥湿，而脾性喜燥恶湿，诸药配伍更相得益彰；薏苡仁甘寒，莲子肉甘涩，合用皆能增强健脾止泻之力；加上砂仁、陈皮、桔梗味辛，属木，具有升发、向上行气，载物上行之效；其中体现了五行中水生木的相生关系，从而使本方补益脾气之功更能发挥极致。

12. 随证加减配伍

①七味白术散：出自《小儿药证直诀》。主治脾胃虚弱，清阳不升证。呕吐泄泻，频发不止，烦渴欲饮。

②若兼里寒而腹痛者，加干姜、肉桂以温中祛寒止痛。

13. 名家论方

①明代吴昆：脾胃虚弱，不思饮食者，此方主之。脾胃者，土也。土为万物之母，诸脏腑百骸受气于胃而后能强。脾胃一亏，则众体皆无以受气，日见羸弱矣。故治杂证者，宜以脾胃为主。然脾胃喜甘而恶苦，喜香恶秽，喜燥而恶湿，喜利而恶滞。是方也，人参、扁豆、甘草，味之甘者也；白术、茯苓、山药、莲肉、薏苡仁，甘而微燥者也；砂仁辛香而燥，可以开胃醒脾；桔梗甘而微苦，甘则性缓，故为诸药之舟楫，苦则喜降，则能通天气于地道矣。（《医方考》）

② 清代汪昂："此足太阴、阳明药也。治脾胃者，补其虚，除其湿，行其滞，调其气而已。人参、白术、茯苓、甘草、山药、薏苡仁、扁豆、莲肉，皆补脾之药也，然茯苓、怀山药、薏苡仁理脾而兼能渗湿；砂仁、陈皮调气行滞之品也，然合参、术、苓、草，暖胃而又能补中；桔梗苦甘入肺，能载诸药上浮，又能通天气于地道，使气得升降而益和，且以保肺，防燥药之上僭也。"（《医方集解》）

③清代冯兆张："脾胃属土，土为万物之母，东垣曰：'脾胃虚则百病生，调理中州，其首务也。脾悦甘，故用人参、甘草、薏苡仁；土喜燥，故用白术、茯苓；脾喜香，故用砂仁；心生脾，故用莲肉益心，土恶火，故用山药治肾；桔梗入肺，能升能降。所以通天气于地道，而无否塞之忧也。'"（《冯氏锦囊秘录》）

④清代徐大椿："脾胃两虚，不能健运胜湿，而输纳无权，故食少体倦，吐泻不止焉。人参扶元补胃，白术燥湿健脾，怀山药补脾益阴，莲肉清心醒脾，扁豆健脾和胃气，薏苡仁健脾渗湿热，炙草缓中，桔梗清肺，茯苓渗湿以和脾胃也。为散米饮煎服，使湿化气调，则脾胃壮盛而体强食进，何吐泻之不止哉？此健脾强胃之剂，为土虚不能胜湿吐泻之耑方。"（《医略六书·杂病证治》）

14. 方歌

参苓白术扁豆陈，山药甘莲砂薏仁，桔梗上浮兼保肺，枣汤调服益脾神。

补中益气汤

出自《内外伤辨惑论·卷中》。"气高而喘，身热而烦，其脉洪大而头痛，或渴不止，其皮肤不任风寒而生寒热。"

【处方】黄芪（18g），甘草（9g），人参（6g），当归（3g），橘皮（6g），升麻（6g），柴胡（6g），白术（9g）。

【主治】（1）脾虚气陷证。饮食减少，体倦肢软，少气懒言，面色萎黄，大便稀溏，舌淡脉虚；以及脱肛，子宫脱垂，久泻久痢，崩漏等。

（2）气虚发热证。身热自汗，渴喜热饮，气短乏力，舌淡，脉虚大无力。

【功能】补中益气，升阳举陷。

【用法用量】上㕮咀，都作一服，水二盏，煎至一盏，去滓，食远稍热服。现代用法：水煎服。或作丸剂，每服10～15g，日2～3次，温开水或姜汤下。

方中重用黄芪，味甘微温，入脾、肺经，补中益气，升阳固表，为君药。配伍人参、炙甘草、白术补气健脾为臣，与黄芪合用，以增强其补益中气之功。血为气之母，气虚时久，营血亦亏，故用当归养血和营，协人参、黄芪以补气养血；陈皮理气和胃，使诸药补而不滞，共为佐药。并以少量升麻、柴胡升阳举陷，协助君药以升提下陷之中气，《本草纲目》谓"升麻引阳明清气上升，柴胡引少阳清气上行，此乃禀赋虚弱，元气虚馁，及劳役饥饱，生冷内伤，脾胃引经最要药也"，共为佐使。炙甘草调和诸药，亦为使药。诸药合用，使气虚得补，气陷得升则诸症自愈。气虚发热者，亦借甘温益气而除之。

1. 君臣佐使配伍

君——**黄芪**①《本经》:“主痈疽,久败疮,排脓止痛。补虚,小儿百病。”②《长沙药解》:“入肺胃而补气,走经络而益营,医黄汗血痹之证,疗皮水风湿之疾,历节肿痛最效,虚劳里急更良,善达皮腠,专通肌表。”③《日华子本草》:“助气壮筋骨,长肉补血。”④《本草新编》:“其功用甚多,而其独效者,尤在补血。夫黄芪乃补气之圣药,如何补血独效。盖气无形,血则有形。有形不能速生,必得无形之气以生之。”

臣——**人参**①《别录》:“疗肠胃中冷,心腹鼓痛,胸胁逆满,霍乱吐逆,调中,止消渴,通血脉,破坚积,令人不忘。”②《药性论》:“主五脏气不足,五劳七伤,虚损瘦弱,吐逆不下食,止霍乱烦闷呕哕,补五脏六腑,保中守神。”“消胸中痰,主肺痿吐脓及痫疾,冷气逆上,伤寒不下食,病人虚而多梦纷纭,加而用之。”③《日华子本草》:“调中治气,消食开胃。”④《医学启源》:“治脾胃阳气不足及肺气促,短气、少气,补中缓中,泻肺脾胃中火邪。”⑤《主治秘要》:“补元气,止泻,生津液。”⑥《滇南本草》:“治阴阳不足,肺气虚弱。”

白术①《本经》:“主风寒湿痹,死肌,痉,疸,止汗,除热消食。”②《别录》:“主大风在身面,风眩头痛,目泪出,消痰水,逐皮间风水结肿,除心下急满,及霍乱吐下不止,利腰脐间血,益津液,暖胃,消谷嗜食。”③《药性论》:“主大风顽痹,多年气痢,心腹胀痛,破消宿食,开胃,去痰涎,除寒热,止下泄,主面光悦,驻颜去皯,治水肿胀满,止呕逆,腹内冷痛,吐泻不住,及胃气虚冷痢。”④《唐本草》:“利小便。”⑤《日华子本草》:“治一切风疾,五劳七伤,冷气腹胀,补腰膝,消痰,治水气,利小便,止反胃呕逆,及筋骨弱软,痃癖气块,妇人冷癥瘕,温疾,山岚瘴气,除烦长肌。”⑥《医学启源》:“除湿益燥,和中益气,温中,去脾胃中湿,除胃热,强脾胃,进饮食,和胃,生津液,主肌热,四肢困倦,目不欲开,怠惰嗜卧,不思饮食,止渴,安胎。”⑦李杲:“去诸经中湿而理脾胃。”⑧王好古:“理中益脾,补肝风虚,主舌本强,食则呕,胃脘痛,身体重,心下急痛,心下水痞,冲脉为病,逆气里急,脐腹痛。”⑨《本草衍义补遗》:“有汗则止,无汗则发。能消虚痰。”

佐——**当归**①《本经》:“主咳逆上气,温疟寒热洗洗在皮肤中,妇人漏下,绝子,诸恶疮疡金疮,煮饮之。”②《别录》:“温中止痛,除客血内塞,中风痉、汗不出,湿痹,中恶客气、虚冷,补五藏,生肌肉。”③《药性论》:“止呕逆、虚劳寒热,破宿血,主女子崩中,下肠胃冷,补诸不足,止痢腹痛。单煮饮汁,治温疟,主女人沥血腰痛,疗齿疼痛不可忍。病人虚冷加而用之。”④《日华子本草》:“治一切风,一切血,补一切劳,破恶血,养新血及主癥癖。”⑤《珍珠囊》:“头破血,身行血,尾止血。(《汤液本草》引作‘头止血，身和血，梢破血’）”⑥李杲：“当归梢，主癥癖，破恶血，并产后恶血上冲，去诸疮疡肿结，治金疮恶血，温中润燥止痛。”⑦王好古：“主痿躄嗜卧，足下热而痛。冲脉为病，气逆里急；带脉为病，腹痛，腰溶溶如坐水中。”⑧《本草蒙筌》：“逐跌打血凝，并热痢刮疼滞住肠胃内。”⑨《本草纲目》：“治头痛，心腹诸痛，润肠胃筋骨皮肤。治痈疽，排脓止痛，和血补血。”⑩《本草再新》：“治浑身肿胀，血脉不和，阴分不足，安生胎，堕死胎。”

陈皮①：“气温，味苦辛，无毒。主胸中瘕热逆气，利水谷，久服去臭，下气通神。陈皮气温，禀天春升之木气，入足厥阴肝经，味苦辛无毒，得地南西火金之味，入手少阴心经、手太阴肺经，气味升多于降，阳也。胸中者肺之分也，肺主气，气常则顺，气变则滞，滞则一切有形血食痰涎，皆假滞气而成瘕，瘕成则肺气不降而热生焉。陈皮辛能散，苦能泄，可以破瘕清热也，苦辛降气，又主逆气，饮食入胃，散精于肝，温辛疏散，肝能散精，水谷自下也；肺主降，苦辛下泄，则肺金行下降之令，而下焦臭浊之气，无由上升，所以去臭而下气也；心为君主，神明出焉，味苦清心，味辛能通，所以通神也。”②《药鉴》：“气温，味辛微苦，气薄味浓，无毒，可升可降，阳中之阴也。必须年久者为美。去白性热，能除寒发表。存白性温，能补胃和中。与白术半夏同用，则渗湿而健胃。与甘草白术同用，则补脾而益胃。有白术则补脾胃，无白术则泻脾胃，有甘草则补肺，无甘草则泻肺。故补中汤用之以益气，平胃散用之以消谷，二陈汤用之以除痰，干葛汤用之以醒酒。予尝用陈皮一斤，滚水泡去白令极净，乌梅大草青盐各四两，浓煎取汁浸透，晒半干，再入白糖六两拌匀，用紫苏叶薄荷叶上盖，蒸一炷香，每用少许，不拘时常服，治久嗽痰火，长服健胃和中，解酒毒。”③《本草新编》：“橘皮，味辛、苦，气温，沉也，阴中之阳，无毒。陈皮治高，青皮治低，亦以功力大小不同也。入少阳三焦、胆腑，又入厥阴肝脏、太阴脾脏。橘红名陈皮，气味相同，而功用少缓，和中消痰，宽胁利膈，用之补，则佐补以健脾；用之攻，则尚攻以损肺。宜于补药同行，忌与攻剂共享。倘欲一味出奇，未有不倒戈而自败者也。”

佐使——**升麻**①《本经》：“主解百毒，辟温疾、障邪（一作‘瘴气邪气’）。”②《别录》：“主中恶腹痛，时气毒疠，头痛寒热，风肿诸毒，喉痛，口疮。”③《药性论》：“治小儿风，惊痫，时气热疾。能治口齿风露肿疼，牙根浮烂恶臭，热毒脓血。除心肺风毒热壅闭不通，口疮，烦闷。疗痈肿，豌豆疮，水煎绵沾拭疮上。”④《日华子本草》：“安魂定魄，游风肿毒，口气疳䘌。”⑤《汤液本草》：“《主治秘要》：主肺痿咳唾脓血，能发浮汗。”⑥《滇南本草》：“表小儿痘疹，解疮毒，咽喉（肿），喘咳音哑。肺热，止齿痛。乳蛾，痄腮。”⑦《本草纲目》：“消斑疹，行瘀血，治阳陷眩晕，胸胁虚痛，久泄下痢后重，遗浊，带下，崩中，血淋，下血，阴痿足寒。”

柴胡①《本经》：“主心腹肠胃中结气，饮食积聚，寒热邪气，推陈致新。”②《别录》：“除伤寒心下烦热，诸痰热结实，胸中邪逆，五藏间游气，大肠停积，水胀，及湿痹拘挛。亦可作浴汤。”③《药性论》：“治热劳骨节烦疼，热气，肩背疼痛，宣畅血气，劳乏羸瘦；主下气消食，主时疾内外热不解，单煮服。”④《千金方》：“苗汁治耳聋，灌耳中。”⑤《四声本草》：“主痰涎、胸胁中痞。”⑥《日华子本草》：“补五劳七伤，除烦止惊，益气力，消痰止嗽，润心肺，添精补髓，天行温疾热狂乏绝，胸胁气满，健忘。”⑦《珍珠囊》：“去往来寒热，胆痹，非柴胡梢子不能除。”⑧《医学启源》：“除虚劳烦热，解散肌热，去早晨潮热。”⑨《滇南本草》：“伤寒发汗解表要药，退六经邪热往来，痹痿，除肝家邪热、痨热，行肝经逆结之气，止左胁肝气疼痛，治妇人血热烧经，能调月经。”“发汗用嫩蕊，治虚热、调经用根。”⑩《本草纲目》：“治阳气下陷，平肝、胆、三焦、包络相火，及头痛、眩晕，目昏、赤痛障翳，耳聋鸣，诸疟，及肥气寒热，妇人热入血室，经水不调，小儿痘疹余热，五疳羸热。”

甘草①《本经》：“主五脏六腑寒热邪气，坚筋骨，长肌肉，倍力，金创，解毒。久服轻身延年。”②《长沙药解》：“备冲和之正味，秉淳厚之良资，入金木两家之界，归水火二气之间，培植中州，养育四旁，交媾精神之妙药，调济气血之灵丹。”③《本草新编》：“能调和攻补之药，消痈疽疖毒，实有神功。尤善止诸痛，除阴虚火热，止渴生津。但其性又缓，凡急病最宜用之。故寒病用热药，必加甘草，以制桂、附之热。热病用寒药，必加甘草，以制石膏之寒。下病不宜速攻，必加甘草以制大黄之峻。上病不宜遽升，必加甘草以制栀子之动，缓之中具和之义耳。独其味甚甘，甘则善动，吐呕家不宜多服，要亦不可拘也。甘药可升可降，用之吐则吐，用之下则下，顾善用之何如耳。”④《本草经解》：“主五脏六腑寒热邪气，坚筋骨，长肌肉，倍气力，金疮，解毒，久服轻身延年。”⑤《本草崇原》：“主五脏六腑寒热邪气，坚筋骨，长肌肉，倍气力，金疮，解毒，久服轻身延年。”

2. 四气配伍

温——人参①《本经》：“味甘，微寒。”②《别录》：“微温，无毒。”③《本草备要》：“生，甘苦，微凉；熟，甘，温。”

白术①《本经》：“味苦，温。”②《别录》：“甘，无毒。”③《药性论》：“味甘辛，无毒。”

当归①《本经》：“味甘，温。”②《吴普本草》：“神农、黄帝、桐君、扁鹊：甘，无毒。岐伯、雷公：辛、无毒。李氏：小温。”③《别录》：“辛，大温，无毒。”

④《本草述》:“味苦,温,无毒。”

黄芪①《本经》:“微温。”②《长沙药解》:“气平。”

陈皮《本草经解》“气温,味苦辛,无毒。”

凉——升麻①《本经》:“味甘辛。”②《别录》:“甘苦,平,微寒,无毒。”③《医学启源》:“《主治秘要》云,性温,味辛。”④《汤液本草》:“微苦,微寒。”

柴胡①《本经》:“味苦,平。”②《别录》:“微寒,无毒。”③《日华子本草》:“味甘。”

平——甘草①《本经》:“味甘,平。”②《别录》:“无毒。”③《本草衍义》:“微凉。”④《珍珠囊》:“生甘,平;炙甘,温。”

3. 五味配伍

甘微苦——人参①《本经》:“味甘,微寒。”②《本草备要》:“生,甘苦,微凉;熟,甘,温。”

苦甘——白术①《本经》:“味苦,温。”②《别录》:“甘,无毒。”③《药性论》:“味甘辛,无毒。”

甘辛——当归①《本经》:“味甘,温。”②《吴普本草》:“神农、黄帝、桐君、扁鹊:甘,无毒。岐伯、雷公:辛、无毒。李氏:小温。”③《别录》:“辛,大温,无毒。”④《本草述》:“味苦,温,无毒。”

苦——陈皮《本草经解》:“气温,味苦辛,无毒。”

柴胡①《本经》:“味苦,平。”②《别录》:“微寒,无毒。”③《日华子本草》:“味甘。”

甘辛微苦——升麻①《本经》:“味甘辛。”②《别录》:“甘苦,平,微寒,无毒。”③《医学启源》:“《主治秘要》云,性温,味辛。”④《汤液本草》:“微苦,微寒。”

甘——甘草①《本经》:“味甘,平。”②《别录》:“无毒。”③《本草衍义》:“微凉。”④《珍珠囊》:“生甘,平;炙甘,温。”

黄芪①《本经》:“味甘。”②《长沙药解》:“味甘。”

4. 归经配伍

人参——①《本草衍义补遗》:“入手太阴。”②《本草汇言》:“入肺、脾二经。”③《药品化义》:“入脾、胃、肺三经。”

白术——①《汤液本草》:“入手太阳、少阴,足阳明、太阴,少阴、厥阴经。”②《本草蒙筌》:“入心、脾、胃、三焦四经。”

当归——①《汤液本草》:“入手少阴、足太阴、厥阴经。”②《雷公炮制药性解》:“入心、肝、肺三经。”

陈皮——《本草新编》:“入少阳三焦、胆腑,又入厥阴肝脏、太阴脾脏。”

柴胡——①《珍珠囊》:“入足少阳胆、足厥阴肝、手少阳三焦、手厥阴心包络。”②《本草再新》:“入心、肝、脾三经。”

甘草——①《汤液本草》:“入足厥阴、太阴、少阴经。”②《雷公炮制药性解》:“入心、脾二经。”

黄芪——①《长沙药解》:“入足阳明胃、手太阴肺经。”②《本草新编》:“入手太阴、足太阴、手少阴之经。”

升麻——①《医学启源》:“足阳明胃、足太阴脾。”“手、足阳明。”②《汤液本草》:“手阳明经、太阴经。”③《本草经解》:“入手太阴肺经、足太阳膀胱经、手太阳小肠经、手少阴心经、足阳明胃经。”④《本草再新》:“入肝、肺二经。”

5. 七方配伍

八味药为大方、偶方。

6. 七情配伍

人参、白术相须为用,增强补气健脾之功。

柴胡、升麻相使为用,增强升阳举陷之功。

人参、黄芪相使为用,增强补益中气之功。

7. 量数配伍

重用黄芪(18g),意在补中气、固表气、升阳举陷为用;配伍人参、炙甘草(各9g),旨在黄芪补表气、人参补里气、炙甘草补中气,三者药合用,使补气之功大大提升;合当归(3g)、白术(9g),健脾运化,资气血之源;加上柴胡、陈皮、升麻(各6g),使清气上升,升提下陷之气。

8. 对药配伍

人参——黄芪

柴胡——升麻

人参——当归

9. 趋向配伍

人参、黄芪、炙甘草性甘温补益中气、元气为主;柴胡、升麻具有升阳举陷之功,白术健脾运气;陈皮理气之功;当归补养营血,诸药趋向皆为升浮之品。

10. 阴阳配伍

人参、黄芪、炙甘草味甘性温为阳;柴胡、升麻、陈皮具有行气,升发,向上之效属阳;当归味甘辛性温,具有补血之功亦属阳。

11. 五行配伍

人参、黄芪、炙甘草味甘为土,补益脾气虚弱为主,合当归、白术味甘,能补能缓,使得脾气强盛,运行气血生化得畅;加上柴胡、陈皮、升麻味辛为木,具有升发,向上之功,以达升发脾阳,升提下陷之气。全方体现实木扶土的关系。

12. 随证加减配伍

①升麻益胃汤:出自《兰室秘藏》。主治脾胃气虚,湿郁生热证。

②升陷汤:出自《医学衷中参西录·上册》。主治下陷证。

③举元煎：出自《景岳全书》。主治气虚下陷，血崩血脱，亡阳垂危证。

④若兼腹中痛者，加白芍以柔肝止痛；头痛者，加蔓荆子、川芎、藁本、细辛以疏风止痛；咳嗽者，加五味子、麦冬以敛肺止咳；兼气滞者，加木香、枳壳以理气解郁。

13. 名家论方

①元代李杲："夫脾胃虚者，因饮食劳倦，心火亢甚，而乘其土位，其次肺气受邪，须用黄芪最多，人参、甘草次之。脾胃一虚，肺气先绝，故用黄芪以益皮毛而闭腠理，不令自汗，损其元气。上喘气短，人参以补之。心火乘脾，须炙甘草之甘以泻火热，而补脾胃中元气；若脾胃急痛并大虚，腹中急缩者，宜多用之，经云：'急者缓之'。白术若甘温，除胃中热，利腰脐间血。胃中清气在下，必加升麻、柴胡以引之，引黄芪、人参、甘草甘温之气味上升，能补卫气之散解，而实其表也。又缓带脉之缩急；二味苦平，味之薄者，阴中之阳，引清气上升也。气乱于胸中，为清浊相干，用去白陈皮以理之，又能助阳气上升，以散滞气，助诸甘辛为用。口干嗌干加干葛。脾胃气虚，不能升浮，为阴火伤其生发之气，荣血大亏，荣气不营，阴火炽盛，是血中伏火日渐煎熬，血气日减，心包与心主血，血减则心无所养，致使心乱而烦，病名曰挽。挽者，心惑而烦闷不安区，故加辛甘微温之剂生阳气，阳生则阴长。或曰：甘温何能生血？曰：'仲景之法，血虚以人参补之，阳旺则能生阴血，更以当归和之。少加黄柏，以救肾水，能泻阴中之伏火。如烦扰不止，少加生地黄补肾水，水旺而心火自降。如气淫心乱，以朱砂安神丸镇固之则愈。'"（《内外伤辨惑论》）

②明代吴昆："脾主四肢，故四肢勤动不息，又遇饥馁，无谷气以养，则伤脾，伤脾故令中气不足，懒于言语；脾气不足以胜谷气，故恶食；脾弱不足以克制中宫之湿，故溏泄；脾主肌肉，故瘦弱。五味入口，甘先入脾，是方也，参、芪、归、术、甘草，皆甘物也，故可以入脾而补中气，中气者，脾胃之气也。人生与天地相似，天地之气一升，则万物皆生，天地之气一降，则万物皆死。故用升麻、柴胡为佐，以升清阳之气，所以法象乎天之升生也。用陈皮者，一能疏通脾胃，一能行甘温之滞也。"（《医方考》）

③清代陆丽京："此为清阳下陷者言之，非为下虚而清阳不升者言之也。倘人之两尺虚微者，或是癸水消竭，或是命门火衰，若再一升提，则如大木将摇而拔其本也。"（《古今名医方论》）

④清代王子接："气者，专言后天之气，出于胃，即所谓清气、卫气、谷气、营气、运气、生气、阳气、春升之气、后天三焦之气也。分而言之则异，其实一也。东垣以后天立论，从《内经》营者温之，损者益之。故以辛甘温之剂，温足太阴、厥阴，升足少阳、阳明。黄芪、当归和营气以畅阳，佐柴胡引少阳清气从左出阴之阳，人参、白术实卫气以填中，佐升麻引春升之气从下而上达阳明，陈皮运卫气，甘草和营气。原其方不特重参、芪、归、术温补肝脾，义在升麻、柴胡升举清阳之气，转运中州，故不仅名补中；而复申之曰益气。"（《绛雪园古方选注》）

14. 方歌

补中益气术陈芪，升柴参草当归身，虚劳内伤功独擅，亦治阳虚外感因。

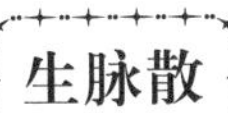

生脉散

出自《医学启源·卷下》。“补肺中元气不足。”

【处方】人参(9g)麦门冬(9g)五味子(6g)

【主治】(1)温热、暑热，耗气伤阴证。汗多神疲，体倦乏力，气短懒言，咽干口渴，舌干红少苔，脉虚数。

(2)久咳伤肺，气阴两虚证。干咳少痰，短气自汗，口干舌燥，脉虚细。

【功能】益气生津，敛阴止汗。

【用法用量】长流水煎，不拘时服。现代用法：水煎服。

方中人参甘温，益元气，补肺气，生津液，是为君药。麦门冬甘寒养阴清热，润肺生津，用以为臣。人参、麦冬合用，则益气养阴之功益彰。五味子酸温，敛肺止汗，生津止渴，为佐药。三药合用，一补一润一敛，益气养阴，生津止渴，敛阴止汗，使气复津生，汗止阴存，气充脉复。

1. 君臣佐使配伍

君——**人参**①《别录》：“疗肠胃中冷，心腹鼓痛，胸胁逆满，霍乱吐逆，调中，止消渴，通血脉，破坚积，令人不忘。”②《药性论》：“主五脏气不足，五劳七伤，虚损瘦弱，吐逆不下食，止霍乱烦闷呕哕，补五脏六腑，保中守神。”“消胸中痰，主肺痿吐脓及痫疾，冷气逆上，伤寒不下食，病人虚而多梦纷纭，加而用之。”③《日华子本草》：“调中治气，消食开胃。”④《医学启源》：“治脾胃阳气不足及肺气促，短气、少气，补中缓中，泻肺脾胃中火邪。”⑤《主治秘要》：“补元气，止泻，生津液。”⑥《滇南本草》：“治阴阳不足，肺气虚弱。”

臣——**麦门冬**①《本草汇言》：“麦门冬，清心润肺之药也。主心气不足，惊悸怔忡，健忘恍惚，精神失守；或肺热肺燥，咳声连发，肺痿叶焦，短气虚喘，火伏肺中，咯血咳血；或虚劳客热，津液干少；或脾胃燥涸，虚秘便难；此皆心肺肾脾元虚火郁之证也。然而味甘气平，能益肺金，味苦性寒，能降心火，体润质补，能养肾髓，专治劳损虚热之功居多。如前古主心腹结气，伤中伤饱，胃络脉绝，羸瘦短气等疾，则属劳损明矣。”②《药品化义》：“麦冬，润肺，清肺，盖肺苦气上逆，润之清之，肺气得保，若咳嗽连声，若客热虚劳，若烦渴，若足痿，皆属肺热，无不悉愈。同生地，令心肺清则气顺，结气自释，治虚人元气不运，胸腹虚气痞满，及女人经水枯，乳不下，皆宜用之。同黄芩，扶金制木，治臌胀水肿。同山栀，清金利水，治支满黄疸。又同小荷钱，清养胆腑，以佐少阳生气。入固本丸，以滋阴血，使心火下降，肾水上升，心肾相交之义。”③《神农本草经》：“主心腹结气，伤中伤饱，胃络脉绝，羸瘦短气。”④《名医别录》：“疗身重目黄，心下支满，虚劳客热，口干烦渴，止呕吐，愈痿蹶，强阴益精，消谷调中，保神，定肺气，安五脏，令人肥健。”⑤《药性论》：“治热毒，止烦渴，主大水面目肢节水肿，下水。治肺痿吐脓，主泄精。”⑥《本草拾遗》：“治寒热体劳，下痰饮。”⑦《日华子本草》：“治五劳七伤，安魂定魄，时疾热狂，头痛，止嗽。”⑧《本草衍义》：“治心肺虚热。”⑨《珍珠囊》：“治肺中伏火，生脉保神。”⑩《医学启源》：“《主治秘要》云，治经枯乳汁不下。”

佐——**五味子**①《本经》：“主益气，咳逆上气，劳伤羸度，补不足，强阴，益男子精。”②《别录》：“养五脏，除热，生阴中肌。”③《日华子本草》：“明目，暖水脏，治风，下气，消食，霍乱转筋，痃癖奔豚冷气，消水肿，反胃，心腹气胀，止渴，除烦热，解酒毒，壮筋骨。”④李杲：“生津止渴。治泻痢，补元气不足，收耗散之气，瞳子散大。”⑤王好古：“治喘咳燥嗽，壮水镇阳。”⑥《本草蒙筌》：“风寒咳嗽，南五味为奇，虚损劳伤，北五味最妙。”⑦《本草通玄》：“固精，敛汗。”

2. 四气配伍

温——人参①《本经》：“味甘，微寒。”②《别录》：“微温，无毒。”③《本草备要》：“生，甘苦，微凉；熟，甘，温。”

五味子①《本经》：“味酸，温。”②《别录》：“无毒。”③《唐本草》：“皮肉甘酸，核中辛苦，都有咸味。”④《长沙药解》：“味酸微苦咸，气涩。”

微寒——麦冬①《别录》：“微寒，无毒。”③《医学启源》：“气寒，味微苦。”④《医林纂要》：“甘淡微苦，微寒。”

3. 五味配伍

甘微苦——人参①《本经》：“味甘，微寒。”②《本草备要》：“生，甘苦，微凉；熟，甘，温。”

麦冬①《本经》：“味甘，平。”②《医林纂要》：“甘淡微苦，微寒。”

酸——五味子①《本经》：“味酸，温。”②《别录》：“无毒。”③《唐本草》：“皮肉甘酸，核中辛苦，都有咸味。”④《长沙药解》：“味酸微苦咸，气涩。”

4. 归经配伍

人参——①《本草衍义补遗》：“入手太阴。”②《本草汇言》：“入肺、脾二经。”③《药品化义》：“入脾、胃、肺三经。”

麦冬——①《汤液本草》：“入手太阴经。”②《本草蒙筌》：“入手太阴、少阴。”③《本草经疏》：“入足阳明，兼入手少阴、太阴。”

五味子——①《汤液本草》：“入手太阴，足少阴经。”②《本草纲目》：“入肝、心。”

5. 七方配伍

三味药为小方、奇方。

6. 七情配伍

人参、麦冬相须为用，增强益气养阴之功。

麦冬、五味子相使为用，增强敛阴生津之功。

7. 量数配伍

人参、麦冬、五味子均量少，无重用之药，意在不偏不倚，气阴同治疗，补敛合法。

8. 对药配伍

人参——麦冬

人参——五味子

麦冬——五味子

9. 趋向配伍

人参大补元气为升浮之品；麦冬甘寒为润，合五味子收敛阴津，具有收敛之功，为沉降之品。

10. 阴阳配伍

人参甘温为阳；麦冬甘润微寒之品，五味子敛阴为主，两者药物趋向为阴。

11. 五行配伍

人参、麦冬味甘为土，五味子味酸为金；三者药物合用，体现了五行中土生金原则，使得少许五味子合人参、麦冬；一补一润一敛，使得益气养阴、生津止渴、敛阴止汗之功更加为妙。

12. 随证加减配伍

①生脉散合甘桔汤：出自《幼科发挥·卷四》。主治久嗽肺虚。

②方中人参性味甘温，若属阴虚有热者，可用西洋参代替；病情急重者全方用量宜加重。

13. 名家论方

①明代吴昆："气极者，正气少，邪气多，多喘少言，此方主之。肺主气，正气少，故少言；邪气多，故多喘。此小人道长，君子道消之象也。人参补肺气，麦冬清肺气，五味敛肺气，一补、一清、一敛，养气之道毕矣。名曰生脉者，以脉得气则充，失气则弱，故名之。"（《医方考》）

②清代汪昂："此手太阴、少阴药也。肺主气，肺气旺则四脏之气皆旺，虚故脉绝短气也。人参甘温，大补肺气为君；麦冬止汗，润肺滋水，清心泻热为臣；五味酸温，敛肺生津，收耗散之气为佐。盖心主脉，肺朝百脉，补肺清心，则气充而脉复，故曰生脉也。夏月炎暑，火旺克金，当以保肺为主，清晨服此，能益气而祛暑也。"（《医方集解》）

③清代冯兆张："人参补气为君，所谓损其肺者，益其气也；五味子酸敛，能收肺家耗散之金；麦门冬甘寒，濡肺经燥枯之液。三者皆扶其不故事胜，使火邪不能为害也。司天属火之年，时令燥热之际，尤为要药。"（《冯氏锦囊秘录》）

④清代王子接："凡曰散者，留药于胃，徐行其性也。脉者，主于心，而发原于肺。然脉中之气，所赖以生者，尤必资藉于肾阴。故《内经》言君火之下，阴精承之也。麦冬清肺经治节之司，五味收先天癸水之原，人参引领麦冬、五味都气于三焦，

归于肺而朝百脉,犹天之云雾清,白露降,故曰生脉。”(《绛雪园古方选注》)

⑤清代徐大椿:“肺虚气耗,不能摄火,而热浮于外,故发热口干、自汗不止焉。人参大补。能回元气于无有,五味酸收,能敛元津之耗散,麦冬润肺清心。名之曰生脉,乃补虚润燥,以生血脉也。俾血脉内充,则元津完固而魄汗自敛,血脉无不生,虚热 无不敛藏矣。此扶元敛液之剂,为气耗发热多汗之专方。”(《医略六书·杂病证治》)

⑥清代吴瑭:“汗多而脉散大其为阳气发泄太甚,内虚不司留恋可知。生脉散酸甘化阴,守阴所以留阳。阳留,汗自止也。以人参为君,所以补肺中元气也。”(《温病条辨》)

14. 方歌

生脉麦冬五味参,保肺清心治暑淫,气少汗多兼口渴,病危脉绝急煎斟。

玉屏风散

出自《医方类聚·卷一百五十》。“腠理不密,易于感冒。”

【处方】防风(30g),黄芪(60g),白术(60g)。

【主治】表虚自汗。汗出恶风,面色晄白,舌淡苔薄白,脉浮虚。亦治虚人腠理不固,易感风邪。

【功能】益气固表止汗。

【用法用量】上㕮咀,每服三钱(9g),用水一盏半,加大枣一枚,煎至七分,去滓,食后热服。现代用法:研末,每日2次,每次6~9g,大枣煎汤送服;亦可作汤剂,水煎服,用量按原方比例酌减。

方中黄芪甘温,内可大补脾肺之气,外可固表止汗,为君药。白术健脾益气,助黄芪以加强益气固表之力,为臣药。两药合用,使气旺表实,则汗不外泄,外邪亦难内侵。佐以防风走表而散风御邪,黄芪得防风,则固表而不留邪;防风得黄芪,则祛风而不伤正。对于表虚自汗,或体虚易于感冒者,用之有益气固表,扶正祛邪之功。

1. 君臣佐使配伍

君——**黄芪**①《本经》:“主痈疽,久败疮,排脓止痛。补虚,小儿百病。”②《长沙药解》:“入肺胃而补气,走经络而益营,医黄汗血痹之证,疗皮水风湿之疾,历节肿痛最效,虚劳里急更良,善达皮腠,专通肌表。”③《日华子本草》:“助气壮筋骨,长肉补血。”④《本草新编》:“其功用甚多,而其独效者,尤在补血。夫黄芪乃补气之圣药,如何补血独效。盖气无形,血则有形。有形不能速生,必得无形之气以生之。”

臣——**白术**①《本经》:“主风寒湿痹,死肌,痉,疸,止汗,除热消食。”②《别录》:“主大风在身面,风眩头痛,目泪出,消痰水,逐皮间风水结肿,除心下急满,及霍乱吐下不止,利腰脐间血,益津液,暖胃,消谷嗜食。”③《药性论》:“主大风顽痹,多年气痢,心腹胀痛,破消宿食,开胃,去痰涎,除寒热，止下泄，主面光悦，驻颜去皯，治水肿胀满，止呕逆，腹内冷痛，吐泻不住，及胃气虚冷痢。”④《唐本草》：“利小便。”⑤《日华子本草》：“治一切风疾，五劳七伤，冷气腹胀，补腰膝，消痰，治水气，利小便，止反胃呕逆，及筋骨弱软，痃癖气块，妇人冷癥瘕，温疾，山岚瘴气，除烦长肌。”⑥《医学启源》：“除湿益燥，和中益气，温中，去脾胃中湿，除胃热，强脾胃，进饮食，和胃，生津液，主肌热，四肢困倦，目不欲开，怠惰嗜卧，不思饮食，止渴，安胎。”⑦李杲：“去诸经中湿而理脾胃。”⑧王好古：“理中益脾，补肝风虚，主舌本强，食则呕，胃脘痛，身体重，心下急痛，心下水痞，冲脉为病，逆气里急，脐腹痛。”⑨《本草衍义补遗》：“有汗则止，无汗则发。能消虚痰。”

佐——**防风**①《本经》：“主大风头眩痛，恶风，风邪，目盲无所见，风行周身，骨节疼痹，烦满。”②《本草经集注》：“杀附子毒。”③《别录》：“胁痛，胁风头面去来，四肢挛急，字乳金疮内痉。”④《日华子本草》：“治三十六般风，男子一切劳劣，补中益神，风赤眼，止泪及瘫缓，通利五脏关脉，五劳七伤，羸损盗汗，心烦体重，能安神定志，匀气脉。”⑤《珍珠囊》：“身：去上风；梢：去下风。”⑥《药类法象》：“治风通用。泻肺实，散头目中滞气，除上焦风邪。”⑦王好古：“搜肝气。”⑧《长沙药解》：“行经络，逐湿淫，通关节，止疼痛，舒筋脉，伸急挛，活肢节，起瘫痪，敛自汗、盗汗，断漏下、崩中。”⑨《本草求原》：“解乌头、芫花、野菌诸热药毒。”

2. 四气配伍

温——白术①《本经》：“味苦，温。”②《别录》：“甘，无毒。”③《药性论》：“味甘辛，无毒。”

黄芪①《本经》：“微温。”②《长沙药解》：“气平。”

防风①《本经》：“味甘，温。”②《别录》：“辛，无毒。”③《药品化义》：“气和，味甘微辛，性微温。”④《本草再新》：“味辛，性平，无毒。”

3. 五味配伍

苦甘——白术①《本经》：“味苦，温。”②《别录》：“甘，无毒。”③《药性论》：“味甘辛，无毒。”

甘——黄芪①《本经》：“味甘。”②《长沙药解》：“味甘。”

甘辛——防风①《本经》：“味甘，温。”②《别录》：“辛，无毒。”③《药品化义》：“气和，味甘微辛，性微温。”④《本草再新》：“味辛，性平，无毒。”

4. 归经配伍

白术——①《汤液本草》：“入手太阳、少阴，足阳明、太阴、少阴、厥阴经。”②《本草蒙筌》：“入心、脾、胃、三焦四经。”

黄芪——①《长沙药解》：“入足阳明胃、手太阴肺经。”②《本草新编》：“入手太阴、足太阴、手少阴之经。”

防风——①《珍珠囊》:"太阳经本药。"②《汤液本草》:"足阳明胃、足太阴脾二经之行经药。"③《雷公炮制药性解》:"入肺经。"④《本草再新》:"入肝、脾、肾三经。"

5. 七方配伍

三味药为小方、奇方、缓方。

6. 七情配伍

黄芪、白术相须为用,增强补正气、实卫气之功。

黄芪、防风相畏为用,增强升提固摄之功。

7. 量数配伍

重用炙黄芪、白术(各60g)使正气足,卫气实,达固表止汗之功;配伍防风(30g)意在疏风散邪,使补中寓散。

8. 对药配伍

黄芪——白术

黄芪——防风

9. 趋向配伍

黄芪、白术补气健脾固表实卫,防风疏散风邪,三者皆属升浮之品。

10. 阴阳配伍

黄芪、白术味甘性温,为阳;防风味辛,性微温,亦属阳。

11. 五行配伍

黄芪、白术味甘为土,防风味辛为木,全方体现了"脾德在缓,以甘补之、辛泻之"的原则。

12. 随证加减配伍

①加味玉屏风散:出自:《医宗金鉴·卷四十二》。主治黄汗,汗出染衣者。

②自汗较重者,加浮小麦、煅牡蛎、麻黄根以固表止汗。

13. 名家论方

①《医方考》:"卫气一亏,则不足以固津液,而自渗泄矣,此自汗之由也。白术、黄芪所以益气,然甘者性缓,不能速达于表,故佐之以防风。东垣有言,黄芪得防风而功愈大,乃相畏相使者也。是自汗也,与伤风自汗不同,伤风自汗责之邪气实;杂证自汗责之正气虚,虚实不同,攻补亦异。"

②柯韵伯《古今名医方论》:"防风遍行周身,称治风之仙药,上清头面七窍,内除骨节疼痹、四肢挛急,为风药中之润剂,治风独取此味,任重功专矣。然卫气者,所以温分肉而充皮肤,肥腠理而司开阖。惟黄芪能补三焦而实卫,为玄府御风之关键,且无汗能发,有汗能止,功同桂枝,故又能治头目风热、大风癞疾、肠风下血、妇人子脏风,是补剂中之风药也。所以防风得黄芪,其功愈大耳。白术健脾胃,温分肉,培土即以宁风也。夫以防风之善驱风,得黄芪以固表,则外有所卫,得白术以固里,则内有所据,风邪去而不复来,当倚如屏,珍如玉也。"

③《古方选注》："黄芪畏防风，畏者，受彼之制也。然其气皆柔，皆主乎表，故虽畏而仍可相使。不过黄芪性钝，防风性利，钝者受利者之制耳；惟其受制，乃能随防风以周卫于身而固护表气，故曰玉屏风。"

④《成方便读》："大凡表虚不能卫外者，皆当先建立中气，故以白术之补脾建中者为君，以脾旺则四脏之气皆得受荫，表自固而邪不干；而复以黄芪固表益卫，得防风之善行善走者，相畏相使，其功益彰，则黄芪自不虑其固邪，防风亦不虑其散表，此散中寓补，补内兼疏，顾名思义之妙，实后学所不及耳。"

14. 方歌

玉屏风散用防风，黄芪相畏效相成，白术益气更实卫，表虚自汗服之应。

第二节　补血

四物汤

出自《仙授理伤续断秘方》。"伤重，肠内有瘀血者。"

【处方】当归(9g)，川芎(6g)，白芍(9g)，熟干地黄(12g)。

【主治】营血虚滞证。头晕目眩，心悸失眠，面色无华，妇人月经不调，量少或经闭不行，脐腹作痛，甚或瘕块硬结，舌淡，口唇、爪甲色淡，脉细弦或细涩。

【功能】补血调血。

【用法用量】上为粗末。每服三钱(15g)，水一盏半，煎至八分，去渣，空心食前热服。现代用法：作汤剂，水煎服。

方中熟地甘温味厚质润，入肝、肾经，长于滋养阴血，补肾填精，为补血要药，故为君药。当归甘辛温，归肝、心、脾经，为补血良药，兼具活血作用，且为养血调经要药，用为臣药。佐以白芍养血益阴，川芎活血行气。四药配伍，共奏补血调血之功。

1. 君臣佐使配伍

君——**熟地**①《珍珠囊》："大补血虚不足，通血脉，益气力。"②王好古："主坐而欲起，目𥉂𥉂无所见。"③《本草纲目》："填骨髓，长肌肉，生精血，补五脏、内伤不足，通血脉，利耳目，黑须发，男子五劳七伤，女子伤中胞漏，经候不调，胎产百病。"④《本草从新》："滋肾水，封填骨髓，利血脉，补益真阴，聪耳明目，黑发乌须。又能补脾阴，止久泻，治劳伤风痹，阴亏发热，干咳痰嗽，气短喘促，胃中空虚觉馁，痘证心虚无脓，病后胫股酸痛，产后脐腹急疼，感证阴亏，无汗便闭，诸种动血，一切肝肾阴亏，虚损百病，为壮水之主药。"

臣——**当归**①《本经》："主咳逆上气，温疟寒热洗洗在皮肤中，妇人漏下，绝子，诸恶疮疡金疮，煮饮之。"②《别录》："温中止痛，除客血内塞，中风痓、汗不出，湿痹，中恶客气、虚冷，补五脏，生肌肉。”③《药性论》：“止呕逆、虚劳寒热，破宿血，主女子崩中，下肠胃冷，补诸不足，止痢腹痛。单煮饮汁，治温疟，主女人沥血腰痛，疗齿疼痛不可忍。病人虚冷加而用之。”④《日华子本草》：“治一切风，一切血，补一切劳，破恶血，养新血及主癥癖。”⑤《珍珠囊》：“头破血，身行血，尾止血。（《汤液本草》引作‘头止血，身和血，梢破血’）”⑥李杲：“当归梢，主癥癖，破恶血，并产后恶血上冲，去诸疮疡肿结，治金疮恶血，温中润燥止痛。”⑦王好古：“主痿躄嗜卧，足下热而痛。冲脉为病，气逆里急；带脉为病，腹痛，腰溶溶如坐水中。”⑧《本草蒙筌》：“逐跌打血凝，并热痢刮疼滞住肠胃内。”⑨《本草纲目》：“治头痛，心腹诸痛，润肠胃筋骨皮肤。治痈疽，排脓止痛，和血补血。”⑩《本草再新》：“治浑身肿胀，血脉不和，阴分不足，安生胎，堕死胎。”

佐——**白芍**①《本经》：“主邪气腹痛，除血痹，破坚积，治寒热疝瘕，止痛，利小便，益气。”②《别录》：“通顺血脉，缓中，散恶血，逐贼血，去水气，利膀胱、大小肠，消痈肿，（治）时行寒热，中恶腹痛，腰痛。”③《药性论》：“治肺邪气，腹中㽲痛，血气积聚，通宣脏腑拥气，治邪痛败血，主时疾骨热，强五脏，补肾气，治心腹坚胀，妇人血闭不通，消瘀血，能蚀脓。”④《唐本草》：“益女子血。”⑤《日华子本草》：“治风补痨，主女人一切病，并产前后诸疾，通月水，退热除烦，益气，治天行热疾，瘟瘴惊狂，妇人血运，及肠风泻血，痔瘘发背，疮疥，头痛，明目，目赤，胬肉。”⑥《医学启源》：“安脾经，治腹痛，收胃气，止泻利，和血，固腠理，泻肝，补脾胃。”⑦王好古：“理中气，治脾虚中满，心下痞，胁下痛，善噫，肺急胀逆喘咳，太阳鼽衄，目涩，肝血不足，阳维病苦寒热，带脉病苦腹痛满，腰溶溶如坐水中。”⑧《滇南本草》：“泻脾热，止腹疼，止水泻，收肝气逆疼，调养心肝脾经血，舒经降气，止肝气疼痛。”

川芎①《本经》：“主中风入脑头痛，寒痹，筋挛缓急，金创，妇人血闭无子。”②《别录》：“除脑中冷动，面上游风去来，目泪出，多涕唾，忽忽如醉，诸寒冷气，心腹坚痛，中恶，卒急肿痛，胁风痛，温中内寒。”③陶弘景：“齿根出血者，含之多瘥。”④《药性论》：“治腰脚软弱，半身不遂，主胞衣不出，治腹内冷痛。”⑤《日华子本草》：“治一切风，一切气，一切劳损，一切血，补五劳，壮筋骨，调众脉，破癥结宿血，养新血，长肉，鼻衄，吐血及溺血，痔瘘，脑痈发背，瘰疬瘿赘，疮疥，及排脓消瘀血。”⑥《医学启源》：“补血，治血虚头痛。”⑦王好古：“搜肝气，补肝血，润肝燥，补风虚。”⑧《本草纲目》：“燥湿，止泻痢，行气开郁。”

2．四气配伍

微温——熟地①《珍珠囊》：“甘苦。”②《本草纲目》：“甘微苦，微温。”③《本草新编》:“味甘,性温。”

温——当归①《本经》:“味甘,温。”②《吴普本草》:“神农、黄帝、桐君、扁鹊:甘,无毒。岐伯、雷公:辛、无毒。李氏:小温。”③《别录》:“辛,大温,无毒。”④《本草述》:“味苦,温,无毒。”

川芎①《本经》:“味辛,温。”②《吴普本草》:“黄帝、岐伯、雷公:辛,无毒,香。扁鹊:酸,无毒。李氏:生温,熟寒。”③《唐本草》:“味苦辛。”④《本草正》:“味辛微甘,气温。”

凉——芍药①《本经》:“味苦,平。”②《吴普本草》:“桐君:甘,无毒。岐伯:咸。李氏:小寒。雷公:酸。”③《别录》:“酸,平微寒,有小毒。”

3. 五味配伍

甘——熟地①《珍珠囊》:“甘苦。”②《本草纲目》:“甘微苦,微温。”③《本草新编》:“味甘,性温。”

甘辛——当归①《本经》:“味甘,温。”②《吴普本草》:“神农、黄帝、桐君、扁鹊:甘,无毒。岐伯、雷公:辛、无毒。李氏:小温。”③《别录》:“辛,大温,无毒。”④《本草述》:“味苦,温,无毒。”

苦酸——芍药①《本经》:“味苦,平。”②《吴普本草》:“桐君:甘,无毒。岐伯:咸。李氏:小寒。雷公:酸。”③《别录》:“酸,平微寒,有小毒。”

辛——川芎①《本经》:“味辛,温。”②《吴普本草》:“黄帝、岐伯、雷公:辛,无毒,香。扁鹊:酸,无毒。李氏:生温,熟寒。”③《唐本草》:“味苦辛。”④《本草正》:“味辛微甘,气温。”

4. 归经配伍

熟地——①李杲:“入手足少阴、厥阴经。”②《本草从新》:“入足三阴经。”

当归——①《汤液本草》:“入手少阴、足太阴、厥阴经。”②《雷公炮制药性解》:“入心、肝、肺三经。”

芍药——①《品汇精要》:“行手太阴、足太阴经。”②《本草经疏》:“手足太阴引经药,入肝、脾血分。”

川芎——①《汤液本草》:“入手足厥阴经、少阳经。”②《药品化义》:“入肝、脾、三焦三经。”

5. 七方配伍

四味药为小方、偶方。

6. 七情配伍

当归、熟地相须为用,增强补血和血之功。

川芎、白芍相使为用,增强祛瘀止痛之功。

7. 量数配伍

重用熟地(12g),滋补营血为主;合当归、白芍(各 9g)意在辅佐熟地补血养血之功;配伍少量川芎,活血行气,使得全方滋补而不滞。

8.对药配伍

熟地——白芍

当归——川芎

9.趋向配伍

熟地、白芍血中之血药,熟地以补为主,白芍敛血养阴,一升一降;当归、川芎血中之气药,具有行气补血之功,为升浮之品。

10.阴阳配伍

熟地、当归、川芎性温为阳;白芍性寒,敛阴为主为阴。

11.五行配伍

熟地味甘为土,能补能缓,滋补营血;配伍当归、川芎味辛为木;具有升发,向上功效,辅佐熟地补血行血以达全身;加上白芍味酸为金;意在培土生金;使得熟地、白芍二者为血中血药,相辅相成,不失熟地主导先权。

12.随证加减配伍

①胶艾汤:出自《金匮要略》。主治妇人冲任虚损证。症见月经过多,日久不尽,或妊娠下血,或半产后下血不绝,舌淡,脉细。

②圣愈汤:出自《医宗金鉴·卷六十二》。主治疮疡溃后血虚内热,心烦气少者。

③桃红四物汤:出自《医垒元戎》。主治血虚兼血瘀证。症见妇女经期超前,血多有块,色紫黏稠,腹痛。

④若痛经,可加香附12g、延胡索10g;兼有气虚者,加入党参18g、黄芪18g;若血虚有寒者,则加肉桂粉4g、炮姜4片;若出现崩漏,则加入茜草根8g、艾叶10g、阿胶10g。

13.名家论方

①明代张介宾:"治血之剂,古人多以四物汤为主,然亦有宜与不宜者。盖补血行血无如当归,但当归之性动而滑,凡因火动血者忌之,因火而嗽,因湿而滑者,皆忌之;行血散血无如川芎,然川芎之性升而散,凡火载血上者忌之,气虚多汗,火不归原者,皆忌之;生血凉血无如生地,敛血清血无如芍药,然二物皆凉,凡阳虚者非宜也,脾弱者非宜也,脉弱身凉、多呕便溏者,皆非宜也。故凡用四物以治血者,不可不察其宜否之性。"(《景岳全书》)

②清代张璐:"四物为阴血受病之专剂,非调补真阴之的方。而方书咸谓四物补阴,致后世则而行之,用以治阴虚发热、火炎失血等证,蒙害至今未息。至于专事女科者,则以此汤随证漫加风、食、痰、气药。所以,近代诸汤祖四物者纷然杂出,欲求足法后世者,究意不可多得。姑以本汤四味言之,虽云熟地滋养阴血为君,芍药护持营血为臣,而不知其妙用实在芎、归调和诸血之功也。试观芎、归佛手,可以探胎,可以催生,以二味为阴中之阳,同气相求,故能引动胎气,若兼芍、地,即滞而不灵矣。"(《伤寒绪论》)

③清代汪昂:“此手少阴、足太阴厥阴药也。当归辛苦甘温,入心脾生血为君;生地甘寒,入心肾滋血为臣;芍药酸寒,入肝脾敛阴为佐;芎藭辛温,通上下而行血中之气为使也。”(《医方集解》)

④ 清代冯兆张:“经曰:‘血主濡之。四物皆濡润之品,故为血分主药。地黄甘寒,入心肾以沃血之源,当归辛温,入心脾而壮主血,摄血之本,芍药酸寒,入肝家而敛疏泄之血海,川芎阴中之阳,可上可下,通足三阴而行血中之气。’”(《冯氏锦囊秘录》)

⑤清代王子接:“四物汤,物,类也。四者相类而仍各具一性,各建一功,并行不悖。芎、归入少阳主升,芍、地入厥阴主降。芎藭,郁者达之;当归,虚者补之;芍药,实者泻之;地黄,急者缓之。能使肝胆血调,阴阳气畅,故为妇人专剂。”(《绛雪园古方选注》)

14. 方歌

四物地芍与归芎,血家百病此方通,补血调血理冲任,加减运用在其中。

当归补血汤

出自《内外伤辨惑论·卷中》。“治肌热,燥热,口渴引饮,目赤面红,昼夜不息,其脉洪大而虚,重按全无。《内经》曰脉虚血虚,又云血虚发热证象白虎,惟脉不长实有辨耳,误服白虎汤必死。此病得之于饥困劳役。”

【处方】黄芪(30g),当归(6g)。

【主治】血虚阳浮发热证。肌热面赤,烦渴欲饮,脉洪大而虚,重按无力。亦治妇人经期、产后血虚发热头痛;或疮疡溃后,久不愈合者。

【功能】补气生血。

【用法用量】以水二盏,煎至一盏,去滓,空腹时温服。

方中重用黄芪,其用量五倍于当归,用意有二:一是滋阴补血固里不及,阳气外亡,故重用黄芪补气而专固肌表;二是有形之血生于无形之气,故用黄芪大补脾肺之气,以资化源,使气旺血生。配以少量当归养血和营,则浮阳秘敛,阳生阴长,气旺血生,虚热自退。至于妇人经期、产后血虚发热头痛,取其益气养血而退热。疮疡溃后,久不愈合,用本方补气养血,扶正托毒,有利于生肌收口。

1. 君臣佐使配伍

君——**黄芪**①《本经》:“主痈疽,久败疮,排脓止痛。补虚,小儿百病。”②《长沙药解》:“入肺胃而补气,走经络而益营,医黄汗血痹之证,疗皮水风湿之疾,历节肿痛最效,虚劳里急更良,善达皮腠,专通肌表。”③《日华子本草》:“助气壮筋骨,长肉补血。”④《本草新编》:“其功用甚多,而其独效者,尤在补血。夫黄芪乃补气之圣药,如何补血独效。盖气无形,血则有形。有形不能速生,必得无形之气以生之。”

臣——**当归**①《本经》:“主咳逆上气,温疟寒热洗洗在皮肤中,妇人漏下,绝子,诸恶疮疡金疮，煮饮之。”②《别录》：“温中止痛，除客血内塞，中风痓、汗不出，湿痹，中恶客气、虚冷，补五藏，生肌肉。”③《药性论》：“止呕逆、虚劳寒热，破宿血，主女子崩中，下肠胃冷，补诸不足，止痢腹痛。单煮饮汁，治温疟，主女人沥血腰痛，疗齿疼痛不可忍。病人虚冷加而用之。”④《日华子本草》：“治一切风，一切血，补一切劳，破恶血，养新血及主癥癖。”⑤《珍珠囊》：“头破血，身行血，尾止血。（《汤液本草》引作‘头止血，身和血，梢破血’）”⑥李杲：“当归梢，主癥癖，破恶血，并产后恶血上冲，去诸疮疡肿结，治金疮恶血，温中润燥止痛。”⑦王好古：“主痿躄嗜卧，足下热而痛。冲脉为病，气逆里急；带脉为病，腹痛，腰溶溶如坐水中。”⑧《本草蒙筌》：“逐跌打血凝，并热痢刮疼滞住肠胃内。”⑨《本草纲目》：“治头痛，心腹诸痛，润肠胃筋骨皮肤。治痈疽，排脓止痛，和血补血。”⑩《本草再新》：“治浑身肿胀，血脉不和，阴分不足，安生胎，堕死胎。”

2. 四气配伍

温——黄芪①《本经》：“微温。”②《长沙药解》：“气平。”

当归①《本经》：“味甘，温。”②《吴普本草》：“神农、黄帝、桐君、扁鹊：甘，无毒。岐伯、雷公：辛、无毒。李氏：小温。”③《别录》：“辛，大温，无毒。”④《本草述》：“味苦，温，无毒。”

3. 五味配伍

甘——黄芪①《本经》：“味甘。”②《长沙药解》：“味甘。”

甘辛——当归①《本经》：“味甘，温。”②《吴普本草》：“神农、黄帝、桐君、扁鹊：甘，无毒。岐伯、雷公：辛、无毒。李氏：小温。”③《别录》：“辛，大温，无毒。”④《本草述》：“味苦，温，无毒。”

4. 归经配伍

黄芪——①《长沙药解》：“入足阳明胃、手太阴肺经。”②《本草新编》：“入手太阴、足太阴、手少阴之经。”

当归——①《汤液本草》：“入手少阴、足太阴、厥阴经。”②《雷公炮制药性解》：“入心、肝、肺三经。”

5. 七方配伍

两味药为小方、偶方、缓方。

6. 七情配伍

黄芪、当归相须为用，增强补气生血之功。

7. 量数配伍

黄芪、当归按5∶1比例配伍，重在补气为主。

8. 对药配伍

黄芪——当归

9. 趋向配伍

黄芪补气，当归补血，二者以补益为主，皆为升浮之品。

10. 阴阳配伍

黄芪、当归性皆温，属阳。

11. 五行配伍

黄芪、当归皆味甘为土，能补能缓。

12. 随证加减配伍

加味当归补血汤：出自《不知医必要·卷四》。主治胞衣下后，血脱而晕，眼闭口开，手足厥冷者。

13. 名家论方

①明代吴昆："男、女肌热，目赤面红，烦渴引饮，脉来洪大而虚，重按全无者，此方主之。血实则身凉，血虚则身热。或以饥困劳役，虚其阴血，则阳独治，故令肌热、目赤、面红、烦渴引饮。此证纯象伤寒家白虎汤之证，但脉大而虚，非大而长，为可辨尔。《内经》所谓脉虚血虚是也。当归味厚，为阴中之阴，故能养血；而黄芪则味甘补气者也，今黄芪多于当归数倍，而曰补血汤者，有形之血不能自生，生于无形之气故也。《内经》曰阳生阴长，是之谓尔。"(《医方考》)

② 清代汪昂："此足太阴、厥阴药也。当归气味俱厚，为阴中之阴，故能滋阴养血。黄芪乃补气之药，何以五倍于当归而又云补血汤乎？盖有形之血，生于无形这气，又有当归为引，则从之而生血矣。经曰阳生则阴长，此其义耳。讱庵曰：'病本于劳役，不独伤血，而亦伤气，故以二药兼补之也。'"(《医方集解》)

③清代汪绂："此方君以黄芪。黄芪，胃气之主药，胃气盛而后脾血滋，然亦必当归滋之，而后血乃日盛，为之媒也。血生于脾，此方补脾胃以滋之，是为补生血之本。犹四君子为补生气之本，与四物汤之为补肝者，又有不同。"(《医林纂要探源》)

④清代陈念祖："凡轻清之药皆属气分，某之药皆补。黄芪质轻而味微甘，故略能补益，《神农本草经》以为主治大风，可知其性矣。此方主以当归之益血，倍用黄芪之轻清走表者为导，俾血虚发热，郁于皮毛而不解者，仍从微汗泄之。故症象白虎，不再剂而热即如失也。"(《时方歌括》)

⑤清代唐宗海："此方以气统血，气行则血行，外充皮肤，则盗汗、身热自除；内摄脾元，则下血、崩漏能止。"(《血证论》)

⑥清代张秉成："凡病有真假，脉亦有真假。即如脉洪、身热一证，一望而知其为火邪阳亢矣。而脱血之后，每亦如之，以阳无所附，浮散于外也。全在医者细心详察，辨其舌苔之黄白润燥，口渴之欲冷欲热。其大要犹在于小便，如真热者必短赤，假热者必清长。胸次了然，用药自无毫厘千里之误。如果大脱血之后，而见此等脉证不特阴血告匮，而阳气亦欲散亡。斯时也，有形之血不能速生，无形之气所当急固。况以黄芪大补肺脾元气而能固外者为君，盖此时阳气已去里而越表，恐一时固里无及，不得不从卫外以挽留之，当归益血和营，二味合之，便能阳生阴长，使

伤残之血，亦各归其经以自固耳，非区区补血滋腻之药可同日而语也。”（《成方便读》）

⑦清代张璐：“气虚则身寒，血虚则身热，故用当归调血为主。然方中反以黄芪五倍当归者，以血之肇始本乎营卫也。每见血虚发热，服发散之药则热转剧，得此则泱然自汗而热除者，以营卫和则热解，热解则水谷之津液，皆化为精血矣。”（《伤寒绪论》）

14. 方歌

当归补血东恒笺，黄芪一两归二钱，血虚发热口渴烦，脉大而虚此方煎。

归脾汤

出自《正体类要·卷下》。“跌仆等症，气血损伤；或思虑伤脾，血虚火动，寤而不寐；或心脾作痛，怠惰嗜卧，怔忡惊悸，自汗，大便不调；或血上下妄行。”

【处方】白术(3g)，当归(3g)，茯神(3g)，黄芪炒(3g)，远志(3g)，龙眼肉(3g)，酸枣仁(3g)，人参(6g)，木香(1.5g)，甘草炙(1g)。

【主治】(1)心脾气血两虚证。心悸怔忡，健忘失眠，盗汗，体倦食少，面色萎黄，舌淡，苔薄白，脉细弱。

(2)脾不统血证。便血，皮下紫癜，妇女崩漏，月经超前，量多色淡，或淋漓不止，舌淡，脉细弱。

【功能】益气补血，健脾养心。

【用法用量】加生姜、大枣，水煎服。

方中以人参、黄芪、白术、甘草甘温之品补脾益气以生血，使气旺而血生；当归、龙眼肉甘温补血养心；茯神、酸枣仁、远志宁心安神；木香辛香而散，理气醒脾，与大量益气健脾药配伍，复中焦运化之功，又能防大量益气补血药滋腻碍胃，使补而不滞，滋而不腻；用法中姜、枣调和脾胃，以资化源。

1. 君臣佐使配伍

君——**人参**①《别录》：“疗肠胃中冷，心腹鼓痛，胸肋逆满，霍乱吐逆，调中，止消渴，通血脉，破坚积，令人不忘。”②《药性论》：“主五脏气不足，五劳七伤，虚损瘦弱，吐逆不下食，止霍乱烦闷呕哕，补五脏六腑，保中守神。”“消胸中痰，主肺痿吐脓及痫疾，冷气逆上，伤寒不下食，病人虚而多梦纷纭，加而用之。”③《日华子本草》：“调中治气，消食开胃。”④《医学启源》：“治脾胃阳气不足及肺气促，短气、少气，补中缓中，泻肺脾胃中火邪。”⑤《主治秘要》：“补元气，止泻，生津液。”⑥《滇南本草》：“治阴阳不足，肺气虚弱。”

黄芪①《本经》：“主痈疽，久败疮，排脓止痛。补虚，小儿百病。”②《长沙药解》：“入肺胃而补气，走经络而益营，医黄汗血痹之证，疗皮水风湿之疾，历节肿痛最效，虚劳里急更良，善达皮腠，专通肌表。”③《日华子本草》:“助气壮筋骨,长肉补血。”④《本草新编》:“其功用甚多,而其独效者,尤在补血。夫黄芪乃补气之圣药,如何补血独效。盖气无形,血则有形。有形不能速生,必得无形之气以生之。”

白术①《本经》:“主风寒湿痹,死肌,痉,疸,止汗,除热消食。”②《别录》:“主大风在身面,风眩头痛,目泪出,消痰水,逐皮间风水结肿,除心下急满,及霍乱吐下不止,利腰脐间血,益津液,暖胃,消谷嗜食。”③《药性论》:“主大风顽痹,多年气痢,心腹胀痛,破消宿食,开胃,去痰涎,除寒热,止下泄,主面光悦,驻颜去皯,治水肿胀满,止呕逆,腹内冷痛,吐泻不住,及胃气虚冷痢。”④《唐本草》:“利小便。”⑤《日华子本草》:“治一切风疾,五劳七伤,冷气腹胀,补腰膝,消痰,治水气,利小便,止反胃呕逆,及筋骨弱软,痃癖气块,妇人冷癥瘕,温疾,山岚瘴气,除烦长肌。”⑥《医学启源》:“除湿益燥,和中益气,温中,去脾胃中湿,除胃热,强脾胃,进饮食,和胃,生津液,主肌热,四肢困倦,目不欲开,怠惰嗜卧,不思饮食,止渴,安胎。”⑦李杲:“去诸经中湿而理脾胃。”⑧王好古:“理中益脾,补肝风虚,主舌本强,食则呕,胃脘痛,身体重,心下急痛,心下水痞,冲脉为病,逆气里急,脐腹痛。”⑨《本草衍义补遗》:“有汗则止,无汗则发。能消虚痰。”

炙甘草①《本经》:“主五脏六腑寒热邪气,坚筋骨,长肌肉,倍力,金疮肿,解毒。”②《别录》:“温中下气,烦满短气,伤脏咳嗽,止渴,通经脉,利血气,解百药毒。”③《药性论》:“主腹中冷痛,治惊痫,除腹胀满;补益五脏;制诸药毒;养肾气内伤,令人阴(不)痿;主妇人血沥腰痛;虚而多热;加而用之。”④《日华子本草》:“安魂定魄。补五劳七伤,一切虚损、惊悸、烦闷、健忘。通九窍,利百脉,益精养气,壮筋骨,解冷热。”⑤《珍珠囊》:“补血,养胃。”⑥《汤液本草》:“治肺痿之脓血,而作吐剂;消五发之疮疽,与黄芪同功。”⑦《本草纲目》:“解小儿胎毒、惊痫,降火止痛。”⑧《中国药植图鉴》:“治消化性溃疡和黄疸。”

臣——**当归**①《本经》:“主咳逆上气,温疟寒热洗洗在皮肤中,妇人漏下,绝子,诸恶疮疡金疮,煮饮之。”②《别录》:“温中止痛,除客血内塞,中风痉、汗不出,湿痹,中恶客气、虚冷,补五藏,生肌肉。”③《药性论》:“止呕逆、虚劳寒热,破宿血,主女子崩中,下肠胃冷,补诸不足,止痢腹痛。单煮饮汁,治温疟,主女人沥血腰痛,疗齿疼痛不可忍。病人虚冷加而用之。”④《日华子本草》:“治一切风,一切血,补一切劳,破恶血,养新血及主癥癖。”⑤《珍珠囊》:“头破血,身行血,尾止血。(《汤液本草》引作‘头止血,身和血,梢破血。’)”⑥李杲:“当归梢,主癥癖,破恶血,并产后恶血上冲,去诸疮疡肿结,治金疮恶血,温中润燥止痛。”⑦王好古:“主痿躄嗜卧,足下热而痛。冲脉为病,气逆里急;带脉为病,腹痛,腰溶溶如坐水中。”⑧《本草蒙筌》:“逐跌打血凝,并热痢刮疼滞住肠胃内。”⑨《本草纲目》:“治头痛,心腹诸痛,润肠胃筋骨皮肤。治痈疽,排脓止痛,和血补血。”⑩《本草再新》:“治浑身肿胀,血脉不和,阴分不足,安生胎,堕死胎。”

龙眼肉①《本草经集注》:“主治五脏邪气,安志厌食,除虫去毒。久服强魂魄,聪察,轻身,不老,通神明。”②《本草经解》:“《本草主治》云,安志厌食,厌平声,饱也。《本草纲目》称其开胃益脾,补虚长智,即安志厌食之谓也。”③《滇南本草》:“龙眼,主治养血安神,长智敛汗,解蛊毒,去五脏邪气,开胃益脾。”

佐——**茯神**①《别录》:“疗风眩,风虚,五劳,口干。止惊悸,多恚怒,善忘。开心益智,养精神。”②《药性论》:“主惊痫,安神定志,补劳乏;主心下急痛坚满,小肠不利。”③《本草再新》:“治心虚气短,健脾利温。”

酸枣仁①《本经》:“主心腹寒热,邪结气聚,四肢酸疼,湿痹。”②《别录》:“主烦心不得眠,脐上下痛,血转久泄,虚汗烦渴,补中,益肝气,坚筋骨,助阴气,令人肥健。”③《药性论》:“主筋骨风,炒末作汤服之。”④《本草拾遗》:“睡多生使,不得睡炒熟。”⑤王好古:“治胆虚不眠,寒也,炒服;治胆实多睡,热也,生用。”⑥《本草汇言》:“敛气安神,荣筋养髓,和胃运脾。”⑦《本草再新》:“平肝理气,润肺养阴,温中利湿,敛气止汗,益志定呵,聪耳明目。”

远志①《本经》:“主咳逆伤中,补不足,除邪气,利九窍,益智慧,耳目聪明,不忘,强志倍力。”②《本草经集注》:“杀天雄、附子毒。”③《别录》:“定心气,止惊悸,益精,去心下膈气、皮肤中热、面目黄。”④《药性论》:“治心神健春,坚壮阳道。主梦邪。”⑤《日华子本草》:“主膈气惊魇,长肌肉,助筋骨,妇人血噤失音,小儿客忤。”⑥王好古:“治肾积奔豚。”⑦《本草纲目》:“治一切痈疽。”⑧《滇南本草》:“养心血,镇惊,宁心,散痰涎。疗五痫角弓反张,惊搐,口吐痰涎,手足战摇,不省人事,缩小便,治赤白浊,膏淋,滑精不禁。”⑨《本草再新》:“行气散郁,并善豁痰。”

木香①《本经》:“主邪气,辟毒疫,强志,主淋露。”②《别录》:“疗气劣、肌中偏寒;主气不足,消毒,(治)温疟,行药之精。”③《本草经集注》:“疗毒肿,消恶气。”④《药性论》:“治女人血气刺心心痛不可忍,末,酒服之。治几种心痛,积年冷气,痃癖癥块,胀痛,逐诸壅气上冲烦闷。治霍乱吐泻,心腹疞刺。”⑤《日华子本草》:“治心腹一切气,止泻,霍乱,痢疾,安胎,健脾消食。疗羸劣,膀胱冷痛,呕逆反胃。”⑥王好古:“治冲脉为病,逆气里急。主浮渗小便秘。”⑦《本草通玄》:“理疝气。”

使——**生姜**①《本草新编》:“通畅神明,辟疫,且助生发之气,能祛风邪。姜通神明,古志之矣。然徒用一二片,欲遽通神明,亦必不得之数。或用人参，或用白术，或用石菖蒲，或用丹砂，彼此相济，而后神明可通，邪气可辟也。”②《长沙药解》：“降逆止呕，泻满开郁，入肺胃而驱浊，走肝脾而行滞，荡胸中之瘀满，排胃里之壅遏，善通鼻塞，最止腹痛，调和脏腑，宣达营卫，行经之要品，发表之良药。”③《药鉴》：“温经散表邪之风，益气止翻胃之疾。故生姜能治咳嗽痰涎，止呕吐，开胃口，主伤寒伤风，头疼发热，鼻塞咳逆等证。”④《本草思辨录》：“生姜气薄发泄，能由胃通肺以散邪。凡外感鼻塞与噫气呕吐胸痹喉间凝痰结气皆主之。”⑤《本草经解》：“久服，去臭气，通神明。”⑥《证类本草》：“主伤寒头痛鼻塞，咳逆上气，止呕吐。久服去臭气，通神明。”

大枣①《本经》：“主心腹邪气，安中养脾，助十二经。平胃气，通九窍，补少气、少津液，身中不足，大惊，四肢重，和百药。”②《本草经集注》：“煞乌头毒。”③《别录》：“补中益气，强力，除烦闷，疗心下悬，肠僻澼。”④《药对》：“杀附子、天雄毒。”⑤孟诜：“主补津液，洗心腹邪气，和百药毒，通九窍，补不足气，煮食补肠胃，肥中益气第一，小儿患秋痢，与虫枣食，良。”⑥《日华子本草》：“润心肺，止嗽。补五脏，治虚劳损，除肠胃癖气。”⑦《珍珠囊》：“温胃。”⑧李杲：“温以补脾经不足，甘以缓阴血，和阴阳，调营卫，生津液。”⑨《药品化义》：“养血补肝。”⑩《本草再新》：“补中益气，滋肾暖胃，治阴虚。”⑪《中国药植图鉴》：“治过敏性紫斑病、贫血及高血压。”

2. 四气配伍

温——人参①《本经》：“味甘，微寒。”②《别录》：“微温，无毒。”③《本草备要》：“生，甘苦，微凉；熟，甘，温。”

龙眼肉①《本草求真》：“气味甘温。”②《雷公炮制药性解》：“味甘，性温无毒，入心脾二经。”③《药笼小品》：“甘温，补益心智。”

黄芪①《本经》：“微温。”②《长沙药解》：“气平。”

白术①《本经》：“味苦，温。”②《别录》：“甘，无毒。”③《药性论》：“味甘辛，无毒。”

当归①《本经》：“味甘，温。”②《吴普本草》：“神农、黄帝、桐君、扁鹊：甘，无毒。岐伯、雷公：辛、无毒。李氏：小温。”③《别录》：“辛，大温，无毒。”④《本草述》：“味苦，温，无毒。”

木香①《本经》：“味辛，温。”②《汤液本草》：“气热，味辛苦，无毒。”

远志①《本经》：“味苦，温。”②《别录》：“无毒。”③《本草经疏》：“苦微辛，温。”④《医学衷中参西录》：“味酸微辛，性平。”

炙甘草《珍珠囊》：“生甘，平；炙甘，温。”

大枣孟诜：“温。”

热——生姜①《本草新编》：“大热。”②《长沙药解》：“性温。”③《药鉴》：“性温。”

④《本草经解》："气微温。"⑤《证类本草》："微温。"

平——酸枣仁①《本经》："味酸，平。"②《别录》："无毒。"③《本草衍义》："微温。"④《饮膳正要》："味酸甘，平。"

茯神①《别录》："平。"②《药性论》："味甘，无毒。"③《药品化义》："味甘淡，性微温。"

3. 五味配伍

甘微苦——人参①《本经》："味甘，微寒。"②《本草备要》："生，甘苦，微凉；熟，甘，温。"

甘——黄芪①《本经》："味甘。"②《长沙药解》："味甘。"

龙眼肉①《本草求真》："气味甘温。"②《雷公炮制药性解》："味甘，性温无毒，入心脾二经。"③《药笼小品》："甘温，补益心智。"

酸枣仁①《本经》："味酸，平。"②《别录》："无毒。"③《本草衍义》："微温。"④《饮膳正要》："味酸甘，平。"

甘草①《本经》："味甘，平。"②《别录》："无毒。"③《本草衍义》："微凉。"④《珍珠囊》："生甘，平；炙甘，温。"

大枣①《本经》："味甘，平。"②《千金要方·食治》："味甘辛，热，无毒。"

苦甘——白术①《本经》："味苦，温。"②《别录》："甘，无毒。"③《药性论》："味甘辛，无毒。"

甘辛——当归①《本经》："味甘，温。"②《吴普本草》："神农、黄帝、桐君、扁鹊：甘，无毒。岐伯、雷公：辛、无毒。李氏：小温。"③《别录》："辛，大温，无毒。"④《本草述》："味苦，温，无毒。"

甘淡——茯神①《别录》："平。"②《药性论》："味甘，无毒。"③《药品化义》："味甘淡，性微温。"

辛苦——木香①《本经》："味辛，温。"②《汤液本草》："气热，味辛苦，无毒。"

苦——远志①《本经》："味苦，温。"②《别录》："无毒。"③《本草经疏》："苦微辛，温。"④《医学衷中参西录》："味酸微辛，性平。"

辛——生姜①《本草新编》："味辛辣。"②《长沙药解》："味辛。"③《药鉴》："味辛。"④《本草经解》："味辛。"⑤《证类本草》："味辛。"

4. 归经配伍

人参——①《本草衍义补遗》："入手太阴。"②《本草汇言》："入肺、脾二经。"③《药品化义》："入脾、胃、肺三经。"

龙眼肉——①《雷公炮制药性解》："味甘，性温无毒，入心脾二经。"②《玉楸药解》："入足太阴脾，阳足厥阴肝经。"

黄芪——①《长沙药解》："入足阳明胃、手太阴肺经。"②《本草新编》："入手太阴、足太阴、手少阴之经。"

白术——①《汤液本草》："入手太阳、少阴，足阳明、太阴、少阴、厥阴经。"②《本草蒙筌》："入心、脾、胃、三焦四经。"

当归——①《汤液本草》："入手少阴、足太阴、厥阴经。"②《雷公炮制药性解》："入心、肝、肺三经。"

酸枣仁①《本草纲目》："足厥阴、少阳。"②《雷公炮制药性解》："入心、脾、肝、胆四经。"

甘草——①《汤液本草》："入足厥阴、太阴、少阴经。"②《雷公炮制药性解》："入心、脾二经。"

茯神——①《别录》："平。"②《药性论》："味甘，无毒。"③《药品化义》："味甘淡，性微温。"

木香——①《本草衍义补遗》："行肝经。"②《雷公炮制药性解》："入心、肺、肝、脾、胃、膀胱六经。"

远志——①王好古："肾经气分。"②《滇南本草》："入心、肝、脾三经。"

大枣——①《本草纲目》："脾经血分。"②《本草经疏》："入足太阴、阳明经。"

5. 七方配伍

十味药为大方、偶方、复方、缓方。

6. 七情配伍

人参、白术相须为用，增强补脾益气之功。

酸枣仁、远志、茯神相须为用，增强宁心安神之功。

黄芪、龙眼肉相使为用，增强补脾气，养心血之功。

7. 量数配伍

人参(6g)，白术、当归、茯神、黄芪(炒)、远志、龙眼肉、酸枣仁(各 3g)，木香(1.5g)，按 4∶2∶1 比例构成，总体表现了心脾同治，补益脾气为主，同时兼顾养心安神。

8. 对药配伍

人参——黄芪

人参——白术

当归——酸枣仁

酸枣仁——远志

9. 趋向配伍

人参、白术、茯苓、炙甘草皆为味甘性温，加上远志宁神；木香味辛，具有升发之功，皆属于为升浮之品；当归、酸枣仁味甘平为平和之品。

10. 阴阳配伍

人参、白术、炙甘草、黄芪、龙眼肉皆为补益为主为阳。远志具有交通心神之功为阳；木香味辛，理气行气亦属阳。当归、酸枣仁、茯苓味甘平为阴阳平和之品。

11. 五行配伍

人参、白术、茯苓、炙甘草、黄芪、龙眼肉、当归、酸枣仁皆味甘为土，能补能缓，补益为主；远志、木香辛为木，能行，使药性传达全身，交通心脾，使脾旺则气血生化有权。

12. 随证加减配伍

①加减归脾汤：出自《医方简义·卷五》。主治白淫、白淋、白带。

②崩漏下血偏寒者，可加艾叶炭、炮姜炭，以温经止血；偏热者，加生地炭、阿胶珠、棕榈炭，以清热止血。

13. 名家论方

①明代吴昆："心藏神，脾藏意，思虑过度而伤心脾，则神意有亏而令健忘也。是方也，人参、黄芪、白术、茯苓、甘草，甘温物也，可以益脾；龙眼肉、酸枣仁、远志、当归，濡润物也，可以养心；燥可以入心，香可以醒脾，则夫木香之香燥，又可以调气于心脾之分矣。心脾治，宁复有健忘者乎！"(《医方考》)

②明代赵献可："凡治血证，前后调理，须按三经用药。心主血，脾裹血，肝藏血，归脾汤一方，三经之方也。远志、枣仁补肝以生心火，茯神补心以生脾土，参、芪、甘草补脾以固肺气。木香者，香先入脾，总欲使血归于脾，故曰归脾。有郁怒伤脾，思虑伤脾者，尤宜。"(《医贯》)

③清代张璐："补中益气与归脾，同出保元，并加归、术，而有升举胃气，滋补脾阴之不同。此方滋养心脾，鼓动少火，妙以木香调畅诸气。世以木香性燥不用，服之多致痞闷，或泄泻、减食者，以其纯阴无阳，不能输化药力故耳！"(《古今名医方论》)

④清代汪昂："此手少阴、足太阴药也。血不归脾则妄行。参、术、黄芪、甘草之甘温，所以补脾；茯神、远志、枣仁、龙眼之甘温酸苦，所以补心(远志苦泄心热，枣仁酸敛心气)，心者脾之母也。当归滋阴而养血。木香行气而舒脾，既以行血中之滞，又以助参、芪而补气。气壮则能摄血，血自归经，而诸证悉除矣。"(《医方集解》)

⑥清代唐宗海："心主生血，脾主统血。养荣汤以治心为主，归脾汤以治脾为主。心血生于脾，故养荣汤补脾以益心；脾土生于火，故归脾汤导心火以生脾，总使脾气充足，能摄血而不渗也。"(《血证论》)

⑦清代张秉成："夫心为生血之脏而藏神。劳即气散，阳气外张，而神不宁，故用枣仁之酸以收之，茯神之静以宁之，远志泄心热而宁心神。思则脾气结，故用木香行气滞、舒脾郁，流利上、中二焦，清宫除道。然后参、芪、术、草、龙眼等大队补益心脾之品以成厥功。继之以当归，引诸血各归其所当归之经也。"(《成方便读》)

⑧清代尤怡："归脾汤兼补心脾，而意专治脾。观于甘温补养药中，而加木香醒脾行气，可以见矣。龙眼、远志，虽曰补火，实以培土。盖欲使心火下通脾土，而脾益治，五脏受气以其所生也，故曰归脾。"(《医学读书记》)

⑨清代费伯雄："归脾汤主治心脾，阴中之阳药，故不用地黄、白芍。后人加作黑归脾，殊失立方之旨矣。"(《医方论》)

14. 方歌

归脾汤用术参芪，归草茯神远志随，酸枣木香龙眼肉，煎加姜枣益心脾，怔忡健忘俱可却，肠风崩漏总能医。

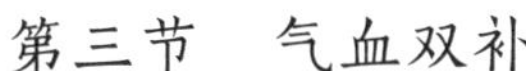

第三节 气血双补

八珍汤

出自《瑞竹堂经验方·卷四》。“脐腹疼痛，全不思食，脏腑怯弱，泄泻，小腹坚痛，时作寒热。”

【处方】人参(30g)，白术(30g)，白茯苓(30g)，当归(30g)，川芎(30g)，白芍药(30g)，熟地(30g)，甘草炙(30g)。

【主治】气血两虚证。面色苍白或萎黄，头晕目眩，四肢倦怠，气短懒言，心悸怔忡，饮食减少，舌淡苔薄白，脉细弱或虚大无力。

【功能】益气补血。

【用法用量】上㕮咀，每服三钱(9g)，水一盏半，加生姜五片，大枣一枚，煎至七分，去滓，不拘时候，通口服。现代用法：或作汤剂，加生姜 3 片，大枣 5 枚，水煎服，用量根据病情酌定。

方中人参与熟地相配，益气养血，共为君药。白术、茯苓健脾渗湿，助人参益气补脾；当归、白芍养血和营，助熟地滋养心肝，均为臣药。川芎为佐，活血行气，使地、归、芍补而不滞。炙甘草为使，益气和中，调和诸药。全方八药，实为四君子汤和四物汤的复方。用法中加入姜、枣为引，调和脾胃，以资生化气血，亦为佐使之药。

1. 君臣佐使配伍

君——**人参**①《别录》：“疗肠胃中冷，心腹鼓痛，胸胁逆满，霍乱吐逆，调中，止消渴，通血脉，破坚积，令人不忘。”②《药性论》：“主五脏气不足，五劳七伤，虚损瘦弱，吐逆不下食，止霍乱烦闷呕哕，补五脏六腑，保中守神。”“消胸中痰，主肺痿吐脓及痫疾，冷气逆上，伤寒不下食，病人虚而多梦纷纭，加而用之。”③《日华子本草》：“调中治气，消食开胃。”④《医学启源》：“治脾胃阳气不足及肺气促，短气、少气，补中缓中，泻肺脾胃中火邪。”⑤《主治秘要》：“补元气，止泻，生津液。”⑥《滇南本草》：“治阴阳不足，肺气虚弱。”

熟地①《珍珠囊》：“大补血虚不足，通血脉，益气力。”②王好古：“主坐而欲起，目𥉂𥉂无所见。”③《本草纲目》：“填骨髓，长肌肉，生精血，补五脏、内伤不足，通血脉，利耳目，黑须发，男子五劳七伤，女子伤中胞漏，经候不调，胎产百病。”④《本草从新》：“滋肾水，封填骨髓，利血脉，补益真阴，聪耳明目，黑发乌须。又能补脾阴，止久泻，治劳伤风痹，阴亏发热，干咳痰嗽，气短喘促，胃中空虚觉馁，痘证心虚无脓，病后胫股酸痛，产后脐腹急疼，感证阴亏，无汗便闭，诸种动血，一切肝肾阴亏，虚损百病，为壮水之主药。”

臣——**白术**①《本经》："主风寒湿痹，死肌，痉，疸，止汗，除热消食。"②《别录》："主大风在身面，风眩头痛，目泪出，消痰水，逐皮间风水结肿，除心下急满，及霍乱吐下不止，利腰脐间血，益津液，暖胃，消谷嗜食。"③《药性论》："主大风顽痹，多年气痢，心腹胀痛，破消宿食，开胃，去痰涎，除寒热，止下泄，主面光悦，驻颜去鼾，治水肿胀满，止呕逆，腹内冷痛，吐泻不住，及胃气虚冷痢。"④《唐本草》："利小便。"⑤《日华子本草》："治一切风疾，五劳七伤，冷气腹胀，补腰膝，消痰，治水气，利小便，止反胃呕逆，及筋骨弱软，痃癖气块，妇人冷癥瘕，温疾，山岚瘴气，除烦长肌。"⑥《医学启源》："除湿益燥，和中益气，温中，去脾胃中湿，除胃热，强脾胃，进饮食，和胃，生津液，主肌热，四肢困倦，目不欲开，怠惰嗜卧，不思饮食，止渴，安胎。"⑦李杲："去诸经中湿而理脾胃。"⑧王好古："理中益脾，补肝风虚，主舌本强，食则呕，胃脘痛，身体重，心下急痛，心下水痞，冲脉为病，逆气里急，脐腹痛。"⑨《本草衍义补遗》："有汗则止，无汗则发。能消虚痰。"

茯苓①《本经》："主胸胁逆气，忧恚惊邪恐悸，心下结痛，寒热烦满，咳逆，口焦舌干，利小便。"②《别录》："止消渴，好唾，大腹，淋沥，膈中痰水，水肿淋结。开胸腑，调脏气，伐肾邪，长阴，益气力，保神守中。"③《药性论》："开胃，止呕逆，善安心神。主肺痿痰壅。治小儿惊痫，心腹胀满，妇人热淋。"④《日华子本草》："补五劳七伤，安胎，暖腰膝，开心益智，止健忘。"⑤《伤寒明理论》："渗水缓脾。"⑥《医学启源》："除湿，利腰脐间血，和中益气为主。治溺黄或赤而不利。《主治秘要》云，止泻，除虚热，开腠理，生津液。"⑦王好古："泻膀胱，益脾胃。治肾积奔豚。"⑧《药征》："主治悸及肉瞤筋惕，旁治头眩烦躁。"

当归①《本经》："主咳逆上气，温疟寒热洗洗在皮肤中，妇人漏下，绝子，诸恶疮疡金疮，煮饮之。"②《别录》："温中止痛，除客血内塞，中风痓、汗不出，湿痹，中恶客气、虚冷，补五藏，生肌肉。"③《药性论》："止呕逆、虚劳寒热，破宿血，主女子崩中，下肠胃冷，补诸不足，止痢腹痛。单煮饮汁，治温疟，主女人沥血腰痛，疗齿疼痛不可忍。病人虚冷加而用之。"④《日华子本草》："治一切风，一切血，补一切劳，破恶血，养新血及主癥癖。"⑤《珍珠囊》："头破血，身行血，尾止血。（《汤液本草》引作'头止血，身和血，梢破血。'）"⑥李杲："当归梢，主癥癖，破恶血，并产后恶血上冲，去诸疮疡肿结，治金疮恶血，温中润燥止痛。"⑦王好古："主痿躄嗜卧，足下热而痛。冲脉为病，气逆里急；带脉为病，腹痛，腰溶溶如坐水中。”⑧《本草蒙筌》：“逐跌打血凝，并热痢刮疼滞住肠胃内。”⑨《本草纲目》：“治头痛，心腹诸痛，润肠胃筋骨皮肤。治痈疽，排脓止痛，和血补血。”⑩《本草再新》：“治浑身肿胀，血脉不和，阴分不足，安生胎，堕死胎。”

白芍①《本经》：“主邪气腹痛，除血痹，破坚积，治寒热疝瘕，止痛，利小便，益气。”②《别录》：“通顺血脉，缓中，散恶血，逐贼血，去水气，利膀胱、大小肠，消痈肿，(治)时行寒热，中恶腹痛，腰痛。”③《药性论》：“治肺邪气，腹中㽲痛，血气积聚，通宣脏腑拥气，治邪痛败血，主时疾骨热，强五脏，补肾气，治心腹坚胀，妇人血闭不通，消瘀血，能蚀脓。”④《唐本草》：“益女子血。”⑤《日华子本草》：“治风补痨，主女人一切病，并产前后诸疾，通月水，退热除烦，益气，治天行热疾，瘟瘴惊狂，妇人血运，及肠风泻血，痔瘘发背，疮疥，头痛，明目，目赤，胬肉。”⑥《医学启源》：“安脾经，治腹痛，收胃气，止泻利，和血，固腠理，泻肝，补脾胃。”⑦王好古：“理中气，治脾虚中满，心下痞，胁下痛，善噫，肺急胀逆喘咳，太阳鼽衄，目涩，肝血不足，阳维病苦寒热，带脉病苦腹痛满，腰溶溶如坐水中。”⑧《滇南本草》：“泻脾热，止腹疼，止水泻，收肝气逆疼，调养心肝脾经血，舒经降气，止肝气疼痛。”

佐——**川芎**①《本经》：“主中风入脑头痛，寒痹，筋挛缓急，金创，妇人血闭无子。”②《别录》：“除脑中冷动，面上游风去来，目泪出，多涕唾，忽忽如醉，诸寒冷气，心腹坚痛，中恶，卒急肿痛，胁风痛，温中内寒。”③陶弘景：“齿根出血者，含之多瘥。”④《药性论》：“治腰脚软弱，半身不遂，主胞衣不出，治腹内冷痛。”⑤《日华子本草》：“治一切风，一切气，一切劳损，一切血，补五劳，壮筋骨，调众脉，破癥结宿血，养新血，长肉，鼻衄，吐血及溺血，痔瘘，脑痈发背，瘰疬瘿赘，疮疥，及排脓消瘀血。”⑥《医学启源》：“补血，治血虚头痛。”⑦王好古：“搜肝气，补肝血，润肝燥，补风虚。”⑧《本草纲目》：“燥湿，止泻痢，行气开郁。”

使——**炙甘草**①《本经》：“主五脏六腑寒热邪气，坚筋骨，长肌肉，倍力，金疮肿，解毒。”②《别录》：“温中下气，烦满短气，伤脏咳嗽，止渴，通经脉，利血气，解百药毒。”③《药性论》：“主腹中冷痛，治惊痫，除腹胀满；补益五脏；制诸药毒；养肾气内伤，令人阴(不)痿；主妇人血沥腰痛；虚而多热；加而用之。”④《日华子本草》：“安魂定魄。补五劳七伤，一切虚损、惊悸、烦闷、健忘。通九窍，利百脉，益精养气，壮筋骨，解冷热。”⑤《珍珠囊》：“补血，养胃。”⑥《汤液本草》：“治肺痿之脓血，而作吐剂；消五发之疮疽，与黄芪同功。”⑦《本草纲目》：“解小儿胎毒、惊痫，降火止痛。”⑧《中国药植图鉴》：“治消化性溃疡和黄疸。”

2. 四气配伍

温——人参①《本经》：“味甘，微寒。”②《别录》：“微温，无毒。”③《本草备要》：

"生，甘苦，微凉；熟，甘，温。"

白术①《本经》："味苦，温。"②《别录》："甘，无毒。"③《药性论》："味甘辛，无毒。"

当归①《本经》："味甘，温。"②《吴普本草》："神农、黄帝、桐君、扁鹊：甘，无毒。岐伯、雷公：辛、无毒。李氏：小温。"③《别录》："辛，大温，无毒。"④《本草述》："味苦，温，无毒。"

川芎①《本经》："味辛，温。"②《吴普本草》："黄帝、岐伯、雷公：辛，无毒，香。扁鹊：酸，无毒。李氏：生温，熟寒。"③《唐本草》："味苦辛。"④《本草正》："味辛微甘，气温。"

甘草《珍珠囊》："生甘，平；炙甘，温。"

微温——熟地①《珍珠囊》："甘苦。"②《本草纲目》："甘微苦，微温。"③《本草新编》："味甘，性温。"

平——茯苓①《本经》："味甘，平。"②《医学启源》："《主治秘要》云，性温，味淡。"

凉——芍药①《本经》："味苦，平。"②《吴普本草》："桐君：甘，无毒。岐伯：咸。李氏：小寒。雷公：酸。"③《别录》："酸，平微寒，有小毒。"

3. 五味配伍

甘微苦——人参①《本经》："味甘，微寒。"②《本草备要》："生，甘苦，微凉；熟，甘，温。"

甘——熟地①《珍珠囊》："甘苦。"②《本草纲目》："甘微苦，微温。"③《本草新编》："味甘，性温。"

炙甘草①《本经》："味甘，平。"②《别录》："无毒。"③《本草衍义》："微凉。"④《珍珠囊》："生甘，平；炙甘，温。"

苦甘——白术①《本经》："味苦，温。"②《别录》："甘，无毒。"③《药性论》："味甘辛，无毒。"

甘淡——茯苓①《本经》："味甘，平。"②《医学启源》："《主治秘要》云，性温，味淡。"

甘辛——当归①《本经》："味甘，温。"②《吴普本草》："神农、黄帝、桐君、扁鹊：甘，无毒。岐伯、雷公：辛、无毒。李氏：小温。"③《别录》："辛，大温，无毒。"④《本草述》："味苦，温，无毒。"

苦酸——芍药①《本经》："味苦，平。"②《吴普本草》："桐君：甘，无毒。岐伯：咸。李氏：小寒。雷公：酸。"③《别录》："酸，平微寒，有小毒。"

辛——川芎①《本经》："味辛，温。"②《吴普本草》："黄帝、岐伯、雷公：辛，无毒，香。扁鹊：酸，无毒。李氏：生温，熟寒。"③《唐本草》："味苦辛。"④《本草正》："味辛微甘，气温。"

4. 归经配伍

人参——①《本草衍义补遗》："入手太阴。"②《本草汇言》："入肺、脾二经。"

③《药品化义》："入脾、胃、肺三经。"

熟地——①李杲："入手足少阴、厥阴经。"②《本草从新》："入足三阴经。"

甘草——①《汤液本草》："入足厥阴、太阴、少阴经。"②《雷公炮制药性解》："入心、脾二经。"

白术——①《汤液本草》："入手太阳、少阴，足阳明、太阴、少阴、厥阴经。"②《本草蒙筌》："入心、脾、胃、三焦四经。"

茯苓——①《汤液本草》："入手太阴，足太阳、少阳经。"②《本草蒙筌》："入膀胱、肾、肺。"③《雷公炮制药性解》："入肺、脾、小肠三经。"④《本草经疏》："入手足少阴，手太阳，足太阴、阳明经。"

当归——①《汤液本草》："入手少阴、足太阴、厥阴经。"②《雷公炮制药性解》："入心、肝、肺三经。"

芍药——①《品汇精要》："行手太阴、足太阴经。"②《本草经疏》："手足太阴引经药，入肝、脾血分。"

川芎——①《汤液本草》："入手足厥阴经、少阳经。"②《药品化义》："入肝、脾、三焦三经。"

5. 七方配伍

八味药为小方、偶方、复方。

6. 七情配伍

人参、熟地相须为用，增强补气生血之功。

7. 量数配伍

人参、白术、茯苓、当归、熟地、川芎、白芍、炙甘草按 1∶1 比例配伍，意在气血双补。

8. 对药配伍

人参——熟地黄

白术——茯苓

人参——白术

当归——川芎

熟地——白芍

9. 趋向配伍

四君子汤合四物汤，全方以益气补血为主，药中除白芍性寒，为沉降之品，茯苓甘平为平和之品。余皆为升浮之品。

10. 阴阳配伍

人参、白术、当归、熟地、川芎、炙甘草益气补血为主，为阳。白芍养血敛阴为主，为阴。茯苓甘平，为阴阳平和之品。

11. 五行配伍

人参、白术、茯苓、炙甘草、当归、熟地味甘为土，能补能缓；配伍川芎味辛为木，具有升发之功，加白芍味酸为金，二者辛酸化甘，增强补益之效，全方体现了气血双补之功。

12. 随证加减配伍

十全大补汤：出自《太平惠民和剂局方》。主治气血不足。症见：饮食减少，久病体虚，脚膝无力，面色萎黄，精神倦怠，以及疮疡不敛，妇女崩漏。

13. 名家论方

①明代吴昆："血气俱虚者，此方主之。人之身，气血而已。气者百骸之父，血者百骸之母，不可使其失养者也。是方也，人参、白术、茯苓、甘草，甘温之品也，所以补气；当归、川芎、芍药、地黄，质润之品也，所以补血。气旺则百骸资之以生，血旺则百骸资之以养。形体既充，则百邪不入，故人乐有药饵焉。气血者，人身之阴阳，两相得则治，一有失则病。故阴血虚损，则阳气独治，阳气亲上，故令头痛、眩晕。是方也，当归、川芎、芍药、地黄，味厚养血之品也。复用人参、白术、茯苓、甘草甘温之品以养气者，何哉？太极之妙，阴生于阳，故兼用此辈以益气耳。或问头痛而用人参，阳邪不益亢乎？余曰：'虚火可补，人参、黄芪之类，此之谓也。'"(《医方考》)

②清代张秉成："治气血两虚，将成虚损之证。细阅方意，止能调理寻常一切气血不足之证。若真正气血大虚，阴阳并竭之证，似又不宜再以归、芎之辛散扰阴，地芍之阴寒碍阳耳。"(《成方便读》)

③清代张山雷："四君、四物合为八珍。按之药理功能，可谓四君气药，能助脾胃之阳；四物血药，能养脾胃之阴。一属于气，一属于血。只可专主脾胃讲，决不能泛泛然谓四君补气，四物补血。然汪庵但认得一个气字，即曰肺主气，而遂谓四君即是补肺补气药；又居然认得一个血字，即曰心主血，而遂谓四物即是补心补血药。其《医方集解》之八珍汤下，竟曰治心肺虚损，气血两虚。又注之曰，心主血，肺主气云云。于是八珍汤之专补心肺，乃为确切不移。究竟此八物之实在功用奚若？其他方书言之已详，分而审之，宜悟物理之真；合而参之，当识调剂之妙。"(《沈氏女科辑要笺正》)

14. 方歌

气血双补八珍汤，四君四物合成方，煎加姜枣调营卫，气血亏虚服之康。

炙甘草汤

出自《伤寒论·辨太阳病脉证并治》。"伤寒脉结代，心动悸，炙甘草汤主之。"

【别名】复脉汤

【处方】炙甘草(12g)，生姜(9g)，桂枝(9g)，人参(6g)，生地(50g)，阿胶(6g)，麦门冬(10g)，麻仁(10g)，大枣(10 枚)。

【主治】(1)阴血阳气虚弱，心脉失养证。脉结代，心动悸，虚羸少气，舌光少苔，或质干而瘦小者。

(2)虚劳肺痿。干咳无痰，或咳吐涎沫，量少，形瘦短气，虚烦不眠，自汗盗汗，咽干舌燥，大便干结，脉虚数。

【功能】益气滋阴，通阳复脉。

【用法用量】上以清酒七升，水八升，先煮八味，取三升，去滓，内胶烊消尽，温服一升，日三服。现代用法：水煎服，阿胶烊化，冲服。

方中重用生地滋阴养血为君，《名医别录》谓地黄"补五脏内伤不足，通血脉，益气力"。配伍炙甘草、人参、大枣益心气，补脾气，以资气血生化之源；阿胶、麦冬、麻仁滋心阴，养心血，充血脉，共为臣药。佐以桂枝、生姜辛行温通，温心阳，通血脉，诸厚味滋腻之品得姜、桂则滋而不腻。用法中加清酒煎服，以清酒辛热，可温通血脉，以行药力，是为使药。诸药合用，滋而不腻，温而不燥，使气血充足，阴阳调和，则心动悸、脉结代，皆得其平；虚劳肺痿属气阴两伤者，使用本方，是用其益气滋阴而补肺，但对阴伤肺燥较甚者，方中姜、桂、酒减少用量或不用，因为温药毕竟有耗伤阴液之弊，故应慎用。

1. 君臣佐使配伍

君——**生地**①《本草新编》："凉头面之火，清肺肝之热，亦君药也。其功专于凉血止血，又善疗金疮，安胎气，通经，止崩漏，俱有神功。但性寒，脾胃冷者不宜多用。夫生地既善凉血，热血妄行，或吐血、或衄血、或下血，宜用之为君，而加入荆芥以归其经，加入三七根末以止其路，又何热之不除而血之不止哉。然而此味可多用而不可频用，可暂用而不可久用也。当血之来也，其势甚急，不得已重用生地，以凉血而止血。若血一止，即宜改用温补之剂，不当仍以生地再进也。今人不知其故，惊生地止血之神，视为灵丹妙药，日日煎服，久则脾胃太凉，必至泄泻，元气困顿，而血又重来。不悟生地用多，反疑生地用少，仍然更进，且有增其分两，至死而不悟者，亦可悲也夫。"②《药鉴》："性虽大寒，较熟地则犹宣通而不泥膈，故能凉心火之血热，泻脾土之湿热，止鼻中之衄热，除五心之烦热。其或虚而生热者，不可多用，以性大寒故也。惟劳倦伤脾热者当用，以脾经大络之血损也。女人崩中血不止，产后血上攻心，胎动下血，老人津液枯绝，大肠燥结不润者，皆当用之。又实脾药中用二三分，以固脾气，使脾家永不受邪，但不可多用，以大寒恐倒脾气也。或用姜汁炒，或用醇酒洗，或用砂仁酒浸，皆制其寒性，免泥滞也。忌铁器。痘家血热之证，宜用之以凉血解毒，便滑者禁用。"

臣——**炙甘草**①《本经》："主五脏六腑寒热邪气，坚筋骨，长肌肉，倍力，金疮肿，解毒。"②《别录》："温中下气，烦满短气，伤脏咳嗽，止渴，通经脉，利血气，解百药毒。"③《药性论》："主腹中冷痛，治惊痫，除腹胀满；补益五脏；制诸药毒；养肾气内伤，令人阴(不)痿；主妇人血沥腰痛；虚而多热；加而用之。"④《日华子本草》："安魂定魄。补五劳七伤，治一切虚损、惊悸、烦闷、健忘。通九窍，利百脉，益精养气，壮筋骨，解冷热。”⑤《珍珠囊》：“补血，养胃。”⑥《汤液本草》：“治肺痿之脓血，而作吐剂；消五发之疮疽，与黄芪同功。”⑦《本草纲目》：“解小儿胎毒、惊痫，降火止痛。”⑧《中国药植图鉴》：“治消化性溃疡和黄疸。”

人参①《别录》：“疗肠胃中冷，心腹鼓痛，胸肋逆满，霍乱吐逆，调中，止消渴，通血脉，破坚积，令人不忘。”②《药性论》：“主五脏气不足，五劳七伤，虚损瘦弱，吐逆不下食，止霍乱烦闷呕哕，补五脏六腑，保中守神。”“消胸中痰，主肺痿吐脓及痫疾，冷气逆上，伤寒不下食，病人虚而多梦纷纭，加而用之。”③《日华子本草》：“调中治气，消食开胃。”④《医学启源》：“治脾胃阳气不足及肺气促，短气、少气，补中缓中，泻肺脾胃中火邪。”⑤《主治秘要》：“补元气，止泻，生津液。”⑥《滇南本草》：“治阴阳不足，肺气虚弱。”

阿胶①《本经》：“主心腹内崩，劳极洒洒如疟状，腰腹痛，四肢酸疼，女子下血。安胎。久服益气。”②《别录》：“丈夫小腹痛，虚劳羸瘦，阴气不足，脚酸不能久立，养肝气。”③《药性论》：“主坚筋骨，益气止痢。”④《千金要方・食治》：“治大风。”⑤孟诜：“治一切风毒骨节痛，呻吟不止者，消和酒服。”⑥《日华子本草》：“治一切风，并鼻洪、吐血、肠风、血痢及崩中带下。”⑦《本草纲目》：“疗吐血、衄血、血淋、尿血，肠风，下痢。女人血痛、血枯、经水不调，无子，崩中，带下，胎前产后诸疾。男女一切风病，骨节疼痛，水气浮肿，虚劳咳嗽喘急，肺痿唾脓血，及痈疽肿毒。和血滋阴，除风润燥，化痰清肺，利小便，调大肠。”⑧《纲目拾遗》：“治内伤腰痛，强力伸筋，添精固肾。”

麦冬①《本草汇言》：“麦门冬，清心润肺之药也。主心气不足，惊悸怔忡，健忘恍惚，精神失守；或肺热肺燥，咳声连发，肺痿叶焦，短气虚喘，火伏肺中，咯血咳血；或虚劳客热，津液干少；或脾胃燥涸，虚秘便难；此皆心肺肾脾元虚火郁之证也。然而味甘气平，能益肺金，味苦性寒，能降心火，体润质补，能养肾髓，专治劳损虚热之功居多。如前古主心腹结气，伤中伤饱，胃络脉绝，羸瘦短气等疾，则属劳损明矣。”②《药品化义》：“麦冬，润肺，清肺，盖肺苦气上逆，润之清之，肺气得保，若咳嗽连声，若客热虚劳，若烦渴，若足痿，皆属肺热，无不悉愈。同生地，令心肺清则气顺，结气自释，治虚人元气不运，胸腹虚气痞满，及女人经水枯，乳不下，皆宜用之。同黄芩，扶金制木，治臌胀浮肿。同山栀，清金利水，治支满黄疸。又同小荷钱，清养胆腑，以佐少阳生气。入固本丸，以滋阴血，使心火下降，肾水上升，心肾相交之义。”③《神农本草经》：“主心腹结气，伤中伤饱，胃络脉绝，羸瘦短气。”④《名医别录》：“疗身重目黄，心下支满，虚劳客热，口干烦渴，止呕吐，愈痿蹶，强阴益精，消谷调中，保神，定肺气，安五脏，令人肥健。”⑤《药性论》：“治热毒，止烦渴，主大水面目肢节浮肿，下水。治肺痿吐脓，主泄精。”⑥《本草拾遗》：“治寒热体劳，下痰饮。”⑦《日华子本草》：“治五劳七伤，安魂定魄，时疾热狂，头痛，止嗽。”⑧《本草衍义》：“治心肺虚热。”⑨《珍珠囊》：“治肺中伏火，生脉保神。⑩《医学启源》：“《主治秘要》云，治经枯乳汁不下。”

麻仁①《本经》：“补中益气。”②《别录》：“主中风汗出，逐水，利小便，破积血，复血脉，乳妇产后余疾。”③《药性论》：“治大肠风热结湿及热淋。”④《唐本草》：“主五劳。”⑤《食疗本草》：“取汁煮粥，去五脏风、润肺。治关节不通、发落，通血脉。”⑥《本草拾遗》：“下气，利小便，去风痹皮顽，炒令香捣碎，小便浸取汁服；妇人倒产吞二七枚。”⑦《日华子本草》：“补虚劳，长肌肉，下乳，止消渴，催生。治横逆产。”⑧《本草纲目》：“利女人经脉，调大肠下痢；涂诸疮癞，杀虫；取汁煮粥食，止呕逆。”⑨《分类草药性》：“治跌打损伤，去瘀血，生新血。”

佐——**桂枝**①成无已：“泄奔豚，和肌表，散下焦蓄血。”“利肺气。”②《医学启源》：“《主治秘要》云，去伤风头痛，开腠理，解表，去皮风湿（‘风湿’二字据《本草发挥》补）。”③《本草经疏》：“实表祛邪。主利肝肺气，头痛，风痹骨节挛痛。”④《药品化义》：“专行上部肩臂，能领药至痛处，以除肢节间痰凝血滞。”⑤《本草备要》：“温经通脉，发汗解肌。”⑥《本草再新》：“温中行血，健脾燥胃，消肿利湿。治手足发冷作麻、筋抽疼痛，并外感寒凉等症。”

生姜①《本经》：“去臭气，通神明。”②《别录》：“主伤寒头痛鼻塞，咳逆上气。”③陶弘景：“归五脏，去痰下气，止呕吐，除风湿寒热。”④《药性论》：“主痰水气满，下气；生与干并治嗽，疗时疾，止呕吐不下食。生和半夏主心下急痛；若中热不能食，捣汁和蜜服之。又汁和杏仁作煎，下一切结气实，心胸拥膈，冷热气。”⑤《千金要方·食治》：“通汗，去膈上臭气。”⑥《食疗本草》：“除壮热，治转筋、心满。”“止逆，散烦闷，开胃气。”⑦《本草拾遗》：“汁解毒药，破血调中，去冷除痰，开胃。”⑧《珍珠囊》：“益脾胃，散风寒。”⑨《医学启源》：“温中去湿。制厚朴、半夏毒。”⑩《日用本草》：“治伤寒、伤风、头痛、九窍不利。入肺开胃，去腹中寒气，解臭秽。”解菌蕈诸物毒。”⑪《本草纲目》：“生用发散，熟用和中，解食野禽中毒成喉痹；浸汁点赤眼；捣汁和黄明胶熬，贴风湿痛。”⑫《本草从新》：“姜汁，开痰，治噎膈反胃，救暴卒，疗狐臭，搽冻耳。煨姜，和中止呕。”⑬《会约医镜》：“煨姜，治胃寒，泄泻，吞酸。”⑭《现代实用中药》：“治肠疝痛有效。”

使——**大枣**①《本经》：“主心腹邪气，安中养脾，助十二经。平胃气，通九窍，补少气、少津液，身中不足，大惊，四肢重，和百药。”②《本草经集注》：“煞乌头毒。"③《别录》:"补中益气,强力,除烦闷,疗心下悬,肠僻澼。"④《药对》:"杀附子、天雄毒。"⑤孟诜:"主补津液,洗心腹邪气,和百药毒,通九窍,补不足气,煮食补肠胃,肥中益气第一,小儿患秋痢,与虫枣食,良。"⑥《日华子本草》:"润心肺,止嗽。补五脏,治虚劳损,除肠胃癖气。"⑦《珍珠囊》:"温胃。"⑧李杲:"温以补脾经不足,甘以缓阴血,和阴阳,调营卫,生津液。"⑨《药品化义》:"养血补肝。"⑩《本草再新》:"补中益气,滋肾暖胃,治阴虚。"⑪《中国药植图鉴》:"治过敏性紫斑病、贫血及高血压。"

2. 四气配伍

温——人参①《本经》:"味甘,微寒。"②《别录》:"微温,无毒。"③《本草备要》:"生,甘苦,微凉;熟,甘,温。"

生姜①《别录》:"味辛,微温。"②《千金要方·食治》:"无毒。"③《医学启源》:"性温,味甘辛。"④《医林纂要》:"煨姜,辛苦,大热。"⑤《本草再新》:"煨姜,味辛,性温平,无毒。"

大枣①《本经》:"味甘,平。'②《千金要方·食治》:"味甘辛,热,无毒。"③孟诜:"温。"

桂枝①《医学启源》:"气热,味辛甘。"②《本经逢原》:"辛,甘,微温,无毒。"

炙甘草《珍珠囊》:"生甘,平;炙甘,温。"

寒——生地①《本草新编》:"生地,味苦甘,气寒,沉也,阴也。"②《药鉴》:"气寒,味甘苦,无毒,气薄味浓,沉也,阴中阳也。"

麦冬①《别录》:"微寒,无毒。"②《医学启源》:"气寒,味微苦。"③《医林纂要》:"甘淡微苦,微寒。"

平——阿胶①《本经》:"味甘,平。"②《别录》:"微温,无毒。"③《医学启源》:"《主治秘要》云,性平,味淡。"

麻仁①《本经》:"味甘,平。"②《吴普本草》:"神农、岐伯:辛;雷公、扁鹊:无毒。"③《唐本草》:"寒。"④《食疗本草》:"微寒。"

3. 五味配伍

甘微苦——人参①《本经》:"味甘,微寒。"②《本草备要》:"生,甘苦,微凉;熟,甘,温。"

生地①《本草新编》:"生地,味苦甘,气寒,沉也,阴也。"②《长沙药解》:"味甘、微苦。"

甘微寒——麦冬①《本经》:"味甘,平。"②《医林纂要》:"甘淡微苦,微寒。"

辛甘——桂枝①《医学启源》:"气热,味辛甘。"②《本经逢原》:"辛,甘,微温,无毒。"

甘——阿胶①《本经》:"味甘,平。"②《别录》:"微温,无毒。"③《医学启源》:

"《主治秘要》云，性平，味淡。"

麻仁①《本经》："味甘，平。"②《吴普本草》："神农、岐伯：辛；雷公、扁鹊：无毒。"③《唐本草》："寒。"④《食疗本草》："微寒。"

大枣①《本经》："味甘，平。"②《千金要方·食治》："味甘辛，热，无毒。"③孟诜："温。"

炙甘草①《本经》："味甘，平。"②《别录》："无毒。"③《本草衍义》："微凉。"④《珍珠囊》："生甘，平；炙甘，温。"

辛——生姜①《别录》："味辛，微温。"②《千金要方·食治》："无毒。"③《医学启源》："性温，味甘辛。"④《医林纂要》："煨姜，辛苦，大热。"⑤《本草再新》："煨姜，味辛，性温平，无毒。"

4. 归经配伍

生地——①《本草新编》："入手少阴及手太阴。"②《长沙药解》："入足太阴脾、足厥阴肝经。"

人参——①《本草衍义补遗》："入手太阴。"②《本草汇言》："入肺、脾二经。"③《药品化义》："入脾、胃、肺三经。"

甘草——①《汤液本草》："入足厥阴、太阴、少阴经。"②《雷公炮制药性解》："入心、脾二经。"

麦冬——①《汤液本草》："入手太阴经。"②《本草蒙筌》："入手太阴、少阴。"③《本草经疏》："入足阳明，兼入手少阴、太阴。"

桂枝——①《汤液本草》："入足太阳经。"②《雷公炮制药性解》："入肺经。"③《药品化义》："入肝、肾、膀胱三经。"④《本草求真》："入肌表，兼入心、肝。"

阿胶——①《汤液本草》："入手太阴，足少阴、厥阴经。"②《本草汇言》："入手少阴、足少阴、厥阴经。"

麻仁——①《汤液本草》："入足太阴、手阳明经。"②《药品化义》："入肺、大肠二经。"③《本草求真》："入脾、胃、大肠。"

生姜——①《雷公炮制药性解》："入肺、心、脾、胃四经。"②《本草汇言》："入脾、肺、肠、胃诸经。"③《本草经解》："入胆、肝、肺经。"

大枣——①《本草纲目》："脾经血分。"②《本草经疏》："入足太阴，阳明经。"

5. 七方配伍

九味药为大方、奇方、缓方。

6. 七情配伍

桂枝、生地相须为用，增强气血阴阳并补之功。

人参、阿胶相使为用，增强益气养血之功。

生姜、大枣相使为用，增强调益脾胃，合气血之功。

7. 量数配伍

重用生地(50g)滋阴养血为用，合炙甘草(12g)、麦冬(10g)益气养阴为妙；配伍桂枝和生姜(各 9g)、大枣(10g)意在温通心脉;一阴一阳,阴阳调和;加上人参、阿胶(各 6g),大补元气养血,以助心阳。兼顾火麻仁(10g)滋阴润燥,使大便通畅,气机调畅。

8. 对药配伍

桂枝——生姜

生姜——大枣

人参——阿胶

生地——麦冬

9. 趋向配伍

生地、麦冬性寒,为沉降之品。桂枝、生姜、人参、阿胶温通,属升浮之品。炙甘草、火麻仁、大枣甘平,为平和之品。

10. 阴阳配伍

生地、麦冬滋阴为用属阴;桂枝、生姜、人参、阿胶性温属阳;炙甘草、火麻仁、大枣甘平,为阴阳平和之品。

11. 五行配伍

生地、麦冬、桂枝、人参、阿胶、炙甘草、火麻仁、大枣皆为味甘为土,归脾,齐补益脾胃之功,使脾胃生化之源调和,温通心脉,阴阳调和,气血运行顺畅;合生姜味辛为木,能行能散,以助温通心阳,使复脉定悸,木疏土健,化生气血。

12. 随证加减配伍

加减复脉汤:出自《温病条辨》。主治温热病后期,邪热久羁,阴液亏虚证。症见身热面赤,口干舌燥,脉虚大,手足心热甚于手足背者。

13. 名家论方

①清代喻昌:"炙甘草汤,仲景伤寒门治邪少虚多,脉结代之圣方也。一名复脉汤。《千金翼方》用之以治虚劳,即名为《千金翼方》炙甘草汤。《外台》用之以治肺痿,即名为《外台》炙甘草汤。……究竟本方所治,亦何止于二病哉!昌每用仲景诸方,即为生心之化裁,亦若是而已矣。《外台》所取在于益肺气之虚,润肺金之燥,无出是方。至于桂枝辛热,似有不宜,而不知桂枝能通荣卫,致津液,荣卫通,津液致,则肺气转输,浊沫以渐而下,尤为要药,所以云治心中温温液液者。"(《医门法律》)

②清代徐彬:"此虚劳中润燥复脉之神方也。谓虚劳不足者,使阴阳不至睽隔,荣卫稍能顺序,则元气或可渐复。若汗出,由荣强卫弱,乃不因汗而爽,反得闷,是阴不与阳和也。脉者,所谓雍遏荣气,令无所避,是为脉,言其行之健也。今脉结,是荣气不行,悸则心亏,而心失所养,荣气既滞,而更外汗,岂不立槁乎?故虽内外之脏腑未绝,而行动如常,断云不出百日,知其阴亡而阳自绝也。若危急,则心先绝,故十一日死。谓心悬绝,该九日死。再加火之生数,而水无可继,无不死也。故以桂、甘行其身之阳,姜、枣宣其内之阳,而类聚参、胶、麻、麦、生地润养之物,以滋五脏之燥,使阳得复行于荣中,则脉自复。名曰炙甘草汤者,土为万物之母,故既以

生地为主心，麦冬主肺，阿胶主肝肾，麻仁主肝，人参主元气，而复以炙甘草为和中之总司，后人只喜用胶、麦等，而畏姜、桂，岂知阴凝燥气，非阳不能化耶！”(《金匮要略论注》)

③清代柯琴：“仲景于脉弱者，用芍药以滋阴，桂枝以通血，甚则加人参以生脉；未有地黄、麦冬者，岂以伤寒之法，义重扶阳乎？抑阴无骤补之法与？此以心虚脉代结，用生地为君，麦冬为臣，峻补真阴，开后学滋阴之路。地黄、麦冬味虽甘而气大寒，非发陈蕃秀之品，必得人参、桂枝以通脉，生姜、大枣以和营，阿胶补血，酸枣安神，甘草之缓不使速下，清酒之猛捷于上行，内外调和，悸可宁而脉可复矣。酒七升，水八升，只取三升者，久煎之则气不峻，此虚家用酒之法，且知地黄、麦冬得酒良。”(《古今名医方论》)

④清代尤怡：“脉结代者，邪气阻滞而营卫涩少也；心动悸者，神气不振而都城震惊也。是虽有邪气，而攻取之法无所施矣。故宜人参、姜、桂以益卫气；胶、麦、麻、地、甘、枣以益营气。营卫既充，脉复神完，而后从而取之，则无有不服者矣。此又扩建中之剂，为阴阳并调之法如此。”(《伤寒贯珠集》)

⑤清代张锡纯：“炙甘草汤之用意甚深，而注疏家则谓方中多用富有汁浆之药，为其心血亏少，是以心中动悸以致脉象结代，故重用富有汁浆之药，以滋补心血，为此方中之宗旨。不知如此以论此方，则浅之乎视此方矣。试观方中诸药，惟生地黄(即干地黄)重用一斤，地黄原补肾药也，惟当时无熟地黄，多用又恐其失于寒凉，故煮之以酒七升、水八升，且酒水共十五升，而煮之减去十二升，是酒性原热，而又复久煮，欲变生地黄之凉性为温性者，欲其温补肾脏也。盖脉之跳动在心，而脉之所以跳动有力者，实赖肾气上升与心气相济，是以伤寒少阴病，因肾为病伤，遏抑肾中气化不能上与心交，无论其病为凉为热，而脉皆微弱无力，是明征也。由斯观之，是炙甘草汤之用意，原以补助肾中之气化，俾其壮旺上升，与心中之气化相济救为要着也。至其滋补心血，则犹方中兼治之副作用也，犹此方中所缓图者也。又方中人参原能助心脉跳动，实为方中要药，而只用二两，折为今之六钱，再三分之一，剂中止有人参二钱，此恐分量有误，拟加倍为四钱，则奏效当速也。然人参必用党参，而不用辽参，盖辽参有热性也。”(《医学衷中参西录》)

14. 方歌

炙甘草汤参姜桂，麦冬生地与麻黄，大枣阿胶加酒服，虚劳肺痿效如神。

第四节　补阴

六味地黄丸

出自《小儿药证直诀·卷下》。“地黄丸，治肾怯失音，囟开不合，神不足，目中白睛多，面色㿠白等症。”

【别名】地黄丸

【处方】熟地(24g)，山萸肉(20g)，干山药(20g)，泽泻(9g)，牡丹皮(9g)，茯苓(9g)。

【主治】肝肾阴虚证。腰膝酸软，头晕目眩，耳鸣耳聋，盗汗，遗精，消渴，骨蒸潮热，手足心热，口燥咽干，牙齿动摇，足跟作痛，小便淋沥，以及小儿囟门不合，舌红少苔，脉沉细数。

【功能】滋补肝肾。

【用法用量】上为末，炼蜜为丸，如梧桐子大。空心温水化下三丸。现代用法：亦可不煎服。

方中重用熟地滋阴补肾，填精益髓，为君药。山茱萸补养肝肾，并能涩精，取“肝肾同源”之意；山药补益脾阴，亦能固肾，共为臣药。三药配合，肾肝脾三阴并补，是为“三补”，但熟地用量是山萸肉与山药之和，故仍以补肾为主。泽泻利湿而泄肾浊，并能减熟地之滋腻；茯苓淡渗脾湿，并助山药之健运，与泽泻共泻肾浊，助真阴得复其位；丹皮清泄虚热，并制山萸肉之温涩。三药称为“三泻”，均为佐药。六味合用，三补三泻，其中“补药”用量重于“泻药”，是以补为主；肝、脾、肾三阴并补，以补肾阴为主。

1. 君臣佐使配伍

君——**熟地**①《珍珠囊》：“大补血虚不足，通血脉，益气力。”②王好古：“主坐而欲起，目䀮䀮无所见。”③《本草纲目》：“填骨髓，长肌肉，生精血，补五脏、内伤不足，通血脉，利耳目，黑须发，男子五劳七伤，女子伤中胞漏，经候不调，胎产百病。”④《本草从新》：“滋肾水，封填骨髓，利血脉，补益真阴，聪耳明目，黑发乌须。又能补脾阴，止久泻，治劳伤风痹，阴亏发热，干咳痰嗽，气短喘促，胃中空虚觉馁，痘证心虚无脓，病后胫股酸痛，产后脐腹急疼，感证阴亏，无汗便闭，诸种动血，一切肝肾阴亏，虚损百病，为壮水之主药。”

臣——**山茱萸**①《本经》：“主心下邪气寒热，温中，逐寒湿痹，去三虫。”②《雷公炮炙论》：“壮元气，秘精。”③《别录》：“肠胃风邪，寒热疝瘕，头风，风气去来，鼻塞，目黄，耳聋，面疱，温中，下气，出汗，强阴，益精，安五脏，通九窍，止小便利，明目，强力。”④《药性论》：“治脑骨痛，止月水不定，补肾气；兴阳道，添精髓，疗耳鸣，除面上疮，主能发汗，止老人尿不节。”⑤《日华子本草》：“暖腰膝，助水脏，除一切风，逐一切气，破癥结，治酒皶。”⑥《珍珠囊》：“温肝。”⑦《本草求原》：“止久泻，心虚发热汗出。”

山药①《本经》：“主伤中，补虚，除寒热邪气，补中益气力，长肌肉，久服耳目聪明。”②《别录》：“主头面游风，风头(一作‘头风’)眼眩，下气，止腰痛，治虚劳羸瘦，充五脏，除烦热，强阴。”③《药性论》：“补五劳七伤，去冷风，止腰痛，镇心神，补心气不足，病人体虚羸，加而用之。”④《食疗本草》：“治头疼，助阴力。”⑤《日华子本草》：“助五脏，强筋骨，长志安神，主泄精健忘。”⑥朱震亨：“生捣贴肿硬毒，能消散。”⑦《伤寒蕴要》：“补不足，清虚热。”⑧《本草纲目》：“益肾气，健脾胃，止泄痢，化痰涎，润皮毛。”

佐——**泽泻**①《本经》：“主风寒湿痹，乳难，消水，养五脏，益气力，肥健。”②《别录》：“补虚损五劳，除五脏痞满，起阴气，止泄精、消渴、淋沥，逐膀胱、三焦停水。”③《药性论》：“主肾虚精自出，治五淋，利膀胱热，直通水道。”④《日华子本草》：“治五劳七伤，主头旋、耳虚鸣，筋骨挛缩，通小肠，止遗沥、尿血。”⑤《医学启源》：“治小便淋沥，去阴间汗。《主治秘要》云，去旧水，养新水，利小便，消水肿，渗泄止渴。”⑥李杲：“去脬中留垢、心下水痞。”⑦《本草纲目》：“渗湿热，行痰饮，止呕吐、泻痢，疝痛，脚气。”

茯苓①《本经》：“主胸胁逆气，忧恚惊邪恐悸，心下结痛，寒热烦满，咳逆，口焦舌干，利小便。”②《别录》：“止消渴，好唾，大腹，淋沥，膈中痰水，水肿淋结。开胸腑，调脏气，伐肾邪，长阴，益气力，保神守中。”③《药性论》：“开胃，止呕逆，善安心神。主肺痿痰壅。治小儿惊痫，心腹胀满，妇人热淋。”④《日华子本草》：“补五劳七伤，安胎，暖腰膝，开心益智，止健忘。”⑤《伤寒明理论》：“渗水缓脾。”⑥《医学启源》：“除湿，利腰脐间血，和中益气为主。治溺黄或赤而不利。《主治秘要》云，止泻，除虚热，开腠理，生津液。”⑦王好古：“泻膀胱，益脾胃。治肾积奔豚。”⑧《药征》：“主治悸及肉瞤筋惕，旁治头眩烦躁。”

牡丹皮①《本经》：“主寒热，中风瘛疭、痉、惊痫邪气，除癥坚瘀血留舍肠胃，安五脏，疗痈疮。”②《别录》：“除时气头痛，客热五劳，劳气头腰痛，风噤，癫疾。”③《药性论》：“治冷气，散诸痛，治女子经脉不通，血沥腰疼。”④《日华子本草》：“除邪气，悦色，通关腠血脉，排脓，通月经，消扑损瘀血，续筋骨，除风痹，落胎下胞，产后一切冷热血气。”⑤《珍珠囊》：“治肠胃积血、衄血、吐血，无汗骨蒸。”⑥《滇南本草》：“破血，行血，消癥瘕之疾，除血分之热。”⑦《医学入门》：“泻伏火，养真血气，破结蓄。”⑧《本草纲目》：“和血，生血，凉血。治血中伏火，除烦热。”

2. 四气配伍

微温——熟地①《珍珠囊》：“甘苦。”②《本草纲目》：“甘微苦，微温。”③《本草新编》：“味甘，性温。”

山茱萸①《本经》：“味酸，平。”②《吴普本草》：“神农、黄帝、雷公、扁鹊：酸，无毒。岐伯：辛。”③《别录》：“微温，无毒。”④《药性论》：“味咸辛，大热。”

平——山药①《本经》：“味甘，温。”②《别录》：“平，无毒。”③《药性类明》：“味甘，性凉而润。”④《药品化义》：“生者性凉，熟则化凉为温。”

茯苓①《本经》：“味甘，平。”②《医学启源》：“《主治秘要》云，性温，味淡。”

寒——泽泻①《本经》：“味甘，寒。”②《别录》：“咸，无毒。”③《药性论》：“味苦。”④《医学启源》：“气平，味甘。”⑤《本草蒙筌》：“甘酸，气寒。”

凉——牡丹皮①《本经》：“味辛，寒。”②《滇南本草》：“性寒，味酸辛。”③《本草备要》：“辛甘，微寒。”

3. 五味配伍

甘——熟地①《珍珠囊》：“甘苦。”②《本草纲目》：“甘微苦，微温。”③《本草新编》：“味甘，性温。”

山药①《本经》：“味甘，温。”②《别录》：“平，无毒。”③《药性类明》：“味甘，性凉而润。”④《药品化义》：“生者性凉，熟则化凉为温。”

泽泻①《本经》：“味甘，寒。”②《别录》：“咸，无毒。”③《药性论》：“味苦。”④《医学启源》：“气平，味甘。”⑤《本草蒙筌》：“甘酸，气寒。”

酸——山茱萸①《本经》：“味酸，平。”②《吴普本草》：“神农、黄帝、雷公、扁鹊：酸，无毒。岐伯：辛。”③《别录》：“微温，无毒。”④《药性论》：“味咸辛，大热。”

甘淡——茯苓①《本经》：“味甘，平。”②《医学启源》：“《主治秘要》云，性温，味淡。”

辛苦——牡丹皮①《本经》：“味辛，寒。”②《滇南本草》：“性寒，味酸辛。”③《本草备要》：“辛甘，微寒。”

4. 归经配伍

熟地——①李杲：“入手足少阴、厥阴经。”②《本草从新》：“入足三阴经。”

山茱萸——①《汤液本草》：“入足厥阴、少阴经。”②《药品化义》：“入肝、心、肾三经。”③《本草经解》：“入手太阴肺经、足厥阴肝经。”

山药——①《汤液本草》：“手太阴经。”②《伤寒蕴要》：“入手、足太阴二经。”③《得配本草》：“入手、足太阴经血分，兼入足少阴经气分。”

泽泻——①《汤液本草》：“入手太阳、少阴经。”②《本草衍义补遗》：“入足太阳、少阴经。”③《雷公炮制药性解》：“入膀胱、肾、三焦、小肠四经。”④《本草经疏》：“入肾、脾。”

茯苓——①《汤液本草》：“入手太阴，足太阳、少阳经。”②《本草蒙筌》：“入膀胱、肾、肺。”③《雷公炮制药性解》：“入肺、脾、小肠三经。”④《本草经疏》：“入手足少阴，手太阳，足太阴、阳明经。”

牡丹皮——①《珍珠囊》：“手厥阴、足少阴。”②《本草纲目》：“手足少阴、厥阴四经。”③《雷公炮制药性解》：“入肺经。”

5. 七方配伍

六味药为小方、偶方、缓方。

6. 七情配伍

熟地、山萸肉、山药相须为用，增强补益肝脾肾阴之功。

泽泻、丹皮、茯苓相须为用，增强泻湿浊之功。

7. 量数配伍

重用熟地(24g)，配伍山萸肉、山药(各12g)，三药合用，意在三阴并补；加上泽泻、丹皮、茯苓(各9g)“三泻”，本方体现了有补有泻。

8. 对药配伍

熟地——泽泻

山萸肉——丹皮

山药——茯苓

9. 趋向配伍

熟地、山萸肉性温，升浮之品；泽泻、丹皮性寒，茯苓下行渗湿，为沉降之品。

山药味甘性平，为平和之品。

10. 阴阳配伍

熟地、山萸肉、山药补益肝脾肾三阴，为阳；泽泻、丹皮、茯苓泻湿浊为主，属阴。

11. 五行配伍

熟地、泽泻、山药、茯苓味甘为土；能补能缓，补益之功强；山萸肉味酸为金；丹皮味苦为水；丹皮、山萸肉相配伍，使金水相生，防山萸肉温涩；同时土克水，全方补泻兼顾，以填精滋阴为重。

12. 随证加减配伍

①知柏地黄丸：出自《医方考·卷三》。主治肝肾阴虚，虚火上炎证。症见阴虚火旺，潮热盗汗，口干咽痛，耳鸣遗精，小便短赤。

②杞菊地黄丸：出自《麻疹全书》。主治肝肾阴虚证。症见两目昏花，视物模糊，或眼睛干涩，迎风流泪等。

③都气丸：出自《症因脉治》。主治肺肾两虚证。症见咳嗽气喘，呃逆滑精，腰痛。

④麦味地黄丸：出自《医部全录》引《体仁汇编》。主治肺肾阴虚证。症见虚烦劳热，咳嗽吐血，潮热盗汗。

13. 名家论方

①明代赵献可：“熟地、山茱萸，味厚者也，经曰味厚为阴中之阴，故能滋少阴、补肾水。泽泻味咸，咸先入肾。地黄、山药、泽泻，皆润物也，肾恶燥，须此润之。此方所补之水，无形之水，物之润者亦无形，故用之。丹皮者，牡丹之根皮也。丹者，南方之火色，牡而非牝，属阳，味苦辛，故入肾而敛阴火，益少阴，平虚热。茯苓味甘而淡者也，甘从土化，土能防水，淡能渗泄，故用之以制水脏之邪，且益脾胃而培万物之母。壮水之主，以镇阳光，即此药也。”(《医贯》)

②清代柯琴：“肾虚不能藏精，坎宫之火无所附而妄行，下无以奉春生之令，上

绝肺金之化源。地黄禀甘寒之性，制熟味更厚，是精不足者补之以味也，用以大滋肾阴，填精补髓，壮水之主。以泽泻为使，世或恶其泻肾去之，不知一阴一阳者，天地之道，一开一阖者，动静之机。精者，属癸，阴水也，静而不走，为肾之体；溺者，属壬，阳水也，动而不居，为肾之用。是以肾主五液，若阴水不守，则真水不足，阳水不流，则邪火逆行，故君地黄以护封蛰之本，即佐泽泻以疏水道之滞也。然肾虚不补其母，不导其上源，亦无以固封蛰之用。山药凉补，以培癸水之上源；茯苓淡渗，以导壬水之上源；加以茱萸之酸温，藉以收少阳之火，以滋厥阴之液；丹皮辛寒，以清少阴之火，还以奉少阳之气也。滋化源，奉生气，天癸居其所矣。壮水制火，特此一端耳。"(《古今名医方论》)

③清代汪昂："此足少阴、厥阴药了。熟地滋阴补肾，生血生精；山茱温肝逐风，涩精秘气；牡丹泻君、相之伏火，凉血退蒸；山药清虚热于肺脾，补脾固肾；茯苓渗脾中湿热，而通肾交心；泽泻泻膀胱水邪，而聪耳明目。六经备治，而功专肾肝，寒燥不偏，而补兼气血。苟能常服，其功未易殚述也。"(《医方集解》)

④清代王子接："六味者，苦、酸、甘、咸、辛、淡也。"《阴阳应象大论》曰："精不足者，补之以味。五脏之精，皆赖肾气闭藏，故以地黄名其丸。地黄味苦入肾，固封蛰之本，泽泻味咸入膀胱，开气化之源，二者补少阴、太阳之精也。萸肉味酸入肝，补罢极之劳，丹皮味辛入胆，清中正之气，二者补厥阴、少阳之精也。山药味甘入脾，健消运之机，茯苓味淡入胃，利入出之器，二者补太阴、阳明之精也。足经道远，故制以大，足经在下，故治以偶。钱仲阳以肾气丸裁去桂、附，治小儿纯阳之体，始名六味。后世以六味加桂，名七味；再加附子，名八味，方义味矣。"(《绛雪园古方选注》)

14. 方歌

六味地黄益肝肾，茱薯丹泽地苓专，阴虚火旺加知柏，
养肝益目杞菊煎，若加五味成都气，再入麦冬长寿丸。

左归丸

出自《景岳全书·卷五十一》。"治真阴肾水不足，不能滋养营卫，渐至衰弱，或虚热往来，自汗盗汗，或神不守舍，血不归原，或虚损伤阴，或遗淋不禁，或气虚昏晕，或眼花耳聋，或口燥舌干，或腰酸腿软。凡精髓内亏，津液枯涸等证，俱速宜壮水之主，以培左肾之元阴，而精血自充矣。宜此方主之。"

【处方】熟地(240g)，山药(120g)，枸杞(120g)，山茱萸(120g)，川牛膝(90g)，鹿角胶(120g)，龟板胶(120g)，菟丝子(120g)。

【主治】真阴不足证。头晕目眩.腰酸腿软，遗精滑泄，自汗盗汗，口燥舌干，舌红少苔，脉细。

【功能】滋阴补肾，填精益髓。

【用法用量】上先将熟地蒸烂，杵膏，炼蜜为丸，如梧桐子大。每食前用滚汤或

淡盐汤送下百余丸(9g)。现代用法:亦可水煎服,用量按原方比例酌减。

方中重用熟地滋肾填精,大补真阴,为君药。山茱萸养肝滋肾,涩精敛汗;山药补脾益阴,滋肾固精;枸杞补肾益精,养肝明目;龟、鹿二胶,为血肉有情之品,峻补精髓,龟板胶偏于补阴,鹿角胶偏于补阳,在补阴之中配伍补阳药,取"阳中求阴"之义,均为臣药。菟丝子、川牛膝益肝肾,强腰膝,健筋骨,俱为佐药。诸药合用,共奏滋阴补肾,填精益髓之效。

1.君臣佐使配伍

君——**熟地**①《珍珠囊》:"大补血虚不足,通血脉,益气力。"②王好古:"主坐而欲起,目𥆧𥆧无所见。"③《本草纲目》:"填骨髓,长肌肉,生精血,补五脏、内伤不足,通血脉,利耳目,黑须发,男子五劳七伤,女子伤中胞漏,经候不调,胎产百病。"④《本草从新》:"滋肾水,封填骨髓,利血脉,补益真阴,聪耳明目,黑发乌须。又能补脾阴,止久泻,治劳伤风痹,阴亏发热,干咳痰嗽,气短喘促,胃中空虚觉馁,痘证心虚无脓,病后胫股酸痛,产后脐腹急疼,感证阴亏,无汗便闭,诸种动血,一切肝肾阴亏,虚损百病,为壮水之主药。"

臣——**山茱萸**①《本经》:"主心下邪气寒热,温中,逐寒湿痹,去三虫。"②《雷公炮炙论》:"壮元气,秘精。"③《别录》:"肠胃风邪,寒热疝瘕,头风,风气去来,鼻塞,目黄,耳聋,面疱,温中,下气,出汗,强阴,益精,安五脏,通九窍,止小便利,明目,强力。"④《药性论》:"治脑骨痛,止月水不定,补肾气;兴阳道,添精髓,疗耳鸣,除面上疮,主能发汗,止老人尿不节。"⑤《日华子本草》:"暖腰膝,助水脏,除一切风,逐一切气,破癥结,治酒皶。"⑥《珍珠囊》:"温肝。"⑦《本草求原》:"止久泻,心虚发热汗出。"

山药①《本经》:"主伤中,补虚,除寒热邪气,补中益气力,长肌肉,久服耳目聪明。"②《别录》:"主头面游风,风头(一作'头风')眼眩,下气,止腰痛,治虚劳羸瘦,充五脏,除烦热,强阴。"③《药性论》:"补五劳七伤,去冷风,止腰痛,镇心神,补心气不足,病人体虚羸,加而用之。"④《食疗本草》:"治头疼,助阴力。"⑤《日华子本草》:"助五脏,强筋骨,长志安神,主泄精健忘。"⑥朱震亨:"生捣贴肿硬毒,能消散。"⑦《伤寒蕴要》:"补不足,清虚热。"⑧《本草纲目》:"益肾气,健脾胃,止泄痢,化痰涎,润皮毛。"

枸杞①陶弘景:"补益精气,强盛阴道。"②《药性论》:"能补益精诸不足,易颜色,变白,明目,安神。"③《食疗本草》:"坚筋耐老,除风,补益筋骨,能益人,去虚劳。"④王好古:"主心病嗌干,心痛,渴而引饮,肾病消中。"⑤《本草纲目》:"滋肾,润肺,明目。"⑥《本草述》:"疗肝风血虚,眼赤痛痒昏翳。""治中风眩晕,虚劳,诸见血证,咳嗽血,痿、厥、挛,消瘅,伤燥,遗精,赤白浊,脚气,鹤膝风。"

龟板胶①明《本草正》载："龟板膏，功用亦同龟板，而性味浓厚，尤属纯阴，能退孤阳。阴虚劳热，阴火上炎，吐血、衄血，肺热咳喘，消渴、烦扰、热汗、惊悸、谵妄、狂躁之要药。"②清代《本草从新》载："……洗净捶碎，水浸三日，用桑柴熬胶，补阴之力更胜。合鹿胶，一阴一阳，名龟鹿二仙膏。"③《本草求真》载："龟胶，经板煎就，气味益阴，故《本草》载板不如胶之说。……用自死败龟，洗净捣碎，浸三日，用桑火熬二昼夜，其胶始成。"

鹿角胶①《本经》："主伤中劳绝；腰痛羸瘦，补中益气，妇人血闭无子，止痛安胎。"②《别录》："疗吐血，下血，崩中不止，四肢酸疼，多汗，淋露，折跌伤损。"③《药性论》："主男子肾藏气衰虚劳损，能安胎去冷，治漏下赤白，主吐血。"④《医学入门》："主咳嗽，吐血，咯血，嗽血，尿血，下血。"⑤《本草纲目》："治劳嗽，尿精，尿血，疮疡肿毒。"⑥《玉楸药解》："温肝补肾，滋益精血。治阳痿精滑，跌打损伤。"⑦《吉林中草药》："补脑，强心。治大脑水肿。"

佐——**菟丝子**①《本经》："主续绝伤，补不足，益气力，肥健人，久服明目。"②《雷公炮炙论》："补人卫气，助人筋脉。"③《别录》："养肌强阴，坚筋骨，主茎中寒，精自出，溺有余沥，口苦燥渴，寒血为积。"④《药性论》："治男子女人虚冷，添精益髓，去腰疼膝冷，又主消渴热中。"⑤《日华子本草》："补五劳七伤，治泄精，尿血，润心肺。"⑥王好古："补肝脏风虚。"⑦《山东中药》："治妇人常习流产。"

川牛膝①《本经》："主寒湿痿痹，四肢拘挛，膝痛不可屈，逐血气，伤热火烂，堕胎。"②《别录》："疗伤中少气，男肾阴消，老人失溺，补中续绝，填骨髓，除脑中痛及腰脊痛，妇人月水不通，血结，益精，利阴气，止发白。"③《药性论》："治阴痿，补肾填精，逐恶血流结，助十二经脉。"④《日华子本草》："治腰膝软怯冷弱，破癥结，排脓止痛，产后心腹痛并血运，落胎，壮阳。"⑤《本草衍义》："与苁蓉浸酒服，益肾；竹木刺入肉，捣烂罨之，即出。"⑥张元素："强筋。"⑦《本草衍义补遗》："能引诸药下行。"⑧《滇南本草》："止筋骨疼，强筋舒筋，止腰膝酸麻，破瘀坠胎，散结核，攻瘰疬，退痈疽、疥癞、血风、牛皮癣、脓窠。"⑨《本草纲目》："治久疟寒热，五淋尿血，茎中痛，下痢，喉痹，口疮，齿痛，痈肿恶疮，伤折。"⑩《本草正》："主手足血热瘙痹，血燥拘挛，通膀胱涩秘，大肠干结，补髓填精，益阴活血。"⑪《本草备要》："酒蒸则益肝肾，强筋骨，治腰膝骨痛，足痿筋挛，阴痿失溺，久疟，下痢，伤中少气，生用则散恶血，破癥结，治心腹诸痛，淋痛尿血，经闭难产，喉痹齿痛，痈疽恶疮。"

2. 四气配伍

微温——熟地①《珍珠囊》："甘苦。"②《本草纲目》："甘微苦，微温。"③《本草新编》:“味甘,性温。”

山茱萸①《本经》:“味酸,平。”②《吴普本草》:“神农、黄帝、雷公、扁鹊:酸,无毒。岐伯:辛。”③《别录》:“微温,无毒。”④《药性论》:“味咸辛,大热。”

平——山药①《本经》:“味甘,温。”②《别录》:“平,无毒。”③《药性类明》:“味甘,性凉而润。”④《药品化义》:“生者性凉,熟则化凉为温。”

枸杞①《别录》:“微寒,无毒。”②《药性论》:“味甘,平。”③《食疗本草》:“寒,无毒。”

菟丝子①《本经》:“味辛,平。”②《别录》:“甘,无毒。”③《本草正》;“味甘辛,气微温。”

牛膝①《本经》:“味苦酸。”②《别录》:“酸,平,无毒。”③《本草正》:“味苦甘,气微凉。”

微寒——龟板胶《医林纂要》:“甘咸,寒。”

温——鹿角胶①《本经》:“味甘,平。”②《别录》:“温,无毒。”③《本草正》:“味甘咸,气温。”

3. 五味配伍

甘——熟地①《珍珠囊》:“甘苦。”②《本草纲目》:“甘微苦,微温。”③《本草新编》:“味甘,性温。”

山药①《本经》:“味甘,温。”②《别录》:“平,无毒。”③《药性类明》:“味甘,性凉而润。”④《药品化义》:“生者性凉,熟则化凉为温。”

枸杞①《别录》:“微寒,无毒。”②《药性论》:“味甘,平。”③《食疗本草》:“寒,无毒。”

酸——山茱萸①《本经》:“味酸,平。”②《吴普本草》:“神农、黄帝、雷公、扁鹊:酸,无毒。岐伯:辛。”③《别录》:“微温,无毒。”④《药性论》:“味咸辛,大热。”

咸甘——龟板胶①《医林纂要》:“甘咸,寒。”②《四川中药志》:“味甘微咸,无毒。”

鹿角胶①《本经》:“味甘,平。”②《别录》:“温,无毒。”③《本草正》:“味甘咸,气温。”

辛甘——菟丝子①《本经》:“味辛,平。”②《别录》:“甘,无毒。”③《本草正》;“味甘辛,气微温。”

甘苦酸——牛膝①《本经》:“味苦酸。”②《别录》:“酸,平,无毒。”③《本草正》:“味苦甘,气微凉。”

4. 归经配伍

熟地——①李杲:“入手足少阴、厥阴经。”②《本草从新》:“入足三阴经。”

山茱萸——①《汤液本草》:“入足厥阴、少阴经。”②《药品化义》:“入肝、心、肾三经。"③《本草经解》:"入手太阴肺经、足厥阴肝经。"

山药——①《汤液本草》:"手太阴经。"②《伤寒蕴要》:"入手、足太阴二经。"③《得配本草》:"入手、足太阴经血分,兼入足少阴经气分。"

枸杞——①《本草汇言》:"入足少阴、足厥阴经。"②《本草经解》:"入足少阴肾经、手少阴心经。"③《要药分剂》:"入肝、胃二经,兼入肺经。"

龟板胶——《四川中药志》:"入肺、肝、肾三经。"

鹿角胶——①《本草汇言》:"入手足少阴、厥阴经。"②《本草经解》:"入手太阴肺经、足太阴脾经。"

菟丝子——①《本草经疏》:"脾、肾、肝三经。"②《本草新编》:"入心、肝、肾三经。"

牛膝——①《本草纲目》:"足厥阴,少阴。"②《本草汇言》:"入足三阴经。"

5. 七方配伍

八味药为大方、偶方。

6. 七情配伍

熟地、山萸肉、山药相须为用,增强补益肝脾肾阴之功。

枸杞子、菟丝子相须为用,增强补益肝肾之功。

鹿角胶、龟板胶相使为用,增强补益精血之功。

7. 量数配伍

重用熟地(240g)意在补益肝肾为主,山药、枸杞、山茱萸、鹿角胶、龟板胶、菟丝子、川牛膝量较之稍少,但均为补益之品,齐补肝肾。

8. 对药配伍

熟地——山萸肉、山药

枸杞——菟丝子

龟板胶——鹿角胶

9. 趋向配伍

熟地补肾阴,山药补脾阴,山萸肉补肝阴,三者补阴为主,降极为升,上化为阳为升浮之品。鹿角胶味甘咸,合川牛膝共补益肝肾亦为升浮之品。龟板胶性寒,为沉降之品。菟丝子、枸杞味甘平,为平和之品。

10. 阴阳配伍

熟地、山萸肉三者补阴为主,属阴。龟板胶性寒属阴;鹿角胶性温属阳;山药、川牛膝、补益为主属阳。菟丝子、枸杞味甘平,为阴阳平和之品。

11. 五行配伍

熟地、山药、鹿角胶、菟丝子、川牛膝、枸杞子皆味甘为土,能补能缓,起补益之效,重在补益肝肾为主;山萸肉味酸为金,诸药合用,体现了五行中土能生金原则。

12. 随证加减配伍

①左归饮:出自《景岳全书》。主治真阴不足证。症见腰酸遗泻,盗汗,口燥咽

干，口渴欲饮，舌尖红，脉细数。

②如真阴失守，虚火上炎者，宜用纯阴至静之剂，于本方去枸杞、鹿胶，加女贞子三两，麦冬三两；如火烁肺金，干枯多嗽者，加百合三两；如夜热骨蒸，加地骨皮三两；如小水不利、不清，加茯苓三两，如大便燥结，去菟丝，加肉苁蓉三两；如气虚者加人参三四两；如血虚微滞，加当归四两；如腰膝酸痛，加杜仲三两（盐水炒用）；如脏平无火而肾气不充者，加破故纸三两（去心），莲肉、胡桃肉各四两，龟胶不必用。

13. 名家论方

①清代徐大椿："肾脏虚衰，真水不足，故见虚烦虚躁血气痿弱之证。熟地补阴滋肾，萸肉秘气涩精，枸杞填精补髓，山药补脾益阴，菟丝补肾脏以强阴，龟胶强肾水以退热，牛膝引药下行兼利二便也。然甘平之剂，不得阳生之力，而真阴之枯槁者，何以遽能充足乎？故少佐鹿胶以壮肾命精血，则真阴无不沛然矣，何虚躁虚烦之足患哉？其所去所加恰当。"（《医略六书·杂病证治》）

②清代徐镛："左归宗钱钟阳六味丸，减去丹皮者，以丹皮过于动汗，阴虚必多自汗、盗汗也；减去茯苓、泽泻者，意在峻补，不宜于淡渗也。方用熟地之补肾为君；山药之补脾，山茱之补肝为臣；配以枸杞补精，川膝补血，菟丝补肾中之气，鹿胶、龟胶补督任之元。虽曰左归，其实三阴并补，水火交济之方也。"（《医学举要》）

③清代顾松园："此方壮水之主，以培左肾之元阴。凡精气大损，年力俱衰，真阴内乏，不能滋溉荣卫，渐至衰羸，即从纯补犹嫌不足，若加苓、泽渗利，未免减去补力，奏功为难，故群队补阴药中，更加龟、鹿二胶，取其为血气之属，补之效捷耳。景岳云：'余及中年，方悟补阴之理，因推广其义而制左归丸、饮，但用六味之义，而不用六味之方，活人应手之效，不能尽述。凡五液皆主肾，故凡属阴分之药，亦无不皆能走肾，有谓必须引导者，皆属不明耳。'"（《顾松园医镜》）

14. 方歌

左归丸用大熟地，枸杞萸肉薯牛膝，龟鹿二胶菟丝入，补阴填精功效奇。

大补阴丸

出自《丹溪心法·卷三》："大补阴丸降阴火，补肾水。"

【别名】大补丸

【处方】熟地（180g），龟板（180g），黄柏（120g），知母（120g）。

【主治】阴虚火旺证。骨蒸潮热，盗汗遗精，咳嗽咯血，心烦易怒，足膝疼热，舌红少苔，尺脉数而有力。

【功能】滋阴降火。

【用法用量】上为末，猪脊髓蒸熟，炼蜜为丸。每服七十丸（6～9g），空心盐白汤送下。现代用法：上为细末，猪脊髓适量蒸熟，捣如泥状；炼蜜，混合拌匀和药粉为丸，每丸约重 15g，每日早晚各服 1 丸，淡盐水送服；或作汤剂，水煎服，用量按原方比例酌减。

方中重用熟地、龟板滋阴潜阳，壮水制火，即所谓培其本，共为君药。继以黄柏苦寒泻相火以坚阴；知母苦寒而润，上能清润肺金，下能滋清肾水，与黄柏相须为用，苦寒降火，保存阴液，平抑亢阳，即所谓清其源，均为臣药。应用猪脊髓、蜂蜜为丸，此乃血肉甘润之品，填精益髓，既能助熟地、龟板以滋阴，又能制黄柏之苦燥，俱为佐使。

1. 君臣佐使配伍

君——**熟地**①《珍珠囊》："大补血虚不足，通血脉，益气力。"②王好古："主坐而欲起，目𥆧𥆧无所见。"③《本草纲目》："填骨髓，长肌肉，生精血，补五脏、内伤不足，通血脉，利耳目，黑须发，男子五劳七伤，女子伤中胞漏，经候不调，胎产百病。"④《本草从新》："滋肾水，封填骨髓，利血脉，补益真阴，聪耳明目，黑发乌须。又能补脾阴，止久泻，治劳伤风痹，阴亏发热，干咳痰嗽，气短喘促，胃中空虚觉馁，痘证心虚无脓，病后胫股酸痛，产后脐腹急疼，感证阴亏，无汗便闭，诸种动血，一切肝肾阴亏，虚损百病，为壮水之主药。"

龟板，又称龟甲①《本草崇原》："气味甘平，无毒。主治漏下赤白，破癥瘕痎疟，五痔，阴蚀，湿痹，四肢重弱，小儿囟不合。久服轻身不饥。"②《本草新编》："龟甲，味咸、甘，气平，有毒，阴中阳也。专补阴衰，善滋肾损，复足真元，漏下崩带并驱，癥瘕痎疟，咸却，伤寒劳复、或肌体寒热欲死者殊功，腰背酸疼、及手足重弱难举者易效，治小儿囟门不合，理女子湿痒阴疮，逐瘀血积凝，续筋骨断绝，补心轻身，益气资智。"③《证类本草》："味咸、甘，平，有毒。主漏下赤白，破癥瘕痎疟，五痔阴蚀，湿痹四肢重弱，小儿囟不合，头疮难燥，女子阴疮，及惊恚气心腹痛，不可久立，骨中寒热，伤寒劳复，或肌体寒热欲死，以作汤，良。久服轻身不饥。益气资智，亦使人能食。一名神屋。生南海池泽及湖水中。采无时。勿令中湿，中湿即有毒。（恶沙参、蜚蠊）"

臣——**黄柏**①《本经》："主五脏肠胃中结热，黄疸，肠痔；止泄痢，女子漏下赤白，阴伤蚀疮。"②《别录》："疗惊气在皮间，肌肤热赤起，目热赤痛，口疮。"③《药性论》："主男子阴痿。治下血如鸡鸭肝片；及男子茎上疮，屑末敷之。"④《本草拾遗》："主热疮疱起，虫疮，痢，下血，杀蛀虫；煎服，主消渴。"⑤《日华子本草》："安心除劳，治骨蒸，洗肝，明目，多泪，口干，心热，杀疳虫，治蛔心痛，疥癣，蜜炙治鼻洪，肠风，泻血，后分急热肿痛。"⑥《珍珠囊》："治肾水。膀胱不足，诸痿厥，腰膝无力。"⑦《医学启源》："《主治秘要》云，泻膀胱龙火，利结小便，下焦湿肿，痢疾先见血，脐中痛，补肾水不足。"⑧《用药心法》："治疮痛不可忍者。"⑨《兰室秘藏》："泻冲脉之邪。治夏月气上冲咽不得息而喘息有音不得卧。"⑩《本草纲目》："敷小儿头疮。"⑪《现代实用中药》："打扑挫筋等，磨粉调如泥状涂贴。”

知母①《本经》:“主消渴热中,除邪气肢体浮肿,下水,补不足,益气。”②《别录》:“疗伤寒久疟烦热,胁下邪气,膈中恶及风汗内疸。”③陶弘景:“甚疗热结,亦主疟热烦。”④《药性论》:“主治心烦躁闷,骨热劳往来,生产后蓐劳,肾气劳,憎寒虚损,病人虚而口干,加而用之。”⑤《日华子本草》:“通小肠,消痰止嗽,润心肺,补虚乏,安心止惊悸。”⑥张元素:“凉心去热,治阳明火热,泻膀胱肾经火,热厥头痛,下痢腰痛,喉中腥臭。”⑦王好古:“泻肺火,滋肾水,治命门相火有余。”⑧《本草纲目》:“安胎,止子烦,辟射工溪毒。”⑨《本草求原》:“治嗽血,喘,淋,尿血,呃逆,盗汗,遗精,痹痿,瘛疭。”

2.四气配伍

微温——熟地①《珍珠囊》:“甘苦。”②《本草纲目》:“甘微苦,微温。”③《本草新编》:“味甘,性温。”

微寒——龟板《药笼小品》:“咸寒,至阴之品。”

寒——黄柏①《本经》:“味苦,寒。”②《别录》:“无毒。”③《药性论》:“平。”④《珍珠囊》:“苦辛。”

知母①《本经》:“味苦,寒。”②《药性论》:“性平。”③《日华子本草》:“味苦甘。”④《药品化义》:“味微苦略辛。”

3.五味配伍

甘——熟地①《珍珠囊》:“甘苦。”②《本草纲目》:“甘微苦,微温。”③《本草新编》:“味甘,性温。”

咸甘——龟板《本经》:“味咸,平。”

苦——黄柏①《本经》:“味苦,寒。”②《别录》:“无毒。”③《药性论》:“平。”④《珍珠囊》:“苦辛。”

知母①《本经》:“味苦,寒。”②《药性论》:“性平。”③《日华子本草》:“味苦甘。”④《药品化义》:“味微苦略辛。”

4.归经配伍

熟地——①李杲:“入手足少阴、厥阴经。”②《本草从新》:“入足三阴经。”

龟板——《中国药典》:“归肝、肾、心经。”

黄柏——①《汤液本草》:“足太阳经引经药,足少阴经之剂。”②《医学入门》:“足少阴、手厥阴本药,足太阳引经药。”③《本草经解》:“入足少阴肾经、手少阴心经。

知母——①《珍珠囊》:“肾经。”②《汤液本草》:“入足阳明经、手太阴经。”③《本草经解》:“入足少阴肾经、手少阴心经。”

5.七方配伍

四味药为小方、偶方、缓方。

6. 七情配伍

熟地、龟板相须为用，增强补阴固本之功。

黄柏、知母相须为用，增强清降阴虚之火。

7. 量数配伍

熟地、龟板按1∶1比例配伍；意在滋阴潜阳，补阴固本；起滋水以制火之效。

黄柏、知母亦按1∶1比例配伍，意在清虚热，以制相火妄动。

8. 对药配伍

熟地——龟板

黄柏——知母

9. 趋向配伍

熟地甘温为升浮之品；龟板性寒，黄柏、知母清热，为沉降之品。

10. 阴阳配伍

熟地具有补益功效，补肝肾属阳；龟板甘寒滋阴、黄柏苦寒降泻、知母苦寒质润属阴。

11. 五行配伍

熟地、龟板味甘为土，能补能缓，起补益之功，滋阴固本，填精益髓。配伍黄柏、知母味苦为水，具有清泻之功；表现了土能防水，使清泻不会太过；水亦能润土，起滋阴之效，故四者相配伍，起到补泻结合之效。

12. 随证加减配伍

①十全大补阴丸：出自《丹溪心法附余·卷二十四》。功效补益阴精。

②虎潜丸：出自《丹溪心法》。主治肝肾不足，阴虚内之痿证。腰膝酸软，筋骨痿弱，腿足消瘦，步履乏力，或眩晕，耳鸣，遗精，遗尿，舌红少苔，脉细弱。

③若阴虚较重者，可加天门冬、麦门冬以润燥养阴；阴虚盗汗者，可加地骨皮以退热除蒸；咯血、吐血者，加仙鹤草、旱莲草、白茅根以凉血止血；遗精者，加金樱子、芡实、桑螵蛸、山茱萸以固精止遗。

13. 名家论方

①清代汪昂："此足少阴药也。四者皆滋阴补肾之药，补水即所以降火，所谓壮水之主，以制阳光是也。加脊髓者，取其能通肾命，以骨入骨，以髓补髓也。"（《医方集解》）

②清代王子接："丹溪补阴立法，义专重于黄柏，主治肾虚劳热，水亏火炎；以之治虚火呃逆，亦为至当。《难经》言：'逆气而里急，冲之为病也。以冲为阴脉之海，并足少阴之脉，行乎幽门通谷夹巨阙而上，故丹溪谓呃逆属于肝肾之虚者，其气必从脐下直冲上出于口，断续作声。第肝肾之气，在下相凌，左肾属水，不能自逆，而右肾为相火所寓，相火炎上，挟其冲气，乃能逆上为呃。主之以黄柏，从其性以折右肾之相火，知母滋肾水之化源，熟地固肾中之元气，龟版潜通奇脉，伏藏冲任之气，使水不妄动。治虚呃用参术汤下之者，人之阴气，依胃为养，胃土损伤，则相火直冲

清道而上，此土败于相火之贼，当崇土以制龙雷火也。'"(《绛雪园古方选注》)

③清代吴谦："朱震亨云：'阴常不足，阳常有余，宜常养其阴，阴与阳齐，则水能制火，斯无病矣。今时之人，过欲者多，精血既亏，相火必旺，真阴愈竭，孤阳妄行，而痨瘵、潮热、盗汗、骨蒸、咳嗽、咯血、吐血等证悉作。'所以世人火旺致此病者十居八九，火衰成此疾者百无二三。震亨发明先圣千载未发之旨，其功伟哉！是方能聚补真阴，承制相火，较之六味功效尤捷，盖因此时以六味补水，水不能遽生；以生脉保金，金不免犹燥；惟急以黄柏之苦以坚肾，则能制龙家之火，继以知母之清以凉肺，则能全破伤之金。若不顾其本，既使病去，犹恐复来，故又以熟地、龟板大补其阴，是谓培其本、清其源矣。虽有是证，若食少便溏，则为胃虚，不可轻用。"(《医宗金鉴·删补名医方论》)

④ 清代陈念祖："知、柏寒能除热，苦能降火，苦者必燥，故用猪脊髓以润之，熟地以滋之，此治阴虚发热之恒法也。然除热只用凉药，犹非探源之治。方中以龟板为主，是介以潜阳法。丹溪此方，较之六味地黄丸之力更优。李士材、薛立斋、张景岳辈以苦寒而置之，犹未参透造化阴阳之妙也。"(《时方歌括》)

⑤清代唐宗海："苦寒之品，能大伐生气，亦能大培生气。盖阴虚火旺者，非此不足以泻火滋阴。夫人之生气，根于肾中，此气全赖水阴含之。若水阴不足，则阳气亢烈，烦逆痿热。方用知、柏折其亢，龟板潜其阳，熟地滋其阴，阴足阳秘，而生气不泄矣。"(《血证论》)

⑥清代张秉成："夫相火之有余，皆由肾水之不足，故以熟地大滋肾水为君。然火有余则少火化为壮火，壮火食气，若仅以滋水配阳之法，何足以杀其猖獗之势？故必须黄柏、知母之苦寒入肾，能直清下焦之火者以折服之。龟为北方之神，其性善藏，取其甘寒益肾，介类潜阳之意，则龙雷之火，自能潜藏勿用。猪为水畜，用骨髓者，取其能通肾命，以有形之精髓而补之也。和蜜为丸者，欲其入下焦，缓以奏功也。"(《成方便读》)

14. 方歌

大补阴丸熟地黄，龟板知柏合成方，猪髓蒸熟炼蜜丸，滋阴降火效力强。

一贯煎

出自《续名医类案·卷十八》。"胁痛，吞酸，吐酸，疝瘕，一切肝病。"

【处方】北沙参(9g)，麦冬(9g)，当归身(9g)，生地(18～30g)，枸杞子(9～18g)，川楝子(4.5g)。

【主治】肝肾阴虚，肝气郁滞证。胸脘胁痛，吞酸吐苦，咽干口燥，舌红少津，脉细弱或虚弦。亦治疝气瘕聚。

【功能】滋阴疏肝。

【用法用量】水煎服。

方中重用生地滋阴养血、补益肝肾为君，内寓滋水涵木之意。当归、枸杞养血滋阴柔肝；北沙参、麦冬滋养肺胃，养阴生津，意在佐金平木，扶土制木，四药共为臣药。佐以少量川楝子，疏肝泄热，理气止痛，复其条达之性。该药性虽苦寒，但与大量甘寒滋阴养血药相配伍，则无苦燥伤阴之弊。诸药合用，使肝体得养，肝气得舒，则诸症可解。

1. 君臣佐使配伍

君——**生地**①《本草新编》："凉头面之火，清肺肝之热，亦君药也。其功专于凉血止血，又善疗金疮，安胎气，通经，止崩漏，俱有神功。但性寒，脾胃冷者不宜多用。夫生地既善凉血，热血妄行，或吐血、或衄血、或下血，宜用之为君，而加入荆芥以归其经，加入三七根末以止其路，又何热之不除而血之不止哉。然而此味可多用而不可频用，可暂用而不可久用也。当血之来也，其势甚急，不得已重用生地，以凉血而止血。若血一止，即宜改用温补之剂，不当仍以生地再进也。今人不知其故，惊生地止血之神，视为灵丹妙药，日日煎服，久则脾胃太凉，必至泄泻，元气困顿，而血又重来。不悟生地用多，反疑生地用少，仍然更进，且有增其分两，至死而不悟者，亦可悲也夫。"②《药鉴》："性虽大寒，较熟地则犹宣通而不泥膈，故能凉心火之血热，泻脾土之湿热，止鼻中之衄热，除五心之烦热。其或虚而生热者，不可多用，以性大寒故也。惟劳倦伤脾热者当用，以脾经大络之血损也。女人崩中血不止，产后血上攻心，胎动下血，老人津液枯绝，大肠燥结不润者，皆当用之。又实脾药中用二三分，以固脾气，使脾家永不受邪，但不可多用，以大寒恐倒脾气也。或用姜汁炒，或用醇酒洗，或用砂仁酒浸，皆制其寒性，免泥滞也。忌铁器。痘家血热之证，宜用之以凉血解毒，便滑者禁用。"

臣——**当归**①《本经》："主咳逆上气，温疟寒热洗洗在皮肤中，妇人漏下，绝子，诸恶疮疡金疮，煮饮之。"②《别录》："温中止痛，除客血内塞，中风痓、汗不出，湿痹，中恶客气、虚冷，补五藏，生肌肉。"③《药性论》："止呕逆、虚劳寒热，破宿血，主女子崩中，下肠胃冷，补诸不足，止痢腹痛。单煮饮汁，治温疟，主女人沥血腰痛，疗齿疼痛不可忍。病人虚冷加而用之。"④《日华子本草》："治一切风，一切血，补一切劳，破恶血，养新血及主癥癖。"⑤《珍珠囊》："头破血，身行血，尾止血。（《汤液本草》引作'头止血，身和血，梢破血。'）"⑥李杲："当归梢，主癥癖，破恶血，并产后恶血上冲，去诸疮疡肿结，治金疮恶血，温中润燥止痛。"⑦王好古："主痿躄嗜卧，足下热而痛。冲脉为病，气逆里急；带脉为病，腹痛，腰溶溶如坐水中。"⑧《本草蒙筌》："逐跌打血凝，并热痢刮疼滞住肠胃内。"⑨《本草纲目》："治头痛，心腹诸痛，润肠胃筋骨皮肤。治痈疽，排脓止痛，和血补血。"⑩《本草再新》："治浑身肿胀，血脉不和，阴分不足，安生胎，堕死胎。"

枸杞①陶弘景："补益精气，强盛阴道。"②《药性论》："能补益精诸不足，易颜色，变白，明目，安神。"③《食疗本草》："坚筋耐老，除风，补益筋骨，能益人，去虚劳。"④王好古："主心病嗌干，心痛，渴而引饮，肾病消中。"⑤《本草纲目》："滋肾，润肺，明目。"⑥《本草述》："疗肝风血虚，眼赤痛痒昏翳。""治中风眩晕，虚劳，诸见血证，咳嗽血，痿、厥、挛，消瘅，伤燥，遗精，赤白浊，脚气，鹤膝风。"

北沙参①《本草从新》："专补肺阴，清肺火，治久咳肺痿。"②《饮片新参》："养肺胃阴，治劳咳痰血。"③《东北药植志》："治慢性支气管炎，肺结核，肺膨胀不全，肺脓疡等。"④《中药志》："养肺阴，清肺热，祛痰止咳。治虚劳发热，阴伤燥咳，口渴咽干。"

麦冬①《本草汇言》："麦门冬，清心润肺之药也。主心气不足，惊悸怔忡，健忘恍惚，精神失守；或肺热肺燥，咳声连发，肺痿叶焦，短气虚喘，火伏肺中，咯血咳血；或虚劳客热，津液干少；或脾胃燥涸，虚秘便难；此皆心肺肾脾元虚火郁之证也。然而味甘气平，能益肺金，味苦性寒，能降心火，体润质补，能养肾髓，专治劳损虚热之功居多。如前古主心腹结气，伤中伤饱，胃络脉绝，羸瘦短气等疾，则属劳损明矣。"②《药品化义》："麦冬，润肺，清肺，盖肺苦气上逆，润之清之，肺气得保，若咳嗽连声，若客热虚劳，若烦渴，若足痿，皆属肺热，无不悉愈。同生地，令心肺清则气顺，结气自释，治虚人元气不运，胸腹虚气痞满，及女人经水枯，乳不下，皆宜用之。同黄芩，扶金制木，治臌胀浮肿。同山栀，清金利水，治支满黄疸。又同小荷钱，清养胆腑，以佐少阳生气。入固本丸，以滋阴血，使心火下降，肾水上升，心肾相交之义。"③《神农本草经》："主心腹结气，伤中伤饱，胃络脉绝，羸瘦短气。"④《名医别录》："疗身重目黄，心下支满，虚劳客热，口干烦渴，止呕吐，愈痿蹶，强阴益精，消谷调中，保神，定肺气，安五脏，令人肥健。"⑤《药性论》："治热毒，止烦渴，主大水面目肢节浮肿，下水。治肺痿吐脓，主泄精。"⑥《本草拾遗》："治寒热体劳，下痰饮。"⑦日华子本草》："治五劳七伤，安魂定魄，时疾热狂，头痛，止嗽。"⑧《本草衍义》："治心肺虚热。"⑨《珍珠囊》："治肺中伏火，生脉保神。"⑩《医学启源》："《主治秘要》云，治经枯乳汁不下。"

佐——**川楝子**①《本经》："主温疾、伤寒太热烦狂，杀三虫，疥疡，利小便水道。"②《药性论》："主人中大热，狂，失心躁闷，作汤浴。"③《珍珠囊》："主上下部腹痛，心暴痛。"④《本草纲目》："治诸疝、虫、痔。"⑤《医林纂要》："泻心火，坚肾水，清肺金，清肝火。核：治疝，去痼冷。"⑥《本草求原》："治淋病茎痛引胁，遗精，积聚，诸逆冲上，溲下血，头痛，牙宣出血，杀虫。"

2. 四气配伍

寒——**生地**①《本草新编》："生地，味苦甘，气寒，沉也，阴也。"②《药鉴》："气寒，味甘苦，无毒，气薄味浓，沉也，阴中阳也。”

川楝子①《本经》：“苦，寒。”②《别录》：“有小毒。”③《珍珠囊》：“酸，苦。”④《医林纂要》：“核：苦辛；寒。”

温——当归①《本经》：“味甘，温。”②《吴普本草》：“神农、黄帝、桐君、扁鹊：甘，无毒。岐伯、雷公：辛、无毒。李氏：小温。”③《别录》：“辛，大温，无毒。”④《本草述》：“味苦，温，无毒。”

平——枸杞①《别录》：“微寒，无毒。”②《药性论》：“味甘，平。”③《食疗本草》：“寒，无毒。”

凉——北沙参①《本经逢原》：“甘淡，性寒，无毒。”②《本草从新》：“甘苦味淡，微寒。”

微寒——麦冬①《别录》：“微寒，无毒。”②《医学启源》：“气寒，味微苦。”③《医林纂要》：“甘淡微苦，微寒。”

3. 五味配伍

甘苦——生地①《本草新编》：“生地，味苦甘，气寒，沉也，阴也。”②《长沙药解》：“味甘、微苦。”

甘——枸杞①《别录》：“微寒，无毒。”②《药性论》：“味甘，平。”③《食疗本草》：“寒，无毒。”

甘辛——当归①《本经》：“味甘，温。”②《吴普本草》：“神农、黄帝、桐君、扁鹊：甘，无毒。岐伯、雷公：辛、无毒。李氏：小温。”③《别录》：“辛，大温，无毒。”④《本草述》：“味苦，温，无毒。”

甘苦淡——北沙参①《本经逢原》：“甘淡，性寒，无毒。”②《本草从新》：“甘苦味淡，微寒。”

甘微苦——麦冬①《汤液本草》：“入手太阴经。”②《本草蒙筌》：“入手太阴、少阴。”③《本草经疏》：“入足阳明，兼入手少阴、太阴。”

苦——川楝子①《本经》：“苦，寒。”②《别录》：“有小毒。”③《珍珠囊》：“酸，苦。”④《医林纂要》：“核：苦辛；寒。”

4. 归经配伍

生地——①《本草新编》：“入手少阴及手太阴。”②《长沙药解》：“入足太阴脾、足厥阴肝经。”

当归——①《汤液本草》：“入手少阴，足太阴、厥阴经。”②《雷公炮制药性解》：“入心、肝、肺三经。”

枸杞——①《本草汇言》：“入足少阴、足厥阴经。”②《本草经解》：“入足少阴肾经、手少阴心经。”③《要药分剂》：“入肝、胃二经，兼入肺经。”

北沙参——①《得配本草》：“入手太阴经。”②《本草备要》：“入手、足太阴经。”

麦冬——①《汤液本草》：“入手太阴经。”②《本草蒙筌》：“入手太阴、少阴。”③《本草经疏》：“入足阳明，兼入手少阴、太阴。”

川楝子——①《珍珠囊》:“入心。”②《雷公炮制药性解》:“入心、小肠二经。”③《本草经疏》:“入足阳明、手足太阴经。”④《得配本草》:“入足厥阴经。”

5. 七方配伍

六味药为小方、偶方、缓方。

6. 七情配伍

北沙参、麦冬相须为用,增强补益肺胃之阴。

当归身、枸杞子相使为用,增强补血养血之功。

7. 量数配伍

重用生地(18～30g),意在滋养肝阴;配伍北沙参、麦冬、当归身、枸杞子(各9g)等诸药,皆为增强补益之效,而加少许川楝子(4.5g),使行气理气止痛,使诸药补而不滞。

8. 对药配伍

北沙参——麦冬

当归身——枸杞子

生地——川楝子

生地——麦冬

9. 趋向配伍

北沙参、麦冬养阴清肺,川楝子疏肝泻热,为沉降之品;生地补肝阴,当归身补血,补益之功为升浮之品;枸杞子甘平,属平和之品。

10. 阴阳配伍

北沙参、麦冬、川楝子、生地性寒属阴,当归身甘温属阳,枸杞子甘平属阴阳平和之品。

11. 五行配伍

生地、当归、枸杞子、麦冬、北沙参皆味甘为土,补益药为重,兼配伍理气止痛,清泻之川楝子,味苦属水;诸药配伍体现了土能克水,使得本方补益不过于滋腻,疏泄而不致于太过。

12. 随证加减配伍

若大便秘结,加瓜蒌仁;有虚热或汗多,加地骨皮;痰多,加川贝母;舌红而干,阴亏过甚,加石斛;胁胀痛,按之硬,加鳖甲;烦热而渴,加知母、石膏;腹痛,加芍药、甘草;两足痿软,加牛膝、薏苡仁;不寐,加酸枣仁;口苦燥,少加黄连。

13. 名家论方

①清代张山雷:“胁肋胀痛,脘腹撑,多是肝气不疏,刚木恣肆为病。治标之法,每用香燥破气,轻病得之,往往有效。然燥必伤阴,液愈虚而气愈滞,势必渐发渐剧,而香药、气药不足恃矣。若脉虚舌燥,津液已伤者,则行气之药,尤为鸩毒。柳洲此方,虽是从固本丸、集灵膏二方脱化而来,独加一味川楝,以调肝气之横逆,顺

其条达之性，是为涵养肝阴第一良药。凡血液不充，络脉窒滞，肝胆不驯，而变生诸病者，皆可用之，苟无停痰积饮，此方最有奇功。陆定圃《冷庐医话》肝病一节，论之极其透彻，治肝胃病者，必知有此一层理法，而始能觉悟专用青、陈、乌、朴、沉香、木香等药之不妥。且此法固不仅专治胸胁脘腹支撑胀痛已也，有肝肾阴虚而腿膝酸痛，足软无力，或环跳、髀枢、足跟掣痛者，是方皆有捷效，故亦治痢后风及鹤膝、附骨、环跳诸证。读《续名医类案》一书，知柳洲生平得力，在此一方，虽有时未免用之太滥，其功力必不可没，乃养阴方中之别出机杼者，必不可与六味地黄同日而语。口苦而燥，是上焦之郁火，故以川连泄火。连本苦燥，而入于大剂养阴队中，反为润燥之用，非神而明之，何能辨此？方下舌无津液四字，最宜注意，如其舌苔浊垢，即非所宜。”(《中风斠诠》)

②当代秦伯未：“治疗肝气不甘落不难，难于肝阴不足而肝气横逆，因为理气疏肝药大多香燥伤阴，存在着基本上的矛盾。本方在滋肝润燥药内稍佐金铃子，使肝体得养，肝用能舒，对肝虚气滞引起的胸胁满痛，吞酸口苦，以及疝气瘕聚等证，可得到缓解，可以说是法外之法。”(《谦斋医学讲稿》)

14. 方歌

一贯煎中用地黄，沙参枸杞麦冬襄，当归川楝水煎服，阴虚肝郁是妙方。

第五节　补阳

肾气丸

出自《金匮要略》。①《金匮要略·消渴小便不利淋病脉证并治》：“男子消渴．小便反多，以饮一斗，小便一斗，肾气丸主之。”②《金匮要略·血痹虚劳病脉证并治》：“虚劳腰痛，少腹拘急，小便不利者，八味肾气丸主之。”

【处方】干地黄(240g)，山药(120g)，山茱萸(120g)，泽泻(90g)，茯苓(90g)，牡丹皮(90g)，桂枝(30g)，附子(30g)。

【主治】肾阳不足证。腰痛脚软，身半以下常有冷感，少腹拘急，小便不利；或小便反多，入夜尤甚，阳痿早泄；舌淡而胖，脉虚弱，尺部沉细；以及痰饮、水肿、消渴、脚气、转胞等。

【功能】补肾助阳。

【用法用量】上为细末，炼蜜和丸，如梧桐子大，酒下十五丸(6g)，日再服。

方中重用干地黄滋阴补肾为君药。臣以山茱萸、山药补肝脾而益精血；加以附子、桂枝之辛热，助命门以温阳化气。君臣相伍，补肾填精，温肾助阳，乃阴中求阳之治。从用量分析，补肾药居多，温阳药较轻，其立方之旨，又在微微生火，鼓舞肾气，取“少火生气”之意，而非峻补。又配泽泻、茯苓利水渗湿泄浊，丹皮清泄肝火，三药于补中寓泻，使邪去则补乃得力，并防滋阴药之腻滞。诸药合用，温而不燥，滋而不腻，助阳之弱以化水，滋阴之虚以生气，使肾阳振奋，气化复常，则诸症自除。

1. 君臣佐使配伍

君——**附子**①《本经》："主风寒咳逆邪气，温中，金疮，破癥坚积聚，血瘕，寒湿踒躄，拘挛膝痛，不能行步。"②《别录》："脚疼冷弱，腰脊风寒，心腹冷痛，霍乱转筋，下痢赤白，坚肌骨，强阴，又堕胎，为百药长。"③《本草拾遗》："醋浸削如小指，纳耳中，去聋。去皮炮令坼，以蜜涂上炙之，令蜜入内，含之，勿咽其汁，主喉痹。"④《医学启源》："《主治秘要》云，去脏腑沉寒；补助阳气不足，温热脾胃。"⑤李杲："除脏腑沉寒，三阴厥逆，湿淫腹痛，胃寒蛔动；治经闭；补虚散壅。"⑥王好古："治督脉为病，脊强而厥。"⑦《本草纲目》："治三阴伤寒，阴毒寒疝，中寒中风，痰厥气厥，柔痓癫痫，小儿慢惊，风湿麻痹，肿满脚气，头风，肾厥头痛，暴泻脱阳，久痢脾泄，寒疟瘴气，久病呕哕，反胃噎膈，痈疽不敛，久漏冷疮。合葱涕，塞耳治聋。"⑧《本草备要》："补肾命火，逐风寒湿。"⑨《本草从新》："治痘疮灰白，一切沉寒痼冷之证。"

桂枝①《本经》："主上气咳逆，结气喉痹，吐吸，利关节，补中益气。久服通神，轻身不老。"②《长沙药解》："入肝家而行血分，走经络而达营郁，善解风邪，最调木气，升清阳脱陷，降浊阴冲逆，舒筋脉之急挛，利关节之壅阻，入肝胆而散遏抑，极止痛楚，通经络而开痹涩，甚去湿寒，能止奔豚，更安惊悸。"③《本草新编》："能治上焦头目，兼行于臂，调荣血，和肌表，止烦出汗，疏邪散风。"④《本草经解》："主上气咳逆.结气喉痹吐吸.利关节.补中益气.久服通神.轻身不老。"⑤《药征》："主治冲逆也，旁治奔豚头痛、发热恶风、汗出身痛。"⑥《医学衷中参西录》："力善宣通，能升大气(即胸之宗气)，降逆气(如肝气上冲之类)，散邪气(如外感风寒之类)。"

臣——**干地黄**①《本经》："主折跌绝筋，伤中，逐血痹，填骨髓，长肌肉，作汤除寒热积聚，除痹。生者尤良。"②《别录》："主男子五劳七伤，女子伤中，胞漏下血，破恶血，溺血，利大小肠，去胃中宿食，补五脏，内伤不足，通血脉，益气力，利耳目。"③《药性论》："补虚损，温中下气，通血脉，治产后腹痛，主吐血不止。"④《日华子本草》："治惊悸劳劣，心肺损，吐血，鼻衄，妇人崩中血晕，助筋骨。"⑤王好古："主心病，掌中热痛，痹气痿蹷，嗜卧，足下热而痛。"⑥《本草从新》："治血虚发热，常觉饥馁，倦怠嗜卧，胸膈痞闷；调经安胎。"

山茱萸①《本经》："主心下邪气寒热，温中，逐寒湿痹，去三虫。"②《雷公炮炙论》："壮元气，秘精。"③《别录》："肠胃风邪，寒热疝瘕，头风，风气去来，鼻塞，目黄，耳聋，面疱，温中，下气，出汗，强阴，益精，安五脏，通九窍，止小便利，明目，强力。”④《药性论》：“治脑骨痛，止月水不定，补肾气；兴阳道，添精髓，疗耳鸣，除面上疮，主能发汗，止老人尿不节。”⑤《日华子本草》：“暖腰膝，助水脏，除一切风，逐一切气，破癥结，治酒皶。”⑥《珍珠囊》：“温肝。”⑦《本草求原》：“止久泻，心虚发热汗出。”

山药①《本经》：“主伤中，补虚，除寒热邪气，补中益气力，长肌肉，久服耳目聪明。”②《别录》：“主头面游风，风头（一作‘头风’）眼眩，下气，止腰痛，治虚劳羸瘦，充五脏，除烦热，强阴。”③《药性论》：“补五劳七伤，去冷风，止腰痛，镇心神，补心气不足，病人体虚羸，加而用之。”④《食疗本草》：“治头疼，助阴力。”⑤《日华子本草》：“助五脏，强筋骨，长志安神，主泄精健忘。”⑥朱震亨：“生捣贴肿硬毒，能消散。”⑦《伤寒蕴要》：“补不足，清虚热。”⑧《本草纲目》：“益肾气，健脾胃，止泄痢，化痰涎，润皮毛。”

佐——**泽泻**①《本经》：“主风寒湿痹，乳难，消水，养五脏，益气力，肥健。”②《别录》：“补虚损五劳，除五脏痞满，起阴气，止泄精、消渴、淋沥，逐膀胱、三焦停水。”③《药性论》：“主肾虚精自出，治五淋，利膀胱热，直通水道。”④《日华子本草》：“治五劳七伤，主头旋、耳虚鸣，筋骨挛缩，通小肠，止遗沥、尿血。”⑤《医学启源》：“治小便淋沥，去阴间汗。《主治秘要》云，去旧水，养新水，利小便，消水肿，渗泄止渴。”⑥李杲：“去脬中留垢、心下水痞。”⑦《本草纲目》：“渗湿热，行痰饮，止呕吐、泻痢，疝痛，脚气。”

茯苓①《本经》：“主胸胁逆气，忧恚惊邪恐悸，心下结痛，寒热烦满，咳逆，口焦舌干，利小便。”②《别录》：“止消渴，好唾，大腹，淋沥，膈中痰水，水肿淋结。开胸腑，调脏气，伐肾邪，长阴，益气力，保神守中。”③《药性论》：“开胃，止呕逆，善安心神。主肺痿痰壅。治小儿惊痫，心腹胀满，妇人热淋。”④《日华子本草》：“补五劳七伤，安胎，暖腰膝，开心益智，止健忘。”⑤《伤寒明理论》：“渗水缓脾。”⑥《医学启源》：“除湿，利腰脐间血，和中益气为主。治溺黄或赤而不利。《主治秘要》云，止泻，除虚热，开腠理，生津液。”⑦王好古：“泻膀胱，益脾胃。治肾积奔豚。”⑧《药征》：“主治悸及肉瞤筋惕，旁治头眩烦躁。”

丹皮①《本经》：“主寒热，中风瘈疭、痉、惊痫邪气，除癥坚瘀血留舍肠胃，安五脏，疗痈疮。”②《别录》：“除时气头痛，客热五劳，劳气头腰痛，风噤，癫疾。”③《药性论》：“治冷气，散诸痛，治女子经脉不通，血沥腰疼。”④《日华子本草》：“除邪气，悦色，通关腠血脉，排脓，通月经，消扑损瘀血，续筋骨，除风痹，落胎下胞，产后一切冷热血气。”⑤《珍珠囊》：“治肠胃积血、衄血、吐血，无汗骨蒸。”⑥《滇南本草》：“破血，行（血），消癥瘕之疾，除血分之热。”⑦《医学入门》：“泻伏火，养真血气，破结蓄。”⑧《本草纲目》：“和血，生血，凉血。治血中伏火，除烦热。”

2. 四气配伍

热——附子①《本经》:“味辛,温。”②《吴普本草》:“岐伯、雷公:甘,有毒。李氏:苦,有毒,大温。”③《别录》:“甘,大热,有大毒。”④《本草正》:“腌者大咸,性大热,有毒。”

桂枝《本草新编》:“气大热。”

微温——山茱萸①《本经》:“味酸,平。”②《吴普本草》:“神农、黄帝、雷公、扁鹊:酸,无毒。岐伯:辛。”③《别录》:“微温,无毒。”④《药性论》:“味咸辛,大热。”

平——山药①《本经》:“味甘,温。”②《别录》:“平,无毒。”③《药性类明》:“味甘,性凉而润。”④《药品化义》:“生者性凉,熟则化凉为温。”

茯苓①《本经》:“味甘,平。”②《医学启源》:“《主治秘要》云,性温,味淡。”

凉——干地黄①《本经》:“味甘,寒。”②《别录》:“苦,无毒。”

牡丹皮①《本经》:“味辛,寒。”②《滇南本草》:“性寒,味酸辛。”③《本草备要》:“辛甘,微寒。”

寒——泽泻①《本经》:“味甘,寒。”②《别录》:“咸,无毒。”③《药性论》:“味苦。”④《医学启源》:“气平,味甘。”⑤《本草蒙筌》:“甘酸,气寒。”

3. 五味配伍

辛甘——附子①《本经》:“味辛,温。”②《吴普本草》:“岐伯、雷公:甘,有毒。李氏:苦,有毒,大温。”③《别录》:“甘,大热,有大毒。”④《本草正》:“腌者大咸,性大热,有毒。”

桂枝①《长沙药解》:“味甘、辛。”②《本草新编》:“味甘、辛。”

酸——山茱萸①《本经》:“味酸,平。”②《吴普本草》:“神农、黄帝、雷公、扁鹊:酸,无毒。岐伯:辛。”③《别录》:“微温,无毒。”④《药性论》:“味咸辛,大热。”

甘——山药①《本经》:“味甘,温。”②《别录》:“平,无毒。”③《药性类明》:“味甘,性凉而润。”④《药品化义》:“生者性凉,熟则化凉为温。”

泽泻①《本经》:“味甘,寒。”②《别录》:“咸,无毒。”③《药性论》:“味苦。”④《医学启源》:“气平,味甘。”⑤《本草蒙筌》:“甘酸,气寒。”

甘淡——茯苓①《本经》:“味甘,平。”②《医学启源》:“《主治秘要》云,性温,味淡。”

甘苦——干地黄①《本经》:“味甘,寒。”②《别录》:“苦,无毒。”

辛苦——牡丹皮①《本经》:“味辛,寒。”②《滇南本草》:“性寒,味酸辛。”③《本草备要》:“辛甘,微寒。”

4. 归经配伍

附子——①《汤液本草》:“入三焦、命门。”②《本草经疏》:“入手厥阴、命门、手少阳，兼入足少阴、太阴经，亦可入足太阳。”③《本草经解》：“入足厥阴肝经、足少阴肾经、手太阴肺经。”④《本草再新》：“入心、肝、肾三经。”

山茱萸——①《汤液本草》：“入足厥阴、少阴经。”②《药品化义》：“入肝、心、肾三经。”③《本草经解》：“入手太阴肺经、足厥阴肝经。”

山药——①《汤液本草》：“手太阴经。”②《伤寒蕴要》：“入手、足太阴二经。”③《得配本草》：“入手、足太阴经血分，兼入足少阴经气分。”

泽泻——①《汤液本草》：“入手太阳、少阴经。”②《本草衍义补遗》：“入足太阳、少阴经。”③《雷公炮制药性解》：“入膀胱、肾、三焦、小肠四经。”④《本草经疏》：“入肾、脾。”

茯苓——①《汤液本草》：“入手太阴，足太阳、少阳经。”②《本草蒙筌》：“入膀胱、肾、肺。”③《雷公炮制药性解》：“入肺、脾、小肠三经。”④《本草经疏》：“入手足少阴，手太阳，足太阴、阳明经。”

牡丹皮——①《珍珠囊》：“手厥阴、足少阴。”②《本草纲目》：“手足少阴、厥阴四经。”③《雷公炮制药性解》：“入肺经。”

干地黄——①李杲：“入手、足少阴，手、足厥阴。”②《汤液本草》：“入手太阳、少阴经。”③《雷公炮制药性解》：“入心、肝、脾、肺四经。”

桂枝——①《长沙药解》：“入足厥阴肝、足太阳膀胱经。”②《本草新编》：“夫桂枝乃太阳经之药。”③《本草经解》：“入足厥阴肝经，入手太阴肺经。”

5．七方配伍

八味药为大方、偶方、复方、缓方。

6．七情配伍

附子、桂枝相须为用，增强温肾助阳之功。

干地黄、山萸肉、山药相须为用，增强补益肝脾肾阴之功。

泽泻、丹皮、茯苓相须为用，增强泻湿浊之功。

7．量数配伍

本方由六味地黄丸加上少许温阳补肾之药桂枝、附子（各 30g）合成；重用干地黄（240g），配伍山萸肉、山药（各 120g），三药合用，意在“三阴并补”；加上泽泻、丹皮、茯苓（各 90g）“三泻”，本方体现了有补有泻。加上附子桂枝温阳，意在“阴中求阳”。

8．对药配伍

干地黄——泽泻

山萸肉——丹皮

山药——茯苓

附子——桂枝

9．趋向配伍

山萸肉、桂枝、附子性温，升浮之品；干地黄、泽泻、丹皮性寒，茯苓下行渗湿，为沉降之品。山药味甘性品，为平和之品。

10. 阴阳配伍

干地黄、山萸肉、山药补益肝脾肾三阴，属阴；泽泻、丹皮、茯苓泻湿浊为主，属阴。桂枝、附子温阳为主；属阳。

11. 五行配伍

干地黄、泽泻、山药、茯苓味甘为土；能补能缓，补益之功强；山萸肉味酸为金；丹皮味苦为水；丹皮、山萸肉相配伍，使金水相生，防山萸肉温涩；同时土克水，全方补泻兼顾，以填精滋阴为重。加上桂枝、附子味辛为木，具有发散、温通之功；体现了水生木，实木扶土，阴中求阳，起到温补之效。

12. 随证加减配伍

①加味肾气丸：出自《济生方》。主治肾(阳)虚肿。症见腰痛脚肿小便不利。

②十补丸：出自《济生方》。主治肾阳虚损，精血不足证。症见面色黧黑，足冷足肿，耳鸣耳聋，肢体羸弱，足膝软弱，小便不利，腰脊疼痛；或阳痿、遗精，舌淡苔白，脉沉迟尺弱。

③若畏寒肢冷较甚者，可将桂枝改为肉桂，并加重桂、附之量，以增温补肾阳之效；兼痰饮咳喘者，加姜、辛、夏以温肺化饮；夜尿多者，可加巴戟天、益智仁、金樱子、芡实以助温阳固摄之功。

13. 名家论方

①元代王履："张仲景八味丸用泽泻，寇宗《本草衍义》云：'不过接引桂、附等归就肾经，别无他意，而王海藏韪之。'愚谓八味丸以地黄为君，而以余药佐之，非止为补血之剂，盖兼补气也。气者，血之母，东垣所谓阳旺则能生阴血者，此也。若果专为补肾而入肾经，则地黄、山茱萸、白茯苓、牡丹皮皆肾经之药，固不待夫泽泻之接引而后至也。其附子、官桂，虽非足少阴本药，然附子乃右肾命门之药，况浮、中、沉无所不至，又为通行诸经引用药；官桂能补下焦相火不足，是亦右肾命门药也。易老亦曰补肾用肉桂。然则桂、附亦不待夫泽泻之接引而后至矣。唯干山药虽独入手太阴经，然其功亦能强阴，且手太阴为足少阴之上源，源既有滋，流岂无益？夫其用地黄为君者，大补血虚不足与补肾也，用诸药佐之者，山药之强阴益气，山茱萸之强阴益精而壮元气，白茯苓之补阳长阴而益气，牡丹皮之泻阴火而治神志不足，泽泻之养五脏、益气力、起阴气而补虚损五劳，桂、附之补下焦火也。由此观之，则余之所谓兼补气者，非臆说也。且泽泻也，虽曰咸以泻肾，乃泻肾邪，非泻肾之本也。故五苓散用泽泻者，讵非泻肾邪乎？白茯苓亦伐肾邪，即所以补正耳。是则八味丸之用泽泻者，非他，盖取其泻肾邪，养五脏，益气力，起阴气，补虚损五劳之功而已。寇氏何疑其泻肾，而为接引桂、附等之说乎？且泽泻固能泻肾，然从于诸补药群众之中，虽欲泻之，而力莫能施矣。……夫八味丸，盖兼阴火不足者设；六味地黄丸，则惟阴虚者用之也。"(《医经溯洄集》)

②明代赵献可："夫一阳居于二阴为坎，此人生与天地相似也。今人入房盛而

阳事易举者，阴虚火动也。阳事先痿者，命门火衰也。真水竭则隆冬不寒，真火息则盛夏不热。是方也，熟地、山萸、丹皮、泽泻、山药、茯苓皆濡润之品，所以能壮水之主；肉桂、附子辛润之物，能于水中补火，所以益火之原。水火得其养，则肾气复其天矣。益火之原以消阴翳，即此方也。盖益脾胃而培万物之母，其利溥矣。”(《医贯》)

③清代柯琴：“命门之火，乃水中之阳。夫水体本静，而川流不息者，气之动，火之用也，非指有形者言也。然少火则生气，火壮则食气，故火不可亢，亦不可衰。所云火生土者，即肾家之少火游行其间，以息相吹耳。若命门火衰，少火几于息矣。欲暖脾胃之阳，必先温命门之火，此肾气丸纳桂、附于滋阴剂中十倍之一，意不在补火，而在微微生火，即生肾气也。故不曰温肾，而名肾气，斯知肾以气为主，肾得气而土自生也。且形不足者，温之以气，则脾胃因虚寒而致病者固痊，即虚火不归其原者，亦纳之而归封蛰之本矣。”(录自《医宗金鉴·删补名医方论》)

④清代张璐：“金匮八味肾气丸治虚劳不足，水火不交，下元亏损之首方，专用附、桂蒸发津气于上，地黄滋培阴血于下，萸肉涩肝肾之精，山药补黄庭之气，丹皮散不归经之血，茯苓守五脏之气，泽泻通膀胱之气。原夫此方《金匮》本诸崔氏，而《千金》又本诸南阳，心心相印，世世相承，洵为资生之至宝，固本之神丹，阴阳水火各得其平，而无偏胜之虑也。”(《千金方衍义》)

⑤清代魏念庭：“肾气丸，以附、桂入六味滋肾药中，益火之源以烘暖中焦之阳，使胃利于消而脾快于运，不治水而饮自无能留伏之患。是治痰饮，以升胃阳、燥脾湿为第一义，而于命门加火，又为第一义之先务也。”(《金匮要略方论本义》)

14. 方歌

《金匮》肾气治肾虚，地黄怀药及山萸，丹皮苓泽加附桂，引火归原热下趋。

右归丸

出自《景岳全书·卷五十一》。“治元阳不足，或先天禀衰，或劳伤过度，以致命门火衰，不能生土，而为脾胃虚寒，饮食少进，或呕恶膨胀，或反胃噎膈，或怯寒畏冷，或脐腹多痛，或大便不实，泻痢频作，或小水自遗，虚淋寒疝，或寒侵谿谷，而肢节痹痛，或寒在下焦而水邪浮肿。总之，真阳不足者，必神疲气怯、或心跳不宁、或四体不收、或眼见邪祟、或阳衰无子等证，俱速宜益火之源，以培右肾之元阳，而神气自强矣，此方主之。”

【处方】熟地(240g)，山药(120g)，山茱萸(90g)，枸杞子(90g)，菟丝子(120g)，鹿角胶(120g)，杜仲(120g)，肉桂(60g)，当归(90g)，附子(60～180g)。

【主治】肾阳不足，命门火衰证。年老或久病气衰神疲，畏寒肢冷，腰膝软弱，阳痿遗精；或阳衰无子，或饮食减少，大便不实，或小便自遗，舌淡苔白，脉沉而迟。

【功能】温补肾阳，填精益髓。

【用法用量】上先将熟地蒸烂杵膏，加炼蜜为丸，如梧桐子大。每服百余丸(6～

9g)，食前用滚汤或淡盐汤送下；或丸如弹子大，每嚼服二三丸(6～9g)，以滚白汤送下。现代用法：亦可水煎服，用量按原方比例酌减。

方中附子、肉桂、鹿角胶培补肾中元阳，温里祛寒，为君药。熟地、山萸肉、枸杞子、山药滋阴益肾，养肝补脾，填精补髓，取“阴中求阳”之义，为臣药。再用菟丝子、杜仲补肝肾，强腰膝，配以当归养血和血，共补肝肾精血，为佐药。诸药合用，以温肾阳为主而阴阳兼顾，肝脾肾并补，妙在阴中求阳，使元阳得以归原。

1. 君臣佐使配伍

君——**附子**①《本经》：“主风寒咳逆邪气，温中，金疮，破癥坚积聚，血瘕，寒湿踒躄，拘挛膝痛，不能行步。”②《别录》：“脚疼冷弱，腰脊风寒，心腹冷痛，霍乱转筋，下痢赤白，坚肌骨，强阴，又堕胎，为百药长。”③《本草拾遗》：“醋浸削如小指，纳耳中，去聋。去皮炮令坼，以蜜涂上炙之，令蜜入内，含之，勿咽其汁，主喉痹。”④《医学启源》：“《主治秘要》云，去脏腑沉寒；补助阳气不足，温热脾胃。”⑤李杲：“除脏腑沉寒，三阴厥逆，湿淫腹痛，胃寒蛔动；治经闭；补虚散壅。”⑥王好古：“治督脉为病，脊强而厥。”⑦《本草纲目》：“治三阴伤寒，阴毒寒疝，中寒中风，痰厥气厥，柔痓癫痫，小儿慢惊，风湿麻痹，肿满脚气，头风，肾厥头痛，暴泻脱阳，久痢脾泄，寒疟瘴气，久病呕哕，反胃噎膈，痈疽不敛，久漏冷疮。合葱涕，塞耳治聋。”⑧《本草备要》：“补肾命火，逐风寒湿。”⑨《本草从新》：“治痘疮灰白，一切沉寒痼冷之证。”

肉桂①《本经》：“主上气咳逆，结气喉痹吐吸，利关节，补中益气。”②《别录》：“主心痛，胁风，胁痛，温筋，通脉，止烦、出汗。”“主温中，利肝肺气，心腹寒热、冷疾，霍乱转筋，头痛，腰痛，止唾，咳嗽，鼻齆：能堕胎，坚骨节，通血脉，理疏不足；倡导百药，无所畏。”③《药性论》：“主治：几种心痛，杀三虫，主破血，通利月闭，治软脚，痹、不仁，胞衣不下，除咳逆，结气、痈痹，止腹内冷气，痛不可忍，主下痢，鼻息肉。杀草木毒。”④《日华子本草》：“治一切风气，补五劳七伤，通九窍，利关节，益精，明目，暖腰膝，破痃癖癥瘕，消瘀血，治风痹骨节挛缩，续筋骨，生肌肉。”⑤《珍珠囊》：“去卫中风邪，秋冬下部腹痛。”⑥《医学启源》：“补下焦不足，治沉寒肩冷及表虚自汗。《主治秘要》：渗泄，止渴。”⑦《用药心法》：“敌寒邪，治奔豚。”⑧王好古：“补命门不足，益火消阴。”⑨《本草纲目》：“治寒痹，风瘖，阴盛失血，泻痢，惊痫。”“治阳虚失血，内托痈疽痘疮，能引血化汗化脓，解蛇蝮毒。”

鹿角胶①《本经》：“主伤中劳绝；腰痛羸瘦，补中益气，妇人血闭无子，止痛安胎。”②《别录》：“疗吐血，下血，崩中不止，四肢酸疼，多汗，淋露，折跌伤损。”③《药性论》：“主男子肾藏气衰虚劳损，能安胎去冷，治漏下赤白，主吐血。”④《医学入门》：“主咳嗽，吐血，咯血，嗽血，尿血，下血。”

⑤《本草纲目》："治劳嗽，尿精，尿血，疮疡肿毒。"⑥《玉楸药解》："温肝补肾，滋益精血。治阳痿精滑，跌打损伤。"⑦《吉林中草药》："补脑，强心。治大脑水肿。"

臣——**熟地**①《珍珠囊》："大补血虚不足，通血脉，益气力。"②王好古："主坐而欲起，目𥆨𥆨无所见。"③《本草纲目》："填骨髓，长肌肉，生精血，补五脏、内伤不足，通血脉，利耳目，黑须发，男子五劳七伤，女子伤中胞漏，经候不调，胎产百病。"④《本草从新》："滋肾水，封填骨髓，利血脉，补益真阴，聪耳明目，黑发乌须。又能补脾阴，止久泻，治劳伤风痹，阴亏发热，干咳痰嗽，气短喘促，胃中空虚觉馁，痘证心虚无脓，病后胫股酸痛，产后脐腹急疼，感证阴亏，无汗便闭，诸种动血，一切肝肾阴亏，虚损百病，为壮水之主药。"

山萸肉①《本经》："主心下邪气寒热，温中，逐寒湿痹，去三虫。"②《雷公炮炙论》："壮元气，秘精。"③《别录》："肠胃风邪，寒热疝瘕，头风，风气去来，鼻塞，目黄，耳聋，面疱，温中，下气，出汗，强阴，益精，安五脏，通九窍，止小便利，明目，强力。"④《药性论》："治脑骨痛，止月水不定，补肾气；兴阳道，添精髓，疗耳鸣，除面上疮，主能发汗，止老人尿不节。"⑤《日华子本草》："暖腰膝，助水脏，除一切风，逐一切气，破癥结，治酒皶。"⑥《珍珠囊》："温肝。"⑦《本草求原》："止久泻，心虚发热汗出。"

枸杞子①陶弘景："补益精气，强盛阴道。"②《药性论》："能补益精诸不足，易颜色，变白，明目，安神。"③《食疗本草》："坚筋耐老，除风，补益筋骨，能益人，去虚劳。"④王好古："主心病嗌干，心痛，渴而引饮，肾病消中。"⑤《本草纲目》："滋肾，润肺，明目。"⑥《本草述》："疗肝风血虚，眼赤痛痒昏翳。""治中风眩晕，虚劳，诸见血证，咳嗽血，痿、厥、挛，消瘅，伤燥，遗精，赤白浊，脚气，鹤膝风。"

山药①《本经》："主伤中，补虚，除寒热邪气，补中益气力，长肌肉，久服耳目聪明。"②《别录》："主头面游风，风头（一作'头风'）眼眩，下气，止腰痛，治虚劳羸瘦，充五脏，除烦热，强阴。"③《药性论》："补五劳七伤，去冷风，止腰痛，镇心神，补心气不足，病人体虚羸，加而用之。"④《食疗本草》："治头疼，助阴力。"⑤《日华子本草》："助五脏，强筋骨，长志安神，主泄精健忘。"⑥朱震亨："生捣贴肿硬毒，能消散。"⑦《伤寒蕴要》："补不足，清虚热。"⑧《本草纲目》："益肾气，健脾胃，止泄痢，化痰涎，润皮毛。"

佐——**菟丝子**①《本经》："主续绝伤，补不足，益气力，肥健人，久服明目。"②《雷公炮炙论》："补人卫气，助人筋脉。"③《别录》："养肌强阴，坚筋骨，主茎中寒，精自出，溺有余沥，口苦燥渴，寒血为积。"④《药性论》："治男子女人虚冷，添精益髓，去腰疼膝冷，又主消渴热中。"⑤《日华子本草》："补五劳七伤，治泄精，尿血，润心肺。"⑥王好古："补肝脏风虚。"⑦《山东中药》："治妇人常习惯性流产。"

杜仲①《本经》："主腰脊痛，补中益精气，坚筋骨，强志，除阴下痒湿，小便余沥。"②《别录》："主脚中酸痛，不欲践地。"③《药性论》："治肾冷臀腰痛，腰病人虚而身强直，风也。腰不利加而用之。"④《日华子本草》："治肾劳，腰脊挛。入药炙用。"⑤王好古："润肝燥，补肝经风虚。"⑥《本草正》："止小水梦遗，暖子宫，安胎气。"⑦《玉楸药解》："益肝肾，养筋骨，去关节湿淫。治腰膝酸痛，腿足拘挛。"⑧《本草再新》："充筋力，强阳道。"

使——**当归**①《本经》："主咳逆上气，温疟寒热洗洗在皮肤中，妇人漏下，绝子，诸恶疮疡金疮，煮饮之。"②《别录》："温中止痛，除客血内塞，中风痉、汗不出，湿痹，中恶客气、虚冷，补五藏，生肌肉。"③《药性论》："止呕逆、虚劳寒热，破宿血，主女子崩中，下肠胃冷，补诸不足，止痢腹痛。单煮饮汁，治温疟，主女人沥血腰痛，疗齿疼痛不可忍。病人虚冷加而用之。"④《日华子本草》："治一切风，一切血，补一切劳，破恶血，养新血及主癥癖。"⑤《珍珠囊》："头破血，身行血，尾止血。(《汤液本草》引作'头止血，身和血，梢破血。')"⑥李杲："当归梢，主癥癖，破恶血，并产后恶血上冲，去诸疮疡肿结，治金疮恶血，温中润燥止痛。"⑦王好古："主痿躄嗜卧，足下热而痛。冲脉为病，气逆里急；带脉为病，腹痛，腰溶溶如坐水中。"⑧《本草蒙筌》："逐跌打血凝，并热痢刮疼滞住肠胃内。"⑨《本草纲目》："治头痛，心腹诸痛，润肠胃筋骨皮肤。治痈疽，排脓止痛，和血补血。"⑩《本草再新》："治浑身肿胀，血脉不和，阴分不足，安生胎，堕死胎。"

2. 四气配伍

热——附子①《本经》："味辛，温。"②《吴普本草》："岐伯、雷公：甘，有毒。李氏：苦，有毒，大温。"③《别录》："甘，大热，有大毒。"④《本草正》："腌者大咸，性大热，有毒。"

肉桂①《本经》："味辛，温。"②《别录》："味甘辛，太热，有小毒。"③《药性论》："味苦辛，无毒。"④《医学启源》："气热，味大辛。"

微温——山茱萸①《本经》："味酸，平。"②《吴普本草》："神农、黄帝、雷公、扁鹊：酸，无毒。岐伯：辛。"③《别录》："微温，无毒。"④《药性论》："味咸辛，大热。"

熟地①《珍珠囊》："甘苦。"②《本草纲目》："甘微苦，微温。"③《本草新编》："味甘，性温。"

平——山药①《本经》："味甘，温。"②《别录》："平，无毒。"③《药性类明》："味甘，性凉而润。"④《药品化义》："生者性凉，熟则化凉为温。"

枸杞①《别录》:"微寒,无毒。"②《药性论》:"味甘,平。"③《食疗本草》:"寒,无毒。

菟丝子①《本经》:"味辛,平。"②《别录》:"甘,无毒。"③《本草正》:"味甘辛,气微温。"

温——鹿角胶①《本经》:"味甘,平。"②《别录》:"温,无毒。"③《本草正》:"味甘咸,气温。"

当归①《本经》:"味甘,温。"②《吴普本草》:"神农、黄帝、桐君、扁鹊:甘,无毒。岐伯、雷公:辛、无毒。李氏:小温。"③《别录》:"辛,大温,无毒。"④《本草述》:"味苦,温,无毒。"

杜仲①《本经》:"味辛,平。"②《别录》:"甘,温,无毒。"③《药性论》:"味苦。"

3. 五味配伍

辛甘——附子①《本经》:"味辛,温。"②《吴普本草》:"岐伯、雷公:甘,有毒。李氏:苦,有毒,大温。"③《别录》:"甘,大热,有大毒。"④《本草正》:"腌者大咸,性大热,有毒。"

肉桂①《本经》:"味辛,温。"②《别录》:"味甘辛,太热,有小毒。"③《药性论》:"味苦辛,无毒。"④《医学启源》:"气热,味大辛。"

菟丝子①《本经》:"味辛,平。"②《别录》:"甘,无毒。"③《本草正》;"味甘辛,气微温。"

当归①《本经》:"味甘,温。"②《吴普本草》:"神农、黄帝、桐君、扁鹊:甘,无毒。岐伯、雷公:辛、无毒。李氏:小温。"③《别录》:"辛,大温,无毒。"④《本草述》:"味苦,温,无毒。"

酸——山茱萸①《本经》:"味酸,平。"②《吴普本草》:"神农、黄帝、雷公、扁鹊:酸,无毒。岐伯:辛。"③《别录》:"微温,无毒。"④《药性论》:"味咸辛,大热。"

甘——山药①《本经》:"味甘,温。"②《别录》:"平,无毒。"③《药性类明》:"味甘,性凉而润。"④《药品化义》:"生者性凉,熟则化凉为温。"

熟地①《珍珠囊》:"甘苦。"②《本草纲目》:"甘微苦,微温。"③《本草新编》:"味甘,性温。"

枸杞①《别录》:"微寒,无毒。"②《药性论》:"味甘,平。"③《食疗本草》:"寒,无毒。"

咸——鹿角胶①《本经》:"味甘,平。"②《别录》:"温,无毒。"③《本草正》:"味甘咸,气温。"

甘微辛——杜仲①《本经》:"味辛,平。"②《别录》:"甘,温,无毒。"③《药性论》:"味苦。"

4. 归经配伍

附子——①《汤液本草》:"入三焦、命门。"②《本草经疏》:"入手厥阴、命门、手少阳，兼入足少阴、太阴经，亦可入足太阳。”③《本草经解》：“入足厥阴肝经、足少阴肾经、手太阴肺经。”④《本草再新》：“入心、肝、肾三经。”

山茱萸——①《汤液本草》：“入足厥阴、少阴经。”②《药品化义》：“入肝、心、肾三经。”⑧《本草经解》：“入手太阴肺经、足厥阴肝经。”

山药——①《汤液本草》：“手太阴经。”②《伤寒蕴要》：“入手、足太阴二经。”③《得配本草》：“入手、足太阴经血分，兼入足少阴经气分。”

熟地——①李杲：“入手足少阴、厥阴经。”②《本草从新》：“入足三阴经。”

鹿角胶——①《本草汇言》：“入手足少阴、厥阴经。”②《本草经解》：“入手太阴肺经、足太阴脾经。”

枸杞——①《本草汇言》：“入足少阴、足厥阴经。”②《本草经解》：“入足少阴肾经、手少阴心经。”③《要药分剂》：“入肝、胃二经，兼入肺经。”

肉桂——①《珍珠囊》：“太阳经。”“足少阴经。”②《雷公炮制药性解》：“入心、脾、肺、肾四经。”③《本草经疏》：“入手足少阴、厥阴血分。”

菟丝子——①《本草经疏》：“脾、肾、肝三经。”②《本草新编》：“入心、肝、肾三经。”

当归——①《汤液本草》：“入手少阴、足太阴、厥阴经。”②《雷公炮制药性解》：“入心、肝、肺三经。”

杜仲——①王好古：“肝经气分。”②《雷公炮制药性解》：“入肾经。”③《本草经解》：“入手太阴肺经。”

5. 七方配伍

十味药为大方、偶方、缓方。

6. 七情配伍

附子、肉桂、鹿角胶相须而用，温补肾阳，填精补髓。

熟地、枸杞子、山茱萸、山药相须而用，滋阴益肾，养肝补脾。

菟丝子补阳益阴，固精缩尿；杜仲补益肝肾，强筋壮骨；当归养血和血，助鹿角胶以补养精血。

诸药配合，共奏温补肾阳，填精止遗之功。

7. 量数配伍

本方药量均较大，意在益中求精，各施其功。附子、肉桂、鹿角胶相须而用，温补肾阳，填精补髓。熟地、枸杞子、山茱萸、山药相须而用，滋阴益肾，养肝补脾。加入菟丝子补阳益阴，固精缩尿；加入杜仲补益肝肾，强筋壮骨；加入当归养血和血，助鹿角胶以补养精血。诸药配合，共奏温补肾阳，填精止遗之功。

8. 对药配伍

附子——肉桂

枸杞——山茱萸

熟地——枸杞子

杜仲——当归

9. 趋向配伍

附子性热味辛，肉桂性热味甘，鹿角胶性平味甘，熟地黄性温味甘，枸杞子性平味甘，山茱萸性微温，山药性平味甘，菟丝子性微温味甘，杜仲性温味甘，当归性温味甘。本方中多属味甘之品，厚味之品，性温之品，有升发之功，为升浮之品。

10. 阴阳配伍

附子、肉桂、菟丝子、杜仲、熟地、当归、山茱萸，性温热为阳；枸杞、鹿角胶、山药，补益脾胃属阳。

11. 五行配伍

肉桂、鹿角胶、熟地、枸杞子、山药、菟丝子、杜仲、当归皆味甘，为土，有补益之功。附子性热味辛，为木，有辛散之性。山茱萸味酸，为金。诸药合用，体现了五行中培土生金，金水相生的原则，重在温补肾阳，填精止遗。

12. 随证加减配伍

①右归饮。熟地9～30g，山药6g，枸杞子6g，山茱萸3g，甘草3g，肉桂3～6g，杜仲9g，制附子6～9g。出自《景岳全书》。主治肾阳不足证。气怯神疲，腹痛腰酸，手足不温，及阳痿遗精，大便薄，小便频多舌淡苔薄，脉来虚细者；或阴盛格阳，真寒假热之证。(《景岳全书》)

②若阳衰气虚，加人参以补之；阳虚精滑或带浊、便溏，加补骨脂以补肾固精止泻；肾泄不止，加五味子、肉豆蔻以涩肠止泻；饮食减少或不易消化，或呕恶吞酸加干姜以温中散寒；腹痛不止，加吴茱萸(炒)以散寒止痛；腰膝酸痛者，加胡桃肉以补肾助阳，益髓强腰；阳痿者，加巴戟天、肉苁蓉以补肾壮阳。

13. 名家论方

①原书主治。《景岳全书·卷五十一》。“治元不足，或先天禀衰，或劳伤过度，以致命门火衰，不能生土，而为脾胃虚寒，饮食少进，或呕恶膨胀，或反胃噎膈，或怯寒畏冷，或脐腹多痛，或大便不实、泻痢频作，或小水自遗、虚淋寒疝，或寒侵谿谷而肢节痹痛，或寒在下焦而水邪浮肿。总之，真阳不足者，必神疲气怯，或心跳不宁，或四体不收，或眼见邪祟，或阳衰无子等证，俱速宜益火之原，以培右肾之元阳，而神气自强矣，此方主之。”

②方论选录。徐大椿《医略六书》卷18：“肾脏阳衰，火反发越于上，遂成上热下寒之证，故宜引火归原法。熟地补肾脏，萸肉涩精气，山药补脾，当归养血，杜仲强腰膝，菟丝补肾脏，鹿角胶温补精血以壮阳，枸杞子甘滋精髓以填肾也。附子、肉桂补火回阳，专以引火归原，而虚阳无不敛藏于肾命，安有阳衰火发之患哉？此补肾回阳之剂，为阳虚火发之专方。”

14. 方歌

右归丸中地附桂，山药茱萸菟丝归，杜仲鹿胶枸杞子，益火之源此方魁。

第六节 阴阳双补

地黄饮子

【别名】地黄饮

出自《圣济总录·卷五十一》。"肾气虚厥，语声不出，足废不用。"

【处方】熟地(12g)，巴戟天(15g)，山茱萸(15g)，石斛(15g)，肉苁蓉(15g)，附子(15g)，五味子(15g)，官桂(15g)，白茯苓(15g)，麦门冬(15g)，菖蒲(15g)，远志(15g)。

【主治】下元虚衰，痰浊上泛之喑痱证。舌强不能言，足废不能用，口干不欲饮，足冷面赤，脉沉细弱。

【功能】滋肾阴，补肾阳，开窍化痰。

【用法用量】上为粗末，每服三钱匕(9～15g)，水一盏，加生姜三片，大枣二枚，擘破，同煎七分，去滓，食前温服。现代用法：加姜枣水煎服。

方中熟地、山茱萸滋补肾阴，肉苁蓉、巴戟天温壮肾阳，四味共为君药。配伍附子、肉桂之辛热，以助温养下元，摄纳浮阳，引火归原；石斛、麦冬、五味子滋养肺肾，金水相生，壮水以济火，均为臣药。石菖蒲与远志、茯苓合用，是开窍化痰，交通心肾的常用组合，是为佐药。姜、枣和中调药，功兼佐使。

1. 君臣佐使配伍

君——**熟地**①《珍珠囊》："大补血虚不足，通血脉，益气力。"②王好古："主坐而欲起，目𥆧𥆧无所见。"③《本草纲目》："填骨髓，长肌肉，生精血，补五脏、内伤不足，通血脉，利耳目，黑须发，男子五劳七伤，女子伤中胞漏，经候不调，胎产百病。"④《本草从新》："滋肾水，封填骨髓，利血脉，补益真阴，聪耳明目，黑发乌须。又能补脾阴，止久泻，治劳伤风痹，阴亏发热，干咳痰嗽，气短喘促，胃中空虚觉馁，痘证心虚无脓，病后胫股酸痛，产后脐腹急疼，感证阴亏，无汗便闭，诸种动血，一切肝肾阴亏，虚损百病，为壮水之主药。

巴戟天①《本草经疏》："巴戟天，主大风邪气，及头面游风者，风力阳邪，势多走上，《经》曰，'邪之所凑，其气必虚，巴戟天性能补助元阳，而兼散邪，况真元得补，邪安所留，此所以愈大风邪气也。'主阴痿不起，强筋骨，安五脏，补中增志益气者，是脾、肾二经得所养，而诸虚自愈矣。其能疗少腹及阴中引痛，下气，并补五劳，益精，利男子者，五脏之劳，肾为之主，下气则火降，火降则水升，阴阳互宅，精神内守，故主肾气滋长，元阳益盛，诸虚为病者，不求其退而退矣。"②《本草汇》："巴戟天，为肾经血分之药，盖补助元阳则胃气滋长，诸虚自退，其功可居萆薢、石斛之上。但其性多热，同黄柏、知母则强阴，同苁蓉、锁阳则助阳，贵乎用之之人用热远热，用寒远寒耳。”③《本草新编》：“夫命门火衰，则脾胃寒虚，即不能大进饮食，用附子、肉桂以温命门，未免过于太热，何如用巴戟天之甘温，补其火而又不烁其水之为妙耶？或问巴戟天近人止用于丸散之中，不识亦可用于汤剂中耶？曰：巴戟天正汤剂之妙药，温而不热，健脾开胃，既益元阳，复填阴水，真接续之利器，有近效而又有速功。”④《本草求真》：“巴戟天，据书称为补肾要剂，能治五痨七伤，强阴益精，以其体润故耳。然气味辛温，又能祛风除湿，故凡腰膝疼痛，风气脚气水肿等症，服之更为有益。观守真地黄饮子，用此以治风邪，义实基此，未可专作补阴论也。”⑤《本经》：“主大风邪气，阴痿不起，强筋骨，安五脏，补中增志益气。”⑥《别录》：“疗头面游风，小腹及阴中相引痛，下气，补五劳，益精。”

山茱萸①《本经》：“主心下邪气寒热，温中，逐寒湿痹，去三虫。”②《雷公炮炙论》：“壮元气，秘精。”③《别录》：“肠胃风邪，寒热疝瘕，头风，风气去来，鼻塞，目黄，耳聋，面疱，温中，下气，出汗，强阴，益精，安五脏，通九窍，止小便利，明目，强力。”④《药性论》：“治脑骨痛，止月水不定，补肾气；兴阳道，添精髓，疗耳鸣，除面上疮，主能发汗，止老人尿不节。”⑤《日华子本草》：“暖腰膝，助水脏，除一切风，逐一切气，破癥结，治酒皶。”⑥《珍珠囊》：“温肝。”⑦《本草求原》：“止久泻，心虚发热汗出。”

肉苁蓉①《本经》：“主五劳七伤，补中，除茎中寒热痛，养五脏，强阴，益精气，妇人癥瘕。”②《别录》：“除膀胱邪气，腰痛，止痢。”③《药性论》：“益髓，悦颜色，延年，治女人血崩，壮阳，大补益，主亦白下。”④《日华子本草》：“治男绝阳不兴，女绝阴不产，润五脏，长肌肉，暖腰膝，男子泄精，尿血，遗沥，带下阴痛。”⑤《本草经疏》：“白酒煮烂顿食，治老人便燥闭结。”

臣——**石斛**①《本经》：“主伤中，除痹，下气，补五脏虚劳羸瘦，强阴，久服厚肠胃。”②《别录》：“益精，补内绝不足，平胃气，长肌肉，逐皮肤邪热痱气，脚膝疼冷痹弱，定志除惊。”③《僧深集方》：“囊湿精少，小便余沥者，宜加之。”④《药性论》：“益气除热。主治男子腰脚软弱，健阳，逐皮肌风痹，骨中久冷，虚损，补肾积精，腰痛，养肾气，益力。”⑤《日华子本草》：“治虚损劣弱，壮筋骨，暖水脏，益智，平胃气，逐虚邪。”⑥《本草衍义》：“治胃中虚热。”⑦《本草纲目》：“治发热自汗，痈疽排脓内塞。”⑧《药品化义》：“治肺气久虚，咳嗽不止。”⑨《本草备要》：“疗梦遗滑精。”⑩《纲目拾遗》：“清胃除虚热，生津，已劳损，以之代茶，开胃健脾。定惊疗风，能镇涎痰，解暑，甘芳降气。”⑪《本草再新》：“理胃气，清胃火，除心中烦渴，疗肾经虚热，安神定惊，解盗汗，能散暑。”

附子①《本经》:“主风寒咳逆邪气,温中,金疮,破癥坚积聚,血瘕,寒湿踒躄,拘挛膝痛,不能行步。”②《别录》:“脚疼冷弱,腰脊风寒,心腹冷痛,霍乱转筋,下痢赤白,坚肌骨,强阴,又堕胎,为百药长。”③《本草拾遗》:“醋浸削如小指,纳耳中,去聋。去皮炮令坼,以蜜涂上炙之,令蜜入内,含之,勿咽其汁,主喉痹。”④《医学启源》:“《主治秘要》云,去脏腑沉寒;补助阳气不足,温热脾胃。”⑤李杲:“除脏腑沉寒,三阴厥逆,湿淫腹痛,胃寒蛔动;治经闭;补虚散壅。”⑥王好古:“治督脉为病,脊强而厥。”⑦《本草纲目》:“治三阴伤寒,阴毒寒疝,中寒中风,痰厥气厥,柔痓癫痫,小儿慢惊,风湿麻痹,肿满脚气,头风,肾厥头痛,暴泻脱阳,久痢脾泄,寒疟瘴气,久病呕哕,反胃噎膈,痈疽不敛,久漏冷疮。合葱涕,塞耳治聋。”⑧《本草备要》:“补肾命火,逐风寒湿。”⑨《本草从新》:“治痘疮灰白,一切沉寒痼冷之证。”

五味子①《本经》:“主益气,咳逆上气,劳伤羸度,补不足,强阴,益男子精。”②《别录》:“养五脏,除热,生阴中肌。”③《日华子本草》:“明目,暖水脏,治风,下气,消食,霍乱转筋,痃癖奔豚冷气,消水肿,反胃,心腹气胀,止渴,除烦热,解酒毒,壮筋骨。”④李杲:“生津止渴。治泻痢,补元气不足,收耗散之气,瞳子散大。”⑤王好古:“治喘咳燥嗽,壮水镇阳。”⑥《本草蒙筌》:“风寒咳嗽,南五味为奇,虚损劳伤,北五味最妙。”⑦《本草通玄》:“固精,敛汗。”

官桂①《本经》:“主上气咳逆,结气喉痹吐吸,利关节,补中益气。”②《别录》:“主心痛,胁风,胁痛,温筋,通脉,止烦、出汗。”“主温中,利肝肺气,心腹寒热、冷疾,霍乱转筋,头痛,腰痛,止唾,咳嗽,鼻齆:能堕胎,坚骨节,通血脉,理疏不足;倡导百药,无所畏。”③《药性论》:“主治:几种心痛,杀三虫,主破血,通利月闭,治软脚,痹、不仁,胞衣不下,除咳逆,结气、痈痹,止腹内冷气,痛不可忍,主下痢,鼻息肉。杀草木毒。”④《日华子本草》:“治一切风气,补五劳七伤,通九窍,利关节,益精,明目,暖腰膝,破痃癖癥瘕,消瘀血,治风痹骨节挛缩,续筋骨,生肌肉。”⑤《珍珠囊》:“去卫中风邪,秋冬下部腹痛。”⑥《医学启源》:“补下焦不足,治沉寒肩冷及表虚自汗。《主治秘要》:渗泄,止渴。”⑦《用药心法》:“敌寒邪,治奔豚。”⑧王好古:“补命门不足,益火消阴。”⑨《本草纲目》:“治寒痹,风瘖,阴盛失血,泻痢,惊痫。”“治阳虚失血,内托痈疽痘疮,能引血化汗化脓,解蛇蝮毒。”

麦门冬①《本草汇言》:“麦门冬,清心润肺之药也。主心气不足,惊悸怔忡,健忘恍惚,精神失守;或肺热肺燥,咳声连发,肺痿叶焦,短气虚喘,火伏肺中,咯血咳血;或虚劳客热,津液干少;或脾胃燥涸,虚秘便难;此皆心肺肾脾元虚火郁之证也。然而味甘气平,能益肺金,味苦性寒,能降心火，体润质补，能养肾髓，专治劳损虚热之功居多。如前古主心腹结气，伤中伤饱，胃络脉绝，羸瘦短气等疾，则属劳损明矣。”②《药品化义》：“麦冬，润肺，清肺，盖肺苦气上逆，润之清之，肺气得保，若咳嗽连声，若客热虚劳，若烦渴，若足痿，皆属肺热，无不悉愈。同生地，令心肺清则气顺，结气自释，治虚人元气不运，胸腹虚气痞满，及女人经水枯，乳不下，皆宜用之。同黄芩，扶金制木，治臌胀浮肿。同山栀，清金利水，治支满黄疸。又同小荷钱，清养胆腑，以佐少阳生气。入固本丸，以滋阴血，使心火下降，肾水上升，心肾相交之义。”③《神农本草经》：“主心腹结气，伤中伤饱，胃络脉绝，羸瘦短气。”④《名医别录》：“疗身重目黄，心下支满，虚劳客热，口干烦渴，止呕吐，愈痿蹶，强阴益精，消谷调中，保神，定肺气，安五脏，令人肥健。”⑤《药性论》：“治热毒，止烦渴，主大水面目肢节浮肿，下水。治肺痿吐脓，主泄精。”⑥《本草拾遗》：“治寒热体劳，下痰饮。”⑦《日华子本草》：“治五劳七伤，安魂定魄，时疾热狂，头痛，止嗽。”⑧《本草衍义》：“治心肺虚热。”⑨《珍珠囊》：“治肺中伏火，生脉保神。”⑩《医学启源》：“《主治秘要》云，治经枯乳汁不下。”

佐——**石菖蒲**①《本经》：“主风寒湿痹，咳逆上气，开心孔，补五脏，通九窍，明耳目，出音声。”②《别录》：“主耳聋，痈疮，温肠胃，止小便利，四肢湿痹，不得屈伸，小儿温疟，身积热不解，可作浴汤。聪耳目，益心智。”③《药性论》：“治风湿顽痹，耳鸣，头风，泪下，杀诸虫，治恶疮疥瘙。”④《日华子本草》：“除风下气，除烦闷，止心腹痛，霍乱转筋。治客风疮疥，涩小便，杀腹藏虫。耳痛：作末、炒，承热裹窨，甚验。”⑤王好古：“治心积伏粱。”⑥《滇南本草》：“治九种胃气，止疼痛。”⑦《本草纲目》：“治中恶卒死，客忤癫痫，下血崩中，安胎漏。散痈肿。捣汁服，解巴豆、大戟毒。”⑧《本草备要》：“补肝益心，去湿逐风，除痰消积，开胃宽中。疗噤口毒痢，风痹惊痫。”⑨《本草再新》：“止鼻血，散牙痈。”⑩广州部队《常用中草药手册》：“治风湿性关节炎，腰腿痛，消化不良，胃炎，热病神昏，精神病。”⑪《广西中草药》：“治癫狂，惊痫，痰厥昏迷，胸腹胀闷或疼痛。”

远志①《本经》：“主咳逆伤中，补不足，除邪气，利九窍，益智慧，耳目聪明，不忘，强志倍力。”②《本草经集注》：“杀天雄、附子毒。”③《别录》：“定心气，止惊悸，益精，去心下膈气、皮肤中热、面目黄。”④《药性论》：“治心神健春，坚壮阳道。主梦邪。”⑤《日华子本草》：“主膈气惊魇，长肌肉，助筋骨，妇人血噤失音，小儿客忤。”⑥王好古：“治肾积奔豚。”⑦《本草纲目》：“治一切痈疽。”⑧《滇南本草》：“养心血，镇惊，宁心，散痰涎。疗五痫角弓反张，惊搐，口吐痰涎，手足战摇，不省人事，缩小便，治赤白浊，膏淋，滑精不禁。”⑨《本草再新》：“行气散郁，并善豁痰。”

茯苓①《本经》：“主胸胁逆气，忧恚惊邪恐悸，心下结痛，寒热烦满，咳逆，口焦舌干，利小便。”②《别录》：“止消渴，好唾，大腹，淋沥，膈中痰水，水肿淋结。开胸腑，调脏气，伐肾邪，长阴，益气力，保神守中。”③《药性论》：“开胃，止呕逆，善安心神。主肺痿痰壅。治小儿惊痫，心腹胀满，妇人热淋。”④《日华子本草》：“补五劳七伤，安胎，暖腰膝，开心益智，止健忘。”⑤《伤寒明理论》：“渗水缓脾。”⑥《医学启源》：“除湿，利腰脐间血，和中益气为主。治溺黄或赤而不利。《主治秘要》云，止泻，除虚热，开腠理，生津液。”⑦王好古：“泻膀胱，益脾胃。治肾积奔豚。”⑧《药征》：“主治悸及肉瞤筋惕，旁治头眩烦躁。”

使——**生姜**①《本草新编》：“通畅神明，辟疫，且助生发之气，能祛风邪。姜通神明，古志之矣。然徒用一二片，欲遽通神明，亦必不得之数。或用人参，或用白术，或用石菖蒲，或用丹砂，彼此相济，而后神明可通，邪气可辟也。”②《长沙药解》：“降逆止呕，泻满开郁，入肺胃而驱浊，走肝脾而行滞，荡胸中之瘀满，排胃里之壅遏，善通鼻塞，最止腹痛，调和脏腑，宣达营卫，行经之要品，发表之良药。”③《药鉴》：“温经散表邪之风，益气止翻胃之疾。故生姜能治咳嗽痰涎，止呕吐，开胃口，主伤寒伤风，头疼发热，鼻塞咳逆等症。”④《本草思辨录》：“生姜气薄发泄，能由胃通肺以散邪。凡外感鼻塞与噫气呕吐胸痹喉间凝痰结气皆主之。”⑤《本草经解》：“久服，去臭气，通神明。”⑥《证类本草》：“主伤寒头痛鼻塞，咳逆上气，止呕吐。久服去臭气，通神明。”

大枣①《本经》：“主心腹邪气，安中养脾，助十二经。平胃气，通九窍，补少气、少津液，身中不足，大惊，四肢重，和百药。”②《本草经集注》：“煞乌头毒。”③《别录》：“补中益气，强力，除烦闷，疗心下悬，肠僻澼。”④《药对》：“杀附子、天雄毒。”⑤孟诜：“主补津液，洗心腹邪气，和百药毒，通九窍，补不足气，煮食补肠胃，肥中益气第一，小儿患秋痢，与虫枣食，良。”⑥《日华子本草》：“润心肺，止嗽。补五脏，治虚劳损，除肠胃癖气。”⑦《珍珠囊》：“温胃。”⑧李杲：“温以补脾经不足，甘以缓阴血，和阴阳，调营卫，生津液。”⑨《药品化义》：“养血补肝。”⑩《本草再新》：“补中益气，滋肾暖胃，治阴虚。”⑪《中国药植图鉴》：“治过敏性紫癜病、贫血及高血压。”

2. 四气配伍

热——附子①《本经》：“味辛，温。”②《吴普本草》：“岐伯、雷公：甘，有毒。李氏：苦，有毒，大温。”③《别录》：“甘，大热，有大毒。”④《本草正》：“腌者大咸，性大热，有毒。”

肉桂①《本经》：“味辛，温。”②《别录》：“味甘辛，太热，有小毒。”③《药性论》：“味苦辛，无毒。”④《医学启源》：“气热，味大辛。”

生姜①《本草新编》：“大热。”②《长沙药解》：“性温。”③《药鉴》：“性温。”

④《本草经解》:"气微温。"⑤《证类本草》:"微温。"

微温——山茱萸①《本经》:"味酸,平。"②《吴普本草》:"神农、黄帝、雷公、扁鹊:酸,无毒。岐伯:辛。"③《别录》:"微温,无毒。"④《药性论》:"味咸辛,大热。"

熟地①《珍珠囊》:"甘苦。"②《本草纲目》:"甘微苦,微温。"③《本草新编》:"味甘,性温。"

石菖蒲①《本经》:"辛,温。"②《别录》:"无毒。"③《药性论》:"味苦辛,无毒。"

平——茯苓①《本经》:"味甘,平。"②《医学启源》:"《主治秘要》云,性温,味淡。"

寒——石斛①《本经》:"味甘,平。"②《吴普本草》:"扁鹊:酸。李当之:寒。"③《别录》:"无毒。"④《滇南本草》:"性平,味甘淡。"⑤《本草纲目》:"甘淡微咸。"⑥《药品化义》:"味苦,性凉。"

微寒——麦冬①《别录》:"微寒,无毒。"②《医学启源》:"气寒,味微苦。"③《医林纂要》:"甘淡微苦,微寒。"

温——五味子①《本经》:"味酸,温。"②《别录》:"无毒。"③《唐本草》:"皮肉甘酸,核中辛苦,都有咸味。"④《长沙药解》:"味酸微苦咸,气涩。"

远志①《本经》:"味苦,温。"②《别录》:"无毒。"③《本草经疏》:"苦微辛,温。"④《医学衷中参西录》:"味酸微辛,性平。"

巴戟天①《本经》:"味辛,微温。"②《本草纲目》:"辛甘,微温,无毒。"③《证类本草》:"味辛、甘,微温,无毒。"

肉苁蓉①《本经》:"味甘,微温。"②《别录》:"酸咸,无毒。"③《本草正》:"味甘咸微辛酸,微温。"④《玉楸药解》:"甘咸,气平。"

大枣孟诜:"温。"

3. 五味配伍

辛甘——附子①《本经》:"味辛,温。"②《吴普本草》:"岐伯、雷公:甘,有毒。李氏:苦,有毒,大温。"③《别录》:"甘,大热,有大毒。"④《本草正》:"腌者大咸,性大热,有毒。"

肉桂①《本经》:"味辛,温。"②《别录》:"味甘辛,太热,有小毒。"③《药性论》:"味苦辛,无毒。"④《医学启源》:"气热,味大辛。"

巴戟天:①《本经》:"味辛,微温。"②《别录》:"甘,无毒。"③《日华子本草》:"味苦。"

酸——山茱萸①《本经》:"味酸,平。"②《吴普本草》:"神农、黄帝、雷公、扁鹊:酸,无毒。岐伯:辛。"③《别录》:"微温,无毒。"④《药性论》:"味咸辛,大热。"

五味子①《本经》:"味酸,温。"②《别录》:"无毒。"③《唐本草》:"皮肉甘酸，核中辛苦，都有咸味。”④《长沙药解》：“味酸微苦咸，气涩。”

甘淡——茯苓①《本经》：“味甘，平。”②《医学启源》：“《主治秘要》云，性温，味淡。”

甘——熟地①《珍珠囊》：“甘苦。”②《本草纲目》：“甘微苦，微温。”③《本草新编》：“味甘，性温。”

大枣①《本经》：“味甘，平。”②《千金要方·食治》：“味甘辛，热，无毒。”

甘淡微咸——石斛①《本经》：“味甘，平。”②《吴普本草》：“扁鹊：酸。李当之：寒。”③《别录》：“无毒。”④《滇南本草》：“性平，味甘淡。”⑤《本草纲目》：“甘淡微咸。”⑥《药品化义》：“味苦，性凉。”

肉苁蓉：①《本经》：“味甘，微温。”②《别录》：“酸咸，无毒。”③《本草正》：“味甘咸微辛酸，微温。”④《玉楸药解》：“甘咸，气平。”

甘微苦——麦冬①《本经》：“味甘，平。”②《医林纂要》：“甘淡微苦，微寒。”

辛苦——远志①《本经》：“味苦，温。”②《别录》：“无毒。”③《本草经疏》：“苦微辛，温。”④《医学衷中参西录》：“味酸微辛，性平。”

辛——石菖蒲①《本经》：“辛，温。”②《另口录》：“无毒。”③《药性论》：“味苦辛，无毒。”

生姜①《本草新编》：“味辛辣。”②《长沙药解》：“味辛。”③《药鉴》：“味辛。”④《本草经解》：“味辛。”⑤《证类本草》：“味辛。”

4. 归经配伍

附子——①《汤液本草》：“入三焦、命门。”②《本草经疏》：“入手厥阴、命门、手少阳，兼入足少阴、太阴经，亦可入足太阳。”③《本草经解》：“入足厥阴肝经、足少阴肾经、手太阴肺经。”④《本草再新》：“入心、肝、肾三经。”

山茱萸——①《汤液本草》：“入足厥阴、少阴经。”②《药品化义》：“入肝、心、肾三经。”③《本草经解》：“入手太阴肺经、足厥阴肝经。”

茯苓——①《汤液本草》：“入手太阴，足太阳、少阳经。”②《本草蒙筌》：“入膀胱、肾、肺。”③《雷公炮制药性解》：“入肺、脾、小肠三经。”④《本草经疏》：“入手足少阴，手太阳，足太阴、阳明经。”

熟地——①李杲：“入手足少阴、厥阴经。”②《本草从新》：“入足三阴经。”

石斛——①《本草纲目》：“足太阴脾、足少阴右肾。”②《雷公炮制药性解》：“入胃、肾二经。”③《本草经疏》：“入足阳明、少阴，亦入手少阴。”④《药品化义》：“入肺、肾、胃三经。”

麦冬——①《汤液本草》：“入手太阴经。”②《本草蒙筌》：“入手太阴、少阴。”③《本草经疏》：“入足阳明，兼入手少阴、太阴。”

五味子——①《汤液本草》：“入手太阴，足少阴经。”②《本草纲目》：“入肝、心。”

肉桂——①《珍珠囊》：“太阳经。”“足少阴经。”②《雷公炮制药性解》：“入心、脾、肺、肾四经。”③《本草经疏》:“入手足少阴、厥阴血分。”

远志——①王好古:“肾经气分。”②《滇南本草》:“入心、肝、脾三经。”

石菖蒲——①《本草纲目》:“手少阴、足厥阴。”②《雷公炮制药性解》:“入心、脾、膀胱三经。”③《本草经解》:“入足厥阴肝经、手太阴肺经。”

大枣——①《本草纲目》:“脾经血分。”②《本草经疏》:“入足太阴,阳明经。”

生姜——①《长沙药解》:“入足阳明胃、足太阴脾、足厥阴肝,手太阴肺经。”②《本草经解》:“入足少阳胆经、足厥阴肝经。”

巴戟天——①《雷公炮制药性解》:“入脾、肾二经。”②《本草新编》:“入心、肾二经。”③《本草经解》:“入足厥阴肝经、足阳明胃经。”

肉苁蓉——①《本草经疏》:“入肾、心包络、命门。”②《本草经解》:“入足厥阴肝经、足太阴脾经、足少阴肾经。”③《玉楸药解》:“入足厥阴肝、足少阴肾、手阳明大肠经。”

5. 七方配伍

十一味药为大方、缓方、奇方。

6. 七情配伍

熟地、山萸肉相须为用,增强滋补肾阴之功。

肉苁蓉、巴戟天相使为用,增强温养肾阳之功。

附子、肉桂相使为用,增强温阳助元、引火归原之功。

石菖蒲、远志相须为用,增强宁心安神之功。

7. 量数配伍

熟干地黄(12g),合山茱萸(15g)意在补益肾阴为主;配伍巴戟天、肉苁蓉、附子、官桂(各 15g)旨在温养肾阳;一阴一阳,阴阳并补;加上麦冬、五味子、石斛(各 15g)以敛阴养血为用。合远志、石菖蒲、茯苓(15g)以宁心安神为用,达到交通心肾之功。

8. 对药配伍

熟地——山萸肉

附子——官桂

麦冬——五味子

9. 趋向配伍

熟地、山萸肉升肝阴为主,为升浮之品;巴戟天、肉苁蓉、附子、官桂、远志、石菖蒲性温,亦为升浮之品。麦冬、石斛性寒,五味子收敛为用,茯苓渗透利湿下行为主,为沉降之品。

10. 阴阳配伍

熟地、山萸肉补阴为主,属阴。巴戟天、肉苁蓉味甘为土,附子、官桂补阳为主,属阳。远志、石菖蒲味辛温属阳;麦冬、石斛、五味子滋阴敛液,茯苓渗湿利水,属阴。

11. 五行配伍

熟地、山萸肉、茯苓、麦冬、石斛味甘为土；能补能缓，补益为重，补阴亦兼补阳，阴阳并补，双管齐下；五味子味酸为金，能收能敛；合巴戟天、肉苁蓉、附子、官桂、远志、石菖蒲味辛为木，具有温通发散上行之功；辛酸化甘，能增强补益之效。

12. 随证加减配伍

若属痱而无喑者，减去石菖蒲、远志等宣通开窍之品；喑痱以阴虚为主，痰火偏盛者，去附、桂，酌加川贝母、竹沥、胆南星、天竺黄等以清化痰热；兼有气虚者，酌加黄芪、人参以益气。

13. 名家论方

赵献可："观刘氏之论，则以风为末，而以火为本。世之尊刘氏者，专以为刘氏主火之说，殊不知火之有余，水之不足也。刘氏原以为补肾为本，观其地黄饮子之方可见已。故治中风当以真阴虚为本。"

14. 方歌

地黄饮子山茱斛，麦味菖蒲远志茯，苁蓉桂附巴戟天，少入薄荷姜枣服。

龟鹿二仙胶

出自《医便·卷一》。"男妇真元虚损，久不孕育；男子酒色过度，消烁真阴，妇人七情伤损血气，诸虚百损，五劳七伤。"

【处方】鹿角(5000g)，龟板(2500g)，人参(450g)，枸杞子(900g)。

【主治】真元虚损，精血不足证。全身瘦削，阳痿遗精，两目昏花，腰膝酸软，久不孕育。

【功能】滋阴填精，益气壮阳。

【用法用量】上前三味袋盛，放长流水内浸三日，用铅坛一只，如无铅坛，底下放铅一大片亦可。将角并甲(龟板)放入坛内，用水浸，高三五寸，黄蜡三两封口，放大锅内，桑柴火煮七昼夜。煮时坛内一日添热水一次，勿令沸起，锅内一日夜添水五次，候角酥取出，洗，滤净去滓。其滓即鹿角霜、龟甲霜也。将清汁另放。另将人参、枸杞子用铜锅以水三十六碗，熬至药面无水，以新布绞取清汁，将滓置石臼水捶捣细，用水二十四碗又熬如前；又滤又捣又熬，如此三次，以滓无味为度。将前龟、鹿汁并参、杞汁和入锅内，文火熬至滴水成珠不散，乃成胶也。每服初起一钱五分(4.5g)，十日加五分(1.5g)，加至三钱(9g)止，空心酒化下，常服乃可。现代用法：上用铅坛熬胶，初服酒服 4.5g，渐加至 9g，空腹时服用。

方中鹿角胶甘咸而温，善于温肾壮阳，益精补血；龟板胶甘咸而寒，长于填补精髓，滋养阴血，二味为血肉有情之品，最能峻补阴阳而化生精血，共为君药。配伍枸杞子益肝肾，补精血，以辅助龟、鹿二药之功；更用人参补后天，益中气，以增强气血生化之源，均为臣药。四味合用，阴阳并补，气血兼顾，故又能益寿延年，养精种子。

1. 君臣佐使配伍

君——**鹿角胶**①《本经》:"主伤中劳绝;腰痛羸瘦,补中益气,妇人血闭无子,止痛安胎。"②《别录》:"疗吐血,下血,崩中不止,四肢酸疼,多汗,淋露,折跌伤损。"③《药性论》:"主男子肾藏气衰虚劳损,能安胎去冷,治漏下赤白,主吐血。"④《医学入门》:"主咳嗽,吐血,咯血,嗽血,尿血,下血。"⑤《本草纲目》:"治劳嗽,尿精,尿血,疮疡肿毒。"⑥《玉楸药解》:"温肝补肾,滋益精血。治阳痿精滑,跌打损伤。"⑦《吉林中草药》:"补脑,强心。治大脑水肿。"

龟板胶①《本草汇言》:"治寒热久发,疟疾不止。""治妇人淋带赤白不止。"②《药笼小品》:"咸寒,至阴之品,益肾滋阴。治真水不足,劳热骨蒸,腰脚酸痛之症。肾虚无热勿用。去墙酒炙捣。"

臣——**人参**①《别录》:"疗肠胃中冷,心腹鼓痛,胸胁逆满,霍乱吐逆,调中,止消渴,通血脉,破坚积,令人不忘。"②《药性论》:"主五脏气不足,五劳七伤,虚损瘦弱,吐逆不下食,止霍乱烦闷呕哕,补五脏六腑,保中守神。""消胸中痰,主肺痿吐脓及痫疾,冷气逆上,伤寒不下食,病人虚而多梦纷纭,加而用之。"③《日华子本草》:"调中治气,消食开胃。"④《医学启源》:"治脾胃阳气不足及肺气促,短气、少气,补中缓中,泻肺脾胃中火邪。"⑤《主治秘要》:"补元气,止泻,生津液。"⑥《滇南本草》:"治阴阳不足,肺气虚弱。"

枸杞①陶弘景:"补益精气,强盛阴道。"②《药性论》:"能补益精诸不足,易颜色,变白,明目,安神。"③《食疗本草》:"坚筋耐老,除风,补益筋骨,能益人,去虚劳。"④王好古:"主心病嗌干,心痛,渴而引饮,肾病消中。"⑤《本草纲目》:"滋肾,润肺,明目。"⑥《本草述》:"疗肝风血虚,眼赤痛痒昏翳。""治中风眩晕,虚劳,诸见血证,咳嗽血,痿、厥、挛,消瘅,伤燥,遗精,赤白浊,脚气,鹤膝风。"

2. 四气配伍

温——鹿角胶①《本经》:"味甘,平。"②《别录》:"温,无毒。"③《本草正》:"味甘咸,气温。"

人参①《本经》:"味甘,微寒。"②《别录》:"微温,无毒。"③《本草备要》:"生,甘苦,微凉;熟,甘,温。"

微寒——龟板①《医林纂要》:"甘咸,寒。"②《四川中药志》:"味甘微咸,无毒。"

平——枸杞①《别录》:"微寒,无毒。"②《药性论》:"味甘,平。"③《食疗本草》:"寒,无毒。"

3. 五味配伍

咸甘——鹿角胶①《本经》:"味甘,平。"②《本草正》:"味甘咸,气温。"

咸——龟板①《医林纂要》:"甘咸,寒。"②《四川中药志》:"味甘微咸,无毒。"

甘——枸杞《药性论》:“味甘,平。”

甘微苦——人参①《本经》:“味甘,微寒。”②《本草备要》:“生,甘苦,微凉;熟,甘,温。”

4. 归经配伍

鹿角胶——①《本草汇言》:“入手足少阴、厥阴经。”②《本草经解》:“入手太阴肺经、足太阴脾经。”

龟板——①《中国药典》:“归肝、肾、心经。”②《四川中药志》:“味甘微咸,无毒,入肺、肝、肾三经。”

枸杞——①《本草汇言》:“入足少阴、足厥阴经。”②《本草经解》:“入足少阴肾经、手少阴心经。”③《要药分剂》:“入肝、胃二经,兼入肺经。”

人参——①《本草衍义补遗》:“入手太阴。”②《本草汇言》:“入肺、脾二经。”③《药品化义》:“入脾、胃、肺三经。”

5. 七方配伍

四味药为小方、偶方。

6. 七情配伍

鹿角、龟板相须为用,增强补阴阳,填精补髓之功。

7. 量数配伍

四味药皆量大,为纯补之方。

8. 对药配伍

鹿角——龟板

人参——枸杞子

9. 趋向配伍

人参大补元气,鹿角性温为升浮之品;龟板性寒为沉降之品;枸杞子甘平,属平和之品。

10. 阴阳配伍

鹿角补阳益精填髓属阳,龟板滋补养阴为阴,二者合用阴阳并补。配伍人参性温亦属阳,枸杞子甘平,属阴阳平和之品。

11. 五行配伍

鹿角、人参、枸杞子皆味甘为土,起补益之功。龟板味咸为火,诸药配伍,体现了五行中火生土的原则,增强补益之功,

12. 随证加减配伍

①七宝美髯丹:出自《积善堂方》。主治肝肾不足证。须发早白,脱发,齿牙动摇,腰膝酸软,梦遗滑精,肾虚不育等。

②若虚阳上扰,头晕目眩者,加杭菊花、明天麻以息风止眩;阳痿者,可加淫羊藿、海狗脊等以助暖肾壮阳之效。

13. 名家论方

①原书主治:《医便·卷一》。“男妇真元虚损,久不孕育;男子酒色过度,消烁

真阴，妇人七情伤损血气，诸虚百损，五劳七伤。”

②方论选录：《古今名医方论·卷四》。“人有三奇，精、气、神，生生之本也。精伤无以生气，气伤无以生神。精不足者，补之以味。鹿得天地之阳气最全，善通督脉，足于精者，故能多淫而寿；龟得天地之阴气最厚，善通任脉，足于气者，故能伏息而寿。二物气血之属，又得造化之玄微，异类有情，竹破竹补之法也。人参为阳，补气中之怯；枸杞为阴，清神中之火。是方也，一阴一阳，无偏胜之忧；入气入血，有和平之美。由是精生而气旺，气旺而神昌，庶几龟鹿之年矣，故曰二仙。”

14. 方歌

龟鹿二仙最守真，补人三宝精气神，人参枸杞和龟鹿，益寿延年实可珍。

第七章　固涩剂

第一节　固表止汗

牡蛎散

出自《太平惠民和剂局方·卷八》。

"治诸虚不足，及新病暴虚，津液不固，体常自汗，夜卧即甚，久而不止，羸瘠枯瘦，心忪惊惕，短气烦倦。"

【处方】黄芪(30g)，麻黄根(30g)，牡蛎(30g)。

【主治】体虚自汗、盗汗证。常自汗出，夜卧更甚，心悸惊惕，短气烦倦，舌淡红，脉细弱。

【功能】敛阴止汗，益气固表。

【用法用量】上三味为粗散。每服三钱(9g)，水一盏半，小麦百余粒(30g)，同煎至八分，去渣热服，日二服，不拘时候。现代用法：为粗散，每服 9g，加小麦 30g，水煎温服；亦作汤剂，用量按原方比例酌减，加小麦 30g，水煎温服。

方中煅牡蛎咸涩微寒，敛阴潜阳，固涩止汗，为君药。生黄芪味甘微温，益气实卫，固表止汗，为臣药。君臣相配，是为益气固表、敛阴潜阳的常用组合。麻黄根甘平，功专收敛止汗，为佐药。小麦甘凉，专入心经，养气阴，退虚热，为佐使药。合而成方，补敛并用，兼潜心阳，共奏益气固表，敛阴止汗之功，可使气阴得复，汗出自止。

1. 君臣佐使配伍

君——**牡蛎**①《本经》："主伤寒寒热，温疟洒洒，惊恚怒气，除拘缓鼠瘘，女子带下赤白。久服强骨节。"②《别录》："除留热在关节荣卫，虚热去来不定，烦满；止汗，心痛气结，止渴，除老血。涩大小肠，止大小便，疗泄精，喉痹，咳嗽，心胁下痞热。"③《药性论》："主治女子崩中。止盗汗，除风热，止痛。治温疟。又和杜仲服止盗汗。病人虚而多热，加用地黄。"④《本草拾遗》："捣为粉，粉身，主大人小儿盗汗，和麻黄根、蛇床子、干姜为粉，去阴汗。"⑤《海药本草》："主男子遗精，虚劳乏损，补肾正气，止盗汗，去烦热，治伤寒热痰，能补养安神，治孩子惊痫。"⑥《珍珠囊》："软痞积。又治带下，温疟，疮肿，为软坚收涩之剂。"⑦《本草纲目》："化痰软坚，清热除湿，止心脾气痛，痢下，赤白浊，消疝瘕积块，瘿疾结核。"⑧《医学衷中参西录》："止呃逆。"⑨《现代实用中药》："为制酸剂，有和胃镇痛作用，治胃酸过多，身体虚弱，盗汗及心悸动惕、肉瞤等。对于怀孕妇及小儿钙质缺乏与肺结核等有效。"

臣——**黄芪**①《本经》："主痈疽，久败疮，排脓止痛。补虚，小儿百病。"②《长沙药解》："入肺胃而补气，走经络而益营，医黄汗血痹之证，疗皮水风湿之疾，历节肿痛最效，虚劳里急更良，善达皮腠，专通肌表。"③《日华子本草》："助气壮筋骨，长肉补血。"④《本草新编》："其功用甚多，而其独效者，尤在补血。夫黄芪乃补气之圣药，如何补血独效。盖气无形，血则有形。有形不能速生，必得无形之气以生之。"

佐——**麻黄根**①《本经》："主中风、伤寒头痛，温疟。发表出汗，去邪热气，止咳逆上气，除寒热，破癥坚积聚。"②《别录》："主五脏邪气缓急，风胁痛，字乳余疾。止好唾，通腠理，解肌；泄邪恶气，消赤黑斑毒。"③《药性论》："治身上毒风顽痹，皮肉不仁。"④《日华子本草》："通九窍，调血脉，御山岚瘴气。"⑤《珍珠囊》："泄卫中实，去营中寒，发太阳、少阴之汗。"⑥《滇南本草》："治鼻窍闭塞不通、香臭不闻，肺寒咳嗽。"⑦《本草纲目》："散赤目肿痛，水肿，风肿，产后血滞。"⑧《科学的民间药草》："治气喘，干草热，百日咳，气管支炎等。"⑨《现代实用中药》："对关节疼痛有效。"⑩《中药形性经验鉴别法》："治腹痛，下痢，疝气，目疾及感冒。"

使——**小麦**①《别录》："除热，止燥渴，利小便，养肝气，止漏血，唾血。"②《本草拾遗》："小麦面，补虚，实人肤体，厚肠胃，强气力。"③《本草纲目》："陈者煎汤饮，止虚汗；烧存性，油调涂诸疮，汤火灼伤。小麦面敷痈肿损伤，散血止痛。生食利大肠，水调服止鼻衄、吐血。"④《医林纂要》："除烦，止血，利小便，润肺燥。"⑤《本草再新》："养心，益肾，和血，健脾。"

2. 四气配伍

凉——牡蛎①《本经》："味咸，平。"②《别录》："微寒，无毒。"③《本草正》："味微咸微涩，气平。"

温——麻黄根①《本经》："味苦，温。"②《药性论》："味甘，平。"③《医学启源》："《主治秘要》云，性温，味甘辛。"

黄芪①《本经》："微温。"②《长沙药解》："气平。"

3. 五味配伍

咸——牡蛎①《本经》："味咸，平。"②《别录》："微寒，无毒。"③《本草正》："味微咸微涩，气平。”

辛苦——麻黄根①《本经》：“味苦，温。”②《药性论》：“味甘，平。”③《医学启源》：“《主治秘要》云，性温，味甘辛。”

甘——黄芪①《本经》：“味甘。”②《长沙药解》：“味甘。”

4．归经配伍

牡蛎——①《汤液本草》：“入足少阴经。”②《本草经疏》：“入足少阴、厥阴、少阳经。”

麻黄根——①《珍珠囊》：“入手太阴。”②《汤液本草》：“入足太阳经，走手少阴。”③《药品化义》：“入肺、大肠、包络、膀胱四经。”

黄芪——①《长沙药解》：“入足阳明胃、手太阴肺经。”②《本草新编》：“入手太阴、足太阴、手少阴之经。”

5．七方配伍

三味药为小方、奇方。

6．七情配伍

黄芪、牡蛎相须为用，增强固表止汗之功。

7．量数配伍

黄芪、麻黄根、牡蛎，按 1∶1∶1 比例配伍，意在涩补合法，标本兼顾。

8．对药配伍

黄芪——牡蛎

9．趋向配伍

牡蛎质重，固涩敛阴；麻黄根收涩药，固表止汗；皆为沉降之品。

黄芪益卫固表，为升浮之品。

10．阴阳配伍

黄芪味甘性温为阳；牡蛎性寒为阴；麻黄根甘平为阴阳平和之品。

11．五行配伍

黄芪、麻黄根味甘为土，益气实卫为本兼有固表止汗；牡蛎味咸为火；敛阴潜阳，固涩止汗为标。诸药合用，体现了五行中火生土原则，达到固本为主。

12．随证加减配伍

若气虚明显者，可加人参、白术以益气；偏于阴虚者，可加生地、白芍以养阴。自汗应重用黄芪以固表，盗汗可再加黑豆衣、糯稻根以止汗，疗效更佳。

13．名家论方

①《医方集解》：“此手太阴少阴药也。陈来章曰，汗为心之液，心有火则汗不止，牡蛎、浮小麦之咸凉，去烦热而止汗，阳为阴之卫，阳气虚则卫不固，黄芪、麻黄根之甘温，走肌表而固卫。”

②《成方便读·卷四》：“夫自汗、盗汗两端，昔人皆谓自汗属阳虚、盗汗属阴虚而立论。然汗为心液，心主血，故在内则为血、在外则为汗，不过自汗、盗汗虽有阳

虚、阴虚之分，而所以致汗者，无不皆由郁蒸之火逼之使然。故人之汗以天地之雨名之，天地亦必郁蒸而后有雨。但火有在阴在阳之分，属虚属实之异，然二证虽有阴阳，其为卫虚不固则一也。此方用黄芪固卫益气，以麻黄根领之达表而止汗。牡蛎咸寒，潜其虚阳，敛其津液；麦为心谷，其麸则凉，用以入心，退其虚热耳。此治卫阳不固，心有虚热之自汗者也。”

14. 方歌

牡蛎散内用黄芪，浮麦麻黄根最易，自汗盗汗心液损，固表敛汗见效奇。

第二节　敛肺止咳

九仙散

出自《卫生宝鉴・卷十二》。“治一切咳嗽。”

【处方】人参(30g)，款冬花(30g)，桑白皮(30g)，桔梗(30g)，五味子(30g)，阿胶(30g)，乌梅(30g)，贝母(15g)，罂粟壳(240g)。

【主治】久咳肺虚证。久咳不已，咳甚则气喘自汗，痰少而黏，脉虚数。

【功能】敛肺止咳，益气养阴。

【用法用量】上为细末，每服三钱(9g)，白汤点服，嗽止后服。现代用法：为末，每服9g，温开水送下。亦可作汤剂，水煎服，用量按原方比例酌定。

方中重用罂粟壳，其味酸涩，善能敛肺止咳，为君药。臣以酸涩之五味子、乌梅收敛肺气，助君药敛肺止咳以治标；人参益气生津以补肺，阿胶滋阴养血以润肺，可复耗伤之气阴以治本。佐以款冬花、桑白皮降气化痰，止咳平喘；贝母止咳化痰，合桑白皮清肺热；桔梗宣肺祛痰，与以上诸药配伍，则敛中有宣，降中寓升。但全方总以敛肺止咳为主，兼顾气阴，是为治疗久咳肺虚之良方。

1. 君臣佐使配伍

君——**罂粟壳**①《医学启源》：“固收正气。”②《滇南本草》：“收敛肺气，止咳嗽，止大肠下血，止日久泻痢赤白。”③《本草纲目》：“止泻痢，固脱肛，治遗精久咳，敛肺涩肠，止心腹筋骨诸痛。”④《本经逢原》：“蜜炙止嗽，醋炙止痢。”⑤《本草从新》：“固肾，治遗精多溺。”⑥《现代实用中药》：“适用于慢性衰弱之久下痢、肠出血、脱肛、贫血拘挛之腹痛、腰痛、妇女白带。又用于慢性久咳嗽、肺结核、咳血、喘息等症。”

臣——**五味子**①《本经》：“主益气，咳逆上气，劳伤羸度，补不足，强阴，益男子精。”②《别录》：“养五脏，除热，生阴中肌。”③《日华子本草》：“明目，暖水脏，治风，下气，消食，霍乱转筋，痃癖奔豚冷气，消水肿，反胃，心腹气胀，止渴，除烦热，解酒毒，壮筋骨。”④李杲：“生津止渴。治泻痢，补元气不足，收耗散之气，瞳子散大。”⑤王好古：“治喘咳燥嗽，壮水镇阳。”⑥《本草蒙筌》：“风寒咳嗽，南五味为奇，虚损劳伤，北五味最妙。”⑦《本草通玄》：“固精，敛汗。”

乌梅①《本经》：“主下气，除热烦满，安心，肢体痛，偏枯不仁，死肌，去青黑痣、恶肉。”②《别录》：“止下痢，好唾口干。”“利筋脉，去痹。”③陶弘景：“伤寒烦热，水渍饮汁。”④孟诜：“大便不通，气奔欲死，以乌梅十颗，置汤中，须臾挼去核，杵为丸如枣大，纳下部，少时即通。擘破水渍，以少蜜相和，止渴。霍乱，心腹不安，及痢赤、治疟方多用之。”⑤《本草拾遗》：“去痰，主疟瘴，止渴调中，除冷热痢，止吐逆。”⑥《日华子本草》：“除劳，治骨蒸，去烦闷，涩肠止痢，消酒毒，治偏枯皮肤麻痹，去黑点，令人得睡。又入建茶、干姜为丸，止休息痢。”⑦《本草图经》：“主伤寒烦热及霍乱躁（‘躁’一作‘燥’）渴，虚劳瘦羸，产妇气痢等方中多用之。”⑧《用药心法》：“收肺气。”⑨《本草纲目》：“敛肺涩肠，治久嗽，泻痢，反胃噎膈，蛔厥吐利，消肿，涌痰，杀虫，解鱼毒、马汗毒、硫黄毒。”⑩《本草求原》：“治溲血、下血、诸血证，自汗，口燥咽干。”

人参①《别录》：“疗肠胃中冷，心腹鼓痛，胸胁逆满，霍乱吐逆，调中，止消渴，通血脉，破坚积，令人不忘。”②《药性论》：“主五脏气不足，五劳七伤，虚损瘦弱，吐逆不下食，止霍乱烦闷呕哕，补五脏六腑，保中守神。”“消胸中痰，主肺痿吐脓及痫疾，冷气逆上，伤寒不下食，病人虚而多梦纷纭，加而用之。”③《日华子本草》：“调中治气，消食开胃。”④《医学启源》：“治脾胃阳气不足及肺气促，短气、少气，补中缓中，泻肺脾胃中火邪。”⑤《主治秘要》：“补元气，止泻，生津液。”⑥《滇南本草》：“治阴阳不足，肺气虚弱。”

阿胶①《本经》：“主心腹内崩，劳极洒洒如疟状，腰腹痛，四肢酸疼，女子下血。安胎。久服益气。”②《别录》：“丈夫小腹痛，虚劳羸瘦，阴气不足，脚酸不能久立，养肝气。”③《药性论》：“主坚筋骨，益气止痢。”④《千金要方·食治》：“治大风。”⑤孟诜：“治一切风毒骨节痛，呻吟不止者，消和酒服。”⑥《日华子本草》：“治一切风，并鼻洪、吐血、肠风、血痢及崩中带下。”⑦《本草纲目》：“疗吐血、衄血、血淋、尿血，肠风，下痢。女人血痛、血枯、经水不调，无子，崩中，带下，胎前产后诸疾。男女一切风病，骨节疼痛，水气浮肿，虚劳咳嗽喘急，肺痿唾脓血，及痈疽肿毒。和血滋阴，除风润燥，化痰清肺，利小便，调大肠。”⑧《纲目拾遗》：“治内伤腰痛，强力伸筋，添精固肾。”

佐——**款冬花**①《本经》：“主咳逆上气善喘，喉痹，诸惊痫，寒热邪气。”②《别录》：“主消渴，喘息呼吸。”③《药性论》：“主疗肺气心促，急热乏劳，咳连连不绝，涕唾稠黏，治肺痿肺痈吐脓。”④《日华子本草》：“润心肺，益五脏，除烦，补劳劣，消痰止嗽，肺痿吐血，心虚惊悸，洗肝明目及中风。”⑤《医学启源》：“温肺止嗽。”⑥《本草述》：“治痰饮，喑证亦用之。”⑦《长沙药解》：“降逆破壅，宁嗽止喘，疏利咽喉，洗涤心肺而兼长润燥。”

桑白皮①《本经》：“主伤中，五劳六极羸瘦，崩中，脉绝，补虚益气。”②《别录》：“去肺中水气，唾血，热渴，水肿，腹满胪胀，利水道，去寸白，可以缝金疮。”③《药性论》：“治肺气喘满，水气浮肿，主伤绝，利水道，消水气，虚劳客热，头痛，内补不足。”④孟诜：“入散用，下一切风气水气。”⑤《滇南本草》：“止肺热咳嗽。”⑥《本草纲目》：“泻肺，降气，散血。”⑦《本草求原》：“治脚气痹挛，目昏，黄疸，通二便，治尿数。”⑧《贵州民间方药集》：“治风湿麻木。”

贝母①《本经》：“主伤寒烦热，淋沥邪气，疝瘕，喉痹，乳难，金疮风痉。”②《别录》：“疗腹中结实，心下满，洗洗恶风寒，目眩，项直，咳嗽上气，止烦热渴，出汗，安五脏，利骨髓。”③《药性论》：“治虚热，主难产作末服之；兼治胞衣不出，取七枚末，酒下；末，点眼去肤翳；主胸胁逆气，疗时疾黄疸，与连翘同主项下瘤瘿疾。”④《日华子本草》：“消痰，润心肺。末，和砂糖为丸含，止嗽；烧灰油敷人畜恶疮。”⑤《本草别说》：“能散心胸郁结之气。”⑥《本草会编）：“治虚劳咳嗽，吐血咯血，肺痿肺痈，妇人乳痈、痈疽及诸郁之证。”⑦《本草正》：“降胸中因热结脚及乳痈流痰结核。”⑧《本草述》：“疗肿瘤疡，可以托里护心，收敛解毒。”

使——**桔梗**①《本经》：“主胸胁痛如刀刺，腹满，肠鸣幽幽，惊恐悸气。”②《别录》：“利五脏肠胃，补血气，除寒热、风痹，温中消谷，疗喉咽痛。”③《药性论》：“治下痢，破血，去积气，消积聚，痰涎，主肺热气促嗽逆，除腹中冷痛，主中恶及小儿惊痫。”④《日华子本草》：“下一切气，止霍乱转筋，心腹胀痛，补五劳，养气，除邪辟温，补虚消痰，破癥瘕，养血排脓，补内漏及喉痹。”⑤《本草衍义》：“治肺痈。”⑥《珍珠囊》：“疗咽喉痛，利肺气，治鼻塞。”⑦李杲：“利胸膈，（治）咽喉气壅及痛，破滞气及积块，（除）肺部风热，清利头目，利窍。”⑧《本草纲目》：“主口舌生疮，赤目肿痛。”⑨《中药形性经验鉴别法》：“催乳。”

2. 四气配伍

温——五味子①《本经》：“味酸，温。”②《别录》：“无毒。”③《唐本草》：“皮肉甘酸，核中辛苦，都有咸味。”④《长沙药解》：“味酸微苦咸，气涩。”

人参①《本经》：“味甘，微寒。”②《别录》：“微温，无毒。”③《本草备要》：“生，甘苦，微凉；熟，甘，温。”

乌梅①《本经》：“味酸，平。”②《别录》：“无毒。”③《日华子本草》：“暖，无毒。”④《医学启源》：“气寒，味酸。”

款冬花①《本经》：“味辛，温。”②《别录》：“甘，无毒。”③《医学启源》：“辛苦。”④《药品化义》:“味微苦略辛,性平。”

平——阿胶①《本经》:“味甘,平。”②《别录》:“微温,无毒。”③《医学启源》:“《主治秘要》云,性平,味淡。”

桔梗①《本经》:“辛,微温。”②《别录》:“苦,有小毒。”③《药性论》:“苦,平,无毒。”

罂粟壳①《医学启源》:“味酸涩。”②《本草纲目》:“酸涩,微寒,无毒。”③《本草从新》:“酸涩,平。”

寒——桑白皮①《本经》:“甘,寒。”②《别录》:“无毒。”③《药性论》:“平。”④《医学启源》:“气寒,味苦酸。”

凉——贝母①《本经》:“味辛,平。”②《别录》:“苦,微寒,无毒。”③《唐本草》:“味甘苦,不辛。

3. 五味配伍

酸——五味子①《本经》:“味酸,温。”②《别录》:“无毒。”③《唐本草》:“皮肉甘酸,核中辛苦,都有咸味。”④《长沙药解》:“味酸微苦咸,气涩。”

罂粟壳①《医学启源》:“味酸涩。”②《本草纲目》:“酸涩,微寒,无毒。”③《本草从新》:“酸涩,平。”

乌梅①《本经》:“味酸,平。”②《别录》:“无毒。”③《日华子本草》:“暖,无毒。”④《医学启源》:“气寒,味酸。”

甘微苦——人参①《本经》:“味甘,微寒。”②《别录》:“微温,无毒。”③《本草备要》:“生,甘苦,微凉;熟,甘,温。”

甘——阿胶①《本经》:“味甘,平。”②《别录》:“微温,无毒。”③《医学启源》:“《主治秘要》云,性平,味淡。”

辛——款冬花①《本经》:“味辛,温。”②《别录》:“甘,无毒。”③《医学启源》:“辛苦。”④《药品化义》:“味微苦略辛,性平。”

桑白皮①《本经》:“甘,寒。”②《别录》:“无毒。”③《药性论》:“平。”④《医学启源》:“气寒,味苦酸。”

甘苦——贝母①《本经》:“味辛,平。”②《别录》:“苦,微寒,无毒。”③《唐本草》:“味甘苦,不辛。

苦辛——桔梗①《本经》:“辛,微温。”②《别录》:“苦,有小毒。”③《药性论》:“苦,平,无毒。”

4. 归经配伍

罂粟壳——①《得配本草》:“入足厥阴经。”②《本草求真》:“入肺、大肠,兼入肾。”

五味子——①《汤液本草》:“入手太阴,足少阴经。”②《本草纲目》:“入肝、心。”

人参——①《本草衍义补遗》:“入手太阴。”②《本草汇言》:“入肺、脾二经。”③《药品化义》:“入脾、胃、肺三经。”

乌梅——①王好古："入脾、肺二经血分。"②《雷公炮制药性解》："入肺、肾二经。"③《本草经疏》："入肝。"④《药品化义》："入肺、胃、大肠三经。"

款冬花——①王好古："入手太阴经。"②《雷公炮制药性解》："入心、肺二经。"

桑白皮——①《汤液本草》："入手太阴经。"②《雷公炮制药性解》："入脾、肺二经。"③《药品化义》："入肺、大肠二经。"

贝母——①王好古："肺经。"②《雷公炮制药性解》："入心、肺二经。"③《本草经解》："入手太阴肺经、手阳明大肠经。"

桔梗——①《汤液本草》："入足少阴、手太阴。"②《品汇精要》："行足太阴经。"③《本草经疏》："入手太阴、少阴，兼入足阳明胃经。"

5. 七方配伍

九味药为大方、奇方。

6. 七情配伍

款冬花、桑白皮相须为用，增强止咳平喘之功。

五味子、乌梅相须为用，增强敛肺止咳之功。

人参、阿胶相使为用，增强补益肺气之功。

7. 量数配伍

方中用罂粟壳(240g)，意在敛肺止咳为重，兼用五味子、乌梅(各30g)协助君药。因久咳伤肺，肺气虚损，故用人参、阿胶(各30g)补益肺气，而款冬花和桑白皮(各30g)、贝母(15g)止咳化痰效优，加上桔梗(30g)载药上行，使药性上达上焦。

8. 对药配伍

人参——五味子

桑白皮——款冬花

桔梗——贝母

9. 趋向配伍

罂粟壳、五味子、乌梅味酸，敛肺为用；款冬花降气平喘，桑白皮、贝母润肺止咳平喘，为沉降之品。桔梗载药上行，为升浮之品。人参、阿胶甘平，为平和之品。

10. 阴阳配伍

罂粟壳、五味子、乌梅、款冬花、桑白皮、贝母均以止咳为用，为阴。桔梗辛平，升浮为用，为阳。人参、阿胶甘平，为阴阳平和之品。

11. 五行配伍

罂粟壳、五味子、乌梅味酸，为金，入肺，意在敛肺止咳；配伍人参、阿胶、桑白皮味甘为土，能补能缓，补益肺气，缓解咳嗽平喘；体现了培土生金，意在增强敛肺止咳，益气养阴之功。加上款冬花、桔梗味辛为木，具有辛散之功，可使药性发散至上焦(肺)，亦体现了实土扶木之原则。

12. 随证加减配伍

若气虚明显者，可加黄芪、西洋参以补益脾肺之气；若阴虚明显者，可加麦冬、沙参、百合以养阴润肺。

13. 名家论方

方论选录:《中医治法与方剂》:"久咳不已导致肺气不敛,法当敛肺;肺气不敛导致肺气虚损,又当补肺,只有补敛同施,才合肺气耗散病情。故方用乌梅、五味子、罂粟壳三味酸涩药物为主,收敛耗散的肺气,人参、阿胶补肺的气阴,五药专为肺气耗散而设。咳是肺气宣降失调与肺津凝结不布所致,若只补敛而不宣降肺气,止咳化痰,则肺仍不能复。故配桔梗、桑皮宣降肺气,冬花、贝母止咳化痰,四药两调津气,专为调理肺脏功能而设。九药合用,呈现敛肺与宣肺并用,补肺与泻肺同施的结构,将两类功效对立的药物合成一方,反映了矛盾的对立统一,是结构较为复杂的一种配伍形式。"

14. 方歌

九仙散中罂粟君,参胶梅味共为臣,款冬贝桑桔佐使,敛肺止咳益气阴。

第三节　涩肠固脱

真人养脏汤

【别名】纯阳真人养脏汤

出自《太平惠民和剂局方·卷六》。"治大人小儿肠胃虚弱,冷热不调,脏腑受寒,下痢赤白,或便脓血,有如鱼脑,里急后重,脐腹绞痛,日夜无度,胸膈痞闷,胁肋胀痛,全不思食,及治脱肛坠下,酒毒便血,诸药不效者,并皆治之。"

【处方】人参(18g),当归(18g),白术(18g),肉豆蔻(15g),肉桂(24g),甘草(24g),白芍(48g),木香(42g),诃子(36g),罂粟壳(108g)。

【主治】久泻久痢,脾肾虚寒证。泻痢无度,滑脱不禁,甚至脱肛坠下,脐腹疼痛,喜温喜按,倦怠食少,舌淡苔白,脉迟细。

【功能】涩肠固脱,温补脾肾。

【用法用量】上锉为粗末。每服二大钱(6g),水一盏半,煎至八分,去滓,食前温服。忌酒、面、生、冷、鱼腥、油腻。现代用法:共为粗末,每服6g,水煎去滓,饭前温服,亦作汤剂,水煎去滓,饭前温服,用量按原方比例酌减。

方中重用罂粟壳涩肠止泻,为君药。臣以肉豆蔻温中涩肠;诃子苦酸温涩,功专涩肠止泻。君臣相须为用,体现"急则治标""滑者涩之"之法。然固涩之品仅能治标塞流,不能治本,故佐以肉桂温肾暖脾,人参、白术补气健脾,三药合用温补脾肾以治本。泻痢日久,每伤阴血,甘温固涩之品,易壅滞气机,故又佐以当归、白芍养血和血,木香调气醒脾,共成调气和血,既治下痢腹痛后重,又使全方涩补不滞。甘草益气和中,调和诸药,且合参、术补中益气,合芍药缓急止痛,为佐使药。

1. 君臣佐使配伍

君——**罂粟壳**①《医学启源》："固收正气。"②《滇南本草》："收敛肺气，止咳嗽，止大肠下血，止日久泻痢赤白。"③《本草纲目》："止泻痢，固脱肛，治遗精久咳，敛肺涩肠，止心腹筋骨诸痛。"④《本经逢原》："蜜炙止嗽，醋炙止痢。"⑤《本草从新》："固肾，治遗精多溺。"⑥《现代实用中药》："适用于慢性衰弱之久下痢、肠出血、脱肛、贫血拘挛之腹痛、腰痛、妇女白带。又用于慢性久咳嗽、肺结核、咳血、喘息等症。"

臣——**肉豆蔻**①《药性论》："能主小儿吐逆不下乳，腹痛；治宿食不消，痰饮。"②《海药本草》："主心腹虫痛，脾胃虚冷气并，冷热虚泄，赤白痢等。凡痢以白粥饮服佳；霍乱气并，以生姜汤服良。"③《日华子本草》："调中，下气，止泻痢，开胃，消食。皮外络，下气，解酒毒，治霍乱。"④《开宝本草》："温中，治积冷心腹胀痛，霍乱中恶，呕沫，冷气，消食止泄，小儿乳霍。"⑤《本草纲目》："暖脾胃，固大肠。"⑥《本草经读》："治精冷。"⑦《本草求原》："治肾泄，上盛下虚，诸逆上冲，元阳上浮而头痛。"

诃子①《南方草木状》："可作饮，变白髭发令黑。"②《药性论》："通利津液，主破胸膈结气，止水道，黑髭发。"③《唐本草》："主冷气心腹胀满，下宿物。"④《海药本草》："主五膈气结，心腹虚痛，赤白诸痢及呕吐咳嗽，并宜使皮，其主嗽。肉炙治眼涩痛。"⑤《日华子本草》："消痰，下气，除烦，治水，调中，止泻痢，霍乱，奔豚肾气，肺气喘急，消食开胃，肠风泻血，崩中带下，五膈气，怀孕未足月漏胎及胎动欲生，胀闷气喘。并患痢人后分急痛产后阴痛，和醋烧熏及热煎汤熏洗。"⑥《本草图经》："治痰嗽咽喉不利，含三数枚。"⑦《本草通玄》："生用则能清金行气，煨用则能暖胃固肠。"

佐——**人参**①《别录》："疗肠胃中冷，心腹鼓痛，胸胁逆满，霍乱吐逆，调中，止消渴，通血脉，破坚积，令人不忘。"②《药性论》："主五脏气不足，五劳七伤，虚损瘦弱，吐逆不下食，止霍乱烦闷呕哕，补五脏六腑，保中守神。""消胸中痰，主肺痿吐脓及痫疾，冷气逆上，伤寒不下食，病人虚而多梦纷纭，加而用之。"③《日华子本草》："调中治气，消食开胃。"④《医学启源》："治脾胃阳气不足及肺气促，短气、少气，补中缓中，泻肺脾胃中火邪。"⑤《主治秘要》："补元气，止泻，生津液。"⑥《滇南本草》："治阴阳不足，肺气虚弱。"

白术①《本经》："主风寒湿痹，死肌，痉，疸，止汗，除热消食。"②《别录》："主大风在身面，风眩头痛，目泪出，消痰水，逐皮间风水结肿，除心下急满，及霍乱吐下不止，利腰脐间血，益津液，暖胃，消谷嗜食。"③《药性论》："主大风顽痹，多年气痢，心腹胀痛，破消宿食，开胃，去痰涎，除寒热，止下泄，主面光悦，驻颜去皯，治水肿胀满，止呕逆，腹内冷痛，吐泻不住，及胃气虚冷痢。"④《唐本草》："利小便。"⑤《日华子本草》："治一切风疾，五劳七伤，冷气腹胀，补腰膝，消痰，治水气，利小便，止反胃呕逆，及筋骨弱软，痃癖气块，妇人冷癥瘕，温疾，山岚瘴气，除烦长肌。"⑥《医学启源》："除湿益燥，和中益气，温中，去脾胃中湿，除胃热，强脾胃，进饮食，和胃，生津液，主肌热，四肢困倦，目不欲开，怠惰嗜卧，不思饮食，止渴，安胎。"⑦李杲："去诸经中湿而理脾胃。"⑧王好古："理中益脾，补肝风虚，主舌本强，食则呕，胃脘痛，身体重，心下急痛，心下水痞，冲脉为病，逆气里急，脐腹痛。"⑨《本草衍义补遗》："有汗则止，无汗则发。能消虚痰。"

当归①《本经》："主咳逆上气，温疟寒热洗洗在皮肤中，妇人漏下，绝子，诸恶疮疡金疮，煮饮之。"②《别录》："温中止痛，除客血内塞，中风痓、汗不出，湿痹，中恶客气、虚冷，补五藏，生肌肉。"③《药性论》："止呕逆、虚劳寒热，破宿血，主女子崩中，下肠胃冷，补诸不足，止痢腹痛。单煮饮汁，治温疟，主女人沥血腰痛，疗齿疼痛不可忍。病人虚冷加而用之。"④《日华子本草》："治一切风，一切血，补一切劳，破恶血，养新血及主癥癖。"⑤《珍珠囊》："头破血，身行血，尾止血。(《汤液本草》引作'头止血，身和血，梢破血。')"⑥李杲："当归梢，主癥癖，破恶血，并产后恶血上冲，去诸疮疡肿结，治金疮恶血，温中润燥止痛。"⑦王好古："主痿躄嗜卧，足下热而痛。冲脉为病，气逆里急；带脉为病，腹痛，腰溶溶如坐水中。"⑧《本草蒙筌》："逐跌打血凝，并热痢刮疼滞住肠胃内。"⑨《本草纲目》："治头痛，心腹诸痛，润肠胃筋骨皮肤。治痈疽，排脓止痛，和血补血。"⑩《本草再新》："治浑身肿胀，血脉不和，阴分不足，安生胎，堕死胎。"

白芍①《本经》："主邪气腹痛，除血痹，破坚积，治寒热疝瘕，止痛，利小便，益气。"②《别录》："通顺血脉，缓中，散恶血，逐贼血，去水气，利膀胱、大小肠，消痈肿，(治)时行寒热，中恶腹痛，腰痛。"③《药性论》："治肺邪气，腹中㽲痛，血气积聚，通宣脏腑拥气，治邪痛败血，主时疾骨热，强五脏，补肾气，治心腹坚胀，妇人血闭不通，消瘀血，能蚀脓。"④《唐本草》："益女子血。"⑤《日华子本草》："治风补痨，主女人一切病，并产前后诸疾，通月水，退热除烦，益气，治天行热疾，瘟瘴惊狂，妇人血运，及肠风泻血，痔瘘发背，疮疥，头痛，明目，目赤，胬肉。"⑥《医学启源》："安脾经，治腹痛，收胃气，止泻利，和血，固腠理，泻肝，补脾胃。"⑦王好古："理中气，治脾虚中满，心下痞，胁下痛，善噫，肺急胀逆喘咳，太阳鼽衄，目涩，肝血不足，阳维病苦寒热，带脉病苦腹痛满，腰溶溶如坐水中。"⑧《滇南本草》："泻脾热，止腹疼，止水泻，收肝气逆疼，调养心肝脾经血，舒经降气，止肝气疼痛。"

肉桂①《本经》:“主上气咳逆,结气喉痹吐吸,利关节,补中益气。”②《别录》:“主心痛,胁风,胁痛,温筋,通脉,止烦、出汗。”“主温中,利肝肺气,心腹寒热、冷疾,霍乱转筋,头痛,腰痛,止唾,咳嗽,鼻齆;能堕胎,坚骨节,通血脉,理疏不足;倡导百药,无所畏。”③《药性论》:“主治:几种心痛,杀三虫,主破血,通利月闭,治软脚,痹、不仁,胞衣不下,除咳逆,结气、痈痹,止腹内冷气,痛不可忍,主下痢,鼻息肉。杀草木毒。”④《日华子本草》:“治一切风气,补五劳七伤,通九窍,利关节,益精,明目,暖腰膝,破痃癖癥瘕,消瘀血,治风痹骨节挛缩,续筋骨,生肌肉。”⑤《珍珠囊》:“去卫中风邪,秋冬下部腹痛。”⑥《医学启源》:“补下焦不足,治沉寒肩冷及表虚自汗。《主治秘要》云,渗泄,止渴。”⑦《用药心法》:“敌寒邪,治奔豚。”⑧王好古:“补命门不足,益火消阴。”⑨《本草纲目》:“治寒痹,风瘖,阴盛失血,泻痢,惊痫。”“治阳虚失血,内托痈疽痘疮,能引血化汗化脓,解蛇蝮毒。”

木香①《本经》:“主邪气,辟毒疫,强志,主淋露。”②《别录》:“疗气劣、肌中偏寒;主气不足,消毒,(治)温疟,行药之精。”③《本草经集注》:“疗毒肿,消恶气。”④《药性论》:“治女人血气刺心心痛不可忍,末,酒服之。治几种心痛,积年冷气,痃癖癥块,胀痛,逐诸壅气上冲烦闷。治霍乱吐泻,心腹疠刺。”⑤《日华子本草》:“治心腹一切气,止泻,霍乱,痢疾,安胎,健脾消食。疗羸劣,膀胱冷痛,呕逆反胃。”⑥王好古:“治冲脉为病,逆气里急。主脬渗小便秘。”⑦《本草通玄》:“理疝气。”

使——**甘草**①《本经》:“主五脏六腑寒热邪气,坚筋骨,长肌肉,倍力,金疮肿,解毒。”②《别录》:“温中下气,烦满短气,伤脏咳嗽,止渴,通经脉,利血气,解百药毒。”③《药性论》:“主腹中冷痛,治惊痫,除腹胀满;补益五脏;制诸药毒;养肾气内伤,令人阴(不)痿;主妇人血沥腰痛;虚而多热;加而用之。”④《日华子本草》:“安魂定魄。补五劳七伤,一切虚损、惊悸、烦闷、健忘。通九窍,利百脉,益精养气,壮筋骨,解冷热。”⑤《珍珠囊》:“补血,养胃。”⑥《汤液本草》:“治肺痿之脓血,而作吐剂;消五发之疮疽,与黄芪同功。”⑦《本草纲目》:“解小儿胎毒、惊痫,降火止痛。”⑧《中国药植图鉴》:“治消化性溃疡和黄疸。”

2. 四气配伍

平——罂粟壳《本草从新》:“酸涩,平。”

甘草①《本经》:“味甘,平。”②《珍珠囊》:“生甘,平;炙甘,温。”

温——人参①《本经》:“味甘,微寒。”②《别录》:“微温,无毒。”③《本草备要》:“生,甘苦,微凉;熟,甘,温。”

白术《本经》:“味苦,温。”

当归①《本经》:“味甘,温。”②《吴普本草》:“神农、黄帝、桐君、扁鹊:甘,无毒。岐伯、雷公：辛、无毒。李氏：小温。”③《别录》：“辛，大温，无毒。”④《本草述》：“味苦，温，无毒。”

肉豆蔻①《海药本草》：“味辛，温，无毒。”②《本草正》：“味苦辛而涩，性温。”

木香①《本经》：“味辛，温。”②《汤液本草》：“气热，味辛苦，无毒。”

诃子①《唐本草》：“味苦，温，无毒。”②《海药本草》：“味酸涩，温，无毒。”

凉——芍药①《吴普本草》：“桐君：甘，无毒。岐伯：咸。李氏：小寒。雷公：酸。”②《别录》：“酸，平微寒，有小毒。”

热——肉桂①《本经》：“味辛，温。”②《别录》：“味甘辛，太热，有小毒。”③《医学启源》：“气热，味大辛。”

3. 五味配伍

酸——罂粟壳①《医学启源》：“味酸涩。”②《本草纲目》：“酸涩，微寒，无毒。”③《本草从新》：“酸涩，平。”

甘微苦——人参①《本经》：“味甘，微寒。”②《本草备要》：“生，甘苦，微凉；熟，甘，温。”

苦酸涩——诃子①《药性论》：“味苦甘。”②《唐本草》：“味苦，温，无毒。”③《海药本草》：“味酸涩，温，无毒。”

苦甘——白术①《本经》：“味苦，温。”②《别录》：“甘，无毒。”③《药性论》：“味甘辛，无毒。”

辛——肉豆蔻①《药性论》：“味苦辛。”②《海药本草》：“味辛，温，无毒。”③《本草正》：“味苦辛而涩，性温。”

甘辛——当归①《本经》：“味甘，温。”②《吴普本草》：“神农、黄帝、桐君、扁鹊：甘，无毒。岐伯、雷公：辛、无毒。李氏：小温。”③《别录》：“辛，大温，无毒。”④《本草述》：“味苦，温，无毒。”

肉桂①《本经》：“味辛，温。”②《别录》：“味甘辛，太热，有小毒。”③《药性论》：“味苦辛，无毒。”④《医学启源》：“气热，味大辛。”

甘——芍药①《本经》：“味苦，平。”②《吴普本草》：“桐君：甘，无毒。岐伯：咸。李氏：小寒。雷公：酸。”③《别录》：“酸，平微寒，有小毒。”

甘草①《本经》：“味甘，平。”②《本草衍义》：“微凉。”③《珍珠囊》：“生甘，平；炙甘，温。

辛苦——木香①《本经》：“味辛，温。”②《汤液本草》：“气热，味辛苦，无毒。”

4. 归经配伍

罂粟壳——①《得配本草》：“入足厥阴经。”②《本草求真》：“入肺、大肠，兼入肾。”

人参——①《本草衍义补遗》：“入手太阴。”②《本草汇言》：“入肺、脾二经。”③《药品化义》：“入脾、胃、肺三经。”

白术——①《汤液本草》:"入手太阳、少阴,足阳明、太阴,少阴、厥阴经。"②《本草蒙筌》:"入心、脾、胃、三焦四经。"

肉豆蔻——①《汤液本草》:"入手阳明经。"②《雷公炮制药性解》:"入肺、胃二经。"③《本草经疏》:"入足太阴、阳明;手阳明大肠。"

当归——①《汤液本草》:"入手少阴、足太阴、厥阴经。"②《雷公炮制药性解》:"入心、肝、肺三经。"

芍药——①《品汇精要》:"行手太阴、足太阴经。"②《本草经疏》:"手足太阴引经药,入肝、脾血分。"

肉桂——①《珍珠囊》:"太阳经。""足少阴经。"②《雷公炮制药性解》:"入心、脾、肺、肾四经。"③《本草经疏》:"入手足少阴、厥阴血分。"

木香——①《本草衍义补遗》:"行肝经。"②《雷公炮制药性解》:"人心、肺、肝、脾、胃、膀胱六经。"

甘草——①《汤液本草》:"入足厥阴、太阴、少阴经。"②《雷公炮制药性解》:"入心、脾二经。"③《本草通玄》:"入脾、胃。"④《本草经解》:"入手太阴肺经、足太阴脾经。"

诃子——①《雷公炮制药性解》:"入肺、肝、脾、肾、大肠五经。"②《本草求真》:"入大肠、胃经。"

5. 七方配伍

十味药为大方、偶方、复方。

6. 七情配伍

人参、白术相须为用,增强益气健脾之功。

罂粟壳、诃子相须为用,增强涩肠止泻之功。

当归、白芍相使为用,增强养血和血之功。

白芍、炙甘草相使为用,增强缓急止痛之功。

7. 量数配伍

重用罂粟壳(108g),意在涩肠固脱止泻为用。因脾肾虚,导致久泻久痢,诃子、肉豆蔻温中散寒以止泻;配伍四君子汤去茯苓,增强益气健脾之功。加上当归、白芍缓急止痛,加上木香使行而不滞。

8. 对药配伍

人参——白术

当归——肉桂

9. 趋向配伍

人参、白术、炙甘草皆为补益脾气为用;当归、白芍缓急止痛,养血和营;肉桂温中散寒;木香行气为用,皆为升浮之品。罂粟壳、诃子以涩肠止泻为用,为沉降之品。

10. 阴阳配伍

人参、白术、炙甘草、当归、白芍、肉豆蔻、木香、肉桂皆性温为阳;罂粟壳、诃子酸涩为阴。

11. 五行配伍

温中散寒；罂粟壳、诃子味酸为金，配伍人参、白术、炙甘草、当归、白芍味甘为土，能补能缓入脾，补益脾气，缓急止痛；这体现了五行中土生金，培土生金，通过补益脾气而达到增强涩肠止泻之功；加上肉豆蔻、肉桂味辛为木，具有辛散之功，这体现了木克土，而金克木，诸药配伍体现了相生相克，使标本兼治。

12. 随证加减配伍

①脾肾虚寒、手足不温者，可加附子以温肾暖脾；脱肛坠下者，加升麻、黄芪以益气升陷。

②桃花汤：出自《伤寒论》。组成：赤石脂（一半全用，一半筛末）500g，干姜30g，粳米500g。主治虚寒血痢证。下痢日久不愈，便脓血，色黯不鲜，腹痛喜温喜按，小便不利，舌淡苔白，脉迟弱或微细。

13. 名家论方

①《医方集解》："此手足阳明药也。脱肛由于虚寒，故用参、术、甘草以补其虚；肉桂、肉蔻以祛其寒，木香温以调气，当归润以和血，芍药酸以收敛，诃子、罂壳涩以止脱也。"

②《方剂学》："方中参、术、甘草益气健脾，合肉桂、肉豆蔻温中止泻，为方中主要部分；粟壳、诃子固肠止泻，当归、芍药和血止痛，木香调畅气机，为方中辅佐部分。合用以奏补虚温中，涩肠固脱之效。"

14. 方歌

真人养脏诃粟壳，肉蔻当归桂木香，术芍参甘为涩剂，脱肛久痢早煎尝。

四神丸

出自《内科摘要·卷下》。"治脾肾虚弱，大便不实，饮食不思。"

【处方】肉豆蔻（60g），补骨脂（120g），五味子（60g），吴茱萸（30g）。

【主治】脾肾阳虚之肾泄证。五更泄泻，不思饮食，食不消化，或久泻不愈，腹痛喜温，腰酸肢冷，神疲乏力，舌淡，苔薄白，脉沉迟无力。

【功能】温肾暖脾，固肠止泻。

【用法用量】上为末，用水一碗，煮生姜四两（120g），红枣50枚，水干，取枣肉为丸，如桐子大。每服五七十丸（6～9g），空心食前服。现代用法：以上5味，粉碎成细粉，过筛，混匀。另取生姜200g，捣碎，加水适量压榨取汁，与上述粉末泛丸，干燥即得。每服9g，每日1～2次，临睡用淡盐汤或温开水送服；亦作汤剂，加姜、枣水煎，临睡温服，用量按原方比例酌减。

方中重用补骨脂辛苦性温，补命门之火以温养脾土，《本草纲目》谓其"治肾泄"，故为君药。臣以肉豆蔻温中涩肠，与补骨脂相伍，既可增温肾暖脾之力，又能涩肠止泻。吴茱萸温脾暖胃以散阴寒；五味子酸温，固肾涩肠，合吴茱萸以助君、臣药温涩止泻之力，为佐药。用法中姜、枣同煮，枣肉为丸，意在温补脾胃，鼓舞运化。诸药合用，俾火旺土强，肾泄自愈。

1．君臣佐使配伍

君——**补骨脂**①《药性论》："主男子腰疼，膝冷囊湿，逐诸冷痹顽，止小便利，腹中冷。"②《日华子本草》："兴阳事，治冷劳，明耳目。"③《开宝本草》："主五劳七伤，风虚冷，骨髓伤败，肾冷精流及妇人血气堕胎。"④《品汇精要》："固精气。"⑤《本草纲目》："治肾泄，通命门，暖丹田，敛精神。"⑥《玉楸药解》："温暖水土，消化饮食，升达脾胃，收敛滑泄、遗精、带下、溺多、便滑诸证。"⑦《医林纂要》："治虚寒喘嗽。"

臣——**肉豆蔻**①《药性论》："能主小儿吐逆不下乳，腹痛；治宿食不消，痰饮。"②《海药本草》："主心腹虫痛，脾胃虚冷气并，冷热虚泄，赤白痢等。凡痢以白粥饮服佳；霍乱气并，以生姜汤服良。"③《日华子本草》："调中，下气，止泻痢，开胃，消食。皮外络，下气，解酒毒，治霍乱。"④《开宝本草》："温中，治积冷心腹胀痛，霍乱中恶，呕沫，冷气，消食止泄，小儿乳霍。"⑤《本草纲目》："暖脾胃，固大肠。"⑥《本草经读》："治精冷。"⑦《本草求原》："治肾泄，上盛下虚，诸逆上冲，元阳上浮而头痛。"

佐——**五味子**①《本经》："主益气，咳逆上气，劳伤羸度，补不足，强阴，益男子精。"②《别录》："养五脏，除热，生阴中肌。"③《日华子本草》："明目，暖水脏，治风，下气，消食，霍乱转筋，痃癖奔豚冷气，消水肿，反胃，心腹气胀，止渴，除烦热，解酒毒，壮筋骨。"④李杲："生津止渴。治泻痢，补元气不足，收耗散之气，瞳子散大。"⑤王好古："治喘咳燥嗽，壮水镇阳。"⑥《本草蒙筌》："风寒咳嗽，南五味为奇，虚损劳伤，北五味最妙。"⑦《本草通玄》："固精，敛汗。"

吴茱萸①《本经》："主温中下气，止痛，咳逆寒热，除湿血痹，逐风邪，开腠理。"②《别录》："主痰冷，腹内绞痛，诸冷实不消，中恶，心腹痛，逆气，利五脏。"③《药性论》："主心腹疾，积冷，心下结气，疰心痛；治霍乱转筋，胃中冷气，吐泻腹痛不可胜忍者；疗遍身顽痹，冷食不消，利大肠壅气。"④《本草拾遗》："杀恶虫毒，牙齿虫匿。"⑤《日华子本草》："健脾通关节。治腹痛，肾气，脚气，水肿，下产后余血。"⑥王好古："治痞满塞胸，咽膈不通，润肝燥脾。"⑦《本草纲目》："开郁化滞。治吞酸，厥阴痰涎头痛，阴毒腹痛，疝气，血痢，喉舌口疮。"

2．四气配伍

温——补骨脂《开宝本草》："味辛，大温，无毒。"

肉豆蔻①《药性论》："味苦辛。"②《海药本草》："味辛，温，无毒。"③《本草正》："味苦辛而涩，性温。"

五味子①《本经》："味酸，温。"②《别录》："无毒。"③《唐本草》："皮肉甘酸，核中辛苦，都有咸味。”④《长沙药解》：“味酸微苦咸，气涩。”

吴茱萸①《本经》：“味辛，温。”②《别录》：“大热，有小毒。”③《药性论》：“味苦辛，大热，有毒。”

3. 五味配伍

辛——补骨脂①《药性论》：“味苦辛。”②《开宝本草》：“味辛，大温，无毒。”③《现代实用中药》：“味辛苦而甘。”

肉豆蔻①《药性论》：“味苦辛。”②《海药本草》：“味辛，温，无毒。”③《本草正》：“味苦辛而涩，性温。”

酸——五味子①《本经》：“味酸，温。”②《唐本草》：“皮肉甘酸，核中辛苦，都有咸味。”③《长沙药解》：“味酸微苦咸，气涩。”

辛苦——吴茱萸①《本经》：“味辛，温。”②《别录》：“大热，有小毒。”③《药性论》：“味苦辛，大热，有毒。”

4. 归经配伍

补骨脂——①《雷公炮制药性解》：“入肾经。”②《本草汇言》：“入手厥阴、足太阴及命门诸经。”③《本草经解》：“入足阳明胃经、手太阴肺经、足少阴肾经。”④《本草撮要》：“入足少阴、厥阴经。”

肉豆蔻——①《汤液本草》：“入手阳明经。”②《雷公炮制药性解》：“入肺、胃二经。”③《本草经疏》：“入足太阴、阳明；手阳明大肠。”

五味子——①《汤液本草》：“入手太阴，足少阴经。”②《本草纲目》：“入肝、心。”

吴茱萸——①《汤液本草》：“入足太阴、少阴、厥阴经。”②《雷公炮制药性解》：“入肝、脾、胃、大肠、肾经。”

5. 七方配伍

四味药为小方、缓方、偶方。

6. 七情配伍

肉豆蔻、补骨脂相须为用，增强温脾涩肠止泻之功。

7. 量数配伍

重用补骨脂(120g)，豆蔻、五味子(各60g)，吴茱萸(30g)按4∶2∶2∶1配伍，意在温补命门之火，温养脾阳。

8. 对药配伍

补骨脂——五味子

肉豆蔻——吴茱萸

9. 趋向配伍

补骨脂、肉豆蔻、吴茱萸温阳散寒脾肾，为升浮之品；五味子味酸，敛阴为用，为沉降之品。

10. 阴阳配伍

补骨脂、吴茱萸、五味子、肉豆蔻皆为温、热之品，为阳。

11. 五行配伍

补骨脂味苦为水，能泄能燥；配伍肉豆蔻、吴茱萸味辛为木，能行能散，体现了水生木；使药性辛散而通达能行脾肾；加上五味子味酸为金，能收能涩，既体现了金水相生，又体现了金克木，使温补治本，酸涩治标。

12. 随证加减配伍

久泻丸(《全国中药成药处方集》(昆明方))、故纸四神丸(《全国中药成药处方集》(吉林，哈尔滨))。《小儿痘疹方论》薛己附方四神丸用肉豆蔻二两，补骨脂四两，五味子二两，吴茱萸(浸，炒)一两，生姜八两，红枣五十枚。

13. 名家论方

①《古今名医方论》引程郊倩："命门无火，不能为中宫腐熟水谷，脏寒在肾，谁复司其闭藏？故木气才萌，不疏泄而亦疏泄，虽是木邪行土，实肾之脾胃虚也。此际补脾不如补肾。补骨脂有温中暖下之能，五味子有酸收固涩之性，吴茱萸散邪补土，肉豆蔻涩滑益脾。暖肾而使气蒸，破滞而使气壮，补肾乃是补脾矣。"

②《古方名医方论》引柯琴："夫鸡鸣至平旦，天之阴，阴中之阳也。因阳气当至而不至，虚邪得以留而不去，故作泻于黎明，其由有四。一为脾虚不能制水，一为肾虚不能行水，故二神丸君补骨脂之辛燥者，入肾以制水；佐肉豆蔻之辛温者，入脾以暖土；丸以枣肉，又辛甘发散为阳也。一为命门火衰不能生土。一为少阳气虚无以发陈，故五味子散君五味子之酸温以收坎宫耗散之火，少火生气以培土也；佐吴萸之辛温，以顺肝木欲散之势，为水气开滋生之路，以奉春生也。此四者病因虽异而见证则同，皆水亢为害。二神丸是承制之剂，五味散是化生之剂也。二方理不同而用则同，故可互用以助效，亦可合用以建功。合为四神丸，是制生之剂也，制生则化，久泻自瘳矣。称曰四神丸，比理中、八味二丸较速欤！"

③《医方集解》："此足少阴药也，破故纸辛苦大温，能补相火以通君火，火旺乃能生土，故以为君；肉蔻辛温能行气消食，暖胃固肠；五味咸能补肾，酸能涩精；吴萸辛热除湿燥脾，能入少阴、厥阴气分而补火；生姜暖胃，大枣补土。所以防水，盖久泻皆由肾命火衰，不能专责脾胃，故大补下焦元阳，使火旺土强，则能制水而不复妄行矣。"

④《古方选注》："四神者，四种之药，治肾泄有神功也。补骨脂通癸水之真阳，肉豆蔻保戊土之真气，俾戊癸化火以运谷气；吴茱萸远肝邪而散虚寒；五味子摄肾气而固真阴；姜、枣和营卫，辛酸相辅，助阳强阴，则肾关自健固矣。"

14. 方歌

四神故纸吴茱萸，肉蔻五味四般需，大枣百枚姜八两，五更肾泄火衰扶。

第四节　涩精止遗

金锁固精丸

出自《医方集解·收涩之剂》。"治精滑不禁。"

【处方】沙苑蒺藜(60g),芡实(60g),莲须(60g),龙骨(30g),牡蛎(30g)。

【主治】肾虚不固之遗精。遗精滑泄,神疲乏力,腰痛耳鸣,舌淡苔白,脉细弱。

【功能】涩精补肾。

【用法用量】莲子粉糊为丸,盐汤下。现代用法:共为细末,以莲子粉糊丸,每服9g,每日2～3次,空腹淡盐汤送下;亦作汤剂,用量按原方比例酌减,加莲子肉适量,水煎服。

方中沙苑蒺藜甘温,补肾固精,《本经逢原》谓其:"为泄精虚劳要药,最能固精",故为君药。臣以芡实益肾固精,且补脾气。君臣相须为用,是为补肾固精的常用组合。佐以龙骨、牡蛎、莲须涩精止遗。用莲子粉糊丸,既能助诸药补肾固精,又能养心清心,合而能交通心肾。综观全方,既能补肾,又能固精,实为标本兼顾,而以治标为主的良方。

1.君臣佐使配伍

君——**沙苑蒺藜**①《本草衍义》:"补肾。"②《本草纲目》:"补肾,治腰痛泄精,虚损劳乏。"③《本草从新》:"补肾,强阴,益精,明目。治带下,痔漏,阴痿。性能固精。"④《医林纂要》:"坚肾水,泻邪湿,去癥瘕痔瘘。"⑤《会约医镜》:"止遗沥,尿血,缩小便。"⑥《本草求原》:"治肺痿,肾冷,尿多,遗溺,明目,长肌肉。亦治肝肾风毒攻注。"

臣——**芡实**①《本经》:"主湿痹腰脊膝痛,补中除暴疾,益精气,强志,令耳目聪明。"②《日华子本草》:"开胃助气。"③《本草纲目》:"止渴益肾。治小便不禁,遗精,白浊,带下。"④《本草从新》:补脾固肾,助气涩精。治梦遗滑精,解暑热酒毒,疗带浊泄泻,小便不禁。"

佐——**莲须**①《本草蒙筌》:"益肾,涩精,固髓。"②《本草纲目》:"清心通肾,固精气,乌须发,悦颜色,益血,止血崩、吐血。"③《本草通玄》:"治男子肾泄,女子崩带。"④《会约医镜》:"除泻痢。"⑤《本草再新》:"清心肺之虚热,解暑除烦,生津止渴。"

龙骨①《本经》:"主咳逆,泄痢脓血,女子漏下,癥瘕坚结,小儿热气惊痫。"②《别录》:"疗心腹烦满,四肢痿枯,汗出,夜卧自惊,恚怒,伏气在心下不得喘息,肠痈内疽,阴蚀,止汗,缩小便,尿血,养精神,定魂魄。安五藏。""白龙骨疗梦寐泄精,小便泄精。"③《药性论》:"逐邪气,安心神,止冷痢及下脓血,女子崩中带下,止梦泄精,梦交,治尿血,虚而多梦纷纭加而用之。”④《日华子本草》:“健脾,涩肠胃,止泻痢,渴疾,怀孕漏胎,肠风下血,崩中带下,鼻洪,吐血,止汗。”⑤《珍珠囊》:“固大肠脱。”⑥《本草纲目》:“益肾镇惊,止阴疟,收湿气,脱肛,生肌敛疮。”

牡蛎①《本经》:“主伤寒寒热,温疟洒洒,惊恚怒气,除拘缓鼠瘘,女子带下赤白。久服强骨节。”②《别录》:“除留热在关节荣卫,虚热去来不定,烦满;止汗,心痛气结,止渴,除老血。涩大小肠,止大小便,疗泄精,喉痹,咳嗽,心胁下痞热。”③《药性论》:“主治女子崩中。止盗汗,除风热,止痛。治温疟。又和杜仲服止盗汗。病人虚而多热,加用地黄、小草。”④《本草拾遗》:“捣为粉,粉身,主大人小儿盗汗,和麻黄根、蛇床子、干姜为粉,去阴汗。”⑤《海药本草》:“主男子遗精,虚劳乏损,补肾正气,止盗汗,去烦热,治伤寒热痰,能补养安神,治孩子惊痫。”⑥《珍珠囊》:“软痞积。又治带下,温疟,疮肿,为软坚收涩之剂。”⑦《本草纲目》:“化痰软坚,清热除湿,止心脾气痛,痢下,赤白浊,消疝瘕积块,瘿疾结核。”⑧《医学衷中参西录》:“止呃逆。”⑨《现代实用中药》:“为制酸剂,有和胃镇痛作用,治胃酸过多,身体虚弱,盗汗及心悸动惕、肉瞤等。对于怀孕妇及小儿钙质缺乏与肺结核等有效。”

使——**莲子**①《本经》:“主补中、养神、益气力。”②孟诜:“主五脏不足,伤中气绝,利益十二经脉血气。”③《本草拾遗》:“令发黑,不老。”④《食医心镜》:“止渴,去热。”⑤《日华子本草》:“益气,止渴,助心,止痢。治腰痛,泄精。”⑥《日用本草》:“止烦渴,治泻痢,止白浊。”⑦《滇南本草》:“清心解热。”⑧《本草纲目》:“交心肾,厚肠胃,固精气,强筋骨,补虚损,利耳目,除寒湿,止脾泄久痢,赤白浊,女人带下崩中诸血病。”⑨《本草备要》:“清心除烦,开胃进食,专治噤口痢、淋浊诸证。”⑩《随息居饮食谱》:“镇逆止呕,固下焦,愈二便不禁。”

2. 四气配伍

温——沙苑蒺藜①《本草纲目》:“甘,温,无毒。”②《本草汇言》:“味甘兼苦。”

平——芡实①《本经》:“味甘,平,”②《别录》:“无毒。”③《本草纲目》:“甘,平,涩,无毒。”④《药品化义》:“味甘,性干温、鲜凉。”

莲子①《本经》:“味甘,平。”②《本草蒙筌》:“味甘涩,气平寒,无毒。”③《本草再新》:“味甘,性微凉,无毒。”④《随息居饮食谱》:“鲜者甘平,干者甘温。”

莲须①《本草从新》:“甘,平而涩。”②《医林纂要》:“苦甘涩,平。”③《本草再新》:“味甘淡,性清凉,无毒。”

龙骨①《本经》:“味甘,平。”②《别录》:“微寒,无毒。”③《药性论》:“有小毒,”④《本草正》:“甘,平,性涩。”⑤《医学衷中参西录》:“味淡微辛,性平。”

凉——牡蛎①《本经》:“味咸,平。”②《别录》:“微寒,无毒。”③《本草正》:“味微咸微涩,气平。”

3. 五味配伍

甘——沙苑蒺藜①《本草纲目》:“甘,温,无毒。”②《本草汇言》:“味甘兼苦。”

甘涩——芡实①《本经》:“味甘,平,”②《别录》:“无毒。”③《本草纲目》:“甘,平,涩,无毒。”④《药品化义》:“味甘,性干温、鲜凉。”

莲须①《本草从新》:“甘,平而涩。”②《医林纂要》:“苦甘涩,平。”③《本草再新》:“味甘淡,性清凉,无毒。”

龙骨①《本经》:“味甘,平。”②《本草正》:“甘,平,性涩。”③《医学衷中参西录》:“味淡微辛,性平。”

莲子①《本经》:“味甘,平。”②《本草蒙筌》:“味甘涩,气平寒,无毒。”③《本草再新》:“味甘,性微凉,无毒。”④《随息居饮食谱》:“鲜者甘平,干者甘温。”

咸——牡蛎①《本经》:“味咸,平。”②《本草正》:“味微咸微涩,气平。”

4. 归经配伍

沙苑蒺藜——①《本草通玄》:“走肾、肝二经。”②《本草再新》:“入心、肾二经。”

芡实——①《雷公炮制药性解》:“入心、肾、脾、胃四经。”②《药品化义》:“入脾、胃、肝三经。”

龙骨——①《本草纲目》:“入手足少阴、厥阴经。”②《本草经疏》:“入足厥阴、少阳、少阴,兼入手少阴、阳明经。”

牡蛎——①《汤液本草》:“入足少阴经。”②《本草经疏》:“入足少阴、厥阴、少阳经。”

莲子——①《雷公炮制药性解》:“入心、胃、膀胱三经。”②《本草经疏》:“入足太阴、阳明,兼入手少阴经。”③《本草新编》:“入心、脾、肝、肾四脏。”

莲须——①《本草经疏》:“入足少阴经。”②《本草汇言》:“入手、足少阴经。”

5. 七方配伍

五味药为小方、缓方、奇方。

6. 七情配伍

龙骨、牡蛎相须为用,增强收敛固涩、重镇安神之功。

沙苑藜、芡实、莲须相须为用,增强涩津固津之功。

7. 量数配伍

方中沙苑蒺藜、芡实、莲须(各 60g)按 1∶1∶1 配伍,齐聚补肾固津,治疗泄泻虚劳;加上龙骨、牡蛎(各 30g)意在收敛固涩,为辅助之用。

8. 对药配伍

龙骨——牡蛎

芡实——莲须

9. 趋向配伍

沙苑蒺藜、芡实下行为用，龙骨、牡蛎重镇安神为用，皆为沉降之品。莲须甘平为平和之品。

10. 阴阳配伍

沙苑蒺藜、芡实涩精固精为用，为阴；龙骨、牡蛎收敛固涩亦为阴。莲须甘平为阴阳平和之品。

11. 五行配伍

沙苑蒺藜、芡实、莲须、龙骨味甘为土，起补益之功，牡蛎味咸为火，这体现了火能生土，土多火晦，强火得土，方止其焰，使固肾涩精药为一方。

12. 随证加减配伍

若肾阳虚者，可加鹿胶、补骨脂等以温肾固涩；若肾阴虚者，可加龟板、女贞子等以滋养肾阴；若阴虚火旺者，可加生地、知母、黄柏等以滋阴清热；若大便干结者，可加肉苁蓉、熟地补精血通大便；腰膝酸痛者，可加杜仲、续断补肾壮腰膝。

13. 名家论方

①《医方集解》："此足少阴药也。蒺藜补肾益精，莲子交通心肾，牡蛎清热补水，芡实固肾补脾，合之莲须、龙骨，皆涩精秘气之品，以止滑脱也。"

②《成方便读》："夫遗精一证，不过分其有火无火，虚实两端而已。其有梦者，责相火之强，当清心肝之火，病自可已；无梦者，全属肾虚不固，又当专用补涩以固其脱。既属虚滑之证，则无火可清，无瘀可导，故以潼沙苑补摄肾精，益其不足。牡蛎固下潜阳，龙骨安魂平木，二味皆有涩可固脱之能；芡实益脾而止浊，莲肉入肾以交心，复用其须者，有赖其止涩之功，而为治虚滑遗精者设也。"

③《方剂学》："方中沙苑蒺藜补肾涩精为君药；莲子、芡实助君药以补肾涩精，为臣药；君臣相配，以补不足为主；莲须、煅龙骨、牡蛎性涩收敛，专以涩精为用，共为佐使药。诸药合用，既可涩精液之外泄，又能补肾精之不足。但本方究以固涩为主，故遗精滑泄已止，便需用补肾之品，补虚固肾以治本。"

14. 方歌

金锁固精芡莲须，沙苑蒺藜龙牡需，莲粉糊丸开水下，补肾涩精此方取。

桑螵蛸散

出自《本草衍义・卷十七》。"治健忘，小便数。"

【处方】桑螵蛸（30g），远志（30g），菖蒲（30g），龙骨（30g），人参（30g），茯神（30g），当归（30g），龟甲（30g）。

【主治】心肾两虚证。小便频数，或尿如米泔色，或遗尿，或遗精，心神恍惚，健忘，舌淡苔白，脉细弱。

【功能】调补心肾，涩精止遗。

【用法用量】上为末，夜卧人参汤调下二钱（6g）。现代用法：除人参外，共研细末，每服 6g，睡前以人参汤调下；亦作汤剂，水煎，睡前服，用量按原方比例酌定。

方中桑螵蛸甘咸平，补肾固精止遗，为君药。臣以龙骨收敛固涩，且镇心安神；龟甲滋养肾阴，补心安神。桑螵蛸得龙骨则固涩止遗之力增，得龟甲则补肾益精之功著。佐以人参大补元气，配茯神合而益心气、宁心神；当归补心血，与人参合用，能补益气血；菖蒲、远志安神定志，交通心肾，意在补肾涩精、宁心安神的同时，促进心肾相交。诸药相合，共奏调补心肾、交通上下、补养气血、涩精止遗之功。

1. 君臣佐使配伍

君——**桑螵蛸**①《本经》："主伤中，疝瘕，阴痿，益精生子。女子血闭腰痛，通五淋，利小便水道。"②《别录》："疗男子虚损，五藏气微，梦寐失精，遗溺。"③《药性论》："主男子肾衰漏精，精自出，患虚冷者能止之。止小便利，火炮令热，空心食之。虚而小便利，加而用之。"④《本草衍义》："治小便白浊。"⑤《玉楸药解》："治带浊淋漓，耳痛，喉痹，瘕疝，骨鲠。"

臣——**龙骨**①《本经》："主咳逆，泄痢脓血，女子漏下，癥瘕坚结，小儿热气惊痫。"②《别录》："疗心腹烦满，四肢痿枯，汗出，夜卧自惊，恚怒，伏气在心下不得喘息，肠痈内疽，阴蚀，止汗，缩小便，尿血，养精神，定魂魄。安五藏。""白龙骨疗梦寐泄精，小便泄精。"③《药性论》："逐邪气，安心神，止冷痢及下脓血，女子崩中带下，止梦泄精，梦交，治尿血，虚而多梦纷纭加而用之。"④《日华子本草》："健脾，涩肠胃，止泻痢，渴疾，怀孕漏胎，肠风下血，崩中带下，鼻洪，吐血，止汗。"⑤《珍珠囊》："固大肠脱。"⑥《本草纲目》："益肾镇惊，止阴疟，收湿气，脱肛，生肌敛疮。"

龟甲①《本草崇原》："气味甘平，无毒。主治漏下赤白，破癥瘕痎疟，五痔，阴蚀，湿痹，四肢重弱，小儿囟不合。久服轻身不饥。"②《本草新编》："龟甲，味咸、甘，气平，有毒，阴中阳也。专补阴衰，善滋肾损，复足真元，漏下崩带并驱，癥瘕痎疟咸却，伤寒劳复、或肌体寒热欲死者殊功，腰背酸疼、及手足重弱难举者易效，治小儿囟门不合，理女子湿痒阴疮，逐瘀血积凝，续筋骨断绝，补心轻身，益气资智。"③《证类本草》："味咸、甘，平，有毒。主漏下赤白，破癥瘕痎疟，五痔阴蚀，湿痹四肢重弱，小儿囟(音信)不合，头疮难燥，女子阴疮，及惊恚气心腹痛，不可久立，骨中寒热，伤寒劳复，或肌体寒热欲死，以作汤，良。久服轻身不饥。益气资智，亦使人能食。一名神屋。生南海池泽及湖水中。采无时。勿令中湿，中湿即有毒。(恶沙参、蜚蠊)"

佐——**人参**①《别录》："疗肠胃中冷，心腹鼓痛，胸胁逆满，霍乱吐逆，调中，止消渴，通血脉，破坚积，令人不忘。"②《药性论》："主五脏气不足，五劳七伤，虚损瘦弱，吐逆不下食，止霍乱烦闷呕哕，补五脏六腑，保中守神。""消胸中痰，主肺痿吐脓及痫疾，冷气逆上，伤寒不下食，病人虚而多梦纷纭，加而用之。"③《日华子本草》："调中治气，消食开胃。"④《医学启源》："治脾胃阳气不足及肺气促，短气、少气，补中缓中，泻肺脾胃中火邪。"⑤《主治秘要》："补元气，止泻，生津液。"⑥《滇南本草》："治阴阳不足，肺气虚弱。"

茯神①《别录》："疗风眩，风虚，五劳，口干。止惊悸，多恚怒，善忘。开心益智，养精神。"②《药性论》："主惊痫，安神定志，补劳乏；主心下急痛坚满，小肠不利。"③《本草再新》："治心虚气短，健脾利温。"④《本草纲目》："《神农本草》止言茯苓，《名医别录》始添茯神，而主治皆同。后人治心病必用茯神，故洁古张氏谓风眩心虚非茯神不能除，然茯苓未尝不治心病也。"

当归①《本经》："主咳逆上气，温疟寒热洗洗在皮肤中，妇人漏下，绝子，诸恶疮疡金疮，煮饮之。"②《别录》："温中止痛，除客血内塞，中风痉、汗不出，湿痹，中恶客气、虚冷，补五藏，生肌肉。"③《药性论》："止呕逆、虚劳寒热，破宿血，主女子崩中，下肠胃冷，补诸不足，止痢腹痛。单煮饮汁，治温疟，主女人沥血腰痛，疗齿疼痛不可忍。病人虚冷加而用之。"④《日华子本草》："治一切风，一切血，补一切劳，破恶血，养新血及主癥癖。"⑤《珍珠囊》："头破血，身行血，尾止血。(《汤液本草》引作'头止血，身和血，梢破血')"⑥李杲："当归梢，主癥癖，破恶血，并产后恶血上冲，去诸疮疡肿结，治金疮恶血，温中润燥止痛。"⑦王好古："主痿躄嗜卧，足下热而痛。冲脉为病，气逆里急；带脉为病，腹痛，腰溶溶如坐水中。"⑧《本草蒙筌》："逐跌打血凝，并热痢刮疼滞住肠胃内。"⑨《本草纲目》："治头痛，心腹诸痛，润肠胃筋骨皮肤。治痈疽，排脓止痛，和血补血。"⑩《本草再新》："治浑身肿胀，血脉不和，阴分不足，安生胎，堕死胎。"

菖蒲①《本经》："主风寒湿痹，咳逆上气，开心孔，补五脏，通九窍，明耳目，出音声。"②《别录》："主耳聋，痈疮，温肠胃，止小便利，四肢湿痹，不得屈伸，小儿温疟，身积热不解，可作浴汤。聪耳目，益心智。"③《药性论》："治风湿顽痹，耳鸣，头风，泪下，杀诸虫，治恶疮疥瘙。"④《日华子本草》："除风下气，除烦闷，止心腹痛，霍乱转筋。治客风疮疥，涩小便，杀腹藏虫。耳痛：作末、炒，承热裹窨，甚验。"⑤王好古："治心积伏梁。"⑥《滇南本草》："治九种胃气，止疼痛。"⑦《本草纲目》："治中恶卒死，客忤癫痫，下血崩中，安胎漏。散痈肿。捣汁服，解巴豆、大戟毒。"⑧《本草备要》："补肝益心，去湿逐风，除痰消积，开胃宽中。疗噤口毒痢，风痹惊痫。"⑨《本草再新》："止鼻血，散牙痛。"⑩广州部队《常用中草药手册》："治风湿性关节炎，腰腿痛，消化不良，胃炎，热病神昏，精神病。"⑪《广西中草药》："治癫狂，惊痫，痰厥昏迷，胸腹胀闷或疼痛。"

远志①《本经》："主咳逆伤中，补不足，除邪气，利九窍，益智慧，耳目聪明，不忘，强志倍力。”②《本草经集注》：“杀天雄、附子毒。”③《别录》：“定心气，止惊悸，益精，去心下膈气、皮肤中热、面目黄。”④《药性论》：“治心神健春，坚壮阳道。主梦邪。”⑤《日华子本草》：“主膈气惊魇，长肌肉，助筋骨，妇人血噤失音，小儿客忤。”⑥王好古：“治肾积奔豚。”⑦《本草纲目》：“治一切痈疽。”⑧《滇南本草》：“养心血，镇惊，宁心，散痰涎。疗五痫角弓反张，惊搐，口吐痰涎，手足战摇，不省人事，缩小便，治赤白浊，膏淋，滑精不禁。”⑨《本草再新》：“行气散郁，并善豁痰。”

2. 四气配伍

平——桑螵蛸①《本经》：“味咸，平。”②《别录》：“甘，无毒。”

茯神①《别录》：“平。”②《药品化义》：“味甘淡，性微温。”

龟甲①《本草崇原》：“气味甘平，无毒。”②《本草新编》：“龟甲，味咸、甘，气平，有毒，阴中阳也。”③《证类本草》：“味咸、甘，平，有毒。”

远志①《本经》：“味苦，温。”②《本草经疏》：“苦微辛，温。”③《医学衷中参西录》：“味酸微辛，性平。”

龙骨①《本经》：“味甘，平。”②《别录》：“微寒，无毒。”③《本草正》：“甘，平，性涩。”④《医学衷中参西录》：“味淡微辛，性平。”

温——人参①《本经》：“味甘，微寒。”②《本草备要》：“生，甘苦，微凉；熟，甘，温。”

当归①《本经》：“味甘，温。”②《吴普本草》：“神农、黄帝、桐君、扁鹊：甘，无毒。岐伯、雷公：辛、无毒。李氏：小温。”③《别录》：“辛，大温，无毒。”④《本草述》：“味苦，温，无毒。”

微温——菖蒲①《本经》：“辛，温。”②《别录》：“无毒。”③《药性论》：“味苦辛，无毒。”

3. 五味配伍

咸甘——桑螵蛸①《本经》：“味咸，平。”②《吴普本草》：“神农：咸，无毒。”③《别录》：“甘，无毒。”

龟甲①《本草崇原》：“气味甘平，无毒。”②《本草新编》：“龟甲，味咸、甘，气平，有毒，阴中阳也。”③《证类本草》：“味咸、甘，平，有毒。”

甘微苦——人参①《本经》：“味甘，微寒。”②《本草备要》：“生，甘苦，微凉；熟，甘，温。”

甘涩——龙骨①《本经》：“味甘，平。”②《别录》：“微寒，无毒。”③《药性论》：“有小毒，”④《本草正》：“甘，平，性涩。”⑤《医学衷中参西录》：“味淡微辛，性平。”

甘淡——茯神①《别录》：“平。”②《药性论》：“味甘，无毒。”③《药品化义》：“味甘淡，性微温。”

甘辛——当归①《本经》：“味甘，温。”②《吴普本草》：“神农、黄帝、桐君、扁鹊：

甘，无毒。岐伯、雷公：辛、无毒。李氏：小温。”③《别录》：“辛，大温，无毒。”④《本草述》：“味苦，温，无毒。”

辛——菖蒲①《本经》：“辛，温。”②《药性论》：“味苦辛，无毒。”

辛苦——远志①《本经》：“味苦，温。”②《本草经疏》：“苦微辛，温。”③《医学衷中参西录》：“味酸微辛，性平。”

4. 归经配伍

龟板——①《中国药典》：“归肝、肾、心经。”②《四川中药志》：“味甘微咸，无毒，入肺、肝、肾三经。”

桑螵蛸——①《本草纲目》：“肝、肾。”②《本草经疏》：“入足少阴、太阳经。”

人参——①《本草衍义补遗》：“入手太阴。”②《本草汇言》：“入肺、脾二经。”③《药品化义》：“入脾、胃、肺三经。”

茯神——①《本草纲目》：“入肝、心经。”②《本草经解》：“禀天秋平之金气，入手太阴肺经；得地中正之土味.入足太阴脾经。”

龙骨——①《本草纲目》：“入手足少阴、厥阴经。”②《本草经疏》：“入足厥阴、少阳、少阴，兼入手少阴、阳明经。”

当归——①《汤液本草》：“入手少阴、足太阴、厥阴经。”②《雷公炮制药性解》：“入心、肝、肺三经。”

远志——①王好古：“肾经气分。”②《滇南本草》：“入心、肝、脾三经。”

菖蒲——①《本草纲目》：“手少阴、足厥阴。”②《雷公炮制药性解》：“入心、脾、膀胱三经。”③《本草经解》：“入足厥阴肝经、手太阴肺经。”

5. 七方配伍

八味药为大方、缓方、偶方。

6. 七情配伍

桑螵蛸、龙骨相须为用，增强了固涩止遗之功。

人参、茯神相使为用，增强宁心安神之功。

7. 量数配伍

本方诸药皆为1∶1比例配伍，各药用量相等，意在补肾固精与养心安神相伍。

8. 对药配伍

远志——菖蒲

龙骨——龟甲

9. 趋向配伍

桑螵蛸咸平、龙骨甘微寒，龟甲咸寒，诸药皆以固精止遗为重，为沉降之品。当归甘温、远志、菖蒲皆性辛温，交通心肾，为升浮之品。

10. 阴阳配伍

桑螵蛸固精缩尿为用下行为用，龟甲咸平，滋阴潜阳，合龙骨起收敛固涩之功，为阴。菖蒲开窍宁神，远志交通心肾，当归补血养血为主为阳。人参甘平为阴阳平和之品。

11. 五行配伍

桑螵蛸味咸为火，能软能下，固精作用强；配伍龟甲、龙骨人参、茯神当归味甘为土，能补能缓，火能生土，增强补益之功，使方中固精补肾之功为甚；加上菖蒲、远志味辛为木，能行能散，以达交通心肾之功，起宁心安神、补肾为用；木又能克土，使补而不滞。全方诸药合用，体现了补与固相结合。

12. 随证加减配伍

①缩泉丸：出自《校注妇人良方》。组成：乌药（细锉）、山药、益智仁（大者，去皮，盐炒）各 300g。主治膀胱虚寒证。小便频数，或遗尿，小腹怕冷，舌淡，脉沉弱。

②方中加入益智仁、覆盆子等，可增强涩精缩尿止遗之力。若健忘心悸者，可加酸枣仁、五味子以养心安神；兼有遗精者，可加沙苑子、山萸肉以固肾涩精。

13. 名家论方

①原方主治：《本草衍义·卷四～七》。"治男女虚损，遗精，阴痿，梦失精，遗溺，疝瘕，小便白浊，肾衰不可厥也。"

②方论选录：《成方便读·卷四》。"夫便数一证，有属火盛于下者，有属下虚不固者。但有火者，其便必短而赤，或涩而痛，自有脉证可据。其不固者，或水火不交，或脾肾气弱，时欲便而不能禁止，老人、小儿多有之。凡小儿睡中遗漏，亦属肾虚而致。桑螵蛸补肾固精，同远志入肾，能通肾气，上达于心。菖蒲开心窍，使君主得受参、归之补。而用茯苓之下行者，降心气下交于肾，如是则心肾自交。龙与龟皆灵物，一则入肝以安其魂，一则入肾而宁其志，以肝司疏泄，肾主闭藏，两脏各守其职，宜乎前证皆瘳也。"

14. 方歌

桑螵蛸散用龙龟，参茯菖远及当归，尿频遗尿精不固，滋肾宁心法勿违。

第五节　固崩止带

固冲汤

出自《医学衷中参西录·上册》。"治妇女血崩。"

【处方】白术（30g），生黄芪（18g），龙骨（24g），牡蛎（24g），萸肉（24g），生杭芍（12g），海螵蛸（12g），茜草（9g），棕边炭（6g），五倍子（1.5g）。

【主治】脾肾亏虚，冲脉不固证。猝然血崩或月经过多，或漏下不止，色淡质稀，头晕肢冷，心悸气短，神疲乏力，腰膝酸软，舌淡，脉微弱。

【功能】固冲摄血，益气健脾。

【用法用量】上药煎汤，用五倍子末 1.5g 和服。

方中山萸肉甘酸而温，既能补益肝肾，又能收敛固涩，故重用以为君药。龙骨味甘涩，牡蛎咸涩收敛，合用以“收敛元气，固涩滑脱”“治女子崩带”（《医学衷中参西录·中册》），龙、牡煅用，收涩之力更强，共助君药固涩滑脱，均为臣药。张锡纯每以此三药同用，成为收敛止血，或为救元气欲脱的常用配伍组合；脾主统血，气随血脱，又当益气摄血，白术补气健脾，以助健运统摄；黄芪既善补气，又善升举，尤善治流产崩漏，二药合用，令脾气旺而统摄有权，亦为臣药。生白芍味酸收敛，功能补益肝肾，养血敛阴；棕榈炭、五倍子味涩收敛，善收敛止血；海螵蛸、茜草固摄下焦，既能止血，又能化瘀，使血止而无留瘀之弊，以上共为佐药。诸药合用，共奏固冲摄血，益气健脾之功。

1. 君臣佐使配伍

君——**山萸肉**①《本经》：“主心下邪气寒热，温中，逐寒湿痹，去三虫。”②《雷公炮炙论》：“壮元气，秘精。”③《别录》：“肠胃风邪，寒热疝瘕，头风，风气去来，鼻塞，目黄，耳聋，面疱，温中，下气，出汗，强阴，益精，安五脏，通九窍，止小便利，明目，强力。”④《药性论》：“治脑骨痛，止月水不定，补肾气；兴阳道，添精髓，疗耳鸣，除面上疮，主能发汗，止老人尿不节。”⑤《日华子本草》：“暖腰膝，助水脏，除一切风，逐一切气，破癥结，治酒皶。”⑥《珍珠囊》：“温肝。”⑦《本草求原》：“止久泻，心虚发热汗出。”

臣——**龙骨**①《本经》：“主咳逆，泄痢脓血，女子漏下，癥瘕坚结，小儿热气惊痫。”②《别录》：“疗心腹烦满，四肢痿枯，汗出，夜卧自惊，恚怒，伏气在心下不得喘息，肠痈内疽，阴蚀，止汗，缩小便，尿血，养精神，定魂魄。安五藏。”“白龙骨疗梦寐泄精，小便泄精。”③《药性论》：“逐邪气，安心神，止冷痢及下脓血，女子崩中带下，止梦泄精，梦交，治尿血，虚而多梦纷纭加而用之。”④《日华子本草》：“健脾，涩肠胃，止泻痢，渴疾，怀孕漏胎，肠风下血，崩中带下，鼻洪，吐血，止汗。”⑤《珍珠囊》：“固大肠脱。”⑥《本草纲目》：“益肾镇惊，止阴疟，收湿气，脱肛，生肌敛疮。”

牡蛎①《本经》：“主伤寒寒热，温疟洒洒，惊恚怒气，除拘缓鼠瘘，女子带下赤白。久服强骨节。”②《别录》：“除留热在关节荣卫，虚热去来不定，烦满；止汗，心痛气结，止渴，除老血。涩大小肠，止大小便，疗泄精，喉痹，咳嗽，心胁下痞热。”③《药性论》：“主治女子崩中。止盗汗，除风热，止痛。治温疟。又和杜仲服止盗汗。病人虚而多热，加用地黄、小草。”④《本草拾遗》：“捣为粉，粉身，主大人小儿盗汗，和麻黄根、蛇床子、干姜为粉，去阴汗。”⑤《海药本草》：“主男子遗精，虚劳乏损，补肾正气，止盗汗，去烦热，治伤寒热痰，能补养安神，治孩子惊痫。”⑥《珍珠囊》：“软痞积。又治带下，温疟，疮肿，为软坚收涩之剂。”⑦《本草纲目》：“化痰软坚，清热除湿，止心脾气痛，痢下，赤白浊，消疝瘕积块，瘿疾结核。”⑧《医学衷中参西录》：“止呃逆。”⑨《现代实用中药》：“为制酸剂，有和胃镇痛作用，治胃酸过多，身体虚弱，盗汗及心悸动惕、肉瞤等。对于怀孕妇及小儿钙质缺乏与肺结核等有效。”

黄芪①《本经》：“主痈疽，久败疮，排脓止痛。补虚，小儿百病。”②《长沙药解》：“入肺胃而补气，走经络而益营，医黄汗血痹之证，疗皮水风湿之疾，历节肿痛最效，虚劳里急更良，善达皮腠，专通肌表。”③《日华子本草》：“助气壮筋骨，长肉补血。”④《本草新编》：“其功用甚多，而其独效者，尤在补血。夫黄芪乃补气之圣药，如何补血独效。盖气无形，血则有形。有形不能速生，必得无形之气以生之。”

白术①《本经》：“主风寒湿痹，死肌，痉，疸，止汗，除热消食。”②《别录》：“主大风在身面，风眩头痛，目泪出，消痰水，逐皮间风水结肿，除心下急满，及霍乱吐下不止，利腰脐间血，益津液，暖胃，消谷嗜食。”③《药性论》：“主大风顽痹，多年气痢，心腹胀痛，破消宿食，开胃，去痰涎，除寒热，止下泄，主面光悦，驻颜去皯，治水肿胀满，止呕逆，腹内冷痛，吐泻不住，及胃气虚冷痢。”④《唐本草》：“利小便。”⑤《日华子本草》：“治一切风疾，五劳七伤，冷气腹胀，补腰膝，消痰，治水气，利小便，止反胃呕逆，及筋骨弱软，痃癖气块，妇人冷癥瘕，温疾，山岚瘴气，除烦长肌。”⑥《医学启源》：“除湿益燥，和中益气，温中，去脾胃中湿，除胃热，强脾胃，进饮食，和胃，生津液，主肌热，四肢困倦，目不欲开，怠惰嗜卧，不思饮食，止渴，安胎。”⑦李杲：“去诸经中湿而理脾胃。”⑧王好古：“理中益脾，补肝风虚，主舌本强，食则呕，胃脘痛，身体重，心下急痛，心下水痞，冲脉为病，逆气里急，脐腹痛。”⑨《本草衍义补遗》：“有汗则止，无汗则发。能消虚痰。”

佐——**白芍**①《本经》：“主邪气腹痛，除血痹，破坚积，治寒热疝瘕，止痛，利小便，益气。”②《别录》：“通顺血脉，缓中，散恶血，逐贼血，去水气，利膀胱、大小肠，消痈肿，(治)时行寒热，中恶腹痛，腰痛。”③《药性论》：“治肺邪气，腹中疞痛，血气积聚，通宣脏腑拥气，治邪痛败血，主时疾骨热，强五脏，补肾气，治心腹坚胀，妇人血闭不通，消瘀血，能蚀脓。”④《唐本草》：“益女子血。”⑤《日华子本草》：“治风补痨，主女人一切病，并产前后诸疾，通月水，退热除烦，益气，治天行热疾，瘟瘴惊狂，妇人血运，及肠风泻血，痔瘘发背，疮疥，头痛，明目，目赤，胬肉。”⑥《医学启源》：“安脾经，治腹痛，收胃气，止泻利，和血，固腠理，泻肝，补脾胃。”⑦王好古：“理中气，治脾虚中满，心下痞，胁下痛，善噫，肺急胀逆喘咳，太阳鼽衄，目涩，肝血不足，阳维病苦寒热，带脉病苦腹痛满，腰溶溶如坐水中。”⑧《滇南本草》：“泻脾热，止腹疼，止水泻，收肝气逆疼，调养心肝脾经血，舒经降气，止肝气疼痛。”

棕榈炭①《本草拾遗》：“烧作灰，主破血止血。”②《海药本草》：“主金疮疥癣，生肌止血，并宜烧灰使用。”③《日华子本草》：“止鼻洪、吐血，破，治崩中、带下、肠风、赤白痢。入药烧灰用，不可绝过。”④《本草衍义》：“烧为黑灰，止妇人血露及吐血，仍佐之他药。”

五倍子①《本草拾遗》：“治肠虚泄痢，热汤服。”②《日华子本草》：“治中药毒，消酒毒。”③《开宝本草》：“疗齿宣疳䘌，肺脏风毒流溢皮肤作风湿疮，瘙痒脓水，五痔下血不止，小儿面鼻疳疮。”④《本草图经》：“生津液。”⑤《本草衍义》：“口疮，以末掺之。”⑥《本草衍义补遗》：“善收顽痰，解诸热病。”⑦《本草蒙筌》：“煎汤洗眼目，消赤目止疼，专为收敛之剂。”⑧《本草纲目》：“敛肺降火，化痰饮，止咳嗽，消渴，盗汗，呕吐，失血，久痢，黄病，心腹痛，小儿夜啼，治眼赤湿烂，消肿毒、喉痹，敛溃疮、金疮，收脱肛、肠坠下。”⑨《中药形性经验鉴别法》：“用于火伤及烫伤。”

海螵蛸①《本草纲目》：“乌鲗骨，厥阴血分药也，其味咸而走血也，故血枯、血瘕、经闭、崩带、下痢、疳积，厥阴本病也；寒热疟疾、聋、瘿、少腹痛、阴痛，厥阴经病也；目翳、流泪，厥阴窍病也；厥阴属肝，肝主血，故诸血病皆治之。按《素问》云：‘有病胸胁支满者，妨于食，病至则先闻腥臊臭，出清液，先唾血，四肢清，目眩，时时前后血，病名曰血枯，得之年少时，有所大脱血，或醉入房中，气竭肝伤，故月事衰少不来，治之以四乌鲗骨一藘茹……所以利肠中及肝伤也。观此，则其入厥阴血分无疑矣。’”②《本草经疏》：“乌贼鱼骨，味咸，气微温无毒，入足厥阴、少阴经。厥阴为藏血之脏，女人以血为主，虚则漏下赤白，或经汁血闭，寒热癥瘕；少阴为藏精之脏，主隐曲之地，虚而有湿，则阴蚀肿痛，虚而寒客之则阴中寒肿；男子肾虚，则精竭无子，女子肝伤，则血枯无孕；咸温入肝肾，通血脉而祛寒湿，则诸证除，精血足，令人有子也。其主惊气入腹，腹痛环脐者，盖肝属木主惊，惊人肝胆，则营气不和，故腹痛环脐也。入肝胆，舒营气，故亦主之。温而燥湿，故又主疮多脓汁也。”

茜草①《本草汇言》：“茜草治血，能行能止。余尝用酒制则行，醋炒则止。活血气，疏经络，治血郁血痹诸症最妙，无损血气也。配归、芎用，大能有益妇人。”②《本草新编》：“茜草，但止行血，而不补血，宜同补气之药以行血，不宜同补血之药以散气。至于各书言其能补虚热，且治劳伤，徒虚语耳。行血而反能止血者，引血之归经耳。但既引入于各经，即当以补阴之药继之，则血出而不再沸，否则血症未有不再发者也。”③李时珍《本草纲目》：“茜草，气温行滞，味酸入肝，而咸走血，专于行血活血。俗方治女子经水不通，以一两煎酒服之，一日即通，甚效。”④杜文燮：“茜草，疗中多蛊毒，治跌扑损伤。吐下血如烂肝，凝积血成瘀块，虚热崩漏不止，劳伤吐衄时来，室女经滞不行，妇人产后血晕，治之皆愈。大都皆血家药也，故血滞者能行之，血死者能活之。痘家红紫干枯者，用之于活血药中甚妙。外症疮疖痈肿者，用之于排脓药中立效。其曰除乳结为痈者何？盖乳者血之所为也，用此剂以行之，则血行而痈自散矣。”

2. 四气配伍

微温——山茱萸①《本经》："味酸，平。"②《别录》："微温，无毒。"③《药性论》："味咸辛，大热。"

海螵蛸《本经》："味咸，微温。"

温——黄芪①《本经》："微温。"②《长沙药解》："气平。"白术《本经》："味苦，温。"

凉——芍药①《本经》："味苦，平。"②《吴普本草》："桐君：甘，无毒。岐伯：咸。李氏：小寒。雷公：酸。"③《别录》："酸，平微寒，有小毒。"

牡蛎①《别录》："微寒，无毒。"②《本草正》："味微咸微涩，气平。"

平——龙骨①《本经》："味甘，平。"②《别录》："微寒，无毒。"③《药性论》："有小毒，"④《本草正》："甘，平，性涩。"⑤《医学衷中参西录》："味淡微辛，性平。"

棕榈炭①《本草拾遗》："味苦涩，平，无毒。"②《海药本草》："平温。"

五倍子①《开宝本草》："味苦酸，平，无毒。"②《本草纲目》："酸咸，平，无毒。"③《本草备要》："咸酸涩，寒。"

寒——茜草①《本草新编》："茜草，味苦，气寒，阴中微阳，无毒。入胃、脾二经。"②《滇南本草》："味苦，性寒。止吐血，行血，破瘀血，走经络，止筋骨疼痛。"

3. 五味配伍

酸——山茱萸①《本经》："味酸，平。"②《吴普本草》："神农、黄帝、雷公、扁鹊：酸，无毒。岐伯：辛。"③《药性论》："味咸辛，大热。"

五倍子①《开宝本草》："味苦酸，平，无毒。"②《本草纲目》："酸咸，平，无毒。"③《本草备要》："咸酸涩，寒。"

甘——黄芪①《本经》："味甘。"②《长沙药解》："味甘。"

苦甘——白术①《本经》："味苦，温。"②《别录》："甘，无毒。"③《药性论》："味甘辛，无毒。"

苦酸——芍药①《本经》："味苦，平。"②《吴普本草》："桐君：甘，无毒。岐伯：咸。李氏：小寒。雷公：酸。"③《别录》："酸，平微寒，有小毒。"

甘涩——龙骨①《本经》："味甘，平。"②《本草正》："甘，平，性涩。"③《医学衷中参西录》："味淡微辛，性平。"

咸——牡蛎①《本经》："味咸，平。"②《本草正》："味微咸微涩，气平。"

海螵蛸《本经》："味咸，微温。"

苦涩——棕榈炭《本草拾遗》："味苦涩，平，无毒。"

苦——茜草①《本草新编》:“味苦,气寒,阴中微阳,无毒。入胃、脾二经。”②《滇南本草》:“味苦,性寒。”

4.归经配伍

山茱萸——①《汤液本草》:“入足厥阴、少阴经。”②《药品化义》:“入肝、心、肾三经。”③《本草经解》:“入手太阴肺经、足厥阴肝经。”

黄芪——①《长沙药解》:“入足阳明胃、手太阴肺经。”②《本草新编》:“入手太阴、足太阴、手少阴之经。”

白术——①《汤液本草》:“入手太阳、少阴,足阳明、太阴,少阴、厥阴经。”②《本草蒙筌》:“入心、脾、胃、三焦四经。”

芍药——①《品汇精要》:“行手太阴、足太阴经。”②《本草经疏》:“手足太阴引经药,入肝、脾血分。”

龙骨——①《本草纲目》:“入手足少阴、厥阴经。”②《本草经疏》:“入足厥阴、少阳、少阴,兼入手少阴、阳明经。”

牡蛎——①《汤液本草》:“入足少阴经。”②《本草经疏》:“入足少阴、厥阴、少阳经。”

棕榈炭——①《中药学》:“入肺、肝、大肠经。”②《要药分剂》:“入肝、脾二经。”

茜草——①《本草新编》:“草,入胃、脾二经。”②《本草备要》:“入厥阴(心包、肝)血分。”③《本草撮要》:“入手足厥阴经。”

海螵蛸——①《本草纲目》:“厥阴血分。”②《雷公炮制药性解》:“入肾经。”③《本草再新》:“入肝、脾、肾三经。”

五倍子——《中华本草》:“归肺、肾、大肠经。”

5.七方配伍

十味药为大方、缓方、偶方。

6.七情配伍

龙骨、牡蛎相须为用,增强收敛固涩之功。

山茱萸、白芍相使为用,增强补益肝肾之功。

黄芪、白术相使为用,增强益气固脱之功。

7.量数配伍

重用白术(30g),合用黄芪(18g)补气健脾使冲脉固、血海调、经血自调;加上龙骨、牡蛎、山萸肉(各24g)、棕榈炭6g)、五倍子(1.5g)、白芍(12g),重在收敛固涩之用以止血;配伍海螵蛸(12g)、茜草(9g)使血止而不留淤。

8.对药配伍

黄芪——白术

龙骨——牡蛎

白芍——山茱萸

棕榈炭——五倍子

9. 趋向配伍

黄芪、白术补气具有升发之功为升浮之品。山茱萸、白芍补肝肾、养血敛阴为沉降之品；龙骨、牡蛎、棕榈炭、五倍子固涩收敛，海螵蛸、茜草祛瘀为用，亦为沉降之品。

10. 阴阳配伍

黄芪、白术、海螵蛸性温，为阳。山萸肉补肾阴为用，为阴；白芍、龙骨、牡蛎、五倍子微寒、棕榈炭苦涩、茜草苦寒亦为阴。

11. 五行配伍

黄芪、白术、龙骨味甘为土，能补能缓，补益脾肾，使脾运化气血调畅，肾固本封藏；配伍海螵蛸、牡蛎味咸为火，能软能下；加上棕榈炭、茜草味苦为水，能燥能泄；白芍、五倍子味酸为金，能收能敛，使金水相生。诸药合用体现了火生土，土生金，金生水，相生相依，使补益固冲其本，固涩止血治其标。

12. 随证加减配伍

①若兼肢冷汗出、脉微欲绝者，为阳气虚衰欲脱之象，需加重黄芪用量，并合参附汤以益气回阳。

②震灵丹：出自《太平惠民和剂局方》。组成：乳香 2 两，五灵脂 2 两，没药(另研去砂)2 两，朱砂 1 两，禹余粮(醋淬，捻碎为度)。主治妇人气血不足，崩漏，虚损带下，子宫寒冷无子。

13. 名家论方

方论选录：张锡纯《医学衷中参西录·上册》："血崩之证，多有因其人暴怒，肝气郁结，不能上达，而转下冲肾关，致经血随之下注者，故其病俗亦名之曰气冲。兹方中多用涩补之品，独不虑于肝气郁者有妨碍乎？答曰：此证虽有因暴怒气冲而得者，然其血大下之后，血脱而气亦随之下脱，则肝气之郁者，转可因之而开。且病急则治其标，此证诚至危急之病也。若其证初得，且不甚剧，又实系肝气下冲者，亦可用升肝理气之药为主，而以收补下元之药辅之也。"

14. 方歌

固冲汤中用术芪，龙牡芍萸茜草施，倍子海蛸棕榈炭，崩中漏下总能医。

易黄汤

出自《傅青主女科·卷上》。"妇人有带下而色黄者，宛如黄茶浓汁，其气腥秽，所谓黄带是也。"

【处方】山药(30g)，芡实(30g)，黄柏(6g)，车前子(3g)，白果(12g)。

【主治】肾虚湿热带下。带下黏稠量多，色黄如浓茶汁，其气腥秽，舌红，苔黄腻者。

【功能】固肾止带，清热祛湿。

【用法用量】水煎服。

方中重用炒山药、炒芡实补脾益肾，固涩止带，《本草求真》曰："山药之补，本有过于芡实，而芡实之涩，更有胜于山药"故共为君药。白果收涩止带，兼除湿热，为臣药。用少量黄柏苦寒入肾，清热燥湿；车前子甘寒，清热利湿，均为佐药。诸药合用，重在补涩，辅以清利，使肾虚得复，热清湿祛，则带下自愈。

1.君臣佐使配伍

君——**山药**①《本经》："主伤中，补虚，除寒热邪气，补中益气力，长肌肉，久服耳目聪明。"②《别录》："主头面游风，风头（一作'头风'）眼眩，下气，止腰痛，治虚劳羸瘦，充五脏，除烦热，强阴。"③《药性论》："补五劳七伤，去冷风，止腰痛，镇心神，补心气不足，病人体虚羸，加而用之。"④《食疗本草》："治头疼，助阴力。"⑤《日华子本草》："助五脏，强筋骨，长志安神，主泄精健忘。"⑥朱震亨："生捣贴肿硬毒，能消散。"⑦《伤寒蕴要》："补不足，清虚热。"⑧《本草纲目》："益肾气，健脾胃，止泄痢，化痰涎，润皮毛。"

芡实①《本经》："主湿痹腰脊膝痛，补中除暴疾，益精气，强志，令耳目聪明。"②《日华子本草》："开胃助气。"③《本草纲目》："止渴益肾。治小便不禁，遗精，白浊，带下。"④《本草从新》：补脾固肾，助气涩精。治梦遗滑精，解暑热酒毒，疗带浊泄泻，小便不禁。"

臣——**白果**①《三元延寿书》："生食解酒。"②《滇南本草》："大疮不出头者，白果肉同糯米蒸合蜜丸：与核桃捣烂为膏服之，治噎食反胃，白浊、冷淋；捣烂敷太阳穴，止头风眼疼，又敷无名肿毒。"③《品汇精要》："煨熟食之，止小便频数。"④《医学入门》："清肺胃浊气，化痰定喘，止咳。"⑤《本草纲目》："熟食温肺益气，定喘嗽，缩小便，止白浊；生食降痰，消毒杀虫；（捣）涂鼻面手足，去皶泡，皯黯，皴皱及疥癣疳疮、阴虱。"⑥《本草再新》："补气养心，益肾滋阴，止咳除烦，生肌长肉，排脓拔毒，消疮疥疽瘤。"⑦《本草便读》："上敛肺金除咳逆，下行湿浊化痰涎。"⑧《现代实用中药》："核仁治喘息，头晕，耳鸣，慢性淋浊及妇人带下。果肉捣碎作贴布剂，有发泡作用；菜油浸一年以上，用于肺结核。"⑨《山东中药》："治遗精，遗尿。"

佐——**黄柏**①《本经》："主五脏肠胃中结热，黄疸，肠痔；止泄痢，女子漏下赤白，阴伤蚀疮。"②《别录》："疗惊气在皮间，肌肤热赤起，目热赤痛，口疮。"③《药性论》："主男子阴痿。治下血如鸡鸭肝片；及男子茎上疮，屑末敷之。"④《本草拾遗》："主热疮疱起，虫疮，痢，下血，杀蛀虫；煎服，主消渴。"⑤《日华子本草》："安心除劳，治骨蒸，洗肝，明目，多泪，口干，心热，杀疳虫，治蛔心痛，疥癣，蜜炙治鼻洪，肠风，泻血，后分急热肿痛。"⑥《珍珠囊》："治肾水。膀胱不足，诸痿厥，腰膝无力。"⑦《医学启源》："《主治秘要》云，泻膀胱龙火，利结小便，下焦湿肿，痢疾先见血，脐中痛，补肾水不足。”⑧《用药心法》：“治疮痛不可忍者。”⑨《兰室秘藏》：“泻冲脉之邪。治夏月气上冲咽不得息而喘息有音不得卧。”⑩《本草纲目》：“敷小儿头疮。”⑪《现代实用中药》：“打扑挫筋等，磨粉调如泥状涂贴。”

车前子①《本经》：“主气癃、止痛，利水道小便，除湿痹。”②《本草经集注》：“主虚劳。”③《别录》：“男子伤中，女子淋沥，不欲食。养肺强阴益精。明目疗赤痛。”④《药性论》：“能去风毒，肝中风热，毒风冲眼目，赤痛障翳，脑痛泪出，去心胸烦热。”⑤《日华子本草》：“通小便淋涩，壮阳。治脱精，心烦。下气。”⑥《医学启源》：“主小便不通，导小肠中热。”⑦《滇南本草》：“消上焦火热，止水泻。”⑧《本草纲目》：“止暑湿泻痢。”⑨《雷公炮制药性解》：“主淋沥癃闭，阴茎肿痛，湿疮，泄泻，亦白带浊，血闭难产。”⑩《科学的民间药草》：“镇咳，祛痰，利尿。”⑪《山东中药》：“敷湿疮、脓疮疮、小儿头疮。”

2. 四气配伍

平——山药①《本经》：“味甘，温。”②《别录》：“平，无毒。”③《药性类明》：“味甘，性凉而润。”④《药品化义》：“生者性凉，熟则化凉为温。”

白果①《饮膳正要》：“味甘苦，无毒。”②《滇南本草》：“味甘，平，性寒。”③《本草纲目》：“甘苦，平，涩。”“熟食小苦微甘，性温，有小毒。”

芡实①《本经》：“味甘，平，”②《本草纲目》：“甘，平，涩，无毒。”③《药品化义》：“味甘，性干温、鲜凉。”

寒——黄柏①《本经》：“味苦，寒。”②《药性论》：“平。”③《珍珠囊》：“苦辛。”

车前子①《本经》：“味甘，寒。”②《别录》：“咸，无毒。”③《药性论》：“甘，平。”④《药品化义》：“味淡，性平。”

3. 五味配伍

甘——山药①《本经》：“味甘，温。”②《药性类明》：“味甘，性凉而润。”

车前子①《本经》：“味甘，寒。”②《别录》：“咸，无毒。”③《药品化义》：“味淡，性平。”

甘苦涩——白果①《饮膳正要》：“味甘苦，无毒。”②《滇南本草》：“味甘，平，性寒。”③《本草纲目》：“甘苦，平，涩。”“熟食小苦微甘，性温，有小毒。”

甘涩——芡实①《本经》：“味甘，平，”②《别录》：“无毒。”③《本草纲目》：“甘，平，涩，无毒。”④《药品化义》：“味甘，性干温、鲜凉。”

苦——黄柏①《本经》：“味苦，寒。”②《珍珠囊》：“苦辛。”

4. 归经配伍

山药——①《汤液本草》：“手太阴经。”②《伤寒蕴要》：“入手、足太阴二经。”③《得配本草》：“入手、足太阴经血分，兼入足少阴经气分。”

白果——①《本草纲目》:“入肺经。”②《本草汇言》:“入手太阴、太阳经。”③《本草再新》:“入心、肺、肾三经。”

芡实——①《雷公炮制药性解》:“入心、肾、脾、胃四经。”②《药品化义》:“入脾、胃、肝三经。”

黄柏——①《汤液本草》:“足太阳经引经药,足少阴经之剂。”②《医学入门》:“足少阴、手厥阴本药,足太阳引经药。”③《本草经解》:“入足少阴肾经、手少阴心经。”

车前子——①《本草蒙筌》:“入膀胱。”②《雷公炮制药性解》:“入肝、膀胱、小肠三经。”③《本草经疏》:“入肾、肝、膀胱三经。”

5. 七方配伍

五味药为小方、奇方。

6. 七情配伍

山药、芡实相使为用,增强补脾益肾之功。

白果、黄柏相使为用,增强清热利湿之功。

7. 量数配伍

重用山药、芡实(各 30g),意在补益脾肾为用,而达固精之功。加上少许清热之药:黄柏(6g)、车前子(3g)、白果(12g)清利湿热带下。使补益合清热相结合,为治带下之要方。

8. 对药配伍

芍药——芡实

白果——黄柏

黄柏——车前子

9. 趋向配伍

山药补脾阴为用,芡实性涩益肾固精为用,为沉降之品。黄柏、车前子、白果皆为清热止带,下行亦为沉降之品。

10. 阴阳配伍

山药、芡实补益为用,补脾肾之阴,为阴;黄柏苦寒,车前子寒,白果苦涩,亦皆为阴。

11. 五行配伍

山药、芡实、白果、车前子皆味甘为土,能补能缓,起补益脾肾之用;黄柏味苦为水,苦能燥能泄,起清热燥湿之功。诸药合用,土能克水,避免清泄太过,同时水亦能润土,使补而不滞,体现了重在补脾肾而止带下病。

12. 随证加减配伍

①湿甚者,加土茯苓、薏苡仁以祛湿;热甚者,可加苦参、败酱草、蒲公英以清热解毒;带下不止,再加鸡冠花、墓头回以止带。

②清带汤:出自《医学衷中参西录·上册》。组成:生山药(一两),生龙骨(六

钱,捣细),生牡蛎(六钱,捣细),海螵蛸(四钱,去净甲捣),茜草(三钱)。单赤带,加白芍、苦参各二钱;单白带,加鹿角霜、白术各三钱。主治妇女赤白带下。

13.名家论方

方论选录:傅山《傅青主女科·卷上》:“夫黄带乃任脉之湿热也……唯有热邪存于下焦之间,则津液不能化精,而反化湿也……法宜补任脉之虚,而清肾火之炎,则庶几矣!……此不特治黄带方也,凡有带病者,均可治之,而治带黄者,功更奇也。盖山药、芡实专补任脉之虚,又能利水,加白果引入任脉之宫,更为便捷,所以奏功之速也。至于用黄柏,清肾中之火也。肾与任脉相通以相济,解肾中之火,即解任脉之热矣。”

14.方歌

易黄山药与芡实,白果黄柏车前子,能消带下黏稠秽,补肾清热又祛湿。

第八章　安神剂

第一节　重镇安神

朱砂安神丸

【别名】安神丸

出自《内外伤辨惑论·卷中》。“如心浮气乱，以朱砂安神丸镇固之。”

【处方】朱砂(15g)，黄连(18g)，炙甘草(16.5g)，生地黄(4.5g)，当归(7.5g)。

【主治】心火亢盛，阴血不足证。失眠多梦，惊悸怔忡，心烦神乱；或胸中懊侬，舌尖红，脉细数。

【功能】镇心安神，清热养血。

【用法用量】上药除朱砂外，四味共为细末，汤浸蒸饼为丸，如黍米大。以朱砂为衣，每服十五丸或二十丸(3～4g)，津唾咽之。现代用法：上药研末，炼蜜为丸，每次6～9g，临睡前温开水送服；亦可作汤剂，用量按原方比例酌减，朱砂研细末水飞，以药汤送服。

方中朱砂甘寒质重，专入心经，寒能清热，重可镇怯，既能重镇安神，又可清心火，治标之中兼能治本，是为君药。黄连苦寒，入心经，清心泻火，以除烦热为臣。君、臣相伍，重镇以安神，清心以除烦，以收泻火安神之功。佐以生地黄之甘苦寒，以滋阴清热；当归之辛甘温润以补血；合生地黄滋补阴血以养心。使以炙甘草调药和中，以防黄连之苦寒、朱砂之质重碍胃。合而用之，标本兼治，清中有养，使心火得清，阴血得充，心神得养，则神志安定。

1. 君臣佐使配伍

君——**朱砂**①《本经》：“养精神，安魂魄，益气，明目。”②《别录》：“通血脉，止烦满、消渴，益精神，悦泽人面，除中恶腹痛，毒气疥瘘诸疮。”③《药性论》：“镇心，主抽风。”④《日华子本草》：“润心肺，治疮疥痂息肉，服并涂用。”⑤《珍珠囊》：“心热非此不能除。”⑥李杲：“纳浮溜之火而安神明。”

⑦《医学入门》："痘疮将出，服之解毒，令出少。治心热烦躁。润肺止渴，清肝明目，兼辟邪恶瘟疫，破癥瘕，下死胎。"⑧《本草纲目》："治惊痫，解胎毒、痘毒，驱邪疟，能发汗。"⑨《本草从新》："定颠狂，止牙疼。"

臣——**黄连**①《本经》："主热气目痛，眦伤泣出，明目，肠澼腹痛下痢，妇人阴中肿痛。"②《本草经集注》："解巴豆毒。"③《别录》："主五脏冷热，久下泄辩脓血，止消渴，大惊，除水利骨，调胃厚肠，益胆，疗口疮。"④《药性论》："杀小儿疳虫，点赤眼昏痛，镇肝去热毒。"⑤《本草拾遗》："主羸瘦气急。"⑥《日华子本草》："治五劳七伤，益气，止心腹痛。惊悸烦躁，润心肺，长肉，止血；并疮疥，盗汗，天行热疾；猪肚蒸为丸，治小儿疳气。"⑦《仁斋直指方》："能去心窍恶血。"⑧《珍珠囊》："泻心火，心下痞。酒炒、酒浸，上颈已上。"⑨王好古："主心病逆而盛，心积伏梁。"⑩《本草衍义补遗》："以姜汁炒，辛散除热有功。"⑪《本草纲目》："解服药过剂烦闷及轻粉毒。"⑫《本草新编》："止吐利吞酸，解口渴，治火眼，安心，止梦遗，定狂躁，除痞满。"⑬《本草备要》："治痈疽疮疥，酒毒，胎毒。除疳，杀蛔。"

佐——**生地**①《本草新编》："凉头面之火，清肺肝之热，亦君药也。其功专于凉血止血，又善疗金疮，安胎气，通经，止漏崩，俱有神功。但性寒，脾胃冷者不宜多用。夫生地既善凉血，热血妄行，或吐血，或衄血，或下血，宜用之为君，而加入荆芥以归其经，加入三七根末以止其路，又何热之不除而血之不止哉。然而此味可多用而不可频用，可暂用而不可久用也。当血之来也，其势甚急，不得已重用生地，以凉血而止血。若血一止，即宜改用温补之剂，不当仍以生地再进也。今人不知其故，惊生地止血之神，视为灵丹妙药，日日煎服，久则脾胃太凉，必至泄泻，元气困顿，而血又重来。不悟生地用多，反疑生地用少，仍然更进，且有增其分两，至死而不悟者，亦可悲也夫。"②《药鉴》："性虽大寒，较熟地则犹宣通而不泥膈，故能凉心火之血热，泻脾土之湿热，止鼻中之衄热，除五心之烦热。其或虚而生热者，不可多用，以性大寒故也。惟劳倦伤脾热者当用，以脾经大络之血损也。女人崩中血不止，产后血上攻心，胎动下血，老人津液枯绝，大肠燥结不润者，皆当用之。又实脾药中用二三分，以固脾气，使脾家永不受邪，但不可多用，以大寒恐倒脾气也。或用姜汁炒，或用醇酒洗，或用砂仁酒浸，皆制其寒性，免泥滞也。忌铁器。痘家血热之症，宜用之以凉血解毒，便滑者禁用。"

当归①《本经》："主咳逆上气，温疟寒热洗洗在皮肤中，妇人漏下，绝子，诸恶疮疡金疮，煮饮之。"②《别录》："温中止痛，除客血内塞，中风痉、汗不出，湿痹，中恶客气、虚冷，补五藏，生肌肉。"③《药性论》："止呕逆、虚劳寒热，破宿血，主女子崩中，下肠胃冷，补诸不足，止痢腹痛。单煮饮汁，治温疟，主女人沥血腰痛，疗齿疼痛不可忍。病人虚冷加而用之。”④《日华子本草》：“治一切风，一切血，补一切劳，破恶血，养新血及主癥癖。”⑤《珍珠囊》：“头破血，身行血，尾止血。（《汤液本草》引作‘头止血，身和血，梢破血。’）”⑥李杲：“当归梢，主癥癖，破恶血，并产后恶血上冲，去诸疮疡肿结，治金疮恶血，温中润燥止痛。”⑦王好古：“主痿躄嗜卧，足下热而痛。冲脉为病，气逆里急；带脉为病，腹痛，腰溶溶如坐水中。”⑧《本草蒙筌》：“逐跌打血凝，并热痢刮疼滞住肠胃内。”⑨《本草纲目》：“治头痛，心腹诸痛，润肠胃筋骨皮肤。治痈疽，排脓止痛，和血补血。”⑩《本草再新》：“治浑身肿胀，血脉不和，阴分不足，安生胎，堕死胎。”

佐使——**甘草**①《本经》：“主五脏六腑寒热邪气，坚筋骨，长肌肉，倍力，金疮肿，解毒。”②《别录》：“温中下气，烦满短气，伤脏咳嗽，止渴，通经脉，利血气，解百药毒。”③《药性论》：“主腹中冷痛，治惊痫，除腹胀满；补益五脏；制诸药毒；养肾气内伤，令人阴（不）痿；主妇人血沥腰痛；虚而多热；加而用之。”④《日华子本草》：“安魂定魄。补五劳七伤，一切虚损、惊悸、烦闷、健忘。通九窍，利百脉，益精养气，壮筋骨，解冷热。”⑤《珍珠囊》：“补血，养胃。”⑥《汤液本草》：“治肺痿之脓血，而作吐剂；消五发之疮疽，与黄芪同功。”⑦《本草纲目》：“解小儿胎毒、惊痫，降火止痛。”⑧《中国药植图鉴》：“治消化性溃疡和黄疸。”

2. 四气配伍

凉——朱砂①《本经》：“味甘，微寒。”②《日华子本草》：“凉，微毒。”

寒——黄连①《本经》：“味苦，寒。”②《吴普本草》：“神农、岐伯、雷公：苦，无毒；李氏：小寒。”

生地①《本草新编》：“生地，味苦甘，气寒，沉也，阴也。”②《药鉴》：“气寒，味甘苦，无毒，气薄味浓，沉也，阴中阳也。”

温——当归①《本经》：“味甘，温。”②《吴普本草》：“神农、黄帝、桐君、扁鹊：甘，无毒。岐伯、雷公：辛、无毒。李氏：小温。”③《别录》：“辛，大温，无毒。”④《本草述》：“味苦，温，无毒。”

平——甘草①《本经》：“味甘，平。”②《本草衍义》：“微凉。”③《珍珠囊》：“生甘，平；炙甘，温。”

3. 五味配伍

甘——朱砂①《本经》：“味甘，微寒。”②《吴普本草》：“黄帝、岐伯：苦，有毒。李氏：大寒。”③《日华子本草》：“凉，微毒。”

甘草①《本经》：“味甘，平。”②《本草衍义》：“微凉。”③《珍珠囊》：“生甘，平；炙甘，温。”

苦——黄连①《本经》：“味苦，寒。”②《吴普本草》：“神农、岐伯、雷公：苦，无毒；

李氏：小寒。”

甘辛——当归①《本经》：“味甘，温。”②《吴普本草》：“神农、黄帝、桐君、扁鹊：甘，无毒。岐伯、雷公：辛、无毒。李氏：小温。”③《别录》：“辛，大温，无毒。”④《本草述》：“味苦，温，无毒。”

甘苦——生地①《本草新编》：“生地，味苦甘，气寒，沉也，阴也。”②《药鉴》：“气寒，味甘苦，无毒，气薄味浓，沉也，阴中阳也。”

4. 归经配伍

朱砂——①《雷公炮制药性解》：“入心经。”②《本草经解》：“入足少阴肾经、足太阴脾经、手少阴心经。”③《本草再新》：“入心、肺二经。”

黄连——①《汤液本草》：“入手少阴经。”②《本草经疏》：“入手少阴、阳明，足少阳、厥阴、阳明、太阴。”③《本草经解》：“入足少阴肾经、手少阴心经。”

生地——①《本草新编》：“入手少阴及手太阴。”②《长沙药解》：“入足太阴脾、足厥阴肝经。”

当归——①《汤液本草》：“入手少阴、足太阴、厥阴经。”②《雷公炮制药性解》：“入心、肝、肺三经。”

甘草——①《汤液本草》：“入足厥阴、太阴、少阴经。”②《雷公炮制药性解》：“入心、脾二经。”

5. 七方配伍

五味药为小方、奇方。

6. 七情配伍

朱砂、黄连相须为用，增强清心除烦之功。

黄连、生地相使为用，增强清热滋阴之功。

7. 量数配伍

方中重用朱砂(15g)、黄连(18g)意在清心火以除烦，配伍生地(4.5g)、当归(7.5g)在于滋阴血，炙甘草(16.5g)调和诸药。

8. 对药配伍

朱砂——黄连

当归——生地

9. 趋向配伍

朱砂寒降，黄连苦寒，趋势向下；当归、生地黄滋阴养血，趋势向里。

10. 药物阴阳配伍

朱砂、黄连、生地性寒属阴；当归性温属阳；甘草性平，为平和之品。

11. 五行配伍

朱砂、甘草、当归味甘属土，能补能缓，能镇心安神；配伍黄连、生地黄味苦属水，能清热泻心火。诸药合用，重镇安神，清心泻火，配伍滋阴养血药物，体现了五行中土克水原则。

12. 随证加减配伍

挟痰：加瓜蒌、竹茹、远志、菖蒲，兼易惊恐：加生龙骨、生牡蛎，心烦甚：加栀子、连翘、莲子心，失眠多梦甚者：加酸枣仁、柏子仁。

13. 名家论方

①元代李杲："热淫所胜，治以甘寒，以苦泻之。以黄连之苦寒，去心烦，除湿热为君；以甘草、生地黄之甘寒泻火补气，滋生阴血为臣；以当归补其血不足，朱砂纳浮溜之火，而安神明也。"(《医学发明》)

②明代吴昆："忧愁思虑，则火起于心，心伤则神不安，故苦惊；心主血，心伤则血不足，故喜忘；心愈伤则忧愁思虑愈不能去，故夜不能寐。苦可以泻火，故用黄连；重可以镇心，故用朱砂。生地凉心，当归养血。炙甘草者，所以益脾，脾是心之子，用之欲其不食气于母故尔。梦中惊悸者，心血虚而火袭之也。是方也，朱砂之重，可使安神；黄连之苦，可使泻火；后苄之凉，可使清热；当归之辛，可使养血，乃甘草者，一可以缓其炎炎之焰，一可以养气而生神也。"(《医方考》)

③清代叶仲坚："经曰：'神气舍心，精神毕具。'又曰：'心者，生之本，神之舍也。且心为君主之官，主不明则精气乱，神太劳则魂魄散，所以寤寐不安，淫邪发梦，轻则惊悸怔忡，重则痴妄癫狂耳。'朱砂具光明之体，赤色通心，重能镇怯，寒能胜热，甘以生津，抑阴火浮游，以养上焦之元气，为安神之第一品。心苦热，配黄连之苦寒，泻心热也，更佐甘草之甘以泻之。心主血，用当归之甘温，归心血也，更佐地黄之寒以补之。心血足，则肝得所藏而魂自安；心热解，则肺得其职而形自正也。"(《古今名医方论》)

④清代张璐："凡言心经药，都属心包。惟朱砂外禀离明，内含真汞，故能交合水火，直入心脏。但其性徐缓，无迅扫阳焰之速效，是以更需黄连之苦寒以直折其势。甘草之甘缓以款启其微，俾膈上之实火虚火，悉从小肠而降泄之。允为劳心伤神，动作伤气，扰乱虚阳之的方，岂特治热伤心包而已哉？然其奥又在当归之辛温走血，地黄之濡润滋阴，以杜火气复炽之路。其动静之机，多寡之制，各有至理，良工调剂之苦心，岂可忽诸！"(《张氏医通》)

⑤清代陈念祖："此方用朱砂之重以镇怯，黄连之苦以清热，当归之辛以嘘血，更取甘草之甘以制黄连之太过，地黄之润以助当归所不及。方意颇纯，亦堪节取。"(《时方歌括》)

⑥当代时逸人："血热内扰，发为心神烦乱。朱砂、黄连、生地清热凉血，以安心神，当归补血，甘草和中。此为清热、安神之剂。如失眠者，加熟枣仁、知母以安神清热，更为有效。"(《时氏处方学》)

14. 方歌

朱砂安神东垣方，归连甘草合地黄，怔忡不寐心烦乱，清热养阴可复康。

第二节　滋养安神

天王补心丹

出自《校注妇人良方·卷六》。"妇人热劳，心经血虚，心神烦躁，颊赤头痛，眼涩唇干，口舌生疮，神思昏倦，四肢壮热，食欲无味，肢体酸疼，心怔盗汗，肌肤日瘦，或寒热往来。"

【处方】人参(15g)，茯苓(15g)，玄参(15g)，丹参(15g)，桔梗(15g)，远志(15g)，当归(30g)，五味子(30g)，麦门冬(30g)，天门冬(30g)，柏子仁(30g)，酸枣仁(30g)，生地黄(120g)。

【主治】阴虚血少，神志不安证。心悸怔忡，虚烦失眠，神疲健忘；或梦遗，手足心热，口舌生疮，大便干结，舌红少苔，脉细数。

【功能】滋阴清热，养血安神。

【用法用量】上为末，炼蜜为丸，如梧桐子大，用朱砂为衣，每服二三十丸(6～9g)，临卧，竹叶煎汤送下。现代用法：上药共为细末，炼蜜为小丸，用朱砂水飞9～15g为衣，每服6～9g，温开水送下，或用桂圆肉煎汤送服；亦可改为汤剂，用量按原方比例酌减。

方中重用甘寒之生地黄，入心能养血，入肾能滋阴，故能滋阴养血，壮水以制虚火，为君药。天冬、麦冬滋阴清热，酸枣仁、柏子仁养心安神，当归补血润燥，共助生地滋阴补血，并养心安神，俱为臣药。玄参滋阴降火；茯苓、远志养心安神；人参补气以生血，并能安神益智；五味子之酸以敛心气，安心神；丹参清心活血，合补血药使补而不滞，则心血易生；朱砂镇心安神，以治其标，以上共为佐药。桔梗为舟楫，载药上行以使药力缓留于上部心经，为使药。本方配伍，滋阴补血以治本，养心安神以治标，标本兼治，心肾两顾，但以补心治本为主，共奏滋阴养血、补心安神之功。

1.君臣佐使配伍

君——**生地**①《本草新编》："凉头面之火，清肺肝之热，亦君药也。其功专于凉血止血，又善疗金疮，安胎气，通经，止漏崩，俱有神功。但性寒，脾胃冷者不宜多用。夫生地既善凉血，热血妄行，或吐血，或衄血，或下血，宜用之为君，而加入荆芥以归其经，加入三七根末以止其路，又何热之不除而血之不止哉。然而此味可多用而不可频用，可暂用而不可久用也。当血之来也，其势甚急，不得已重用生地，以凉血而止血。若血一止，即宜改用温补之剂，不当仍以生地再进也。今人不知其故，惊生地止血之神，视为灵丹妙药，日日煎服，久则脾胃太凉，必至泄泻，元气困顿，而血又重来。不悟生地用多，反疑生地用少，仍然更进，且有增其分两，至死而不悟者，亦可悲也夫。"②《药鉴》："性虽大寒，较熟地则犹宜通而不泥膈，故能凉心火之血热，泻脾土之湿热，止鼻中之衄热，除五心之烦热。其或虚而生热者，不可多用，以性大寒故也。惟劳倦伤脾热者当用，以脾经大络之血损也。女人崩中血不止，产后血上攻心，胎动下血，老人津液枯绝，大肠燥结不润者，皆当用之。又实脾药中用二三分，以固脾气，使脾家永不受邪，但不可多用，以大寒恐倒脾气也。或用姜汁炒，或用醇酒洗，或用砂仁酒浸，皆制其寒性，免泥滞也。忌铁器。痘家血热之症，宜用之以凉血解毒，便滑者禁用。”

臣——**天冬**①《本经》：“主诸暴风湿偏痹，强骨髓，杀三虫。”②《别录》：“保定肺气，去寒热，养肌肤，益气力，利小便，冷而能补。”③《药性论》：“主肺气咳逆，喘息促急，除热，通肾气，疗肺痿生痈吐脓，治湿疥，止消渴，去热中风。宜久服。”④《千金方》：“治虚劳绝伤，老年衰损羸瘦，偏枯不随，风湿不仁，冷痹，心腹积聚，恶疮，痈疽肿癞，亦治阴痿、耳聋、目暗。”⑤《日华子本草》：“镇心，润五脏，益皮肤，悦颜色，补五劳七伤，治肺气并嗽，消痰、风痹热毒、游风、烦闷吐血。”⑥王好古：“主心病嗌干，心痛，渴而欲饮，痿躄嗜卧，足下热痛。”⑦《本草蒙筌》：“能除热淋，止血溢妄行，润粪燥秘结。”⑧《本草纲目》：“润燥滋阴，清金降火。”⑨《植物名实图考》：“拔疔毒。”

麦冬①《本草汇言》：“麦门冬，清心润肺之药也。主心气不足，惊悸怔忡，健忘恍惚，精神失守；或肺热肺燥，咳声连发，肺痿叶焦，短气虚喘，火伏肺中，咯血咳血；或虚劳客热，津液干少；或脾胃燥涸，虚秘便难；此皆心肺肾脾元虚火郁之证也。然而味甘气平，能益肺金，味苦性寒，能降心火，体润质补，能养肾髓，专治劳损虚热之功居多。如前古主心腹结气，伤中伤饱，胃络脉绝，羸瘦短气等疾，则属劳损明矣。”②《药品化义》：“麦冬，润肺，清肺，盖肺苦气上逆，润之清之，肺气得保，若咳嗽连声，若客热虚劳，若烦渴，若足痿，皆属肺热，无不悉愈。同生地，令心肺清则气顺，结气自释，治虚人元气不运，胸腹虚气痞满，及女人经水枯，乳不下，皆宜用之。同黄芩，扶金制木，治臌胀浮肿。同山栀，清金利水，治支满黄疸。又同小荷钱，清养胆腑，以佐少阳生气。入固本丸，以滋阴血，使心火下降，肾水上升，心肾相交之义。”③《神农本草经》：“主心腹结气，伤中伤饱，胃络脉绝，羸瘦短气。”④《名医别录》：“疗身重目黄，心下支满，虚劳客热，口干烦渴，止呕吐，愈痿蹶，强阴益精，消谷调中，保神，定肺气，安五脏，令人肥健。”⑤《药性论》：“治热毒，止烦渴，主大水面目肢节浮肿，下水。治肺痿吐脓，主泄精。”⑥《本草拾遗》：“治寒热体劳，下痰饮。”⑦日华子本草》：“治五劳七伤，安魂定魄，时疾热狂，头痛，止嗽。”⑧《本草衍义》：“治心肺虚热。”⑨《珍珠囊》：“治肺中伏火，生脉保神。”⑩《医学启源》：“《主治秘要》云，治经枯乳汁不下。”

当归①《本经》:"主咳逆上气,温疟寒热洗洗在皮肤中,妇人漏下,绝子,诸恶疮疡金疮,煮饮之。"②《别录》:"温中止痛,除客血内塞,中风痓、汗不出,湿痹,中恶客气、虚冷,补五藏,生肌肉。"③《药性论》:"止呕逆、虚劳寒热,破宿血,主女子崩中,下肠胃冷,补诸不足,止痢腹痛。单煮饮汁,治温疟,主女人沥血腰痛,疗齿疼痛不可忍。病人虚冷加而用之。"④《日华子本草》:"治一切风,一切血,补一切劳,破恶血,养新血及主癥癖。"⑤《珍珠囊》:"头破血,身行血,尾止血。(《汤液本草》引作'头止血,身和血,梢破血。')"⑥李杲:"当归梢,主癥癖,破恶血,并产后恶血上冲,去诸疮疡肿结,治金疮恶血,温中润燥止痛。"⑦王好古:"主痿躄嗜卧,足下热而痛。冲脉为病,气逆里急;带脉为病,腹痛,腰溶溶如坐水中。"⑧《本草蒙筌》:"逐跌打血凝,并热痢刮疼滞住肠胃内。"⑨《本草纲目》:"治头痛,心腹诸痛,润肠胃筋骨皮肤。治痈疽,排脓止痛,和血补血。"⑩《本草再新》:"治浑身肿胀,血脉不和,阴分不足,安生胎,堕死胎。"

酸枣仁①《本经》:"主心腹寒热,邪结气聚,四肢酸疼,湿痹。"②《别录》:"主烦心不得眠,脐上下痛,血转久泄,虚汗烦渴,补中,益肝气,坚筋骨,助阴气,令人肥健。"③《药性论》:"主筋骨风,炒末作汤服之。"④《本草拾遗》:"睡多生使,不得睡炒熟。"⑤王好古:"治胆虚不眠,寒也,炒服;治胆实多睡,热也,生用。"⑥《本草汇言》:"敛气安神,荣筋养髓,和胃运脾。"⑦《本草再新》:"平肝理气,润肺养阴,温中利湿,敛气止汗,益志定呵,聪耳明目。"

柏子仁①《本经》:"主惊悸,安五脏,益气,除湿痹。"②《别录》:"疗恍惚,虚损吸吸,历节,腰中重痛,益血止汗。"③《药性论》:"能治腰肾中冷,膀胱中冷脓宿水,兴阳道,去头风,主小儿惊痫。"④《日华子本草》:"治风,润皮肤。"⑤《本草纲目》:"养心气,润肾燥,益智宁神;烧沥治疥癣。"⑥《岭南采药录》:"治跌打;以盐渍之,煎服,能治咳嗽。"⑦《贵州民间方药集》:"治咳止喘,收敛止血,润肺健胃,利尿消炎。"

佐——**人参**①《别录》:"疗肠胃中冷,心腹鼓痛,胸胁逆满,霍乱吐逆,调中,止消渴,通血脉,破坚积,令人不忘。"②《药性论》:"主五脏气不足,五劳七伤,虚损瘦弱,吐逆不下食,止霍乱烦闷呕哕,补五脏六腑,保中守神。""消胸中痰,主肺痿吐脓及痫疾,冷气逆上,伤寒不下食,病人虚而多梦纷纭,加而用之。"③《日华子本草》:"调中治气,消食开胃。"④《医学启源》:"治脾胃阳气不足及肺气促,短气、少气,补中缓中,泻肺脾胃中火邪。⑤《主治秘要》:补元气,止泻,生津液。"⑥《滇南本草》:"治阴阳不足,肺气虚弱。"

五味子①《本经》:"主益气,咳逆上气,劳伤羸度,补不足,强阴,益男子精。"②《别录》:"养五脏,除热,生阴中肌。"③《日华子本草》:"明目,暖水脏,治风,下气,消食,霍乱转筋,痃癖奔豚冷气,消水肿,反胃,心腹气胀,止渴,除烦热,解酒毒,壮筋骨。"④李杲:"生津止渴。治泻痢,补元气不足,收耗散之气,瞳子散大。"⑤王好古:"治喘咳燥嗽,壮水镇阳。"⑥《本草蒙筌》:"风寒咳嗽,南五味为奇,虚损劳伤,北五味最妙。"⑦《本草通玄》:"固精,敛汗。"

茯苓①《本经》:"主胸胁逆气,忧恚惊邪恐悸,心下结痛,寒热烦满,咳逆,口焦舌干,利小便。"②《别录》:"止消渴,好唾,大腹,淋沥,膈中痰水,水肿淋结。开胸腑,调脏气,伐肾邪,长阴,益气力,保神守中。"③《药性论》:"开胃,止呕逆,善安心神。主肺痿痰壅。治小儿惊痫,心腹胀满,妇人热淋。"④《日华子本草》:"补五劳七伤,安胎,暖腰膝,开心益智,止健忘。"⑤《伤寒明理论》:"渗水缓脾。"⑥《医学启源》:"除湿,利腰脐间血,和中益气为主。治溺黄或赤而不利。《主治秘要》云,止泻,除虚热,开腠理,生津液。"⑦王好古:"泻膀胱,益脾胃。治肾积奔豚。"⑧《药征》:"主治悸及肉瞤筋惕,旁治头眩烦躁。"

远志①《本经》:"主咳逆伤中,补不足,除邪气,利九窍,益智慧,耳目聪明,不忘,强志倍力。"②《本草经集注》:"杀天雄、附子毒。"③《别录》:"定心气,止惊悸,益精,去心下膈气、皮肤中热、面目黄。"④《药性论》:"治心神健忘,坚壮阳道。主梦邪。"⑤《日华子本草》:"主膈气惊魇,长肌肉,助筋骨,妇人血噤失音,小儿客忤。"⑥王好古:"治肾积奔豚。"⑦《本草纲目》:"治一切痈疽。"⑧《滇南本草》:"养心血,镇惊,宁心,散痰涎。疗五痫角弓反张,惊搐,口吐痰涎,手足战摇,不省人事,缩小便,治赤白浊,膏淋,滑精不禁。"⑨《本草再新》:"行气散郁,并善豁痰。"

玄参①《本经》:"主腹中寒热积聚,女子产乳余疾,补肾气,令人明目。"②《别录》:"主暴中风,伤寒身热,支满狂邪,忽忽不知人,温疟洒洒,血瘕下寒血,除胸中气,下水,止烦渴,散颈下核、痈肿、心腹痛、坚癥,定五藏。"③《药性论》:"能治暴结热,主热风头痛,伤寒劳复,散瘤瘿瘰疬。"④《日华子本草》:"治头风热毒游风,补虚劳损,心惊烦躁,劣乏骨蒸,传尸邪气,止健忘,消肿毒。"⑤《医学启源》:"治心烦懊憹而不得眠,心神颠倒欲绝,血滞小便不利。"⑥《品汇精要》:"消咽喉之肿,泻无根之火。"⑦《本草纲目》:"滋阴降火,解斑毒,利咽喉,通小便血滞。"⑧《本草正义》:"疗胸膈心肺热邪,清膀胱肝肾热结。疗风热之咽痛,泄肝阳之目赤,止自汗盗汗,治吐血衄血。"

丹参①《本经》:"主心腹邪气,肠鸣幽幽如走水,寒热积聚;破除瘕,止烦满,益气。"②《吴普本草》:"治心腹痛。"③《别录》:"养血,去心腹痼疾结气,腰脊强,脚痹;除风邪留热,久服利人。"④陶弘景:"渍酒饮之,疗风痹。”⑤《药性论》：“治脚弱，疼痹，主中恶；治腹痛，气作声音鸣吼。”⑥《日华子本草》：“养神定志，通利关脉。治冷热劳，骨节疼痛，四肢不遂；排脓止痛，生肌长肉；破宿血，补新生血；安生胎，落死胎；止血崩带下，调妇人经脉不匀，血邪心烦；恶疮疥癣，瘿赘肿毒，丹毒；头痛，赤眼，热温狂闷。”⑦《滇南本草》：“补心定志，安神宁心。治健忘怔忡，惊悸不寐。”⑧《本草纲目》：“活血，通心包络。治疝痛。”⑨《云南中草药选》：“活血散瘀，镇静止痛。治月经不调，痛经，风湿痹痛，子宫出血，吐血，乳腺炎，痈肿。”

朱砂①《本经》：“养精神，安魂魄，益气，明目。”②《别录》：“通血脉，止烦满、消渴，益精神，悦泽人面，除中恶腹痛，毒气疥瘘诸疮。”③《药性论》：“镇心，主抽风。”④《日华子本草》：“润心肺，治疮疥痂息肉，服并涂用。”⑤《珍珠囊》：“心热非此不能除。”⑥李杲：“纳浮溜之火而安神明。”⑦《医学入门》：“痘疮将出，服之解毒，令出少。治心热烦躁。润肺止渴，清肝明目，兼辟邪恶瘟疫，破癥瘕，下死胎。”⑧《本草纲目》：“治惊痫，解胎毒、痘毒，驱邪疟，能发汗。”⑨《本草从新》：“定颠狂，止牙疼。”

使——**桔梗**①《本经》：“主胸胁痛如刀刺，腹满，肠鸣幽幽，惊恐悸气。”②《别录》：“利五脏肠胃，补血气，除寒热、风痹，温中消谷，疗喉咽痛。”③《药性论》：“治下痢，破血，去积气，消积聚，痰涎，主肺热气促嗽逆，除腹中冷痛，主中恶及小儿惊痫。”④《日华子本草》：“下一切气，止霍乱转筋，心腹胀痛，补五劳，养气，除邪辟温，补虚消痰，破癥瘕，养血排脓，补内漏及喉痹。”⑤《本草衍义》：“治肺痈。”⑥《珍珠囊》：“疗咽喉痛，利肺气，治鼻塞。”⑦李杲：“利胸膈，(治)咽喉气壅及痛，破滞气及积块，(除)肺部风热，清利头目，利窍。”⑧《本草纲目》：“主口舌生疮，赤目肿痛。”⑨《中药形性经验鉴别法》：“催乳。”

2. 四气配伍

寒——生地①《本草新编》：“生地，味苦甘，气寒，沉也，阴也。”②《药鉴》：“气寒，味甘苦，无毒，气薄味浓，沉也，阴中阳也。”

天冬①《本经》：“味苦，平。”②《别录》：“甘，大寒，无毒。”③《滇南本草》：“性寒，味甘微苦。”

微寒——麦冬①《别录》：“微寒，无毒。”③《医学启源》：“气寒，味微苦。”④《医林纂要》：“甘淡微苦，微寒。”

温——当归①《本经》：“味甘，温。”②《吴普本草》：“神农、黄帝、桐君、扁鹊：甘，无毒。岐伯、雷公：辛、无毒。李氏：小温。”③《别录》：“辛，大温，无毒。”④《本草述》：“味苦，温，无毒。”

人参①《本经》：“味甘，微寒。”②《别录》：“微温，无毒。”③《本草备要》：“生，甘苦，微凉；熟，甘，温。”

五味子①《本经》："味酸，温。"②《唐本草》："皮肉甘酸，核中辛苦，都有咸味。"③《长沙药解》："味酸微苦咸，气涩。"

远志①《本经》："味苦，温。"②《本草经疏》："苦微辛，温。"③《医学衷中参西录》："味酸微辛，性平。"

平——柏子仁①《本经》："味甘，平。"②《药性论》："味辛甘。"③《本草正》："味甘平，性微凉。"

酸枣仁①《本经》："味酸，平。"②《本草衍义》："微温。"③《饮膳正要》："味酸甘，平。"

茯苓①《本经》："味甘，平。"②《医学启源》："《主治秘要》云，性温，味淡。"

桔梗①《本经》："辛，微温。"②《药性论》："苦，平，无毒。"

凉——玄参①《本经》："味苦，微寒。"②《吴普本草》："神农、桐君、雷公、扁鹊：苦，无毒。岐伯：咸。李氏：寒。"③《药品化义》："味微苦微咸略甘，性凉。"

朱砂①《本经》："味甘，微寒。"②《吴普本草》："黄帝、岐伯：苦，有毒。李氏：大寒。"③《日华子本草》："凉，微毒。"

微温——丹参①《本经》："味苦，微寒，无毒。"②《吴普本草》："岐伯：咸。"③李当之《药录》："大寒。"④《本草经疏》："味苦，平，微温。"

3. 五味配伍

甘——柏子仁①《本经》："味甘，平。"②《药性论》："味辛甘。"③《本草正》："味甘平，性微凉。"

酸枣仁①《本经》："味酸，平。"②《本草衍义》："微温。"③《饮膳正要》："味酸甘，平。"

朱砂①《本经》："味甘，微寒。"②《吴普本草》："黄帝、岐伯：苦，有毒。李氏：大寒。"

甘苦——天冬①《本经》："味苦，平。"②《别录》："甘，大寒，无毒。"③《滇南本草》："性寒，味甘微苦。"

生地①《本草新编》："生地，味苦甘，气寒，沉也，阴也。"②《长沙药解》："味甘、微苦"。

甘微苦——麦冬①《本经》："味甘，平。"②《医林纂要》："甘淡微苦，微寒。"

人参①《本经》："味甘，微寒。"②《本草备要》："生，甘苦，微凉；熟，甘，温。"

甘辛——当归①《本经》："味甘，温。"②《吴普本草》："神农、黄帝、桐君、扁鹊：甘，无毒。岐伯、雷公：辛、无毒。李氏：小温。"③《别录》："辛，大温，无毒。"④《本草述》："味苦，温，无毒。"

酸——五味子①《本经》："味酸，温。"②《唐本草》："皮肉甘酸，核中辛苦，都有咸味。"③《长沙药解》:"味酸微苦咸,气涩。"

甘淡——茯苓①《本经》:"味甘,平。"②《医学启源》:"《主治秘要》云,性温,味淡。"

辛苦——远志①《本经》:"味苦,温。"②《本草经疏》:"苦微辛,温。"③《医学衷中参西录》:"味酸微辛,性平。"

桔梗①《本经》:"辛,微温。"②《别录》:"苦,有小毒。"③《药性论》:"苦,平,无毒。"

苦咸——玄参①《本经》:"味苦,微寒。"②《吴普本草》:"神农、桐君、雷公、扁鹊:苦,无毒。岐伯:咸。李氏:寒。"③《药品化义》:"味微苦微咸略甘,性凉。"

苦——丹参①《本经》:"味苦,微寒,无毒。"②《吴普本草》:"岐伯:咸。"③《本草经疏》:"味苦,平,微温。"

4. 归经配伍

生地——①《本草新编》:"入手少阴及手太阴。"②《长沙药解》:"入足太阴脾、足厥阴肝经。"

天冬——①《汤液本草》:"入手太阴、足少阴经。"②《本草经解》:"入手太阴肺经、手少阴心经。"

麦冬——①《汤液本草》:"入手太阴经。"②《本草蒙筌》:"入手太阴、少阴。"③《本草经疏》:"入足阳明,兼入手少阴、太阴。"

当归——①《汤液本草》:"入手少阴、足太阴、厥阴经。"②《雷公炮制药性解》:"入心、肝、肺三经。"

酸枣仁——①《本草纲目》:"足厥阴、少阳。"②《雷公炮制药性解》:"入心、脾、肝、胆四经。"

柏子仁——①《雷公炮制药性解》:"入肺、脾、肾三经。"②《本草经疏》:"入足厥阴、少阴,亦入手少阴经。"③《本草新编》:"入心、肝、肾、膀胱四经。"

人参——①《本草衍义补遗》:"入手太阴。"②《本草汇言》:"入肺、脾二经。"③《药品化义》:"入脾、胃、肺三经。"

五味子——①《汤液本草》:"入手太阴,足少阴经。"②《本草纲目》:"入肝、心。"

茯苓——①《汤液本草》:"入手太阴,足太阳、少阳经。"②《本草蒙筌》:"入膀胱、肾、肺。"③《雷公炮制药性解》:"入肺、脾、小肠三经。"④《本草经疏》:"入手足少阴,手太阳,足太阴、阳明经。"

远志——①王好古:"肾经气分。"②《滇南本草》:"入心、肝、脾三经。"

玄参——①《药类法象》:"足少阴肾经。"②《雷公炮制药性解》:"入心、肺、肾三经。"③《本草新编》:"入脾、肾、胃三经。"

丹参——①《本草纲目》:"手少阴、厥阴血分药。"②《本草经疏》:"入手足少阴、足厥阴经。"③《本草正》:"心、脾、肝、肾血分之药。"

朱砂——①《雷公炮制药性解》:"入心经。"②《本草经解》:"入足少阴肾经、足太阴脾经、手少阴心经。"③《本草再新》:"入心、肺二经。"

桔梗——①《汤液本草》:"入足少阴、手太阴。"②《品汇精要》:"行足太阴经。"③《本草经疏》:"入手太阴、少阴,兼入足阳明胃经。"

5. 七方配伍

十三味药为大方、奇方、缓方、复方。

6. 七情配伍

天冬、麦冬相须为用,增强滋阴清热之功。

酸枣仁、柏志仁相须为用,增强养心安神之功。

人参、五味子相须为用,增强益气敛阴之功。

7. 量数配伍

方中重用生地,意在滋阴养血、清虚热,同时配伍养心安神、交通心肾之品。

8. 对药配伍

天冬——麦冬

酸枣仁——柏子仁

人参——五味子

人参——茯苓

玄参——丹参

茯苓——远志

9. 趋向配伍

生地清虚热为用,天冬、麦冬滋阴趋于下沉,为沉降之品;玄参、丹参降气活血亦为沉降之品;朱砂质重,为沉降之品;酸枣仁、柏子仁、当归养血补血,养心安神趋于渗浮之品;加上人参补气为用,五味子敛阴,一升一降;桔梗辛散行气,为升浮之品。

10. 阴阳配伍

生地、麦冬、玄参、丹参、朱砂皆性寒为阴;五味子敛阴为用,为阴。当归、人参、桔梗补气为用,性温为阳;远志交通心肾,性温亦属阳;酸枣仁、柏子仁养心安神为用,属阳。茯苓性甘平,阴阳平和之品。

11. 五行配伍

当归、人参、茯苓、柏子仁味甘为土,生化气血以养心神;生地、玄参、天冬、麦冬、丹参、远志、桔梗味苦为水,壮水之主以制阳光;酸枣仁、五味子味酸生津敛阴、朱砂重镇安神皆为金。

12. 随证加减配伍

加减法:若心悸怔忡甚者,可加龙眼肉、夜交藤等以增强养心安神之功;若伴遗精滑泄者,可加金樱子、煅牡蛎等以固肾涩精;失眠较重者,可酌加龙骨、磁石等以增其安神之功。

13.名家论方

①明代洪基:“心者神明之官也。忧愁思虑则伤心,神明受伤则主不明而十二官危,故健忘怔忡;心主血,血燥则津枯,故大便不利;舌为之外候,心火上炎,故口舌生疮。是丸以生地为君,取其下入足少阴以滋水,主水盛可以伏火,况地黄为血分要药,一能入手少阴也。枣仁、远志、柏子仁养心神也;当归、丹参、玄参、生心血也;二冬助其津液;五味收其耗散;参苓补其气虚,以桔梗为使者,欲载诸药入心,不使之速下也。”(《摄生总要》)

②明代吴昆:“心者,神明之脏,过于忧愁思虑,久久则成心劳。心劳则神明伤矣,故忽忽喜忘;心主血,血濡则大便润,血燥故大便难;或时溏利者,心火不足以生脾土也;口内生疮者,心虚而火内灼也。人参养心气,当归养心血,天、麦门冬所以益心津,生地、丹、玄所以解心热,柏仁、远志所以养心神,五味、枣仁所以收心液,茯苓能补虚,桔梗能利膈。诸药专于补心,劳心之人宜常服也。”(《医方考》)

③明代李中梓:心者,神明之宫也。忧愁思虑则伤心,神明受伤则主不明而十二官危,故健忘、怔忡。心主血,血燥则津枯,故大便不利;舌为心之外候,心火炎上,故口舌生疮。是凡以生地为君者,取其下入足少阴以滋水主,水盛可以伏火,况地黄为血分要药,又能入手少阴也。枣仁、远志、柏仁,养心神者也;当归、丹参、元参,生心血者也。二冬助其津液,五味收其耗散,参、苓补其气虚。以桔梗为使者,欲载诸药入心,不使之速下也。(《摄生秘剖》)

④ 清代柯琴:“心者主火,而所以主者神也。神衰则火为患,故补心者必清其火而神始安。补心丹用生地黄为君者;取其下足少阴以滋水主,水盛可以伏火,此非补心之阳,补心之神耳,凡果核之有仁,犹心之有神也。清气无如柏子仁,补血无如酸枣仁,其神存耳。参、苓之甘以补心气,五味之酸以收心气,二冬之寒以清气分之火,心气和而神自归矣;当归之甘以生心血,玄参之咸以补心血,丹参之寒以清血中之火,心血足而自藏矣;更假桔梗为舟楫,远志为向导,和诸药入心而安神明。以此养生则寿,何有健忘、怔忡、津液干涸、舌上生疮、大便不利之虞哉?”(《古今名医方论》)

⑤清代汪昂:“此手少阴药也。生地、元参,北方之药,补水所以制火,取既济之义也。丹参、当归,所以生心血。血生于气,人参、茯苓所以益心气。人参合麦冬、五味,又为生脉散,益心主脉,肺为心之华盖而朝百脉,补肺生脉,所以使天气下降也。天冬苦入心而寒泻火,与麦冬同为滋水润燥之剂。远志、枣仁、柏仁,所以养心神,而枣仁、五味酸以收之,又以敛心气之耗散也。桔梗清肺利膈,取其载药上浮而归于心,故以为使。朱砂色赤入心,寒泻热而重宁神。读书之人,所当常服。”(《医方集解》)

⑥清代王子接:“补心者,补心之用也。心藏神,而神之所用者,魂、魄、意、智、精与志也,补其用而心能任物矣。《本神篇》曰:‘随神往来者为之魂,当归、柏子仁、

丹参流动之药，以悦其魂；心之所忆谓之意，人参、茯神调中之药，以存其意；因思虑而处物谓之智，以枣仁静招乎动而益其智；并精出入者为之魄，以天冬、麦冬、五味子宁静之药面安其魄；生之来谓之精，以生地、元参填下之药定其精；意之所存谓之志，以远志、桔梗动生于静而通其志。若是，则神之阳动而生魂，魂之生而为意，意交于外而智生焉；神之阴静而生魄，魄之生而为精，精定于中而志生焉，神之为不穷矣，故曰补心。'"（《绛雪园古方选注》）

⑦清代徐大椿："血虚挟热，虚热生风而心神失养，故怔忡、惊悸不已。生地、元参壮水制火，枣仁、柏仁养心安神，人参助心气，当归养心血，天冬、麦冬清心润燥，茯神、远志渗湿交心，丹参理心血，五味收心阴，少佐桔梗载药上行，俾诸药入心。若心火太旺，加黄连以直折之。此是心虚挟热惊悸、怔忡之 方。炼蜜为丸，朱砂为衣，使火降神宁，则虚风自息，而心悸诸证无不痊矣。"（《医略六书・杂病证治》）

⑧清代陈念祖："心字篆文，只是一倒火耳。火不欲炎上，故以生地黄补水，使水上交于心；以元参、丹参、二冬泻火，使火下交于肾；又佐参、茯以和心气，当归以生心血，二仁以安心神，远志以宣其滞，五味以收其散；更假桔梗之浮为向导。心得所养，而何有健忘、怔忡、津液干枯、舌疮、秘结之苦哉？"（《时方歌括》）

⑨清代张秉成："夫心为离火，中含真水，凡诵读吟咏，思虑过度，伤其离中之阴者，则必以真水相济之。故以生地、元参壮肾水，二冬以滋水之上源，当归、丹参虽能入心补血，毕竟是行走之品，必得人参之大力驾驭其间，方有阳生阴长之妙。茯苓、远志泄心热而宁心神，去痰化湿，清宫除道，使补药得力。但思虑过度，则心气为之郁结，故以柏子仁之芳香润泽入心者，以舒其神，畅其膈。枣仁、五味收其耗散之气，桔梗引诸药上行而入心。衣以朱砂，取其重以镇虚逆，寒以降浮阳，且其色赤属离，内含阴汞，与人心同气相求，同类相从之物也。"（《成方便读》）

14. 方歌

补心丹用柏枣仁，二冬生地当归身，三参桔梗朱砂味，远志茯苓共养神。

酸枣仁汤

出自《金匮要略・血痹虚劳病脉证并治》："虚劳虚烦不得眠，酸枣仁汤主之。"

【处方】酸枣仁(15g)，甘草(3g)，知母(6g)，茯苓(6g)，川芎(6g)。

【主治】肝血不足，虚热内扰证。虚烦失眠，心悸不安，头目眩晕，咽干口燥，舌红，脉弦细。

【功能】养血安神，清热除烦。

【用法用量】上五味，以水八升，煮酸枣仁得六升，内诸药，煮取三升，分温三服。现代用法：水煎，分3次温服。

方中重用酸枣仁为君，以其甘酸质润，入心、肝之经，养血补肝，宁心安神。茯苓宁心安神；知母苦寒质润，滋阴润燥，清热除烦，共为臣药。与君药相伍，以助安神除烦之功。佐以川芎之辛散，调肝血而疏肝气，与大量之酸枣仁相伍，辛散与酸收并用，补血与行血结合，具有养血调肝之妙。甘草和中缓急，调和诸药为使。诸药相伍，标本兼治，养中兼清，补中有行，共奏养血安神、清热除烦之效。

1. 君臣佐使配伍

君——**酸枣仁**①《本经》："主心腹寒热，邪结气聚，四肢酸疼，湿痹。"②《别录》："主烦心不得眠，脐上下痛，血转久泄，虚汗烦渴，补中，益肝气，坚筋骨，助阴气，令人肥健。"③《药性论》："主筋骨风，炒末作汤服之。"④《本草拾遗》："睡多生使，不得睡炒熟。"⑤王好古："治胆虚不眠，寒也，炒服；治胆实多睡，热也，生用。"⑥《本草汇言》："敛气安神，荣筋养髓，和胃运脾。"⑦《本草再新》："平肝理气，润肺养阴，温中利湿，敛气止汗，益志定呵，聪耳明目。"

臣——**茯苓**①《本经》："主胸胁逆气，忧恚惊邪恐悸，心下结痛，寒热烦满，咳逆，口焦舌干，利小便。"②《别录》："止消渴，好唾，大腹，淋沥，膈中痰水，水肿淋结。开胸腑，调脏气，伐肾邪，长阴，益气力，保神守中。"③《药性论》："开胃，止呕逆，善安心神。主肺痿痰壅。治小儿惊痫，心腹胀满，妇人热淋。"④《日华子本草》："补五劳七伤，安胎，暖腰膝，开心益智，止健忘。"⑤《伤寒明理论》："渗水缓脾。"⑥《医学启源》："除湿，利腰脐间血，和中益气为主。治溺黄或赤而不利。《主治秘要》云，止泻，除虚热，开腠理，生津液。"⑦王好古："泻膀胱，益脾胃。治肾积奔豚。"⑧《药征》："主治悸及肉瞤筋惕，旁治头眩烦躁。"

知母①《本经》："主消渴热中，除邪气肢体浮肿，下水，补不足，益气。"②《别录》："疗伤寒久疟烦热，胁下邪气，膈中恶及风汗内疸。"③陶弘景："甚疗热结，亦主疟热烦。"④《药性论》："主治心烦躁闷，骨热劳往来，生产后褥劳，肾气劳，憎寒虚损，病人虚而口干，加而用之。"⑤《日华子本草》："通小肠，消痰止嗽，润心肺，补虚乏，安心止惊悸。"⑥张元素："凉心去热，治阳明火热，泻膀胱肾经火，热厥头痛，下痢腰痛，喉中腥臭。"⑦王好古："泻肺火，滋肾水，治命门相火有余。"⑧《本草纲目》："安胎，止子烦，辟射工溪毒。"⑨《本草求原》："治嗽血，喘，淋，尿血，呃逆，盗汗，遗精，痹痿，瘛疭。"

佐——**川芎**①《本经》："主中风入脑头痛，寒痹，筋挛缓急，金创，妇人血闭无子。"②《别录》："除脑中冷动，面上游风去来，目泪出，多涕唾，忽忽如醉，诸寒冷气，心腹坚痛，中恶，卒急肿痛，胁风痛，温中内寒。"③陶弘景："齿根出血者，含之多瘥。"④《药性论》："治腰脚软弱，半身不遂，主胞衣不出，治腹内冷痛。"⑤《日华子本草》："治一切风，一切气，一切劳损，一切血，补五劳，壮筋骨，调众脉，破癥结宿血，养新血，长肉，鼻洪，吐血及溺血，痔瘘，脑痈发背，瘰疬瘿赘，疮疥，及排脓消瘀血。"⑥《医学启源》："补血，治血虚头痛。"⑦王好古："搜肝气，补肝血，润肝燥，补风虚。”⑧《本草纲目》:“燥湿,止泻痢,行气开郁。”

使——**甘草**①《本经》:“主五脏六腑寒热邪气,坚筋骨,长肌肉,倍力,金疮肿,解毒。”②《别录》:“温中下气,烦满短气,伤脏咳嗽,止渴,通经脉,利血气,解百药毒。”③《药性论》:“主腹中冷痛,治惊痫,除腹胀满;补益五脏;制诸药毒;养肾气内伤,令人阴(不)痿;主妇人血沥腰痛;虚而多热;加而用之。”④《日华子本草》:“安魂定魄。补五劳七伤,一切虚损、惊悸、烦闷、健忘。通九窍,利百脉,益精养气,壮筋骨,解冷热。”⑤《珍珠囊》:“补血,养胃。”⑥《汤液本草》:“治肺痿之脓血,而作吐剂;消五发之疮疽,与黄芪同功。”⑦《本草纲目》:“解小儿胎毒、惊痫,降火止痛。”⑧《中国药植图鉴》:“治消化性溃疡和黄疸。”

2. 四气配伍

平——酸枣仁①《本经》:“味酸,平。”②《本草衍义》:“微温。”③《饮膳正要》:“味酸甘,平。”

茯苓①《本经》:“味甘,平。”②《医学启源》:“《主治秘要》云,性温,味淡。”

甘草①《本经》:“味甘,平。”②《本草衍义》:“微凉。”③《珍珠囊》:“生甘,平;炙甘,温。”

温——川芎①《本经》:“味辛,温。”②《吴普本草》:“黄帝、岐伯、雷公:辛,无毒,香。扁鹊:酸,无毒。李氏:生温,熟寒。”③《唐本草》:“味苦辛。”④《本草正》:“味辛微甘,气温。”

寒——知母①《本经》:“味苦,寒。”②《药性论》:“性平。”③《药品化义》:“味微苦略辛。”

3. 五味配伍

酸——酸枣仁①《本经》:“味酸,平。”②《饮膳正要》:“味酸甘,平。”

甘——甘草①《本经》:“味甘,平。”②《本草衍义》:“微凉。”③《珍珠囊》:“生甘,平;炙甘,温。”

甘淡——茯苓①《本经》:“味甘,平。”②《医学启源》:“《主治秘要》云,性温,味淡。”

辛——川芎①《本经》:“味辛,温。”②《吴普本草》:“黄帝、岐伯、雷公:辛,无毒,香。扁鹊:酸,无毒。李氏:生温,熟寒。”③《唐本草》:“味苦辛。”④《本草正》:“味辛微甘,气温。”

苦——知母①《本经》:“味苦,寒。”②《日华子本草》:“味苦甘。”③《药品化义》:“味微苦略辛。”

4. 归经配伍

酸枣仁——①《本草纲目》:“足厥阴、少阳。”②《雷公炮制药性解》:“入心、脾、肝、胆四经。”

茯苓——①《汤液本草》:“入手太阴,足太阳、少阳经。”②《本草蒙筌》:“入膀胱、肾、肺。”③《雷公炮制药性解》:“入肺、脾、小肠三经。”④《本草经疏》:“入手足少阴,手太阳,足太阴、阳明经。”

川芎——①《汤液本草》:“入手足厥阴经、少阳经。”②《药品化义》:“入肝、脾、三焦三经。”

知母——①《珍珠囊》:“肾经。”②《汤液本草》:“入足阳明经、手太阴经。”③《本草经解》:“入足少阴肾经、手少阴心经。”

甘草——①《汤液本草》:“入足厥阴、太阴、少阴经。”②《雷公炮制药性解》:“入心、脾二经。”

5. 七方配伍

五味药为小方、缓方、奇方。

6. 七情配伍

酸枣仁、川芎相使为用,增强养血调肝之功。

茯苓、知母相使为用,增强清热除烦之功。

7. 量数配伍

重用酸枣仁,意在养心补肝,体现了心肝同治之法。

8. 对药配伍

酸枣仁——川芎

茯苓——知母

9. 趋向配伍

酸枣仁养血补血为用,川芎行气,调肝血为用,茯苓宁心安神为用,皆为升浮之品;知母滋阴清热为用,趋于沉降之品;甘草性平,为阴阳平和之品。

10. 阴阳配伍

酸枣仁、川芎性温属阳;知母性寒,属阴;甘草、茯苓性甘平为阴阳平和之品。

11. 五行配伍

因肝德在散。以辛补之;肝苦急,急食甘以缓之,适其性而衰之也;故使用酸枣仁、茯苓、甘草皆味甘,为土,能补能缓,缓其肝血虚知之用;同时配伍川芎味辛为木,能行能散,使补中有行,体现了五行中实土扶木之用;又因心德在耎(ruǎn,“耎”通“软”),苦泻之,故加上知母味苦为水,具有清热除烦,根据五行水生木原则,使行气解郁之功起到最大化,也可达到心肝同治之功。

12. 随证加减配伍

①甘麦大枣汤:出自《金匮要略》。主治脏躁。精神恍惚,常悲伤欲哭,不能自主,心中烦乱,睡眠不安,甚则言行失常,呵欠频作,舌淡红苔少,脉细略数。

②血虚甚而头目眩晕重者,加当归;白芍、枸杞子增强养血补肝之功;虚火重而咽干口燥甚者,加麦冬、生地黄以养阴清热;若寐而易惊,加龙齿、珍珠母镇惊安神;兼见盗汗,加五味子、牡蛎安神敛汗。

13. 名家论方

方论选录《古今名医方论·卷一》:"枣仁酸平,应少阳木化,而治肝极者,宜收宜补,用枣仁至二升,以生心血,养肝血,所谓以酸收之,以酸补之是也。顾肝郁欲散,以川芎之辛散,使辅枣仁通肝调营,所谓以辛补之。肝急欲缓,缓以甘草之甘缓,防川芎之疏肝泄气,所谓以土葆之。然终恐劳极,则火发于肾,上行至肺,则卫不合而仍不得眠,故以知母崇水,茯苓通阴,将水壮、金清而魂自宁,斯神凝、魂藏而魄且静矣。此治虚劳肝极之神方也。"

14. 方歌

酸枣二升先煮汤,茯知二两用之良。芎二甘一相调剂,服后安然入梦乡。

第九章　开窍剂

第一节　凉开

安宫牛黄丸

【别名】牛黄丸

出自《温病条辨·卷一》。“邪人心包，舌謇肢厥，牛黄丸主之，紫雪丹亦主之。”“温毒神昏谵语者，先与安宫牛黄丸、紫雪丹之属，继以清宫汤。”

【处方】牛黄(30g)，郁金(30g)，水牛角(30g)，黄连(30g)，朱砂(30g)，冰片(7.5g)，麝香(7.5g)，珍珠(15g)，山栀(30g)，雄黄(30g)，黄芩(30g)。

【主治】邪热内陷心包证。高热烦躁，神昏谵语，舌謇肢厥，舌红或绛，脉数有力。亦治中风昏迷，小儿惊厥属邪热内闭者。

【功能】清热解毒，开窍醒神。

【用法用量】上为极细末，炼老蜜为丸，每丸一钱(3g)，金箔为衣，蜡护。脉虚者人参汤下，脉实者银花、薄荷汤下，每服一丸。大人病重体实者，日再服，甚至日三服；小儿服半丸，不知，再服半丸。现代用法：以水牛角浓缩粉 50g 替代犀角。以上 11 味，珍珠水飞或粉碎成极细粉，朱砂、雄黄分别水飞成极细粉；黄连、黄芩、栀子、郁金粉碎成细粉；将牛黄、水牛角浓缩粉及麝香、冰片研细，与上述粉末配研、过筛、混匀，加适量炼蜜制成大蜜丸。每服 1 丸，每日 1 次；小儿 3 岁以内 1 次 1/4 丸，4～6 岁 1 次 1/2 丸，每日 1 次；或遵医嘱。亦作散剂：按上法制得，每瓶装 1.6g。每服 1.6g，1 日 1 次；小儿 3 岁以内 1 次 0.4g，1 日 1 次；4～6 岁 1 次 0.8g，1 日 1 次；或遵医嘱。

方中牛黄苦凉，清心解毒，辟秽开窍；水牛角咸寒，清心凉血解毒；麝香芳香开窍醒神。三药相配，是为清心开窍、凉血解毒的常用组合，共为君药。臣以大苦大寒之黄连、黄芩、山栀清热泻火解毒，合牛黄、犀角则清解心包热毒之力颇强；冰片、郁金芳香辟秽，化浊通窍，以增麝香开窍醒神之功。佐以雄黄助牛黄辟秽解毒；朱砂、珍珠镇心安神，以除烦躁不安。用炼蜜为丸，和胃调中为使药。原方以金箔为衣，取其重镇安神之效。本方清热泻火、凉血解毒与芳香开窍并用，但以清热解毒为主，意“使邪火随诸香一齐俱散也”。(《温病条辨》)

1. 君臣佐使配伍

君——**牛黄**①《本经》:“主惊痫，寒热，热盛狂痓。”②《别录》:“疗小儿诸痫热，口不开；大人狂癫。又堕胎。”③《药性论》:“小儿夜啼，主卒中恶。”④孙思邈：“益肝胆，定精神，除热，止惊痢，辟恶气。”⑤《日华子本草》:“疗中风失音，口噤，妇人血噤，惊悸，天行时疾，健忘虚乏。”⑥《日用本草》:“治惊痫搐搦烦热之疾，清心化热，利痰凉惊。”⑦《本草纲目》:“痘疮紫色，发狂谵语者可用。”⑧《会约医镜》:“疗小儿急惊，热痰壅塞，麻疹余毒，丹毒，牙疳，喉肿，一切实证垂危者。”

麝香①《本经》:“主辟恶气，温疟，痫痓，去三虫。”②《别录》:“疗中恶，心腹暴痛，胀急痞满，风毒，妇人难产，堕胎，去面黚，目中肤翳。”③陶弘景：“疗蛇毒。”④《药性论》:“除心痛，小儿惊痫、客忤，镇心安神。以当门子一粒，细研，熟水灌下，止小便利。能蚀一切痈疮脓。”⑤《日华子本草》:“杀脏腑虫，制蛇、蚕咬，沙虱，溪、瘴毒，吐风痰。纳子宫暖水脏，止冷带疾。”⑥《仁斋直指方》:“能化阳通腠理。”“能引药透达。”⑦王好古：“疗鼻窒不闻香臭。”⑧《本草纲目》:“通诸窍，开经络，透肌骨，解酒毒，消瓜果食积。治中风，中气，中恶，痰厥，积聚癥瘕。”⑨《本草正》:“除一切恶疮痔漏肿痛，脓水腐肉，面酐斑疹。凡气滞为病者，俱宜用之。若鼠咬、虫咬成疮，以麝香封之。”⑩《本草备要》:“治耳聋，目翳，阴冷。”

水牛角①《别录》:“疗时气寒热头痛。”②《日华子本草》:“煎，治热毒风并壮热。”③《本草纲目》:“治淋，破血。”④《陆川本草》:“凉血解毒，止衄。治热病昏迷，麻痘斑疹，吐血，衄血，血热，溺赤。”⑤《四川中药志》:“治风热头痛，喉头红肿，小儿惊风及吐血。”

臣——**黄连**①《本经》:“主热气目痛，眦伤泣出，明目，肠辩腹痛下痢，妇人阴中肿痛。”②《本草经集注》:“解巴豆毒。”③《别录》:“主五脏冷热，久下泄辩脓血，止消渴，大惊，除水利骨，调胃厚肠，益胆，疗口疮。”④《药性论》:“杀小儿疳虫，点赤眼昏痛，镇肝去热毒。”⑤《本草拾遗》:“主羸瘦气急。”⑥《日华子本草》:“治五劳七伤，益气，止心腹痛。惊悸烦躁，润心肺，长肉，止血；并疮疥，盗汗，天行热疾；猪肚蒸为丸，治小儿疳气。”⑦《仁斋直指方》:“能去心窍恶血。”⑧《珍珠囊》:“泻心火，心下痞。酒炒、酒浸，上颈已上。”⑨王好古：“主心病逆而盛，心积伏梁。”⑩《本草衍义补遗》:“以姜汁炒，辛散除热有功。”⑪《本草纲目》:“解服药过剂烦闷及轻粉毒。”⑫《本草新编》:“止吐利吞酸，解口渴，治火眼，安心，止梦遗，定狂躁，除痞满。”⑬《本草备要》:“治痈疽疮疥，酒毒，胎毒。除疳，杀蛔。”

黄芩①《本经》:"主诸热黄疸,肠澼,泄利,逐水,下血闭,(治)恶疮,疽蚀,火疡。"②《别录》:"疗痰热,胃中热,小腹绞痛,消谷,利小肠,女子血闭,淋露下血,小儿腹痛。"③陶弘景:"治奔豚,脐下热痛。"④《药性论》:"能治热毒,骨蒸,寒热往来,肠胃不利,破壅气,治五淋,令人宣畅,去关节烦闷,解热渴,治热腹中疠痛,心腹坚胀。"⑤《日华子本草》:"下气,主天行热疾,疔疮,排脓。治乳痈,发背。"⑥《珍珠囊》:"除阳有余,凉心去热,通寒格。"⑦李杲:"治发热口苦。"⑧《滇南本草》:"上行泻肺火,下行泻膀胱火,(治)男子五淋,女子暴崩,调经清热,胎有火热不安,清胎热,除六经实火实热。"⑨《本草纲目》:"治风热湿热头疼,奔豚热痛,火咳,肺痿喉腥,诸失血。"⑩《本草正》:"枯者清上焦之火,消痰利气,定喘嗽,止失血,退往来寒热,风热湿热,头痛,解瘟疫,清咽,疗肺痿肺痈,乳痈发背,尤祛肌表之热,故治斑疹、鼠瘘,疮疡、赤眼;实者凉下焦之热,能除赤痢,热蓄膀胱,五淋涩痛,大肠闭结,便血、漏血。"⑪《科学的民间药草》:"外洗创口,有防腐作用。"

山栀①《本经》:"主五内邪气,胃中热气,面赤,酒疱皶鼻,白癞,赤癞,疮疡。"②《本草经集注》:"解踯躅毒。"③《别录》:"疗目热亦痛,胸心、大小肠大热,心中烦闷,胃中热气。"④《药性论》:"杀蟅虫毒,去热毒风,利五淋,主中恶,通小便,解五种黄病,明目,治时疾除热及消渴口干,目赤肿痛。"⑤《食疗本草》:"主瘖哑,紫癜风,黄疸积热心躁。"⑥《医学启源》:"疗心经客热,除烦躁,去上焦虚热,治风。"⑦《药类法象》:"治心烦懊憹而不得眠,心神颠倒欲绝,血滞而小便不利。"⑧朱震亨:"泻三焦火,清胃脘血,治热厥心痛,解热郁,行结气。"⑨《本草纲目》:"治吐血、衄血、血痢、下血、血淋,损伤瘀血,及伤寒劳复,热厥头痛,疝气,汤火伤。"⑩《本草备要》:"生用泻火,炒黑止血,姜汁炒治烦呕,内热用仁,表热用皮。"⑪广州部队《常用中草药手册》:"清热解毒,凉血泻火。治黄疸型肝炎,蚕豆黄,感冒高热,菌痢,肾炎水肿,鼻衄,口舌生疮,乳腺炎,疮疡肿毒。"

冰片①《别录》:"妇人难产,取龙脑研末少许,以新汲水调服。"②《唐本草》:"主心腹邪气,风湿积聚,耳聋。明目,去目赤肤翳。"③《海药本草》:"主内外障眼,三虫,治五痔,明目,镇心,秘精。"④张元素:"治大肠脱。"⑤李杲:"治骨痛。"⑥王好古:"散心盛有热。"⑦《本草纲目》:"疗喉痹,脑痛,鼻息,齿痛,伤寒舌出,小儿痘陷。通诸窍,散郁火。"⑧《本草备要》:"治惊痫痰迷。"⑨《会约医镜》:"治肢节疼痛。"

郁金①《药性论》:"治女人宿血气心痛,冷气结聚,温醋摩服之。"②《唐本草》:"主血积,下气,生肌,止血,破恶血,血淋,尿血,金疮。"③《珍珠囊》:"凉心。"④李杲:"治阳毒入胃,下血频痛。"⑤《本草衍义补遗》:"治郁遏不能散。”⑥《本草纲目》：“治血气心腹痛，产后败血冲心欲死，失心颠狂。”⑦《本草通玄》：“治痘毒入心。”⑧《本草正》：“止吐血，衄血；单用治妇人冷气血积，结聚气滞，心腹作痛。”⑨《本草述》：“治发热，郁，咳嗽，齿衄，咳嗽血，溲血，头痛眩晕，狂痫，滞下，淋，并眼目鼻舌咽喉等证。”⑩《本草备要》：“行气，解郁；泄血，破瘀。凉心热，散肝郁。治妇人经脉逆行，”⑪《本草从新》：“能开肺金之郁。”⑫《要药分剂》：“凉血。”

佐——**朱砂**①《本经》：“养精神，安魂魄，益气，明目。”②《别录》：“通血脉，止烦满、消渴，益精神，悦泽人面，除中恶腹痛，毒气疥瘘诸疮。”③《药性论》：“镇心，主抽风。”④《日华子本草》：“润心肺，治疮疥痂息肉，服并涂用。”⑤《珍珠囊》：“心热非此不能除。”⑥李杲：“纳浮溜之火而安神明。”⑦《医学入门》：“痘疮将出，服之解毒，令出少。治心热烦躁。润肺止渴，清肝明目，兼辟邪恶瘟疫，破癥瘕，下死胎。”⑧《本草纲目》：“治惊痫，解胎毒、痘毒，驱邪疟，能发汗。”⑨《本草从新》：“定颠狂，止牙疼。”

珍珠①《本草经集注》：“治目肤翳。”②《药性论》：“治眼中翳障白膜。亦能坠痰。”③《海药本草》：“主明目，除面䵟，止泄。合知母疗烦热消渴，以左缠根治小儿麸豆疮入眼。”④《日华子本草》：“安心、明目。”⑤《本草衍义》：“小儿惊热药中多用。”⑥《本草纲目》：“安魂魄，止遗精、白浊，解痘疔毒。”⑦《本草汇言》：“镇心，定志，安魂，解结毒，化恶疮，收内溃破烂。”⑧《本经逢原》：“煅灰入长肉药及汤火伤敷之。”

雄黄①《本经》：“主寒热，鼠瘘，恶疮，疽痔，死肌，杀百虫毒。”②《别录》：“疗疥虫，䘌疮，目痛，鼻中息肉及绝筋破骨。百节中大风，积聚，癖气，中恶腹痛，杀诸蛇虺毒，解藜芦毒。”③《日华子本草》：“治疥癣，风邪，癫痫，岚瘴，一切蛇虫犬兽咬伤。”④王好古：“搜肝气，泻肝风，消涎积。”⑤《本草纲目》：“治疟疾寒热，伏暑泄痢，酒饮成癖，惊痫，头风眩晕，化腹中瘀血，杀劳虫疳虫。”⑥《本草正》：“治痈疽腐肉，并鼠瘘，疽、痔等毒。”

使——**蜂蜜**①《本经》：“主心腹邪气，诸惊痫，安五脏诸不足，益气补中，止痛解毒，和百药。”②《名医别录》：“养脾气，除心烦，食饮不下，肌中疼痛，口疮，明耳目。”③《本草拾遗》：“主牙齿疳疮，目肤赤障，杀虫。”④《本草衍义》：“汤火伤涂之痛止，仍捣薤白相和。”⑤《本草纲目》：“和营卫、润脏腑，通三焦，调脾胃。”

金箔①《药性论》：“主小儿惊伤，五藏风痫，失志，镇心，安魂魄。”②《海药本草》：“主癫痫风热，上气咳嗽，伤寒肺损吐血，骨蒸劳极作渴，主利五藏邪气，补心，并入薄于丸、散服。”③《本草蒙筌》：“除邪杀毒，却热驱烦，安魂魄，养精神，坚骨髓，和血脉，禁癫狂疾走，止惊悸风痫。幼科药作锭丸，必资此以为衣饰。”④《本草经疏》：“磨细屑，挑开疔疮头上，没入，能拔疔根。”⑤《本草再新》：“舒肝气，定心智，安魂魄，滋肾水，行经络，利关节，破积消疽，治小儿惊痫、痘疮诸毒。”

2. 四气配伍

凉——牛黄①《本经》：“味苦，平。”②《药性论》：“味甘。”③《日华子本草》：“凉。”

冰片①《唐本草》：“味辛苦，微寒。”②《海药本草》：“味苦辛，微温，无毒。”③张元素：“热。”④《本经逢原》：“辛苦，温，有毒。”

朱砂①《本经》：“味甘，微寒。”②《吴普本草》：“黄帝、岐伯：苦，有毒。李氏：大寒。”③《日华子本草》：“凉，微毒。”

郁金①《唐本草》：“味辛苦，寒，无毒。”②《本经逢原》：“辛苦，平，无毒。”

温——麝香①《本经》：“味辛，温。”②《药性论》：“味苦，辛。”

雄黄①《本经》：“味苦，平寒。”②《别录》：“甘，大温，有毒。”

寒——水牛角①《药总诀》：“味苦，冷，无毒。”②《药对》：“平。”③《陆川本草》：“辛咸，寒。”

黄连①《本经》：“味苦，寒。”②《吴普本草》：“神农、岐伯、雷公：苦，无毒；李氏：小寒。”

黄芩①《本经》：“味苦，平。”②《药性论》：“味苦甘。”

栀子①《本经》：“味苦，寒。”②《别录》：“大寒，无毒。”③《医林纂要》：“苦酸，寒。”

珍珠①《开宝本草》：“寒，无毒。”②《品汇精要》：“味淡，性寒，无毒。”③《本草纲目》：“咸甘，寒，无毒。”

蜂蜜①《本草纲目》：“生凉，熟温。”②《本草汇言》：“味甘，气寒，无毒。”

平——金箔①《本草汇言》：“味辛，气寒，有毒。”②《本草求真》：“辛，平。”

3. 五味配伍

苦甘——牛黄①《本经》：“味苦，平。”②《吴普本草》：“无毒。”③《别录》：“有小毒。”④《药性论》：“味甘。”⑤《日华子本草》：“凉。”

辛——麝香①《本经》：“味辛，温。”②《别录》：“无毒。”③《药性论》：“味苦，辛。”

苦咸——水牛角①《药总诀》：“味苦，冷，无毒。”②《药对》：“平。”③《陆川本草》：“辛咸，寒。”

苦——黄连①《本经》：“味苦，寒。”②《吴普本草》：“神农、岐伯、雷公：苦，无毒；李氏：小寒。”

黄芩①《本经》：“味苦，平。”②《别录》：“大寒，无毒。”③《药性论》：“味苦甘。”

栀子①《本经》：“味苦，寒。”②《医林纂要》：“苦酸，寒。”

辛苦——冰片①《唐本草》：“味辛苦，微寒。”②《海药本草》：“味苦辛，微温，无毒。”③张元素：“热。”④《本经逢原》：“辛苦，温，有毒。”

郁金①《唐本草》："味辛苦，寒，无毒。"②《本经逢原》："辛苦，平，无毒。"

雄黄①《本经》："味苦，平寒。"②《别录》："甘，大温，有毒。"③《药性论》："味辛。有大毒。"

金箔①《本草汇言》："味辛，气寒，有毒。"②《本经逢原》："无毒。"③《本草求真》："辛，平。"

甘——朱砂《本经》："味甘，微寒。"

蜂蜜①《本经》："味甘，平。"②《本草汇言》："味甘，气寒，无毒。"

甘咸——珍珠①《品汇精要》："味淡，性寒，无毒。"②《本草纲目》："咸甘，寒，无毒。"

4. 归经配伍

牛黄——①《本草蒙筌》："入肝经。"②《雷公炮制药性解》："入心经。"

麝香——①《本草汇言》："入足太阴、手少阴经。"②《本草再新》："入心、肝二经。"

水牛角——①《中国药典》："归心、肝经。"

黄连——①《汤液本草》："入手少阴经。"②《本草经疏》："入手少阴、阳明，足少阳、厥阴、阳明、太阴。"③《本草经解》："入足少阴肾经、手少阴心经。"

黄芩——①《品汇精要》："行手太阴、阳明经。"②《本草纲目》："入手少阴、阳明，手足太阴、少阳六经。"③《雷公炮制药性解》："入肺、大肠、膀胱、胆四经。"

栀子——①《汤液本草》："入手太阴经。"②《雷公炮制药性解》："入心、肺、大小肠、胃、膀胱六经。"③《药品化义》："入肺、胃、肝、胆、三焦、胞络六经。"

冰片——①《本草纲目》："肺、心、脾。"②《雷公炮制药性解》："入肺、肝二经。"

郁金——①《本草纲目》："入心及包络。"②《雷公炮制药性解》："入心、肺二经。"③《本草经疏》："入手少阴、足厥阴，兼通足阳明经。"

朱砂——①《雷公炮制药性解》："入心经。"②《本草经解》："入足少阴肾经、足太阴脾经、手少阴心经。"③《本草再新》："入心、肺二经。"

珍珠——①《本草纲目》："入厥阴肝经。"②《雷公炮制药性解》："入心经。"

雄黄——①《本草纲目》："入肝经气分。"②《本草经疏》："入足阳明经。"③《本草再新》："入心、肝二经。"

金箔——①《雷公炮制药性解》："入心、肺二经。"②《本草汇言》："入手少阴、足厥阴经。"

蜂蜜——①《雷公炮制药性解》："入脾、肺二经。"②《本草汇言》："入手足太阴、阳明经。"③《要药分剂》："入心、脾二经。

5. 七方配伍

十一味药为大方、奇方、急方。

6. 七情配伍

牛黄、犀角相须为用，增强清心安神、凉血解毒之功。

牛黄、麝香相须为用，增强清心开窍之功。

麝香、雄黄相须为用，增强清热解毒之功。

黄芩、黄连、栀子相须为用，增强清三焦之火。

冰片、郁金相使为用，增强清心通窍之功。

7. 量数配伍

重用清热解毒：牛黄、郁金、犀角、黄芩、水牛角、栀子、雄黄、栀子（各 30g），配伍少量佐药芳香开窍：冰片、麝香（各 1.5g），珍珠（15g）。

8. 对药配伍

牛黄——麝香

黄芩——黄连

麝香——雄黄

冰片——郁金

朱砂——珍珠

9. 趋向配伍

牛黄、水牛角、雄黄清秽开窍为用，为沉降之品；黄芩、黄连、栀子清热为主，亦沉降之品；郁金辛开苦降，亦为沉降之品；朱砂、珍珠质重，为重镇之品，为沉降之品。冰片、麝香辛散，芳香走窜，为升浮之品。

10. 阴阳配伍

牛黄、水牛角、黄连、珍珠、栀子、黄芩为苦寒之品，凉寒之品，属阴。郁金、冰片、麝香、朱砂、雄黄为辛散之品，属阳。

11. 五行配伍

麝香、冰片、郁金、雄黄味辛为木，升阳开窍；牛黄、黄芩、水牛角、黄连、栀子味苦为水，滋水涵木，亦能制火；朱砂、金箔、珍珠质重为金，佐金平木。

12. 随证加减配伍

牛黄清心丸：出自《痘疹世医心法》。主治温热之邪，内陷心包，身热，神昏谵语，烦躁不安，及小儿高热惊厥，中风窍闭等属热闭心包者。

13. 名家论方

①清代吴鞠通《温病条辨》："牛黄得日月之精，通心主之神；犀角主治百毒、邪鬼、瘴气；真珠得太阴之精，而通神明，合犀角补水救火；郁金草之香，梅片木之香，雄黄石之香，麝香乃精血之香，合四香以为用，使闭固之邪热温毒深在厥阴之分者，一齐从内透出，而邪秽自消，神明可复也；黄连泻心火，栀子泻心与三焦之火，黄芩泻胆、肺之火，使邪火随诸香一齐俱散也；朱砂补心体，泻心用，合金箔坠痰而镇固，再合真珠、犀角为督战之主帅也。"

②清代张秉成《成方便读》："热邪内陷，不传阳明胃腑，则传入心包。若邪入心

包。则见神昏谵语诸证，其势最虑内闭。牛黄芳香气清之品，轻灵之物，直入心包，僻邪而解秽；然温邪内陷之证，必有粘腻秽浊之气留恋于膈间，故以郁金芳香辛苦，散气行血，直达病所，为之先声，而后芩连苦寒性燥者，祛逐上焦之湿热；黑栀清上而导下，以除不尽之邪；辰砂色赤气寒，内含真汞，清心热，护心阴，安神明，镇君主，僻邪解毒。”

14. 方歌

安宫牛黄开窍方，芩连栀郁朱雄黄，犀角珍珠冰麝箔，热闭心包功效良。

紫雪丹

出自《外台秘要·卷十八》引《苏恭方》。“疗脚气毒遍内外，烦热，口中生疮，狂易叫走，及解诸石草热药毒发，邪热卒黄等。瘴疫毒疠，卒死温疟，五尸五注，心腹诸疾，绞刺切痛，蛊毒鬼魅，野道热毒，小儿惊痫，百病最良方。”

【处方】黄金（3100g），寒水石（1500g），石膏（1500g），磁石（1500g），滑石（1500g），玄参（500g），羚羊角（150g），水牛角（150g），升麻（500g），沉香（150g），丁香（30g），青木香（150g），甘草（240g）。

【主治】温热病，热闭心包及热盛动风证。高热烦躁，神昏谵语，痉厥，口渴唇焦，尿赤便闭，舌质红绛，苔黄燥，脉数有力或弦数；以及小儿热盛惊厥。

【功能】清热开窍，息风止痉。

【用法用量】上十三味，以水一斛，先煮五种金石药，得四斗，去滓后内八物，煮取一斗五升，去滓。取硝石四升（2000g），芒硝亦可，用朴硝精者十斤（5000g）投汁中，微火上煮，柳木篦搅，勿住手，有七升，投入木盆中，半日欲凝，内成研朱砂三两（90g），细研麝香五分（1.5g），内中搅调，寒之二日成霜雪紫色。病人强壮者，一服二分（0.6g），当利热毒；老弱人或热毒微者，一服一分（0.3g），以意节之。现代用法：不用黄金，先用石膏、寒水石、滑石、磁石砸成小块，加水煎煮3次。再将玄参、木香、沉香、升麻、甘草、丁香用石膏等煎液煎煮3次，合并煎液，滤过，滤液浓缩成膏，芒硝、硝石粉碎，兑入膏中，混匀，干燥，粉碎成中粉或细粉；羚羊角锉研成细粉；朱砂水飞成极细粉；将水牛角浓缩粉、麝香研细，与上述粉末配研、过筛、混匀即得，每瓶装1.5g。口服，每次1.5～3g，每日2次；周岁小儿每次0.3g，5岁以内小儿每增1岁，递增0.3g，每日1次；5岁以上小儿酌情服用。

方中清热药选用甘寒、咸寒之品，而不用苦寒直折，不仅避免苦燥伤阴，而且兼具生津护液之用，对热盛津伤之证，寓有深意。石膏、滑石、寒水石甘寒清热，并用羚羊角清肝息风以解痉厥，水牛角清心以解毒，麝香芳香以开窍，以上各药均为方中主要部分。玄参、升麻、甘草清热解毒，玄参并能养阴生津，朱砂、磁石、黄金重镇安神，木香、丁香、沉香行气宣通，更用朴硝、硝石泄热散结。诸药合用，共奏清热解毒、息风镇痉、开窍安神之效。

1. 君臣佐使配伍

君——**水牛角**①《别录》:“疗时气寒热头痛。”②《日华子本草》:“煎,治热毒风并壮热。”③《本草纲目》:“治淋,破血。”④《陆川本草》:“凉血解毒,止衄。治热病昏迷,麻痘斑疹,吐血,衄血,血热,溺赤。”⑤《四川中药志》:“治风热头痛,喉头红肿,小儿惊风及吐血。”

羚羊角①《本经》:“主明目,益气起阴,去恶血注下,安心气。”②《别录》:“疗伤寒时气寒热,热在肌肤,温风注毒伏在骨间,除邪气惊梦,狂越僻谬,及食噎不通。”③《药性论》:“能治一切热毒风攻注,中恶毒风卒死,昏乱不识人;散产后血冲心烦闷,烧末酒服之;主小儿惊痫,治山瘴,能散恶血。”④孟诜:“主中风筋挛,附骨疼痛,生摩和水涂肿上及恶疮;又卒热闷,屑作末,研和少蜜服;亦治热毒痢及血痢。”⑤《食疗本草》:“伤寒热毒下血,末服之。又疗疝气。”⑥《本草拾遗》:“主溪毒及惊悸,烦闷,卧不安,心胸间恶气毒,瘰疬。”⑦《本草纲目》:“平肝舒筋,定风安魂,散血下气,辟恶解毒,治子痫痉疾。”⑧《本草再新》:“定心神,止盗汗,消水肿,去瘀血,生新血,降火下气,止渴除烦。”

麝香①《本经》:“主辟恶气,温疟,痫痓,去三虫。”②《别录》:“疗中恶,心腹暴痛,胀急痞满,风毒,妇人难产,堕胎,去面黯,目中肤翳。”③陶弘景:“疗蛇毒。”④《药性论》:“除心痛,小儿惊痫、客忤,镇心安神。以当门子一粒,细研,熟水灌下,止小便利。能蚀一切痈疮脓。”⑤《日华子本草》:“杀脏腑虫,制蛇、蚕咬,沙虱,溪、瘴毒,吐风痰。纳子宫暖水脏,止冷带疾。”⑥《仁斋直指方》:“能化阳通腠理。”“能引药透达。”⑦王好古:“疗鼻窒不闻香臭。”⑧《本草纲目》:“通诸窍,开经络,透肌骨,解酒毒,消瓜果食积。治中风,中气,中恶,痰厥,积聚癥瘕。”⑨《本草正》:“除一切恶疮痔漏肿痛,脓水腐肉,面酐斑疹。凡气滞为病者,俱宜用之。若鼠咬、虫咬成疮,以麝香封之。”⑩《本草备要》:“治耳聋,目翳,阴冷。”

臣——**石膏**①《本经》:“主中风寒热,心下逆气,惊喘,口干舌焦,不能息,腹中坚痛,产乳,金疮。”②《别录》:“除时气头痛身热,三焦大热,皮肤热,肠胃中膈热,解肌发汗,止消渴烦逆,腹胀暴气喘息,咽热。亦可作浴汤。”③《药性论》:“治伤寒头痛如裂,壮热,皮如火燥,烦渴,解肌,出毒汗,主通胃中结,烦闷,心下急,烦躁,治唇口干焦。和葱煎茶去头痛。”④《日华子本草》:“治天行热狂,下乳,头风旋,心烦躁,揩齿益齿。”⑤《珍珠囊》:“止阳明头痛,止消渴,中暑,潮热。”⑥《用药心法》:“胃经大寒药,润肺除热,发散阴邪,缓脾益气。”⑦《本草衍义补遗》:“研为末,醋研丸如绿豆大,以泻胃火、痰火、食积。”⑧杨士瀛:“煅过最能收疮晕,不至烂肌。”⑨《本草蒙筌》:“胃脘痛甚,吞服。”⑩《长沙药解》:“清心肺,治烦躁,泄郁热,止燥渴,治热狂,火嗽,收热汗,消热痰,住鼻衄,调口疮,理咽痛，通乳汁，平乳痈，解火灼，疗金疮。”⑪《本草再新》：“治头痛发热，目昏长翳，牙痛，杀虫，利小便。”

滑石①《本经》：“主身热泄澼，女子乳难，癃闭，利小便，荡胃中积聚寒热，益精气。”②《别录》：“通九窍六腑津液，去留结，止渴，令人利中。”③《药性论》：“能疗五淋，主难产，除烦热心躁，偏主石淋。”④《日华子本草》：“治乳痈，利津液。”⑤《本草衍义补遗》：“燥湿，分水道，实大肠，化食毒，行积滞，逐凝血，解燥渴，补脾胃，降心火之要药。”⑥《本草纲目》：“疗黄疸，水肿脚气，吐血衄血，金疮出血，诸疮肿毒。”⑦《本草通玄》：“利窍除热，清三焦，凉六府，化暑气。”⑧《本草再新》：“清火化痰，利湿消暑，通经活血，止泻痢呕吐，消水肿火毒。”

寒水石①《本经》：“主身热，腹中积聚邪气，皮中如火烧，烦满，水饮之。”②《本草经集注》：“解巴豆毒。”③《别录》：“除时气热盛，五脏伏热，胃中热，烦满，口渴，水肿，小腹痹。”④《医学入门》：“治小儿丹毒，烧为末，醋调敷之。”⑤《本草纲目》：“治小便白，内痹，凉血降火，止牙疼，坚牙明目。”⑥《医林纂要》：“除妄热，治天行大热及霍乱吐泻，心烦口渴，湿热水肿。”⑦《本草求真》：“敷汤火伤。”⑧《本草求原》：“治心肾实热。”

玄参①《本经》：“主腹中寒热积聚，女子产乳余疾，补肾气，令人明目。”②《别录》：“主暴中风，伤寒身热，支满狂邪，忽忽不知人，温疟洒洒，血瘕下寒血，除胸中气，下水，止烦渴，散颈下核、痈肿、心腹痛、坚癥，定五藏。”③《药性论》：“能治暴结热，主热风头痛，伤寒劳复，散瘤瘿瘰疬。”④《日华子本草》：“治头风热毒游风，补虚劳损，心惊烦躁，劣乏骨蒸，传尸邪气，止健忘，消肿毒。”⑤《医学启源》：“治心烦懊憹而不得眠，心神颠倒欲绝，血滞小便不利。”⑥《品汇精要》：“消咽喉之肿，泻无根之火。”⑦《本草纲目》：“滋阴降火，解斑毒，利咽喉，通小便血滞。”⑧《本草正义》：“疗胸膈心肺热邪，清膀胱肝肾热结。疗风热之咽痛，泄肝阳之目赤，止自汗盗汗，治吐血衄血。”

升麻①《本经》：“主解百毒，辟温疾、障邪（一作‘瘴气邪气’）。”②《别录》：“主中恶腹痛，时气毒疠，头痛寒热，风肿诸毒，喉痛，口疮。”③《药性论》：“治小儿风，惊痫，时气热疾。能治口齿风露肿疼，牙根浮烂恶臭，热毒脓血。除心肺风毒热壅闭不通，口疮，烦闷。疗痈肿，豌豆疮，水煎绵沾拭疮上。”④《日华子本草》：“安魂定魄，游风肿毒，口气疳䘌。”⑤《汤液本草》：“《主治秘要》：主肺痿咳唾脓血，能发浮汗。”⑥《滇南本草》：“表小儿痘疹，解疮毒，咽喉（肿），喘咳音哑。肺热，止齿痛。乳蛾，痄腮。”⑦《本草纲目》：“消斑疹，行瘀血，治阳陷眩晕，胸胁虚痛，久泄下痢后重，遗浊，带下，崩中，血淋，下血，阴痿足寒。”

佐——**木香**①《本经》：“主邪气，辟毒疫，强志，主淋露。”②《别录》：“疗气劣、肌中偏寒；主气不足，消毒，（治）温疟，行药之精。”③《本草经集注》：“疗毒肿，消恶气。”④《药性论》：“治女人血气刺心心痛不可忍，末，酒服之。治儿种心痛，积年冷气，痃癖癥块，胀痛，逐诸壅气上冲烦闷。治霍乱吐泻，心腹疠刺。”⑤《日华子本草》：“治心腹一切气，止泻，霍乱，痢疾，安胎，健脾消食。疗羸劣，膀胱冷痛，呕逆反胃。”⑥王好古：“治冲脉为病，逆气里急。主脬渗小便秘。”⑦《本草通玄》：“理疝气。”

丁香①《药性论》：“治冷气腹痛。”②《海药本草》：“主风疳匿，骨槽劳臭。治气，乌髭发，杀虫，疗五痔，辟恶去邪。治奶头花，止五色毒痢，正气，止心腹痛。”③《日华子本草》：“治口气，反胃，疗肾气，奔豚气，阴痛，壮阳，暖腰膝，杀酒毒，消痃癖，除冷劳。”④《开宝本草》：“温脾胃，止霍乱。（治）壅胀，风毒诸肿，齿疳匿。”⑤《本草蒙筌》：“止气忒、气逆。”⑥《本草纲目》：“治虚哕，小儿吐泻，痘疮胃虚灰白不发。”⑦《本草正》：“温中快气。治上焦呃逆，除胃寒泻痢，七情五郁。”⑧《本草汇》：“疗胸痹、阴痛，暖阴户。”⑨《医林纂要》：“补肝、润命门，暖胃、去中寒，泻肺、散风湿。”⑩《本草再新》：“开九窍，舒郁气，去风，行水。”⑪《药材学》：“治慢性消化不良，胃肠充气及子宫疝痛。”

沉香①《别录》：“疗风水毒肿，去恶气。”②陶弘景：“疗恶核毒肿。”③《海药本草》：“主心腹痛、霍乱、中恶，清神，并宜酒煮服之；诸疮肿宜入膏用。”④《日华子本草》：“调中，补五脏，益精壮阳，暖腰膝，去邪气。止转筋、吐泻、冷气，破癥癖，（治）冷风麻痹，骨节不任，湿风皮肤痒，心腹痛，气痢。”⑤《珍珠囊》：“补肾，又能去恶气，调中。”⑥《本草纲目》：“治上热下寒，气逆喘息，大肠虚闭，小便气淋，男子精冷。”⑦《医林纂要》：“坚肾，补命门，温中、燥脾湿，泻心、降逆气，凡一切不调之气皆能调之。并治噤口毒痢及邪恶冷风寒痹。”⑧《本草再新》：“治肝郁，降肝气，和脾胃，消湿气，利水开窍。”

朱砂①《本经》：“养精神，安魂魄，益气，明目。”②《别录》：“通血脉，止烦满、消渴，益精神，悦泽人面，除中恶腹痛，毒气疥瘘诸疮。”③《药性论》：“镇心，主抽风。”④《日华子本草》：“润心肺，治疮疥痂息肉，服并涂用。”⑤《珍珠囊》：“心热非此不能除。”⑥李杲：“纳浮溜之火而安神明。”⑦《医学入门》：“痘疮将出，服之解毒，令出少。治心热烦躁。润肺止渴，清肝明目，兼辟邪恶瘟疫，破癥瘕，下死胎。”⑧《本草纲目》：“治惊痫，解胎毒、痘毒，驱邪疟，能发汗。”⑨《本草从新》：“定颠狂，止牙疼。”

磁石①《本经》：“主周痹风湿，肢节中痛，不可持物，洗洗酸痟，除大热烦满及耳聋。”②《别录》：“养肾藏，强骨气，益精除烦，通关节，消痈肿鼠瘘，颈核喉痛，小儿惊痫。”③《药性论》：“补男子肾虚风虚，身强、腰中不利，加而用之。”④《日华子本草》：“治眼昏，筋骨羸弱，补五劳七伤，除烦躁,消肿毒。"⑤《本草衍义》:"肾虚耳聋目昏者皆用之。"⑥《本草纲目》:"明目聪耳,止金疮血。"⑦《玉楸药解》:"治阳痿,脱肛,金疮,肿毒,敛汗止血。"⑧《本草从新》:"治恐怯怔忡。"⑨《本草求原》:"治瞳神散大及内障。"⑩《本草便读》:"纳气平喘。"

芒硝①《别录》:"主五脏积聚,久热胃闭,除邪气,破留血,腹中痰实结搏,通经脉,利大小便及月水,破五淋,推陈致新。"②《药性论》:"通女子月闭癥瘕,下瘰疬,黄疸病,主堕胎;患漆疮,汁敷之;主时疾热壅,能散恶血。""马牙消,能主五脏积热伏气。"③《日华子本草》:"马牙消末筛点眼亦,去赤肿障翳涩泪痛。"④《医学启源》:"《主治秘要》云,治热淫于内,去肠内宿垢,破坚积热块。"⑤《本草蒙筌》:"清心肝明目,涤肠胃止疼。"⑥《本草再新》:"涤三焦肠胃湿热,推陈致新,伤寒疫痢,积聚结癖,停痰淋闭,瘰疬疮肿,目赤障翳,通经堕胎。"⑦《本草求原》:"马牙消,治齿痛,食蟹龈肿,喉痹肿痛,重舌口疮,鹅口疮。"

佐使——**甘草**①《本经》:"主五脏六腑寒热邪气,坚筋骨,长肌肉,倍力,金疮肿,解毒。"②《别录》:"温中下气,烦满短气,伤脏咳嗽,止渴,通经脉,利血气,解百药毒。"③《药性论》:"主腹中冷痛,治惊痫,除腹胀满;补益五脏;制诸药毒;养肾气内伤,令人阴(不)痿;主妇人血沥腰痛;虚而多热;加而用之。"④《日华子本草》:"安魂定魄。补五劳七伤,一切虚损、惊悸、烦闷、健忘。通九窍,利百脉,益精养气,壮筋骨,解冷热。"⑤《珍珠囊》:"补血,养胃。"⑥《汤液本草》:"治肺痿之脓血,而作吐剂;消五发之疮疽,与黄芪同功。"⑦《本草纲目》:"解小儿胎毒、惊痫,降火止痛。"⑧《中国药植图鉴》:"治消化性溃疡和黄疸。"

使——**金箔**①《药性论》:"主小儿惊伤,五藏风痫,失志,镇心,安魂魄。"②《海药本草》:"主癫痫风热,上气咳嗽,伤寒肺损吐血,骨蒸劳极作渴.主利五藏邪气,补心,并入薄于丸、散服。"③《本草蒙筌》:"除邪杀毒,却热驱烦,安魂魄,养精神,坚骨髓,和血脉,禁癫狂疾走,止惊悸风痫。幼科药作锭丸,必资此以为衣饰。"④《本草经疏》:"磨细屑,挑开疔疮头上,没入,能拔疔根。"⑤《本草再新》:"舒肝气,定心智,安魂魄,滋肾水,行经络,利关节,破积消疽,治小儿惊痫、痘疮诸毒。"⑥《本草纲目》:"食金,镇静神、坚骨髓、通利五脏邪气,服之神仙。以箔入丸散服,破冷气、除风。""疗惊痫风热肝胆之病" ⑦《药性本草》:"金箔可以疗小儿惊伤,五脏惊病失志,镇心安魂魄。⑧《本草求真》:"金箔可以除邪杀毒、解热驱烦、安魂定魄、养心和血。"

2. 四气配伍

寒——水牛角①《药总诀》:"味苦,冷,无毒。"②《药对》:"平。"③《陆川本草》:"辛咸,寒。"

羚羊角①《本经》:“味咸,寒。”②《别录》:“苦,微寒,无毒。”

滑石①《本经》:“味甘,寒。”②《别录》:“大寒,无毒。”③《本草经疏》:“味甘淡,气寒,无毒。”

寒水石《本经》:“辛,寒。”

芒硝①《别录》:“味辛苦,大寒。”②《药性论》:“味咸,有小毒。”“马牙硝,味甘,大寒,无毒。”③《医学启源》:“《主治秘要》云,性寒,味咸。”

温——麝香《本经》:“味辛,温。”

木香①《本经》:“味辛,温。”②《汤液本草》:“气热,味辛苦,无毒。”

丁香①《开宝本草》:“味辛,温,无毒。”②《本草纲目》:“辛,热。”

沉香①《别录》:“微温。”②《海药本草》:“味苦,温,无毒。”③《日华子本草》:“味辛,热,无毒。”④《本草纲目》:“咀嚼香甜者性平,辛辣者性热。”

平——磁石①《本经》:“味辛,寒。”②《别录》:“咸,无毒。”③《日华子本草》:“味甘涩,平。”

甘草①《本经》:“味甘,平。”②《别录》:“无毒。”③《本草衍义》:“微凉。”④《珍珠囊》:“生甘,平;炙甘,温。”

大寒——石膏①《本经》:“味辛,微寒。”②《别录》:“甘,大寒,无毒。”③《医学启源》:“《主治秘要》云,性寒,味淡。”

凉——玄参①《本经》:“味苦,微寒。”②《吴普本草》:“神农、桐君、雷公、扁鹊:苦,无毒。岐伯:咸。李氏:寒。”③《药品化义》:“味微苦微咸略甘,性凉。”

升麻①《别录》:“甘苦,平,微寒,无毒。”②《医学启源》:“《主治秘要》云,性温,味辛。”③《汤液本草》:“微苦,微寒。”

朱砂①《本经》:“味甘,微寒。”②《吴普本草》:“黄帝、岐伯:苦,有毒。李氏:大寒。”③《日华子本草》:“凉,微毒。”

3. 五味配伍

苦咸——水牛角①《药总诀》:“味苦,冷,无毒。”②《药对》:“平。”③《陆川本草》:“辛咸,寒。”

玄参①《本经》:“味苦,微寒。”②《吴普本草》:“神农、桐君、雷公、扁鹊:苦,无毒。岐伯:咸。李氏:寒。”③《药品化义》:“味微苦微咸略甘,性凉。”

辛——麝香①《本经》:“味辛,温。”②《药性论》:“味苦,辛。”

丁香①《开宝本草》:“味辛,温,无毒。”②《本草纲目》:“辛,热。”

咸——羚羊角①《本经》:“味咸,寒。”②《别录》:“苦,微寒,无毒。”③《药性论》:“味甘。”

辛咸——磁石①《本经》:“味辛,寒。”②《别录》:“咸,无毒。”③《日华子本草》:“味甘涩,平。”

寒水石①《本经》:"辛,寒。"②《本草纲目》:"辛,咸。"

辛甘——石膏①《本经》:"味辛,微寒。"②《别录》:"甘,大寒,无毒。"③《医学启源》:"《主治秘要》云,性寒,味淡。"

甘淡——滑石①《本经》:"味甘,寒。"②《本草经疏》:"味甘淡,气寒,无毒。"

甘辛微苦——升麻①《本经》:"味甘辛。"②《别录》:"甘苦,平,微寒,无毒。"③《医学启源》:"《主治秘要》云,性温,味辛。"④《汤液本草》:"微苦,微寒。"

辛苦——木香①《本经》:"味辛,温。"②《汤液本草》:"气热,味辛苦,无毒。"

沉香①《海药本草》:"味苦,温,无毒。"②《日华子本草》:"味辛,热,无毒。"③《本草纲目》:"咀嚼香甜者性平,辛辣者性热。"

甘——朱砂①《本经》:"味甘,微寒。"②《吴普本草》:"黄帝、岐伯:苦,有毒。李氏:大寒。"③《日华子本草》:"凉,微毒。"

甘草①《本经》:"味甘,平。"②《别录》:"无毒。"③《本草衍义》:"微凉。"④《珍珠囊》:"生甘,平;炙甘,温。"

辛苦咸——芒硝①《别录》:"味辛苦,大寒。"②《药性论》:"味咸,有小毒。""马牙硝,味甘,大寒,无毒。"③《医学启源》:"《主治秘要》云,性寒,味咸。"④《本草纲目》:"马牙硝,咸微甘。"

4. 归经配伍

水牛角——《中国药典》:"归心、肝经"。

麝香——①《本草汇言》:"入足太阴、手少阴经。"②《本草再新》:"入心、肝二经。"

羚羊角——①《本草蒙筌):"走肝经。"②《本草经疏》:"入手太阴、少阴,足厥阴经。"

磁石——①《本草纲目》:"入肾。"②《本草经疏》:"入足少阴,兼入足厥阴经。"③《本草经解》:"入足少阴肾经、手太阴肺经。"

石膏——①《汤液本草》:"入手太阴、少阳,足阳明经。"②《本草衍义补遗》:"入阳明、手太阴、手少阳。"

滑石——①《汤液本草》:"入足太阳经。"②《雷公炮制药性解》:"入胃、膀胱二经。"③《本草经疏》:"入足阳明,手少阴、太阳、阳明经。"

寒水石——①《本草纲目》:"入肾走血。"②《本草新编》:"入胃经。"③《本草撮要》:"入手足少阴、太阴、阳明经。"

玄参——①《药类法象》:"足少阴肾经。"②《雷公炮制药性解》:"入心、肺、肾三经。"③《本草新编》:"入脾、肾、胃三经。"

升麻——①《医学启源》:"足阳明胃、足太阴脾。""手、足阳明。"②《汤液本草》:"手阳明经、太阴经。"③《本草经解》:"入手太阴肺经、足太阳膀胱经、手太阳小肠经、手少阴心经、足阳明胃经。"④《本草再新》:"入肝、肺二经。”

木香——①《本草衍义补遗》:“行肝经。”②《雷公炮制药性解》:“人心、肺、肝、脾、胃、膀胱六经。”

丁香——①《汤液本草》:“入手太阴,足阳明、少阴经。”②《雷公炮制药性解》:“入肺、脾、胃、肾四经。”

沉香——①《雷公炮制药性解》:“肾、命门二经。”②《本草经疏》:“入足阳明、太阴、少阴,兼入手少阴、足厥阴经。”③《药品化义》:“入肺、肾二经。”④《本草经解》:“足少阳胆经、足厥阴肝经、手太阴肺经。”

朱砂——①《雷公炮制药性解》:“入心经。”②《本草经解》:“入足少阴肾经、足太阴脾经、手少阴心经。”③《本草再新》:“入心、肺二经。”

芒硝——①《药品化义》:“入肺,胃、大肠三经。”②《本草经解》:“入手太阳小肠经、手少阳三焦经。”③《本草再新》:“入肝、脾、肾三经。”

甘草——①《汤液本草》:“入足厥阴、太阴、少阴经。”②《雷公炮制药性解》:“入心、脾二经。”③《本草通玄》:“入脾、胃。”④《本草经解》:“入手太阴肺经、足太阴脾经。”

5. 七方配伍

十三味药为大方、奇方、急方。

6. 七情配伍

石膏、滑石相须为用,增强清热泻火之功。

犀角、羚羊角相须为用,增强凉肝息风止痉之功。

朱砂、磁石相须为用,增强重镇心神之功。

木香、丁香、沉香相使为用,增强行气通窍之功。

7. 量数配伍

本方主治高热烦躁、神昏谵语,病情危重,须药量大。芳香开窍与清肝息风止痉为用。

8. 对药配伍

石膏——滑石

朱砂——磁石

犀角——羚羊角

9. 趋向配伍

石膏、滑石、芒硝清热下利为用,水牛角、犀角、羚羊角凉血止痉为用,朱砂、磁石质重,重镇心神,皆为沉降之品;升麻、麝香、丁香、木香、沉香辛散,能行能散为升浮之品。

10. 阴阳配伍

石膏、滑石、犀角、寒水石、羚羊角、水牛角、磁石性寒为阴,丁香、木香、沉香、麝香辛散行气为阳。

11. 五行配伍

麝香、木香、丁香、沉香、升麻、雄黄味辛为木，升阳开窍；石膏、滑石、芒硝、玄参、犀角、寒水石、羚羊角、水牛角多味苦为水，滋水涵木亦能制火；朱砂、磁石、金箔重镇为金，佐金平木。

12. 随证加减配伍

小儿回春丹：出自《敬修堂药说》。主治小儿急惊风，痰热蒙蔽心窍证。发热烦躁，神昏谵语，或反胃呕吐，夜啼吐乳，痰嗽哮喘，腹痛腹泻。

13. 名家论方

①《医方集解》："此手足少阴、足厥阴、阳明药也。寒水石、石膏，滑石、消石以泻诸经之火，而兼利水为君；磁石、玄参以滋肾水，而兼补阴为臣；犀角、羚角以清心宁肝，升麻，甘草以升阳解毒，沉香、木香、丁香以温胃调气，麝香以透骨通窍，丹砂、黄金以镇惊安魂，泻心肝之热为佐使，诸药用气，消独用质者，以其水卤结成，性峻而易消，以泻火而散结也。"

②《新医学》："本方针对高热、神昏、狂躁，惊厥等四大热闭症状而设，立旨于清热开窍。方中以石膏、寒水石、滑石泻火退热而又甘寒生津，佐以玄参、升麻、炙甘草养阴透阳解毒；羚羊角退热息风，佐以消石、芒硝泄散热邪；又以麝香开窍，佐以丁香、沉香等行气宣通。总的来看，全方药物性类似乎繁杂，但主次仍属分明，以生津助泻火（针对热盛伤津）、升散泄热助解毒（针对热毒郁结）、重镇安神助息风（针对狂躁谵语）、宣通行气助开窍（针对神志昏迷），结构仍属严谨，各药作用的目的最终是一致的。"

14. 方歌

紫雪羚牛朱朴硝，硝磁寒水滑石膏，丁沉木麝升玄草，不用赤金法亦超。

至宝丹

出自《苏沈良方·卷五》引自《灵苑方》。"旧说主疾甚多，大体专疗心热血凝，心胆虚弱，喜惊多涎，眼中惊魇，小儿惊热，女子忧劳，血滞血厥，产后心虚怔忡尤效。"

【处方】水牛角（30g），生玳瑁（30g），琥珀（30g），朱砂（30g），雄黄（30g），牛黄（0.3g），龙脑（0.3g），麝香（0.3g），安息香（45g），金银箔各五十片。

【主治】痰热内闭心包证。神昏谵语，身热烦躁，痰盛气粗，舌绛苔黄垢腻，脉滑数。亦治中风、中暑、小儿惊厥属于痰热内闭者。

【功能】化浊开窍，清热解毒。

【用法用量】上丸如皂角子大，人参汤下一丸，小儿量减。现代用法：水牛角、玳瑁、安息香、琥珀分别粉碎成细粉；朱砂、雄黄分别水飞成极细粉；将牛黄、麝香、冰片研细，与上述粉末配研、过筛、混匀，加适量炼蜜制成大蜜丸，每丸重 3g。口服，每次 1 丸，每日 1 次，小儿减量。本方改为散剂，用水牛角浓缩粉，不用金银箔，名

"局方至宝散"。每瓶装2g,每服2g,每日1次;小儿3岁以内每次0.5g,4～6岁每次1g;或遵医嘱。

方中麝香芳香开窍醒神;牛黄豁痰开窍,合犀角清心凉血解毒,共为君药。臣以安息香、冰片(龙脑)辟秽化浊,芳香开窍,与麝香同用,为治窍闭神昏之要品;玳瑁清热解毒,镇惊安神,可增强牛黄、犀角清热解毒之力。由于痰热瘀结,痰瘀不去则热邪难清,心神不安,故佐以雄黄助牛黄豁痰解毒;琥珀助麝香通络散瘀而通心窍之瘀阻,并合朱砂镇心安神。

1. 君臣佐使配伍

君——**犀角**①《本经》:"治百毒,瘴气。杀钩吻、鸩羽、蛇毒。"②《本草经集注》:"解莨菪毒。"③《别录》:"疗伤寒,温疫,头痛寒热,诸毒气。"④《药性论》:"辟中恶毒气,镇心神,解大热,散风毒,能治发背、痈疽、疮肿,化脓作水。主疗时疾热如火,烦闷,毒入心中,狂言妄语。"⑤《食疗本草》:"治赤痢,研为末,和水服之;又主卒中恶心痛,诸饮食中毒及药毒、热毒,筋骨中风,心风烦闷。又以水磨取汁与小儿服,治惊热。"⑥《日华子本草》:"治心烦,止惊,退热泪痰,解山瘴溪毒,镇肝明目。治中风失音,热毒风,时气发狂。"⑦《本草纲目》:"磨汁治吐血、衄血、下血及伤寒蓄血发狂谵语,发黄发斑;痘疮稠密,内热里陷或不结痂。泻肝凉心,清胃解毒。"

麝香①《本经》:"主辟恶气,温疟,痫痓,去三虫。"②《别录》:"疗中恶,心腹暴痛,胀急痞满,风毒,妇人难产,堕胎,去面黔,目中肤翳。"③陶弘景:"疗蛇毒。"④《药性论》:"除心痛,小儿惊痫、客忤,镇心安神。以当门子一粒,细研,熟水灌下,止小便利。能蚀一切痈疮脓。"⑤《日华子本草》:"杀脏腑虫,制蛇、蚕咬,沙虱,溪、瘴毒,吐风痰。纳子宫暖水脏,止冷带疾。"⑥《仁斋直指方》:"能化阳通腠理。""能引药透达。"⑦王好古:"疗鼻窒不闻香臭。"⑧《本草纲目》:"通诸窍,开经络,透肌骨,解酒毒,消瓜果食积。治中风,中气,中恶,痰厥,积聚癥瘕。"⑨《本草正》:"除一切恶疮痔漏肿痛,脓水腐肉,面酐斑疹。凡气滞为病者,俱宜用之。若鼠咬、虫咬成疮,以麝香封之。"⑩《本草备要》:"治耳聋,目翳,阴冷。"

牛黄①《本经》:"主惊痫,寒热,热盛狂痓。"②《别录》:"疗小儿诸痫热,口不开;大人狂癫。又堕胎。"③《药性论》:"小儿夜啼,主卒中恶。"④孙思邈:"益肝胆,定精神,除热,止惊痢,辟恶气。"⑤《日华子本草》:"疗中风失音,口噤,妇人血噤,惊悸,天行时疾,健忘虚乏。"⑥《日用本草》:"治惊痫搐搦烦热之疾,清心化热,利痰凉惊。"⑦《本草纲目》:"痘疮紫色,发狂谵语者可用。"⑧《会约医镜》:"疗小儿急惊,热痰壅塞,麻疹余毒,丹毒,牙疳,喉肿,一切实证垂危者。"

臣——**冰片**①《别录》:"妇人难产,取龙脑研末少许,以新汲水调服。"②《唐本草》:"主心腹邪气,风湿积聚,耳聋。明目,去目赤肤翳。"③《海药本草》:"主内外障眼,三虫,治五痔,明目,镇心,秘精。"④张元素:"治大肠脱。"⑤李杲:"治骨痛。"⑥王好古:"散心盛有热。"⑦《本草纲目》:"疗喉痹,脑痛,鼻息,齿痛,伤寒舌出,小儿痘陷。通诸窍,散郁火。"⑧《本草备要》:"治惊痫痰迷。"⑨《会约医镜》:"治肢节疼痛。"

安息香①《唐本草》:"主心腹恶气。"②《海药本草》:"主男子遗精,暖肾,辟恶气。"③《日华子本草》:"治血邪,霍乱,风痛,妇人血噤并产后血运。"④《本草纲目》:"治中恶,劳瘵。"⑤《东医宝鉴》:"辟瘟疫。"⑥《本草述》:"治中风,风痹,风痫,鹤膝风,腰痛,耳聋。"⑦《本经逢原》:"止卒然心痛、呕逆。"⑧《本草从新》:"宣行气血。研服行血下气,安神。"⑨《本草便读》:"治卒中暴厥,心腹诸痛。"⑩《中药材手册》:"治小儿惊痫。"

玳瑁①《食性本草》:"疗心风邪,解烦热。"②《日华子本草》:"破癥结,消痈毒,止惊痫。"③《本草纲目》:"解痘毒,镇心神,急惊客忤,伤寒热结,狂言。"

佐——**朱砂**①《本经》:"养精神,安魂魄,益气,明目。"②《别录》:"通血脉,止烦满、消渴,益精神,悦泽人面,除中恶腹痛,毒气疥瘘诸疮。"③《药性论》:"镇心,主抽风。"④《日华子本草》:"润心肺,治疮疥痂息肉,服并涂用。"⑤《珍珠囊》:"心热非此不能除。"⑥李杲:"纳浮溜之火而安神明。"⑦《医学入门》:"痘疮将出,服之解毒,令出少。治心热烦躁。润肺止渴,清肝明目,兼辟邪恶瘟疫,破癥瘕,下死胎。"⑧《本草纲目》:"治惊痫,解胎毒、痘毒,驱邪疟,能发汗。"⑨《本草从新》:"定颠狂,止牙疼。"

琥珀①《别录》:"主安五脏,定魂魄,消瘀血,通五淋。"②《药性论》:"治产后血瘀痛。"③《本草拾遗》:"止血生肌,合金疮。"④《日华子本草》:"壮心,明目磨翳,止心痛、癫邪,破结癥。"⑤《本草别说》:"治荣而安心利水。"⑥《珍珠囊》:"利小便,清肺。"⑦《本草正》:"清心肺,消瘀血,痰涎。"⑧《玉楸药解》:"凉肺清肝,磨障翳,止惊悸,除遗精白浊,下死胎胞衣,敷疔拔毒,止渴除烦,滑胎催生。"

金箔①《药性论》:"主小儿惊伤,五藏风痫,失志,镇心,安魂魄。"②《海药本草》:"主癫痫风热,上气咳嗽,伤寒肺损吐血,骨蒸劳极作渴。主利五藏邪气,补心,并入薄于丸、散服。"③《本草蒙筌》:"除邪杀毒,却热驱烦,安魂魄,养精神,坚骨髓,和血脉,禁癫狂疾走,止惊悸风痫。幼科药作锭丸,必资此以为衣饰。"④《本草经疏》:"磨细屑,挑开疔疮头上,没入,能拔疔根。"⑤《本草再新》:"舒肝气,定心智,安魂魄,滋肾水,行经络,利关节,破积消痘,治小儿惊痫、痘疮诸毒。"

银箔①《药性论》:"主定志,去惊痫、小儿癫疾狂走之病。"②《海药本草》:"主坚筋骨,镇心明目,风热癫疾,并入薄于丸、散服之。"③《本草蒙筌》："除谵语恍惚不睡，止热狂惊悸发痫，定志养神，镇心明目，安五藏，并用服之，功胜紫雪。"④《本草述》："主治与金箔不远，同能平肝。"⑤《本草再新》："舒肝气，定心志，滋肾水，行经络，利关节，破积消疽，治小儿惊痫、痘疮诸毒。"

雄黄①《本经》："主寒热，鼠瘘，恶疮，疽痔，死肌，杀百虫毒。"②《别录》："疗疥虫，匿疮，目痛，鼻中息肉及绝筋破骨。百节中大风，积聚，癖气，中恶腹痛，杀诸蛇虺毒，解藜芦毒。"③《日华子本草》："治疥癣，风邪，癫痫，岚瘴，一切蛇虫犬兽咬伤。"④王好古："搜肝气，泻肝风，消涎积。"⑤《本草纲目》："治疟疾寒热，伏暑泄痢，酒饮成癖，惊痫，头风眩晕，化腹中瘀血，杀劳虫疳虫。"⑥《本草正》："治痈疽腐肉，并鼠瘘，疽、痔等毒。"

2. 四气配伍

温——麝香《本经》："味辛，温。"

大寒——银箔《海药本草》："大寒，无毒。"

寒——犀角①《本经》："味苦，寒。"②《别录》："酸咸，微寒，无毒。"

玳瑁①《开宝本草》："寒，无毒。"②《品汇精要》："味咸，性寒。"③《本草纲目》："甘，寒，无毒。"

雄黄《本经》："味苦，平寒。"

金箔《本草汇言》："味辛，气寒，有毒。"

凉——牛黄①《本经》："味苦，平。"②《日华子本草》："凉。"

冰片①《唐本草》："味辛苦，微寒。"②《海药本草》："味苦辛，微温，无毒。"③张元素："热。"④《本经逢原》："辛苦，温，有毒。"

朱砂①《本经》："味甘，微寒。"②《吴普本草》："黄帝、岐伯：苦，有毒。李氏：大寒。"③《日华子本草》："凉，微毒。"

平——琥珀①《别录》："味甘，平，无毒。"②《本草正》："味甘淡，性平。"

安息香①《唐本草》："味辛苦，平，无毒。"②《本经逢原》："辛苦微甘，平，无毒。"

3. 五味配伍

辛苦——安息香①《唐本草》："味辛苦，平，无毒。"②《本经逢原》："辛苦微甘，平，无毒。"③《玉楸药解》："味辛苦，性温。"

冰片①《唐本草》："味辛苦，微寒。"②《海药本草》："味苦辛，微温，无毒。"③《本经逢原》："辛苦，温，有毒。"

雄黄①《本经》："味苦，平寒。"②《别录》："甘，大温，有毒。"③《药性论》："味辛。有大毒。"

酸咸——犀角①《本经》："味苦，寒。"②《别录》："酸咸，微寒，无毒。"③《药性论》："味甘，有小毒。"

甘咸——玳瑁①《品汇精要》:“味咸,性寒。”②《本草纲目》:“甘,寒,无毒。

苦甘——牛黄①《本经》:“味苦,平。”②《药性论》:“味甘。”

辛——麝香①《本经》:“味辛,温。”②《药性论》:“味苦,辛。”

甘——朱砂①《本经》:“味甘,微寒。”②《吴普本草》:“黄帝、岐伯:苦,有毒。李氏:大寒。”

琥珀①《别录》:“味甘,平,无毒。”②《本草正》:“味甘淡,性平。”

银箔《海药本草》:“大寒,无毒。”

4. 归经配伍

犀角——①《本草蒙筌》:“入阳明。”②《雷公炮制药性解》:“入心、肝二经。”③《本草汇言》:“入手太阴、少阴,足厥阴、少阴经。”

牛黄——①《本草蒙筌》:“入肝经。”②《雷公炮制药性解》:“入心经。”

麝香——①《本草汇言》:“入足太阴、手少阴经。”②《本草再新》:“入心、肝二经。”

冰片——①《本草纲目》:“肺、心、脾。”②《雷公炮制药性解》:“入肺、肝二经。”

安息香——①《本草经疏》:“入手少阴心经。”②《玉楸药解》:“入手太阴肺、足厥阴肝经。”③《本草便读》:“入心、脾二经。”

玳瑁——①《食性本草》:“疗心风邪,解烦热。”②《日华子本草》:“破癥结,消痈毒,止惊痫。”③《本草纲目》:“解痘毒,镇心神,急惊客忤,伤寒热结,狂言。”

朱砂——①《雷公炮制药性解》:“入心经。”②《本草经解》:“入足少阴肾经、足太阴脾经、手少阴心经。”③《本草再新》:“入心、肺二经。”

琥珀——①《雷公炮制药性解》:“入心、脾、小肠三经。”②《本草经疏》:“入手少阴、太阳,足厥阴经。”

金箔——①《雷公炮制药性解》:“入心、肺二经。”②《本草汇言》:“入手少阴、足厥阴经。”

银箔——①《雷公炮制药性解》:“入心、肺二经。”②《本草汇言》:“入手少阴、足厥阴经。”

雄黄——①《本草纲目》:“入肝经气分。”②《本草经疏》:“入足阳明经。”③《本草再新》:“入心、肝二经。”

5. 七方配伍

九味药为大方、奇方、急方。

6. 七情配伍

麝香、牛黄相须为用,增强清心凉血之功。

安息香、冰片相须为用,增强辟秽化浊、芳香开窍之功。

雄黄、牛黄相须为用,增强豁痰解毒之功。

朱砂、琥珀相使为用,增强重镇安神之功。

7. 量数配伍

因痰热内闭，瘀阻心窍，需急用芳香辛燥之品：麝香、牛黄、雄黄、水牛角、安息香、冰片等秽辟开浊、清热化痰，加上清热解毒之玳瑁、琥珀。

8. 对药配伍

麝香——牛黄

安息香——冰片

琥珀——朱砂

9. 趋向配伍

麝香、冰片、安息香芳香走窜，为升浮之品；水牛角、朱砂、琥珀、玳瑁、雄黄、牛黄皆清心凉血、清热解毒为用，属沉降之品。

10. 阴阳配伍

麝香性温属阳；冰片性平，辛散为用，亦属阳。而水牛角、朱砂、琥珀、雄黄、牛黄皆性寒凉为阴；玳瑁虽性平，但以清热开窍为用，亦属阴。

11. 五行配伍

麝香、冰片、安息香、雄黄味辛属木，芳香开窍；水牛角、牛黄味苦属水，滋水涵木亦能制火；玳瑁、朱砂、琥珀重镇为金，佐金平木。

12. 随证加减配伍

本方清热之力相对不足，可用《温病条辨》清宫汤送服本方，以加强清心解毒之功；若湿热酿痰，蒙蔽心包，热邪与痰浊并重，症见身热不退、朝轻暮重、神识昏蒙、舌绛上有黄浊苔垢者，可用《温病全书》菖蒲郁金汤（石菖蒲、炒栀子、鲜竹叶、牡丹皮、郁金、连翘、灯芯、木通、淡竹茹、紫金片）煎汤送服本方，以清热利湿、化痰开窍；如营分受热，瘀阻血络，瘀热交阻心包，症见身热夜甚、谵语昏狂、舌绛无苔或紫暗而润、脉沉涩者，则当通瘀泄热与开窍透络并进，可用《重订通俗伤寒论》犀地清络饮（水牛角汁、丹皮、连翘、淡竹沥、鲜生地、生赤芍、桃仁、生姜汁、鲜石菖蒲汁、鲜茅根、灯芯）煎汤送服本方；如本方证有内闭外脱之势，急宜人参煎汤送服本方。

13. 名家论方

此方荟萃各种灵异，皆能补心体，通心用，除邪秽。解热结，共成拨乱反正之功。大抵安宫牛黄丸最凉，紫雪次之，至宝又次之，主治略同，而各有所长，临用对证斟酌可也。

14. 方歌

至宝朱砂麝息香，雄黄犀角与牛黄，金银二箔兼龙脑，琥珀还同玳瑁良。

第二节　温开

苏合香丸

【别名】吃力伽丸

出自《外台秘要·卷十三》引自《广济方》。"广济疗传尸骨蒸，殗殜肺痿，疰忤鬼气，卒心痛，霍乱吐痢，时气，鬼魅，瘴疟，赤白暴痢，瘀血月闭，痃癖疔肿，惊痫，鬼忤中人，吐乳，狐魅，吃力伽丸。"

【处方】苏合香(50g)，安息香(100g)，冰片(50g)，水牛角(200g)，麝香(75g)，檀香(100g)，沉香(100g)，丁香(100g)，香附(100g)，木香(100g)，乳香(100g)，荜茇(100g)，白术(100g)，诃子肉(100g)，朱砂(100g)。

【主治】寒闭证。突然昏倒，牙关紧闭，不省人事，苔白，脉迟。亦治心腹卒痛，甚则昏厥，属寒凝气滞者。

【功能】芳香开窍，行气止痛。

【用法用量】上为极细末，炼蜜为丸，如梧桐子大。腊月合之，藏于密器中，勿令泄气。每朝用四丸，取井花水于净器中研破服。老小每碎一丸服之，另取一丸如弹丸，蜡纸裹，绯袋盛，当心带之。冷水暖水，临时斟量。现代用法：以上 15 味，除苏合香、麝香、冰片、水牛角浓缩粉代犀角外，朱砂水飞成极细粉；其余安息香等十味粉碎成细粉；将麝香、冰片、水牛角浓缩粉研细，与上述粉末配研、过筛、混匀；再将苏合香炖化，加适量炼蜜与水制成蜜丸，低温干燥。或加适量炼蜜制成大蜜丸。口服，每次 1 丸，小儿酌减，每日 1～2 次，温开水送服。昏迷不能口服者，可鼻饲给药。

方中苏合香、麝香、冰片、安息香芳香开窍，辟秽化浊，共为君药。臣以木香、香附、丁香、沉香、白檀香、乳香以行气解郁，散寒止痛，理气活血。佐以辛热之荜茇，温中散寒，助诸香药以增强驱寒止痛开郁之力；水牛角清心解毒，朱砂重镇安神，二者药性虽寒，但与大队温热之品相伍，则不悖温通开窍之旨；白术益气健脾、燥湿化浊，诃子收涩敛气，二药一补一敛，以防诸香辛散走窜太过，耗散真气。

1. *君臣佐使配伍*

君——**麝香**①《本经》："主辟恶气，温疟，痫痓，去三虫。"②《别录》："疗中恶，心腹暴痛，胀急痞满，风毒，妇人难产，堕胎，去面黯，目中肤翳。"③陶弘景："疗蛇毒。"④《药性论》："除心痛，小儿惊痫、客忤，镇心安神。以当门子一粒，细研，熟水灌下，止小便利。能蚀一切痈疮脓。"⑤《日华子本草》："杀脏腑虫，制蛇、蚕咬，沙虱，溪、瘴毒，吐风痰。纳子宫暖水脏，止冷带疾。"⑥《仁斋直指方》："能化阳通腠理。""能引药透达。"⑦王好古："疗鼻窒不闻香臭。"⑧《本草纲目》："通诸窍，开经络，透肌骨，解酒毒，消瓜果食积。治中风，中气，中恶，痰厥，积聚癥瘕。"⑨《本草正》："除一切恶疮痔漏肿痛，脓水腐肉，面酐斑疹。凡气滞为病者，俱宜用之。若鼠咬、虫咬成疮，以麝香封之。"⑩《本草备要》："治耳聋，目翳，阴冷。"

安息香①《唐本草》："主心腹恶气。"②《海药本草》："主男子遗精，暖肾，辟恶气。"③《日华子本草》："治血邪，霍乱，风痛，妇人血噤并产后血运。"④《本草纲目》："治中恶，劳瘵。"⑤《东医宝鉴》："辟瘟疫。"⑥《本草述》："治中风，风痹，风痫，鹤膝风，腰痛，耳聋。"⑦《本经逢原》："止卒然心痛、呕逆。"⑧《本草从新》："宣行气血。研服行血下气，安神。"⑨《本草便读》："治卒中暴厥，心腹诸痛。"⑩《中药材手册》："治小儿惊痫。"

苏合香①《别录》："主辟恶，温疟，痫痓。去三虫，除邪，令人无梦魇。"②《本草正》："杀虫毒。疗癫痫，止气逆疼痛。"③《本草备要》："走窜，通窍开郁，辟一切不正之气。"④《玉楸药解》："利水消肿，治胀，疹痱，气积血症，调和脏腑。"

冰片①《别录》："妇人难产，取龙脑研末少许，以新汲水调服。"②《唐本草》："主心腹邪气，风湿积聚，耳聋。明目，去目赤肤翳。"③《海药本草》："主内外障眼，三虫，治五痔，明目，镇心，秘精。"④张元素："治大肠脱。"⑤李杲："治骨痛。"⑥王好古："散心盛有热。"⑦《本草纲目》："疗喉痹，脑痛，鼻息，齿痛，伤寒舌出，小儿痘陷。通诸窍，散郁火。"⑧《本草备要》："治惊痫痰迷。"⑨《会约医镜》："治肢节疼痛。"

臣——**木香**①《本经》："主邪气，辟毒疫，强志，主淋露。"②《别录》："疗气劣、肌中偏寒；主气不足，消毒，(治)温疟，行药之精。"③《本草经集注》："疗毒肿，消恶气。"④《药性论》："治女人血气刺心心痛不可忍，末，酒服之。治几种心痛，积年冷气，痃癖癥块，胀痛，逐诸壅气上冲烦闷。治霍乱吐泻，心腹疠刺。"⑤《日华子本草》："治心腹一切气，止泻，霍乱，痢疾，安胎，健脾消食。疗羸劣，膀胱冷痛，呕逆反胃。"⑥王好古："治冲脉为病，逆气里急。主脬渗小便秘。"⑦《本草通玄》："理疝气。"

檀香①陶弘景："消风肿。"②《本草拾遗》："主心腹霍乱，中恶，杀虫。"③《日华子本草》："治心痛，霍乱。肾气腹痛，浓煎服；水磨敷外肾并腰肾痛处。"④《珍珠囊》："引胃气上升，进食。"⑤《本草纲目》："治噎膈吐食。又面生黑子，每夜以浆水洗拭令赤，磨汁涂之。"⑥《本草备要》："调脾胃，利胸膈，为理气要药。"

沉香①《别录》："疗风水毒肿，去恶气。"②陶弘景："疗恶核毒肿。"③《海药本草》："主心腹痛、霍乱、中恶，清神，并宜酒煮服之；诸疮肿宜入膏用。"④《日华子本草》："调中，补五脏，益精壮阳，暖腰膝，去邪气。止转筋、吐泻、冷气，破癥癖，(治)冷风麻痹，骨节不任，湿风皮肤痒，心腹痛，气痢。"⑤《珍珠囊》："补肾，又能去恶气，调中。"⑥《本草纲目》："治上热下寒，气逆喘息，大肠虚闭，小便气淋，男子精冷。"⑦《医林纂要》："坚肾，补命门，温中、燥脾湿，泻心、降逆气，凡一切不调之气皆能调之。并治噤口毒痢及邪恶冷风寒痹。"⑧《本草再新》："治肝郁，降肝气，和脾胃，消湿气，利水开窍。"

乳香①《别录》："疗风水毒肿，去恶气。""疗风瘾疹痒毒。"②《本草拾遗》："疗耳聋，中风口噤，妇人血气，能发酒，理风冷，止大肠泄澼，疗诸疮令内消。”③《日华子本草》:“止霍乱,心腹痛。煎膏止痛长肉。”④《证类本草》:“治不眠。”⑤《珍珠囊》:“定诸经之痛。”⑥《本草纲目》:“消痈疽诸毒,托里护心,活血定痛,伸筋,治妇人难产,折伤。”⑦《本草从新》:“治癫狂,止泄痢。”⑧《要药分剂》:“赤白痢腹痛不止者,加入乳香无不效。”

丁香①《药性论》:“治冷气腹痛。”②《海药本草》:“主风疳𧏖,骨槽劳臭。治气,乌髭发,杀虫,疗五痔,辟恶去邪。治奶头花,止五色毒痢,正气,止心腹痛。”③《日华子本草》:“治口气,反胃,疗肾气,奔豚气,阴痛,壮阳,暖腰膝,杀酒毒,消痃癖,除冷劳。”④《开宝本草》:“温脾胃,止霍乱。(治)壅胀,风毒诸肿,齿疳𧏖。”⑤《本草蒙筌》:“止气忒、气逆。”⑥《本草纲目》:“治虚哕,小儿吐泻,痘疮胃虚灰白不发。”⑦《本草正》:“温中快气。治上焦呃逆,除胃寒泻痢,七情五郁。”⑧《本草汇》:“疗胸痹、阴痛,暖阴户。”⑨《医林纂要》:“补肝、润命门,暖胃、去中寒,泻肺、散风湿。”⑩《本草再新》:“开九窍,舒郁气,去风,行水。”⑪《药材学》:“治慢性消化不良,胃肠充气及子宫疝痛。”

香附①《别录》:“主除胸中热,充皮毛,久服利人,益气,长须眉。”②《唐本草》:“大下气,除胸腹中热。”③《医学启源》:“快气。”④李杲:“治一切气,并霍乱吐泻腹痛,肾气,膀胱冷,消食下气。”⑤《汤液本草》:“治崩漏。”⑥《滇南本草》:“调血中之气,开郁,宽中,消食,止呕吐。”⑦《本草纲目》:“散时气寒疫,利三焦,解六郁,消饮食积聚,痰饮痞满,胕肿,腹胀,脚气,止心腹、肢体、头、目、齿、耳诸痛,痈疽疮疡,吐血,下血,尿血,妇人崩漏带下,月候不调,胎前产后百病。”

佐——**荜茇**①《本草拾遗》:“温中下气,补腰脚,消食,除胃冷,阴疝,痃癖。”②《海药本草》:“主老冷心痛,水泻,虚痢,呕逆醋心,产后泄利。”③《日华子本草》:“治霍乱,冷气,心痛血气。”④《本草图经》:“治气痢。”⑤《本草衍义》:“走肠胃中冷气,呕吐,心腹满痛。”⑥《本草纲目》:“治头痛、鼻渊、牙痛。”⑦《天宝本草》:“治跌打损伤,腰脚痛。”

白术①《本经》:“主风寒湿痹,死肌,痉,疸,止汗,除热消食。”②《别录》:“主大风在身面,风眩头痛,目泪出,消痰水,逐皮间风水结肿,除心下急满,及霍乱吐下不止,利腰脐间血,益津液,暖胃,消谷嗜食。”③《药性论》:“主大风顽痹,多年气痢,心腹胀痛,破消宿食,开胃,去痰涎,除寒热,止下泄,主面光悦,驻颜去皯,治水肿胀满,止呕逆,腹内冷痛,吐泻不住,及胃气虚冷痢。”④《唐本草》:“利小便。”⑤《日华子本草》:“治一切风疾,五劳七伤,冷气腹胀,补腰膝,消痰,治水气,利小便,止反胃呕逆,及筋骨弱软,痃癖气块,妇人冷癥瘕,温疾,山岚瘴气,除烦长肌。”⑥《医学启源》:“除湿益燥,和中益气,温中,去脾胃中湿,除胃热,强脾胃,进饮食，和胃，生津液，主肌热，四肢困倦，目不欲开，怠惰嗜卧，不思饮食，止渴，安胎。”⑦李杲：“去诸经中湿而理脾胃。”⑧王好古：“理中益脾，补肝风虚，主舌本强，食则呕，胃脘痛，身体重，心下急痛，心下水痞，冲脉为病，逆气里急，脐腹痛。”⑨《本草衍义补遗》：“有汗则止，无汗则发。能消虚痰。”

诃子①《南方草木状》：“可作饮，变白髭发令黑。”②《药性论》：“通利津液，主破胸膈结气，止水道，黑髭发。”③《唐本草》：“主冷气心腹胀满，下宿物。”④《海药本草》：“主五膈气结，心腹虚痛，赤白诸痢及呕吐咳嗽，并宜使皮，其主嗽。肉炙治眼涩痛。”⑤《日华子本草》：“消痰，下气，除烦，治水，调中，止泻痢，霍乱，奔豚肾气，肺气喘急，消食开胃，肠风泻血，崩中带下，五膈气，怀孕未足月漏胎及胎动欲生，胀闷气喘。并患痢人后分急痛产后阴痛，和醋烧熏及热煎汤熏洗。”⑥《本草图经》：“治痰嗽咽喉不利，含三数枚。”⑦《本草通玄》：“生用则能清金行气，煨用则能暖胃固肠。”

犀角①《本经》：“治百毒，瘴气。杀钩吻、鸩羽、蛇毒。”②《本草经集注》：“解莨菪毒。”③《别录》：“疗伤寒，温疫，头痛寒热，诸毒气。”④《药性论》：“辟中恶毒气，镇心神，解大热，散风毒，能治发背、痈疽、疮肿，化脓作水。主疗时疾热如火，烦闷，毒入心中，狂言妄语。”⑤《食疗本草》：“治赤痢，研为末，和水服之；又主卒中恶心痛，诸饮食中毒及药毒、热毒，筋骨中风，心风烦闷。又以水磨取汁与小儿服，治惊热。”⑥《日华子本草》：“治心烦，止惊，退热泪痰，解山瘴溪毒，镇肝明目。治中风失音，热毒风，时气发狂。”⑦《本草纲目》：“磨汁治吐血、衄血、下血及伤寒蓄血发狂谵语，发黄发斑；痘疮稠密，内热里陷或不结痂。泻肝凉心，清胃解毒。”

朱砂①《本经》：“养精神，安魂魄，益气，明目。”②《别录》：“通血脉，止烦满、消渴，益精神，悦泽人面，除中恶腹痛，毒气疥瘘诸疮。”③《药性论》：“镇心，主抽风。”④《日华子本草》：“润心肺，治疮疥痂息肉，服并涂用。”⑤《珍珠囊》：“心热非此不能除。”⑥李杲：“纳浮溜之火而安神明。”⑦《医学入门》：“痘疮将出，服之解毒，令出少。治心热烦躁。润肺止渴，清肝明目，兼辟邪恶瘟疫，破癥瘕，下死胎。”⑧《本草纲目》：“治惊痫，解胎毒、痘毒，驱邪疟，能发汗。”⑨《本草从新》：“定颠狂，止牙疼。”

2.四气配伍

温——麝香①《本经》：“味辛，温。”②《药性论》：“味苦，辛。”

沉香①《别录》：“微温。”②《海药本草》：“味苦，温，无毒。”③《日华子本草》：“味辛，热，无毒。”④《本草纲目》：“咀嚼香甜者性平，辛辣者性热。”

安息香①《唐本草》：“味辛苦，平，无毒。”②《本经逢原》：“辛苦微甘，平，无毒。”③《玉楸药解》:“味辛苦,性温。”

苏合香①《别录》:“味甘,温,无毒。”②《本草正》:“味甘辛,性温。”

木香①《本经》:“味辛,温。”②《汤液本草》:“气热,味辛苦,无毒。”

檀香①《日华子本草》:“热,无毒。”②《汤液本草》:“气温,味辛,无毒。”

乳香①《别录》:“微温。”②《日华子本草》:“味辛,热,微毒。”③李杲:“味苦辛,热。”

丁香①《开宝本草》:“味辛,温,无毒。”②《本草纲目》:“辛,热。”

白术①《本经》:“味苦,温。”②《别录》:“甘,无毒。”③《药性论》:“味甘辛,无毒。”

诃子①《唐本草》:“味苦,温,无毒。”②《海药本草》:“味酸涩,温,无毒。”

荜茇①《海药本草》:“味辛,温。”②《开宝本草》:“味辛,大温,无毒。”

香附《滇南本草》:“性微温,味辛。”

凉——冰片①《唐本草》:“味辛苦,微寒。”②《海药本草》:“味苦辛,微温,无毒。”③张元素:“热。”④《本经逢原》:“辛苦,温,有毒。”

朱砂①《本经》:“味甘,微寒。”②《吴普本草》:“黄帝、岐伯:苦,有毒。李氏:大寒。”③《日华子本草》:“凉,微毒。”

寒——犀角①《本经》:“味苦,寒。”②《别录》:“酸咸,微寒,无毒。”

3. 五味配伍

辛——麝香①《本经》:“味辛,温。”②《药性论》:“味苦,辛。”

檀香①《珍珠囊》:“甘苦。”②《汤液本草》:“气温,味辛,无毒。”

丁香①《开宝本草》:“味辛,温,无毒。”②《本草纲目》:“辛,热。”

苏合香①《别录》:“味甘,温,无毒。”②《本草正》:“味甘辛,性温。”

荜茇①《海药本草》:“味辛,温。”②《开宝本草》:“味辛,大温,无毒。”

辛苦——安息香①《唐本草》:“味辛苦,平,无毒。”②《本经逢原》:“辛苦微甘,平,无毒。”③《玉楸药解》:“味辛苦,性温。”

冰片①《唐本草》:“味辛苦,微寒。”②《海药本草》:“味苦辛,微温,无毒。”③《本经逢原》:“辛苦,温,有毒。”

木香①《本经》:“味辛,温。”②《汤液本草》:“气热,味辛苦,无毒。”

沉香①《别录》:“微温。”②《海药本草》:“味苦,温,无毒。”③《日华子本草》:“味辛,热,无毒。”④《本草纲目》:“咀嚼香甜者性平,辛辣者性热。”

乳香①《别录》:“微温。”②《日华子本草》:“味辛,热,微毒。”③李杲:“味苦辛,热。”

酸咸——犀角①《本经》:“味苦,寒。”②《别录》:“酸咸,微寒,无毒。”③《药性论》:“味甘,有小毒。”

甘——朱砂①《本经》:“味甘,微寒。”②《吴普本草》:“黄帝、岐伯:苦,有毒。李氏：大寒。”

辛微苦甘——香附①《别录》：“味甘，微寒，无毒。”②《本草衍义》：“味苦。”③《滇南本草》：“性微温，味辛。”④《本草纲目》：“气平，味辛微苦微甘。”

苦甘——白术①《本经》：“味苦，温。”②《别录》：“甘，无毒。”③《药性论》：“味甘辛，无毒。”

苦酸涩——诃子①《药性论》：“味苦甘。”②《唐本草》：“味苦，温，无毒。”③《海药本草》：“味酸涩，温，无毒。”

4. 归经配伍

麝香——①《本草汇言》：“入足太阴、手少阴经。”②《本草再新》：“入心、肝二经。”

安息香——①《本草经疏》：“入手少阴心经。”②《玉楸药解》：“入手太阴肺、足厥阴肝经。”③《本草便读》：“入心、脾二经。”

苏合香——①《玉楸药解》：“入手太阴肺、足厥阴肝经。”②《得配本草》：“入足太阴经。”③《本草再新》：“入脾、胃二经。”

冰片——①《本草纲目》：“肺、心、脾。”②《雷公炮制药性解》：“入肺、肝二经。”

木香——①《本草衍义补遗》：“行肝经。”②《雷公炮制药性解》：“入心、肺、肝、脾、胃、膀胱六经。”

檀香——①《汤液本草》：“入手太阴，足少阴、阳明经。”②《本草通玄》：“脾，肺。”③《本草再新》：“入肝、脾、肺三经。”

沉香——①《雷公炮制药性解》：“肾、命门二经。”②《本草经疏》：“入足阳明、太阴、少阴，兼入手少阴、足厥阴经。”③《药品化义》：“入肺、肾二经。”④《本草经解》：“足少阳胆经、足厥阴肝经、手太阴肺经。”

乳香——①《别录》：“微温。”②《日华子本草》：“味辛，热，微毒。”③李杲：“味苦辛，热。”

丁香——①《汤液本草》：“入手太阴，足阳明、少阴经。”②《雷公炮制药性解》：“入肺、脾、胃、肾四经。”

香附——①《本草纲目》：“手足厥阴、手少阳，兼行十二经、八脉气分。”②《雷公炮制药性解》：“入肺、肝、脾、胃四经。”

白术——①《汤液本草》：“入手太阳、少阴，足阳明、太阴，少阴、厥阴经。”②《本草蒙筌》：“入心、脾、胃、三焦四经。”

诃子——①《雷公炮制药性解》：“入肺、肝、脾、肾、大肠五经。”②《本草求真》：“入大肠、胃经。”

朱砂——①《雷公炮制药性解》：“入心经。”②《本草经解》：“入足少阴肾经、足太阴脾经、手少阴心经。”③《本草再新》：“入心、肺二经。”

犀角——①《本草蒙筌》：“入阳明。”②《雷公炮制药性解》：“入心、肝二经。”

③《本草汇言》："入手太阴、少阴，足厥阴、少阴经。"

荜茇——①《本草纲目》："入手、足阳明经。"②《雷公炮制药性解》："入肺、脾、胃、膀胱四经。"③《本草再新》："入肝、脾、肾三经。"

5. 七方配伍

十五味药为大方、奇方、急方。

6. 七情配伍

苏合香、麝香相须为用，增强辟秽祛痰、通窍开郁之功。

香附、木香相须为用，增强行气止痛之功。

沉香、檀香相须为用，增强行气开窍启闭之功。

冰片、安息香相须为用，增强辟秽化浊之功。

7. 量数配伍

方中使用大量辛温香散之品，意在温通行气之用。

8. 对药配伍

苏合香——麝香

冰片——安息香

香附——檀香

乳香——丁香

白术——诃子

9. 趋向配伍

苏合香、麝香、冰片、安息香、木香、乳香、丁香、檀香、香附皆属辛散之品，属升浮之品；荜茇温中散寒，白术益气健脾亦属升浮之品；朱砂、水牛角质重，诃子下气止痛为沉降之品。

10. 阴阳配伍

苏合香、麝香、冰片、安息香、木香、乳香、丁香、檀香、香附、白术、荜茇性温属阳；诃子敛阴为用，朱砂、水牛角质重性寒，属阴。

11. 五行配伍

苏合香、麝香、冰片、安息香、木香、乳香、丁香、檀香、香附辛散属木，木生火，取其辛温开窍之意；白术、荜茇甘温属土，助肝木升阳，并可实脾以防木侮；水牛角味苦属水，滋水涵木亦能清火；朱砂、诃子重镇固涩属金，佐金平木且能防辛温发散太过。

12. 随证加减配伍

本方多制成成药，以备急用。脉虚体弱者，可用人参汤送服，益气补中；中风痰壅者，多用竹沥、姜汁送服，增强化痰的功效；痰迷心窍者，用石菖蒲、郁金煎汤送服。

13. 名家论方

《古方选注》：苏合香能通十二经络、三百六十五窍，故君之以名其方，与安息香相须，能内通脏腑。龙脑辛散轻浮，走窜经络，与麝香相须，能内入骨髓。犀角入心，沉香入肾，木香入脾，香附入肝，熏陆香入肺，复以丁香入胃者，以胃亦为一脏也。用白术健脾者，欲令诸香留顿于脾，使脾转输于各脏也。诸脏皆用辛香阳药以通之，独心经用朱砂寒以通之者，以心为火脏，不受辛热散气之品，当反佐之，以治其寒阻关窍，乃寒因寒用也。

14. 方歌

苏合香丸麝息香，木丁朱乳荜檀襄，牛冰术沉诃香附，中恶急救莫彷徨。

第十章　理气剂

第一节　行气

越鞠丸

出自《丹溪心法》。

【处方】香附，川芎，苍术，栀子，神曲(各 6～10g)。

【主治】六郁症。胸膈胀痛，嗳腐吞酸，恶心呕吐，饮食不消。

【功能】行气解郁。

【用法用量】现代用法，水丸，每服 6～9g，温开水送服，亦可按参考用量比例作汤剂煎服。

方中香附辛香入肝，行气解语，以治气郁，川芎辛温入肝胆，为血中气药，既可活血祛瘀治血郁，又可助香附行气解郁，栀子苦寒清热泻火，以治火郁，苍术辛苦性温，燥湿运脾，以治湿郁，神曲味甘性温入脾胃，消食导滞，以治食郁。

1. 君臣佐使配伍

君——**香附**①《本草新编》："专解气郁气疼，调经逐瘀，除皮肤瘙痒，止霍乱吐逆，崩漏下血，乳肿痈疮，皆可治疗。宿食能消，泄泻能固，长毛发，引血药至气分，此乃气血中必用之品。"②《本草经解》："除胸中热，充皮毛，久服利人益气，长须眉。"③《滇南本草》："调血中之气也，则有推行之意。开郁气而调诸气，宽中消食，止呕吐，和中养胃，进食。气血调而阴阳固守，忧郁开而疾病不生，开郁调气要药，女人之至宝也。"④《本草易读》："理一切气血，止诸般疼痛。解情思之结郁，除胸腹之客热。霍乱吐泻之疾，痰饮痞满之。消饮食而攻积聚，治崩漏而止带下，调月经而理胎产，平痈疽而解疮疡。"⑤《轩岐救正论》："香附虽为快气宣郁之圣药。妇人所必需但味苦气辛，苦主泄，辛主散，而一切阴阳气血虚弱者忌之。"

臣佐——**川芎**①《本草新编》："治头痛有神，行血海，通肝经之脏，破癥结宿血，产后去旧生新，凡吐血、衄血、溺血，便血、崩血，俱能治之。血闭者能通，外感者能散，疗头风甚神，止金疮疼痛。”②《药鉴》：“血药中用之，能助血流行，奈过于走散，不可久服多服，中病即已，过则令人暴卒死。能止头疼者，正以有余，能散不足，而引清血下行也。”③《本草经解》：“主中风入脑头痛，寒痹筋挛，缓急金疮，妇人血闭无子，川芎气温，禀天春和之木气。”④《本草择要纲目》：“中风入脑头痛，面上游风，治一切面，一切气，一切血，破宿，养血新血，长肉诸疮疡及排脓。”⑤《轩岐救正论》：“川芎气辛味微苦而性主窜，行多补少，但质略润，非燥烈之比也。”

苍术①《本草新编》：“亦能消湿，去胸中冷气，辟山岚瘴气，解瘟疫尸鬼之气，尤善止心疼。但散多于补，不可与白术并论。”②《药鉴》：“消痰结窠囊，去胸中窄狭。治身面游风，风眩头痛甚捷。辟山岚瘴气，时气瘟疫尤灵。暖胃安胎，宽中进食，驱痰癖气块，止心腹胀痛。”③《本草易读》：“燥湿补土，升阳散郁，逐痰水留饮，止呕吐泄泻。”④《苏沈良方》：“其效止于和胃气，去游风，非神仙上药也。”⑤《玉楸药解》：“燥土利水，泻饮消痰，行瘀郁去满，化癖除癥，理吞吐酸腐，辟山川瘴疠，起筋骨之痿软，回溲溺之混浊。”⑥《本草崇原》：“主治风寒湿痹、死肌、痉疸，除热，消食，作煎饵。久服轻身饥。”⑦《本草求真》：“发汗除湿。”

栀子①《本经》：“味苦寒。主五内邪气，胃中热气面赤，酒疱，皶鼻，白癞，赤癞，创疡。一名木丹。生川谷。”②《证类本草》：“主五内邪气，胃中热气，面赤酒疮，渣鼻白癞，赤癞疮疡，疗目热赤痛，胸心大小肠大热，心中烦闷，胃中热气。”③《本草择要纲目》：“五内邪气，胃中热气，心中烦闷，除时疾热利五淋，通小便，治心烦懊不得眠，泻三焦火，清胃脘血，治热厥心痛，解热郁，行结气。”④《药征》：“主治心烦也，旁治发黄。”⑤《神农本草经百种录》：“主五内邪气，热邪之气。胃中热气，黄色入阳明，性寒能清热。面赤，酒鼻，白癞、赤癞，疮疡。此皆肉肌之病，乃阳明之表证也。”

神曲①《长沙药解》：“化宿谷停痰，磨硬块坚积，疗胀满泄利，化产后瘀血。”②《药鉴》：“下气调中，止泻开胃。消宿食，健脾胃，进饮食。下滞气，破癥结，逐积痰。疗妇人胎动不安，治小儿胸腹坚满。”③《本草乘雅半偈》：“主化水谷宿食，症结积滞，健脾暖胃。”④《本草新编》：“下气调中。止泻，开胃，化水谷，消宿食，破癥结，逐积痰，疗妇人胎动不安，治小儿胸腹坚满。行而不损，与健脾胃之药同用，多寡勿忌。”

2. 四气配伍

寒——栀子《证类本草》：“寒，大寒。”

温——香附《滇南本草》:“性微温。”

川芎《本草新编》:“气温”

苍术《药鉴》:“气温。”

平——神曲《药鉴》:“气平。”

3.五味配伍

甘——香附①《本草经解》:“味甘。”②《滇南本草》:“味辛。”

神曲①《药鉴》:“味甘温。”②《本草纲目》:“甘辛,温,无毒。”

苦——栀子《证类本草》:“味苦。”

辛——川芎《本草新编》:“味辛。”

苍术①《本草新编》:“气辛。”②《药鉴》:“味辛甘。”

4.归经配伍

香附——①《本草新编》:“入肝、胆之经。”②《本草经解》:“入手太阴肺经,足太阴脾经。”③《本草易读》:“足厥阴、手少阴药也。”④《本草易读》:“足厥阴、手少阴药也。”

川芎——①《本草新编》:“入手、足厥阴二经。”②《本草经解》:“入足厥阴肝经,入手太阴肺经。”③《本草择要纲目》:“少阳本经引经之药,又入手足厥阴气分。”

苍术——①《本草新编》:“入足阳明、太阴经。”②《药鉴》:“入足阳明太阴经药也。”③《本草易读》:“入脾胃二经。”④《本草择要纲目》:“入足太阴阳明太阳之经。”

栀子——《长沙药解》:“入手少阴心、足太阴脾、足厥阴肝、足太阳膀胱经。”

神曲——①《长沙药解》:“入足太阴脾经。”②《药鉴》:“走阳明胃经。”③《本草新编》:“入脾、胃二经。”

5.七方配伍

五味药为小方、奇方。

6.七情配伍

香附、川芎相须为用,增强行气之功以解气郁、血郁。

7.量数配伍

本方药量均较少,意在益中求精,各施其功。

8.对药配伍

香附——川芎

苍术——神曲

9.趋向配伍

香附理气治气郁为用;川芎血中气药,行气活血为用;苍术燥湿健脾治湿郁;三者为升发之功,为升浮之品。神曲,健脾消食亦为升浮之品。栀子清热泻火,治火郁,为沉降之品。

10. 阴阳配伍

香附、川芎、苍术、神曲以理气活血健脾为用，治气郁、血郁、湿郁、食郁，为阳。栀子清泻之功强为阴。

11. 五行配伍

香附、川芎味辛为木，具有辛散之功，能行能散，使气行则血行，气郁与血郁得之为消；苍术、神曲味甘为土，补益之功，健脾和胃，使湿邪、食滞消散；栀子味苦为水，能泄，清热泻火之功强。诸药合用，体现了五行中水生木，实土扶木之原则，重在调理气机。

12. 随证加减配伍

①越鞠二陈丸：出自《寿世保元·卷二》。主治气湿痰热血食六郁。

②若气郁偏重，可重用香附，酌情加木香、枳壳、厚朴等以增强其行气解郁之力；若血郁偏重，重用川芎，酌加桃仁、赤芍、红花等以增强活血祛瘀之力：若湿郁偏重，重用苍术，酌加茯苓、泽泻以利湿；若食郁偏重，重用神曲，酌加山楂、麦芽以消食化滞；火郁偏重，重用山栀，酌加黄芩、黄连以清热泻火；若痰郁偏重，酌加半夏、瓜蒌以化痰。

13. 名家论方

①《医方集解》："此手足太阴手少阳药也。吴鹤皋曰：'越鞠者，发越鞠郁之谓也。'香附开气郁；苍术燥湿郁；抚芎调血郁；栀子解火郁；神曲消食郁。陈来章曰：皆理气也，气畅则郁舒矣。"

②《医宗金鉴·删补名医方论》："夫人以气为本，气和则上下不失其度，运行不停其机，病从何生？若饮食不节，寒温不适，喜怒无常，忧思无度，使冲和之气升降失常，以致胃郁不思饮食，脾郁不消水谷，气郁胸腹胀满，血郁胸膈刺痛，湿郁痰饮，火郁为热，及呕吐恶心，吞酸吐酸，嘈杂嗳气，百病丛生。故用香附以开气郁，苍术以除湿郁，川芎以行血郁，山栀以清火郁，神曲以消食郁。此朱震亨因五郁之法而变通者也。五药相须，共收五郁之效。然当问何郁病甚，便当以何药为主。至若气虚加人参，气痛加木香，郁甚加郁金，懒食加谷蘖，胀加厚朴，痞加枳实，呕痰加姜、夏，火盛加萸连，则又存乎临证者之详审也。"

14. 方歌

越鞠丸治六般郁，气血痰火湿食因，芎苍香附兼栀曲，气畅郁舒痛闷神。

柴胡疏肝散

出自《证治准绳·类方·卷四》引《统旨》。

【处方】柴胡、陈皮(各 6g)，川芎、香附、芍药、枳壳(各 4.5g)，炙甘草(1.5g)。

【主治】肝郁气滞，胁肋疼痛，胸脘胀闷，寒热往来，苔薄，脉弦。

【功能】疏肝行气，活血止痛。

【用法用量】水煎，食前服。上作一服。水二盅，煎八分，食前服。

方中用柴胡疏肝解郁为君药。香附理气疏肝，助柴胡以解肝郁；川芎行气活血而止痛，助柴胡以解肝经之郁滞，二药相合，增其行气止痛之功，为臣药。陈皮、枳壳理气行滞；芍药、甘草养血柔肝，缓急止痛，为佐药。甘草兼调诸药，亦为使药之用。诸药相合，共奏疏肝行气，活血止痛之功。使肝气条达，血脉通畅，营卫自和，痛止而寒热亦除。

1. 君臣佐使配伍

君——**柴胡**①："气平，味苦。主心腹肠胃中结气，饮食积聚，寒热邪气，推陈致新，久服轻身，明目益精。"②《本草思辨录》："柴胡乃从阴出阳之药，香气彻霄，轻清疏达，以治伤寒寒热往来，正为符合。邹氏所谓鬯郁阳以化滞阴也。"③《本草崇原》："柴胡春生白，香美可食，香从地出，直上云霄。其根苦平，禀太阴坤土之气，而达于太阳之药也。主治心腹肠胃中结气者。心为阳中之太阳而居上，腹为至阴之太阴而居下，肠胃居心腹之中，柴胡从坤土而治肠胃之结气，则心腹之正气自和矣。治饮食积聚，土气调和也。"

臣——**香附**①《本草新编》："专解气郁气疼，调经逐瘀，除皮肤瘙痒，止霍乱吐逆，崩漏下血，乳肿痈疮，皆可治疗。宿食能消，泄泻能固，长毛发，引血药至气分，此乃气血中必用之品。"②《本草经解》："除胸中热充皮毛，久服令人益气，长须眉。"③《滇南本草》："调血中之气也，则有推行之意。开郁气而调诸气，宽中消食，止呕吐，和中养胃，进食。气血调而阴阳固守，忧郁开而疾病不生，开郁调气要药，女人之至宝也。"④《本草易读》："理一切气血，止诸般疼痛。解情思之结郁，除胸腹之客热。霍乱吐泻之疾，痰饮痞满之。消饮食而攻积聚，治崩漏而止带下，调月经而理胎产，平痈疽而解疮疡。"

川芎①《本草新编》："治头痛有神，行血海，通肝经之脏，破癥结宿血，产后去旧生新，凡吐血、衄血、溺血，便血、崩血，俱能治之。血闭者能通，外感者能散，疗头风甚神，止金疮疼痛。"②《药鉴》："血药中用之，能助血流行，奈过于走散，不可久服多服，中病即已，过则令人暴卒死。能止头疼者，正以有余，能散不足，而引清血下行也。"③《本草经解》："主中风入脑头痛，寒痹筋挛，缓急金疮，妇人血闭无子，川芎气温，禀天春和之木气。"④《本草择要纲目》："中风入脑头痛，面上游风，治一切面，一切气，一切血，破宿，养血新血，长肉诸疮疡及排脓。"⑤《轩岐救正论》："川芎气辛味微苦而性主窜，行多补少，但质略润，非燥烈之比也。"

佐——**陈皮**①《本草经解》："主胸中瘕热逆气，利水谷，久服去臭，下气通神，陈皮气温，禀天春升之木气。"②《本草新编》："橘红名陈皮，气味相同，而功用少缓，和中消痰，宽胁利膈，用之补，则佐补以健脾；用之攻，则尚攻以损肺。宜于补药同行，忌于攻剂共享。倘欲一味出奇，未有不倒戈而自败者也。

枳壳①《药鉴》："消心下痞塞之痰，泄腹中滞寒之气。推胃中隔宿之食，消腹中连年之积。同甘草瘦胎，和黄连减痔。宽大肠结气，泻胁下虚胀。然味苦带辛，又能治遍身风疹。与枳实同一物也，但有大小之分，枳实小，则性酷而速。枳壳大，则性宽而缓。大多实症宜用，虚症忌之。如脾胃湿热生痰有食者，入白术四分之一，脾则用实，胃则用壳，仲景治伤寒仓卒之病，承气汤中用枳实，正取其疏通决泄破结实之义耳。②《本草经解》："：主风痒麻痹，通利关节，劳气咳嗽，背膊闷倦，散留结胸膈痰滞，逐水消胀满，大肠风，安胃止风痛。（麸炒）。"③《本草新编》："枳壳性缓而治高，高者主气，治在胸膈。枳实性速而治下，下者主血，治在心腹。故胸中痞，肺气结也，用枳壳于桔梗之中，使之升提而上消。心下痞，脾血积也，用枳实于白术之内，使之荡涤而下化。"④《证类本草》："主风痒麻痹，通利关节，劳气咳嗽，背膊闷倦，散留结胸膈痰滞，逐水，消胀满，大肠风，安胃，止风痛。生商州川谷。九月、十月采，阴干。"⑤《雷公炮炙论》："凡使，勿使枳实，缘性、效不同。若使枳壳，取辛、苦、腥，并有隙油，能消一切？要尘久年深者为上。"

芍药①《本经》："主邪气腹痛，除血痹，破坚积，治寒热疝瘕，止痛，利小便，益气。"②《别录》："通顺血脉，缓中，散恶血，逐贼血，去水气，利膀胱、大小肠，消痈肿，（治）时行寒热，中恶腹痛，腰痛。"③《药性论》："治肺邪气，腹中疞痛，血气积聚，通宣脏腑拥气，治邪痛败血，主时疾骨热，强五脏，补肾气，治心腹坚胀，妇人血闭不通，消瘀血，能蚀脓。"④《唐本草》："益女子血。"⑤《日华子本草》："治风补痨，主女人一切病，并产前后诸疾，通月水，退热除烦，益气，治天行热疾，瘟瘴惊狂，妇人血运，及肠风泻血，痔瘘发背，疮疥，头痛，明目，目赤，胬肉。"⑥《医学启源》："安脾经，治腹痛，收胃气，止泻利，和血，固腠理，泻肝，补脾胃。"⑦王好古："理中气，治脾虚中满，心下痞，胁下痛，善噫，肺急胀逆喘咳，太阳鼽衄，目涩，肝血不足，阳维病苦寒热，带脉病苦腹痛满，腰溶溶如坐水中。"⑧《滇南本草》："泻脾热，止腹疼，止水泻，收肝气逆疼，调养心肝脾经血，舒经降气，止肝气疼痛。"

使——**甘草**①《本草新编》："能调和攻补之药，消痈疽疖毒，实有神功。尤善止诸痛，除阴虚火热，止渴生津。但其性又缓，凡急病最宜用之。故寒病用热药，必加甘草，以制桂、附之热。热病用寒药，必加甘草，以制石膏之寒。下病不宜速攻，必加甘草以制大黄之峻。上病不宜遽升，必加甘草以制栀子之动，缓之中具和之义耳。独其味甚甘，甘则善动，吐呕家不宜多服，要亦不可拘也。甘药可升可降，用之吐则吐，用之下则下，顾善用之何如耳。"②《本草思辨录》："凡仲圣方补虚缓急，必以炙用，泻火则生用,虽泻亦兼有缓意。如治咽痛肺痿,火在上焦者为多。以其为心药也,甘草泻心汤,是泻心痞非泻心火,泻痞有黄连芩夏,甘草特以补胃,故炙用。炙用而以甘草泻心名汤者,甘草之奏绩可思也。”③《本草崇原》:“主五脏六腑寒热邪气,坚筋骨,长肌肉,倍气力,金疮,解毒,久服轻身延年。”④《药鉴》:“生用则寒,炙之则温。生用泻火,炙则温中。能补上中下三焦元气,和诸药解诸急。热药用之缓其热,寒药用之缓其寒。补阳不足,中满禁用。梢子生用,去茎中之痛。胸中积热,非梢子不能除。节治肿毒,大有奇功。养血补胃,身实良方。除邪热,利咽痛,理中气。坚筋骨,长肌肉。通经脉,利血气。止咳嗽,润肺道。”

2.四气配伍

凉——柴胡①《本经》:“味苦,平。”②《别录》:“微寒,无毒。”③《日华子本草》:“味甘。”

枳壳①《药鉴》:“气寒,味苦酸。”②《本草经解》:“气微寒。”③《证类本草》:“微寒。”

芍药①《本经》:“味苦,平。”②《吴普本草》:“桐君:甘,无毒。岐伯:咸。李氏:小寒。雷公:酸。”③《别录》:“酸,平微寒,有小毒。”

温——川芎《本草新编》:“气温。”

香附《滇南本草》:“性微温。”

陈皮①《本草经解》:“气温,味苦辛。”②《药鉴》:“气温,味辛微苦。”③《本草新编》:“气温。”

平——甘草①《本草新编》:“味甘,气平。”②《本草思辨录》:“性至平。”③《本草经解》:“气平。”④《药鉴》:“气平。”

3.五味配伍

苦——柴胡①《本经》:“味苦,平。”②《别录》:“微寒,无毒。”③《日华子本草》:“味甘。”

苦酸——芍药①《本经》:“味苦,平。”②《吴普本草》:“桐君:甘,无毒。岐伯:咸。李氏:小寒。雷公:酸。”③《别录》:“酸,平微寒,有小毒。”

枳壳①《药鉴》:“味苦。”②《证类本草》:“味苦、酸,微寒。”

辛甘——香附①《本草经解》:“味甘。”②《滇南本草》:“味辛。”

甘——甘草①《本草新编》:“味甘。”②《本草思辨录》:“味至甘。”③《本草经解》:“味甘。”④《药鉴》:“气平,味甘。”

辛苦——陈皮①《药鉴》:“味辛微苦。”②《本草新编》:“橘皮,味辛、苦。”③《本草经解》:“味苦辛。”

辛——川芎《本草新编》:“味辛。”

4.归经配伍

柴胡——①《本草经解》:“入手足少阳、厥阴之四经。”②《长沙药解》:“入足少阳胆经。”

香附——①《本草新编》：“入肝、胆之经。”②《本草经解》：“入手太阴肺经，足太阴脾经。”③《本草易读》：“足厥阴、手少阴药也。”④《本草易读》：“足厥阴、手少阴药也。”

川芎——①《本草新编》：“入手、足厥阴二经。”②《本草经解》：“入足厥阴肝经，入手太阴肺经。”③《本草择要纲目》：“少阳本经引经之药，又入手足厥阴气分。”

芍药——①《本草新编》入手足太阴，又入厥阴、少阳之经；②《本草经解》入手少阴心经；

陈皮——《本草经解》“入足厥阴肝经。”

枳壳——《中国药典》：“归脾、胃经。”

甘草——①《汤液本草》：“入足厥阴、太阴、少阴经。”②《雷公炮制药性解》：“入心、脾二经。”

5. 七方配伍

七味药为小方、缓方、奇方。

6. 七情配伍

柴胡、香附相须为用，增强疏肝理气止痛之功。

柴胡、芍药相须为用，增强柔肝止痛之功。

川芎、香附相须为用，增强活血止痛之功。

陈皮、枳壳相使为用，增强行气宽胸之功。

7. 量数配伍

方中柴胡(6g)为君药，配合行气药：陈皮(6g)，香附、枳壳(各 4.5g)意在疏肝行气解郁为用。加上川芎、芍药(各 4.5g)血中之气药，能活血行气。本方重在调节气机。

8. 对药配伍

柴胡——香附

川芎——芍药

陈皮——枳壳

9. 趋向配伍

柴胡、陈皮、川芎、香附、枳壳为理气行气为主，为升浮之品。炙甘草补益健脾为升浮之品。芍药敛阴为用，为沉降之品。

10. 阴阳配伍

柴胡、陈皮、川芎、香附、枳壳以疏肝为主，为阳；炙甘草性温亦为阳。芍药养血柔肝，能防诸药辛散太过，耗伤气血，属阴。

11. 五行配伍

柴胡、香附、枳壳味苦为水，能坚阴，养肝之体；配伍香附、陈皮、川芎味辛为木，具有升发、辛散之功，行气解郁之功强，体现了五行中水生木。芍药味酸为金，能收能敛；加上炙甘草味甘，辛甘化苦，增强坚阴之功，养肝之用。

12. 随证加减配伍

①疏肝散：出自《寿世保元·卷五》。主治疏肝理气，活血通络。治肝经气滞血瘀，左胁下痛者。

②加减法：若胁肋痛甚者，酌加当归、郁金、乌药等以增强行气活血之力；肝郁化火，口渴舌红、脉象弦数者，加山栀、川楝子、黄芩等以清热泻火。肝炎、慢性胃炎、肋间神经痛等属肝郁气滞的可加减使用。

13. 名家论方

①《景岳全书》："柴胡、芍药以和肝解郁为主；香附、枳壳、陈皮以理气滞；川芎以活其血；甘草以和中缓痛。"

②《谦斋医学讲稿》："本方即四逆散加川芎、香附和血理气，治疗胁痛，寒热往来，专以疏肝为目的。用柴胡、枳壳、香附理气为主，白芍、川芎和血为佐，再用甘草以缓之，系疏肝的正法，可谓善于运用古方。"

③《医略六书》："柴胡疏肝木以解郁，山栀清郁火以凉血，白芍敛肝阴以止血，川芎化凝血以归肝，枳壳破滞气，陈皮利中气，香附调气解气郁，薄荷解郁疏肝，甘草缓中以泻肝火也；更用童便降火以涤瘀结。为散煎冲，生者力锐而熟者性醇，务使怒火顿平则肝郁自解，肝络清和，安有胁痛呕血之患乎！"

④《医学统旨》："治怒火伤肝，左胁作痛，血苑于上……吐血加童便半盅。"

14. 方歌

柴胡疏肝芍川芎，枳壳陈皮草香附，疏肝行气兼活血，胁肋疼痛立能除。

半夏厚朴汤

出自《金匮要略》。"妇人咽中如有炙脔，半夏厚朴汤主之。"

【处方】半夏 12g，厚朴 9g，茯苓 12g，生姜 15g，苏叶 6g。

【主治】梅核气。咽中如有物阻，咯吐不出，吞咽不下，胸膈满闷，或咳或呕，舌苔白润或白滑，脉弦缓或弦滑。

【功能】行气散结，降逆化痰。

【用法用量】以水七升，煮取四升，分温四服，日三夜一服。现代用法：水煎服。

方中半夏化痰开结，和胃降逆，厚朴行气开郁，下气除满，同为君药；苏叶助半夏、厚朴以宽胸畅中，宣通郁气，茯苓助半夏化痰，生姜助半夏和中化痰，且解半夏之毒性，同为臣药。诸药合用，辛以散结，苦以降逆，辛开苦降，化痰降逆，则痰气郁结之证可解。

1. 君臣佐使配伍

君——**半夏**①《本经》："主伤寒，寒热，心下坚，下气，喉咽肿痛，头眩胸张，咳逆肠鸣，止汗。"②《长沙药解》："下冲逆而除咳嗽，降浊阴而止呕吐，排决水饮，清涤涎沫，开胸膈胀塞，消咽喉肿痛，平头上之眩晕，泻心下之痞满，善调反胃，妙安惊悸。”③《本草经解》：“主伤寒寒热心下坚、胸胀咳逆头眩、咽喉肿痛、肠鸣、下气、止汗。”④《本草新编》：“片则力峻，曲则力柔，统治痰涎甚验。无论火痰、寒痰、湿痰、老痰与痰饮、痰核、痰涎、痰结、痰迷，俱可用，但不可治阴火之痰。孕妇勿用，恐坠胎元。”⑤《药征》：“主治痰饮呕吐也。旁治心痛、逆满、咽中痛、咳悸、腹中雷鸣。”⑥《药鉴》：“主治湿痰，不能治热痰，医概用之，误矣。”⑦《本草崇原》：“主治伤寒寒热，心下坚，胸胀咳逆，头眩，咽喉肿痛，肠鸣，下气，止汗。”

厚朴①《本经》：“主中风，伤寒，头痛，寒热，惊悸气，血痹，死肌，去三虫。”②《长沙药解》：“降冲逆而止嗽，破壅阻而定喘，善止疼痛，最消胀满。厚朴苦辛下气，善破壅塞而消胀满，下冲逆而定喘嗽，疏通郁迫，和解疼痛，除反胃呕吐，疗肠滑泄利，消宿食停水，调泄秽吞酸，止肠胃雷鸣，平霍乱转筋，下冲消滞物也。”③《别录》：“温中益气，消痰下气。疗霍乱及腹痛胀满，胃中冷逆及胸中呕不止，泄痢淋露，除惊，去留热心烦满，厚肠胃。”④《药性论》：“主疗积年冷气，腹内雷鸣，虚吼，宿食不消，除痰饮，去结水，破宿血，消化水谷，止痛。大温胃气，呕吐酸水。主心腹满，病人虚而尿白。”⑤《日华子本草》：“健脾。主反胃，霍乱转筋，冷热气，泻膀胱，泄五藏一切气，妇人产前产后腹藏不安。调关节，杀腹藏虫，明耳目。”⑥王好古：“主肺气胀满，膨而喘咳。”⑦《本草正》：“温降，散滞，除寒湿泻痢。”

臣——**茯苓**①《本经》：“主胸胁逆气，忧恚，惊邪，恐悸，心下结痛，寒热烦满，咳逆，口焦舌干，利小便。久服安魂养神，不饥延年。”②《长沙药解》：“利水燥土，泻饮消痰，善安悸动，最豁郁满。除汗下之烦躁，止水饮之燥渴，淋癃泄痢之神品，崩漏遗带之妙药，气鼓与水胀皆灵，反胃共噎膈俱效。”③《本草经解》：“主胸胁逆气，忧恚惊邪恐悸，心下结痛，寒热烦满咳逆，口焦舌干，利小便。久服安魂养神。不饥延年。”④《药征》：“主治悸及肉 、筋惕也。旁治小便不利、头眩烦躁。”⑤《证类本草》：“主胸胁逆气，忧恚、惊邪、恐悸，心下结痛，寒热，烦满，咳逆，焦舌干，利小便，止消渴，好唾，大腹淋沥，膈中痰水，水肿淋结，开胸腑，调脏气，伐中。久服安魂养神，不饥延年。”⑥《药鉴》：“主治膈中痰火，驱水肿，除淋结。开胃腑，调脏气，伐肾邪。和中益气，利窍宁心。除湿之圣药也。”⑦《新修本草》：“主胸胁逆气，忧恚、惊邪、恐悸，心下结痛，寒热，烦满，咳逆，止口焦舌干，利小便，止消渴，好唾，大腹淋沥，膈中淡水，水肿淋结，开胸腑，调脏气，伐肾邪，长阴，益气力，保神守中。久服安魂魄、养神、不饥、延年。”

生姜①《本草新编》：“通畅神明，辟疫，且助生发之气，能祛风邪。姜通神明，古志之矣。然徒用一二片，欲遽通神明，亦必不得之数。或用人参，或用白术，或用石菖蒲，或用丹砂，彼此相济，而后神明可通，邪气可辟也。”②《长沙药解》：“降逆止呕，泻满开郁，入肺胃而驱浊，走肝脾而行滞，荡胸中之瘀满，排胃里之壅遏，善通鼻塞，最止腹痛，调和脏腑，宣达营卫，行经之要品，发表之良药。”③《药鉴》：“温经散表邪之风，益气止翻胃之疾。故生姜能治咳嗽痰涎，止呕吐，开胃口，主伤寒伤风，头疼发热，鼻塞咳逆等症。”④《本草思辨录》：“生姜气薄发泄，能由胃通肺以散邪。凡外感鼻塞与噫气呕吐胸痹喉间凝痰结气皆主之。”⑤《本草经解》：“久服，去臭气，通神明。”⑥《证类本草》：“主伤寒头痛鼻塞，咳逆上气，止呕吐。久服去臭气，通神明。”

苏叶①《长沙药解》：“降冲逆而驱浊，消凝滞而散结。苏叶辛散之性，善破凝寒而下冲逆，扩胸腹而消胀满，故能治咽中瘀结之证，而通经达脉，发泻风寒，双解中外之药也。其诸主治，表风寒，平喘嗽，消痈肿，安损伤，止失血，解蟹毒。”②《别录》：“主下气，除寒中。”③《日华子本草》：“补中益气。治心腹胀满，止霍乱转筋，开胃下食，并(治)一切冷气，止脚气。”④《本草图经》：“通心经，益脾胃。”⑤《履巉岩本草》：“止金疮出血；疗痔疾，煎汤洗之。”⑥《滇南本草》：“发汗，解伤风头痛，消痰，定吼喘。”⑦《本草纲目》：“行气宽中，消痰利肺，和血，温中，止痛，定喘，安胎。”⑧《本草逢原》：“能散血脉之邪。”

2．四气配伍

平——半夏①《本经》：“味辛平。”②《长沙药解》：“气平。”③《本草经解》：“气平。”④《本草新编》：⑤“气平。”⑥《药鉴》：“气微寒。”⑦《本草崇原》：“气味辛平。”

茯苓①《本经》：“味甘平。”②《长沙药解》：“气平。”③《本草经解》：“气平。”④《药鉴》：“气平。”⑤《证类本草》：“平。”⑥《新修本草》：“平。”

温——厚朴①《本经》：“温。”②《长沙药解》：“微温。”

生姜①《本草新编》：“大热。”②《长沙药解》：“性温。”③《药鉴》：“性温。”④《本草经解》：“气微温。”⑤《证类本草》：“微温。”

苏叶①《别录》：“味辛，温。” ②《千金要方·食治》：“味辛，微温，无毒。”

3．五味配伍

辛——半夏①《本经》：“味辛平。”②《长沙药解》：“味辛。”③《本草经解》：“味辛。”④《本草新编》：“味辛、微苦。”⑤《药鉴》：“味辛苦。”⑥《本草崇原》：“气味辛平。”

生姜①《本草新编》：“味辛辣。”②《长沙药解》：“味辛。”③《药鉴》：“味辛。”④《本草经解》：“味辛。”⑤《证类本草》：“味辛。”

苏叶《长沙药解》：“味辛。”

辛苦——厚朴《长沙药解》:"味苦、辛。"

甘——茯苓①《本经》:"味甘平。"②《本草经解》:"味甘。"③《证类本草》:"味甘。"④《新修本草》:"味甘。"⑤《药鉴》:"味甘淡。"

4. 归经配伍

半夏——①《长沙药解》:"入手太阴肺、足阳明胃经。"②《本草经解》:"入手太阴肺经,入足阳明胃经、手阳明大肠经。"③《本草新编》:"入胆、脾、胃三经。"④《药鉴》:"入足阳明、太阴、少阳三经之药也。"

厚朴——①《长沙药解》:"入足阳明胃经。"②《雷公炮制药性解》:"入脾、胃二经。"③《本草经疏》:"入足太阴,手足阳明经。"④《本草经解》:"入足厥阴肝经、手少阴心经。"

茯苓——①《长沙药解》:"入足阳明胃、足太阴脾、足少阴肾、足太阳膀胱经。"②《本草经解》:"入手太阴肺经,入足太阴脾经。"

生姜——①《长沙药解》:"入足阳明胃、足太阴脾、足厥阴肝、手太阴肺经。"②《本草经解》:"入足少阳胆经、足厥阴肝经。"

苏叶——《长沙药解》:"入手太阴肺经。"

5. 七方配伍

六味药为小方、缓方、偶方。

6. 七情配伍

半夏、厚朴相须为用,增强化痰降气之功。

生姜、半夏相杀为用,制半夏之毒,增强和胃止呕之功。

7. 量数配伍

方中重用生姜(15g)以和胃止呕为主;半夏(12g)、厚朴(9g)君臣相伍,使痰气并治。加上茯苓(12g)、紫苏(6g)意在健脾渗湿,行气宽胸以祛痰结。

8. 对药配伍

半夏——厚朴

厚朴——紫苏

半夏——生姜

9. 趋向配伍

方中半夏、厚朴以祛痰降气为主,作用趋向向下,为沉降之品;生姜和胃止呕、茯苓渗湿,作用趋向亦向下为用,为沉降之品。紫苏行气为用,作用趋向向上,为升浮之品。

10. 阴阳配伍

半夏、生姜、紫苏、厚朴性温为阳;茯苓性甘平为阴阳平和之品。

11. 五行配伍

半夏、生姜、紫苏、厚朴皆味辛为木,能行能散,具有行气祛痰之功;茯苓味甘为木,甘辛化苦,苦能燥湿降气祛痰,体现了行中有降。

12. 随证加减配伍

若气郁较甚者，酌加香附、郁金等以增强行气解郁之功；胁肋疼痛者，酌加川楝子、延胡索以疏肝止痛；咽痛者，酌加玄参、桔梗以利咽；痰气郁结化热，心烦失眠者，酌加栀子、黄芩、连翘以清热除烦。

13. 名家论方

①《医宗金鉴·订正金匮要略注》："咽中如有炙脔，谓咽中有痰涎，如同炙肉，咯之不出，咽之不下者，即今之梅核气病也。此病得于七情郁气，凝涎而生。故用半夏、厚朴、生姜，辛以散结，苦以降逆；茯苓佐半夏，以利饮行涎；紫苏芳香，以宣通郁气，俾气舒涎去，病自愈矣。此证男子亦有，不独妇人也。"

②《金匮方歌括》："方中半夏降逆气，厚朴解结气，茯苓消痰；尤妙以生姜通神明，助正祛邪；以紫苏之辛香，散其郁气。郁散气行，而凝结焉有不化哉。"

14. 方歌

半夏厚朴与紫苏，茯苓生姜共煎服，痰凝气聚成梅核，降逆开郁气自舒。

金铃子散

出自《袖珍·卷二》引《太平圣惠方》。

【处方】金铃子、延胡索(各 9g)。

【主治】肝郁化火证。症见热厥心痛，肝气郁热之胃脘、胁痛、疝气疼痛，妇女经行腹痛，其痛时发时止，口苦，舌红苔黄，脉弦数。或作或止，久不愈者。

【功能】疏肝泄热，行气止痛。

【用法用量】为末，每服 6～9g，酒调下，或水煎服。

方中金铃子即川楝子，疏肝行气，清泄肝火，为君药。延胡索行气活血，擅长止痛，增强金铃子行气止痛之功，为臣佐药。两药合用既可行气止痛，又能疏肝泄热，使气血畅，肝热清，则诸痛自愈。

1. 君臣佐使配伍

君——**川楝子**①《本经》："主温疾、伤寒太热烦狂，杀三虫疥窃，利小便水道。"②《药性论》："主人中大热，狂，失心躁闷，作汤浴。"③《珍珠囊》："主上下部腹痛，心暴痛。"④《本草纲目》："治诸疝、虫、痔。"⑤《医林纂要》："泻心火，坚肾水，清肺金，清肝火。核：治疝，去痼冷。"⑥《本草求原》："治淋病茎痛引胁，遗精，积聚，诸逆冲上，溲下血，头痛，牙宣出血，杀虫。"

臣——**延胡索**①《本草经解》："妇人月经不调，腹中结块，崩中淋露，产后诸血症，血晕，暴血冲上，因损下血，煮酒或酒磨服。延胡索气温，禀天春升之木气，入足厥阴肝经，味辛无毒，得地西方之金味，入手太阴肺经，气味俱升，阳也，辛能散结，温能行血。肝藏血，故入肝而破血，肝属木，木性条达，郁则肝血不藏，月经不调矣，辛温畅肝，所以调经。腹为阴，腹中结块，血结成块也，辛能散结，温能行血，所以主之。崩中肝血不藏而下崩也，淋露下之淋沥不止也，辛温气味上升条达主之，血晕，血闭而晕也，其主之者，藉其辛散之功也。暴血冲上，血挟邪气而上冲也，其主之者，辛温破血之力，然必佐他药以成功也，因损下血，血伤而下也，辛温活血，故佐酒则血归经也。”②《本草新编》：“调月水气滞血凝，止产后血晕，跌扑损伤，下血崩淋，心腹卒痛，小肠胀疼，皆能主治。及气血中佐使之品，可偶用见长者也。产后亦宜少用，非曰用之于补气、补血之内，便可肆然多用耳。”③《证类本草》：“主破血，产后诸病因血所为者，妇人月经不调，腹中结块，崩中淋露，产后血晕，暴血冲上，因损下血，或酒摩及煮服。生奚国。根如半夏，色黄。”④《药笼小品》：“能行气血之滞。治上下内外诸痛不通则痛。活血利气之要品。无瘀滞者忌。能堕胎。生用破血，炒用调血，醋炒止血。”⑤《本草择要纲目》：“破产后恶血，行血中滞气，气中血滞，故疗心气小腹痛有神，达肾气，通经络立效，止下痢绞痛，妙不可述。”

2. 四气配伍

寒——川楝子①《本经》：“苦，寒。”②《医林纂要》：“核：苦辛；寒。”

温——延胡索①《本草经解》：“气温，味辛，无毒。”②《证类本草》：“气温。”③《药笼小品》：“温。”④《本草择要纲目》：“辛温无毒，可升可降，阴中阳也。”

3. 五味配伍

苦——川楝子①《本经》：“苦，寒。”②《珍珠囊》：“酸，苦。”③《医林纂要》：“核：苦辛；寒。”

辛——延胡索①《证类本草》：“味辛、苦。”②《药笼小品》：“辛苦。”③《本草择要纲目》：“辛温无毒，可升可降，阴中阳也。”

4. 归经配伍

川楝子——①《珍珠囊》：“入心。”②《雷公炮制药性解》：“入心、小肠二经。”③《本草经疏》：“入足阳明、手足太阴经。”④《得配本草》：“入足厥阴经。”

延胡索——①《本草经解》：“入足厥阴肝经，入手太阴肺经。”②《证类本草》：“入肺、脾二经，又入肝足厥阴。”

5. 七方配伍

两味药为小方、偶方。

6. 七情配伍

金铃子、延胡索相须为用，增强疏肝泄热、活血止痛之功。

7. 量数配伍

二者按 1∶1 比例配伍，药简效专，意在疏肝泻热行气血。

8. 对药配伍

金铃子——延胡索

9. 趋向配伍

二者均能行气活血，为升浮之品。

10. 阴阳配伍

金铃子性寒为阴，延胡索性温为阳，一阴一阳，阴阳调和，善治肝火所致诸痛。

11. 五行配伍

金铃子味苦为水；延胡索味辛为木，水生木，提高行气活血止痛之效。

12. 随证加减配伍

①金铃子散所治疼痛范围甚广，可根据具体病位适当加味，如用于治疗胸胁疼痛，可酌加郁金、柴胡、香附等；脘腹疼痛，可酌加木香、陈皮、砂仁等；妇女痛经，可酌加当归、益母草、香附等；少腹疝气痛，可酌加乌药、橘核、荔枝核等。

②延胡索汤：出自《严氏济生方·卷六》。主治妇人室女，七情伤感，遂使气与血并，心腹作痛，或连腰胁，或连膂，上下攻刺，经候不调，一切血气疼痛，并可服之。

13. 名家论方

①《古方选注》："金铃子散，一泄气分之热，一行血分之滞。《雷公炮炙论》云：'心痛欲死，速觅延胡。'洁古复以金铃治热厥心痛。经言：诸痛皆属于心，而热厥属于肝逆，金铃子非但泄肝，功专导去小肠膀胱之热，引心包相火下行，延胡索和一身上下诸痛。时珍曰：'用之中的，妙不可言。方虽小制，配合存神，却有应手取愈之功，勿以淡而忽之。'"

②《谦斋医学讲稿》："本方主治肝气肝火郁滞，胁痛，少腹胀痛。方仅两药，用量相等，而以金铃子为名，说明以疏肝气、泄肝火为主。金铃子只能走气分，并且偏于苦寒，配合延胡辛温活血，亦能行气止痛。"

③《方剂学》："本方所治诸痛，乃由肝郁气滞，气郁化火所致。方中用金铃子疏肝气，泄肝火，为君药。玄胡行气活血，为臣使药。二药相配，气行血畅，疼痛自止，为气郁血滞而致诸痛的常用基本方剂。"

④方论选录《绛雪园古方选注》："金铃子散，一泄气分之热，一行血分之滞。《雷公炮炙论》云：'心痛欲死，速觅延胡。'洁古复以金铃治热厥心痛。经言诸痛皆属于心，而热厥属于肝逆，金铃子非但泄肝，功专导去小肠膀胱之热，引心包相火下行；延胡索和一身上下诸痛。时珍曰：'用之中的，妙不可言。方虽小制，配合存神，却有应手取愈之功，勿以淡而忽之。'"

14. 方歌

金铃子散止痛方，延胡酒调效更强，疏肝泄热行气血，心腹胸胁痛经良。

枳实消痞丸

出自《兰室秘藏·卷上》。

【处方】干生姜、炙甘草、麦芽曲、白茯苓、白术(各6g),半夏曲、人参(各9g),厚朴(12g),枳实、黄连(各15g)。

【主治】治脾胃虚弱、寒热互结所致的心下痞满,不欲饮食,体弱倦怠,或胸腹痞胀,食少不化,大便不畅者。

【功能】行气消痞,开胃进食。

【用法用量】上为细末,汤浸蒸饼为丸,梧桐子大。每服五十至七十丸,白汤下,食远服。

方中枳实行气消痞为君药;以厚朴行气除满,配枳实以加强消痞除满之效。半夏降逆散结,又因脾胃虚弱,故用人参以扶正健脾,共为臣药;佐以白术、茯苓健脾祛湿,麦芽消食和胃,干姜温中散寒,黄连清热燥湿,配半夏辛开苦降以散结除痞;使以甘草和药益脾。综观全方,重用枳实、厚朴以行气消痞,伍参、术、苓、草以扶助脾胃,使消积而不伤正,属消补兼施之剂。

1.君臣佐使配伍

君——**枳实**①《本经》:"主大风在皮肤中,如麻豆苦痒,除寒热结,止痢,长肌肉,利五脏。"②《别录》:"除胸胁痰癖,逐停水,破结实,消胀满,心下急痞痛,逆气,胁风痛,安胃气,止溏泄,明目。"③《药性论》:"解伤寒结胸,入陷胸汤用;主上气喘咳。肾内伤冷,阴痿而有气,加而用之。"④《珍珠囊》:"去胃中湿热。"⑤《医学启源》:"《主治秘要》云,主心痞,化心胸痰,消食,散败血,破积坚。"⑥《本草再新》:"破气,化痰,消食宽肠,杀虫,败毒。"⑦《本草衍义》:"枳实、枳壳,一物也。小则其性酷而速,大则其性和而缓。故张仲景治伤寒仓卒之病,承气汤中用枳实,此其意也;皆取其疏通、决泄、破结实之义。他方但导败风壅之气,可常服者,故用枳壳,其意如此。"⑧《本草衍义补遗》:"枳实泻痰,能冲墙倒壁,滑窍泻气之药也。"⑨《用药心法》:"枳实,洁古用去脾经积血,故能去心下痞,脾无积血,则心下不痞。"⑩《药品化义》:"枳实专泄胃实,开导坚结,故主中脘以治血分,疗脐腹间实满,消痰癖,祛停水,逐宿食,破结胸,通便闭,非此不能也。若皮肤作痒,因积血滞于中,不能营养肌表,若饮食不思,因脾郁结不能运化,皆取其辛散苦泻之力也。为血分中之气药,惟此称最。此方取其行气导滞的作用。"

臣——**厚朴**①《本经》:"主中风,伤寒,头痛,寒热,惊悸气,血痹,死肌,去三虫。"②《长沙药解》:"降冲逆而止嗽,破壅阻而定喘,善止疼痛,最消胀满。厚朴苦辛下气,善破壅塞而消胀满,下冲逆而定喘嗽,疏通郁迫,和解疼痛,除反胃呕吐,疗肠滑泄利,消宿食停水,调泄秽吞酸,止肠胃雷鸣,平霍乱转筋,下冲消滞物也。"③《别录》:"温中益气,消痰下气。疗霍乱及腹痛胀满,胃中冷逆及胸中呕不止,泄痢淋露,除惊,去留热心烦满,厚肠胃。"④《药性论》:"主疗积年冷气,腹内雷鸣,虚吼,宿食不消,除痰饮，去结水，破宿血，消化水谷，止痛。大温胃气，呕吐酸水。主心腹满，病人虚而尿白。”⑤《日华子本草》：“健脾。主反胃，霍乱转筋，冷热气，泻膀胱，泄五藏一切气，妇人产前产后腹藏不安。调关节，杀腹藏虫，明耳目。”⑥王好古：“主肺气胀满，膨而喘咳。”⑦《本草正》：“温降，散滞，除寒湿泻痢。”

半夏①《本经》：“主伤寒，寒热，心下坚，下气，喉咽肿痛，头眩胸张，咳逆肠鸣，止汗。”②《长沙药解》：“下冲逆而除咳嗽，降浊阴而止呕吐，排决水饮，清涤涎沫，开胸膈胀塞，消咽喉肿痛，平头上之眩晕，泻心下之痞满，善调反胃，妙安惊悸。”③《本草经解》：“主伤寒寒热心下坚，胸胀咳逆头眩，咽喉肿痛，肠鸣，下气，止汗。”④《本草新编》：“片则力峻，曲则力柔，统治痰涎甚验。无论火痰、寒痰、湿痰、老痰与痰饮、痰核、痰涎、痰结、痰迷，俱可用，但不可治阴火之痰。孕妇勿用，恐坠胎元。”⑤《药征》：“主治痰饮呕吐也。旁治心痛、逆满、咽中痛、咳悸、腹中雷鸣。”⑥《药鉴》：“。主治湿痰，不能治热痰，医概用之，误矣。”⑦《本草崇原》：“主治伤寒寒热，心下坚，胸胀咳逆，头眩，咽喉肿痛，肠鸣，下气，止汗。”

人参①《本经》：“主补五脏，安精神，止惊悸，除邪气，明目，开心益智。”②《别录》：“疗肠胃中冷，心腹鼓痛，胸胁逆满，霍乱吐逆，调中，止消渴，通血脉，破坚积，令人不忘。”③《药性论》：“主五脏气不足，五劳七伤，虚损瘦弱，吐逆不下食，止霍乱烦闷呕哕，补五脏六腑，保中守神。”“消胸中痰，主肺痿吐脓及痫疾，冷气逆上，伤寒不下食，病人虚而多梦纷纭，加而用之。”④《日华子本草》：“调中治气，消食开胃。”⑤《医学启源》：“治脾胃阳气不足及肺气促，短气、少气，补中缓中，泻肺脾胃中火邪。《主治秘要》：补元气，止泻，生津液。”⑥《本草纲目》：“治男妇一切虚证，发热自汗，眩晕头痛，反胃吐食，痎疟，滑泻久痢，小便频数，淋沥，劳倦内伤，中风，中暑，痿痹，吐血，嗽血，下血，血淋，血崩，胎前产后诸病。”⑦《滇南本草》：“治阴阳不足，肺气虚弱。⑧《珍珠囊》：“养血，补胃气，泻心火。”此方取其补中益气的作用。”

佐——**白术**①《本经》：“主风寒湿痹，死肌，痉，疸，止汗，除热消食。”②《药性论》：“主大风顽痹，多年气痢，心腹胀痛，破消宿食，开胃，去痰涎，除寒热，止下泄，主面光悦，驻颜去皯，治水肿胀满，止呕逆，腹内冷痛，吐泻不住，及胃气虚冷痢。”③李杲：“去诸经中湿而理脾胃。”④《本草衍义补遗》：“有汗则止，无汗则发。能消虚痰。”⑤《本草通玄》：“白术，补脾胃之药，更无出其右者。”⑥《别录》：“主大风在身面，风眩头痛，目泪出，消痰水，逐皮间风水结肿，除心下急满，及霍乱吐下不止，利腰脐间血，益津液，暖胃，消谷嗜食。”⑦《日华子本草》：“治一切风疾，五劳七伤，冷气腹胀，补腰膝，消痰，治水气，利小便，止反胃呕逆，及筋骨弱软，痃癖气块，妇人冷癥瘕，温疾，山岚瘴气，除烦长肌。”⑧《医学启源》：“除湿益燥，和中益气，温中，去脾胃中湿，除胃热，强脾胃，进饮食，和胃，生津液，主肌热，四肢困倦，目不欲开，怠惰嗜卧，不思饮食，止渴，安胎。”⑨王好古：“理中益脾，补肝风虚，主舌本强，食则呕，胃脘痛，身体重，心下急痛，心下水痞，冲脉为病，逆气里急，脐腹痛。”⑩《本草汇言》：白术，乃扶植脾胃，散湿除痹，消食除痞之要药也。”

茯苓①《本经》：“主胸胁逆气，忧恚惊邪恐悸，心下结痛，寒热烦满，咳逆，口焦舌干，利小便。”②《别录》：“止消渴，好唾，大腹，淋沥，膈中痰水，水肿淋结。开胸腑，调脏气，伐肾邪，长阴，益气力，保神守中。”③《医学启源》：“除湿，利腰脐间血，和中益气为主。治溺黄或赤而不利。《主治秘要》云，止泻，除虚热，开腠理，生津液。”④王好古：“泻膀胱，益脾胃。治肾积奔豚。”⑤《汤液本草》：“茯苓，伐肾邪，小便多能止之，小便涩能利之，与车前子相似，虽利小便而不走气。酒浸与光明朱砂同用，能秘真。”⑥《本草经疏》：“茯苓，其味甘平，性则无毒，入手足少阴，手太阳，足太阴、阳明经，阳中之阴也。胸胁逆气，邪在手少阴也；忧恚惊邪，皆心气不足也；恐悸者，肾志不足也；心下结痛，寒热烦满，咳逆，口焦舌干，亦手少阴受邪也。甘能补中，淡而利窍，补中则心脾实，利窍则邪热解，心脾实则忧恚惊邪自止，邪热解则心下结痛、寒热烦满，咳逆、口焦舌干自除，中焦受湿热，则口发渴，湿在脾，脾气弱则好唾，大腹者，脾土虚不能利水，故腹胀大也。”⑦《本草正》：“茯苓，能利窍去湿，利窍则开心益智，导浊生津；去湿则逐水燥脾，补中健胃；祛惊痫，厚肠藏，治痰之本，助药之降。以其味有微甘，故曰补阳。但补少利多，故多服最能损目，久弱极不相宜。”⑧《药性论》：“开胃，止呕逆，善安心神。主肺痿痰壅。治小儿惊痫，心腹胀满，妇人热淋。”⑨《日华子本草》：“补五劳七伤，安胎，暖腰膝，开心益智，止健忘。”⑩《伤寒明理论》：“渗水缓脾。”⑪《药征》：“主治悸及肉瞤筋惕，旁治头眩烦躁。”

麦芽①《药性论》：“消化宿食，破冷气，去心腹胀满。”②《千金要方·食治》：“消食和中，熬末令赤黑，捣作麨，止泄利，和清酢浆服之，日三夜一服。③《医学启源》：“补脾胃虚，宽肠胃，捣细炒黄色，取面用之。”④《滇南本草》：“宽中，下气，止呕吐，消宿食，止吞酸吐酸，止泻，消胃宽膈，并治妇人奶乳不收，乳汁不止。”⑤《本草纲目》：“麦蘖、谷芽、粟蘖，皆能消导米面诸果食积。观造饧者用之，可以类推。但有积者能消化，无积而久服，则消人元气也，不可不知。若久服者，须同白术诸药兼用，则无害。”⑥《本草经疏》：“麦蘖，功用与米蘖相同，而此消化之力更紧，其发生之气，又能助胃气上升，行阳道而资健运，故主开胃补脾，消化水谷及一切结积冷气胀满。”⑦《本草汇言》：“大麦芽，和中消食之药也。补而能利，利而又能补，如腹之胀满，膈之郁结，或饮食之不纳，中气之不利，以此发生之物而开关格之气，则效非常比也。”⑧《本草正》：“麦芽，病久不食者，可借此谷气以开胃，元气中虚者，毋多用此以消肾。亦善催生落胎。”⑨《本草求原》：“凡麦、谷、大豆浸之发芽，皆得生升之气，达肝以制化脾土，故能消导。凡怫郁致成膨膈等症，(麦芽)用之甚妙，人知其消谷而不知其疏肝也。”

干姜①《本经》：“主胸满咳逆上气，温中，止血，出汗，逐风湿痹，肠澼下痢。生者尤良。”②《别录》：“治寒冷腹痛，中恶、霍乱、胀满，风邪诸毒，皮肤间结气，止唾血。”③《药性论》：“治腰肾中疼冷，冷气，破血，去风，通四肢关节，开五脏六腑，去风毒冷痹，夜多小便。治嗽，主温中，霍乱不止，腹痛，消胀满冷痢，治血闭。病人虚而冷，宜加用之。”④《唐本草》：“治风，下气，止血，宣诸络脉，微汗。”⑤《日华子本草》：“消痰下气，治转筋吐泻，腹藏冷，反胃干呕，瘀血，扑损，止鼻洪，解冷热毒，开胃，消宿食。”⑥《医学启源》：“《主治秘要》云，通心气，助阳，去脏腑沉寒，发诸经之寒气，治感寒腹痛。⑦《医学入门》：“炮姜，温脾胃，治里寒水泄，下痢肠澼，久疟，霍乱；心腹冷痛胀满，止鼻衄，唾血，血痢，崩漏。”⑧《长沙药解》：“燥湿温中，行郁降浊，下冲逆，平咳嗽，提脱陷，止滑泄。”⑨《本草纲目》：“干姜，能引血药入血分、气药入气分。又能去恶养新，有阳生阴长之意，故血虚者用之。此方取其温肺散寒的作用。”

黄连①《本经》：“主热气目痛，眦伤泣出，明目，肠辩腹痛下痢，妇人阴中肿痛。”②《别录》：“主五脏冷热，久下泄辩脓血，止消渴，大惊，除水利骨，调胃厚肠，益胆，疗口疮。”③《药性论》：“杀小儿疳虫，点赤眼昏痛，镇肝去热毒。”④《日华子本草》：“治五劳七伤，益气，止心腹痛。惊悸烦躁，润心肺，长肉，止血；并疮疥，盗汗，天行热疾；猪肚蒸为丸，治小儿疳气。”⑤《珍珠囊》：“泻心火，心下痞。酒炒、酒浸，上颈已上。⑥《本草衍义补遗》：“以姜汁炒，辛散除热有功。⑦《本草新编》：“止吐利吞酸，解口渴，治火眼，安心，止梦遗，定狂躁，除痞满。”⑧《本草备要》：“治痈疽疮疥，酒毒，胎毒。除疳，杀蛔。刘完素：“古方以黄连为治痢之最，盖治痢惟宜辛苦寒药，辛能发散，开通郁结，苦能燥湿，寒能胜热，使气宣平而已。诸苦寒药多泄，惟黄连、黄柏性冷而燥，能降火去湿，而止泄痢，故治痢以之为君。”⑨《汤液本草》：“黄连苦燥，故入心，火就燥也，然泻心，其实泻脾也，为子能令母实，实则泻其子。治血，防风为上使，黄连为中使，地榆为下使。⑩《医学入门》：“黄连，酒浸炒，则上行头目口舌；姜汁炒，辛散冲热有功。一切湿热形瘦气急，一切时行热毒暑毒、诸般恶毒秽毒，诸疮疡毒。俱以姜和其寒，而少变其性，不使热有牴牾也。”⑪《本草蒙筌》：“黄连，久服之，反从火化，愈觉发热，不知有寒。故其功效，惟初病气实热盛者，服之最良，而久病气虚发热，服之又反助其火也。”

使——**甘草**①《本草纲目》：“解小儿胎毒、惊痫，降火止痛。”②《别录》：“温中下气，烦满短气，伤脏咳嗽，止渴，通经脉，利血气，解百药毒。”③《本经》：“主五脏六腑寒热邪气，坚筋骨，长肌肉，倍力，金疮肿，解毒。”④《药性论》：“主腹中冷痛，治惊痫，除腹胀满；补益五脏；制诸药毒；养肾气内伤，令人阴(不)痿；主妇人血沥腰痛；虚而多热；加而用之。”

2. 四气配伍

寒——枳实《本经》：“味苦，寒。”

黄连《本经》：“味苦，寒。”

温——厚朴《本经》：“味苦，温。”

白术①《本经》：“味苦，温。”②《别录》：“甘，无毒。”

人参《本草备要》：“生，甘苦，微凉；熟，甘，温。”

麦芽《汤液本草》：“气温，味甘咸，无毒。”

干姜《本经》：“味辛，温。”

平——甘草《本经》：“味甘，平。”

茯苓《本经》：“味甘，平。”

半夏《本经》：“辛，平。”

3. 五味配伍

苦——枳实《本经》：“味苦，寒。”

厚朴①《本经》：“味苦，温。”②《药性论》：“味苦辛，太热。”

黄连《本经》：“味苦，寒。”

甘——甘草《本经》：“味甘，平。”

人参《本草备要》：“生，甘苦，微凉；熟，甘，温。”

茯苓《本经》：“味甘，平。”

麦芽①《药性论》：“味甘，无毒。”②《药性论》：“味甘，无毒。”

辛——干姜①《本经》：“味辛，温。”②《药性论》：“味苦辛。”

半夏①《本经》：“辛，平。”②《日华子本草》：“味辛。”③《主治秘要》云，性温，味辛苦。”

苦甘——白术①《本经》：“味苦，温。”②《别录》：“甘，无毒。”③《药性论》：“味甘辛，无毒。”

4. 归经配伍

枳实——《本草经疏》：“入足阳明、太阴经。”

厚朴——《雷公炮制药性解》：“入脾、胃二经。”

半夏——①《雷公炮制药性解》：“入肺、脾、胃三经。”②《本草经疏》：“入足太阴、阳明、少阳，手少阴经。”

人参——《本草汇言》:“入肺、脾二经。”

茯苓——《本草经疏》:“入手足少阴,手太阳,足太阴、阳明经。”

白术——《汤液本草》:“入手太阳、少阴,足阳明、太阴,少阴、厥阴经。”

麦芽——①《雷公炮制药性解》:“入脾、胃二经。”②《本草汇言》:“入足太阴、阳明,手阳明经。”

干姜——①《得配本草》:“干姜,入手少阴、足太阴经气分;炮姜,入足太阴经血分。”②《本草经解》:“入肝、肺、肾经。”

黄连——《本草经疏》:“入手少阴、阳明,足少阳、厥阴、阳明、太阴。”

甘草——①《雷公炮制药性解》:“入心、脾二经。”②《本草经解》:“入手太阴肺经、足太阴脾经。”

5. 七方配伍

十味药为大方、偶方、复方、缓方。

6. 七情配伍

人参、白术与甘草相使为用,增强补中健脾之功。

厚朴、枳实相须为用,增强行气消痞之功。

半夏、干姜、黄连相须为用,增强消痞散结之功。

7. 量数配伍

本方由枳术汤、半夏泻心汤、四君子汤加减而成,意在行气消痞,健脾和胃之功。黄连量最大,意在苦寒降泄。

8. 对药配伍

人参——白术

人参——茯苓

半夏——厚朴

厚朴——枳实

9. 趋向配伍

人参、白术、干姜相配伍以助脾阳升发,其作用趋向主要是升浮。炙甘草味甘,偏温,亦趋向升浮。半夏、厚朴以祛痰降气为主,作用趋向向下,为沉降之品。枳实行气消痞,加上黄连清热降泄,趋向向下,亦为沉降之品。茯苓、麦芽性甘平,为平和之品。

10. 阴阳配伍

人参、白术味甘,干姜味辛,药性属温、热,半夏、厚朴亦性温,故皆属于阳。枳实、黄连性寒为阴。茯苓、麦芽性甘平,为阴阳平和之品。

11. 五行配伍

人参、白术、茯苓、麦芽、炙甘草味甘为土,以健脾益气,补虚助阳;加干姜,其味辛为木,能温脾暖胃,三者相配伍则甘辛化苦,土得木健,脾胃调达。而枳实、厚朴、黄连味苦为水,使燥湿消痞之功更甚。诸药配伍亦体现了辛开苦降之法。

12. 随证加减配伍

枳术汤:出自《济生·卷四》。主治饮癖气分,心下坚硬如杯,水饮不下。

13. 名家论方

①原书主治。《兰室秘藏·卷上》:"治右关脉弦,心下虚痞,恶食懒倦,开胃进饮食。"

②方论选录《成方便读·卷三》:"夫满而不痛者为痞,痞属无形之邪,自外而入,客于胸胃之间,未经有形之痰血饮食互结,仅与正气搏聚一处为患。故以黄连、干姜并用,一辛一苦,一散一降,则无论寒热之邪,皆可开泄,二味实为治痞之主药。然痞结于中,则气壅湿聚,必渐至痰食交阻,故以枳实破气、厚朴散湿、麦芽化食、半夏行痰,自无胶固难愈之势。但邪之所凑,其气必虚,故必以四君子坐镇中州,祛邪扶正,并驾齐驱。故此方无论虚实之痞,皆可治之。用蒸饼糊丸者,以谷气助脾胃之蒸化耳。"

14. 方歌

枳实消痞四君全,麦芽夏曲朴姜连,蒸饼糊丸消积满,清热破结补虚全。

厚朴温中汤

出自《内外伤辨惑论·卷中》。

【处方】厚朴、橘皮(各 15g),炙甘草、草豆蔻仁、茯苓、木香(各 8g),干姜(2g)。

【主治】脾胃寒湿气滞证。脘腹胀满或疼痛,不思饮食,舌苔白腻,脉沉弦。

【功能】温中理气,燥湿除满。

【用法用量】上为粗散。每服 5 钱匕,水 2 盏,加生姜 3 片,煎至 1 盏,去滓,食前温服。

方中厚朴辛苦温燥,辛散行气以消胀,苦温燥湿以除满,为君药。草豆蔻辛温芳香,温中散寒,燥湿运脾,为臣药。陈皮、木香助厚朴行气宽中以消胀除满;干姜、生姜助草豆蔻温胃暖脾以散寒止痛;茯苓、甘草渗湿健脾而和中,均为佐使药。诸药相和,共奏行气温中,燥湿除满之功。

1. 君臣佐使配伍

君——**厚朴**①《别录》:"温中益气,消痰下气。疗霍乱及腹痛胀满,胃中冷逆及胸中呕不止,泄痢淋露,除惊,去留热心烦满,厚肠胃。"②《药性论》:"主疗积年冷气,腹内雷鸣,虚吼,宿食不消,除痰饮,去结水,破宿血,消化水谷,止痛。大温胃气,呕吐酸水。主心腹满,病人虚而尿白。"③《日华子本草》:"健脾。主反胃,霍乱转筋,冷热气,泻膀胱,泄五藏一切气,妇人产前产后腹藏不安。调关节,杀腹藏虫,明耳目。"④王好古:"主肺气胀满,膨而喘咳。"⑤《本草正》:"温降,散滞,除寒湿泻痢。"⑥李杲:"厚朴,苦能下气,故泄实满;温能益气,故能散湿满。"⑦朱震亨:"厚朴,气药也。温而能散,消胃中之实也。""厚朴能治腹胀,因其味辛以提其气。"⑧《本草汇言》:"厚朴,宽中化滞,平胃气之药也,凡气滞于中,郁而不散,食积于胃,羁而不行,或湿郁积而不去,湿痰聚而不清,用厚朴之温可以燥湿,辛可以清痰,苦可以下气也。"⑨《医学衷中参西录》:"厚朴,治胃气上逆,恶心呕哕,胃气郁结胀满疼痛,为温中下气之要药。此方取其行气除湿的作用。"

臣——**草豆蔻** ①《雷公炮制论》:"雷公云:'凡使,须去蒂并向里子后,取皮,用茱萸同于鏊上缓炒,待茱萸微黄黑,即去茱萸,取草豆蔻皮及子,杵用之。'"②《药笼小品》:"产闽中辛温香散,暖胃健脾。治客寒胃痛,霍乱吐泻。"③《本草择要纲目》:"主治:风寒客邪,散滞气,利膈上痰。若身受寒邪,口食寒物,胃寒作痛,用之如鼓应桴。若热郁者,则不可用,恐其积温成热,有偏胜之患也。"④《证类本草》:"味辛,温,无毒。主温中,心腹痛,呕吐,去口臭气。生南海。"

佐——**陈皮**①《本经》:"主胸中瘕热、逆气,利水谷,久服去臭,下气。"②《别录》:"下气,止呕咳,除膀胱留热、停水、五淋,利小便,主脾不能消谷,气冲胸中,吐逆霍乱,止泄,去寸白。"③《药性论》:"治胸膈间气,开胃,主气痢,消痰涎,治上气咳嗽。"④《本草拾遗》:"去气,调中。"⑤《医学启源》:"橘皮能益气,加青皮减半,去滞气,推陈致新。若补脾胃,不去白,若理胸中滞气,去包。《主治秘要》云,苦辛益气,利肺,有甘草则补肺,无则泻肺。"⑥《日用本草》:"橘皮,能散能泻,能温能补,能消膈气,化痰涎,和脾止嗽,通五淋。中酒呕吐恶心,煎饮之效。"⑦《本草纲目》:"橘皮,苦能泻能燥,辛能散,温能和。其治百病,总是取其理气燥湿之功,同补药则补,同泻药则泻,同升药则升,同降药则降。脾乃元气之母,肺乃摄气之钥,故橘皮为二经气分之药,但随所配市补泻升降也。洁古张氏云:陈皮、枳壳,利其气而痰自下,盖此义也。此方取燥湿和胃的作用。"

木香①《本经》:"主邪气,辟毒疫,强志,主淋露。"②《别录》:"疗气劣、肌中偏寒;主气不足,消毒,(治)温疟,行药之精。"③《本草经集注》:"疗毒肿,消恶气。"④《药性论》:"治女人血气刺心心痛不可忍,末,酒服之。治几种心痛,积年冷气,痃癖癥块,胀痛,逐诸壅气上冲烦闷。治霍乱吐泻,心腹㽲刺。"⑤《日华子本草》:"治心腹一切气,止泻,霍乱,痢疾,安胎,健脾消食。疗羸劣,膀胱冷痛,呕逆反胃。"⑥王好古:"治冲脉为病,逆气里急。主脬渗小便秘。"⑦《本草通玄》:"理疝气。"⑧《药类法象》:"木香,除肺中滞气,若治中下焦结滞,须用槟榔为使。"⑨《本草会编》:"木香,与补药为佐则补,与泄药为君则泄也。"⑩《本草纲目》:"木香,乃三焦气分之药,能升降诸气。诸气膹郁,皆属于肺,故上焦气滞用之者,乃金郁则泄之也;中气不运,皆属于脾,故中焦气滞宜之者,脾胃喜芳香也；大肠气滞则后重，膀胱气不化则癃淋，肝气郁则为痛，故下焦气滞者宜之，乃塞者通之也。”⑪《本草汇言》：“广木香，《本草》言治气之总药，和胃气、通心气、降肺气、疏肝气、快脾气、暖肾气、消积气、温寒气、顺逆气、达表气、通里气，管统一身上下内外诸气，独推其功。然性味香燥而猛，如肺虚有热者，血枯脉躁者，阴虚火冲者，心胃痛属火者，元气虚脱者，诸病有伏热者，慎勿轻犯。”

干姜①《本经》：“主胸满咳逆上气，温中，止血，出汗，逐风湿痹，肠澼下痢。生者尤良。”②《别录》：“治寒冷腹痛，中恶、霍乱、胀满，风邪诸毒，皮肤间结气，止唾血。”③《药性论》：“治腰肾中疼冷，冷气，破血，去风，通四肢关节，开五脏六腑，去风毒冷痹，夜多小便。治嗽，主温中，霍乱不止，腹痛，消胀满冷痢，治血闭。病人虚而冷，宜加用之。”④《唐本草》：“治风，下气，止血，宣诸络脉，微汗。”⑤《日华子本草》：“消痰下气，治转筋吐泻，腹藏冷，反胃干呕，瘀血，扑损，止鼻洪，解冷热毒，开胃，消宿食。”⑥《医学启源》：“《主治秘要》云，通心气，助阳，去脏腑沉寒，发诸经之寒气，治感寒腹痛。⑦《医学入门》：“炮姜，温脾胃，治里寒水泄，下痢肠澼，久疟，霍乱；心腹冷痛胀满，止鼻衄，唾血，血痢，崩漏。”⑧《长沙药解》：“燥湿温中，行郁降浊，下冲逆，平咳嗽，提脱陷，止滑泄。”⑨《本草纲目》：“干姜，能引血药入血分、气药入气分。又能去恶养新，有阳生阴长之意，故血虚者用之。”

生姜①《本经》：“去臭气，通神明。”②《别录》：“主伤寒头痛鼻塞，咳逆上气。”③陶弘景：“归五脏，去痰下气，止呕吐，除风湿寒热。”④《药性论》：“主痰水气满，下气；生与干并治嗽，疗时疾，止呕吐不下食。生和半夏主心下急痛；若中热不能食，捣汁和蜜服之。又汁和杏仁作煎，下一切结气实，心胸拥膈，冷热气。”⑤《千金要方・食治》：“通汗，去膈上臭气。”⑥《食疗本草》：“除壮热，治转筋、心满。”“止逆，散烦闷，开胃气。”⑦《本草拾遗》：“汁解毒药，破血调中，去冷除痰，开胃。”⑧《珍珠囊》：“益脾胃，散风寒。”⑨《医学启源》：“温中去湿。制厚朴、半夏毒。”⑩《日用本草》：“治伤寒、伤风、头痛、九窍不利。入肺开胃，去腹中寒气，解臭秽。”解菌蕈诸物毒。”⑪《本草纲目》：“生用发散，熟用和中，解食野禽中毒成喉痹；浸汁点赤眼；捣汁和黄明胶熬，贴风湿痛。”⑫《本草从新》：“姜汁，开痰，治噎膈反胃，救暴卒，疗狐臭，搽冻耳。煨姜，和中止呕。”⑬《会约医镜》：“煨姜，治胃寒，泄泻，吞酸。”⑭《现代实用中药》：“治肠疝痛有效。”

茯苓①《本经》：“主胸胁逆气，忧恚惊邪恐悸，心下结痛，寒热烦满，咳逆，口焦舌干，利小便。”②《别录》：“止消渴，好唾，大腹，淋沥，膈中痰水，水肿淋结。开胸腑，调脏气，伐肾邪，长阴，益气力，保神守中。”

③《药性论》:“开胃,止呕逆,善安心神。主肺痿痰壅。治小儿惊痫,心腹胀满,妇人热淋。”④《日华子本草》:“补五劳七伤,安胎,暖腰膝,开心益智,止健忘。”⑤《伤寒明理论》:“渗水缓脾。”⑥《医学启源》:“除湿,利腰脐间血,和中益气为主。治溺黄或赤而不利。《主治秘要》云,止泻,除虚热,开腠理,生津液。”⑦王好古:“泻膀胱,益脾胃。治肾积奔豚。”⑧《药征》:“主治悸及肉瞤筋惕,旁治头眩烦躁。”

使——**甘草**①《本经》:“主五脏六腑寒热邪气,坚筋骨,长肌肉,倍力,金疮肿,解毒。”②《别录》:“温中下气,烦满短气,伤脏咳嗽,止渴,通经脉,利血气,解百药毒。”③《药性论》:“主腹中冷痛,治惊痫,除腹胀满;补益五脏;制诸药毒;养肾气内伤,令人阴(不)痿;主妇人血沥腰痛;虚而多热;加而用之。”④《日华子本草》:“安魂定魄。补五劳七伤,一切虚损、惊悸、烦闷、健忘。通九窍,利百脉,益精养气,壮筋骨,解冷热。”⑤《珍珠囊》:“补血,养胃。”⑥《汤液本草》:“治肺痿之脓血,而作吐剂;消五发之疮疽,与黄芪同功。”⑦《本草纲目》:“解小儿胎毒、惊痫,降火止痛。”⑧《中国药植图鉴》:“治消化性溃疡和黄疸。”

2. 四气配伍

温——厚朴《本经》:“味苦,温。”

草豆蔻①《药笼小品》:“产闽中辛温香散,暖胃健脾。”②《证类本草》:“味辛,温。”③《本草择要纲目》:“辛温涩无毒,纯阳而浮。”

陈皮《本经》:“味辛,温。”

木香《本经》:“味辛,温。”

干姜《本经》:“味辛,温。”

生姜①《别录》:“味辛,微温。”②《医学启源》:“性温,味甘辛。”③《医林纂要》:“煨姜,辛苦,大热。”④《本草再新》:“煨姜,味辛,性温平,无毒。”

平——茯苓①《本经》:“味甘,平。”②《医学启源》:“《主治秘要》云,性温,味淡。”

甘草①《本经》:“味甘,平。”②《本草衍义》:“微凉。”③《珍珠囊》:“生甘,平;炙甘,温。”

3. 五味配伍

苦——厚朴①《本经》:“味苦,温。”②《药性论》:“味苦辛,太热。”

辛——草豆蔻①《药笼小品》:“产闽中辛温香散,暖胃健脾。”②《证类本草》:“味辛,温。”③《本草择要纲目》:“辛温涩无毒,纯阳而浮。”

陈皮《本经》:“味辛,温。”

木香《本经》:“味辛,温。”

干姜《本经》:“味辛,温。”

生姜①《别录》:“味辛,微温。”②《医学启源》:“性温,味甘辛。”③《医林纂要》:“煨姜,辛苦,大热。”④《本草再新》:“煨姜,味辛,性温平,无毒。”

4. 归经配伍

厚朴——《雷公炮制药性解》:“入脾、胃二经。”

草豆蔻——《本草择要纲目》:“入足太阴阳明经。”

陈皮——①《品汇精要》:“行手太阴、足太阴经。”②《雷公炮制药性解》:“入肺、肝、脾、胃四经。”

木香——《雷公炮制药性解》:“入心、肺、肝、脾、胃、膀胱六经。”

干姜——①《得配本草》:“干姜,入手少阴、足太阴经气分;炮姜,入足太阴经血分。”②《本草经解》:“入肝、肺、肾经。”

生姜——①《雷公炮制药性解》:“入肺、心、脾、胃四经。”②《本草汇言》:“入脾、肺、肠、胃诸经。”③《本草经解》:“入胆、肝、肺经。”

茯苓——①《汤液本草》:“入手太阴,足太阳、少阳经。”②《本草蒙筌》:“入膀胱、肾、肺。”③《雷公炮制药性解》:“入肺、脾、小肠三经。”④《本草经疏》:“入手足少阴,手太阳,足太阴、阳明经。”

甘草——①《汤液本草》:“入足厥阴、太阴、少阴经。”②《雷公炮制药性解》:“入心、脾二经。”

5. 七方配伍

七味药为小方、奇方、缓方。

6. 七情配伍

陈皮、木香相使为用,增强行气宽中之功。

厚朴、草豆蔻仁相须为用,增强燥湿行气之功。

7. 量数配伍

方中重用厚朴、陈皮(各15g),以行气为重;配伍炙甘草、草豆蔻仁、茯苓、木香(各8g),则兼以燥湿行气之用。加上干姜(2g)意在温脾暖胃以散寒。方中体现了行气药兼顾温中淡渗之品。

8. 对药配伍

厚朴——陈皮

干姜——炙甘草

茯苓——草豆蔻

9. 趋向配伍

厚朴、陈皮、草豆蔻仁、木香行气为用,作用趋向向上为升浮之品;干姜辛散之功强,炙甘草补益之功亦属升浮之品。茯苓甘平,为平和之品。

10. 阴阳配伍

厚朴、陈皮、草豆蔻仁、木香、干姜、炙甘草性温为阳;茯苓甘平,为阴阳平和之品。

11. 五行配伍

厚朴、陈皮、草豆蔻仁、木香皆味辛为木,能行能散,具有升发辛散之功,行气力强。加上干姜味辛，温中散寒。同时配伍淡渗之品茯苓，味甘，燥湿为用，体现了实土扶木之原则。

12．随证加减配伍

良附丸：出自《良方集腋》。主治气滞寒凝证。胃脘疼痛，胸闷胁痛，畏寒喜热，以及妇女痛经等。

13．名家论方

方论选录《成方便读·卷二》："夫寒邪之伤人也，为无形之邪，若无有形之痰、血、食积互结，则亦不过为痞满，为呕吐，即疼痛亦不致拒按也。故以厚朴温中散满者为君；凡人之气，得寒则凝而行迟，故以木香、草蔻之芳香辛烈，入脾脏以行诸气；脾恶湿，故用干姜、陈皮以燥之，茯苓以渗之；脾欲缓，故以甘草缓之；加生姜者，取其温中散逆，除呕也。以上诸药，皆入脾胃。不特以温中，且能散表，用之贵得其宜耳。"

14．方歌

厚朴温中陈草苓，干姜草寇木香停，煎服加姜治腹痛，脘腹胀满用皆灵。

天台乌药散

出自《医学发明》。

【处方】天台乌药、木香、小茴香(微炒)、青皮(汤浸，去白，焙)、高良姜(炒)(各15g)，槟榔(锉)(9g)，川楝子、巴豆(各12g)。

【主治】肝经寒凝气滞证。小肠疝气，少腹引控睾丸而痛，偏坠肿胀，或少腹疼痛，苔白，脉弦。

【功能】行气疏肝，散寒止痛。

【用法用量】八味，先将巴豆微打破，同川楝子用麸炒黑，去巴豆及麸皮不用，合余药共研为末，和匀，每服3g，温酒送下。现代用法：巴豆与川楝子同炒黑，去巴豆，水煎取汁，冲入适量黄酒服。

方中乌药、小茴香理气疏肝，散寒止痛，为君药；高良姜散寒止痛，青皮调气疏肝，木香行气止痛，均为臣药；槟榔下气导滞，川楝子理气止痛，与巴豆同炒后去巴豆，又可减少川楝子的寒性，及巴豆暴泻之弊，增强其行气破结止痛作用，以上两药，均为佐使。诸药合用，具有散寒凝，行气滞，止疼痛之功。

1．君臣佐使配伍

君——**乌药**①《本草经解》："主中恶心腹痛，蛊毒，疰忤鬼气，宿食不消，天行疫瘴，膀胱肾间冷气攻冲背膂，妇人血气，小儿腹中诸虫。"②《滇南本草》："消胸膈肚腹胀，下气，利小便，消水肿，止气逆腹痛。"③《药鉴》："诸冷能除，丹气堪顺。止翻胃，缩小便。辟疫瘴时行，解蛊毒卒中。佐香附，能治妇人诸般气症，君平胃，能消男妇诸般食积。用于风药能疏风，用于胀满能降气，用于气阻能发阻，用于腹痛能止痛。又主肾间冷气攻冲，此又为足少阴药也。然此剂无滋益人，不可多服，但取其辛散凝滞而已。煎汁同豆腐煮硫黄，治手足风疾。"④《证类本草》："主中恶心腹痛，蛊毒疰忤鬼气，宿食不消，天行疫瘴，膀胱肾间冷气攻冲背膂，妇人血气，小儿腹中诸虫。"⑤《本草新编》："性多走泄，不甚刚强，诸冷能除。凡气堪顺，止翻胃，消积食作胀，缩小便，逐气冲致疼，辟疫瘴时行，解蛊毒卒中，攻女人滞凝血气，去小儿积聚蛔虫。"⑥《本草乘雅半偈》："主中恶，心腹蛊毒，疰忤鬼气，宿食不消，天行疫瘴，膀胱肾间冷气，攻冲背膂，妇人血气，小儿腹中诸虫。"⑦《本草易读》："一切冷气疝瘕，除诸般气痛攻冲。止吐呕而停泻痢，消宿食而解疫瘴；除霍乱而平痈疖，杀虫蛊而解白浊。消肿胀之喘急，止便尿之频数。"

小茴香①《药笼小品》："入肾治腰痛，入肝治腹痛，并疗阴疝。"②《本草经解》："主小儿气胀，霍乱呕逆，腹冷不下食，两胁痞满。"

臣——**青皮**①《本草经解》："下食，破积结，及膈气。"②《本草择要纲目》："气滞，下食破积结，祛下焦诸湿，疗左胁肝经积气，小腹疝痛，消乳肿，青皮汤用之以治久疟热甚致结癖块之症，盖疏利肝邪，削其坚实也，但有滞气则破滞气，无滞气则损真气，不可不慎择而用之也，又曰青皮炒黑可入血分，青皮亦能发汗，有汗者不可用。"③《本草纲目》："治胸膈气逆，胁痛，小腹疝气，消乳肿，疏肝胆，泻肺气。"④《本草图经》："主气滞、下食，破积结及膈气。"⑤《医学启源》："《主治秘要》云，厥阴、少阳之分有病用之。破坚癖，散滞气，去下焦诸湿，左胁有积气。"⑥《本草备要》："除痰消痞，治肝气郁结，胁痛多怒，久疟结癖，疝痛，乳肿。"

高良姜①《证类本草》："主暴冷，胃中冷逆，霍乱腹痛。"②《本草汇言》："高良姜，祛寒湿、温脾胃之要药也。"③《本草纲目》："健脾胃，宽噎膈，破冷癖，除瘴疟。"④《本草求真》："良姜，同姜、附则能入胃散寒；同香附则能除寒祛郁。若伤暑泄泻，实热腹痛切忌。此虽与干姜性同，但干姜经炮经制，则能以去内寒，此则辛散之极，故能以辟外寒之气也。"

木香①《本草经解》："主邪气，辟毒疫温鬼，强志，主淋露，久服不梦寤魇寐。"②《证类本草》："主邪气，辟毒疫温鬼，强志，主淋露，疗气劣，肌中偏寒，主气不足，消毒，杀鬼精物，温疟蛊毒，行药之精。久服不梦寤魇寐，轻身致神仙。"③《药鉴》："胸腹中壅滞及冷气，并经络中气滞痰结者，皆当用之。"④《本草乘雅伴偈》："主邪气，辟毒疫温鬼，强志，主淋露。久服不梦寤魇寐。"⑤《神农本草经百种录》："主邪气，辟毒疫温鬼，气极芳烈，能除邪秽不祥也。强志，香气通于心主淋露。心与小肠为表里，心气下交与小肠，则便得调矣。久服，不梦寐、魇寐。心气通则神魂定。"

佐——**槟榔**①《本草新编》："消水谷，除痰癖，止心痛，杀三虫，治后重如神，坠诸气极下，专破滞气下行。若服之过多，反泻胸中至高之气。善消瘴气，两粤人至今噬之如始。”②《药笼小品》：“能破滞散邪，泻胸心至高之气，使之下行，攻坚去积，消食行痰，遂水杀虫，堕诸气至于下极。气虚下陷者，所当远避。虽能辟瘴，耗损真气，多食少寿。”③《本草经解》：“主消谷，逐水，除痰癖，杀三虫伏尸，疗寸白。”④《药鉴》：“坠诸药下行，故治里急后重如神，取其坠也，必兼木香用之。补遗谓破滞气，泄胸中至高之气，由其性沉重，坠气下行，则拂郁之气散，至高之气下矣。又曰能杀寸白虫者，非能杀虫也，以其性下坠，故能逐虫下行也。”⑤《证类本草》：“主消谷逐水，除痰癖，杀三虫、伏尸，疗寸白。”⑥《本草乘雅伴偈》：“主消谷逐水，除痰涎，杀三虫、伏尸，疗寸白。”

川楝子①《本经》：“主温疾、伤寒太热烦狂，杀三虫疥窃，利小便水道。”②《药性论》：“主人中大热，狂，失心躁闷，作汤浴。”③《珍珠囊》：“主上下部腹痛，心暴痛。” ④《本草纲目》：“治诸疝、虫、痔。”“导小肠膀胱之热，因引心胞相火下行，故心腹痛及疝气为要药。”⑤《医林纂要》：“泻心火，坚肾水，清肺金，清肝火。核：治疝，去痼冷。”⑥《本草求原》：“治淋病茎痛引胁，遗精，积聚，诸逆冲上，溲下血，头痛，牙宣出血，杀虫。”

巴豆①《本经》：“主伤寒温疟寒热，破癥瘕结聚坚积，留饮痰癖，大腹水肿。荡练五脏六腑，开通闭塞，利水谷道。去恶肉。”②《别录》：“疗女子月闭，烂胎，金疮脓血不利，丈夫阴颓，杀斑蝥毒。”③《药性论》：“主破心腹积聚结气，治十种水肿，痿痹，大腹。”④《本草拾遗》：“主癥癖，痃气，痞满，腹内积聚，冷气血块，宿食不消，痰饮吐水。”⑤《日华子本草》：“通宣一切病，泄壅滞，除风补劳，健脾开胃，消痰破血，排脓消肿毒，杀腹藏虫。治恶疮息肉及疥癞疔肿。”⑥《医学启源》：“导气消积，去脏腑停寒，消化寒凉及生冷硬物所伤，去胃中寒湿。”⑦《汤液本草》：“可以通肠，可以止泄。”⑧《本草纲目》：“治泻痢，惊痫，心腹痛，疝气，风歪，耳聋，喉痹，牙痛，通利关窍。”⑨《证类本草》：“主伤寒温疟寒热，破癥瘕结聚坚积，留饮痰癖，大腹水胀，荡练五脏六腑，开通闭塞，利水谷道，去恶肉，除鬼毒蛊疰邪物，杀虫鱼，疗女子月闭，烂胎，金疮脓血，不利丈夫阴，杀斑蝥毒。可练饵之，益血脉，令人色好，变化与鬼神通。”⑩《长沙药解》：“破沉寒积冷，止心疼腹痛，泻停痰积水，下宿谷坚癥，治霍乱胀痛，不能吐泻，疗寒痰阻闭，不得喘息，排脓血而去腐秽，荡积滞而断疟痢，消死肌胬肉，点疣痣疥癣。”

2. 四气配伍

温——乌药①《本草经解》：“气温。”②《药鉴》：“气温。”③《本草新编》：“气温。”④《滇南本草》：“性温。”⑤《证类本草》：“温。”⑥《本草乘雅半偈》：“温。”⑦《本草易读》：“温。”

青皮①《本草经解》:“气温。”②《本次择要纲目》:“温。”

小茴香①《药笼小品》:“平。”②《本草经解》:“气温。”

高良姜①《证类本草》:“大温。”②《本草新编》:“气大温。”

木香①《本草经解》:“气温。”②《证类本草》:“温。”③《本草崇原》:“气味辛温。”④《药鉴》:“气热。”

槟榔①《本草新编》:“气温。”②《本草经解》:“气温。”③《药鉴》:“气温。”④《药笼小品》:“温。”⑤《证类本草》:“温。”

川楝子《本经》:“寒。”

巴豆①《证类本草》:“温。”②《长沙药解》:“大热。”

3. 五味配伍

辛——乌药①《本草经解》:“味辛。”②《药鉴》:“味辛。”③《证类本草》:“味辛。”④《本草新编》:“味辛。”⑤《滇南本草》:“味辛苦。”⑥《本草乘雅半偈》:“辛。”⑦《本草易读》:“辛。”

青皮①《本草经解》:“味辛苦。”②《本草择要纲目》:“苦辛。”

小茴香①《药笼小品》:“辛。”②《本草经解》:“味辛。”

高良姜《本草新编》:“味辛。”

木香①《本草经解》:“味辛。”②《证类本草》:“味辛。”③《本草崇原》:“气味辛温。”④《药鉴》:“味辛苦。”

槟榔①《本草新编》:“味辛苦。”②《药笼小品》:“苦辛。”③《本草经解》:“味苦辛涩。”④《药鉴》:“味苦辛。”⑤《证类本草》:“味辛。”

巴豆①《证类本草》:“味辛。”②《长沙药解》:“味辛苦。”

川楝子《医林纂要》:“核:苦辛;寒。”

4. 归经配伍

乌药——①《本草经解》:“入足厥阴肝经,入手太阴肺经。”②《药鉴》:“入足阳明少阴经药也。”③《本草新编》:“入足少阴肾经及阳明胃腑。”④《本草易读》:“入足阳明、少阴。”

青皮——①《本草经解》:“入足厥阴肝经,入手太阴肺经、手少阴心经。”②《本草择要纲目》:“入厥阴少阳经。”③《汤液本草》“足厥阴经引经药,又入手少阳经。”④《雷公炮制药性解》:“入肝、脾二经。”⑤《本草经解》:“入足厥阴肝经、手太阴肺经、手少阴心经。”

小茴香——《本草经解》:“入足厥阴肝经,入手太阴肺经。”

高良姜——《本草新编》:“入心与膻中、脾、胃四经。”

木香——《本草经解》:“入足厥阴肝经,入足阳明胃经。”

槟榔——①《本草新编》:“入脾、胃、大肠、肺四经。”②《本草经解》:“入足厥阴肝经,入手少阴心经、足阳明燥金胃经、手阳明燥金大肠经。”

川楝子——①《珍珠囊》:“入心。”②《雷公炮制药性解》:“入心、小肠二经。”

③《本草经疏》:“入足阳明、手足太阴经。”④《得配本草》:“入足厥阴经。”

巴豆——《长沙药解》:“入足阳明胃、足太阴脾、足少阴肾经。”

5. 七方配伍

八味药为小方、偶方、急方。

6. 七情配伍

青皮、木香相使用为用,增强行气疏肝之功。

乌药、茴香相须须为用,增强行气散寒止痛之功。

槟榔、川楝子相须为用,增强理气止痛之功。

7. 量数配伍

本方乌药、木香、青橘皮、川楝子(各 15g)重用行气药,疏肝行气止痛为用;因厥阴寒凝气滞,故加上茴香、高良姜(15g),以暖肝散寒止痛;配伍槟榔(9g)使下气导滞,因性苦寒,用巴豆(12g)制其苦寒之性,又能增行气散结之功。

8. 对药配伍

乌药——茴香

高良姜——茴香

木香——青皮

槟榔——川楝子

9. 趋向配伍

乌药、木香、青橘皮、川楝子行气为升浮之品;茴香、高良姜、巴豆散寒行气亦为升浮之品。槟榔下气导滞为用,趋向向下为用为沉降之品。

10. 阴阳配伍

乌药、木香、青橘皮、川楝子、槟榔性温,茴香、高良姜、巴豆性热,皆属于阳。

11. 五行配伍

乌药、木香、青橘皮、川楝子、茴香、高良姜、巴豆、槟榔皆为味辛为木,性温或热为主,皆具有辛散,行气理气之功。本方重在行气兼温中,以行气疏肝,散寒通滞,体现了行气温肝之法。

12. 随证加减配伍

橘核丸:出自《济生方》。主治治癞疝,卵核肿胀,偏有大小,或坚硬如石,或引脐腹绞痛,甚则肤囊肿胀,或成疮毒,轻则时出黄水,甚则成痈溃烂。

13. 名家论方

①《医方集解》:此足厥阴手太阴药也。乌药散膀胱冷气,能消肿止痛;川楝导小肠邪热,因小便下行;木香、青皮行气而平肝;良姜、茴香散寒而暖肾;槟榔性如铁石,能下水溃坚;巴豆斩关夺门,破血瘕寒积;皆行气祛湿散寒之品也。

②《温病条辨》:“乌药祛膀胱冷气,能消肿止痛;木香透络定痛;青皮行气伐肝;良姜温脏散寒;茴香温关元、暖腰肾,又能透络定痛;槟榔至坚,直达肛门,散结气,

使坚者溃，聚者散，引诸药逐浊气，由肛门而出；川楝导小肠湿热由小便下行，炒以斩关夺门之巴豆，用气味而不用形质，使巴豆帅气药散无形之寒，随槟榔下出肛门，川楝得巴豆迅烈之气，逐有形之湿，从小便而出，俾有形、无形之结邪一齐解散而病根拔矣。"

③《成方便读》："方中乌药、木香辛温香烈，善行善散，能上能下，以宣气中之滞；茴香暖下而祛寒，良姜温中而止痛；青皮入肝破气；槟榔导积下行。其妙用在巴豆与川楝二味同炒，去巴豆不用，但取其荡涤攻坚刚猛直前之性味，同川楝入肝，导之下行，又不欲其直下之意。一如用兵之法：巴、楝钦点之上将也，青、槟前导之先锋也，乌药、茴香为偏稗之将，茴香、良姜为守营之官。立方之神，真战无不克也。"

④《方剂学》(五版教材)："乌药行气疏肝，散寒止痛，为君药；配伍木香、小茴香、青皮、高良姜一派辛温芳香之品，行气散结，祛寒除湿，以加强行气疏肝、散寒止痛之力，共为臣药；更以槟榔直达下焦，行气化滞破坚；以苦寒之川楝子与辛热之巴豆同炒，去巴豆而用川楝子，既可减去川楝子之寒，又能增强其行气散结之功，共为佐使药。诸药合用，使寒凝得散，气滞得疏，肝络和调，则疝痛自愈。"

14. 方歌

天台乌药木茴香，巴豆制楝青槟姜，行气疏肝止疼痛，寒疝腹痛是良方。

加味乌药汤

出自《医宗金鉴·卷四十四》。

【处方】乌药、缩砂、木香、延胡索、香附、甘草(各 10g)。

【主治】主治痛经。月经前或月经初行时，少腹胀痛，胀甚于痛，或连及胸胁乳房胀痛，舌淡，苔薄白，脉弦紧。

【功能】行气活血，调经止痛。

【用法用量】上锉细。每服 7 钱，加生姜 3 片，水煎，温服。

方中香附疏肝理气，调经止痛，为君药。乌药辛散温通，助香附疏肝解郁，行气止痛；延胡索行气活血，调经止痛，两药合用，行气活血，调经止痛，共为臣药。木香、砂仁行气止痛而消胀，生姜温胃散寒，均为佐药。甘草缓急止痛，兼调诸药，为佐使之用。诸药相合，共奏行气活血、调经止痛之功，使气行血畅，经调痛止。

1. 君臣佐使配伍

君——**香附**①《别录》："主除胸中热，充皮毛，久服利人，益气，长须眉。"②《唐本草》："大下气，除胸腹中热。"③《医学启源》："快气。"④李杲："治一切气，并霍乱吐泻腹痛，肾气，膀胱冷，消食下气。"⑤《汤液本草》："治崩漏。"⑥《滇南本草》："调血中之气，开郁，宽中，消食，止呕吐。"⑦《本草纲目》："散时气寒疫，利三焦，解六郁，消饮食积聚，痰饮痞满，跗肿，腹胀，脚气，止心腹、肢体、头、目、齿、耳诸痛，痈疽疮疡，吐血，下血，尿血，妇人崩漏带下，月候不调，胎前产后百病。"

臣——**乌药**①《本草纲目》:"治中气,脚气,疝气,气厥头痛,肿胀喘息,止小便数及白浊。"②《本草通玄》:"理七情郁结,气血凝停,霍乱吐泻,痰食稽留。"③《玉楸药解》:"破瘀泄满,止痛消胀。"④《日华子本草》:"治一切气,除一切冷,霍乱及反胃吐食.泻痢,痈疖疥癞,并解冷热。"⑤《本草拾遗》:"主中恶心腹痛,宿食不消,天行疫瘴,膀胱肾间冷气攻冲背膂,妇人血气,小儿腹中诸虫。"⑥《本草衍义》:"乌药,和来气少,走泄多,但不甚刚猛,与沉香同磨作汤,治胸腹冷气,甚稳当。"⑦《本草经疏》:"乌药,辛温散气,病属气虚者忌之。世人多以香附同用,治女人一切气病,不知气有虚有实,有寒有热,冷气、暴气用之固宜,气虚、气热用之,能无贻害也。"⑧《药品化义》:"乌药,气雄性温,故快气宣通,疏散凝滞,甚于香附。外解表而理肌,内宽中而顺气。以之散寒气,则客寒冷痛自除;驱邪气则天行疫瘴即却;开郁气,中恶腹痛,胸膈胀满,顿然可减;疏经气,中风四肢不遂,初产血气凝滞,渐次能通,皆藉其气雄之功也。此方取其温肾寒、暖膀胱的作用。"

延胡索①《本草经解》:"妇人月经不调,腹中结块,崩中淋露,产后诸血症,血晕,暴血冲上,因损下血,煮酒或酒磨服。延胡索气温,禀天春升之木气,入足厥阴肝经,味辛无毒,得地西方之金味,入手太阴肺经,气味俱升,阳也。辛能散结,温能行血,肝藏血,故入肝而破血,肝属木,木性条达,郁则肝血不藏,月经不调矣,辛温畅肝,所以调经。腹为阴,腹中结块,血结成块也,辛能散结,温能行血,所以主之,崩中肝血不藏而下崩也,淋露下之淋沥不止也,辛温气味上升条达主之。血晕,血闭而晕也,其主之者,藉其辛散之功也,暴血冲上,血挟邪气而上冲也,其主之者,辛温破血之力,然必佐他药以成功也,因损下血,血伤而下也,辛温活血,故佐酒则血归经也。"②《本草新编》:"调月水气滞血凝,止产后血晕,跌扑损伤,下血崩淋,心腹卒痛,小肠胀疼,皆能主治。及气血中佐使之品,可偶用见长者也。产后亦宜少用,非曰用之于补气、补血之内,便可肆然多用耳。"③《证类本草》:"主破血,产后诸病因血所为者,妇人月经不调,腹中结块,崩中淋露,产后血晕,暴血冲上,因损下血,或酒摩及煮服。生奚国。根如半夏,色黄。"④《药笼小品》:"能行气血之滞。治上下内外诸痛不通则痛。活血利气之要品。无瘀滞者忌。能堕胎。生用破血,炒用调血,醋炒止血。"⑤《本草择要纲目》:"破产后恶血,行血中滞气,气中血滞,故疗心气小腹痛有神,达肾气,通经络立效,止下痢绞痛,妙不可述。"

佐——**木香**①《本经》:"主邪气,辟毒疫,强志,主淋露。"②《别录》:"疗气劣、肌中偏寒;主气不足,消毒,(治)温疟,行药之精。"③《本草经集注》:"疗毒肿,消恶气。"④《药性论》:"治女人血气刺心心痛不可忍,末,酒服之。

治几种心痛，积年冷气，痃癖癥块，胀痛，逐诸壅气上冲烦闷。治霍乱吐泻，心腹疠刺。”⑤《日华子本草》：“治心腹一切气，止泻，霍乱，痢疾，安胎，健脾消食。疗羸劣，膀胱冷痛，呕逆反胃。”⑥王好古：“治冲脉为病，逆气里急。主脬渗小便秘。”⑦《本草通玄》：“理疝气。”

砂仁①《药性论》：“主冷气腹痛，止休息气痢，劳损，消化水谷，温暖脾胃。”②《日华子本草》：“治一切气，霍乱转筋，心腹痛。”③张元素：“治脾胃气结滞不散。”④杨士瀛：“和中，行气，止痛，安胎。⑤《本草纲目》：“补肺醒脾，养胃益肾，理元气，通滞气，散寒饮胀痞，噎膈呕吐，止女子崩中，除咽喉口齿浮热，化铜铁骨哽。”⑥《医林纂要》：“润肾，补肝，补命门，和脾胃，开郁结。”⑦《本草汇言》：“砂仁，温中和气之药也。若上焦之气梗逆而不下，下焦之气抑遏而不上，中焦之气凝聚而不舒，用砂仁治之，奏效最捷。然古方多用以安胎何也？盖气结则痛，气逆则胎动不安，此药辛香而窜，温而不烈，利而不削，和而不争，通畅三焦，温行六腑，暖肺醒脾，养胃养肾，舒达肝胆不顺不平之气，所以善安胎也。”⑧沈则施曰：“砂仁温辛香散，止呕通膈，达上气也；安胎消胀，达中气也；止泻痢、定奔豚，达下气也。与木香同用，治气病尤速。”⑨《药品化义》：“砂仁，辛散苦降，气味俱厚。主散结导滞，行气下气，取其香气能和五脏，随所引药通行诸经。若呕吐恶心，寒湿冷泻，腹中虚痛，以此温中调气；若脾虚饱闷，宿食不消，酒毒伤胃，以此散滞化气；若胎气腹痛，恶阻食少，胎胀不安，以此运行和气。”⑩《玉楸药解》：“缩砂仁，和中调气，行郁消滞，降胃阴而下食，达脾阳而化谷，呕吐与泄泻皆良，咳嗽与痰饮俱妙，善疗噎膈，能安胎妊，调上焦之腐酸，利下气之秽浊。”

使——**甘草**①《本草纲目》：“解小儿胎毒、惊痫，降火止痛。”②《别录》：“温中下气，烦满短气，伤脏咳嗽，止渴，通经脉，利血气，解百药毒。”③《本经》：“主五脏六腑寒热邪气，坚筋骨，长肌肉，倍力，金疮肿，解毒。”④《药性论》：“主腹中冷痛，治惊痫，除腹胀满；补益五脏；制诸药毒；养肾气内伤，令人阴(不)痿；主妇人血沥腰痛；虚而多热；加而用之。”此方中取其益气和中，调和诸药之功效。

2. 四气配伍

温——乌药《开宝本草》：“味辛，温，无毒。”

延胡索①《本草经解》：“气温，味辛，无毒。”②《证类本草》：“气温。”③《药笼小品》：“温。”④《本草择要纲目》：“辛温无毒，可升可降，阴中阳也。”

木香①《本经》：“味辛，温。”②《汤液本草》：“气热，味辛苦，无毒。”

砂仁《本草纲目》：“辛，温，涩，无毒。”

平——香附①《别录》：“味甘，微寒，无毒。”②《本草衍义》：“味苦。”③《滇南本草》:“性微温,味辛。”④《本草纲目》:“气平,味辛微苦微甘。”

甘草《本经》:“味甘,平。”

3. 五味配伍

辛微苦甘——香附①《别录》:“味甘,微寒,无毒。”②《本草衍义》:“味苦。”③《滇南本草》:“性微温,味辛。”④《本草纲目》:“气平,味辛微苦微甘。”

辛——延胡索①《证类本草》:“味辛、苦。”②《药笼小品》:“辛苦。”③《本草择要纲目》:“辛温无毒,可升可降,阴中阳也。”

乌药《开宝本草》:“味辛,温,无毒。”

辛苦——木香①《本经》:“味辛,温。”②《汤液本草》:“气热,味辛苦,无毒。”

砂仁《本草纲目》:“辛,温,涩,无毒。”

甘——甘草《本经》:“味甘,平。”

4. 归经配伍

香附——①《本草纲目》:“手足厥阴、手少阳,兼行十二经、八脉气分。”②《雷公炮制药性解》:“入肺、肝、脾、胃四经。”

乌药——①《雷公炮制药性解》:“入肺、脾二经。”②《汤液本草》:“入足阳明、少阴经。”

延胡索——①《本草经解》:“入足厥阴肝经,入手太阴肺经。”②证类本草》:“入肺、脾二经,又入肝足厥阴。”

木香——①《本草衍义补遗》:“行肝经。”②《雷公炮制药性解》:“入心、肺、肝、脾、胃、膀胱六经。”

砂仁——《本草经疏》:“入足太阴、阳明、厥阴,手太阴、阳明、厥阴。”

甘草——①本草通玄》:“入脾、胃。”②《本草经解》:“入手太阴肺经、足太阴脾经。

5. 七方配伍

六味药为小方、偶方、急方。

6. 七情配伍

乌药、延胡索相须为用,增强行气活血止痛之功。

木香、砂仁相须为用,增强行气消胀之功。

香附、木香相使为用,增强行气之功。

7. 量数配伍

本方药物量少而精,药简力专,均用辛温芳香行气药,以行气疏肝,兼活血止痛。

8. 对药配伍

木香——砂仁

香附——延胡索

香附——乌药

9. 趋向配伍

乌药、缩砂、木香、延胡索、香附皆为行气药，为升浮之品。

甘草甘平，为平和之品。

10. 阴阳配伍

方中药味乌药、缩砂、木香、延胡索、香附皆为辛温之品，为阳。

甘草性甘平，为阴阳平和之品。

11. 五行配伍

因肝德在散，以辛补之；故用乌药、缩砂、木香、延胡索、香附皆味辛为木，行气为主；意在齐聚行气之功以活血调经止痛。

12. 随证加减配伍

若兼血瘀，经少色暗，血块较多者，加蒲黄、五灵脂以祛瘀止痛；兼寒者，加吴茱萸、小茴香以温经散寒止痛。

13. 名家论方

《济阴纲目》："治妇人经水欲来，脐腹疞痛。"

14. 方歌

加味乌药汤砂仁，香附木香姜草伦，配入延胡共六味，经前胀痛效堪珍。

四磨汤

出自《严氏济生方·卷二》。

【处方】人参(6g)，槟榔(9g)，沉香(6g)，天台乌药(6g)。

【主治】肝气郁结证。症见七情郁滞，痰气交阻，胸膈胀闷，上气喘急，心下痞满，胸膈痞闷及水肿，不思饮食，苔白脉弦。

【功能】行气降逆，宽胸散结。

【用法用量】分别磨汁，和作七分盏，煎三、五沸，放温服。

方中乌药行气疏肝，善理气机，为君药。沉香降气平喘，为臣药。佐以槟榔行气破滞。破气之品虽然可以迅速达到行滞散结的作用，但是过于辛散却容易损伤人体的正气，何况本来就有正气不足的一面，故方中又佐人参益气扶正，补其不足，使郁滞开而正气不伤。四药配伍，可使正虚得补，气滞得行，气逆得降，则满闷、喘急、纳差等症渐愈。

1. 君臣佐使配伍

君——**乌药**①《本草纲目》："治中气，脚气，疝气，气厥头痛，肿胀喘息，止小便数及白浊。"②《本草通玄》："理七情郁结，气血凝停，霍乱吐泻，痰食稽留。"③《玉楸药解》："破瘀泄满，止痛消胀。"④《日华子本草》："治一切气，除一切冷，霍乱及反胃吐食.泻痢，痈疖疥癞，并解冷热。"⑤《本草拾遗》："主中恶心腹痛，宿食不消，天行疫瘴，膀胱肾间冷气攻冲背膂，妇人血气，小儿腹中诸虫。”⑥《本草衍义》：“乌药，和来气少，走泄多，但不甚刚猛，与沉香同磨作汤，治胸腹冷气，甚稳当。”⑦《本草经疏》：“乌药，辛温散气，病属气虚者忌之。世人多以香附同用，治女人一切气病，不知气有虚有实，有寒有热，冷气、暴气用之固宜，气虚、气热用之，能无贻害也。”⑧《药品化义》：“乌药，气雄性温，故快气宣通，疏散凝滞，甚于香附。外解表而理肌，内宽中而顺气。以之散寒气，则客寒冷痛自除；驱邪气则天行疫瘴即却；开郁气，中恶腹痛，胸膈胀满，顿然可减；疏经气，中风四肢不遂，初产血气凝滞，渐次能通，皆藉其气雄之功也。”

臣——**沉香**①《别录》：“疗风水毒肿，去恶气。”②陶弘景：“疗恶核毒肿。”③《海药本草》：“主心腹痛、霍乱、中恶，清神，并宜酒煮服之；诸疮肿宜入膏用。”④《日华子本草》：“调中，补五脏，益精壮阳，暖腰膝，去邪气。止转筋、吐泻、冷气，破癥癖，(治)冷风麻痹，骨节不任，湿风皮肤痒，心腹痛，气痢。”⑤《珍珠囊》：“补肾，又能去恶气，调中。”⑥《本草纲目》：“治上热下寒，气逆喘息，大肠虚闭，小便气淋，男子精冷。”⑦《医林纂要》：“坚肾，补命门，温中、燥脾湿，泻心、降逆气，凡一切不调之气皆能调之。并治噤口毒痢及邪恶冷风寒痹。”⑧《本草再新》：“治肝郁，降肝气，和脾胃，消湿气，利水开窍。”⑨《雷公炮制药性解》：“沉香属阳而性沉，多功于下部，命肾之所由入也。然香剂多燥，未免伤血，必下焦虚寒者宜之。若水脏衰微，相火盛炎者，误用则水益枯而火益烈，祸无极矣。今多以为平和之剂，无损于人，辄用以化气，其不祸人者几希。”⑩《药品化义》：“沉香，纯阳而升，体重而沉，味辛走散，气雄横行，故有通天彻地之功，治胸背四肢诸痛及皮肤作痒。且香能温养脏腑，保和卫气。若寒湿滞于下部，以此佐舒经药，善驱逐邪气；若跌扑损伤，以此佐和血药，能散瘀定痛；若怪异诸病，以此佐攻痰药，能降气安神。总之，疏通经络，血随气行，痰随气转，凡属痛痒，无不悉愈。”

佐——**槟榔**①《别录》：“主消谷逐水，除痰癖；杀三虫，疗寸白。”②《药性论》：“宣利五脏六腑壅滞，破坚满气，下水肿。治心痛，风血积聚。”③《唐本草》：“主腹胀，生捣末服，利水谷。敷疮，生肌肉止痛。烧为灰，主口吻白疮。”④《海药本草》：“主奔豚诸气，五膈气，风冷气，宿食不消。”⑤《日华子本草》：“除一切风，下一切气，通关节，利九窍，补五劳七伤，健脾调中，除烦，破癥结，下五膈气。”⑥《本草纲目》：“治泻痢后重，心腹诸痛，大小便气秘，痰气喘急。疗诸疟，御瘴疠。”⑦《用药心法》：“槟榔，苦以破滞，辛以散邪，专破滞气下行。”⑧《本草蒙筌》：“槟榔，久服则损真气，多服则泻至高之气，较诸枳壳、青皮，此尤甚也。”⑨《本草经疏》：“槟榔，入手、足阳明经。夫足阳明为水谷之海，手阳明为传导之官，二经相为贯输，以运化精微者也。二经病则水谷不能以时消化，羁留而生痰癖，或湿热停久，则变生诸虫，此药辛能散结破滞，苦能下泄杀虫，故主如上诸证也。甄权宜利五脏六腑壅滞，破胸中气，下水肿，治心痛积聚；日华子下一切气，通关节，利九窍，健脾调中，破癥结；李珣主奔豚气，五膈气，风冷气，脚气，宿食不消，皆取其辛温走散，破气坠积，能下肠胃有形之物耳。”

人参①《本经》：“主补五脏，安精神，止惊悸，除邪气，明目，开心益智。”②《别录》：“疗肠胃中冷，心腹鼓痛，胸胁逆满，霍乱吐逆，调中，止消渴，通血脉，破坚积，令人不忘。”③《药性论》：“主五脏气不足，五劳七伤，虚损瘦弱，吐逆不下食，止霍乱烦闷呕哕，补五脏六腑，保中守神。”“消胸中痰，主肺痿吐脓及痫疾，冷气逆上，伤寒不下食，病人虚而多梦纷纭，加而用之。”④《日华子本草》：“调中治气，消食开胃。”⑤《医学启源》：“治脾胃阳气不足及肺气促，短气、少气，补中缓中，泻肺脾胃中火邪。《主治秘要》云，补元气，止泻，生津液。”⑥《本草纲目》：“治男妇一切虚证，发热自汗，眩晕头痛，反胃吐食，痎疟，滑泻久痢，小便频数，淋沥，劳倦内伤，中风，中暑，痿痹，吐血，嗽血，下血，血淋，血崩，胎前产后诸病。”⑦《滇南本草》：“治阴阳不足，肺气虚弱。”⑧《珍珠囊》：“养血，补胃气，泻心火。”

2. 四气配伍

温——乌药《开宝本草》：“味辛，温，无毒。”

沉香①《别录》：“微温。”②《海药本草》：“味苦，温，无毒。”

槟榔《本草纲目》：“苦辛，温，涩，无毒。”

人参《本草备要》：“生，甘苦，微凉；熟，甘，温。”

3. 五味配伍

苦——沉香《海药本草》：“味苦，温，无毒。”

槟榔《本草纲目》：“苦辛，温，涩，无毒。”

甘——人参《本草备要》：“生，甘苦，微凉；熟，甘，温。”

辛——乌药《开宝本草》：“味辛，温，无毒。”

4. 归经配伍

乌药——①《雷公炮制药性解》：“入肺、脾二经。”②《汤液本草》：“入足阳明、少阴经。”

沉香——《本草经疏》：“入足阳明、太阴、少阴，兼入手少阴、足厥阴经。”

槟榔——《本草新编》：“入脾、胃，大肠、肺四经。”

人参——《本草汇言》：“入肺、脾二经。”

5. 七方配伍

四味药为小方、偶方。

6. 七情配伍

乌药、沉香相使为用，增强疏通气机、行气之功。

沉香、槟榔相须为用，增强下气降逆之功。

7. 量数配伍

本方药简力专，乌药、人参(6g)行气为主；沉香(6g)、槟榔(9g)降气为主；诸药配伍行气与降气相配合，体现了行中有降。

8. 对药配伍

乌药——沉香

沉香——槟榔

9. 趋向配伍

乌药、人参行气为主，为升浮之品；沉香、槟榔降气为主，为沉降之品。

10. 阴阳配伍

本方诸药皆性温为阳。

11. 五行配伍

乌药、沉香、槟榔味辛为木，能行能散，行气与降气相结合，行散又降逆；人参味甘为土；能补能缓，益气扶正，使开郁行气补伤正；诸药配伍，实土扶木，使行气降气之功强。

12. 随证加减配伍

六磨汤：出自《世医得效方·卷六》。主治气滞腹痛，大便秘涩而有热者。

13. 名家论方

①《医方集解》："此手太阴药也，气上宜降之，故用槟榔、沉香，槟榔性如针石，沉香入水独沉，故皆能下气；气逆宜顺之，故用乌药；加人参者，降中有升，泻中带补，恐伤其气也。"

②《医宗金鉴》："七情随所感皆能为病，然壮者气行而愈，弱者气著为病。愚者不察，一遇上气喘息，满闷不食，谓是实者宜泻，辄投破耗等药，得药非不暂快，初投之而应，投之久而不应矣。若正气既衰，即欲消坚破滞，则邪气难伏，法当用人参先补正气，沉香纳之于肾，而后以槟榔、乌药从而导之，所谓实必顾虚，泻必先补也。四品气味俱厚，磨则取其气味俱足，煎则取其气味纯和，气味齐到，效如桴鼓也。"

③《成方便读》："以槟榔、沉香之破气快膈峻利之品，可升可降者，以之为君；而以乌药之宣行十二经气分者助之；其所以致气之逆者，虚也。若元气充足，经脉流行，何有前证？故以人参辅其不逮，否则气暂降而郁暂开，不久又闭矣，是以古人每相需而行也。若纯实无虚者；即可去参加枳壳。"

④《历代名医良方注释》："此方乃醒气、散气、降气、纳气，而又维护正气之方也。气喘分两大纲，一在上为实，乃肺气不通调；一在下为虚，乃肾气不归根。本方证治，兼而有之，盖七情感伤，郁滞菀结，气喘而急，上而不下，留滞膈间空膜之地，形成气膈。方制槟榔以开之，乌药以异之，沉香以降之纳之。又用人参之大有力者，主持其间，俾气有统摄，不致散漫耗蚀，上下循环，营周不休，以归复于生理正常。尤妙在四药皆磨，既取其气味之全，又取其缓缓斡旋，不过攻过补，致令转变气

损气滞反应之嫌。一本磨上三药，倍人参煎汤，入盐调下，对于虚甚不能运药，义求人参补力之早达，未为不可。然煎则补住气痰，恐诸气药反难以奏功。观喻嘉言《寓意草》，治痰喘夹虚，用人参切则效，人参用煎则不效，其意殊耐深思。要之须恰符病窍病机，斯可耳。"

14. 方歌

四磨汤治七情侵，人参乌药及槟沉，浓磨煎服调滞气，实者枳壳易人参。

第二节　降气

苏子降气汤

出自《宋代太平惠民和剂局方》。

【处方】紫苏子、半夏（各9g），川当归、甘草、前胡、厚朴（各6g），肉桂（3g）。

【主治】上实下虚之痰喘证。咳喘短气，痰涎壅盛，痰质稀色白，胸膈满闷，或腰痛脚弱，肢体浮肿，舌苔白滑或白腻。

【功能】降气平喘，祛痰止咳。

【用法用量】上为细末，每服二大钱（6g），水一盏半，入生姜二片，大枣一个，紫苏五叶，同煎至八分，去滓热服，不拘时候。

方中用紫苏子降气平喘，化痰止咳，为君药。以半夏降逆祛痰；厚朴降气平喘，宽胸除满；前胡宣肺下气，祛痰止咳，三药合用，助苏子降气祛痰平喘之功，共为臣药。君臣相配，以治上实。下元不足，用辛温之肉桂温补下元，纳肾气以平喘；又以辛甘温之当归，既可治咳逆上气，又能养血润燥，同肉桂以温补下元；甘草和中而调药为使。

1. 君臣佐使配伍

君——**紫苏子**①《别录》："主下气，除寒中。"②《药性论》："主上气咳逆。治冷气及腰脚中湿风结气。"③《日华子本草》："主调中，益五脏，下气，止霍乱、呕吐、反胃，补虚劳，肥健人，利大小便，破癥结，消五膈，止咳，润心肺，消痰气。"④《本草衍义》："治肺气喘急。"⑤《本草纲目》："治风顺气，利膈宽肠，解鱼蟹毒。"⑥《本草通玄》："治蛇犬伤。"⑦《本经逢原》："性主疏泄，气虚久嗽、阴虚喘逆、脾虚便滑者皆不可用。"

臣——**半夏**①《本经》："主伤寒寒热，心下坚，下气，喉咽肿痛，头眩胸胀，咳逆，肠鸣，止汗。"②《别录》："消心腹胸膈痰热满结，咳嗽上气，心下急痛坚痞，时气呕逆；消痈肿，堕胎，疗痿黄，悦泽面目。生令人吐，熟令人下。"③《药性论》："消痰涎，开胃健脾，止呕吐，去胸中痰满，下肺气，主咳结。新生者摩涂痈肿不消，能除瘤瘿。气虚而有痰气，加而用之。"④《本草纲目》："治腹胀，目不得瞑，白浊，梦遗，带下。"脾无留湿不生痰，故脾为生痰之源，肺为贮痰之器。半夏能主痰饮及腹胀者，为其体滑而味辛性温也，涎滑能润，辛温能散亦能润，故行湿而通大便，利窍而泄小便，所谓辛走气能化痰，辛以润之是矣。"⑤《本草衍义》："半夏，今人惟知去痰，不言益脾，盖能分水故也。脾恶湿，湿则濡而困，困则不能制水。⑥《医学启源》："治寒痰及形寒饮冷伤肺而咳，大和胃气，除胃寒，进饮食。治太阳痰厥头痛，非此不能除。"⑦《主治秘要》："燥胃湿，化痰，益脾胃气，消肿散结，除胸中痰涎。朱震亨：治眉棱骨痛。"

厚朴①《别录》："温中益气，消痰下气。疗霍乱及腹痛胀满，胃中冷逆及胸中呕不止，泄痢淋露，除惊，去留热心烦满，厚肠胃。"②《药性论》："主疗积年冷气，腹内雷鸣，虚吼，宿食不消，除痰饮，去结水，破宿血，消化水谷，止痛。大温胃气，呕吐酸水。主心腹满，病人虚而尿白。"③《日华子本草》："健脾。主反胃，霍乱转筋，冷热气，泻膀胱，泄五藏一切气，妇人产前产后腹藏不安。调关节，杀腹藏虫，明耳目。"④王好古："主肺气胀满，膨而喘咳。"⑤《本草正》："温降，散滞，除寒湿泻痢。"⑥李杲："厚朴，苦能下气，故泄实满；温能益气，故能散湿满。"⑦朱震亨："厚朴，气药也。温而能散，消胃中之实也。""厚朴能治腹胀，因其味辛以提其气。"⑧《本草汇言》："厚朴，宽中化滞，平胃气之药也，凡气滞于中，郁而不散，食积于胃，羁而不行，或湿郁积而不去，湿痰聚而不清，用厚朴之温可以燥湿，辛可以清痰，苦可以下气也。"⑨《医学衷中参西录》："厚朴，治胃气上逆，恶心呕哕，胃气郁结胀满疼痛，为温中下气之要药。"

前胡①《别录》："主疗痰满胸胁中痞，心腹结气，风头痛，去痰实，下气。治伤寒寒热，推陈致新，明目益精。"②《药性论》："去热实，下气，主时气内外俱热，单煮服佳。"③《日华子本草》："治一切劳，下一切气，止嗽，破癥结，开胃下食，通五脏，主霍乱转筋，骨节烦闷，反胃，呕逆，气喘，安胎，小儿一切疳气。"④《本草纲目》："清肺热，化痰热，散风邪。"⑤《本草汇言》："前胡，散风寒、净表邪、温肺气、消痰嗽之药也。如伤风之证，咳嗽痰喘，声重气盛，此邪在肺经也；伤寒之证，头痛恶寒，发热骨疼，此邪在膀胱经也；胸胁痞满，气结不舒，此邪在中膈之分也。又妊娠发热，饮食不甘；小儿发热，疮疹未形；大人痰热，逆气隔拒，此邪气壅闭在腠理之间也，用前胡俱能治之。罗一经云，前胡去寒痰，半夏去湿痰，南星去风痰，枳实去实痰，蒌仁治燥痰，贝母、麦门冬治虚痰，黄连、天花粉治热痰，各有别也。"⑥《本草通玄》："前胡，肺肝药也。散风驱热，消痰下气，开胃化食，止呕定喘，除嗽安胎，止小儿夜啼。柴胡、前胡，均为风药，但柴胡主升，前胡主降为不同耳。种种功力，皆是搜风下气之效，肝胆经风痰为患者，舍此莫能疗。忌火。"

佐——**肉桂**①《本经》:“主上气咳逆,结气喉痹吐吸,利关节,补中益气。”②《别录》:“主心痛,胁风,胁痛,温筋,通脉,止烦、出汗。”“主温中,利肝肺气,心腹寒热、冷疾,霍乱转筋,头痛,腰痛,止唾,咳嗽,鼻齆。能堕胎,坚骨节,通血脉,理疏不足;倡导百药,无所畏。”③《药性论》:“主治几种心痛,杀三虫,主破血,通利月闭,治软脚,痹、不仁,胞衣不下,除咳逆,结气、痈痹,止腹内冷气,痛不可忍,主下痢,鼻息肉。杀草木毒。”④《日华子本草》:“治一切风气,补五劳七伤,通九窍,利关节,益精,明目,暖腰膝,破痃癖癥瘕,消瘀血,治风痹骨节挛缩,续筋骨,生肌肉。”⑤《珍珠囊》:“去卫中风邪,秋冬下部腹痛。”⑥《医学启源》:“补下焦不足,治沉寒肩冷及表虚自汗。《主治秘要》:渗泄,止渴。”⑦《用药心法》:“敌寒邪,治奔豚。”王好古:“补命门不足,益火消阴。”⑧《本草纲目》:“治寒痹,风瘖,阴盛失血,泻痢,惊痫。”“治阳虚失血,内托痈疽痘疮,能引血化汗化脓,解蛇蝮毒。”

当归①《本经》:“主咳逆上气,温疟寒热洗洗在皮肤中,妇人漏下,绝子,诸恶疮疡金疮,煮饮之。”②《别录》:“温中止痛,除客血内塞,中风痓、汗不出,湿痹,中恶客气、虚冷,补五藏,生肌肉。”③《药性论》:“止呕逆、虚劳寒热,破宿血,主女子崩中,下肠胃冷,补诸不足,止痢腹痛。单煮饮汁,治温疟,主女人沥血腰痛,疗齿疼痛不可忍。病人虚冷加而用之。”④《日华子本草》:“治一切风,一切血,补一切劳,破恶血,养新血及主癥癖。”⑤《珍珠囊》:“头破血,身行血,尾止血。(《汤液本草》引作‘头止血,身和血,梢破血。’)”⑥李杲:“当归梢,主癥癖,破恶血,并产后恶血上冲,去诸疮疡肿结,治金疮恶血,温中润燥止痛。”⑦王好古:“主痿躄嗜卧,足下热而痛。冲脉为病,气逆里急;带脉为病,腹痛,腰溶溶如坐水中。”⑧《本草蒙筌》:“逐跌打血凝,并热痢刮疼滞住肠胃内。”⑨《本草纲目》:“治头痛,心腹诸痛,润肠胃筋骨皮肤。治痈疽,排脓止痛,和血补血。”⑩《本草再新》:“治浑身肿胀,血脉不和,阴分不足,安生胎,堕死胎。”

使——**甘草**①《本经》:“主五脏六腑寒热邪气,坚筋骨,长肌肉,倍力,金疮肿,解毒。”②《药性论》:“主腹中冷痛,治惊痫,除腹胀满;补益五脏;制诸药毒;养肾气内伤,令人阴(不)痿;主妇人血沥腰痛;虚而多热;加而用之。”

2. 四气配伍

热——肉桂①《本经》:“味辛,温。”②《别录》:“味甘辛,太热,有小毒。”③《药性论》:“味苦辛,无毒。”④《医学启源》:“气热,味大辛。”

凉——前胡①《别录》:“味苦,微寒,无毒。”②《滇南本草》:“性寒,味苦辛。”

温——厚朴《本经》:“味苦,温。”

当归①《本经》:“味甘,温。”②《吴普本草》:“神农、黄帝、桐君、扁鹊:甘,无毒。岐伯、雷公:辛、无毒。李氏:小温。”③《别录》:“辛,大温,无毒。”④《本草述》:“味苦,温,无毒。”

紫苏子①《本草择要纲目》:“辛温无毒。”②《本草崇原》:“气味辛温,无毒。主下气,除寒,温中。”

平——半夏《本经》:“辛,平。”

甘草《本经》:“味甘,平。”

3. 五味配伍

苦——厚朴①《本经》:“味苦,温。”②《药性论》:“味苦辛,太热。”

前胡①《别录》:“味苦,微寒,无毒。”②《滇南本草》:“性寒,味苦辛。”

甘——甘草《本经》:“味甘,平。”

甘辛——肉桂①《本经》:“味辛,温。”②《别录》:“味甘辛,太热,有小毒。”③《药性论》:“味苦辛,无毒。”④《医学启源》:“气热,味大辛。”

辛——半夏①《本经》:“辛,平。”②《日华子本草》:“味辛。”③《主治秘要》:“性温,味辛苦。”

紫苏子①《本草择要纲目》:“辛温无毒。”②《本草崇原》:“气味辛温,无毒。主下气,除寒,温中。”③《别录》:“味辛,温。”

4. 归经配伍

紫苏子——①《药品化义》:“入肺经。”②《本草再新》:“入肝、肾二经。”

半夏——①《雷公炮制药性解》:“入肺、脾、胃三经。”②《本草经疏》:“入足太阴、阳明、少阳,手少阴经。”

厚朴——《雷公炮制药性解》:“入脾、胃二经。”

甘草——①《雷公炮制药性解》:“入心、脾二经。”②《本草经解》:“入手太阴肺经、足太阴脾经。”

肉桂——①《珍珠囊》:“太阳经。”“足少阴经。”②《雷公炮制药性解》:“入心、脾、肺、肾四经。”③《本草经疏》:“入手足少阴、厥阴血分。”

当归——①《汤液本草》:“入手少阴、足太阴、厥阴经。”②《雷公炮制药性解》:“入心、肝、肺三经。”

5. 七方配伍

七味药为小方、奇方、缓方。

6. 七情配伍

半夏、厚朴相须为用,增强降气化痰之功。

肉桂、当归相须为用,增强温肾纳气之功。

半夏、前胡相须为用,增强宣肺气降痰浊之功。

7. 量数配伍

本方用紫苏子(9g)为君药,善降上逆之肺气;半夏(9g)、厚朴(6g)、前胡(6g)三者配伍，能助君药降气化痰为用。辅以肉桂(3g)、当归(6g)，既能上止咳逆，下补温元。

8. 对药配伍

肉桂——当归

半夏——厚朴

9. 趋向配伍

紫苏子止咳平喘，半夏、厚朴、前胡降逆平喘祛痰为用，作用趋向向下为沉降之品。当归、肉桂配伍既上止咳逆，又下补温元，作用趋向向下，亦为沉降之品。甘草甘平，为平和之品。

10. 阴阳配伍

紫苏子、半夏、厚朴、当归、肉桂性温为阳；前胡性微寒为阴。甘草性甘平为阴阳平和之品。

11. 五行配伍

紫苏子、半夏味辛为木，厚朴、前胡味辛苦，偏于味辛，能行能散，降逆之气强，以祛痰；当归、肉桂味甘为土，温补肾元。诸药配伍，体现了实土扶木原则，治疗上实下虚之咳喘。

12. 随证加减配伍

若痰涎壅盛，喘咳气逆难卧者，可酌加沉香以加强其降气平喘之功；兼表证者，可酌加麻黄、杏仁以宣肺平喘，疏散外邪；兼气虚者，可酌加人参等益气。

13. 名家论方

①原书主治。《太平惠民和剂局方・卷三》："治男女虚阳上攻，气不升降，上盛下虚，膈壅 痰多，咽喉不利，咳嗽，虚烦引饮，头目昏眩，腰痛脚弱，肢体倦怠，腹肚疞刺，冷热气泻，大便风秘，涩滞不通，肢体浮肿，有妨饮食。"

②方论选录。张璐《千金方衍义・卷七》："脚气患在浊气上攻。故以苏子、橘皮、前胡、厚朴辛温降气；半夏、生姜涤除痰湿；桂心、当归温散滞血；甘草、大枣调和中气。全以降泄逆气为主，故《局方》更名苏子降气汤。后世取治虚阳上攻，痰涎壅盛，肺气喘满，服之气降即安。可见用方但取合宜，不必拘执何病主治也。"

14. 方歌

苏子降气半夏归，前胡桂朴草姜随，上实下虚痰嗽喘，或加沉香去肉桂。

定喘汤

出自《摄生众妙方・卷六》。"哮喘。"

【处方】白果(9g)，麻黄(9g)，苏子(6g)，甘草(3g)，款冬花(9g)，杏仁(4.5g)，桑白皮(9g)，黄芩(4.5g)，法半夏(9g)。

【主治】痰热内蕴，肺失宣肃之哮喘。症见风寒外束，痰热蕴肺，哮喘咳嗽气急，痰稠色黄，或微恶风寒，舌苔黄腻，脉滑数。

【功能】宣肺平喘，清热化痰。

【用法用量】上药用水三盅，煎二盅，作二服。每服一盅，不用姜，不拘时候徐徐服。

方中麻黄疏表散寒，宣肺止咳平喘，白果敛肺祛痰定喘，二药配伍，一散一收，既能增强止咳定喘之效，又可防麻黄耗散肺气，共为君药。桑白皮泻肺平喘，黄芩清热化痰，二者合用消内蕴之痰热而除致病之本，同为臣药。杏仁、苏子、半夏、款冬花降气平喘、化痰止咳，助君、臣药以平喘除痰，俱为佐药。甘草生用，调和诸药，且能止咳，用为佐使。

1. 君臣佐使配伍

君——**麻黄**①《本经》："主中风、伤寒头痛，温疟。发表出汗，去邪热气，止咳逆上气，除寒热，破癥坚积聚。"②《别录》："主五脏邪气缓急，风胁痛，字乳余疾。止好唾，通腠理，解肌；泄邪恶气，消赤黑斑毒。"③《药性论》："治身上毒风顽痹，皮肉不仁。"④《日华子本草》："通九窍，调血脉，御山岚瘴气。"⑤《珍珠囊》："泄卫中实，去营中寒，发太阳、少阴之汗。"⑥《滇南本草》："治鼻窍闭塞不通、香臭不闻，肺寒咳嗽。"⑦《本草纲目》："散赤目肿痛，水肿，风肿，产后血滞。"⑧《科学的民间药草》："治气喘，干草热，百日咳，气管支炎等。"⑨《现代实用中药》："对关节疼痛有效。"⑩《中药形性经验鉴别法》："治腹痛，下痢，疝气，目疾及感冒。"

白果①《三元延寿书》："生食解酒。"②《滇南本草》："大疮不出头者，白果肉同糯米蒸合蜜丸；与核桃捣烂为膏服之，治噎食反胃，白浊、冷淋；捣烂敷太阳穴，止头风眼疼，又敷无名肿毒。"③《品汇精要》："煨熟食之，止小便频数。"④《医学入门》："清肺胃浊气，化痰定喘，止咳。"⑤《本草纲目》："熟食温肺益气，定喘嗽，缩小便，止白浊；生食降痰，消毒杀虫；(捣)涂鼻面手足，去皶疱，皯黯，皴皱及疥癣疳䘌、阴虱。"⑥《本草再新》："补气养心，益肾滋阴，止咳除烦，生肌长肉，排脓拔毒，消疮疥疽瘤。"⑦《本草便读》："上敛肺金除咳逆，下行湿浊化痰涎。"⑧《现代实用中药》："核仁治喘息，头晕，耳鸣，慢性淋浊及妇人带下。果肉捣碎作贴布剂，有发泡作用；菜油浸一年以上，用于肺结核。"⑨《山东中药》："治遗精，遗尿。"

臣——**桑白皮**①《本经》："主伤中，五劳六极羸瘦，崩中，脉绝，补虚益气。"②《别录》："去肺中水气，唾血，热渴，水肿，腹满胪胀，利水道，去寸白，可以缝金疮。"③《药性论》："治肺气喘满，水气浮肿，主伤绝，利水道，消水气，虚劳客热，头痛，内补不足。"④《滇南本草》："止肺热咳嗽。"⑤《本草纲目》："泻肺，降气，散血。桑白皮，长于利小水，乃实则泻其子也，故肺中有水气及肺火有余者宜之。"⑥《本草求原》："治脚气痹挛，目昏，黄疸，通二便，治尿数。"⑦ 李杲："桑白皮，甘以固元气之不足而补虚，辛以泻肺气之有余而止嗽。又桑白皮泻肺，然性不纯良，不宜多用。”⑧《药品化义》：“桑皮，散热，主治喘满咳嗽，热痰唾血，皆由实邪郁遏，肺窍不得通畅，借此渗之散之，以利肺气，诸证自愈。故云泻肺之有余，非桑皮不可。以此治皮里膜外水气浮肿及肌肤邪热，浮风燥痒，悉能去之。”

佐——**杏仁**①《本经》：“主咳逆上气雷鸣，喉痹，下气，产乳金疮，寒心奔豚。”②《别录》：“主惊痫，心下烦热，风气去来，时行头痛，解肌，消心下急，杀狗毒。”③《药性论》：“治腹痹不通，发汗，主温病。治心下急满痛，除心腹烦闷，疗肺气咳嗽，上气喘促。入天门冬煎，润心肺。可和酪作汤，益润声气。宿即动冷气。”④《医学启源》：“除肺中燥，治风燥在于胸膈。《主治秘要》云，润肺气，消食，升滞气。”⑤《本草纲目》：“杏仁能散能降，故解肌、散风、降气、润燥、消积，治伤损药中用之。治疮杀虫，用其毒也。治风寒肺病药中，亦有连皮尖用者，取其发散也。”⑥《滇南本草》：“止咳嗽，消痰润肺，润肠胃，消面粉积，下气，治疳虫。”⑦《神农本草经》：“主咳逆上气雷鸣，喉痹，下气，产乳金疮，寒心奔豚。”⑧《本草求真》：“杏仁，既有发散风寒之能，复有下气除喘之力，缘辛则散邪，苦则下气，润则通秘，温则宣滞行痰。”⑨《长沙药解》：“肺主藏气，降于胸膈而行于经络，气逆则胸膈闭阻而生喘咳，藏病而不能降，因以痞塞，经病而不能行，于是肿痛。杏仁疏利开通，破壅降逆，善于开痹而止喘，消肿而润燥，调理气分之郁，无以易此。”

苏子①《别录》：“主下气，除寒中。”②《药性论》：“主上气咳逆。治冷气及腰脚中湿风结气。”③《日华子本草》：“主调中，益五脏，下气，止霍乱、呕吐、反胃，补虚劳，肥健人，利大小便，破癥结，消五膈，止咳，润心肺，消痰气。”④《本草衍义》：“治肺气喘急。”⑤《本草纲目》：“治风顺气，利膈宽肠，解鱼蟹毒。”⑥《本草通玄》：“治蛇犬伤。”⑦《本经逢原》：“性主疏泄，气虚久嗽、阴虚喘逆、脾虚便滑者皆不可用。”

半夏①《本经》：“主伤寒寒热，心下坚，下气，喉咽肿痛，头眩胸胀，咳逆，肠鸣，止汗。”②《别录》：“消心腹胸膈痰热满结，咳嗽上气，心下急痛坚痞，时气呕逆；消痈肿，堕胎，疗痿黄，悦泽面目。生令人吐，熟令人下。”③《药性论》：“消痰涎，开胃健脾，止呕吐，去胸中痰满，下肺气，主咳结。新生者摩涂痈肿不消，能除瘤瘿。气虚而有痰气，加而用之。”④《本草纲目》：“治腹胀，目不得瞑，白浊，梦遗，带下。”脾无留湿不生痰，故脾为生痰之源，肺为贮痰之器。半夏能主痰饮及腹胀者，为其体滑而味辛性温也，涎滑能润，辛温能散亦能润，故行湿而通大便，利窍而泄小便，所谓辛走气能化痰，辛以润之是矣。”⑤《本草衍义》：“半夏，今人惟知去痰，不言益脾，盖能分水故也。脾恶湿，湿则濡而困，困则不能制水。”

⑥《医学启源》:“治寒痰及形寒饮冷伤肺而咳,大和胃气,除胃寒,进饮食。治太阳痰厥头痛,非此不能除。”⑦《主治秘要》:“燥胃湿,化痰,益脾胃气,消肿散结,除胸中痰涎。”⑧朱震亨:“治眉棱骨痛。”

款冬花①《本经》:“主咳逆上气善喘,喉痹,诸惊痫,寒热邪气。”②《别录》:“主消渴,喘息呼吸。”③《药性论》:“主疗肺气心促,急热乏劳,咳连连不绝,涕唾稠黏,治肺痿肺痈吐脓。”④《日华子本草》:“润心肺,益五脏,除烦,补劳劣,消痰止嗽,肺痿吐血,心虚惊悸,洗肝明目及中风。”⑤《医学启源》:“温肺止嗽。”⑥《本草述》:“治痰饮,喑证亦用之。”⑦《长沙药解》:“降逆破塑,宁嗽止喘,疏利咽喉,洗涤心肺而兼长润燥。”

使——**甘草**①《本经》:“主五脏六腑寒热邪气,坚筋骨,长肌肉,倍力,金疮肿,解毒。”②《药性论》:“主腹中冷痛,治惊痫,除腹胀满;补益五脏;制诸药毒;养肾气内伤,令人阴(不)痿;主妇人血沥腰痛;虚而多热;加而用之。”

2.四气配伍

寒——桑白皮①《本经》:“甘,寒。”②《药性论》:“平。”③《医学启源》:“气寒,味苦酸。”

温——麻黄①《本经》:“味苦,温。”②《药性论》:“味甘,平。”③《医学启源》:“《主治秘要》云,性温,味甘辛。”

杏仁《本经》:“味甘,温。”

紫苏子①《本草择要纲目》:“辛温无毒。”②《本草崇原》:“气味辛温,无毒。主下气,除寒,温中。”

款冬花①《本经》:“味辛,温。”②《医学启源》:“辛苦。”③《药品化义》:“味微苦略辛,性平。”

平——白果①《饮膳正要》:“味甘苦,无毒。”②《滇南本草》:“味甘,平,性寒。”③《本草纲目》:“甘苦,平,涩。”“熟食小苦微甘,性温,有小毒。”

半夏《本经》:“辛,平。”

甘草①《本经》:“味甘,平。”②《珍珠囊》:“生甘,平;炙甘,温。”

3.五味配伍

苦——杏仁①《本草正》:“味苦辛微甘。”②《本经》:“味甘,温。”

甘苦涩——白果①《饮膳正要》:“味甘苦,无毒。”②《滇南本草》:“味甘,平,性寒。”③《本草纲目》:“甘苦,平,涩。”“熟食小苦微甘,性温,有小毒。”

辛苦——麻黄①《本经》:“味苦,温。”②《药性论》:“味甘,平。”③《医学启源》:“《主治秘要》云,性温,味甘辛。”

辛——紫苏子①《本草择要纲目》:“辛温无毒。”②《本草崇原》:“气味辛温,无毒。主下气,除寒,温中。”③《别录》:“味辛,温。”

半夏①《本经》："辛，平。"②《日华子本草》："味辛。《主治秘要》云：'性温，味辛苦。'"

款冬花①《本经》："味辛，温。"②《别录》："甘，无毒。"③《医学启源》："辛苦。"④《药品化义》："味微苦略辛，性平。"

甘——桑白皮《本经》："甘，寒。"

甘草《本经》："味甘，平。"

4. 归经配伍

麻黄——①《珍珠囊》："入手太阴。"②《汤液本草》："入足太阳经，走手少阴。"③《药品化义》："入肺、大肠、包络、膀胱四经。"

白果——①《本草纲目》："入肺经。"②《本草汇言》："入手太阴、太阳经。"③《本草再新》："入心、肺、肾三经。"

桑白皮——《雷公炮制药性解》："入脾、肺二经。"

紫苏子——①《药品化义》："入肺经。②《本草再新》："入肝、肾二经。"

半夏——①《雷公炮制药性解》："入肺、脾、胃三经。"②《本草经疏》："入足太阴、阳明、少阳，手少阴经。"

款冬花——①王好古："入手太阴经。"②《雷公炮制药性解》："入心、肺二经。"

甘草——①《雷公炮制药性解》："入心、脾二经。"②《本草经解》："入手太阴肺经、足太阴脾经。

5. 七方配伍

九味药为大方、偶方、缓方。

6. 七情配伍

麻黄、白果相须为用，增强平喘之功。

桑白皮、黄芩相须为用，增强清热化痰之功。

苏子、杏仁相使为用，增强化痰止咳之功。

7. 量数配伍

方中白果(9g)、苏子(6g)、款冬花(9g)、杏仁(4.5g)、桑白皮(9g)，皆属止咳平喘药，意在降逆肺气以平喘；半夏(9g)化痰，配伍麻黄(9g)宣肺止咳。降肺与宣肺相配伍，以适肺宣降之性。加上黄芩(4.5g)善治上焦热，清热泻肺为用。

8. 对药配伍

麻黄——白果

桑白皮——杏仁

紫苏子——款冬花

9. 趋向配伍

白果、苏子、款冬花、杏仁、桑白皮、半夏止咳平喘，降逆肺气为用，作用趋向向下，为沉降之品；黄芩清热为用，亦为沉降之品。麻黄宣肺，疏散外邪，为升浮之品。甘草甘平为平和之品。

10. 阴阳配伍

麻黄、半夏、紫苏子、款冬花、杏仁为性微温或温，属阳；桑白皮、黄芩性寒为阴。白果、甘草甘平，为平和之品。

11. 五行配伍

因肺苦气上逆，食辛以散之，开腠理以通气。故用麻黄、紫苏子、款冬花、半夏味辛为木，能行能散，其中麻黄疏散风寒，余药行气降逆平喘；加上杏仁、黄芩味苦为水，能泻，清热泻肺平喘；体现了木水生木原则。而桑白皮味甘为土，能缓，定嗽平喘；体现了五行中实土扶木原则。

12. 随证加减配伍

若无表证者，以宣肺定喘为主，故麻黄可减量应用；痰多难咯者，可酌加瓜蒌、胆南星等以助清热化痰之功；肺热偏重，酌加石膏、鱼腥草以清泄肺热。

13. 名家论方

方论选录。张秉成《成方便读·卷二》："治肺虚感寒，气逆膈热，而成哮喘等证。夫肺为娇脏，畏热畏寒，其间毫发不容，其性亦以下行为顺，上行为逆。若为风寒外束，则肺气壅闭，失其下行之令，久则郁热内生，于是肺中之津液，郁而为痰，哮嗽等疾所由来也。然寒不去则郁不开，郁不开则热不解，热不解则痰亦不能遽除，哮咳等疾，何由而止？故必以麻黄、杏仁、生姜开肺疏邪，半夏、白果、苏子化痰降浊，黄芩、桑皮之苦寒，除郁热而降肺，款冬、甘草之甘润，养肺燥而益金。数者相助为理，以成其功。宜乎喘哮痼疾，皆可愈也。"

14. 方歌

定喘白果与麻黄，款冬半夏白皮桑，苏杏黄芩兼甘草，外寒痰热喘哮尝。

旋覆代赭汤

出自《伤寒论·辨太阳病脉证并治》。"伤寒发汗，若吐若下，解后，心下痞硬，噫气不除，旋覆代赭汤主之。"

【处方】旋覆花、半夏(洗)、甘草(炙)(各 9g)，人参、代赭石(各 6g)，生姜(15g)，大枣(擘)(4 枚)。

【主治】胃虚痰阻气逆证。胃脘痞闷或胀满，按之不痛，频频嗳气，或见纳差、呃逆、恶心，甚或呕吐，舌苔白腻，脉缓或滑。

【功能】降逆化痰，益气和胃。

【用法用量】以水一斗，煮取六升，去滓再煎，取三升，温服一升，日三服。现代用法：水煎服。

方中旋覆花苦辛咸温，其性主降，功擅下气消痰，降气止噫，重用为君药，代赭石重坠降逆，与君相伍，降逆下气化痰，为臣药。半夏祛痰散结，降逆何谓；生姜用量独重，一为和胃降逆增其止呕之功，二为宣散水气以助痰之力；人参、大枣、炙甘草甘温益气，健脾和胃，以治中虚气弱之本，俱为佐药。炙甘草调和药性，兼作使药。诸药相合，标本兼治，共奏降逆化痰、益气和胃之功，使逆气得降，痰浊得消，中虚得复。

1. 君臣佐使配伍

君——**旋覆花**①《本经》："主结气，胁下满，惊悸，除水，去五脏间寒热，补中下气。"②《长沙药解》："行凝涩而断血漏，涤瘀浊而下气逆。"③《本草易读》："下气行水，消痰软坚。解大腹之肿，去头面之风。除噫气而止呕逆，利大肠而通血脉。"

臣——**代赭石**①《本经》："主鬼注，贼风，蛊毒，杀精物恶鬼，腹中毒，邪气，女子赤沃漏下。"②《长沙药解》："降戊土而除哕噫，镇辛金而清烦热。"③《本草新编》："治女人赤白崩漏带下，暨难产胎衣不下，疗小儿疳疾泻痢惊痫，并尿血遗溺惊风，入腹可愈。"④《本草崇原》："主治鬼疰，贼风，蛊毒，杀精物恶鬼，腹中毒邪气，女子赤沃漏下。"⑤《本草经解》："主鬼疰，贼风蛊毒，杀精物恶鬼，肠中毒邪气，女子赤沃漏下。"⑥《本草择要纲目》："女子赤沃漏下带下百病，产难胞不出，堕胎，养血气，除五脏血脉中热，血痹血瘀，大人小儿惊气入腹，及阴痿不起，安胎健脾，止反胃吐血鼻衄，月经不止，肠风痔，泻痢脱精，夜多遗溺，小儿惊痫疳疾，金疮长肉，辟鬼魅。故仲景治伤寒汗吐下后，心下痞硬，噫气不除者，旋覆代赭汤主之。盖怯则气浮，唯重可以镇之，代赭之重，以镇虚逆也。"

生姜①《本草新编》："通畅神明，辟疫疠，且助生发之气，能祛风邪。姜通神明，古志之矣。然徒用一二片，欲遽通神明，亦必不得之数。或用人参，或用白术，或用石菖蒲，或用丹砂，彼此相济，而后神明可通，邪气可辟也。"②《长沙药解》："降逆止呕，泻满开郁，入肺胃而驱浊，走肝脾而行滞，荡胸中之瘀满，排胃里之壅遏，善通鼻塞，最止腹痛，调和脏腑，宣达营卫，行经之要品，发表之良药。"③《药鉴》："温经散表邪之风，益气止翻胃之疾。故生姜能治咳嗽痰涎，止呕吐，开胃口，主伤寒伤风，头疼发热，鼻塞咳逆等症。"④《本草思辨录》："生姜气薄发泄，能由胃通肺以散邪。凡外感鼻塞与噫气呕吐胸痹喉间凝痰结气皆主之。"⑤《本草经解》："久服，去臭气，通神明。"⑥《证类本草》："主伤寒头痛鼻塞，咳逆上气，止呕吐。久服去臭气，通神明。"

半夏①《本经》："主伤寒，寒热，心下坚，下气，喉咽肿痛，头眩胸张，咳逆肠鸣，止汗。"②《长沙药解》："下冲逆而除咳嗽，降浊阴而止呕吐，排决水饮，清涤涎沫，开胸膈胀塞，消咽喉肿痛，平头上之眩晕，泻心下之痞满，善调反胃，妙安惊悸。"③《本草经解》："主伤寒寒热心下坚、胸胀咳逆头眩、咽喉肿痛、肠鸣、下气、止汗。"④《本草新编》："片则力峻，曲则力柔，统治痰涎甚验。无论火痰、寒痰、湿痰、老痰与痰饮、痰核、痰涎、痰结、痰迷，俱可用，但不可治阴火之痰。孕妇勿用，恐坠胎元。"⑤《药征》:"主治痰饮呕吐也。旁治心痛、逆满、咽中痛、咳悸、腹中雷鸣。"⑥《药鉴》:"主治湿痰,不能治热痰,医概用之,误矣。"⑦《本草崇原》:"主治伤寒寒热,心下坚,胸胀咳逆,头眩,咽喉肿痛,肠鸣,下气,止汗。"

佐使——**人参**①《本经》:"主补五脏,安精神,定魂魄,止惊悸,除邪气,明目,开心益智。久服轻身延年。"②《长沙药解》:"入戊土而益胃气,走已土而助脾阳,理中第一,止渴非常,通少阴之脉微欲绝,除太阴之腹满而痛,久利亡血之要药,盛暑伤气之神丹。"③《本草新编》:"乃补气之圣药,活人之灵苗也。"④《药征》:"主治心下痞坚、痞硬、支结也。旁治不食呕吐、喜唾、心痛、腹痛、烦悸。"

甘草①《本经》:"主五脏六腑寒热邪气,坚筋骨,长肌肉,倍力,金创,解毒。久服轻身延年。"②《长沙药解》:"备冲和之正味,秉淳厚之良资,入金木两家之界,归水火二气之间,培植中州,养育四旁,交媾精神之妙药,调济气血之灵丹。"③《本草新编》:"能调和攻补之药,消痈疽疖毒,实有神功。尤善止诸痛,除阴虚火热,止渴生津。但其性又缓,凡急病最宜用之。故寒病用热药,必加甘草,以制桂、附之热。热病用寒药,必加甘草,以制石膏之寒。下病不宜速攻,必加甘草以制大黄之峻。上病不宜遽升,必加甘草以制栀子之动,缓之中具和之义耳。独其味甚甘,甘则善动,吐呕家不宜多服,要亦不可拘也。甘药可升可降,用之吐则吐,用之下则下,顾善用之何如耳。"

大枣①《本经》:"主心腹邪气,安中养脾肋十二经,平胃气,通九窍,补少气,少津液,身中不足,大惊,四肢重,和百药。久服轻身长年。"②《长沙药解》:"补太阴己土之精,化阳明戊土之气。生津润肺而除燥,养血滋肝而息风,疗脾胃衰损,调经脉虚芤。"③《本草经解》:"主心腹邪气,安中养脾气,平胃气,通九窍,助十二经。补少气少津液,身中不足,大惊四肢重,和百药。久服轻身延年。"④《证类本草》:"主心腹邪气,安中养脾,助十二经,平胃气,通九窍,补少气,少津液,身中不足,大惊,四肢重,和百药,补中益气,强力,除烦闷,疗心下悬,肠僻澼。久服轻身长年,不饥神仙。"⑤《本草崇原》:"大惊、四肢重、和百药者,谓大枣味甘多脂,调和百药,故大惊而心主之神气虚于内,四肢重而心主之神气虚于外,皆可治也。四肢者,两手两足,皆机关之室,神气之所畅达者也。久服则五脏调和,血气充足,故轻身延年。"

2. 四气配伍

温——旋覆花①《本经》:"温。"②《本草易读》:"寒,微温。"

寒——代赭石①《本经》:"寒。"②《长沙药解》:"气平。"③《本草新编》:"气寒。"

人参①《本经》:"寒。"②《本草新编》:"气温,微寒。"③《本草经解》:"气微寒。"

热——生姜①《本草新编》:“大热。”②《长沙药解》:“性温。”③《药鉴》:“性温。”④《本草经解》:“气微温。”⑤《证类本草》:“微温。”

平——半夏①《本经》:“味辛平。”②《长沙药解》:“气平。”③《本草经解》:“气平。”④《本草新编》:“气平。”⑤《药鉴》:“气微寒。”⑥《本草崇原》:“气味辛平。”

甘草①《本经》:“平。”②《长沙药解》:“气平。”③《本草新编》:“气平。”④《本草经解》:“气平。”

大枣①《本经》:“平” ②《证类本草》:“平” ③《本草经解》:“气平。”

3. 五味配伍

苦——代赭石①《长沙药解》:“味苦。”②《本草新编》:“味苦而甘。”

辛——半夏①《本经》:“味辛平。”②《长沙药解》:“味辛。”③《本草经解》:“味辛。”④《本草新编》:“味辛、微苦。”⑤《药鉴》:“味辛苦。”⑥《本草崇原》:“气味辛平。”

生姜①《本草新编》:“味辛辣。”②《长沙药解》:“味辛。”③《药鉴》:“味辛。”④《本草经解》:“味辛。”⑤《证类本草》:“味辛。”

甘——人参①《本经》:“味甘。”②《长沙药解》:“味甘,微苦。”③《本草新编》:“味甘。”④《本草经解》:“味甘。”

甘草①《本经》:“味甘。”②《长沙药解》:“味甘。”

大枣①《本经》:“味甘。”②《本草经解》:“味甘。”③《证类本草》:“味甘。”④《长沙药解》:“味甘、微苦、微辛、微酸、微咸。”

咸——旋覆花①《本经》:“味咸。”②《长沙药解》:“味咸。”③《本草易读》:“甘。”

4. 归经配伍

旋覆花——《本草易读》:“入手太阴肺、足阳明胃经。”

代赭石——①《长沙药解》:“入足阳明胃经。”②《本草新编》:“入少阳三焦及厥阴肝脏。”

生姜——①《长沙药解》:“入足阳明胃、足太阴脾、足厥阴肝、手太阴肺经。”②《本草经解》:“入足少阳胆经、足厥阴肝经。”

半夏——①《长沙药解》:“入手太阴肺、足阳明胃经。”②《本草经解》:“入手太阴肺经,入足阳明胃经、手阳明大肠经。”③《本草新编》:“入胆、脾、胃三经。”④《药鉴》:“入足阳明太阴少阳三经之药也。”

人参——①《长沙药解》:“入足阳明胃、足太阴脾经。”②《本草新编》:“能入五脏六腑,无经不到,非仅入脾、肺、心而不入肝、肾也。五脏之中,尤专入肺、入脾。其入心者十之八,入肝者十之五,入肾者十之三耳。世人止知人参为脾、肺、心经之药,而不知其能入肝、入肾。”③《本草经解》:“入手太阴肺经,入足太阴脾经。”

甘草——①《长沙药解》:“入足太阴脾、足阳明胃经。”②《本草新编》:“入太阴、少阴、厥阴之经。”③《本草经解》:“入手太阴肺经,入足太阴脾经。”

大枣——①《长沙药解》:“入足太阴脾、足阳明胃经。”②《本草经解》:“入手太阴肺经,入足太阴脾经。”

5. 七方配伍

七味药为小方、奇方。

6. 七情配伍

旋覆花、代赭石相须为用,增强降逆化痰之功。

生姜、半夏相杀为用,制半夏之毒,增强降逆和胃之功。

7. 量数配伍

本方旋覆花(9g)、代赭石(3g)取其降逆之势,加上人参、半夏、炙甘草(9g)大枣意在益气和胃,防降逆太过而不伤正。单独重用生姜(15g)可制半夏之毒,降逆止呕,亦可宣散水气以祛痰。

8. 对药配伍

旋覆花——代赭石

半夏——生姜

9. 趋向配伍

旋覆花,诸花皆升,唯旋覆花独降。代赭石,质重着,沉降之品。人参、生姜、炙甘草、益气扶正为升浮之品。半夏降逆化痰止呕,为沉降之品。

10. 阴阳配伍

旋覆花性微温,人参、半夏、炙甘草、生姜性温为阳;代赭石性寒为阴。

11. 五行配伍

旋覆花、代赭石味苦为水,燥湿降逆化痰,半夏、生姜味辛为木,能行能散,能降逆止呕;加上人参、炙甘草、大枣味甘为土;土木和气,增强方中降逆化痰之功。此外,人参、生姜、大枣具有补益之功,能避免降逆太过伤正。

12. 随证加减配伍

①半夏泻心汤:出自《伤寒论》。主治寒热错杂之痞证。心下痞,但满而不痛,或呕吐,肠鸣下利,舌苔腻而微黄。

②小柴胡汤:出自《伤寒论》。主治伤寒少阳病证。邪在半表半里,症见往来寒热,胸胁苦满,默默不欲饮食,心烦喜呕,口苦,咽干,目眩,舌苔薄白,脉弦者。妇人伤寒,热入血室。经水适断,寒热发作有时。疟疾,黄疸等内伤杂病而见以上少阳病证者。

13. 名家论方

①《注解伤寒论》:“硬则气坚,咸味可以软之,旋覆之咸,以软痞硬;虚则气浮,重剂可以镇之,代赭之重,以镇虚逆;辛者散也,生姜、半夏之辛,以散虚痞;甘者缓也,人参、甘草、大枣之甘,以补胃弱。”

②《删补名医方论》引罗天益曰:“方中以人参。甘草养正补虚;生姜、大枣和脾

养胃，所以定中州者至矣；更以代赭石之重，使之敛浮镇逆；旋覆花之辛用以宣气涤饮；佐以人参以归气于下；佐半夏以蠲饮于上。浊降则痞硬可消，清升则噫气可除矣。”

③《医方考》：“旋覆之咸，能软痞硬而下气；代赭之重，能镇心君而止噫；姜、夏之辛，所以散逆；参、草、大枣之甘，所以补虚。”

④《伤寒论三注》：“旋覆花能消痰结软痞，治噫气；代赭石治反胃，除五脏血脉中热，健脾，乃痞而噫气者用之，谁曰不宜？于是佐以生姜之辛，可以开结也；半夏逐饮也；人参补正也；桂枝散邪也；甘草、大枣益胃也。余每借之以治反胃、噎食不降者，靡不神效。”

⑤《成方便读》：“旋覆花能斡旋胸腹之气，软坚化痰；而以半夏之辛温散结者协助之；虚则气上逆，故以代赭之重以镇之；然治病必求其本，痞硬噫气等疾，皆由正虚而来，故必以人参、甘草补脾而安正，然后痰可消，结可除，且旋覆、半夏之功，益彰其效耳；用姜枣者，病因伤寒汗吐下后而得，则表气必伤，藉之以和营卫也。”

14. 方歌

旋覆代赭用人参，半夏甘姜大枣临，重以镇逆咸软痞，痞硬噫气力能禁。

橘皮竹茹汤

出自《金匮要略·呕吐哕下利病脉证治》。“哕逆者，橘皮竹茹汤主之。”

【处方】橘皮、竹茹(各 15g)，大枣(5 枚)，生姜(9g)，甘草(6g)，人参(3g)。

【主治】胃虚有热之呃逆。呃逆或干呕，虚烦少气，口干，舌红嫩，脉虚数。

【功能】降逆止呃，益气清热。

【用法用量】上六味，以水一斗，煮取三升，温服一升，日三服。

方中橘皮理气健胃，和中止呕；竹茹清胃降气止呕，二药相伍，既能降呕，又可清热安胃，且用量俱重，共为君药。生姜和胃止呕，为呕家之圣药，助君药降胃气之逆；人参益气补中，与橘皮相合，则行中有补，同为臣药。甘草、大枣益气补脾养胃，合人参以补中益胃，奠安中土而复胃气之虚，俱为佐药。甘草调和药性，兼作使药。诸药合用，共成降逆止呃，益气清热之功。

1. 君臣佐使配伍

君——**橘皮**①《本经》：“主胸中瘕热逆气，利水谷。久服，去臭下气通神。”②《本草经解》：“降浊阴而止呕哕，行滞气而泻郁满，善开胸膈，最扫痰涎。”③《药笼小品》：“脾肺肠胃之气药，旧有国老之称，谓其于补于表于疏剂中皆能相助成功。”④《药征》：“主治呃逆也。旁治胸痹停痰。”⑤《本草崇原》：“主治胸中瘕热逆气，利水谷。久服去臭，下气，通神。”⑥《本草择要纲目》：“橘皮苦能泻能燥，辛能散能温，能补能和，化痰治嗽，顺气理中，调脾快膈，通五淋，疗酒病，其功当在诸药之上，皆是取其理气燥湿之功。同补药则补，同泻药则泻，同升药则升，同降药则降，脾乃元气之母，肺乃摄气之仓，故橘皮为二经气分之药。”

竹茹①《长沙药解》：“降逆止呕，清热除烦。”②《本草经解》：“主呕，温气，寒热，吐血崩中。”③《本草崇原》：“主治呕啘，温气，寒热，吐血，崩中。”④《本草新编》：“主胃热呃逆，疗噎膈呕哕，尤止心烦。”

臣——**人参**①《本经》：“主补五脏，安精神，定魂魄，止惊悸，除邪气，明目，开心益智。久服轻身延年。”②《长沙药解》：“入戊土而益胃气，走己土而助脾阳，理中第一，止渴非常，通少阴之脉微欲绝，除太阴之腹满而痛，久利亡血之要药，盛暑伤气之神丹。”③《本草新编》：“乃补气之圣药，活人之灵苗也。”④《药征》：“主治心下痞坚、痞硬、支结也。旁治不食呕吐、喜唾、心痛、腹痛、烦悸。”

生姜①《本草新编》：“通畅神明，辟疫疠，且助生发之气，能祛风邪。姜通神明，古志之矣。然徒用一二片，欲遽通神明，亦必不得之数。或用人参，或用白术，或用石菖蒲，或用丹砂，彼此相济，而后神明可通，邪气可辟也。”②《长沙药解》：“降逆止呕，泻满开郁，入肺胃而驱浊，走肝脾而行滞，荡胸中之瘀满，排胃里之壅遏，善通鼻塞，最止腹痛，调和脏腑，宣达营卫，行经之要品，发表之良药。”③《药鉴》：“温经散表邪之风，益气止翻胃之疾。故生姜能治咳嗽痰涎，止呕吐，开胃口，主伤寒伤风，头疼发热，鼻塞咳逆等症。”④《本草思辨录》：“生姜气薄发泄，能由胃通肺以散邪。凡外感鼻塞与噫气呕吐胸痹喉间凝痰结气皆主之。”⑤《本草经解》：“久服，去臭气，通神明。”⑥《证类本草》：“主伤寒头痛鼻塞，咳逆上气，止呕吐。久服去臭气，通神明。”

佐使——**甘草**①《本经》：“主五脏六腑寒热邪气，坚筋骨，长肌肉，倍力，金创，解毒。久服轻身延年。”②《长沙药解》：“备冲和之正味，秉淳厚之良资，入金木两家之界，归水火二气之间，培植中州，养育四旁，交媾精神之妙药，调济气血之灵丹。”③《本草新编》：“能调和攻补之药，消痈疽疖毒，实有神功。尤善止诸痛，除阴虚火热，止渴生津。但其性又缓，凡急病最宜用之。故寒病用热药，必加甘草，以制桂、附之热。热病用寒药，必加甘草，以制石膏之寒。下病不宜速攻，必加甘草以制大黄之峻。上病不宜遽升，必加甘草以制栀子之动，缓之中具和之义耳。独其味甚甘，甘则善动，吐呕家不宜多服，要亦不可拘也。甘药可升可降，用之吐则吐，用之下则下，顾善用之何如耳。”

大枣①《本经》：“主心腹邪气，安中养脾肋十二经，平胃气，通九窍，补少气，少津液，身中不足，大惊，四肢重，和百药。久服轻身长年。”②《长沙药解》：“补太阴己土之精，化阳明戊土之气。生津润肺而除燥，养血滋肝而息风，疗脾胃衰损，调经脉虚芤。”③《本草经解》：“主心腹邪气，安中养脾气，平胃气，通九窍，助十二经，补少气少津液，身中不足，大惊四肢重，和百药，久服轻身延年。”④《证类本草》：“主心腹邪气，安中养脾，助十二经，平胃气，通九窍，补少气，少津液，身中不足，大惊，四肢重，和百药，补中益气，强力，除烦闷，疗心下悬，肠僻澼。久服轻身长年，不饥神仙。”⑤《本草崇原》：“大惊、四肢重、和百药者，谓大枣味甘多脂，调和百药，故大惊而心主之神气虚于内，四肢重而心主之神气虚于外，皆可治也。四肢者，两手两足，皆机关之室，神气之所畅达者也。久服则五脏调和，血气充足，故轻身延年。”

2. 四气配伍

寒——竹茹①《长沙药解》：“微寒。”②《本草经解》：“气微寒。”

人参①《本经》：“寒。”②《本草新编》：“气温，微寒。”③《本草经解》：“气微寒。”

温——橘皮①《本经》：“温。”②《本草崇原》：“温。”

生姜①《长沙药解》：“性温。”②《药鉴》：“性温。”③《本草经解》：“气微温。”④《证类本草》：“微温。”

热——生姜《本草新编》：“大热。”

平——甘草①《本经》：“平。”②《长沙药解》：“气平。”

大枣①《本经》《证类本草》：“平” ②《本草经解》：“气平。”

3. 五味配伍

甘——竹茹①《长沙药解》：“味甘。”②《本草经解》：“味甘。”

人参①《本经》：“味甘。”②《长沙药解》：“味甘，微苦。”③《本草新编》：“味甘。”④《本草经解》：“味甘。”

甘草①《本经》：“味甘。”②《长沙药解》：“味甘。”③《本草新编》：“味甘。”④《本草经解》：“味甘。”

大枣 ①《本经》：“味甘。”②《本草经解》：“味甘。”③《证类本草》：“味甘。”④《长沙药解》：“味甘、微苦、微辛、微酸、微咸。”

辛——橘皮①《本经》：“味辛。”②《长沙药解》：“味辛苦。”③《本草崇原》：“气味苦辛。”

生姜①《本草新编》：“味辛辣。”②《长沙药解》：“味辛。”③《药鉴》：“味辛。”④《本草经解》：“味辛。”⑤《证类本草》：“味辛。”

4. 归经配伍

橘皮——《长沙药解》：“入手太阴肺经。”

竹茹——①《长沙药解》：“入手太阴肺、足阳明胃经。”②《本草经解》：“入足太阳寒水膀胱经，入足太阴脾经。”

人参——①《长沙药解》：“入足阳明胃、足太阴脾经。”②《本草新编》：“能入五脏六腑，无经不到，非仅入脾、肺、心而不入肝、肾也。五脏之中，尤专入肺、入脾。其入心者十之八，入肝者十之五，入肾者十之三耳。世人止知人参为脾、肺、心经之药,而不知其能入肝、入肾。"③《本草经解》:"入手太阴肺经,入足太阴脾经。"

生姜——①《长沙药解》:"入足阳明胃、足太阴脾、足厥阴肝、手太阴肺经。"②《本草经解》:"入足少阳胆经、足厥阴肝经。"

甘草——①《长沙药解》:"入足太阴脾、足阳明胃经。"②《本草新编》:"入太阴、少阴、厥阴之经。"③《本草经解》:"入手太阴肺经,入足太阴脾经。"

大枣——①《长沙药解》:"入足太阴脾、足阳明胃经。"②《本草经解》:"入手太阴肺经,入足太阴脾经。"

5. 七方配伍

六味药为小方、偶方。

6. 七情配伍

陈皮、竹茹相须为用,增强降逆和胃止呕之功。

人参、陈皮相须为用,增强益气行气之功。

甘草、大枣相使为用,增强益气补脾和胃之功。

7. 量数配伍

本方陈皮、竹茹(12g)行气和胃为用;配伍少许人参(3g)、生姜(9g)、大枣(5枚)、甘草(6g),益气和胃。诸药配伍,使益气和行气相结合,达到补而不滞之功。

8. 对药配伍

陈皮——竹茹

甘草——大枣

人参——陈皮

9. 趋向配伍

本方诸药皆以行气益气为用,作用趋向向上,为升浮之品。

10. 阴阳配伍

竹茹性寒为阴。陈皮、人参、大枣生姜性温为阳,甘草补益之功亦属阳。

11. 五行配伍

竹茹、人参、大枣、甘草味甘为土,能缓,清热和胃、补益脾胃;陈皮、生姜味辛为木,行气和胃;实土扶木,使行气与益气相结合,以达降逆止呕和胃之功。

12. 随证加减配伍

①橘皮竹茹汤:出自《严氏济生方·卷二》。主治胃热多渴,呕哕不食。体强新病,未经苦寒攻下,或误投热药滞药,脉见洪数滑实,呃逆声重相连者。

②丁香柿蒂汤:出自《症因脉治》。主治胃气虚寒证。呃逆不已,胸痞脉迟者。

13. 名家论方

①《医方考》:"橘皮平其气,竹茹清其热,甘草和其逆,人参补其虚,生姜正其胃,大枣益其脾。"

②《成方切用》:"此胃虚而冲逆为哕,然非真元衰弱之比,故以参、甘培胃中元

气，而以橘皮、竹茹，一寒一温，下其上逆之气，以姜、枣宣其上焦，使胸中之阳渐畅而下达，谓上焦因受气于中焦，而中焦亦禀承于上焦，上焦既宣，则中气自调也。”

14. 方歌

橘皮竹茹治呕逆，人参甘草枣姜齐，胃虚有热失和降，久病之后更相宜。

丁香柿蒂汤

出自《症因脉治·卷二》。

【处方】丁香(6g)，柿蒂(9g)，人参(9g)，生姜(6g)。

【主治】胃寒呃逆。呃逆不止，或恶心呕吐，得热则减，得寒则甚者，胸烷痞闷，舌淡苔白，脉沉迟。

【功能】温中益气，降逆止呃。

【用法用量】水煎服。

方中丁香能温中散寒，降逆止呃，为治疗胃寒呃逆之要药；柿蒂善降胃气，亦为治疗胃气上逆之呃逆的要药，两药配伍，温胃散寒，降逆止呃，共为君药。生姜为呕家圣药，与丁香、柿蒂合用，则温胃降逆之功尤著，为臣药。更配人参甘温益气，补虚养胃，为佐药。四药合用，共奏温中益气、降逆止呃之功，使胃寒散，胃虚复，气逆平，则呃逆、胸痞自除。

1. 君臣佐使配伍

君——**丁香**①《药性论》：“治冷气腹痛。”②《海药本草》：“主风疳匿，骨槽劳臭。治气，乌髭发，杀虫，疗五痔，辟恶去邪。治奶头花，止五色毒痢，正气，止心腹痛。”③《日华子本草》：“治口气，反胃，疗肾气，奔豚气，阴痛，壮阳，暖腰膝，杀酒毒，消痃癖，除冷劳。”④《开宝本草》：“温脾胃，止霍乱。(治)壅胀，风毒诸肿，齿疳匿。”⑤《本草蒙筌》：“止气忒、气逆。”⑥《本草纲目》：“治虚哕，小儿吐泻，痘疮胃虚灰白不发。”⑦《本草正》：“温中快气。治上焦呃逆，除胃寒泻痢，七情五郁。”⑧《本草汇》：“疗胸痹、阴痛，暖阴户。”⑨《医林纂要》：“补肝、润命门，暖胃、去中寒，泻肺、散风湿。”⑩《本草再新》：“开九窍，舒郁气，去风，行水。”⑪《药材学》：“治慢性消化不良，胃肠充气及子宫疝痛。”

柿蒂《本草求真》：“(专入肺胃)。味苦气平。(时珍谓其苦温，似非。)虽与丁香同为止呃之味。然一辛热而一苦平。合用深得寒热兼济之妙。(《医通本草》谓济生方治呃逆。专取柿蒂之涩以敛内蕴之热。丁香、生姜之辛以散外郁之寒。)如系有寒无热，则丁香在所必用。不得固执从治，必当佐以柿蒂。有热无寒，则柿蒂在所必需。不得泥以兼济之必杂以丁香，是以古人用药。有合数味而见效者，有单用一味而见效者，要使药与病对，不致悖谬而枉施耳(竹茹、芦根，则较柿蒂性凉。)柿霜专清肺胃之热，能治咽喉口舌疮痛，肠风痔漏，然必元气未离，始可投服。若虚烦喘嗽切忌，柿干同于柿霜，但力少缓，俱忌蟹。”

臣——**生姜**①《别录》：“主伤寒头痛鼻塞，咳逆上气。”②陶弘景：“归五脏，去痰下气，止呕吐，除风湿寒热。”③《药性论》：“主痰水气满，下气；生与干并治嗽，疗时疾，止呕吐不下食。生和半夏主心下急痛；若中热不能食，捣汁和蜜服之。又汁和杏仁作煎，下一切结气实，心胸拥膈，冷热气。”④《日用本草》：“治伤寒、伤风、头痛、九窍不利。入肺开胃，去腹中寒气，解臭秽。”解菌蕈诸物毒。⑤《本草纲目》：“生用发散，熟用和中，解食野禽中毒成喉痹。”⑥《本草从新》：“姜汁，开痰，治噎膈反胃，救暴卒，疗狐臭，搽冻耳。煨姜，和中止呕。”⑦《珍珠囊》：“益脾胃，散风寒。”

佐——**人参**①《本经》：“主补五脏，安精神，止惊悸，除邪气，明目，开心益智。”②《药性论》：“主五脏气不足，五劳七伤，虚损瘦弱，吐逆不下食，止霍乱烦闷呕哕，补五脏六腑，保中守神。”“消胸中痰，主肺痿吐脓及痫疾，冷气逆上，伤寒不下食，病人虚而多梦纷纭，加而用之。”③《日华子本草》：“调中治气，消食开胃。”④《医学启源》：“治脾胃阳气不足及肺气促，短气、少气，补中缓中，泻肺脾胃中火邪。”⑤《主治秘要》：“补元气，止泻，生津液。”⑥《本草纲目》：“治男妇一切虚证，发热自汗，眩晕头痛，反胃吐食，痎疟，滑泻久痢，小便频数，淋沥，劳倦内伤，中风，中暑，痿痹，吐血，嗽血，下血，血淋，血崩，胎前产后诸病。”

2. 四气配伍

温——丁香①《开宝本草》：“味辛，温，无毒。”②《本草纲目》：“辛，热。”

生姜《医学启源》：“性温，味甘辛。”

人参《别录》：“微温，无毒。”

平——柿蒂《本经逢原》：“涩平无毒。柿、蟹同食则吐利腹痛，木香可解。”

3. 五味配伍

苦——柿蒂：“《本草求真》(专入肺胃)。味苦气平。”

甘——人参①《本经》：“味甘，微寒。”②《本草备要》：“生，甘苦，微凉；熟，甘，温。”

辛——丁香①《开宝本草》：“味辛，温，无毒。”②《本草纲目》：“辛，热。”

生姜①《别录》：“味辛，微温。”②《医学启源》：“性温，味甘辛。”

4. 归经配伍

丁香——①《汤液本草》：“入手太阴，足阳明、少阴经。”②《雷公炮制药性解》：“入肺、脾、胃、肾四经。”

生姜——①《本草汇言》：“入脾、肺、肠、胃诸经。”②《雷公炮制药性解》：“入肺、心、脾、胃四经。”

人参——①《本草汇言》：“入肺、脾二经。”②《药品化义》：“入脾、胃、肺三经。”

柿蒂——《本草求真》：“(专入肺胃)。味苦气平。”

5. 七方配伍

四味药为小方、偶方。

6. 七情配伍

丁香、柿蒂相须为用,增强降逆止呕之功。

丁香、生姜相须为用,增强温胃降逆之功。

7. 量数配伍

本方药简力专,丁香、生姜(各 6g),柿蒂(9g)善降气和胃,配伍少许人参(3g),意在益气为主,使本方降逆而补伤胃,益气而补壅滞。

8. 对药配伍

丁香——柿蒂

人参——生姜

9. 趋向配伍

丁香、柿蒂、生姜降逆为主,为沉降之品。人参益气补虚为用,为升浮之品。

10. 阴阳配伍

丁香、人参、生姜性温为阳,柿蒂性平为平和之品。

11. 五行配伍

丁香、生姜味辛为木,能行能散;柿蒂味苦为水;水生木,使行气降逆之功为甚;配伍人参味甘为土,实土扶木,亦为增强益气行气之功。而土能覆水,避免降逆太过。

12. 随证加减配伍

胃气不虚者,可去人参,名柿蒂汤(《济生方》);兼气滞痰阻者,可加半夏、陈皮以理气化痰。

13. 名家论方

《成方便读》:"夫呃逆一证,其声短促,连续不断之象,虽其证有火有寒,皆能所致,然无不皆自胃腑而来者,以胃气下行为顺,上行为逆,或邪搏胃中,则失其下降之令,即上出于口而为呃矣。昔人有谓肾病者,究竟脏气不能上至于口,必因于胃而出也。亦犹咳之一证,虽有五脏之分,然也总不离开肺也。方中以丁香温胃祛寒,补火生土;柿蒂苦温降气,生姜散逆疏邪,二味皆胃经之药;用人参者,以祛邪必先补正,然后邪退正安,且人参入胃,镇守于中,于是前三味之功,益臻效验耳。"

14. 方歌

丁香柿蒂人参姜,呃逆因寒中气伤,温中降逆又益气,虚寒气逆最相当。

第十一章 理血剂

第一节 活血祛瘀

桃核承气汤

出自《伤寒论·辨太阳病脉证并治》。"太阳病不解,热结膀胱 其人如狂,血自下,下者愈,其外不解者,尚未可攻,当先解其外,外解已,但少腹急结者,乃可攻之,宜桃核承气汤。"

【处方】桃仁(去皮尖)、大黄、甘草(炙)(各12g),桂枝(去皮)、芒硝(各6g)。

【主治】下焦蓄血证。少腹急结,小便自利,神志如狂,甚则烦躁谵语,至夜发热;以及血瘀经闭,痛经,脉沉实而涩者。

【功能】逐瘀泻热。

【用法用量】上四味,以水七升,煮取二升半,去滓,内芒硝,更上火,微沸,下火,先食,温服五合,日三服,当微利。现代用法:作汤剂,水煎前4味,芒硝冲服。

1. 君臣佐使配伍

君——**桃仁**①《长沙药解》:"通经而行瘀涩,破血而化癥瘕。"②《本草经解》:"主瘀血,血闭癥瘕邪气,杀小虫。"③《本草崇原》:"主治瘀血血闭,癥瘕邪气,杀小虫。"④《药笼小品》:"能治一切血瘀、血积、血痞、血秘,皮肤燥痒肌有凝血,发热如狂蓄血在小腹。"⑤《药征续编》:"主治瘀血,少腹满痛,故兼治肠痈,及妇人经水不利。"

大黄①《本经》:"主下瘀血,血闭,寒热,破癥瘕积聚,留饮,宿食,荡涤肠胃,推陈致新,通利水杀,调中化食,安和五脏。"②《长沙药解》:"泻热行瘀,决壅开塞,下阳明治燥结,除太阴之湿蒸,通经脉而破癥瘕,消痈疽而排脓血。"③《本草新编》:"善荡涤积滞,调中化食,通利水谷,推陈致新,导瘀血,滚痰涎,破癥结,散坚聚,止疼痛,败痈疽热毒,消肿胀,俱各如神。"④《药鉴》:"入痰火药,更能滚痰。入消食药,即能推陈。生用则通肠胃壅结热,熟用则治诸毒疮疡,久不收口。盖以诸毒疮疡,皆属心火，大黄熟用，则能泻心火，且宣气消肿，而除结热之在上者。”⑤《药笼小品》：“除肠胃中有形之邪，治伤寒邪结于胃，与少阳胆、少阴肾诸经者，皆可下之。温疫邪伏膜原，积滞于肠胃，非此不能疗。血痢初起，体实者亦可用。一切上病治下、釜底抽薪法，用之得当，亦其效如神。”⑥《本草择要纲目》：“走而不守，泻诸实热，大肠不通，荡涤肠胃间热，除下焦湿；推陈致新，消宿食，破女子瘕症，下痢赤白，里急腹痛，仲景泻心汤，专治心气不足，吐血衄血之症，或以为心气不足法当用补，反以苦寒泻之者何也，不知真心不足者，必不吐衄兼之吐血，此则本经之阳亢甚无辅，以致阴血妄行飞越，故宜用大黄以泻去亢甚之火，使之和平，则血归经而自安也。又言大黄泻心实，泻四经血分中之邪火者何义？盖少阴心经之阴气不足，则心火燔灼，邪气乘虚结于上焦，胃之上脘在于心，故曰泻心实泻脾胃也。又心之阴气不足，渐渍既久，则肺与肝俱各受火而病作，用黄芩佐大黄以救肺，用黄连佐大黄以救肝，肺为阴之主，肝为阴之母，血之舍肝，肺之火既退，阴血自复其旧，故曰泻心实泻肝肺也。凡病在气分，及胃寒血虚并妊娠产后，慎勿轻用，轻用之恐伤元气，耗阴血。”

臣——**芒硝**①《本经》：“主百病，除寒热邪气，逐六腑积聚，结固，留癖，能化七十二种石。炼饵服之，轻身神仙。”②《长沙药解》：“泻火而退燔蒸，利水而通淋沥。”③《本草经解》：“主五脏积热，胃胀闭，涤去蓄结饮食，推陈致新，除邪气，炼之如膏，久服轻身。”④《证类本草》：“主五脏积聚，久热、胃闭，除邪气，破留血，腹中痰实结搏，通经脉，利大小便及月水，破五淋，推陈致新。”⑤《药征》：“主软坚也。故能治心下痞坚、心下石硬、小腹急结、结胸、燥屎大便硬。而旁治宿食腹满、小腹肿痞之等诸般难解之毒也。”⑥《本草易读》：“利二便而破五淋，退壅热而除留血，化积聚而坠痰结，通经脉而下胎孕。平瘰而明目，息黄胆而消肿。”

桂枝①《本经》：“主上气咳逆，结气喉痹，吐吸，利关节，补中益气。久服通神，轻身不老。”②《长沙药解》：“入肝家而行血分，走经络而达营郁，善解风邪，最调木气，升清阳脱陷，降浊阴冲逆，舒筋脉之急挛，利关节之壅阻，入肝胆而散遏抑，极止痛楚，通经络而开痹涩，甚去湿寒，能止奔豚，更安惊悸。”③《本草新编》：“能治上焦头目，兼行于臂，调荣血，和肌表，止烦出汗，疏邪散风。”④《本草经解》：“主上气咳逆，结气喉痹吐吸，利关节，补中益气，久服通神，轻身不老。”⑤《药征》：“主治冲逆也，旁治奔豚头痛、发热恶风、汗出身痛。”⑥《医学衷中参西录》：“力善宣通，能升大气(即胸之宗气)，降逆气(如冲气肝气上冲之类)，散邪气(如外感风寒之类)。”

佐使——**甘草**①《本经》：“主五脏六腑寒热邪气，坚筋骨，长肌肉，倍力，金创，解毒。久服轻身延年。”②《长沙药解》:“备冲和之正味,秉淳厚之良资,入金木两家之界,归水火二气之间,培植中州,养育四旁,交媾精神之妙药,调济气血之灵丹。”③《本草新编》:“能调和攻补之药,消痈疽疖毒,实有神功。尤善止诸痛,除阴虚火热,止渴生津。但其性又缓,凡急病最宜用之。故寒病用热药,必加甘草,以制桂、附之热。热病用寒药,必加甘草,以制石膏之寒。下病不宜速攻,必加甘草以制大黄之峻。上病不宜遽升,必加甘草以制栀子之动,缓之中具和之义耳。独其味甚甘,甘则善动,吐呕家不宜多服,要亦不可拘也。甘药可升可降,用之吐则吐,用之下则下,顾善用之何如耳。”

2. 四气配伍

寒——大黄①《本经》:“寒。”②《长沙药解》:“性寒。”③《本草新编》:“气大寒。”

芒硝①《本经》:“寒。”②《长沙药解》:“性寒。”

热——桂枝《本草新编》:“气大热。”

平——桃仁①《本草经解》:“气平。”②《本草择要纲目》:“平。”

甘草①《本经》:“平。”②《长沙药解》:“气平。”

3. 五味配伍

甘——桃仁①《长沙药解》:“味甘苦辛。”②《本草经解》:“味甘苦。”

桂枝①《长沙药解》:“味甘、辛。”②《本草新编》:“味甘、辛。”

甘草①《本经》:“味甘。”②《长沙药解》:“味甘。”③《本草新编》:“味甘。”④《本草经解》:“味甘。”

苦——大黄①《本经》:“味苦。”②《长沙药解》:“味苦。”③《本草新编》:“味苦。”

芒硝①《本经》:“味苦。”②《长沙药解》:“味咸苦辛。”

4. 归经配伍

桃仁——①《长沙药解》:“入足厥阴肝经。”②《本草经解》:“入手太阴肺经,入手少阴心经、足太阴脾经。”③《本草择要纲目》:“入手足厥阴经血分。”

大黄——①《长沙药解》:“入足阳明胃、足太阴脾、足厥阴肝经。”②《本草新编》:“入胃与大肠。”③《药鉴》:“入手足阳明经。”

芒硝——①《长沙药解》:“入手少阴心、足太阳膀胱经。”②《本草经解》:“入手太阳寒水小肠经,入手少阳相火三焦经。”③《本草易读》:“入手少阴心、足太阳膀胱经。”

桂枝——①《长沙药解》:“入足厥阴肝、足太阳膀胱经。”②《本草新编》:“夫桂枝乃太阳经之药。”③《本草经解》:“入足厥阴肝经,入手太阴肺经。”

甘草——①《长沙药解》:“入足太阴脾、足阳明胃经。”②《本草新编》:“入太阴、少阴、厥阴之经。”③《本草经解》:“入手太阴肺经,入足太阴脾经。”

5. 七方配伍

五味药为小方、急方、奇方。

6. 七情配伍

大黄、芒硝相须为用，增强下瘀泻热之功。

7. 量数配伍

本方由调胃承气汤加桂枝、桃仁而成，方中重用桃仁、大黄（各 12g），意在活血祛瘀兼泻热攻下，加入少佐的桂枝，则防寒凉太过。

8. 对药配伍

大黄——芒硝

9. 趋向配伍

桃仁活血破瘀，大黄下瘀泻热，芒硝助桃仁、大黄之功，其攻用趋于沉降，而桂枝具有温通，行散之功，趋于升浮。

10. 阴阳配伍

桃仁、大黄、芒硝皆味苦，具有清热之用，加上芒硝性寒，属阴；桂枝味辛，性温，属阳。

11. 五行配伍

桃仁味苦甘，偏重于味苦，大黄、芒硝亦味苦为水，三者配伍具有降泻之功，能破血祛瘀，下瘀泻热，瘀热并治。桂枝味辛甘，既能辛散又有补益之功、偏于味辛，为木，能行能散，温通血脉，与桃仁、大黄、芒硝相配伍，体现了五行中水生木，使方中桂枝辛散、温通之功增强，从而也推动了桃仁、大黄、芒硝降泻之功。炙甘草味甘为土，能补能缓，与本方诸药配伍，体现了木生水，缓其诸药之峻猛。

12. 随证加减配伍

①调胃承气汤：出自《伤寒论》。主治阳明病胃肠燥热证。大便不通，肠梗阻，口渴心烦，蒸蒸发热，或腹中胀满，或为谵语，舌苔正黄，脉滑数；以及胃肠热盛而致发斑吐衄，口齿咽喉肿痛等。

②下瘀血汤：出自《金匮要略》。主治瘀血化热，瘀热内结证。产后少腹刺痛拒按，按之有硬块，或见恶露不下，口燥舌干，大便结燥，甚则肌肤甲错，舌质紫红而有瘀斑、瘀点，苔黄燥，脉沉涩有力。亦治血瘀而致经水不利之证。

③大黄䗪虫丸：出自《金匮要略》。主治五劳虚极，干血内停证。形体羸瘦，少腹挛急，腹痛拒按，或按之不减，腹满食少，肌肤甲错，两目无神，目眶暗黑，舌有瘀斑，脉沉涩或弦。

13. 名家论方

①方论选录。柯琴《伤寒来苏集·伤寒附翼·卷下》："若太阳病不解，热结膀胱，乃太阳随经之阳热瘀于里，致气留不行，是气先病也。气者血之用，气行则血濡，气结则血蓄，气壅不濡，是血亦病矣。小腹者，膀胱所居也，外邻冲脉，内邻于肝。阳气结而不化，则阴血蓄而不行，故少腹急结；气血交并，则魂魄不藏，故其人如狂。治病必求其本，气留不行，故君大黄之走而不守者，以行其逆气；甘草之甘平者，以调和其正气；血结而不行，故用芒硝之咸以软之；桂枝之辛以散之；桃仁之苦

以泄之。气行血濡，则小腹自舒，神气自安矣。此又承气之变剂也。此方治女子月事不调，先期作痛，与经闭不行者最佳。”

②原书主治。《伤寒论·辨太阳病脉证并治》：“太阳病不解，热结膀胱，其人如狂，血自下，下者愈。其外不解者，尚未可攻，当先解其外。外解已，但少腹急结者，乃可攻之，宜桃核承气汤。”

14. 方歌

桃核承气五般施，甘草硝黄并桂枝，瘀热互结小腹胀，蓄血如狂最相宜。

血府逐瘀汤

出自《医林改错》。

【处方】桃仁(12g)，红花、当归、生地黄、牛膝(各9g)，川芎、桔梗(各4.5g)，赤芍、枳壳、甘草(各6g)，柴胡(3g)。

【主治】胸中血瘀证。胸痛，头痛，日久不愈，痛如针刺而有定处，或呃逆日久不止，或饮水即呛，干呕，或内热瞀闷，或心悸怔忡，失眠多梦，急躁易怒，入暮潮热，唇暗或两目暗黑，舌质暗红，或舌有瘀斑、瘀点，脉涩或弦紧。

【功能】活血化瘀，行气止痛。

【用法用量】水煎服。

方中桃仁破血行滞而润燥，红花活血祛瘀以止痛，共为君药。赤芍、川芎助君药活血祛瘀；牛膝活血通经，祛瘀止痛，引血下行，共为臣药。生地、当归养血益阴，清热活血；桔梗、枳壳，一升一降，宽胸行气；柴胡疏肝解郁，升达清阳，与桔梗、枳壳同用，尤善理气行滞，使气行则血行，以上均为佐药。桔梗并能载药上行，兼有使药之用；甘草调和诸药，亦为使药。合而用之，使血活瘀化气行，则诸症可愈，为治胸中血瘀证之良方。

1. 君臣佐使配伍

君——**桃仁**①《长沙药解》：“通经而行瘀涩，破血而化癥瘕。”②《本草经解》：“主瘀血，血闭癥瘕邪气，杀小虫。”③《本草崇原》：“主治瘀血血闭，癥瘕邪气，杀小虫。”④《药笼小品》：“能治一切血瘀、血积、血痞、血秘，皮肤燥痒肌有凝血，发热如狂蓄血在小腹。”⑤《药征续编》：“主治瘀血，少腹满痛，故兼治肠痈，及妇人经水不利。”

红花①《本草经解》：“主产后血晕口噤，腹内恶血不尽绞痛，胎死腹中，并酒煮服，亦主蛊毒。”②《唐本草》：“治口噤不语，血结，产后诸疾。”③《开宝本草》：“主产后血运口噤，腹内恶血不尽、绞痛，胎死腹中，并酒煮服。亦主蛊毒下血。”④《本草蒙筌》：“喉痹噎塞不通，捣汁咽。”⑤《本草纲目》：“活血，润燥，止痛，散肿，通经。”⑥《本草正》：“达痘疮血热难出，散斑疹血滞不消。”⑦《本草再新》：“利水消肿，安生胎，堕死胎。”

臣——**赤芍**①《本经》：“主邪气腹痛，除血痹，破坚积，寒热疝瘕，止痛，利小便，益气。”②《别录》：“通顺血脉，缓中，散恶血，逐贼血，去水气，利膀胱大小肠，消痈肿，时行寒热，中恶腹痛，腰痛。”③《药性论》：“治肺邪气，腹中㽲痛，血气积聚，通宣脏腑拥气，治邪痛败血，主时疾骨热，强五脏，补肾气，治心腹坚胀，妇人血闭不通，消瘀血，能蚀脓。”④《日华子本草》：“治风补劳，主女人一切病并产前后诸疾，通月水，退热除烦，益气，天行热疾，瘟瘴惊狂，妇人血运，及肠风泻血；痔瘘、发背、疮疥，头痛，明目，目赤，胬肉。”⑤《开宝本草》：“别本注云，利小便，下气。”⑥《滇南本草》：“泻脾火，降气，行血，破瘀，散血块，止腹痛，退血热，攻痈疮，治疥癞。”⑦《药品化义》：“泻肝火。”⑧《滇南本草》：“泄脾火，降气行血，破瘀血，散血块，止腹痛，散血热，攻痈疽，治疥癞疮。”

川芎①《本草新编》：“治头痛有神，行血海，通肝经之脏，破癥结宿血，产后去旧生新，凡吐血、衄血、溺血，便血、崩血，俱能治之。血闭者能通，外感者能散，疗头风甚神，止金疮疼痛。”②《药鉴》：“血药中用之，能助血流行，奈过于走散，不可久服多服，中病即已，过则令人暴卒死。能止头疼者，正以有余，能散不足，而引清血下行也。”③《本草经解》：“主中风入脑头痛，寒痹筋挛，缓急金疮，妇人血闭无子。川芎气温，禀天春和之木气。”④《本草择要纲目》：“中风入脑头痛，面上游风。治一切面，一切气，一切血，破宿血，养新血，长肉诸疮疡及排脓。”⑤《轩岐救正论》：“川芎气辛味微苦而性主窜，行多补少，但质略润，非燥烈之比也。”

牛膝①《本草新编》：“善走十二经络，宽筋骨，补中绝续，益阴壮阳，除腰膝酸疼，最能通尿管涩痛，引诸药下走。”②《本草经解》：“主寒湿痿痹，四肢拘挛，膝痛不可屈伸，逐血气，伤热火烂，堕胎，久服轻身耐老。”③《本草崇原》：“主寒湿痿痹、四肢拘挛、膝痛不可屈伸，逐血气伤热火烂，堕胎。久服轻身耐老。”④《本草乘雅半偈》：“主寒湿痿痹，四肢拘挛，膝痛不可屈伸，逐血气，伤热，火烂，堕胎。久服轻身耐老。”⑤《滇南本草》：“走经络，止筋骨疼痛，强筋舒筋，止腰膝酸麻，破瘀，坠胎，散结核，攻瘰疬，散痈疽、疥癞、血风疮、牛皮癣、脓窠疮、鼻渊、脑漏等症。”

佐——**生地**①《本草新编》：“其功专于凉血止血，又善疗金疮，安胎气，通经，止漏崩，俱有神功。”②《药鉴》：“性虽大寒，较熟地则犹宣通而不泥膈，故能凉心火之血热，泻脾土之湿热，止鼻中之衄热，除五心之烦热。其或虚而生热者，不可多用，以性大寒故也。惟劳倦伤脾热者当用，以脾经大络之血损也。女人崩中血不止，产后血上攻心，胎动下血，老人津液枯绝，大肠燥结不润者，皆当用之。”

当归①《本经》：“主咳逆上气，温虐，寒热，洗在皮肤中。妇人漏下绝子，诸恶创疡金创。”②《本草新编》：“但其性甚动，入之补气药中则补气，入之补血药中则补血，入之升提药中则提气，入之降逐药中则逐血也。而且用之寒则寒，用之热则热，无定功也。如痢疾也，非君之以当归，则肠中之积秽不能去；如跌伤也，非君之以当归，则骨中之瘀血不能消；大便燥结，非君之以当归，则硬粪不能下；产后亏损，非君之以当归，则血晕不能除。肝中血燥，当归少用，难以解纷；心中血枯，当归少用，难以润泽；脾中血干，当归少用，难以滋养。是当归必宜多用，而后可以成功也。倘畏其过滑而不敢多用，则功用薄而迟矣。而或者谓当归可臣而不可君也，补血汤中让地黄为君，反能出奇以夺命；败毒散中让金银花为君，转能角异以散邪，似乎为臣之功胜于为君。然而当归实君药，而又可以为臣为佐使者也。用之彼而彼效，用之此而此效，充之五脏六腑，皆可相资，亦在人之用之耳。用之当，而攻补并可奏功；用之不当，而气血两无有效。用之当，而上下均能疗治；用之不当，而阴阳各鲜成功。又何论于可君而不可臣，可臣而不可佐使哉。"③《长沙药解》："养血滋肝，清风润木，起经脉之细微，回肢节之逆冷，缓里急而安腹痛，调产后而保胎前，能通妊娠之小便，善滑产妇之大肠，奔豚须用，吐蛔宜加，寒疝甚良，温经最效。"④《本草经解》："主咳逆上气，温疟寒热洗洗在皮肤中，妇人漏下绝子，诸恶疮疡金疮。"⑤《药鉴》："多用，大益于血家，诸血证皆用之，但流通而无定，由其味带辛甘而气畅也，随所引导而各至焉。"⑥《神农本草百种录》："主咳逆上气，润肺气。温疟寒热，洗洗在皮肤中，皆风寒在血中之病。妇人漏下绝子，荣血不足之病。诸恶疮疡，金疮，荣血火郁及受伤之病。"⑦《读医随笔》："通行气血，开结散郁，壮肝胆阳气，化血脉寒痹。"

桔梗①《本经》："主胸胁痛如刀刺，腹满，肠鸣，幽幽惊恐悸气。"②《长沙药解》："散结滞而消肿硬，化凝郁而排脓血，疗咽痛如神，治肺痈至妙，善下冲逆，最开壅塞。"③《本草新编》："润胸膈，除上气壅闭，清头目，散表寒邪，祛胁下刺痛，通鼻中窒塞，治咽喉肿痛，消肺热有神，消肺痈殊效，能消恚怒，真舟楫之需，引诸药上升，解小儿惊痫，提男子血气，为药中必用之品，而不可多用者也。"④《本草经解》："主胸胁痛如刀刺，腹满，肠鸣幽幽，惊恐悸气。"⑤《药征》："主治浊唾肿脓也，旁治咽喉痛。"⑥《药鉴》："止喉疼，除鼻塞，利膈气，疗肺痈。"

枳壳①《本草经解》："主风痒麻痹，通利关节，劳气咳嗽，背膊闷倦，散留结胸膈痰滞，逐水消胀满，大肠风，安胃止风痛。"②《证类本草》："主风痒麻痹，通利关节，劳气咳嗽，背膊闷倦，散留结胸膈痰滞，逐水，消胀满，大肠风，安胃，止风痛。"③《开宝本草》："主治风痹、淋痹，通利关节，劳气咳嗽，背膊闷倦，散留结胸膈痰滞，逐水，消胀满，大胁风，安胃，止风痛。"④《药鉴》："消心下痞塞之痰，泄腹中滞寒之气。推胃中隔宿之食，消腹中连年之积。"⑤《本草择要纲目》："通利关节，散留结胸膈痰滞，逐水消胀满，下气止呕逆，泄肺气，除胸痞，疗里急后重，或曰凡治痞宜用枳壳桔梗汤。而活人书云，当用桔梗枳壳汤于未痞之先，此何以说？盖枳壳非能治心下之痞也，果知病者误下，气将陷而成痞，故先用此以预杜之，使不致于成痞；若痞已成而用此，不惟不能消痞，反损胸中之气，先之一字，不可不细心玩味之也。或又曰，仲景束胎丸，内用枳术之属，详思胎壮则子有力而易生，令服枳壳之药，必致无力气弱，何以易达其胎也？盖高粱之家，奉养太过，其气必实，必实而用枳壳之属以耗其气，使之和平，此谓胎前无滞，则产后无虚，用枳壳为对症之剂。若气虚体弱之人，日以参四物之剂，峻补气血，犹恐不赡，敢以枳壳为达生之妙剂乎，当于前贤立方之意外深求其理，为能神而明之也。”

柴胡①《本经》：“去肠胃中结气，饮食积聚，寒热邪气，推陈致新。久服，轻身明目益精。”②《长沙药解》：“清胆经之郁火，泻心家之烦热，行经于表里阴阳之间，奏效于寒热往来之会，上头目而止眩晕，下胸胁而消硬满，口苦咽干最效，眼红耳热甚灵。降胆胃之逆，升肝脾之陷，胃口痞痛之良剂，血室郁热之神丹。”③《本草新编》：“泻肝胆之邪，去心下痞闷，解痰结，除烦热，尤治疮疡，散诸经血凝气聚，止偏头风，胸胁刺痛，通达表里邪气，善解潮热。伤寒门中必须之药，不独疟症、郁症之要剂也。妇人胎产前后，亦宜用之。”④《本草经解》：“主心腹肠胃中结气，饮食积聚，寒热邪气，推陈致新，久服轻身，明目益精。”⑤《本草崇原》：“主心腹肠胃中结气，饮食积聚，寒热邪气，推陈致新。久服轻身明目益精。”

使——**甘草**①《本经》：“主五脏六腑寒热邪气，坚筋骨，长肌肉，倍力，金疮肿，解毒。”②《别录》：“温中下气，烦满短气，伤脏咳嗽，止渴，通经脉，利血气，解百药毒。”③《药性论》：“主腹中冷痛，治惊痫，除腹胀满；补益五脏；制诸药毒；养肾气内伤，令人阴(不)痿；主妇人血沥腰痛；虚而多热；加而用之。”④《日华子本草》：“安魂定魄。补五劳七伤，一切虚损、惊悸、烦闷、健忘。通九窍，利百脉，益精养气，壮筋骨，解冷热。”⑤《珍珠囊》：“补血，养胃。”⑥《汤液本草》：“治肺痿之脓血，而作吐剂；消五发之疮疽，与黄芪同功。”⑦《本草纲目》：“解小儿胎毒、惊痫，降火止痛。”⑧《中国药植图鉴》：“治消化性溃疡和黄疸。”

2. 四气配伍

寒——赤芍《滇南本草》：“性寒。”

生地《本草新编》：“气寒。”

枳壳①《本草经解》：“气微寒。”②《证类本草》：“微寒。”

柴胡①《本经》：“平。”②《长沙药解》：“微寒。”③《本草新编》：“气平，微寒。”

温——红花《本草经解》：“气温。”

川芎《本草新编》:"气温。"

当归①《本草新编》:"气温。"②《本草经解》:"气温。"③《药鉴》:"气温。"④《本经》:"温。"⑤《长沙药解》:"微温。"

桔梗①《本经》:"微温。"②《本草新编》:"气微温。"

平——桃仁①《本草经解》:"气平。"②《本草择要纲目》:"平。"

牛膝①《本草新编》:"气平。"②《本草经解》:"气平。"

甘草①《本经》:"味甘,平。"②《别录》:"无毒。"③《本草衍义》:"微凉。"④《珍珠囊》:"生甘,平;炙甘,温。"

3. 五味配伍

苦——桃仁①《长沙药解》:"味甘苦辛。"②《本草经解》:"味甘苦。"

生地《本草新编》:"味苦甘。"

牛膝①《本草新编》:"味甘酸。"②《本草经解》:"味苦酸。"

枳壳①《本草经解》:"味苦酸。"②《证类本草》:"味苦酸。"

柴胡①《本经》:"味苦。"②《长沙药解》:"味苦。"③《本草新编》:"味苦。"

甘——当归①《本草新编》:"味甘辛。"②《药鉴》:"味甘辛。"③《本经》:"味甘。"④《长沙药解》:"味苦辛。"⑤《本草经解》:"味苦。"

甘草①《本经》:"味甘,平。"②《别录》:"无毒。"③《本草衍义》:"微凉。"④《珍珠囊》:"生甘,平;炙甘,温。"

辛——红花《本草经解》:"味辛。"

赤芍《滇南本草》:"味辛,微酸。"

川芎《本草新编》:"味辛。"

桔梗①《本经》:"味辛。"②《长沙药解》:"味辛苦。"③《本草新编》:"味苦。"

4. 归经配伍

桃仁——①《长沙药解》:"入足厥阴肝经。"②《本草经解》:"入手太阴肺经,入手少阴心经、足太阴脾经。"③《本草择要纲目》:"入手足厥阴经血分。"

红花——①《本草经解》:"入足厥阴肝经,入手太阴肺经。"②《雷公炮制药性解》:"入心、肝二经。③《本草经解》:"入足厥阴肝经,手太阴肺经。④《本草再新》:"入肝、肾二经。"

赤芍——《长沙药解》:"入足厥阴肝、足少阳胆经。"

川芎——①《本草新编》:"入手、足厥阴二经。"②《本草经解》:"入足厥阴肝经,入手太阴肺经。"③《本草择要纲目》:"少阳本经引经之药,又入手足厥阴气分。"

牛膝——《本草经解》:"入手太阴肺经,入足厥阴肝经、手厥阴心包络。"

生地——《本草新编》:"入手少阴及手太阴。"

当归——①《本草新编》:“入心、脾、肝三脏。”②《长沙药解》:“入足厥阴肝经。”③《本草经解》:“入足厥阴肝经,入手少阴心经。”④《药鉴》:“入手少阴,以其心主血也。入足太阴,以其脾裹血也。入足厥阴,以其肝藏血也。”

桔梗——①《长沙药解》:“入手太阴肺经。”②《本草新编》:“入手足肺、胆二经。”③《本草经解》:“入足少阳胆经,入手太阴肺经。”

枳壳——《本草经解》:“入足太阳寒水膀胱经、手太阳寒水小肠经。”

柴胡——①《长沙药解》:“入足少阳胆经。”②《本草新编》:“入手足少阳、厥阴之四经。”③《本草经解》:“独入足少阳胆经。”

甘草——①《汤液本草》:“入足厥阴、太阴、少阴经。”②《雷公炮制药性解》:“入心、脾二经。”

5. 七方配伍

十一味为大方、奇方、缓方。

6. 七情配伍

桃仁、红花相须为用,增强破血化瘀止痛之功。

川芎、赤芍相使为用,增强活血祛瘀之功。

7. 量数配伍

本方由桃红四物汤合四逆散加牛膝、桔梗而成。方中重用桃仁(12g),意在活血化瘀为用,诸药配伍体现了活血与行气相配伍,使血行而不滞,气血调和。

8. 对药配伍

桃仁——红花

当归——生地

川芎——赤芍

桔梗——枳壳

9. 趋向配伍

桃仁、红花川祛瘀为用,趋于沉降;川芎、赤芍助其活血化瘀,亦趋于沉降;牛膝引血下行,趋于沉降;当归、生地养血滋阴,亦为沉降。柴胡、桔梗、枳壳行气为用,趋于升浮之品。甘草甘平,为阴阳平和之品。

10. 阴阳配伍

赤芍、生地、柴胡、枳壳味苦,性寒属阴;牛膝引血下行,属阴。红花、桔梗、川芎、当归性温,属阳。桃仁、甘草气平,为阴阳平和之品。

11. 五行配伍

本方由桃红四物汤合四逆散加牛膝、桔梗而成;方中柴胡、桃仁、生地、赤芍、枳壳、牛膝味苦属水;能泻,具有降泻、活血化瘀之功。配伍川芎、红花味辛为木,能行能散,行气和血而舒甘,载物上行;当归、甘草味甘为土,能补,具有补益之功,补血活血止痛之功。诸药配伍,体现了土制水,土能实木,使得行气之功宽胸增强,从而推动活血祛瘀之功，以达胸中而止痛。

12. 随证加减配伍

①通窍活血汤：出自《医林改错》。主治瘀阻头面证。头痛昏晕，或耳聋，脱发，面色青紫，或酒渣鼻，或白癜风，以及妇女干血痨，小儿疳积见肌肉消瘦、腹大青筋、潮热等。

②膈下逐瘀汤：出自《医林改错》。主治瘀血阻滞膈下证。膈下瘀血蓄积；或腹中胁下有痞块；或肚腹疼痛，痛处不移；或卧则腹坠似有物者。

③少腹逐瘀汤：出自《医林改错》。主治寒凝血瘀证。少腹瘀血积块疼痛或不痛，或痛而无积块，或少腹胀满，或经期腰酸，少腹作胀，或月经一月见三五次，接连不断，断而又来，其色或紫或黑，或有瘀块，或崩漏兼少腹疼痛等症。

④身痛逐瘀汤：出自《医林改错》。主治瘀血痹阻经络证。肩痛，臂痛，腰痛，腿痛。或周身疼痛经久不愈。

13. 名家论方

唐宗海《血证论·卷八》："王清任著《医林改错》，论多粗舛，惟治瘀血最长。所立三方，乃治瘀血活套方也。一书中惟此汤歌诀'血化下行不作痨'句颇有见识。凡痨所由成，多是瘀血为害，吾于血症诸门，言之纂祥，并采此语为印证。"

14. 方歌

血府当归生地桃，红花枳壳膝芎饶。
柴胡赤芍甘桔梗，血化下行不作痨。
通窍全凭好麝香，桃红大枣老葱姜。
川芎黄酒赤芍药，表里通经第一方。
膈下逐瘀桃牡丹，赤芍乌药元胡甘。
归芎灵脂红花壳，香附开郁血亦安。
少腹逐瘀桃牡丹，元胡灵脂芍茴香。
蒲黄肉桂当没药，调经种子第一方。
身痛逐瘀膝地龙，香附羌秦草归芎。
黄芪苍柏量加减，要紧五灵桃没红。

补阳还五汤

出自《医林改错》。

【处方】黄芪（生）（120g），当归尾（6g），赤芍（5g），地龙（去土）、川芎、红花、桃仁（各 3g）。

【主治】中风之气虚血瘀证。半身不遂，口眼㖞斜，语言謇涩，口角流涎，小便频数或遗尿失禁，舌暗淡，苔白，脉缓无力。

【功能】补气，活血，通络。

【用法用量】水煎服。黄芪初用一二两，以后渐加至四两。至微效时，日服两剂，两剂服至五六日，每日仍服一剂。

方中重用生黄芪为君药，大补脾胃中气，使气旺血行，祛瘀而不伤正。当归尾长于活血，兼能养血，化瘀而不伤血，为臣药。佐以川芎、赤芍、桃仁、红花，活血祛瘀，疏通经络；地龙性善走窜，长于通络，与生黄芪配合，增强补气通络之力，使药力能周行全身。诸药合用，则气旺血行，瘀消脉通，筋肉得以濡养，痿废自能康复。

1. 君臣佐使配伍

君——**生黄芪**①《本经》："主痈疽，久败疮，排脓止痛。补虚，小儿百病。"②《长沙药解》："入肺胃而补气，走经络而益营，医黄汗血痹之证，疗皮水风湿之疾，历节肿痛最效，虚劳里急更良，善达皮腠，专通肌表。"③《日华子本草》："助气壮筋骨，长肉补血。"④《本草新编》："其功用甚多，而其独效者，尤在补血。夫黄芪乃补气之圣药，如何补血独效。盖气无形，血则有形。有形不能速生，必得无形之气以生之。"

臣——**当归**①《本经》："主咳逆上气，温虐，寒热，洗在皮肤中。妇人漏下绝子，诸恶创疡金创。"②《本草新编》："但其性甚动，入之补气药中则补气，入之补血药中则补血，入之升提药中则提气，入之降逐药中则逐血也。而且用之寒则寒，用之热则热，无定功也。如痢疾也，非君之以当归，则肠中之积秽不能去；如跌伤也，非君之以当归，则骨中之瘀血不能消；大便燥结，非君之以当归，则硬粪不能下；产后亏损，非君之以当归，则血晕不能除。肝中血燥，当归少用，难以解纷；心中血枯，当归少用，难以润泽；脾中血干，当归少用，难以滋养。是当归必宜多用，而后可以成功也。倘畏其过滑而不敢多用，则功用薄而迟矣。而或者谓当归可臣而不可君也，补血汤中让黄 为君，反能出奇以夺命；败毒散中让金银花为君，转能角异以散邪，似乎为臣之功胜于为君。然而当归实君药，而又可以为臣为佐使者也。用之彼而彼效，用之此而此效，充之五脏六腑，皆可相资，亦在人之用之耳。用之当，而攻补并可奏功；用之不当，而气血两无有效。用之当，而上下均能疗治；用之不当，而阴阳各鲜成功。又何论于可君而不可臣，可臣而不可佐使哉。"③《长沙药解》："养血滋肝，清风润木，起经脉之细微，回肢节之逆冷，缓里急而安腹痛，调产后而保胎前，能通妊娠之小便，善滑产妇之大肠，奔豚须用，吐蛔宜加，寒疝甚良，温经最效。"④《本草经解》："主咳逆上气，温疟寒热洗洗在皮肤中，妇人漏下绝子，诸恶疮疡金疮。"⑤《药鉴》："多用，大益于血家，诸血证皆用之，但流通而无定，由其味带辛甘而气畅也，随所引导而各至焉。"⑥《神农本草百种录》："主咳逆上气，润肺气。温疟寒热，洗洗在皮肤中，皆风寒在血中之病。妇人漏下绝子，荣血不足之病。诸恶疮疡，金疮，荣血火郁及受伤之病。"⑦《读医随笔》："通行气血，开结散郁，壮肝胆阳气，化血脉寒痹。"

佐——**赤芍**①《本经》:"主邪气腹痛,除血痹,破坚积,寒热疝瘕,止痛,利小便,益气。"②《别录》:"通顺血脉,缓中,散恶血,逐贼血,去水气,利膀胱大小肠,消痈肿,时行寒热,中恶腹痛,腰痛。"③《药性论》:"治肺邪气,腹中㽲痛,血气积聚,通宣脏腑拥气,治邪痛败血,主时疾骨热,强五脏,补肾气,治心腹坚胀,妇人血闭不通,消瘀血,能蚀脓。"④《日华子本草》:"治风补劳,主女人一切病并产前后诸疾,通月水,退热除烦,益气,天行热疾,瘟瘴惊狂,妇人血运,及肠风泻血;痔瘘、发背、疮疥,头痛,明目,目赤,胬肉。"⑤《开宝本草》:"别本注云,利小便,下气。"⑥《滇南本草》:"泻脾火,降气,行血,破瘀,散血块,止腹痛,退血热,攻痈疮,治疥癞。"⑦《药品化义》:"泻肝火。"⑧《滇南本草》:"泄脾火,降气行血,破瘀血,散血块,止腹痛,散血热,攻痈疽,治疥癞疮。"

川芎①《本草新编》:"治头痛有神,行血海,通肝经之脏,破癥结宿血,产后去旧生新,凡吐血、衄血、溺血,便血、崩血,俱能治之。血闭者能通,外感者能散,疗头风甚神,止金疮疼痛。"②《药鉴》:"血药中用之,能助血流行,奈过于走散,不可久服多服,中病即已,过则令人暴卒死。能止头疼者,正以有余,能散不足,而引清血下行也。"③《本草经解》:"主中风入脑头痛,寒痹筋挛,缓急金疮,妇人血闭无子,川芎气温,禀天春和之木气。"④《本草择要纲目》:"中风入脑头痛,面上游风,治一切面,一切气,一切血,破宿血,养新血,长肉诸疮疡及排脓。"⑤《轩岐救正论》:"川芎气辛味微苦而性主窜,行多补少,但质略润,非燥烈之比也。"

桃仁①《长沙药解》:"通经而行瘀涩,破血而化癥瘕。"②《本草经解》:"主瘀血,血闭癥瘕邪气,杀小虫。"③《药笼小品》:"能治一切血瘀、血积、血痞、血秘,皮肤燥痒肌有凝血,发热如狂蓄血在小腹。"④《药征续编》:"主治瘀血,少腹满痛,故兼治肠痈,及妇人经水不利。"

红花①《本草经解》:"主产后血晕口噤,腹内恶血不尽绞痛,胎死腹中,并酒煮服,亦主蛊毒。"②《唐本草》:"治口噤不语,血结,产后诸疾。"③《开宝本草》:"主产后血运口噤,腹内恶血不尽、绞痛,胎死腹中,并酒煮服。亦主蛊毒下血。"④《本草蒙筌》:"喉痹噎塞不通,捣汁咽。"⑤《本草纲目》:"活血,润燥,止痛,散肿,通经。"⑥《本草正》:"达痘疮血热难出,散斑疹血滞不消。"⑦《本草再新》:"利水消肿,安生胎,堕死胎。"

地龙①《滇南本草》:"祛风。治小儿瘈 惊风,口眼歪斜,强筋,治痿软。"②《本草便读》:"性下行,利水通经,皆取咸寒退火热。治囊肿,毒因火附,须求蚯蚓净泥砂。"(地龙即蚯蚓,此物蛰于土,且所食者亦土,善窜穴下行,咸寒无毒。入脾胃二经,凡一切大热狂乱,大腹水肿,小便不通等证,皆可用此下导。又治湿热香港脚上攻,内用外用各方,皆有神效。)

使——**酒**①《别录》："主行药势，杀百邪恶毒气。"②《本草拾遗》："通血脉，厚肠胃，润皮肤，散湿气。"③《本草纲目》："米酒，解马肉、桐油毒，热饮之甚良。""老酒，和血养气，暖胃辟寒。""烧酒，消冷积寒气，燥湿痰，开郁结，止水泄。治霍乱，疟疾，噎膈，心腹冷痛，阴毒欲死，杀虫辟瘴，利小便，坚大便；洗赤目肿痛。"④《医林纂要》："散水，和血，行气，助肾兴阳，发汗。"

2. 四气配伍

寒——赤芍《滇南本草》："性寒。"

地龙《中国药典》："咸，寒。"

温——生黄芪①《本经》："微温。"②《长沙药解》："气平。"

当归①《本草新编》："气温。"②《本草经解》："气温。"③《药鉴》："气温。"④《本经》："温。"⑤《长沙药解》："微温。"

川芎《本草新编》："气温"

红花《本草经解》："气温。"

平——桃仁①《本草经解》："气平。"②《本草择要纲目》："平。"

3. 五味配伍

甘——生黄芪①《本经》："味甘。"②《长沙药解》："味甘。"

当归①《本草新编》："味甘辛。"②《药鉴》："味甘辛。"③《本经》："味甘。"④《长沙药解》："味苦辛"⑤《本草经解》："味苦。"

桃仁①《长沙药解》："味甘苦辛。"②《本草经解》："味甘苦。"

辛——赤芍《滇南本草》："味辛，微酸。"

川芎《本草新编》："味辛。"

红花《本草经解》："味辛。"

苦——地龙《中国药典》："咸，寒。"

4. 归经配伍

生黄芪——①《长沙药解》："入足阳明胃、手太阴肺经。"②《本草新编》："入手太阴、足太阴、手少阴之经。"

当归——①《本草新编》："入心、脾、肝三脏。"②《长沙药解》："入足厥阴肝经。"③《本草经解》："入足厥阴肝经，入手少阴心经。"④《药鉴》："入手少阴，以其心主血也。入足太阴，以其脾裹血也。入足厥阴，以其肝藏血也。"

赤芍——《长沙药解》："入足厥阴肝、足少阳胆经。"

川芎——①《本草新编》："入手、足厥阴二经。"②《本草经解》："入足厥阴肝经，入手太阴肺经。"③《本草择要纲目》："少阳本经引经之药，又入手足厥阴气分。"

桃仁——①《长沙药解》："入足厥阴肝经。"②《本草经解》："入手太阴肺经，入手少阴心经、足太阴脾经。"③《本草择要纲目》："入手足厥阴经血分。”

红花——①《本草经解》:“入足厥阴肝经,入手太阴肺经。”②《雷公炮制药性解》:入心、肝二经。”③《本草经解》:入足厥阴肝经,手太阴肺经。”④《本草再新》:入肝、肾二经。”

地龙——《本草便读》:“入脾胃二经。”

5.七方配伍

七味药为小方、奇方、缓方。

6.七情配伍

桃仁、红花相须为用,增强破血化瘀止痛之功。

川芎、赤芍相使为用,增强活血祛瘀之功。

黄芪、当归相使为用,增强活血行血之功。

7.量数配伍

本方重用补气药黄芪(120g),意在气旺则血行,血行则通络而祛瘀,其当归、赤芍、川芎、红花、桃仁均为其效力,加上地龙善行通络,助其药效直达中络。

8.对药配伍

桃仁——红花

川芎——赤芍

当归——地龙

9.趋向配伍

黄芪补气为用,主升,为升浮之品;桃仁、红花、川芎、赤芍、当归,均为活血通络祛瘀而效力,在此方中应属升浮;地龙本善于行走,属升浮之品。

10.阴阳配伍

黄芪、当归、红花、川芎均性温属阳。赤芍、地龙性寒属阴。桃仁气平,属阴阳平和之品。

11.五行配伍

黄芪味甘为土,具有补益之功,大补元气,使气旺以促血行;配伍当归尾味咸为火,具有能泻下通络之功,加上地龙亦味咸,善走通络,增强了破血祛瘀、活血之效。这体现了火生土原则,使黄芪补气之功倍增,气行则血行。同时,黄芪味甘配伍赤芍味苦,苦甘化咸,增强泻下通络之功。而川芎、桃仁、红花味辛属木,具有升散之功,活血祛瘀之效佳。本方重在行气与祛瘀并用。

12.随证加减配伍

治疗中风偏瘫,偏寒者,可加肉桂、巴戟天等温肾散寒;脾虚者,可加党参、白术以健脾益气;痰多者,加法半夏、天竺黄以化痰;语言不利者,加菖蒲、远志以开窍化痰;口眼㖞斜者,加白附子、僵蚕、全蝎以祛风化痰通络;偏瘫日久,疗效不显者,加水蛭、虻虫以破瘀通络;下肢痿软者,加杜仲、牛膝以补益肝肾;头昏头痛者,加菊花、蔓荆子、石决明、代赭石以镇肝息风。本方证以正气亏虚为主,故生黄芪用量宜重(可从 30～60g 开始,效果不显再逐渐增加),祛瘀药宜轻。偏寒者,可加熟附子以温经散寒。

13. 名家论方

方论选录。张锡纯《医学衷中参西录·上册》:“至清中叶王勋臣出,对于此证,专以气虚立论,谓人之元气,全体原十分,有时损去五分,所余五分,虽不能充体,犹可支持全身。而气虚者,经络必虚,有时气从经络处透过,并于一边,彼无气之边,即成偏枯。爰立补阳还五汤,方中重用黄芪四两,以峻补气分,此即东垣主气之说也。然王氏书中全未言脉象何如,若遇脉之虚而无力者,用其方原可见效;若其脉象实而有力,其人脑中多患充血,而复用黄芪之温而升补者,以助其血愈上行,必至凶危立见,此固不可不慎也。”

14. 方歌

补阳还五赤芍芎,归尾通经佐地龙,四两黄芪为主药,血中瘀滞用桃红。

复元活血汤

出自《医学发明》。

【处方】柴胡(15g),栝楼根(9g),当归(9g),红花(6g),甘草(6g),穿山甲(炮)(6g),大黄(18g),桃仁(15g)。

【主治】主治跌打损伤,瘀血留于胁下,痛不可忍。

【功能】活血祛瘀,疏肝通络。

【用法用量】加酒适量,水煎服。

方中重用大黄荡涤瘀血,引瘀血下行;柴胡疏肝理气,气行则血行,兼引诸药直达病所,共为君药。当归、桃仁、红花活血祛瘀,消肿止痛,共为臣药。穿山甲破瘀通络;瓜蒌根即天花粉,清热而散瘀,共为佐药。甘草缓急止痛,调和诸药,为使药。加酒煎药,为借酒行散之功以增强活血通络之力。

1. 君臣佐使配伍

君——**大黄**①《本经》:“下瘀血,血闭,寒热,破癥瘕积聚,留饮宿食,荡涤肠胃,推陈致新,通利水谷(‘水谷’一作‘水谷道’),调中化食,安和五脏。”②《药性论》:“主寒热,消食,炼五脏,通女子经候,利水肿,破痰实,冷热积聚,宿食,利大小肠,贴热毒肿,主小儿寒热时疾,烦热,蚀脓,破留血。”③《日华子本草》:“通宣一切气,调血脉,利关节,泄塑滞、水气,四肢冷热不调,温瘴热痰,利大小便,并敷一切疮疖痈毒。”④《本草纲目》:“主治下痢亦白,里急腹痛,小便淋沥,实热燥结,潮热谵语,黄疸,诸火疮。”⑤《别录》:“平胃,下气,除痰实,肠间结热,心腹胀满,女子寒血闭胀,小腹痛,诸老血留结。”

柴胡①《本经》:“主心腹肠胃中结气,饮食积聚,寒热邪气,推陈致新。”②《别录》:“除伤寒心下烦热,诸痰热结实,胸中邪逆,五藏间游气,大肠停积，水胀，及湿痹拘挛。亦可作浴汤。”③《药性论》：“治热劳骨节烦疼，热气，肩背疼痛，宣畅血气，劳乏羸瘦；主下气消食，主时疾内外热不解，单煮服。”④《日华子本草》：“补五劳七伤，除烦止惊，益气力，消痰止嗽，润心肺，添精补髓，天行温疾热狂乏绝，胸胁气满，健忘。”⑤《珍珠囊》：“去往来寒热，胆痹，非柴胡梢子不能除。”⑥《滇南本草》：“伤寒发汗解表要药，退六经邪热往来，痹痿，除肝家邪热、痨热，行肝经逆结之气，止左胁肝气疼痛，治妇人血热烧经，能调月经。”“发汗用嫩蕊，治虚热、调经用根。”⑦《本草纲目》：“治阳气下陷，平肝、胆、三焦、包络相火，及头痛、眩晕，目昏、赤痛障翳，耳聋鸣，诸疟，及肥气寒热，妇人热入血室，经水不调，小儿痘疹余热，五疳羸热。”

臣——**当归**①《本草正》：“当归，其味甘而重，故专能补血，其气轻而辛，故又能行血，补中有动，行中有补，诚血中之气药，亦血中之圣药也。大约佐之以补则补，故能养营养血，补气生精，安五脏，强形体，益神志，凡有形虚损之病，无所不宜。佐之以攻则通，故能祛痛通便，利筋骨，治拘挛、瘫痪、燥、涩等。”②李杲：“当归头，止血而上行；身养血而中守；梢破血而下流；全活血而不走。”③《本经》：“主咳逆上气，温疟寒热洗洗在皮肤中，妇人漏下，绝子，诸恶疮疡金疮，煮饮之。”④《别录》：“温中止痛，除客血内塞，中风痓、汗不出，湿痹，中恶客气、虚冷，补五藏，生肌肉。”⑤《本草纲目》：“治头痛，心腹诸痛，润肠胃筋骨皮肤。治痈疽，排脓止痛，和血补血。”⑥《本草再新》：“治浑身肿胀，血脉不和，阴分不足，安生胎，堕死胎。”⑦《药性论》：“止呕逆、虚劳寒热，破宿血，主女子崩中，下肠胃冷，补诸不足，止痢腹痛。单煮饮汁，治温疟，主女人沥血腰痛，疗齿疼痛不可忍。病人虚冷加而用之。”⑧《日华子本草》：“治一切风，一切血，补一切劳，破恶血，养新血及主癥癖。”⑨《珍珠囊》：“头破血，身行血，尾止血。”⑩《本草蒙筌》：“逐跌打血凝，并热痢刮疼滞住肠胃内。”

桃仁①《长沙药解》：“通经而行瘀涩，破血而化癥瘕。”②《本草经解》：“主瘀血，血闭癥瘕邪气，杀小虫。”③《本草崇原》：“主治瘀血血闭，癥瘕邪气，杀小虫。”④《药笼小品》：“能治一切血瘀、血积、血痞、血秘，皮肤燥痒肌有凝血，发热如狂蓄血在小腹。”⑤《药征续编》：“主治瘀血，少腹满痛，故兼治肠痈，及妇人经水不利。”

红花①《本草经解》：“主产后血晕口噤，腹内恶血不尽绞痛，胎死腹中，并酒煮服，亦主蛊毒。”②《唐本草》：治口噤不语，血结，产后诸疾。”③《本草蒙筌》：喉痹噎塞不通，捣汁咽。④《本草纲目》：活血，润燥，止痛，散肿，通经。”⑤《本草正》：达痘疮血热难出，散斑疹血滞不消。”⑥《本草再新》：利水消肿，安生胎，堕死胎。”

佐——**穿山甲**①《本草纲目》：“穿山甲，古方鲜用，近世风疟疮科通经下乳，用为要药，盖此物能窜经络达于病所故也。谚曰：'穿山甲、王不留，妇人食了乳长流，亦言其迅速也。李仲南言其性专行散，中病即止，不可过服。'又按《德生堂经验方》云：'凡风湿冷痹之证，因水湿所致，浑身上下，强直不能屈伸，痛不可忍者，于五积散加穿山甲七片，炮熟，同全蝎炒十一个，葱、姜同水煎，入无灰酒一匙，热服取汗，避风。'"②《医学衷中参西录》："穿山甲，味淡性平，气腥而窜，其走窜之性，无微不至，故能宣通脏腑，贯彻经络，透达关窍，凡血凝血聚为病，皆能开之。以治疔痈，放胆用之，立见功效。并能治癥瘕积物，周身麻痹，二便秘塞，心腹疼痛。若但知其长于治疮，而忘其他长，犹浅之乎视山甲也。疔疮初起未成脓者，余恒用山甲、皂刺各四钱，花粉、知母各六钱、乳香、没药各三钱，全蜈蚣三条。以治横痃，亦极效验。其已有脓而红肿者，服之红肿即消，脓亦易出。至癥瘕积聚，疼痛麻痹，二便闭塞诸证，用药治不效者，皆可加山甲作向导。"③《名医别录》："主五邪惊啼悲伤，烧之作灰，以酒或水和方寸匕，疗蚁瘘。"④陶弘景："疗疮癞。"⑤《药性论》："治山瘴疟。恶疮，烧敷之。"⑥《日华子本草》："治小儿惊邪，痔漏、恶疮、疥癣。"⑦《滇南本草》："治疥癞痈毒，破气行血，胸膈膨胀逆气，治膀胱疝气疼痛。"⑧《本草纲目》："除痰疟寒热，风痹强直疼痛，通经脉，下乳汁，消痈肿，排脓血，通窍杀虫。"⑨《本草再新》："搜风去湿，解热败毒。"

栝楼根：即天花粉①《本经》："主消渴，身热，烦满，大热，补虚安中，续绝伤。"②《别录》："除肠胃中痼热，八疸身面黄，唇干，口燥，短气。通月水，止小便利。"③《日华子本草》："通小肠，排脓，消肿毒，生肌长肉，消扑损瘀血。治热狂时疾，乳痈，发背，痔瘘疮疖。"④《滇南本草》："治痈疮肿毒，并止咳嗽带血。"⑤《本草正》："凉心肺，解热渴。降膈上热痰，消乳痈肿毒。"⑥《医林纂要》："补肺，敛气，降火，宁心，兼泻肝郁，缓肝急，清膀胱热，止热淋小便短数，除阳明湿热。成无己：栝楼根，润枯燥者也。加之则津液通行，是为渴所宜也。津液不足而为渴，苦以坚之，栝楼根之苦，以生津液。"⑦《本草纲目》："栝楼根，味甘微苦酸，酸能生津，故能止渴润枯，微苦降火，甘不伤胃，昔人只言其苦寒，似未深察。"⑧《本草汇言》："天花粉，退五脏郁热，如心火盛而舌干口燥，肺火盛而咽肿喉痹，脾火盛而口舌齿肿，痰火盛而咳嗽不宁。若肝火之胁胀走注，肾火之骨蒸烦热，或痈疽已溃未溃，而热毒不散，或五疸身目俱黄，而小水若淋若涩，是皆火热郁结所致，惟此剂能开郁结，降痰火，并能治之。又其性甘寒，善能治渴，从补药而治虚渴，从凉药而治火渴，从气药而治郁渴，从血药而治烦渴，乃治渴之要药也。"⑨《本经逢原》："栝楼根，降膈上热痰，润心中烦渴，除时疾狂热，祛酒瘅湿黄，治痈疡解毒排脓。"⑩《本经》："有补虚安中续绝伤之称，以其有清胃祛热之功，火去则中气安，津液复则血气和而绝伤续矣。其性寒降，凡胃虚吐逆，阴虚劳嗽误用，反伤胃气，久必泄泻喘咳，病根愈固矣。"

使——**甘草**①《本草纲目》："解小儿胎毒、惊痫，降火止痛。"②《别录》："温中下气，烦满短气，伤脏咳嗽，止渴，通经脉，利血气，解百药毒。"③《本经》："主五脏六腑寒热邪气，坚筋骨，长肌肉，倍力，金疮肿，解毒。"④《药性论》："主腹中冷痛，治惊痫，除腹胀满；补益五脏；制诸药毒；养肾气内伤，令人阴(不)痿；主妇人血沥腰痛；虚而多热；加而用之。"

2. 四气配伍

寒——大黄①《本经》："味苦，寒。"②《药性论》："味苦甘。"③《别录》："大寒，无毒。"

穿山甲①《滇南本草》："味咸，性寒凉。"②《药鉴》："气微寒"

柴胡《别录》："微寒，无毒。"

天花粉《本草纲目》："甘微苦酸，微寒。"

温——当归①《本经》："味甘，温。"②《本草述》："味苦，温，无毒。"

红花《本草经解》："气温。"

平——桃仁①《本草经解》："气平。"②《本草择要纲目》："平。"

甘草《本经》："味甘，平。"

3. 五味配伍

苦——大黄《本经》："味苦，寒。"

柴胡《本经》："味苦，平。"

甘——当归①《本经》："味甘，温。"②《别录》："辛，大温，无毒。"

桃仁①《长沙药解》："味甘苦辛。"②《本草经解》："味甘苦。"

天花粉《本草纲目》："甘微苦酸，微寒。"

甘草《本经》："味甘，平。"

辛——红花《本草经解》："味辛。"

咸——穿山甲①《本草择原纲目》："咸微寒有毒。"②《滇南本草》："味咸，性寒凉。"

4. 归经配伍

大黄——《本草纲目》："足太阴，手、足阳明，手、足厥阴五经血分药。"

柴胡——《珍珠囊》："入足少阳胆、足厥阴肝、手少阳三焦、手厥阴心包络。"

当归——①《汤液本草》："入手少阴、足太阴、厥阴经。"②《雷公炮制药性解》："入心、肝、肺三经。"

桃仁——①《长沙药解》："入足厥阴肝经。"②《本草经解》："入手太阴肺经，入手少阴心经、足太阴脾经。"③《本草择要纲目》："入手足厥阴经血分。"

红花——①《本草经解》："入足厥阴肝经，入手太阴肺经。"②《雷公炮制药性解》:“入心、肝二经。”③《本草经解》:“入足厥阴肝经,手太阴肺经。④《本草再新》:入肝、肾二经。”

穿山甲——《本草择原纲目》:“入厥阴阳明经。”

天花粉——《雷公炮制药性解》:“入肺、心、脾、胃、小肠五经。”

甘草——①《本草通玄》:“入脾、胃。”②《本草经解》:“入手太阴肺经、足太阴脾经。”

5. 七方配伍

八味药为大方、偶方、急方。

6. 七情配伍

酒大黄、柴胡相使为用,增强散胁肋瘀血之功。

桃仁、红花相须为用,增强活血祛瘀之功。

7. 量数配伍

方中重用酒大黄(18g),意在活血祛瘀柴,荡涤凝瘀败血之用;柴胡、桃仁、红花,则体现了病位在胁部,肝经循行,入肝分,疏肝行气与活血化瘀相配伍,穿山甲、栝楼根破瘀疗伤,诸药配伍,瘀祛新生,气行络通,胁痛自平。

8. 对药配伍

桃仁——红花

穿山甲——栝楼根

9. 趋向配伍

酒大黄导瘀下行为沉降之品;桃仁、红花、穿山甲、栝楼根皆意在活血祛瘀,属于沉降之品。柴胡疏肝行气,为升浮之品。甘草性平,为阴阳平和之品。

10. 阴阳配伍

大黄、穿山甲、柴胡、栝楼根性寒,属阴。当归、红花性温属阳。甘草性平,为阴阳平和之品。

11. 五行配伍

肝经在散,以辛补之,以酸泻之。方中大黄味苦,具有倒瘀下行,推陈出新之功;配伍柴胡味辛苦,偏于味辛,具有疏肝行气之功;同时配伍桃仁味苦、穿山甲味咸,苦咸软坚,增强泻下软坚之功;栝楼根味甘微苦酸,偏于味苦之功,重于消瘀散结、清热消肿;加上当归味甘辛,偏于味辛,红花亦味辛,助诸药活血止痛;甘草味甘,能补能缓,调和诸药之功。

12. 随证加减配伍

①七厘散:出自《同寿录》。主治跌扑损伤,血瘀疼痛,外伤出血。

②加减法:若气滞较甚者,酌加木香、香附、青皮、枳壳、郁金以助行气止痛之力;血瘀较重者,可加三七粉,或酌加乳香、没药等以增强化瘀止痛之效。

13. 名家论方

《成方便读》:“夫跌打损伤一证,必有瘀血积于两胁间,以肝为藏血之脏,其经行于两胁，故无论何经之伤，治法皆不离于肝。且跌仆一证，其痛者在腰胁间，尤为明证。故此方以柴胡之专入肝胆者，宣其气道，行其郁结。而以酒浸大黄，使其性不致直下，随柴胡之出表入里以成搜剔之功。当归能行血中之气，使血各归其经。甲片可逐络中之瘀，使血各从其散。血瘀之处，必有伏阳，故以花粉清之。痛盛之时，气脉必急，故以甘草缓之。桃仁之破瘀，红花之活血。去者去，生者生，痛自舒而元自复矣。”

14. 方歌

复元活血有柴胡，楼根归草与甲珠，桃仁红花大黄配，跌打损伤正宜服。

温经汤

出自《金匮要略・妇人杂病脉证并治》。

【处方】吴茱萸、麦冬（去心）（各9g），当归、芍药、川芎、人参、桂枝、阿胶、牡丹皮（去心）、生姜、甘草、半夏（各6g）。

【主治】冲任虚寒、瘀血阻滞证。漏下不止，血色暗而有块，淋漓不畅，或月经超前或延后，或逾期不止，或一月再行，或经停不至，而见少腹里急，腹满，傍晚发热，手心烦热，唇口干燥，舌质暗红，脉细而涩。亦治妇人宫冷，久不受孕。

【功能】温经散寒，养血祛瘀。

【用法用量】上十二味，以水一斗，煮取三升，分温三服。现代用法：水煎服，阿胶烊冲。

方中吴茱萸温中行气以止痛，桂枝温通血脉，两药合用，温经散寒、通利血脉之功更佳，共为君药。当归补血活血，又善止痛，为妇科调经要药，加上川芎、芍药三药合用，活血止痛，养血调经，为臣药。阿胶、麦冬养阴润燥而清虚热。丹皮祛瘀通经，兼退虚热。人参、甘草益气健脾；生姜、半夏和胃运脾，与参、草配合，调补脾胃，资生血之源，俱为佐药。甘草尚能调和药性，又作使药。

1. 君臣佐使配伍

君——**吴茱萸**①《本经》：“主温中，下气，止痛，咳逆，寒热，除湿血痹，逐风邪，开腠理，根杀三虫。”②《长沙药解》：“温中泻湿，开郁破凝，降浊阴而止呕吐，升清阳而断泄利。”③《证类本草》：“主温中下气，止痛，咳逆寒热，除湿血痹，逐风邪，开腠理，去痰冷，腹内绞痛，诸冷实不消，中恶，心腹痛，逆气，利五脏。”④《药征》：“主治呕而胸满也。”⑤《本草新编》：“主咽塞气不通，散气膈冷气窒塞，驱脾胃停寒，脐腹成阵绞痛，逐膀胱受湿，阴囊作疝剜痛，开腠理，解风邪，止呕逆，除霍乱。”⑥《本草崇原》：“主治温中下气，止痛，除湿血痹，逐风邪，开腠理，咳逆寒热。”

桂枝①《本经》：“主上气咳逆，结气喉痹，吐吸，利关节，补中益气。久服通神，轻身不老。”②《长沙药解》：“入肝家而行血分，走经络而达营郁，善解风邪，最调木气，升清阳脱陷，降浊阴冲逆，舒筋脉之急挛，利关节之壅阻，入肝胆而散遏抑，极止痛楚，通经络而开痹涩，甚去湿寒，能止奔豚，更安惊悸。”③《本草新编》：“能治上焦头目，兼行于臂，调荣血，和肌表，止烦出汗，疏邪散风。”④《药征》：“主治冲逆也，旁治奔豚头痛、发热恶风、汗出身痛。”⑤《医学衷中参西录》：“力善宣通，能升大气（即胸之宗气），降逆气（如冲气肝气上冲之类），散邪气（如外感风寒之类）。”

臣——**川芎**①《本草新编》：“治头痛有神，行血海，通肝经之脏，破癥结宿血，产后去旧生新，凡吐血、衄血、溺血，便血、崩血，俱能治之。血闭者能通，外感者能散，疗头风甚神，止金疮疼痛。”②《药鉴》：“血药中用之，能助血流行，奈过于走散，不可久服多服，中病即已，过则令人暴卒死。能止头疼者，正以有余，能散不足，而引清血下行也。”③《本草经解》：“主中风入脑头痛，寒痹筋挛，缓急金疮，妇人血闭无子，川芎气温，禀天春和之木气。”④《本草择要纲目》：“中风入脑头痛，面上游风，治一切面，一切气，一切血，破宿血，养新血，长肉诸疮疡及排脓。”⑤《轩岐救正论》：“川芎气辛味微苦而性主窜，行多补少，但质略润，非燥烈之比也。”

当归①《本经》：“主咳逆上气，温虐，寒热，洗在皮肤中。妇人漏下绝子，诸恶创疡金创。”②《本草新编》：“但其性甚动，入之补气药中则补气，入之补血药中则补血，入之升提药中则提气，入之降逐药中则逐血也。而且用之寒则寒，用之热则热，无定功也。如痢疾也，非君之以当归，则肠中之积秽不能去；如跌伤也，非君之以当归，则骨中之瘀血不能消；大便燥结，非君之以当归，则硬粪不能下；产后亏损，非君之以当归，则血晕不能除。肝中血燥，当归少用，难以解纷；心中血枯，当归少用，难以润泽；脾中血干，当归少用，难以滋养。是当归必宜多用，而后可以成功也。倘畏其过滑而不敢多用，则功用薄而迟矣。而或者谓当归可臣而不可君也，补血汤中让地黄为君，反能出奇以夺命；败毒散中让金银花为君，转能角异以散邪，似乎为臣之功胜于为君。然而当归实君药，而又可以为臣为佐使者也。用之彼而彼效，用之此而此效，充之五脏六腑，皆可相资，亦在人之用之耳。用之当，而攻补并可奏功；用之不当，而气血两无有效。用之当，而上下均能疗治；用之不当，而阴阳各鲜成功。又何论于可君而不可臣，可臣而不可佐使哉。”③《长沙药解》：“养血滋肝，清风润木，起经脉之细微，回肢节之逆冷，缓里急而安腹痛，调产后而保胎前，能通妊娠之小便，善滑产妇之大肠，奔豚须用，吐蛔宜加，寒疝甚良，温经最效。”④《本草经解》：“主咳逆上气，温疟寒热洗洗在皮肤中，妇人漏下绝子，诸恶疮疡金疮。”⑤《药鉴》：“多用，大益于血家，诸血证皆用之，但流通而无定，由其味带辛甘而气畅也，随所引导而各至焉。”⑥《神农本草百种录》：“主咳逆上气，润肺气。温疟寒热，洗洗在皮肤中，皆风寒在血中之病。妇人漏下绝子，荣血不足之病。诸恶疮疡，金疮，荣血火郁及受伤之病。”⑦《读医随笔》：“通行气血，开结散郁，壮肝胆阳气，化血脉寒痹。”

丹皮①《本经》：“主寒热，中风，瘛疭，痉，惊痫，邪气，除癥坚，淤血留舍肠胃，安五脏，疗痈创。”②《长沙药解》：“达木郁而清风，行瘀血而泻热，排痈疽之脓血，化脏腑之癥瘕。”③《本草经解》：“主寒热中风，惊痫，邪气，除癥坚瘀血，留舍肠胃，安五脏，疗痈疮。”

佐——**阿胶**①《本经》：“主心腹，内崩，劳极，洒洒如疟状，腰腹痛，四肢酸疼，女子下血安胎，久服轻身益气。”②《长沙药解》：“养阴荣木，补血滋肝，止胞胎之阻疼，收经脉之陷漏，最清厥阴之风燥，善调乙木之疏泄。”③《本草经解》：“主心腹内崩劳极，洒洒如疟状，腰腹痛四肢酸疼，女子下血，安胎，久服轻身益气。”④《本草新编》：“止血止嗽，止崩止带，益气扶衰，治劳伤，利便闭，禁胎漏，定喘促，止泻痢，安胎养肝，坚骨滋肾，乃益肺之妙剂，生阴之灵药，多用固可奏功，而少用亦能取效。”⑤《本草崇原》：“主治心腹内崩，劳极洒洒如疟状，腰腹痛，四肢酸疼，女子下血，安胎，久服轻身益气。”⑥《本草半雅乘偈》：“主心腹内崩，劳极洒洒如疟状，腰腹痛，四肢酸疼，女子下血，安胎。久服轻身。”

白芍①《本经》：“主邪气腹痛，除血痹，破坚积寒热，疝瘕，止痛，利小便，益气。”②《长沙药解》：“入肝家而清风，走胆腑而泻热。善调心中烦悸，最消腹里痛满，散胸胁之痞热，伸腿足之挛急。吐衄悉瘳，崩漏胥断，泄痢与淋带皆灵，痔漏共瘰疬并效。”③《滇南本草》：“主泻脾热，止腹痛，止水泄，收肝气逆痛，调养心肝脾经血，舒肝降气，止肝气痛。”④《本草易读》：“补血泻肝，安脾宁肺，散瘀利水，除烦退热。固腠理而敛汗，和血脉而收气，解腹痛而平肝，除后重而止痢。心痞胁痛之疾，鼻衄目涩之，痈肿疝瘕之凝，痔漏疮疥之科。平肺胀之喘逆，伸足挛之拘急。妇科一切悉疗，产后诸症宜忌。按仲景产后诸症，不遗白芍，是产后不忌芍也。脉缓有汗者宜之。”⑤《本草新编》：“能泻能散，能补能收，赤白相，无分彼此。其功全在平肝，肝平则不克脾胃，而脏腑各安，大小便自利，火热自散，郁气自除，痈肿自消，坚积自化，泻痢自去，痢痛自安矣。”

人参①《本经》：“主补五脏，安精神，定魂魄，止惊悸，除邪气，明目，开心益智。久服轻身延年。”②《长沙药解》：“入戊土而益胃气，走己土而助脾阳，理中第一，止渴非常，通少阴之脉微欲绝，除太阴之腹满而痛，久利亡血之要药，盛暑伤气之神丹。”③《本草新编》：“乃补气之圣药，活人之灵苗也。”④《药征》：“主治心下痞坚、痞硬、支结也。旁治不食呕吐、喜唾、心痛、腹痛、烦悸。”

半夏①《本经》：“主伤寒，寒热，心下坚，下气，喉咽肿痛，头眩胸张，咳逆肠鸣，止汗。”②《长沙药解》：“下冲逆而除咳嗽，降浊阴而止呕吐，排决水饮，清涤涎沫，开胸膈胀塞，消咽喉肿痛，平头上之眩晕，泻心下之痞满，善调反胃，妙安惊悸。”③《本草经解》：“主伤寒寒热心下坚，胸胀咳逆头眩，咽喉肿痛，肠鸣，下气，止汗。”④《本草新编》：“片则力峻，曲则力柔，统治痰涎甚验。无论火痰、寒痰、湿痰、老痰与痰饮、痰核、痰涎、痰结、痰迷，俱可用，但不可治阴火之痰。孕妇勿用，恐坠胎元。”⑤《药征》：“主治痰饮呕吐也。旁治心痛、逆满、咽中痛、咳悸、腹中雷鸣。”⑥《药鉴》：“主治湿痰，不能治热痰，医概用之，误矣。”⑦《本草崇原》：“主治伤寒寒热，心下坚，胸胀咳逆，头眩，咽喉肿痛，肠鸣，下气，止汗。”

生姜①《本草新编》：“通畅神明，辟疫疠，且助生发之气，能祛风邪。姜通神明，古志之矣。然徒用一二片，欲遽通神明，亦必不得之数。或用人参，或用白术，或用石菖蒲，或用丹砂，彼此相济，而后神明可通，邪气可辟也。”②《长沙药解》：“降逆止呕，泻满开郁，入肺胃而驱浊，走肝脾而行滞，荡胸中之瘀满，排胃里之壅遏，善通鼻塞，最止腹痛，调和脏腑，宣达营卫，行经之要品，发表之良药。”③《药鉴》：“温经散表邪之风，益气止翻胃之疾。故生姜能治咳嗽痰涎，止呕吐，开胃口，主伤寒伤风，头疼发热，鼻塞咳逆等症。”④《本草思辨录》：“生姜气薄发泄，能由胃通肺以散邪。凡外感鼻塞与噫气呕吐胸痹喉间凝痰结气皆主之。”⑤《本草经解》：“久服，去臭气，通神明。”《证类本草》：“主伤寒头痛鼻塞，咳逆上气，止呕吐。久服去臭气，通神明。”

麦冬①《本草新编》：“泻肺中之伏火，清胃中之热邪，补心气之劳伤，止血家之呕吐，益精强阴，解烦止渴，美颜色，悦肌肤。退虚热神效，解肺燥殊验，定嗽咳大有奇功。”②《药鉴》：“阳乃肺药，微阴去肺中之伏火，火去则肺金生，金生则烦渴止，而心亦清矣，心清而神亦保安矣。惟肺金得令，则金能生水，又能强阴益精，心清神安，则气血和畅，又能治血妄行。夫曰解烦渴补虚劳者，正以其润肺清心也，心清而肺润，则心统气行，而郁结之患可释矣。夫曰能复脉者，何也？盖心主脉，而百脉之朝宗于肺，若肺润心清，则脉亦调和，气血无所阻，必听命以遂脉之通畅也。能引生地而至所生之处。痘家用之，以止烦渴。诸症便滑者忌之。”③《本草易读》：“润肺清心，泻热除烦，消痰止嗽，利水生津。定肺痿吐脓，解时疾热狂。呕吐痿痹之疾，经枯乳闭之。”④《本草择要纲目》：“身重目黄，心下支满，虚劳客热，口干燥渴，强阴益精，祛肺中伏火，补心气不足，脉者人之元气。孙真人生肺散用麦冬者，滋燥金而清水源也，佐以人参之甘寒泻热火，五味子之酸温泻丙火，故火盛气壮之人，麦门冬为补髓通肾气滑泽肌体之对剂也，气弱胃寒者不可过饵。”

使——**甘草**①《本经》：“主五脏六腑寒热邪气，坚筋骨，长肌肉，倍力，金创，解毒。久服轻身延年。”②《长沙药解》：“备冲和之正味，秉淳厚之良资，入金木两家之界，归水火二气之间，培植中州，养育四旁，交媾精神之妙药，调济气血之灵丹。”③《本草新编》：“能调和攻补之药，消痈疽疖毒，实有神功。尤善止诸痛，除阴虚火热，止渴生津。但其性又缓，凡急病最宜用之。故寒病用热药，必加甘草，以制桂、附之热。热病用寒药，必加甘草，以制石膏之寒。下病不宜速攻，必加甘草以制大黄之峻。上病不宜遽升，必加甘草以制栀子之动，缓之中具和之义耳。独其味甚甘，甘则善动，吐呕家不宜多服，要亦不可拘也。甘药可升可降，用之吐则吐，用之下则下，顾善用之何如耳。”

2. 四气配伍

寒——丹皮①《本经》：“寒。”②《长沙药解》：“微寒。”③《本草经解》：“气寒。”

白芍《滇南本草》：“性微寒。”

人参①《本经》：“寒。”②《本草新编》：“气温，微寒。”③《本草经解》：“气微寒。”

麦冬①《本草新编》：“气微寒。”②《药鉴》：“气微寒。”

温——吴茱萸①《本经》：“温。”②《长沙药解》：“性温。”③《证类本草》：“温。”④《本草新编》：“气温，大热。”

川芎《本草新编》：“气温。”

当归①《本草新编》：“气温。”②《本草经解》：“气温。”③《药鉴》：“气温。”④《本经》：“温。”⑤《长沙药解》：“微温。”

热——桂枝《本草新编》：“气大热。”

生姜①《本草新编》：“大热。”②《长沙药解》：“性温。”③《药鉴》：“性温。”④《本草经解》：“气微温。”⑤《证类本草》：“微温。”

平——阿胶①《本经》：“平。”②《长沙药解》：“平。”③《本草新编》：“气平，微温。”④《本草经解》：“气平。”

半夏①《本经》：“味辛平。”②《长沙药解》：“气平。”③《本草经解》：“气平。”④《本草新编》：“气平。”⑤《药鉴》：“气微寒。”⑥《本草崇原》：“气味辛平。”

甘草①《本经》：“平。”②《长沙药解》：“气平。”③《本草新编》：“气平。”④《本草经解》：“气平。”

3. 五味配伍

苦——当归①《本草新编》：“味甘辛。”②《药鉴》：“味甘辛。”③《本经》：“味甘。”④《长沙药解》：“味苦辛”⑤《本草经解》：“味苦。”

甘——桂枝①《长沙药解》：“味甘、辛。”②《本草新编》：“味甘、辛。”

阿胶①《本经》：“味甘。”②《本草新编》：“味甘辛。”③《本草经解》：“味甘。”

白芍《滇南本草》：“味甘，微酸。”

人参①《本经》："味甘。"②《长沙药解》："味甘，微苦。"③《本草新编》："味甘。"④《本草经解》："味甘。"

麦冬①《本草新编》："味甘。"②《药鉴》："味甘平。"

甘草①《本经》："味甘。"②《长沙药解》："味甘。"

辛——吴茱萸①《本经》："味辛。"②《长沙药解》："味辛苦。"③《证类本草》："味辛。"④《本草新编》："味苦辛。"

川芎《本草新编》："味辛。"

丹皮①《本经》："味苦。"②《长沙药解》："味苦辛。"③《本草经解》："味辛。"

半夏①《本经》："味辛平。"②《长沙药解》："味辛。"③《本草经解》："味辛。"④《本草新编》："味辛、微苦。"⑤《药鉴》："味辛苦。"⑥《本草崇原》："气味辛平。"

生姜①《本草新编》："味辛辣。"②《长沙药解》："味辛。"③《药鉴》："味辛。"④《本草经解》："味辛。"⑤《证类本草》："味辛。"

4. 归经配伍

吴茱萸——①《长沙药解》："入足阳明胃、足太阴脾、足厥阴肝经。"②《本草新编》："入肝、脾、肾之经。"

桂枝——①《长沙药解》："入足厥阴肝、足太阳膀胱经。"②《本草新编》："夫桂枝乃太阳经之药。"③《本草经解》："入足厥阴肝经，入手太阴肺经。"

川芎——①《本草新编》："入手、足厥阴二经。"②《本草经解》："入足厥阴肝经，入手太阴肺经。"③《本草择要纲目》："少阳本经引经之药，又入手足厥阴气分。"

当归——①《本草新编》："入心、脾、肝三脏。"②《长沙药解》："入足厥阴肝经。"③《本草经解》："入足厥阴肝经，入手少阴心经。"④《药鉴》："入手少阴，以其心主血也。入足太阴，以其脾裹血也。入足厥阴，以其肝藏血也。"

丹皮——①《长沙药解》："入足厥阴肝经。"②《本草经解》："入手太阳寒水小肠经，入手太阴肺经。"

阿胶——①《长沙药解》："入足厥阴肝经。"②《本草新编》："入太阴肺经，及肝、肾二脏。"③《本草经解》："入手太阴肺经，入足太阴脾经。"

白芍——①《本草易读》："入肝、胆、肺、脾诸经。"②《长沙药解》："入足厥阴肝、足少阳胆经。"③《本草新编》："入手足太阴，又入厥阴、少阳之经。"

人参——①《长沙药解》："入足阳明胃、足太阴脾经。"②《本草新编》："能入五脏六腑，无经不到，非仅入脾、肺、心而不入肝、肾也。五脏之中，尤专入肺、入脾。其入心者十之八，入肝者十之五，入肾者十之三耳。世人止知人参为脾、肺、心经之药，而不知其能入肝、肾。"③《本草经解》:"入手太阴肺经,入足太阴脾经。"

半夏——①《长沙药解》:"入手太阴肺、足阳明胃经。"②《本草经解》:"入手太阴肺经,入足阳明胃经、手阳明大肠经。"③《本草新编》:"入胆、脾、胃三经。"④《药鉴》:"入足阳明太阴少阳三经之药也。"

生姜——①《长沙药解》:"入足阳明胃、足太阴脾、足厥阴肝、手太阴肺经。"②《本草经解》:"入足少阳胆经、足厥阴肝经。"

麦冬——①《本草新编》:"入手太阴、少阴。"②《本草易读》:"入肺胃二经。"③《本草择要纲目》:"入手太阴经气分。"

甘草——①《长沙药解》:"入足太阴脾、足阳明胃经。"②《本草新编》:"入太阴、少阴、厥阴之经。"③《本草经解》:"入手太阴肺经,入足太阴脾经。"

5. 七方配伍

十二味药为大方、偶方、缓方。

6. 七情配伍

人参、麦冬相须为用,增强滋阴润燥之功。

当归、川芎相须为用,增强养血活血之功。

吴茱萸、桂枝相使为用,增强温通经脉之功。

半夏、生姜相杀为用,制半夏之毒。

7. 量数配伍

吴茱萸、麦冬(去心)(各 9g),当归、芍药、川芎、人参、桂枝、阿胶、牡丹皮(去心)、生姜、甘草、半夏(各 6g)。体现了方中温经化瘀兼温清消补,少佐寒凉药的思想。

8. 对药配伍

人参——麦冬

当归——川芎

人参——阿胶

半夏——生姜

生姜——甘草

9. 趋向配伍

吴茱萸、桂枝温通之用,属升浮之品;当归、芍药、川芎活血祛瘀,养血调经,属升浮之品;生姜、甘草、半夏降胃气、温经散寒为升浮之品。人参、麦冬、阿胶、丹皮滋阴为主,属沉降之品。

10. 阴阳配伍

吴茱萸、川芎、当归性温,生姜、桂枝性热属阳。丹皮、白芍、人参、麦冬性寒属阴。半夏、阿胶、甘草性平属阴阳平和之品。

11. 五行配伍

吴茱萸、川芎、生姜、半夏味辛为木,具有辛散行气之功,配伍当归、芍药、人参、桂枝、阿胶、牡丹皮、甘草、麦冬味甘为土，能补能缓。体现了五行中实木扶土，增强补益之功，同时方中运用吴茱萸、生姜、当归、人参、桂枝、阿胶等温热药之多，意在温中散寒，行血通脉，温中寓补，温中行气。

12. 随证加减配伍

①温经汤：出自《妇人大全良方·卷一》。主治寒气客于血室，血凝不行，致经道不通，绕脐寒疝痛彻，其脉沉紧者。

②若小腹冷痛甚者，去丹皮、麦冬，加艾叶、小茴香，或桂枝易为肉桂，以增强散寒止痛之力；寒凝而气滞者，加香附、乌药以理气止痛；漏下不止而血色暗淡者，去丹皮，加炮姜、艾叶以温经止血；气虚甚者，加黄芪、白术以益气健脾；傍晚发热甚者，加银柴胡、地骨皮以清虚热。

13. 名家论方

方论选录。徐彬《金匮要略论注·卷二十二》："药用温经汤者，其证因半产之虚而积冷气结，血乃瘀而不去。故以归、芍、芎调血，吴茱、桂枝以温其血分之气而行其瘀。肺为气主，麦冬、阿胶以补其本。土以统血，参、甘以补其虚，丹皮以去标热。然下利已久，脾气有伤，故以姜、半正脾气。名曰温经汤，治其本也。惟温经，故凡血分虚寒而不停者，皆主之。"

14. 方歌

温经归芍桂萸芎，姜夏丹皮及麦冬，参草扶脾胶益血，调经重在暖胞宫。

生化汤

出自《傅青主女科·产后编·卷上》。

【处方】全当归(24g)，川芎(9g)，桃仁(去皮尖)(6g)，干姜(炮黑)(2g)，甘草(炙)(2g)。

【主治】产后血瘀留瘀，恶露不行，血块内结，小腹冷痛。产后气虚，胞衣不下，腹必胀痛。

【功能】活血化瘀，温经止痛。

【用法用量】用黄酒、童便各半煎服。产后七日内，或因寒凉食物，结块痛甚者，加入肉桂 2.4g。产后停血不下，半月外尚痛，或外加肿毒，或身热，食少倦甚，加三棱、莪术、肉桂等，攻补兼治，其块自消。

方中重用当归补血活血，又可祛寒，为君药。川芎活血行气，桃仁活血祛瘀，共为臣药。炮姜温经散寒止痛；黄酒温散以助药力，为佐药。炙甘草既可益气健脾以资化源，又能调和药性，是使药而兼佐药之义。诸药配合，寓补血于行血之中，生新于化瘀之内，使生新不致于留瘀，化瘀不致于损营，共奏活血化瘀，温经止痛之功。

1. 君臣佐使配伍

君——**当归**①《本草正》："当归，其味甘而重，故专能补血，其气轻而辛，故又能行血，补中有动，行中有补，诚血中之气药，亦血中之圣药也。大约佐之以补则补，故能养营养血，补气生精，安五脏，强形体，益神志，凡有形虚损之病，无所不宜。佐之以攻则通，故能祛痛通便，利筋骨，治拘挛、瘫痪、燥、涩等。”②李杲：当归头，止血而上行；身养血而中守；梢破血而下流；全活血而不走。”③《本经》：“主咳逆上气，温疟寒热洗洗在皮肤中，妇人漏下，绝子，诸恶疮疡金疮，煮饮之。”④《别录》：“温中止痛，除客血内塞，中风痓、汗不出，湿痹，中恶客气、虚冷，补五藏，生肌肉。”⑤《本草纲目》：“治头痛，心腹诸痛，润肠胃筋骨皮肤。治痈疽，排脓止痛，和血补血。”⑥《本草再新》：“治浑身肿胀，血脉不和，阴分不足，安生胎，堕死胎。”⑦《药性论》：“止呕逆、虚劳寒热，破宿血，主女子崩中，下肠胃冷，补诸不足，止痢腹痛。单煮饮汁，治温疟，主女人沥血腰痛，疗齿疼痛不可忍。病人虚冷加而用之。”⑧《日华子本草》：“治一切风，一切血，补一切劳，破恶血，养新血及主癥癖。”⑨《珍珠囊》：“头破血，身行血，尾止血。”⑩《本草蒙筌》：“逐跌打血凝，并热痢刮疼滞住肠胃内。”

臣——**川芎**①《本草新编》：“治头痛有神，行血海，通肝经之脏，破癥结宿血，产后去旧生新，凡吐血、衄血、溺血，便血、崩血，俱能治之。血闭者能通，外感者能散，疗头风甚神，止金疮疼痛。”②《药鉴》：“血药中用之，能助血流行，奈过于走散，不可久服多服，中病即已，过则令人暴卒死。能止头疼者，正以有余，能散不足，而引清血下行也。”③《本草经解》：“主中风入脑头痛，寒痹筋挛，缓急金疮，妇人血闭无子，川芎气温，禀天春和之木气。”④《本草择要纲目》：“中风入脑头痛，面上游风，治一切面，一切气，一切血，破宿，养血新血，长肉诸疮疡及排脓。”⑤《轩岐救正论》：“川芎气辛味微苦而性主窜，行多补少，但质略润，非燥烈之比也。”

桃仁①《长沙药解》：“通经而行瘀涩，破血而化癥瘕。”②《本草经解》：“主瘀血，血闭癥瘕邪气，杀小虫。”③《本草崇原》：“主治瘀血血闭，癥瘕邪气，杀小虫。”④《药笼小品》：“能治一切血瘀、血积、血痞、血秘，皮肤燥痒肌有凝血，发热如狂蓄血在小腹。”⑤《药征续编》：“主治瘀血，少腹满痛，故兼治肠痈，及妇人经水不利。”

佐——**炮姜**①《医学入门》：“炮姜，温脾胃，治里寒水泄，下痢肠澼，久疟，霍乱；心腹冷痛胀满，止鼻衄，唾血，血痢，崩漏。”②《药笼小品》：“能使阳生阴退，故吐衄下血，有阴无阳者宜之。亦能引血药入气分，故入四物汤，血虚发热，产后大热者宜之。即干姜炮黑，阴虚有火者勿服，孕妇尤忌。”

使——**炙甘草**①《本经》：“主五脏六腑寒热邪气，坚筋骨，长肌肉，倍力，金疮肿，解毒。”②《别录》：“温中下气，烦满短气，伤脏咳嗽，止渴，通经脉，利血气，解百药毒。”③《药性论》：“主腹中冷痛，治惊痫，除腹胀满；补益五脏；制诸药毒；养肾气内伤，令人阴(不)痿；主妇人血沥腰痛；虚而多热；加而用之。”④《日华子本草》：“安魂定魄。补五劳七伤，一切虚损、惊悸、烦闷、健忘。通九窍，利百脉，益精养气，壮筋骨，解冷热。”⑤《珍珠囊》：“补血，养胃。”⑥《汤液本草》：“治肺痿之脓血，而作吐剂；消五发之疮疽，与黄芪同功。”⑦《本草纲目》：“解小儿胎毒、惊痫，降火止痛。”⑧《中国药植图鉴》：“治消化性溃疡和黄疸。”

2. 四气配伍

温——当归①《本经》：“味甘，温。”②《本草述》：“味苦，温，无毒。

川芎《本草新编》：“气温”

炙甘草《珍珠囊》：“生甘，平；炙甘，温。”

热——炮姜《本草新编》：“气温大热。”

平——桃仁①《本草经解》：“气平。”②《本草择要纲目》：“平。”

3. 五味配伍

苦——炮姜《本草新编》：“干姜味辛，炮姜味苦，皆气温大热，半浮半沉，阳中阴也。”

甘——当归①《本经》：“味甘，温。”②《别录》：“辛，大温，无毒。”

桃仁①《长沙药解》：“味甘苦辛。”②《本草经解》：“味甘苦。”

甘草《珍珠囊》：“生甘，平；炙甘，温。”

辛——川芎《本草新编》：“味辛。”

4. 归经配伍

当归——①《汤液本草》：“入手少阴，足太阴、厥阴经。”②《雷公炮制药性解》：“入心、肝、肺三经。”

桃仁——①《长沙药解》：“入足厥阴肝经。”②《本草经解》：“入手太阴肺经，入手少阴心经、足太阴脾经。”③《本草择要纲目》：“入手足厥阴经血分。”

川芎——①《本草新编》：“入手、足厥阴二经。”②《本草经解》：“入足厥阴肝经，入手太阴肺经。”③《本草择要纲目》：“少阳本经引经之药，又入手足厥阴气分。”

炮姜——《得配本草》：“炮姜，入足太阴经血分。”

甘草——①《汤液本草》：“入足厥阴、太阴、少阴经。”②《雷公炮制药性解》：“入心、脾二经。”

5. 七方配伍

五味药为小方、奇方、缓方。

6. 七情配伍

当归、川芎相须为用，增强养血调经之功。

炙甘草、炮姜相使为用，增强益气温经之功。

7. 量数配伍

重用全当归24g，意在活血补血，化瘀生新为用，配伍少许川芎、桃仁、干姜、炙甘草体现了兼养血温经散寒止痛之用。

8. 对药配伍

当归——川芎

当归——炮姜

9. 趋向配伍

全当归补血活血为主，属升浮之品；川芎、炮姜、炙甘草皆辛散温通，亦属升浮之品。桃仁性平为阴阳平和之品。

10. 阴阳配伍

全当归、川芎、炮姜、炙甘草性温为阳。桃仁性平，为阴阳平和之品。

11. 五行配伍

全当归味甘为土，能补能缓，具有活血补血之功；配合川芎、炮姜味辛为木，具有辛散之功，以祛瘀血，行血则血行，血行则祛瘀。加上桃仁味苦为水，具有泻下之功；体现了五行中，水生木，增强升散之功。而炙甘草味甘为土，起调和诸药之功。

12. 随证加减配伍

若血晕，加荆芥穗六至七分；气虚气脱，倦怠无力，加人参、黄芪；阳虚厥逆，加肉桂、附子；脉虚烦渴，加麦门冬、五味子；气壅有痰，加陈皮、竹沥；血虚血燥便秘，加麻仁、杏仁、肉苁蓉；多汗不眠，加茯神、酸枣仁、黄芪；烦热，加牡丹皮、地骨皮；口噤瘛疭，角弓反张，加荆芥、防风各三至四分；恶露未尽，身发寒热，头痛胁胀，小腹胀痛，加红花、牡丹皮、肉桂各三至四分，延胡索一钱；内伤饮食，加山楂、陈皮、砂仁，或神曲、麦芽；外感寒湿，加苍术、白术；血积食积，肠有燥粪，脐腹胀痛，加大黄二钱。

13. 名家论方

①《医林纂要》：妇人产子，血既大破矣，而用力已劳，气亦耗泄，故产后多属虚寒。其有恶露不行，儿枕作痛诸病，皆气不足以行之故，故治此宜用温以行之。当归以滋养其新血，川芎以行血中之气，干姜以温之，炙草温中补气，而微用桃仁以行之。治余血作痛之方，宜莫良于此矣。

②《成方便读》：夫产后血气大虚，固当培补，然有败血不去，则新血亦无由而生，故见腹中疼痛等证，又不可不以去瘀为首务也。方中当归养血，甘草补中，川芎理血中之气，桃仁行血中之瘀；炮姜色黑入营，助归、草以生新，佐芎、桃而化旧，生化之妙，神乎其神；用童便者，可以益阴除热，引败血下行故道也。

14. 方歌

生化汤宜产后尝，归芎桃草加炮姜，恶露不行少腹痛，温经活血最见长。

桂枝茯苓丸

出自《金匮要略方论》。

【处方】桂枝、茯苓、丹皮、桃仁（去皮尖）、芍药（各 6g）。

【主治】妇人小腹宿有癥块，妊娠漏下不止；或胎动不安，血色紫黑晦黯，腹痛拒按；或经闭腹痛；或产后恶露不尽而腹痛拒按者。舌质紫黯或有瘀点，脉沉涩。

【功能】活血化瘀，缓消癥块。

【用法用量】上五味，研末，炼蜜为丸，如兔屎大。每日一丸，食前服。不知，加至三丸。

方中桂枝辛温，通血脉而消瘀血，为君药。桃仁乃化瘀消癥之要药，茯苓祛痰利水，使水去痰行。二药合用，活血祛瘀，利水渗湿，分别从瘀血与痰湿方面助君药消癥之力，为臣药。芍药缓挛急以止腹痛。丹皮凉血破血祛瘀，二药与君臣药物配伍，其活血之功使消癥之力益彰，兼顾新血不生及瘀久积热之病理，为佐药。以白蜜为丸，取其缓和诸药破泄之力，为使药。诸药相合，共奏活血化痰，缓消癥块之效。

1. 君臣佐使配伍

君——**桂枝**①成无己："泄奔豚，和肌表，散下焦蓄血。""利肺气。"②《医学启源》："《主治秘要》云，去伤风头痛，开腠理，解表，去皮风湿（'风湿'二字据《本草发挥》补）。"③《本草经疏》："实表祛邪。主利肝肺气，头痛，风痹骨节挛痛。"④《药品化义》："专行上部肩臂，能领药至痛处，以除肢节间痰凝血滞。"⑤《本草备要》："温经通脉，发汗解肌。"⑥《本草再新》："温中行血，健脾燥胃，消肿利湿。治手足发冷作麻、筋抽疼痛，并外感寒凉等症。"

臣——**桃仁**①《长沙药解》："通经而行瘀涩，破血而化癥瘕。"②《本草经解》："主瘀血，血闭癥瘕邪气，杀小虫。"③《本草崇原》："主治瘀血血闭，癥瘕邪气，杀小虫。"④《药笼小品》："能治一切血瘀、血积、血痞、血秘，皮肤燥痒肌有凝血，发热如狂蓄血在小腹。"⑤《药征续编》："主治瘀血，少腹满痛，故兼治肠痈，及妇人经水不利。"

茯苓①《本经》："主胸胁逆气，忧恚惊邪恐悸，心下结痛，寒热烦满，咳逆，口焦舌干，利小便。"②《别录》："止消渴，好唾，大腹，淋沥，膈中痰水，水肿淋结。开胸腑，调脏气，伐肾邪，长阴，益气力，保神守中。"③《药性论》："开胃，止呕逆，善安心神。主肺痿痰壅。治小儿惊痫，心腹胀满，妇人热淋。"④《日华子本草》："补五劳七伤，安胎，暖腰膝，开心益智，止健忘。"⑤《伤寒明理论》："渗水缓脾。"⑥《医学启源》："除湿，利腰脐间血，和中益气为主。治溺黄或赤而不利。《主治秘要》云，止泻，除虚热，开腠理，生津液。"⑦王好古："泻膀胱，益脾胃。治肾积奔豚。"⑧《药征》："主治悸及肉瞤筋惕，旁治头眩烦躁。"

佐——**芍药**①《本经》："主邪气腹痛，除血痹，破坚积，治寒热疝瘕，止痛，利小便，益气。"②《别录》："通顺血脉，缓中，散恶血，逐贼血，去水气，利膀胱、大小肠，消痈肿，（治）时行寒热，中恶腹痛，腰痛。"③《药性论》："治肺邪气，腹中疠痛，血气积聚，通宣脏腑拥气，治邪痛败血，主时疾骨热，强五脏，补肾气，治心腹坚胀，妇人血闭不通，消瘀血，能蚀脓。”④《唐本草》：“益女子血。”⑤《日华子本草》：“治风补痨，主女人一切病，并产前后诸疾，通月水，退热除烦，益气，治天行热疾，瘟瘴惊狂，妇人血运，及肠风泻血，痔瘘发背，疮疥，头痛，明目，目赤，胬肉。”⑥《医学启源》：“安脾经，治腹痛，收胃气，止泻利，和血，固腠理，泻肝，补脾胃。”⑦王好古：“理中气，治脾虚中满，心下痞，胁下痛，善噫，肺急胀逆喘咳，太阳鼽衄，目涩，肝血不足，阳维病苦寒热，带脉病苦腹痛满，腰溶溶如坐水中。”⑧《滇南本草》：“泻脾热，止腹疼，止水泻，收肝气逆疼，调养心肝脾经血，舒经降气，止肝气疼痛。”

丹皮①《本经》：“主寒热，中风瘛疭、痉、惊痫邪气，除癥坚瘀血留舍肠胃，安五脏，疗痈疮。”②《别录》：“除时气头痛，客热五劳，劳气头腰痛，风噤，癫疾。”③《药性论》：“治冷气，散诸痛，治女子经脉不通，血沥腰疼。”④《日华子本草》：“除邪气，悦色，通关腠血脉，排脓，通月经，消扑损瘀血，续筋骨，除风痹，落胎下胞，产后一切冷热血气。”⑤《珍珠囊》：“治肠胃积血、衄血、吐血，无汗骨蒸。”⑥《滇南本草》：“破血，行（血），消癥瘕之疾，除血分之热。”⑦《医学入门》：“泻伏火，养真血气，破结蓄。”⑧《本草纲目》：“和血，生血，凉血。治血中伏火，除烦热。”

2. 四气配伍

寒——丹皮①《本经》：“味辛，寒。”②《滇南本草》：“性寒，味酸辛。”③《本草备要》：“辛甘，微寒。

凉——芍药①《本经》：“味苦，平。”②《吴普本草》：“桐君：甘，无毒。岐伯：咸。李氏：小寒。雷公：酸。”③《别录》：“酸，平微寒，有小毒。”

温——桂枝①《医学启源》：“气热，味辛甘。”②《本经逢原》：“辛，甘，微温，无毒。”

平——桃仁①《本草经解》：“气平。”②《本草择要纲目》：“平。”

茯苓①《本经》：“味甘，平。”②《医学启源》：“《主治秘要》云，性温，味淡。”

3. 五味配伍

酸——芍药①《本经》：“味苦，平。”②《吴普本草》：“桐君：甘，无毒。岐伯：咸。李氏：小寒。雷公：酸。”③《别录》：“酸，平微寒，有小毒。”

甘——桃仁①《长沙药解》：“味甘苦辛。”②《本草经解》：“味甘苦。”

茯苓①《本经》：“味甘，平。”②《医学启源》：“《主治秘要》云，性温，味淡。”

辛——桂枝①《医学启源》：“气热，味辛甘。”②《本经逢原》：“辛，甘，微温，无毒。”

丹皮①《本经》:“味辛,寒。”②《滇南本草》:“性寒,味酸辛。”③《本草备要》:“辛甘,微寒。”

4. 归经配伍

桂枝——①《汤液本草》:“入足太阳经。”②《雷公炮制药性解》:“入肺经。”③《药品化义》:“入肝、肾、膀胱三经。”④《本草求真》:“入肌表,兼入心、肝。”

芍药——①《品汇精要》:“行手太阴、足太阴经。”②《本草经疏》:“手足太阴引经药,入肝、脾血分。”

桃仁——①《长沙药解》:“入足厥阴肝经。”②《本草经解》:“入手太阴肺经,入手少阴心经、足太阴脾经。”③《本草择要纲目》:“入手足厥阴经血分。”

丹皮——①《珍珠囊》:“手厥阴、足少阴。”②《本草纲目》:“手足少阴、厥阴四经。”③《雷公炮制药性解》:“入肺经。”

茯苓——①《汤液本草》:“入手太阴,足太阳、少阳经。”②《本草蒙筌》:“入膀胱、肾、肺。”③《雷公炮制药性解》:“入肺、脾、小肠三经。”④《本草经疏》:“入手足少阴,手太阳,足太阴、阳明经。”

5. 七方配伍

五味药为小方、奇方、缓方。

6. 七情配伍

桂枝、茯苓相使为用,增强消癥健脾之功。

桃仁、丹皮相使为用,增强散结消癥之功。

7. 量数配伍

全方按 1∶1 比例配伍,益在各施其力,以达渐消缓散之用。

8. 对药配伍

桂枝——茯苓

桃仁——丹皮

桂枝——芍药

9. 趋向配伍

桂枝温通为用,升浮之品。茯苓淡渗利湿健脾,芍药贵于收敛养血为主,丹皮滋阴祛瘀,三者趋于下沉,属沉降之品。桃仁性平,属阴阳平和之品。

10. 阴阳配伍

桂枝性温属阳;丹皮、芍药性寒凉属阴;桃仁、茯苓性平,属阴阳平和之品。

11. 五行配伍

桂枝味辛甘,偏重于辛为木,具有辛散、升发之功温通经脉,以行消瘀滞,配伍丹皮、桃仁味苦为水,体现五行中水生木原则,增强活血破瘀,散结消癥。加上茯苓味甘为土、芍药味酸为金,体现了土生金,金水相生原则,使破瘀而不伤正。

12. 随证加减配伍

若血瘀日久，积结成癥，固定不移，疼痛拒按，可加牡蛎、鳖甲、丹参、乳香、没药、鸡内金等以活血消瘕；若月经过多，崩漏不止，加失笑散、血余炭以化瘀止血；疼痛剧烈者，加元胡、乳香、没药等以活血止痛；带下量多者，加薏苡仁、白芷、车前子等以除湿止带。用于瘀滞湿阻之闭经，宜加当归、川芎、红花、制香附、益母草等以活血行气调经；瘀阻胞宫、血行不畅之痛经，月经量少有块，血块排出后疼痛减轻，可加当归、川芎、乌药、香附、牛膝等以活血止痛。用治瘀阻胞宫之恶露不尽，加当归、益母草、炮姜以活血止血。

13. 名家论方

①《金匮玉函经二注》："桂枝、桃仁、丹皮、芍药能去恶血；茯苓亦利腰脐间血，即是破血。然有散有缓、有收有渗、结者散以桂枝之辛；肝藏血，血蓄者肝急，缓以桃仁、丹皮之甘；阴气之发动者，收以芍药之酸；恶血既破，佐以茯苓等之淡渗，利而行之。"

②《金匮要略方义》："本方为化瘀消癥之缓剂。方中以桃仁、丹皮活血化瘀；则等量之白芍，以养血和血，庶可去瘀养血，使瘀血去，新血生；加入桂枝，既可温通血脉以助桃仁之力，又可得白芍以调和气血；佐以茯苓之淡渗利湿，寓有湿祛血止之用。综合全方，乃为化瘀生新、调和气血之剂。制作蜜丸，用法从小量开始，不知渐加，亦有下癥而不伤胎之意，更示人对妊娠病证应持慎重之法。如此运用，使癥消血止，胎元得安，故本方为妊娠宿癥瘀血伤胎之良方益法。"

14. 方歌

金匮桂枝茯苓丸，芍药桃红共粉丹，等分为末蜜丸服，活血化瘀癥块散。

失笑散

出自《经史证类备急本草·卷二十二》引《近效方》。

【处方】五灵脂(6g)，蒲黄(6g)。

【主治】瘀血停滞证。症见瘀血停滞，心腹刺痛，或产后恶露不行，或月经不调，少腹急痛，或胞衣不下。

【功能】活血行瘀，散结止痛。

【用法用量】先用酽醋调，熬成膏，入水一盏，煎七分，食前热。

方中五灵脂甘温，善入肝经血分，能通利血脉而散瘀血，用治瘀血疼痛；蒲黄甘平，亦入肝经血分，有活血止血作用，与五灵脂相须为用，活血散结，祛瘀止痛作用增强，可治一切心腹诸痛。用酽醋冲服，取其利血脉、化瘀血，以加强活血止痛之功。两者药性平和，合用共具祛瘀止痛，推陈致新作用。

1. 君臣佐使配伍

君——**五灵脂**①《开宝本草》："主疗心腹冷气，小儿五疳，辟疫，治肠风，通利气脉，女子月闭。(酒研)五灵脂气温，禀天春和之木气，入足厥阴肝经，味甘无毒，得地中正之土味，入足太阴脾经，气味俱升，阳也。心腹者，太阴厥阴经行之地也，寒则冷气凝矣，其主之者，气温可以祛寒也，气温可以畅肝，味甘可以益脾，小儿疳虽有五，皆由肝气滞脾气虚而成，所以概主五疳也，味甘能和，所以辟疫，久风入中，乃为肠风，气温达肝，肝主风而藏血，故治肠风，温则通行，故利气脉，脾统血，肝藏血，血温则行，故主月闭也。”②《药笼小品》：“生用能通血闭，炒黑治经水过多。一切瘀滞作痛，必用之药。酒漂去砂。”③《本草择要纲目》：“血分，肝主血，诸痛皆属于木，诸虫皆生于风，故此药能治血病。散血和血，而止诸痛，治惊痫，除疟痢，消积化痰，疗疳杀虫，治血痹血眼诸症皆属肝经也。失笑散不独治妇人心痛血痛，凡男女老幼一切心腹胁肋少腹痛疝气，并胎前产后血气作痛，及血崩经溢，百药不效者，俱能奏功，屡用屡验，真近世神方也。”

臣——**蒲黄**①《本草新编》：“能止衄血妄行，咯血、吐血亦可用，消瘀血，止崩漏白带，调妇人血候不齐，去儿枕痛，疗跌扑折伤，亦佐使之药，能治实，而不可治虚。虚人用之，必有泄泻之病，不可不慎也。《本草》谓其益气力，延年作仙，此断无之事，不可尽信。”②《本草崇原》：“香蒲生于水中，色黄味甘，禀水土之专精，而调和其气血。主治心腹、膀胱寒热，利小便者，禀土气之专精，通调水道，则心腹、膀胱之寒热俱从小便出，而气机调和矣。止血，消瘀血者，禀水气之专精，生其肝木，则止新血，消瘀血，而血脉调和矣。久服则水气充足，土气有余，故轻身，益气力，延年神仙。”

2. 四气配伍

温——五灵脂①《药笼小品》：“甘温。”②《本草择要纲目》：“甘温无毒，入足厥阴肝经，又气味俱浓，阴中之阴，入血分药也。”

蒲黄①《本草新编》：“味甘，气平，无毒。入肺经。”②《本草崇原》：“气味甘平，无毒。”

3. 五味配伍

甘——五灵脂①《本草经解》：“气温，味甘，无毒。”②《本草新编》：“味甘无毒。”

蒲黄①《本草新编》：“味甘，气平，无毒。入肺经。”②《本草崇原》：“气味甘平，无毒。”

4. 归经配伍

五灵脂——①《本草择要纲目》：“入足厥阴肝经。”②《本草新编》：“入足厥阴肝经，入足太阴脾经。”

蒲黄——《本草新编》：“入肺经。”

5. 七方配伍

两味药为小方、偶方。

6. 七情配伍

蒲黄、五灵脂相须为用，增强活血祛瘀，散结止痛之功。

7. 量数配伍

本方药味少，药量少，体现了药简力宏。

8. 对药配伍

蒲黄——五灵脂

9. 趋向配伍

五灵脂通利血脉，散瘀止痛为用，趋于下沉，属沉降之品。蒲黄甘平，为阴阳平和之品。

10. 阴阳配伍

五灵脂性温属阳。蒲黄性平，为阴阳平和之品。

11. 五行配伍

五灵脂味苦甘，偏于味苦，功擅通利血脉，散瘀止痛；蒲黄味甘为土、能补能缓，行血消滞为用；二者配伍，体现了苦甘化咸，增强了软坚散结，祛除淤血之功。

12. 随证加减配伍

①《丹参饮》：出自《时方歌括》。主治血瘀气滞证。心胸刺痛，胃脘疼痛，痛有定处，拒按。

②《活络效灵丹》：出自《医学衷中参西录》。主治气血凝滞证。心腹疼痛，或腿臂疼痛，或跌打瘀肿，或内外疮疡，以及癥瘕积聚等。

13. 名家论方

①吴于宣《古今名医方论》："是方用灵脂之甘温走肝，生用则行血；蒲黄甘平入肝，生用则破血；佐酒煎以行其力，庶可直抉厥阴之滞，而有其推陈致新之功。甘不伤脾，辛能逐瘀，不觉诸证悉除，直可以一笑而置之矣。"

②《医方集解》："此手足厥阴药也，生蒲黄性滑而行血，五灵脂气臊而散血，皆能入厥阴而活血止痛，故治血痛如神。"

③《血证论》："蒲生水中，花香行水，水即气也，水行则气行，气止则血止，故蒲黄能止刀伤之血；灵脂气味温，行以行血，二者合用大能行血也。"

14. 方歌

失笑灵脂共蒲黄，等分作散醋煎尝，血瘀少腹时作痛，祛瘀止痛效非常。

第二节 止血

十灰散

出自《劳证十药神书》。

【**处方**】大蓟、小蓟、荷叶、侧柏叶、白茅根、茜草根、栀子、大黄、丹皮、棕榈皮各等份(各 9g)。

【**主治**】血热妄行证。症见吐血、呕血、咯血、咳血,血色鲜红,面赤唇红,心烦口渴,小便短赤,大便秘结,舌红脉数。

【**功能**】凉血止血。

【**用法用量**】各药炒炭存性,研细为末,藕汁或萝卜汁磨京墨适量,调服 9g。亦可作汤剂,水煎服,用量按原方比例酌定。

方中大蓟、小蓟、荷叶、茜草、白茅根、侧柏叶凉血止血,棕榈皮收涩止血,栀子清肝泻火,大黄导热下行,丹皮配大黄凉血祛瘀,使止血而不留瘀。本方炒炭存性,可加强收涩止血作用,用藕汁或萝卜汁京墨调服,增加清热止血作用。综观全方,以凉血止血为主,兼有清降祛瘀作用。

1. 君臣佐使配伍

君——**大蓟、小蓟**①《药笼小品》:"甘苦凉。皆能破血退热。治吐血、衄血、肠痈。小蓟只能破瘀生新,不如大蓟之消痈毒。"②《本草新编》:"大、小蓟,味甘、苦,气凉,无毒。入肺、脾二经。破血止血甚奇,消肿安崩亦效,去毒亦神,但用于初起之血症,大得奇功,而不能治久伤之血症也。盖性过于凉,非胃所喜,可以降火,而不可以培土故耳。或问'大、小蓟,即分大小,毕竟功效亦别,岂尽同而无异乎?'曰:'同者止血,异者止热也。大蓟止热,而小蓟则力不胜。故遇热症,不妨用大蓟一二钱,使热退而不动血耳。'"

臣——**荷叶**①《药笼小品》:"色青而仰,象震。开发阳气,凡肝经病,用此引经甚妙。"②《本草崇原》:"主治血胀腹痛、产后胎衣不下,酒煮服之(《拾遗本草》)。治吐血、衄血、血崩、血痢、脱肛、赤游火丹、遍身风疠、阳水浮肿、脚膝浮肿、痘疮倒靥(《新增》附。)"③《滇南本草》:"荷叶,白莲花叶入气,红莲(花)叶入血。味辛、平,性微温。(入肝肺二经)升也,阳也。上清头目之风热、止眩晕发晕,清上焦之虚火,可升可降,清痰、泄气止呕,头闷治头眩闷疼。"

侧柏叶①《滇南本草》:"侧柏叶,俗名扁柏,味辛、微酸苦,性寒。捣汁治吐血、鼻衄血、呕血。"②《本草择要纲目》:"吐血衄,血痢,血崩,中赤白,轻身益气,令人耐寒暑,去湿痹生肌。治冷风历节疼痛,止尿血,炙冻疮,烧取汁涂头黑润鬓发,敷汤火伤,止痛灭瘢,服之疗蛊痢,作汤常服,杀五脏虫,益人。柏属阴与金善守,故采其叶随月建,方取其多得月令之气,此补阴之要药,其性多燥,久服之,大益脾土,以滋其肺。柏性后凋而耐久,禀坚凝之质,乃多寿之木,所以可入服食,道家以之点汤常饮,元旦以之浸酒辟邪,皆有取于此也。"③《本草崇原》:"主治吐血、衄血、痢血、崩中赤白,轻身益气,令人耐寒暑,去湿痹,生肌。"④《药笼小品》："性涩而燥，清血分湿热。凡治便血，炒黑用；吐血衄血，捣汁冲。"

白茅根①《本草崇原》："主治劳伤虚羸，补中益气，除瘀血血闭，寒热，利小便。白茅色白味甘，上刚下柔，根多津汁，禀土金水相生之气化。主治劳伤羸瘦者，烦劳内伤，则津液不荣于外，而身体羸瘦。茅根禀水精而多汁，故治劳伤羸瘦。补中益气者，中土内虚，则气不足。茅根禀土气而味甘，故能补中益气。除瘀血血闭者，肝气内虚，则血不荣经，而为瘀血血闭之证。茅根禀金气而色白，故除瘀血血闭。肺金之气外达皮毛，则寒热自愈。皮毛之气下输膀胱，则小便自利。"②《药笼小品》："甘寒。清心润肺，除脾胃伏热。治吐衄诸血，肺热咳嗽。"③《证类本草》："主劳伤虚羸，补中益气，除瘀血、血闭，寒热，利小便，下五淋，除客热在肠胃，止渴，坚筋，妇人崩中。久服利人。其苗主下水。一名兰根，一名茹根，一名地菅，一名地筋，一名兼杜。生楚地山谷、田野。六月采根。"

茜草根①《本草纲目》："茜草根，气温行滞，味酸入肝而咸走血，专于行血活血。俗方治女子经水不通，以一两煎酒服之，一日即通，甚效。《名医别录》言其久服益精气轻身，《日华子本草》言其泄精，殊不相合，恐未可凭。"②《本草经疏》："茜草根，行血凉血之要药。主痹及疸。疸有五，此其为治，盖指蓄血发黄，而不专于湿热者也。痹者血病，行血软坚。则痹自愈。"③《本草汇言》："茜草治血，能行能止。余尝用酒制则行，醋炒则止。活血气，疏经络，治血郁血痹诸症最妙，无损血气也。配归、芎用，大能有益妇人。"④《本草新编》："茜草，但止行血，而不补血，宜同补气之药以行血，不宜同补血之药以散气。至于各书言其能补虚热，且治劳伤，徒虚语耳。行血而反能止血者，引血之归经耳。但既引入于各经，即当以补阴之药继之，则血出而不再沸，否则血症未有不再发者也。"⑤《本草正义》："茜根性寒，所主多血热失血之症。古今说解，都无异义。而《本经》主治，独以'寒湿'二字为冠，最为不伦，虽各本无不尽同，然病情药性，大相矛盾，此必古人传写之讹，不可望文生义，曲为附和。及痹指血瘀血热，痹着不行而言。茜草寒凉，入血而能通瘀活络，是以主之。古人论痹，本有热痹一侯，此必不可与上文寒湿连属读之，而谬谓可治寒痹、湿痹也。黄疸本属热证，此则并能清热逐瘀，缪仲醇谓指蓄血发黄，而不专于湿热，其说甚是。补中以清热，言热淫于里，则中气伤，惟去其热，清其血，则中得其补，经文最简，皆当观其会通，并非泛泛言之。《别录》止血，以血热涌泄言之。一以清血中之热，一以通壅积之瘀，斯血循故道而不横逆。崩中亦以龙雷大亢之时而言，如其所失太多，阳气已馁，即非所宜。踒跌必有血瘀，瘀则蕴而生热，故宜清热行瘀。蛊毒皆南方热淫之毒，清血热者必能解毒。陈藏器谓蘘荷与茜，主蛊为最。惟膀胱不足一证，殊属费解，姑且存而不论，以俟知者。""大明止鼻洪，尿血，月经不止，痔瘘疮疖，皆指火邪太亢者言之。又谓治产后血运，则惟肝阳有馀，恶瘀不畅者为宜，而血脱发晕，必非所宜。濒湖谓通经脉，则以血热瘀结者为宜，又谓治骨节风痛活血行血，亦惟血热痹着者宜之，即《本经》之治风痹，《别录》之主踒跌也。”

棕榈皮《本草便读》：“吐血肠红，达肝肺二经，入营止截，崩中带下，味苦平性涩，炒黑功长。”（棕榈皮其皮有丝，纵横如织，如人之络，味苦涩，性平，入肝达肺，炒黑能入血分，止一切血。凡鼻衄吐血，肠风崩带，内无邪热者，皆可用之。然苦能泄热，苦可下行，暴病亦有用之者，在乎运用耳。）

佐——**栀子**①《本经》：“主五内邪气，胃中热气，面赤，酒疱皶鼻，白癞，赤癞，疮疡。”②《本草经集注》：“解踯躅毒。”③《别录》：“疗目热亦痛，胸心、大小肠大热，心中烦闷，胃中热气。”④《药性论》：“杀蟅虫毒，去热毒风，利五淋，主中恶，通小便，解五种黄病，明目，治时疾除热及消渴口干，目赤肿痛。”⑤《食疗本草》：“主瘖哑，紫癜风，黄疸积热心躁。”⑥《医学启源》：“疗心经客热，除烦躁，去上焦虚热，治风。”⑦《药类法象》：“治心烦懊憹而不得眠，心神颠倒欲绝，血滞而小便不利。”⑧朱震亨：“泻三焦火，清胃脘血，治热厥心痛，解热郁，行结气。”⑨《本草纲目》：“治吐血、衄血、血痢、下血、血淋，损伤瘀血，及伤寒劳复，热厥头痛，疝气，汤火伤。”⑩《本草备要》：“生用泻火，炒黑止血，姜汁炒治烦呕，内热用仁，表热用皮。” ⑪《常用中草药手册》：“清热解毒，凉血泻火。治黄疸型肝炎，蚕豆黄，感冒高热，菌痢，肾炎水肿，鼻衄，口舌生疮，乳腺炎，疮疡肿毒。”

大黄①《本经》：“下瘀血，血闭，寒热，破癥瘕积聚，留饮宿食，荡涤肠胃，推陈致新，通利水谷（‘水谷’一作‘水谷道’），调中化食，安和五脏。”②《药性论》：“主寒热，消食，炼五脏，通女子经候，利水肿，破痰实，冷热积聚，宿食，利大小肠，贴热毒肿，主小儿寒热时疾，烦热，蚀脓，破留血。”③《日华子本草》：“通宣一切气，调血脉，利关节，泄塑滞、水气，四肢冷热不调，温瘴热痰，利大小便，并敷一切疮疖痈毒。”④《本草纲目》：“主治下痢亦白，里急腹痛，小便淋沥，实热燥结，潮热谵语，黄疸，诸火疮。”⑤《别录》：“平胃，下气，除痰实，肠间结热，心腹胀满，女子寒血闭胀，小腹痛，诸老血留结。”

丹皮①《本经》：“主寒热，中风瘛疭、痉、惊痫邪气，除癥坚瘀血留舍肠胃，安五脏，疗痈疮。”②《别录》：“除时气头痛，客热五劳，劳气头腰痛，风噤，癫疾。”③《药性论》：“治冷气，散诸痛，治女子经脉不通，血沥腰疼。”④《日华子本草》：“除邪气，悦色，通关腠血脉，排脓，通月经，消扑损瘀血，续筋骨，除风痹，落胎下胞，产后一切冷热血气。”⑤《珍珠囊》：“治肠胃积血、衄血、吐血，无汗骨蒸。”⑥《滇南本草》：“破血，行血，消癥瘕之疾，除血分之热。”⑦《医学入门》：“泻伏火，养真血气，破结蓄。”⑧《本草纲目》：“和血，生血，凉血。治血中伏火，除烦热。”

2. 四气配伍

寒——白茅根①《本草崇原》：“气味甘寒，无毒。”②《药笼小品》：“甘寒。”③《本草再新》：“味甘苦，性寒，无毒。”

茜草根《本草择要纲目》：“苦寒无毒，阴中之阴也。”

栀子①《本经》：“味苦，寒。”②《别录》：“大寒，无毒。”③《医林纂要》：“苦酸，寒。”

大黄①《本经》：“味苦，寒。”②《药性论》：“味苦甘。《别录》：“大寒，无毒。”

丹皮①《本经》：“味辛，寒。”②《滇南本草》：“性寒，味酸辛。”③《本草备要》：“辛甘，微寒。”

凉——大蓟、小蓟①《药笼小品》：“甘苦凉。②《本草新编》：“大、小蓟，味甘、苦，气凉，无毒。”

温——侧柏叶①《本草择要纲目》：“苦微温无毒。”②《本草崇原》气味苦，微温，无毒。”

平——荷叶①《本草崇原》：“气味苦平，无毒。”②《滇南本草》：“荷叶，味辛、平，性微温。”

茜草根①《本经》：“味苦，寒。”②《别录》：“咸，平，无毒。”

棕榈皮《本草便读》：“味苦涩，性平。”

3. 五味配伍

苦——荷叶①《本草崇原》：“气味苦平，无毒。”②《得配本草》：“苦，平。”

侧柏叶①《本草择要纲目》：“苦微温无毒。”②《本草崇原》：“气味苦，微温，无毒。”

茜草根《本经》：“味苦，寒。”

棕榈皮《本草便读》：“味苦涩，性平。”

栀子①《本经》：“味苦，寒。”②《别录》：“大寒，无毒。”③《医林纂要》：“苦酸，寒。”

大黄①《本经》：“味苦，寒。”②《药性论》：“味苦甘。《别录》：“大寒，无毒。”

丹皮①《本经》：“味辛，寒。”②《滇南本草》：“性寒，味酸辛。”③《本草备要》：“辛甘，微寒。”

甘——大蓟、小蓟①《药笼小品》：“甘苦凉。”②《本草新编》：“大、小蓟，味甘、苦，气凉，无毒。”

白茅根①《本草崇原》：“气味甘寒，无毒。”②《药笼小品》：“甘寒。”

4. 归经配伍

大蓟、小蓟——《本草新编》：“大、小蓟入肺、脾二经。”

侧柏叶——《中国药典》:“归肺、肝、脾经。”

荷叶——《中国药典》:“归肝、脾、胃经。”

白茅根——《杂集》:“白茅根味甘,性寒,归肺、胃、膀胱经。”

茜草根——①《本草纲目》:“手、足厥阴血分。”②《本草经疏》:“入足厥阴,手、足少阴。”③《本草新编》:“入脾、胃二经。”

棕榈皮——《本草便读》:“入肝达肺。”

栀子——①《汤液本草》:“入手太阴经。”②《雷公炮制药性解》:“入心、肺、大小肠、胃、膀胱六经。”③《药品化义》:“入肺、胃、肝、胆、三焦、胞络六经。”

大黄——①《药品化义》:“入肺、胃、肝、胆、三焦、胞络六经。”②《雷公炮制药性解》:“入心、肺、大小肠、胃、膀胱六经。”

丹皮——①《珍珠囊》:“手厥阴、足少阴。”②《本草纲目》:“手足少阴、厥阴四经。”③《雷公炮制药性解》:“入肺经。”

5. 七方配伍

十味药为大方、偶方、急方。

6. 七情配伍

大蓟、小蓟相须为用,增强凉血止血之功。

大黄、栀子相须为用,增强清热泻火之功。

侧柏叶、白茅根相须为用,增强凉血止血之功。

7. 量数配伍

全方药量均等,较少,体现了急则治其标之用。

8. 对药配伍

大蓟——小蓟

大黄——栀子

侧柏叶——白茅根

白茅根——茜草根

9. 趋向配伍

方中诸药均为凉血止血、凉血祛瘀之用,趋于下沉。

10. 阴阳配伍

大小蓟、荷叶、白茅根、侧柏叶、茜草根、棕榈皮凉血止血为用;大黄栀子丹皮清热凉血祛瘀为用;诸药皆属阴。

11. 五行配伍

大蓟、小蓟、茅根味甘为土,善于凉血止血兼祛瘀;而荷叶、侧柏叶、茜草根、山栀、大黄、丹皮、棕榈皮均味苦为水,苦能清热,苦亦能止血祛瘀。方中,诸药合用体现了五行土克水原则,防止气火上冲、血热妄行太过,使凉血止血清热而不留瘀。

12. 随证加减配伍

①四生丸:出自《妇人大全良方》。主治血热妄行所致的上部出血证。

②若气火上逆，血热较盛者，可以本方改作汤剂使用，此时当以大黄、栀子为主药，亦可加牛膝、代赭石等镇降之品，引血热下行。

13. 名家论方

《成方便读》："此方汇集诸凉血、涩血、散血、行血之品，各烧灰存性，使之凉者凉，涩者涩，散者散，行者行。由各本质而化为北方之色，即寓以水胜火之意。"

14. 方歌

十灰散用十般灰，柏茜茅荷丹榈随，二蓟栀黄皆妙黑，凉降止血此方推。

咳血方

出自《丹溪心法》。

【处方】青黛(6g)，瓜蒌仁(9g)，栀子(炒黑)(9g)，诃子(6g)，海粉(9g)。

【主治】肝火犯肺之咳血证。症见咳嗽痰稠带血，咳吐不爽，心烦易怒，胸胁作痛，咽干口苦，颊赤便秘，舌红苔黄，脉弦数。

【功能】凉血止血，清肝宁肺。

【用法用量】为细末，以蜜同姜汁为丸，噙化。

方中青黛味咸性寒，能清泻肝经实火而凉血；栀子苦寒，入心肝肺经，有泻火除烦凉血之功，两药合用，澄本清源，为君药。痰不除则咳不止，咳不止则血不宁，故又臣以甘寒入肺之瓜蒌仁清热化痰，润肺止咳；咸平入肺之海粉清金降火，软坚化痰。诃子苦涩性平，入肺与大肠经，功能清热下气，敛肺化痰，是为佐药。诸药合用，共奏清肝宁肺，止咳止血之效。

1. 君臣佐使配伍

君——**青黛**①《本草经疏》："青黛，解毒除热，固其所长，古方多有用之于诸血证者，使非血分实热，而病生于阴虚内热，阳无所附，火气因虚上炎，发为吐衄咯唾等证，用之非宜。血得寒则凝，凝则寒热交作，胸膈或痛，愈增其病矣。"②《本经逢原》："青黛，泻肝胆，散郁火，治温毒发斑及产后热痢下重，《千金》蓝青丸用之，天行寒热头痛，水研服之。与蓝同类，而止血拔毒杀虫之功，似胜于蓝。又治噎膈之疾，取其化虫之力也。和溺白垽、冰片，吹口疳最效。"③《本草求真》："青黛，大泻肝经实火及散肝经火郁。故凡小儿风热惊痫，疳毒，丹热痈疮，蛇犬等毒，金疮血出，噎膈蛊食，并天行头痛，瘟疫热毒，发斑、吐血、咯血、痢血等症，或应作丸为衣。或用为末干掺，或用水调敷，或入汤同服，或作饼子投治，皆取苦寒之性，以散风郁燥结之义。"

栀子①《本经》："主五内邪气，胃中热气，面赤，酒疱皶鼻，白癞，赤癞，疮疡。"②《本草经集注》："解踯躅毒。"③《别录》："疗目热亦痛，胸心、大小肠大热，心中烦闷，胃中热气。"④《药性论》："杀䗪虫毒，去热毒风，利五淋，主中恶，通小便，解五种黄病，明目，治时疾除热及消渴口干，目赤肿痛。”⑤《食疗本草》:“主瘖哑,紫癜风,黄疸积热心躁。”⑥《医学启源》:“疗心经客热,除烦躁,去上焦虚热,治风。”⑦《药类法象》:“治心烦懊憹而不得眠,心神颠倒欲绝,血滞而小便不利。”⑧朱震亨:“泻三焦火,清胃脘血,治热厥心痛,解热郁,行结气。”⑨《本草纲目》:“治吐血、衄血、血痢、下血、血淋,损伤瘀血,及伤寒劳复,热厥头痛,疝气,汤火伤。”⑩《本草备要》:“生用泻火,炒黑止血,姜汁炒治烦呕,内热用仁,表热用皮。”⑪《常用中草药手册》:“清热解毒,凉血泻火。治黄疸型肝炎,蚕豆黄,感冒高热,菌痢,肾炎水肿,鼻衄,口舌生疮,乳腺炎,疮疡肿毒。”

臣——**瓜蒌仁**①《本草便读》:“气味相同花粉,治疗各有偏宜,润肺清肠,降痰火下行为顺,消瘀涤垢,治结胸上实颇灵。用仁则润滑肠中,用皮则清于肺部。(瓜蒌性味与花粉相同,惟润降之功过之,故凡上焦郁热,垢腻痰火咳嗽等证,皆可用之。一切肺痈肠痈乳痈之属火者,尤为相宜,但冷滑大肠,脾虚无火,大便不实者,不可用也。)”②《食疗本草》:“子,下乳汁。又治痈肿:瓜蒌根苦酒中熬燥,捣筛之。苦酒和,涂纸上。”

佐——**海粉**①《得配本草》:“咸,寒。行肝肾二经。散瘿瘤,解热毒。”②《医学入门》:“治肺燥郁胀咳喘,热痰能降,湿痰能燥,块痰能软,顽痰能消。”③《本经逢原》:“散瘿瘤,解热毒。”④《本草从新》:“治烦热,养阴气。”⑤《纲目拾遗》:“治赤痢,风痰。”⑥《本草再新》:“润肺滋肾,化痰泻热。”⑦《随息居饮食谱》:“清胆热,去湿化顽痰,消瘿瘤,愈瘰疬。”

诃子①《南方草木状》:“可作饮,变白髭发令黑。”②《药性论》:“通利津液,主破胸膈结气,止水道,黑髭发。”③《唐本草》:“主冷气心腹胀满,下宿物。”④《海药本草》:“主五膈气结,心腹虚痛,赤白诸痢及呕吐咳嗽,并宜使皮,其主嗽。肉炙治眼涩痛。”⑤《日华子本草》:“消痰,下气,除烦,治水,调中,止泻痢,霍乱,奔豚肾气,肺气喘急,消食开胃,肠风泻血,崩中带下,五膈气,怀孕未足月漏胎及胎动欲生,胀闷气喘。并患痢人后分急痛产后阴痛,和醋烧熏及热煎汤熏洗。”⑥《本草图经》:“治痰嗽咽喉不利,含三数枚。”⑦《本草通玄》:“生用则能清金行气,煨用则能暖胃固肠。”

2. 四气配伍

寒——栀子①《本经》:“味苦,寒。”②《别录》:“大寒,无毒。”③《医林纂要》:“苦酸,寒。”

瓜蒌仁《滇南本草》:“性微寒。”

青黛①《证类本草》:“味咸,寒,无毒。”②《本草择要纲目》:“咸寒无毒。”

海粉①《得配本草》:“咸,寒。”②《医学入门》:“无毒,气寒,咸。”③《本草从新》:“甘寒而咸。”

温——诃子①《药性论》:“味苦甘。”②《唐本草》:“味苦,温,无毒。”③《海药本草》:“味酸涩,温,无毒。”

3. 五味配伍

苦——栀子①《本经》:“味苦,寒。”②《别录》:“大寒,无毒。”③《医林纂要》:“苦酸,寒。”

瓜蒌仁《药性切用》:“甘苦性寒。”

诃子①《药性论》:“味苦甘。”②《唐本草》:“味苦,温,无毒。”③《海药本草》:“味酸涩,温,无毒。”

咸——青黛《证类本草》:“味咸,寒,无毒。”

海粉①《得配本草》:“咸,寒。”②《医学入门》:“无毒,气寒,咸。”

4. 归经配伍

青黛——①《雷公炮制药性解》:“入肝、脾二经。”②《本草求真》:“专入肝。”③《本草便读》:“入肝,又能入肺、胃。”

栀子——①《汤液本草》:“入手太阴经。”②《雷公炮制药性解》:“入心、肺、大小肠、胃、膀胱六经。”③《药品化义》:“入肺、胃、肝、胆、三焦、胞络六经。”

瓜蒌仁——《滇南本草》:“入肺经。”

诃子——①《雷公炮制药性解》:“入肺、肝、脾、肾、大肠五经。”②《本草求真》:“入大肠、胃经。”

海粉①《得配本草》:“行肝肾二经。”②《本经逢原》:“行肝,肾。”③《本草再新》:“入肺、肾二经。”

5. 七方配伍

五味药为小方、奇方。

6. 七情配伍

青黛、栀子相须为用,增强清热凉血之功。

瓜蒌仁、海粉相使为用,增强清金化痰之功。

7. 量数配伍

因本方针对清肝宁肺,凉血止血为用,诸药药性偏凉,为防寒凉太过,药量均较少。

8. 对药配伍

青黛——栀子

瓜蒌仁——海粉

9. 趋向配伍

本方主治血热妄行之上部出血证,方中诸药皆性偏寒凉,清肝宁肺,凉血止血为用,趋于下沉为主。

10. 阴阳配伍

本方诸药性偏寒,属阴。

11. 五行配伍

青黛味咸为火，海粉味甘咸，偏重于咸为火，具有清热泻火之功，尤以清肝泻火为用；配伍山栀子、诃子、瓜蒌仁均味苦为水，体现五行中水克火，防止青黛清热泻火太过，同时能润燥化痰。

12. 随证加减配伍

若伤阴者，可酌加清肺养阴之品，如沙参、麦冬等；咳甚痰多，可加贝母、天竺黄、枇杷叶以清肺化痰止咳。咳甚者，加杏仁(去皮、尖)。治鼻衄，去诃子、海蛤石，加丹皮、青蒿以清热凉血。

13. 名家论方

方论选录。吴昆《医方考·卷三》："咳嗽痰血者，此方蜜丸噙化。肺者，至清之脏，纤芥不容，有气有火则咳，有痰有血则嗽。咳者有声之名，嗽者有物之义也。青黛、山栀所以降火，瓜蒌、海粉所以行痰，诃子所以敛肺。然而无治血之药者，火去而血自止也。"

14. 方歌

咳血方中诃子收，海石栀子共瓜蒌，青黛泻肝又凉血，咳嗽痰血服之瘥。

小蓟饮子

出自《重订严氏济生方》。

【处方】生地黄(30g)，小蓟根、滑石、通草、炒蒲黄、淡竹叶、藕节、当归(去芦，酒浸)、栀子仁、炙甘草(各 9g)。

【主治】下焦结热，血淋、尿血，小便频数，赤涩热痛。近代常用治急性尿路感染、急性肾小球肾炎、肾盂肾炎等下焦热结者。

【功能】凉血止血，利尿通淋。

【用法用量】上㕮咀，每服四钱(12g)，水一盏半，煎至八分，去滓，空腹，食前温服。

方中小蓟、生地黄凉血止血、清下焦实热，为君药。蒲黄、藕节止血消瘀为臣药。以滑石、木通、淡竹叶、栀子清下焦热结，利尿通淋；当归活血和营，共为佐药。甘草缓急止痛、调和诸药为使。共奏凉血止血、利尿通淋之功。

1. 君臣佐使配伍

君——**小蓟**①《唐本草》："大、小蓟皆能破血，但大蓟兼疗痈肿，而小蓟专主血，不能消肿也。"②《日华子本草》："小蓟力微，只可退热，不似大蓟能补养下气。"③《本草汇言》："沈则施云，按二蓟治血止血之外无他长，不能益人。如前人云养精保血，补虚开胃之说，不可依从。"④《本草求原》："大蓟、小蓟二味根、叶，俱苦甘气平，能升能降，能破血，又能止血。小蓟则甘平胜，不甚苦，专以退热去烦，使火清而血归经，是保血在于凉血。"⑤《医学衷中参西录》："鲜小蓟根，性凉濡润，善入血分，最清血分之热，凡咳血、吐血、衄血、二便下血之因热者，服着莫不立愈。又善治肺病结核，无论何期，用之皆宜，即单用亦可奏效。并治一切疮疡肿疼，花柳毒淋，下血涩疼。盖其性不但能凉血止血，兼能活血解毒，是以有以上诸效也。其凉润之性，又善滋阴养血，治血虚发热。至女于血崩赤带，其因热者用之亦效。"⑥《食疗本草》："取菜煮食之，除风热。根，主崩中，又女子月候伤过，捣汁半升服之。金疮血不止，挼叶封之。夏月热，烦闷不止，捣叶取汁半升服之。"⑦《本草拾遗》："破宿血，止新血，暴下血，血痢（'痢'一作'崩'），金疮出血，呕吐等，绞取汁温服；作煎和糖，合金疮及蜘蛛蛇蝎毒，服之亦佳。"⑧《日华子本草》："根，治热毒风并胸膈烦闷，开胃下食，退热，补虚损。苗，去烦热，生研汁服。"⑨《本草图经》："生捣根绞汁服，以止吐血、衄血、下血。"⑩《纲目拾遗》："清火疏风豁痰，解一切疔疮痈疽肿毒。"⑪《分类草药性》："治血淋胀痛，跌打损伤，红崩，白带。"⑫《上海常用中草药》："清热，止血，降压，散瘀消肿。治各种出血症，高血压，黄疸，肝炎，肾炎。"

生地①《本草新编》："其功专于凉血止血，又善疗金疮，安胎气，通经，止漏崩，俱有神功。"②《药鉴》："性虽大寒，较熟地则犹宣通而不泥膈，故能凉心火之血热，泻脾土之湿热，止鼻中之衄热，除五心之烦热。其或虚而生热者，不可多用，以性大寒故也。惟劳倦伤脾热者当用，以脾经大络之血损也。女人崩中血不止，产后血上攻心，胎动下血，老人津液枯绝，大肠燥结不润者，皆当用之。"

臣——**蒲黄**①《本草新编》："能止衄血妄行，咯血、吐血亦可用，消瘀血，止崩漏白带，调妇人血候不齐，去儿枕痛，疗跌扑折伤，亦佐使之药，能治实，而不可治虚。虚人用之，必有泄泻之病，不可不慎也。《本草》谓其益气力，延年作仙，此断无之事，不可尽信。"②《本草崇原》："香蒲生于水中，色黄味甘，禀水土之专精，而调和其气血。主治心腹、膀胱寒热，利小便者，禀土气之专精，通调水道，则心腹、膀胱之寒热俱从小便出，而气机调和矣。止血，消瘀血者，禀水气之专精，生其肝木，则止新血，消瘀血，而血脉调和矣。久服则水气充足，土气有余，故轻身，益气力，延年神仙。"

藕节①《本草汇言》："藕节，消瘀血，止血妄行之药也。邢元璧曰，《日华子本草》治产后血闷腹胀，捣汁，和热童便饮，有效，盖止中有行散之意。又时珍方治咳血、唾血、呕血、吐血及便血、溺血、血淋、血崩等证，入四生次、调营汤中，亦行止互通之妙用也。"②《医林纂要》："藕节，止吐、衄，淋、痢诸血证。甘能补中，咸能软坚去瘀，涩能敛散固精。又取其通而有节也。"

佐——**滑石**①《本经》："主身热泄澼，女子乳难，癃闭，利小便，荡胃中积聚寒热，益精气。”②《别录》：“通九窍六腑津液，去留结，止渴，令人利中。”③《药性论》：“能疗五淋，主难产，除烦热心躁，偏主石淋。”④《日华子本草》：“治乳痈，利津液。”⑤《本草衍义补遗》：“燥湿，分水道，实大肠，化食毒，行积滞，逐凝血，解燥渴，补脾胃，降心火之要药。”⑥《本草纲目》：“疗黄疸，水肿脚气，吐血衄血，金疮出血，诸疮肿毒。”⑦《本草通玄》：“利窍除热，清三焦，凉六腑，化暑气。”⑧《本草再新》：“清火化痰，利湿消暑，通经活血，止泻痢呕吐，消水肿火毒。”

木通①《本经》：“主去恶虫，除脾胃寒热，通利九窍血脉关节，令人不忘。”②《本草纲目》：“木通，上能通心清肺，治头痛，利九窍，下能泄湿热，利小便，通大肠，治遍身拘痛。”③《别录》：“疗脾疸常欲眠，心烦哕，出音声，疗耳聋，散痈肿诸结不消，及金疮、恶疮、鼠萎、踒折、鼻息肉，堕胎，去三虫。”④《药性论》：“主治五淋，利小便，开关格。治人多睡，主水肿浮大，除烦热。”⑤《本草拾遗》：“利大小便，令人心宽下气。”⑥《食性本草》：“主理风热淋疾，小便效急疼，小腹虚满，宜煎汤并葱食之有效。”⑦《日华子本草》：“安心除烦，止渴退热。治健忘，明耳目，治鼻塞；通小肠，下水，破积聚血块，排脓，治疮疖，止痛，催生下胞，女人血闭，月候不匀，天行时疾，头痛目眩，羸劣乳结，及下乳。”⑧《雷公炮制药性解》：“木通利便，专泻小肠，宜疗五淋等症。其惊悸等症，虽属心经，而心与小肠相为表里，故并治之。脾疸喜睡，此脾之病，皆湿所酿也，利小肠而湿不去乎？瘟疫之来，感天地不正之气，今受盛之官行而邪不能容，亦宜疗矣。”

淡竹叶①《本草纲目》：“去烦热，利小便，除烦止渴，小儿痘毒，外症恶毒。”②《生草药性备要》：“消痰止渴，除上焦火，明眼目，利小便，治白浊，退热，散痔疮毒。”③《握灵本草》：“去胃热。”④《本草再新》：“清心火，利小便，除烦止渴，小儿痘毒，外症恶毒。”⑤《草木便方》：“消痰，止渴。治烦热，咳喘，吐血，呕哕，小儿惊痫。”⑥《分类草药性》：“治咳嗽气喘，眼痛。”⑦《现代实用中药》：“清凉解热，利尿。治热病口渴，小便涩痛，烦热不寐，牙龈肿痛，口腔炎。”⑧《广西中药志》：“治鼻衄。”

栀子①《本经》：“主五内邪气，胃中热气，面赤，酒疱皶鼻，白癞，赤癞，疮疡。”②《别录》：“疗目热亦痛，胸心、大小肠大热，心中烦闷，胃中热气。”③《药性论》：“杀䗪虫毒，去热毒风，利五淋，主中恶，通小便，解五种黄病，明目，治时疾除热及消渴口干，目赤肿痛。”④《食疗本草》：“主瘖哑，紫癜风，黄疸积热心躁。”⑤《本草纲目》：“治吐血、衄血、血痢、下血、血淋，损伤瘀血，及伤寒劳复，热厥头痛，疝气，汤火伤。”⑥《汤液本草》：“或用栀子利小便，实非利小便，清肺也，肺气清而化，膀胱为津液之府，小便得此气化而出也。”⑦《本草正》：“栀子，若用佐使，治有不同：加茵陈除湿热疸黄，加豆豉除心火烦躁，加厚朴、枳实可除烦满，加生姜、陈皮可除呕哕，同元胡破热滞瘀血腹痛。”⑧《本草通玄》：“仲景多用栀子茵陈，取其利小便而蠲湿热也。古方治心痛，每用栀子，此为火气上逆，不得下降者设也。(若)泥丹溪之说，不分寒热，通用栀子，属寒者何以堪之。”

当归①《本草正》：“当归，其味甘而重，故专能补血，其气轻而辛，故又能行血，补中有动，行中有补，诚血中之气药，亦血中之圣药也。大约佐之以补则补，故能养营养血，补气生精，安五脏，强形体，益神志，凡有形虚损之病，无所不宜。佐之以攻则通，故能祛痛通便，利筋骨，治拘挛、瘫痪、燥、涩等。”②李杲：“当归头，止血而上行；身养血而中守；梢破血而下流；全活血而不走。③《本经》：“主咳逆上气，温疟寒热洗洗在皮肤中，妇人漏下，绝子，诸恶疮疡金疮，煮饮之。”④《别录》：“温中止痛，除客血内塞，中风痓、汗不出，湿痹，中恶客气、虚冷，补五藏，生肌肉。”⑤《本草纲目》：“治头痛，心腹诸痛，润肠胃筋骨皮肤。治痈疽，排脓止痛，和血补血。辛散。”⑥《本草再新》：“治浑身肿胀，血脉不和，阴分不足，安生胎，堕死胎。”⑦《药性论》：“止呕逆、虚劳寒热，破宿血，主女子崩中，下肠胃冷，补诸不足，止痢腹痛。单煮饮汁，治温疟，主女人沥血腰痛，疗齿疼痛不可忍。病人虚冷加而用之。”⑧《日华子本草》：“治一切风，一切血，补一切劳，破恶血，养新血及主癥癖。”

使——**甘草**①《本经》：“主五脏六腑寒热邪气，坚筋骨，长肌肉，倍力，金疮肿，解毒。”②《药性论》：“主腹中冷痛，治惊痫，除腹胀满；补益五脏；制诸药毒；养肾气内伤，令人阴(不)痿；主妇人血沥腰痛；虚而多热；加而用之。”

2. 四气配伍

寒——小蓟《本草汇言》：“味甘微苦，气寒，无毒。”

滑石①《本经》：“味甘，寒。”②《别录》：“大寒，无毒。”③《本草经疏》：“味甘淡，气寒，无毒。”

木通《药性论》：“微寒。”

栀子①《本经》：“味苦，寒。”②《别录》：“大寒，无毒。”

生地①《本草新编》：“生地，味苦甘，气寒，沉也，阴也。②《药鉴》：“气寒，味甘苦，无毒，气薄味浓，沉也，阴中阳也。

淡竹叶①《本草纲目》：“甘，寒，无毒。”②《生草药性备要》：“味甜辛淡，性寒。”

温——当归①《本经》：“味甘，温。”②《本草述》：“味苦，温，无毒。

平——藕节①《本草纲目》：“涩，平，无毒。”②《本草汇言》：“味苦涩，气平，无毒。”③《纲目拾遗》：“藕节粉：味甘微苦，性平。”

甘草①《本经》:"味甘,平。"②《珍珠囊》:"生甘,平;炙甘,温。"

蒲黄①《本草新编》:"味甘,气平,无毒。入肺经。"②《本草崇原》:"气味甘平,无毒。"

3. 五味配伍

苦——木通《吴普本草》:"雷公:苦。"

栀子①《本经》:"味苦,寒。"②《别录》:"大寒,无毒。"

生地①《本草新编》:"生地,味苦甘,气寒,沉也,阴也。"②《长沙药解》:"味甘、微苦。"

甘——小蓟《本草汇言》:"味甘微苦,气寒,无毒。"

藕节《纲目拾遗》:"藕节粉:味甘微苦,性平。"

蒲黄①《本草新编》:"味甘,气平,无毒。入肺经。②《本草崇原》:"气味甘平,无毒。"

滑石①《本经》:"味甘,寒。"②《别录》:"大寒,无毒。"③《本草经疏》:"味甘淡,气寒,无毒。"

当归①《本经》:"味甘,温。"②《别录》:"辛,大温,无毒。"

甘草《本经》:"味甘,平。"

淡竹叶①《本草纲目》:"甘,寒,无毒。"②《生草药性备要》:"味甜辛淡,性寒。"

4. 归经配伍

小蓟——①《本草通玄》:"入脾、肝二经。"②《本草新编》:"入肺、脾二经。"

藕节——《本草撮要》:"入手少阴,足阳明、厥阴经。"

滑石——①《汤液本草》:"入足太阳经。"②《雷公炮制药性解》:"入胃、膀胱二经。"③《本草经疏》:"入足阳明,手少阴、太阳、阳明经。"

木通——《药品化义》:"入脾、心、小肠、膀胱四经。"

栀子——①《药品化义》:"入肺、胃、肝、胆、三焦、胞络六经。"②《雷公炮制药性解》:"入心、肺、大小肠、胃、膀胱六经。"

当归——①《汤液本草》:"入手少阴、足太阴、厥阴经。"②《雷公炮制药性解》:"入心、肝、肺三经。"

甘草——①《雷公炮制药性解》:"入心、脾二经。"②《本草经解》:"入手太阴肺经、足太阴脾经。"

生地——①《本草新编》:"入手少阴及手太阴。"②《长沙药解》:"入足太阴脾、足厥阴肝经。"

蒲黄——《本草新编》:"入肺经。"

淡竹叶——①《本草再新》:"入心、肾二经。"②《本草撮要》:"入手少阴、厥阴经。"

5. 七方配伍

十味药为大方、偶方、急方。

6. 七情配伍

蒲黄、藕节相须为用，增强凉血止血之用。

滑石、竹叶相使为用，增强清热利水通淋之用。

滑石、通草相使为用，增强利水渗湿之用。

7. 量数配伍

本方诸药按照1∶1比例配伍，意在齐聚力量，凉血止血，利尿通淋之用。

8. 对药配伍

滑石——通草

炒蒲黄——藕节

生地黄——栀子仁

9. 趋向配伍

生地、木通、栀子、小蓟、滑石、蒲黄、淡竹叶、藕节皆以清热利尿通淋为用，趋于下沉，属沉降之品。当归养血和血为用，属阳。甘草性甘平，属阴阳平和之品。

10. 阴阳配伍

生地、木通、栀子、小蓟、滑石、淡竹叶性寒属阴。当归性温属阳。藕节、甘草、蒲黄性平，为阴阳平和之品。

11. 五行配伍

生地黄味甘苦，偏于苦具有清热泻下之功；木通、山栀子味苦为水，三者合用凉血止血，养阴清热；加上小蓟味甘，能缓，具有凉血止血、利尿通淋，缓急止痛之功；而滑石、蒲黄、藕节、淡竹叶、当归、甘草均味甘为土，能补能缓，体现了土克水原则，意在防寒凉太过。诸药合用，共成凉血止血、利水通淋。

12. 随证加减配伍

若血淋尿道刺痛，可加琥珀、海金沙以通淋止痛；热盛小便色黄灼痛甚者，可加石韦、黄柏、桃仁以清热祛瘀。方中炙甘草亦可改用生甘草，以取其清热泻水之功。

13. 名家论方

①《成方便读》："山栀、木通、竹叶，清心火下达小肠，所谓清其源也；滑石利窍，分消湿热从膀胱而出，所谓疏其流也；但所瘀之血决不能复返本原，瘀不去则病终不能瘳，故以小蓟、藕节退热散瘀；然恐瘀去则新血益伤，故以炒黑蒲黄止之，生地养之；当归能使瘀者去而新血生，引诸血各归其所当归之经；用甘草者，甘以缓其急，且以泻其火也。"

②《中医方剂学讲义》："方用小蓟、生地、蒲黄、藕节凉血止血；木通、竹叶降心肺之火，从小便而出；栀子泄三焦之火，引热下行；滑石利水通淋；当归引血归经；甘草协调诸药。合用成为凉血止血、利水通淋之剂。"

14. 方歌

小蓟饮子藕蒲黄，木通滑石生地襄，归草黑栀淡竹叶，血淋热结服之康。

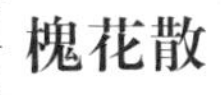

槐花散

出自《普济本事方·卷五》。

【处方】槐花(炒)、柏叶(烂杵,焙)、荆芥穗、枳壳(麸炒黄)(各 9g)。

【主治】肠风脏毒下血。症见大便出血,以及痔疮出血,血色鲜红或晦黯。

【功能】清肠止血,疏风行气。

【用法用量】上为细末。用清米饮调下二钱(6g),空心,食前服。

方中槐花苦寒,泻热清肠,凉血止血,是为君药。侧柏叶苦涩性寒,清热凉血,燥湿收敛,为治热证出血的要药,与槐花相合可加强凉血止血之功,为臣药。荆芥穗辛散疏风,微温不燥,炒黑能入血分,与上药相配,疏风理血;枳壳宽肠行气,使肠胃腑气下行,为佐使药。诸药合用,既能凉血止血,又能疏风行气。药仅四味,配伍精当,寓行气于止血之中,寄清疏于收涩之内,相反相成,颇具深义。

1. 君臣佐使配伍

君——**槐花**①《日华子本草》:"治五痔,心痛,眼赤,杀腹藏虫及热,治皮肤风,并肠风泻血,赤白痢。"②《医学启源》:"凉大肠热。"③《本草纲目》:"炒香频嚼,治失音及喉痹。又疗吐血,衄,崩中漏下。"④《本草正》:"凉大肠,杀疳虫。治痈疽疮毒,阴疮湿痒,痔漏,解杨梅恶疮,下疳伏毒。"⑤《医林纂要》:"泄肺逆,泻心火,清肝火,坚肾水。"⑥《本草求真》:"治大、小便血,舌衄。"⑦《本草求原》:"为凉血要药。治胃脘卒痛,杀蛔虫。"⑧《东北药植志》:"治疗糖尿病的视网膜炎。"

臣——**侧柏叶**①《本草衍义补遗》:"柏叶,补阴之要药,其性多燥,久得之,大益脾土,以滋其肺。"②《本草经疏》:"侧柏叶,味苦而微温,义应并于微寒,故得主诸血崩中赤白。若夫轻身益气,令人耐寒暑,则略同于柏实之性矣。惟生肌去湿痹,乃其独擅之长也。"③《本草汇言》:"侧柏叶,止流血,去风湿之药也。凡吐血、衄血、崩血、便血,血热流溢于经络者,捣汁服之立止;凡历节风痱周身走注,痛极不能转动者,煮汁饮之即定。惟热伤血分与风湿伤筋脉者,两病专司其用。但性味苦寒多燥,如血病系热极妄行者可用,如阴虚肺燥,因咳动血者勿用也。如痹病系风湿闭滞者可用,如肝肾两亏,血枯髓败者勿用也。"④《药品化义》:"侧柏叶,味苦滋阴,带涩敛血,专清上部逆血。又得阴气最厚,如遗精、白浊、尿管涩痛属阴脱者,同牛膝治之甚效。"⑤《本经逢原》:"柏叶,性寒而燥,大能伐胃,虽有止衄之功,而无阳生之力,故亡血虚家不宜擅服。然配合之力,功过悬殊,如《金匮》柏叶汤,同姜、艾止吐血不止,当无此虑矣。若《济急方》同黄连治小便血;《圣济总录》同芍药治月水不断,纵借酒之辛温,以行苦寒之势,但酒力易过,苦寒长留,每致减食作泻,瘀积不散,是岂柏叶之过欤?"

佐使——**荆芥穗**①《本经》:"主寒热,鼠瘘,瘰疬生疮,破结聚气,下瘀血,除湿痹。"②《药性论》:"治恶风贼风,口面歪邪,遍身顽痹,心虚忘事,益力添精。主辟邪毒气,除劳,治丁肿;取一握切,以水五升,煮取二升,冷分二服,主通利血脉,传送五脏不足气,能发汗,除冷风;又捣末和醋封毒肿。"③《食性本草》:"主血劳风气壅满,背脊疼痛,虚汗,理丈夫脚气,筋骨烦痛及阴阳毒,伤寒头痛,头旋目眩,手足筋急。"④《日华子本草》:"利五脏,消食下气,醒酒。作菜生热食并煎茶,治头风并汗出;豉汁煎治暴伤寒。"⑤《本草图经》:"治头风,虚劳,疮疥,妇人血风。"⑥《滇南本草》:"治跌打损伤,并敷毒疮。治吐血。""荆芥穗,上清头目诸风,止头痛,明目,解肺、肝、咽喉热痛,消肿,除诸毒,发散疮痈。治便血,止女子暴崩,消风热,通肺气鼻窍塞闭。"⑦《本草纲目》:"散风热,清头目,利咽喉,消疮肿。治项强,目中黑花,及生疮,阴颓,吐血,衄血,下血,血痢,崩中,痔漏。"

枳壳①《药性论》:"治遍身风疹,肌中如麻豆恶痒,主肠风痔疾,心腹结气,两胁胀虚,关膈拥塞。"②《日华子本草》:"健脾开胃,调五脏,下气,止呕逆,消痰。治反胃,霍乱泻痢,消食,破癥结痃癖,五膈气,除风明目及肺气水肿,利大小肠,皮肤痒。痔肿可炙熨。"③《开宝本草》:"主风痒麻痹,通利关节,劳气咳嗽,背膊闷倦,散留结、胸膈痰滞,逐水,消胀满、大肠风,安胃,止风痛。"④《珍珠囊》:"破气,泄肺中不利之气。"⑤《医学启源》:"《主治秘要》云,破心下坚痞,利胸中气,化痰,消食。"⑥《本草纲目》:"治里急后重。"⑦张元素:"凡气刺痛用枳壳,看何经分以引经药导之。破滞气亦用枳壳,高者用之,然能损胸中至高之气,止可二三服而已。"⑧《本草思辨录》:"枳壳,乃枳实之老而壳薄者。既名枳壳,须去穰核用之,壳、实古原不分,性用亦无少异。若治胸膈痞塞,枳壳较枳实少胜。"⑨《本草经疏》:"枳壳,气味所主,与枳实大略相同。但枳实形小,其气全,其性烈,故善下达;枳壳形大,其气散,其性缓,故其行稍迟,是以能人胸膈肺胃之分及入大肠也。其主风痒麻痹,通利关节,止风痛者,盖肺主皮毛,胃主肌肉,风寒湿入于二经,则皮肤瘙痒,或作痛,或麻木,此药有苦泄辛散之功,兼能引诸风药入于二脏,故为治风所需,风邪既散,则关节自然通利矣。其疗劳气咳嗽,背膊闷倦者,盖亦指风寒郁于上焦,则肺气滞而为闷倦咳嗽。"

2.四气配伍

寒——槐花①《滇南本草》:"味苦涩,性寒。"②《本草纲目》:"味苦,气凉。"③《本草求原》:"苦咸,寒。"

侧柏叶《本草图经》:"性寒。"

枳壳《开宝本草》："味苦酸，微寒，无毒。"

温——荆芥穗①《本经》："味辛，温。"②《医学启源》："气温，味辛苦。"

3. 五味配伍

苦——槐花①《日华子本草》："味苦，平，无毒。"②《滇南本草》："味苦涩，性寒。"③《本草纲目》："味苦，气凉。"④《本草求原》："苦咸，寒。"

侧柏叶①《药品化义》："味苦涩，性凉。"②《药性论》："味苦辛，性涩。"

辛——荆芥穗《本经》："味辛，温。"

枳壳《雷公炮炙论》："辛苦。"

4. 归经配伍

槐花——①《本草汇言》："入手阳明、足厥阴经。"②《药品化义》："入肺、大肠二经。"③《本草经解》："入手太阴肺经、手少阴心经。"

侧柏叶——①《药品化义》："入肝、心、脾、肺四经。"②《要药分剂》："入肝、肾二经。"③《本草撮要》："入手足太阴、阳明。"

荆芥穗——《雷公炮制药性解》："入肺、肝二经。"

枳壳——《雷公炮制药性解》："入肺、肝、胃、大肠四经。"

5. 七方配伍

四味药为小方、偶方。

6. 七情配伍

槐花、侧柏叶相须为用，增强凉血止血之功。

7. 量数配伍

本方药味、药量均少，体现了药精而力专之功。

8. 对药配伍

槐花——侧柏叶

9. 趋向配伍

槐花、侧柏叶清热凉血为用，趋于沉降之品。荆芥穗、枳壳行辛散行气为用，趋于升浮之用。

10. 阴阳配伍

槐花、侧柏叶性寒属阴。荆芥穗、枳壳辛散为用，属阳。

11. 五行配伍

槐花、柏叶味苦为水，具有清泻之功，善清湿热，两者配伍，既能清热又能凉血止血之功；加上荆芥穗、枳壳味辛为木、能行能散，达到气行则血行，气调则血调之功。诸药配伍，体现了五行中水生木原则。

12. 随证加减配伍

若大肠热盛，可加黄连、黄柏以清肠中湿热；下血量多，可加地榆、槐花以加强清热止血之功。

13. 名家论方

①《本事方释义》："槐花气味苦寒，入手足阳明、厥阴，柏叶气味苦辛微寒，入足

太阴;荆芥穗气味辛温,入足太阳、少阳,枳壳气味苦寒,入足太阴。此脏毒肠风下血不止,纯用辛凉苦寒之药,以泄肠胃之热,血得凉而宁静,则病自然减耳。"

②《医方集解》:"此手足阳明药也。侧柏养阴燥湿,最清血分;槐花疏肝泻热,能凉大肠;荆芥散瘀搜风;枳壳宽肠利气。"

14.方歌

槐花散治肠风血,芥穗枳壳侧柏叶;等份为末米汤下,凉血疏风又清热。

黄土汤

出自《金匮要略方论·卷中》。"下血,先便后血,此远血也,黄土汤主之。"

【处方】甘草、干地黄、白术、附子(炮)、阿胶、黄芩(各9g),灶心黄土(30g)。

【主治】阳虚出血。症见大便下血,或吐血、衄血,或妇人崩漏,血色黯淡,四肢不温,面色萎黄,舌淡苔白,脉沉细无力。

【功能】温阳健脾,养血止血。

【用法用量】上七味,以水八升,煮取三升,分温二服。

方中灶心黄土即伏龙肝,辛温而涩,功能温中、收敛、止血为君药。白术、附子温阳健脾,以复脾胃统摄之权,为臣药。生地、阿胶滋阴养血止血,既可补益阴血之不足,又可制约术、附之温燥伤血,是为佐药。生地、阿胶得术、附,则可避免滋腻呆滞碍脾之弊。方用苦寒之黄芩,不仅止血,且又佐制温热以免动血,亦为佐药。甘草为使,和药并益气调中。诸药合用,标本兼顾,刚柔相济,以刚药温阳而寓健脾,以柔药补血寓止血。共成温阳健脾,养血止血之剂。

1.君臣佐使配伍

君——**灶心黄土**①《长沙药解》:"燥湿达木,补中摄血。"②《本草择要纲目》:"泄痢冷热赤白,腹内热毒绞结痛下血,取干土水煮三五沸,绞去滓,暖服一二升。又解诸药毒,中肉毒,合口椒毒,野菌毒。"

臣——**白术**①《本经》:"主风寒湿痹死肌,痉疸,止汗,除热,消食,作煎饵。久服轻身延年,不饥。"②《长沙药解》:"补中燥湿,止渴生津,最益脾精,大养胃气,降浊阴而进饮食,善止呕吐,升清阳而消水谷,能医泄利。"③《本草新编》:"除湿消食,益气强阴,尤利腰脐之气。"④《本草崇原》:"治风寒湿痹、死肌、痉、疸,止汗、除热、消食,作煎饵。久服,轻身延年不饥。"⑤《轩岐救正论》:"兼补肝肾,主治百病,功居八九。本草历赞其益脾补气,疗五痨七伤,消痰除湿痞满肿胀,暖胃消谷,风虚泪眼积年疟痢,生津壮水,安胎扶原。"⑥《本草择要纲目》:"温中去脾胃湿,除脾胃热,强脾胃气,进饮食,和脾胃以生津液。止肌热,治四肢困倦,目不能开,怠惰嗜卧,不思饮食,止渴安胎。凡中焦不受湿不能下利,必须白术以逐水益脾,非白术不能去湿,非枳实不能消痞,故枳术丸以之为君。然脾恶湿,湿胜则气不得施化,津液何由而生,故曰膀胱津液之府,气化则能出焉，用白术以除其湿，则气得周流，而津液自生矣。”

附子①《本经》：“主风寒咳逆邪气，温中，金创，破癥坚积聚，血瘕，寒温，踒。躄拘挛，脚痛，不能行步。”②《长沙药解》：“暖水燥土，泻湿除寒，走中宫而温脾，入下焦而暖肾，补垂绝之火种，续将断之阳根。治手足厥冷，开脏腑阴滞，定腰腹之疼痛，舒踝膝之挛拘，通经脉之寒瘀，消疝瘕之冷结。降浊阴逆上，能回哕噫，提清阳下陷，善止胀满。”③《药征》：“主逐水也；故能治恶寒、身体四肢及骨节疼痛，或沉重，或不仁，或厥冷，而旁治腹痛、失精、下利。”④《本草经解》：“主风寒咳逆邪气，寒湿痿拘挛，膝痛不能行步，破癥坚积聚。血瘕，金疮。”⑤《本草崇原》：“主治风寒咳逆邪气，寒湿拘挛，膝痛不能行走，破癥坚积聚，血瘕金疮。”⑥《药笼小品》：“治中寒中风，心腹冷痛，暴泻脱阳，脾虚久泄，拘挛风痹，小儿慢惊，痘疮灰白，一切沉寒痼冷之症。开关门，消水肿。”

佐——**生地**①《本草新编》：“其功专于凉血止血，又善疗金疮，安胎气，通经，止漏崩，俱有神功。”②《药鉴》：“性虽大寒，较熟地则犹宜通而不泥膈，故能凉心火之血热，泻脾土之湿热，止鼻中之衄热，除五心之烦热。其或虚而生热者，不可多用，以性大寒故也。惟劳倦伤脾热者当用，以脾经大络之血损也。女人崩中血不止，产后血上攻心，胎动下血，老人津液枯绝，大肠燥结不润者，皆当用之。”

阿胶①《本经》：“主心腹，内崩，劳极，洒洒如疟状，腰腹痛，四肢酸疼，女子下血安胎，久服轻身益气。”②《长沙药解》：“养阴荣木，补血滋肝，止胞胎之阻疼，收经脉之陷漏，最清厥阴之风燥，善调乙木之疏泄。”③《本草经解》：“主心腹内崩劳极，洒洒如疟状，腰腹痛四肢酸疼，女子下血，安胎，久服轻身益气。”④《本草新编》：“止血止嗽，止崩止带，益气扶衰，治劳伤，利便闭，禁胎漏，定喘促，止泻痢，安胎养肝，坚骨滋肾，乃益肺之妙剂，生阴之灵药，多用固可奏功，而少用亦能取效。”⑤《本草崇原》：“主治心腹内崩，劳极洒洒如疟状，腰腹痛，四肢酸疼，女子下血，安胎，久服轻身益气。”⑥《本草乘雅半偈》：“主心腹内崩，劳极洒洒如疟状，腰腹痛，四肢酸疼，女子下血，安胎。久服轻身。”

黄芩①《本经》：“主诸热黄疸，肠澼，泄利，逐水，下血闭，（治）恶疮，疽蚀，火疡。”②《别录》：“疗痰热，胃中热，小腹绞痛，消谷，利小肠，女子血闭，淋露下血，小儿腹痛。陶弘景：“治奔豚，脐下热痛。”③《药性论》：“能治热毒，骨蒸，寒热往来，肠胃不利，破壅气，治五淋，令人宣畅，去关节烦闷，解热渴，治热腹中疞痛，心腹坚胀。”④《日华子本草》：“下气，主天行热疾，疔疮，排脓。治乳痈，发背。”⑤《珍珠囊》：“除阳有余，凉心去热，通寒格。李杲：‘治发热口苦。’”⑥《滇南本草》：“上行泻肺火，下行泻膀胱火，（治）男子五淋，女子暴崩，调经清热，胎有火热不安，清胎热，除六经实火实热。"⑦《本草纲目》:"治风热湿热头疼,奔豚热痛,火咳,肺痿喉腥,诸失血。"⑧《本草正》:"枯者清上焦之火,消痰利气,定喘嗽,止失血,退往来寒热,风热湿热,头痛,解瘟疫,清咽,疗肺痿肺痈,乳痈发背,尤祛肌表之热,故治斑疹、鼠萎,疮疡、赤眼;实者凉下焦之热,能除赤痢,热蓄膀胱,五淋涩痛,大肠闭结,便血、漏血。"

使——**甘草**①《本经》:"主五脏六腑寒热邪气,坚筋骨,长肌肉,倍力,金创,解毒。久服轻身延年。"②《长沙药解》:"备冲和之正味,秉淳厚之良资,入金木两家之界,归水火二气之间,培植中州,养育四旁,交媾精神之妙药,调济气血之灵丹。"③《本草新编》:"能调和攻补之药,消痈疽疖毒,实有神功。尤善止诸痛,除阴虚火热,止渴生津。但其性又缓,凡急病最宜用之。故寒病用热药,必加甘草,以制桂、附之热。热病用寒药,必加甘草,以制石膏之寒。下病不宜速攻,必加甘草以制大黄之峻。上病不宜遽升,必加甘草以制栀子之动,缓之中具和之义耳。独其味甚甘,甘则善动,吐呕家不宜多服,要亦不可拘也。甘药可升可降,用之吐则吐,用之下则下,顾善用之何如耳。"

2. 四气配伍

寒——生地《本草新编》:"气寒。"

温——白术①《本经》:"温。"②《本草新编》:"气温。"

附子①《本经》:"温。"②《长沙药解》:"温。"③《本草新编》:"气温,大热。"

平——灶心黄土《本草择要纲目》:"平。"

阿胶①《本经》:"平。"②《长沙药解》:"平。"③《本草新编》:"气平,微温。"④《本草经解》:"气平。"

黄芩①《本经》:"平。"②《别录》:"大寒,无毒。"

甘草①《本经》:"平。"②《长沙药解》:"气平。"③《本草新编》:"气平。"④《本草经解》:"气平。"

3. 五味配伍

苦——白术①《本经》:"味苦。"②《长沙药解》:"味甘,微苦。"③《本草新编》:"味甘辛。"

生地《本草新编》:"味苦甘。"

甘——阿胶①《本经》:"味甘。"②《本草新编》:"味甘辛。"③《本草经解》:"味甘。"

黄芩①《本经》:"味苦。"②《药性论》:"味苦甘。"

甘草①《本经》:"味甘。"②《长沙药解》:"味甘。"③《本草新编》:"味甘。"④《本草经解》:"味甘。"

辛——灶心黄土①《长沙药解》:"味辛。"②《本草择要纲目》:"甘。"

附子①《本经》:“味辛。”②《长沙药解》:“味辛咸苦。”③《本草新编》:“味辛。”

4. 归经配伍

灶心黄土——《长沙药解》:“入足太阴脾、足厥阴肝经。”

白术——①《长沙药解》:“入足阳明胃、足太阴脾经。”②《本草新编》:“入心、脾、胃、肾、三焦之经。”

附子——①《长沙药解》:“入足太阴脾、足少阴肾经。”②《本草经解》:“入足厥阴肝经,入足少阴肾经,入手太阴肺经。”

生地——《本草新编》:“入手少阴及手太阴。”

阿胶——①《长沙药解》:“入足厥阴肝经。”②《本草新编》:“入太阴肺经,及肝、肾二脏。”③《本草经解》:“入手太阴肺经,入足太阴脾经。”

黄芩——①《品汇精要》:“行手太阴、阳明经。”②《本草纲目》:“入手少阴、阳明,手足太阴、少阳六经。”③《雷公炮制药性解》:“入肺、大肠、膀胱、胆四经。”

甘草——①《长沙药解》:“入足太阴脾、足阳明胃经。”②《本草新编》:“入太阴、少阴、厥阴之经。”③《本草经解》:“入手太阴肺经,入足太阴脾经。”

5. 七方配伍

七味药为小方、奇方、急方。

6. 七情配伍

生地、阿胶相使为用,增强滋阴养血之功。

灶心土、附子相使为用,增强温中收涩止血之功。

7. 量数配伍

因脾阳不足,脾不统血,方中重用灶心黄土,意在温中,加强收涩为用,余药味药量均等,起辅助之用。

8. 对药配伍

干地黄——阿胶

附子——白术

灶心黄土——附子

9. 趋向配伍

灶心黄土温中止血,附子、白术温阳健脾以统血,趋于升浮之品。生地、阿胶、黄芩清热滋阴养血为用,趋于沉降之品。甘草性平,属阴阳平和之品。

10. 阴阳配伍

灶心黄土、附子、白术性温,属阳。生地、阿胶、黄芩性寒凉为用,属阴。甘草性平,属阴阳平和之品。

11. 五行配伍

灶心黄土味辛而涩,辛散又能收敛之功,温中止血。配合附子味辛为木,增强温中止血之功；加上黄芩、白术味苦、干地黄味甘苦偏于苦，苦能清泻，配伍灶心黄土、附子，是以防大热大辛之品耗血、动血。加上阿胶、甘草味甘为土、能补能缓，这体现了辛甘化阳，使本方温阳补血而不温燥伤血之用。

12. 随证加减配伍

若胃纳差，阿胶可改为阿胶珠，以减其滋腻之性；气虚甚者，可以人参以益气摄血；出血多者，酌加三七、白及等止血之品。

13. 名家论方

①《金匾玉函经二注》："欲崇土以求类，莫如黄土，黄者，土之正色，更以火烧之，火乃土之母，其得母燥而不湿，血就温化，则所积者消，所溢者止；阿胶益血，以牛是土畜，亦是取物类；地黄补血，取其象类；甘草、白术养血补胃和平，取其味类；甘草缓附子之热，使不潜上。是方之药，不惟治远血而已，亦可治久吐血，胃虚脉迟细者，增减用之。盖胃之阳不化者，非附子之善走，不能通诸经脉，散血积也；脾之阴不理者，非黄芩之苦，不能坚其阴以固其血之走也；黄芩又制黄土、附子之热，不令其过，故以二药为使。"

②《金匮要略论注》："以附子温肾之阳，又恐过燥，阿胶、地黄壮阴为佐；白术健脾土之气，土得水气则生物，故以黄芩、甘草清热；而以经火之黄土与脾为类者引之入脾，使脾得暖气，如冬时地中之阳气而为发生之本。"

③《金匮要略心典》："黄土温燥入脾，合白术、附子以复健行之气；阿胶、生地黄、甘草以益脱竭之阴，又虑辛温之品，转为血病之厉，故又以黄芩之苦寒，防其太过，所谓有制之师也。"

④《血证论》："方用灶土、草、术健补脾土，以为摄血之本；气陷则阳陷，故用附子以振其阳；血伤则阴虚火动，故用黄芩以清火；而阿胶、熟地又滋其既虚之血。合计此方，乃滋补气血，而兼用清之品以和之，为下血崩中之总方。"

14. 方歌

黄土汤中术附芩，阿胶甘草地黄并，便后下血功独擅，吐衄崩中效亦灵。

第十二章　治风剂

第一节　疏散外风

川芎茶调散

出自《太平惠民和剂局方》。"治丈夫、妇人诸风上攻，头目昏重，偏正头疼，鼻塞声重；伤风壮热，肢体烦疼，肌肉蠕动，膈热痰盛，妇人血风攻注，太阳穴疼，但是感风气，悉皆治之。"

【处方】薄荷叶（不见火）、川芎、荆芥（去梗）、香附子（炒）（另作细辛去芦一两）（各12g），防风（去芦）（4.5g），白芷、羌活、甘草（各6g）。

【主治】风邪头痛。或偏或正，或巅顶作痛，作止无时，或见恶寒发热，目眩鼻塞，舌苔薄白，脉浮者。

【功能】疏风止痛。

【用法】上为细末，每服二钱（6g），食后，茶清调下。

方中川芎味重量大，善上行头目，为诸经头痛之要药，故尔为君，薄荷荆芥清轻上行，疏风止痛，清利头目，为臣止羌活、白芷、细辛诸药协助君臣药以增强疏风痛之效，均为佐药。其中羌活长于太阳经头痛（后脑连颈），白芷长于阳明经头痛（前额及眉心），细辛长于少阴经头痛，防风散上部风邪，甘草益气和中，调和诸药为使。服时以清茶调下，取其苦凉之性，即可上清头目，又能制约风药的温燥与升散，诸药合用，力量集中，升散中寓有清降，共奏疏风止痛之效。薄荷和茶是调剂全方寒温偏盛的一个重要组合。

1. 君臣佐使配伍

君——**川芎**①《本经》："主中风入脑头痛，寒痹，筋挛缓急，金创，妇人血闭无子。"②《别录》："除脑中冷动，面上游风去来，目泪出，多涕唾，忽忽如醉，诸寒冷气，心腹坚痛，中恶，卒急肿痛，胁风痛，温中内寒。"③《本草纲目》："燥湿，止泻痢，行气开郁。"④《本草正》：川芎，其性善散，又走肝经，气中之血药也。"⑤《日华子本草》："治一切风，一切气，一切劳损，一切血，补五劳，壮筋骨，调众脉，破癥结宿血，养新血，长肉，鼻洪，吐血及溺血，痔瘘，脑痈发背，瘰疬瘿赘，疮疥，及排脓消瘀血。”⑥《本草汇言》：“芎藭，上行头目，下调经水，中开郁结，血中气药。尝为当归所使，非第治血有功，而治气亦神验也。凡散寒湿、去风气、明目疾、解头风、除胁痛、养胎前、益产后，又癥瘕结聚、血闭不行、痛痒疮疡、痈疽寒热、脚弱痿痹、肿痛却步，并能治之。味辛性阳，气善走窜而无阴凝黏滞之态，虽入血分，又能去一切风、调一切气。”⑦《医学启源》：“补血，治血虚头痛。”

臣——**薄荷**①《本草图经》：“治伤风、头脑风，通关格，小儿风涎。”②李杲：“主清利头目。”③《滇南本草》：“治一切伤寒头疼，霍乱吐泻，痈、疽、疥、癞诸疮。”又：“野薄荷上清头目诸风，止头痛、眩晕、发热，去风痰，治伤风咳嗽、脑漏鼻流臭涕，退虚痨发热。”④《食性本草》：“能引诸药入营卫。疗阴阳毒、伤寒头痛。”

荆芥①《本草纲目》：“散风热，清头目，利咽喉，消疮肿。治项强，目中黑花，及生疮，阴颓，吐血，衄血，下血，血痢，崩中，痔漏。”②《滇南本草》：“治跌打损伤，并敷毒疮。治吐血。”“荆芥穗，上清头目诸风，止头痛，明目，解肺、肝、咽喉热痛，消肿，除诸毒，发散疮痈。治便血，止女子暴崩，消风热，通肺气鼻窍塞闭。”③《药性论》：治恶风贼风，口面㖞邪，遍身顽痹，心虚忘事，益力添精。主辟邪毒气，除劳，治丁肿；取一握切，以水五升，煮取二升，冷分二服，主通利血脉，传送五脏不足气，能发汗，除冷风；又捣末和醋封毒肿。”④《本草图经》：“治头风，虚劳，疮疥，妇人血风。”

佐——**羌活**①《珍珠囊》：“太阳经头痛，去诸骨节疼痛，亦能温胆。”②《日华子本草》：“治一切风并气，筋骨拳挛，四肢羸劣，头旋眼目赤疼及伏梁水气，五劳七伤，虚损冷气，骨节酸疼，通利五脏。”③《药性论》：“治贼风、失音不语，多痒血癞，手足不遂，口面歪邪，遍身顽痹。”④《医学启源》：“羌活，治肢节疼痛，手足太阳本经风药也。加川芎治足太阳、少阴头痛、透关利节，又治风湿。”⑤《主治秘要》：“其用有五：手足太阳引经，一也；风湿相兼，二也；去肢节痛，三也；除痈疽败血，四也；治风湿头痛，五也。”⑥《雷公炮制药性解》：“羌活气清属阳，善行气分，舒而不敛，升而能沉，雄而善散，可发表邪，故入手太阳小肠。足太阳膀胱以理游风，其功用与独活虽若不同，实互相表里。”⑦《本经逢原》：“羌活乃却乱反正之主帅，风能胜湿，故羌活能治水湿，与芎䓖同用，治太阳、厥阴头痛，发汗散表，透关利节，非时感冒之仙药也。”⑧《本草备要》：“泻肝气，搜肝风，治风湿相搏，本经(太阳)头痛，督脉为病，脊强而厥，刚痉柔痉，中风不语，头旋目赤。”

白芷①《本经》："主女人漏下赤白，血闭阴肿，寒热，风头（头风）侵目泪出，长肌肤，润泽。"②《别录》："疗风邪久渴（'久渴'或疑作'久泻'），呕吐，两胁满，风痛头眩，目痒。"③《药性论》："治心腹血刺痛，除风邪，主女人血崩及呕逆，明目、止泪出，疗妇人沥血、止痛的作用，它擅长腰腹痛；能蚀脓。④《本草纲目》："治鼻渊、鼻衄、齿痛、眉棱骨痛，大肠风秘，小便出血，妇人血风眩运，翻胃吐食；解砒毒，蛇伤，刀箭金疮。"⑤《本草汇言》："白芷，上行头目，下抵肠胃，中达肢体，遍通肌肤以至毛窍，而利泄邪气。如头风头痛，目眩目昏；如四肢麻痛，脚弱痿痹；如疮溃糜烂，排脓长肉；如两目作障，痛痒赤涩；如女人血闭，阴肿漏带；如小儿痘疮，行浆作痒，白芷皆能治之。"

细辛①《本经》："主咳逆，头痛脑动，百节拘挛，风湿痹痛，死肌。明目，利九窍。"②《本草衍义》："治头面风痛。"③《本草新编》："细辛，止可少用，而不可多用，亦止可共用，而不能独用。多用则气耗而痛增，独用则气尽而命丧。""细辛阳药也，升而不沉，虽下而温肾中之火，而非温肾中之水也。火性炎上，细辛温火而即引火上升，此所以不可多用耳。"④《长沙药解》："细辛，敛降冲逆而止咳，驱寒湿而荡浊，最清气道，兼通水源，温燥开通，利肺胃之壅阻，驱水饮而逐湿寒，润大肠而行小便，善降冲逆，专止咳嗽。其诸主治，收眼泪、利鼻壅、去口臭、除齿痛、通经脉，皆其行郁破结，下冲降逆之力也。"⑤《本草正义》："细辛，芳香最烈，故善开结气，宣泄郁滞，而能上达巅顶，通利耳目，旁达百骸，无微不至，内之宣络脉而疏通百节，外之行孔窍而直透肌肤。"⑥《珍珠囊》："主少阴苦头痛。"⑦《本草通玄》："主风寒湿头疼，痰歇气壅。"

防风①《本经》："主大风头眩痛，恶风，风邪，目盲无所见，风行周身，骨节疼痹，烦满。"②《珍珠囊》："身：去上风，梢：去下风。"③《长沙药解》："行经络，逐湿淫，通关节，止疼痛，舒筋脉，伸急挛，活肢节，起瘫痪，敛自汗、盗汗，断漏下、崩中。"李杲："防风，治一身尽痛，随所引而至，乃风药中润剂也。若补脾胃，非此引用不能行。凡脊痛项强，不可回顾。腰似折，项似拔者，乃手足太阳证，正当用防风。"④本草经疏》："防风治风通用，升发而能散，故主大风头眩痛，恶风风邪，周身骨节疼痹，胁痛、胁风头面去来，四肢挛急，下乳，金疮因伤于风内痉。"⑤《药类法象》："治风通用。泻肺实，散头目中滞气，除上焦风邪。"⑥李杲："防风，治一身尽痛，随所引而至，乃风药中润剂也。若补脾胃，非此引用不能行。凡脊痛项强，不可回顾。腰似折，项似拔者，乃手足太阳证，正当用防风。"

使——**甘草**①《本经》："主五脏六腑寒热邪气，坚筋骨，长肌肉，倍力，金疮肿，解毒。" ②《药性论》："主腹中冷痛，治惊痫，除腹胀满；补益五脏；制诸药毒；养肾气内伤，令人阴（不）痿；主妇人血沥腰痛；虚而多热；加而用之。”

2. 四气配伍

温——川芎①《本经》:“味辛,温。”②《本草正》:“味辛微甘,气温。”

荆芥①《本经》:“味辛,温。”②《医学启源》:“气温,味辛苦。”

羌活①《医学启源》:“《主治秘要》云,性温,味辛。”②《汤液本草》:“气微温,味苦甘,平。”

白芷①《本经》:“辛,温。”②《滇南本草》:“性温,味辛微甘。”

细辛《本经》:“味辛,温。”

防风①《本经》:“味甘,温。”②《药品化义》:“气和,味甘微辛,性微温。”③《医学启源》:“《主治秘要》云,性凉,辛。”

凉——薄荷《医学启源》:“《主治秘要》云,性凉,辛。”

平——甘草①《本经》:“味甘,平。”《②珍珠囊》:“生甘,平;炙甘,温。”

3. 五味配伍

辛——川芎①《本经》:“味辛,温。”②《本草正》:“味辛微甘,气温。”

荆芥《本经》:“味辛,温。”

薄荷《医学启源》:“《主治秘要》云,性凉,辛。”

羌活《医学启源》:“《主治秘要》云,性温,味辛。”

白芷①《本经》:“辛,温。”②《滇南本草》:“性温,味辛微甘。”

甘——防风《本经》:“味甘,温。”

甘草①《本经》:“味甘,温。”②《药品化义》:“气和,味甘微辛,性微温。”③《医学启源》:“《主治秘要》云,性凉,辛。”

4. 归经配伍

川芎——①《汤液本草》:“入手足厥阴经、少阳经。”②《药品化义》:“入肝、脾、三焦三经。”

荆芥——①《雷公炮制药性解》:“入肺、肝二经。”②《本草汇言》:“足厥阴、少阳、阳明经。”

薄荷——①《汤液本草》:“手太阴、厥阴经药。”②《本草纲目》:“入手少阴、太阴,足厥阴。”

羌活——①《珍珠囊》:“足太阳膀胱经。”“手太阳小肠。”②《汤液本草》:“足太阳、厥阴经。”

白芷——①《珍珠囊》:“足阳明胃、手阳明大肠、手太阴肺经。”②《雷公炮制药性解》:“入肺、脾、胃三经。”

细辛——①《汤液本草》:“手少阴引经药。”②《本草汇言》:“入足厥阴、少阴血分。”

防风——①《汤液本草》:“足阳明胃、足太阴脾二经之行经药。”②《雷公炮制药性解》:“入肺经。”

甘草——①《雷公炮制药性解》:“入心、脾二经。”②《本草经解》:“入手太阴肺经、足太阴脾经。”

5. 七方配伍

八味药为大方、偶方、急方。

6. 七情配伍

川芎、羌活相须为用,增强祛风活血止痛之功。

薄荷、荆芥增强清利头目之功。

7. 量数配伍

本方薄荷(12g)以其之凉,可制诸风药之温燥,又能兼顾风邪。川芎和荆芥等量合用,增强疏风止痛之功,细辛(12g)善治少阴经头痛,而白芷和羌活(各6g)等量合用,分别善治太阳经和阳明经头痛,防风用量最少,用以辛散上部风邪,甘草(6g),调和诸药。

8. 对药配伍

薄荷——荆芥

羌活——白芷

细辛——防风

9. 趋向配伍

川芎性温味辛,善于祛风活血止痛,长于治少阳、厥阴经头痛;薄荷性凉味辛,可制诸风药之温燥,又能兼顾风邪;荆芥性温味辛,助川芎疏风止痛。羌活性温味辛,长于治太阳经头痛;白芷性温味辛,长于治阳明经头痛;细辛性温味辛,善治少阴经头痛;防风性温味辛,辛散上部风邪。此七味药皆是升浮之品,有升发之功。甘草性平味甘,调和诸药,为平和之品。

10. 阴阳配伍

川芎、荆芥、羌活、白芷、细辛、防风性温味辛,用以行气活血,为阳。薄荷性凉味辛,甘草性平味甘,可制诸风之温燥,为阴。

11. 五行配伍

川芎、薄荷、荆芥、羌活、白芷、细辛、防风皆性温味辛,为木,有辛散之性。炙甘草性平味甘,为土,有补益之功,益气和中,调和诸药。诸药合用,体现了五行中实土扶木的原则,重在疏风止痛。

12. 随证加减

①菊花茶调散:出自《丹溪心法附余》。主治风热上犯头目之偏正头痛,或巅顶作痛,头晕目眩。

②若属外感风寒头痛,宜减薄荷用量,酌加苏叶、生姜以加强祛风散寒之功;外感风热头痛,加菊花、僵蚕、蔓荆子以疏散风热;外感风湿头痛,加苍术、藁本以散风祛湿;头风头痛,宜重用川芎,并酌加桃仁、红花、全蝎、地龙等活血祛瘀、搜风通络。

13. 名家论方

①方论选录。汪昂《医方集解·发表之剂》:“此足三阳药也。羌活治太阳头

痛，白芷治阳明头痛，川芎治少阳头痛，细辛治少阴痛，防风为风药卒徒，皆能解表散寒，以风热在上，宜于升散也。头痛必用风药者，以巅顶之上，惟风可到也。薄荷、荆芥并能消散风热，清利头目，故以为君，同诸药上行，以清阳而散郁火。加甘草者，以缓中也。用茶调者，茶能上清头目也。”

②《医林纂要》：“薄荷辛寒，轻虚上浮，上清头目之风热，旁搜皮肤之湿热，中去肝胆之虚热，下除肠胞之血热，此用以为君药，所谓‘风淫于内，治以辛凉也’。荆芥辛苦温，上行祛头目之风，除经隧之湿，去血中之风湿郁热，此以佐薄荷而为臣。芎䓖甘辛，行血中之气，排筋骨之湿，上通巅顶，下彻血海，为厥阴肝经表药；羌活苦辛，此以祛太阳之风热；白芷辛温，此以祛阳明之风热；防风辛甘，缓肝补肝，以防风淫之内侵，故曰防风，其祛风不拘经络，无所不到；细辛辛温，达肾气，使上行以清耳目，主治少阴头痛；甘草以补土和中；茶叶甘苦寒，轻清上浮，能升清阳于上，而降浊阴于下，聪明耳目，开爽精神，虽非风药，而能助诸药，以散风除热，清头目。”

14．方歌

川芎茶调有荆防，辛芷薄荷甘草羌，目昏鼻塞风攻上，偏正头痛悉能康。

独活寄生汤

出自《备急千金要方·卷八》。“其功能主治为肝肾两亏，气血不足，风寒湿邪外侵，腰膝冷痛，酸重无力，屈伸不利，或麻木偏枯，冷痹日久不愈。现用于慢性关节炎，坐骨神经痛等属肝肾不足，气血两亏者。陈无择《三因方》说：‘如加附子，则其效益佳。’”

【处方】独活(9g)，桑寄生、杜仲、牛膝、细辛、秦艽、茯苓、桂心、防风、川芎、人参、甘草、当归、芍药、干地黄(各6g)。

【主治】肝肾两亏，气血不足。风寒湿邪外侵，腰膝冷痛，酸重无力，屈伸不利；或麻木偏枯，冷痹日久不愈。现用于慢性关节炎，坐骨神经痛等属肝肾不足，气血两亏者。

【功能】祛风湿，止痹痛，补肝肾，益气血。

【用法用量】用法用量以水1升，煮取300毫升，分二次服，温身勿冷也。

方中独活量重，味辛微温，长于祛下焦风寒湿邪，蠲痹止痛，故而为君，秦艽、防风、为风药卒徒，周行肌表，且又风能胜湿。肉桂温里祛寒，通利血脉，细辛辛温发散，祛寒止痛，共为臣药，牛膝、杜仲、寄生补肝益肾，壮骨强筋；归、芍、川芎和营养血，所谓治风先治血，血行风自灭也；参、苓、甘草，益气扶脾，又所谓祛邪先补正，正旺则邪自除也均为佐药，甘草调和诸药，又为使药。

1．君臣佐使配伍

君——**独活**①《本草正义》：“独活为祛风通络之主药。”②《药品化义》：“独活，能宣通气道，自顶至膝，以散肾经伏风，凡颈项难舒，臀腿疼痛，两足痿痹，不能动移，非此莫能效也。能治风，风则胜湿，专疏湿气，若腰背酸重，四肢挛痿，肌黄作块，称为良剂。又佐血药，活血舒筋，殊为神妙。”③《本草汇言》：“独活，善行血分，祛风行湿散寒之药也。凡病风之证，如头项不能俯仰，腰膝不能屈伸，或痹痛难行，麻木不用，皆风与寒之所致，暑与湿之所伤也；必用独活之苦辛而温，活动气血，祛散寒邪，故《本草》言能散脚气，化奔豚，疗疝瘕，消痈肿，治贼风百节攻痛，定少阴寒郁头疼，意在此矣。”④《别录》：“治诸风，百节痛风无久新者。”⑤《汤液本草》：“独活，治足少阴伏风，而不治太阳，故两足寒湿，浑不能动止，非此不能治。”

臣——**防风**①《本经》：“主大风头眩痛，恶风，风邪，目盲无所见，风行周身，骨节疼痹，烦满。”②《长沙药解》：“行经络，逐湿淫，通关节，止疼痛，舒筋脉，伸急挛，活肢节，起瘫痪，敛自汗、盗汗，断漏下、崩中。”③李杲：“防风，治一身尽痛，随所引而至，乃风药中润剂也。”④《本草汇言》：“防风，散风寒湿痹之药也，故主诸风周身不遂，骨节酸痛，四肢挛急，痿躄痫痉等。”

秦艽①《本草纲目》：“秦艽，手足不遂，黄疸，烦渴之病须之，取其去阳明之湿热也。阳明有湿，则身体酸疼烦热，有热则日晡潮热骨蒸。”②《本草征要》：“秦艽，长于养血，故能退热舒筋。治风先治血，血行风自灭，故疗风无问新久。入胃祛湿热，故小便利而黄疸愈也。”

肉桂①《本草纲目》：“治寒痹，风瘖，阴盛失血，泻痢，惊痫。”“治阳虚失血，内托痈疽痘疮，能引血化汗化脓，解蛇蝮毒。”②《日华子本草》：“治一切风气，补五劳七伤，通九窍，利关节，益精，明目，暖腰膝，破痃癖癥瘕，消瘀血，治风痹骨节挛缩，续筋骨，生肌肉。”③《药性论》：“主治九种心痛，杀三虫，主破血，通利月闭，治软脚，痹、不仁，胞衣不下，除咳逆，结气、壅痹，止腹内冷气，痛不可忍，主下痢，鼻息肉。杀草木毒。”④《本经》：“主上气咳逆，结气喉痹吐吸，利关节，补中益气。⑤《本草汇言》：“肉桂，治沉寒痼冷之药也。

细辛①《本草纲目》：“细辛，辛温能散，故诸风寒风湿头痛、痰饮、胸中滞气、惊痫者，宜用之。②《本草经疏》：“细辛，风药也。”风性升，升则上行，辛则横走，温则发散，故主咳逆，头痛脑动，百节拘挛，风湿痹痛，死肌。③《本草正义》：“细辛，芳香最烈，故善开结气，宣泄郁滞，而能上达巅顶，通利耳目，旁达百骸，无微不至，内之宣络脉 而疏通百节，外之行孔窍而直透肌肤。甄权谓治嗽，去皮风湿痹（‘痹’，《政和本草》引作‘痒’），亦仍《本经》之旧。”④《本经》：“主咳逆，头痛脑动，百节拘挛，风湿痹痛，死肌。”

佐——**桑寄生**①《本经逢原》：“寄生得桑之余气而生，性专祛风逐湿，通调血脉。②《本草求真》：“桑寄生，号为补肾补血要剂。”③《本经》：“主腰痛，小儿背强，痈肿，安胎，充肌肤，坚发、齿，长须眉。”④《日华子本草》：“助筋骨，益血脉。”⑤《本草再新》：“补气温中，治阴虚，壮阳道，利骨节，通经水，补血和血，安胎定痛。”

杜仲①《本经》：“主腰脊痛，补中益精气，坚筋骨，强志，除阴下痒湿，小便余沥。”②《玉楸药解》：“益肝肾，养筋骨，去关节湿淫。治腰膝酸痛，腿足拘挛。”③《药性论》：“治肾冷臀腰痛，腰病人虚而身强直，风也。腰不利加而用之。”④《别录》：“主脚中酸痛，不欲践地。”⑤王好古：“润肝燥，补肝经风虚。此方取补肝肾，强筋骨作用。”⑥《本草再新》：“充筋力，强阳道。”⑦《日华子本草》：“治肾劳，腰脊挛。入药炙用。此方取补肝肾，强筋骨作用。”

牛膝①《本经》：“主寒湿痿痹，四肢拘挛，膝痛不可屈，逐血气，伤热火烂，堕胎。《本草衍义补遗》：“能引诸药下行。”②《滇南本草》：“止筋骨疼，强筋舒筋，止腰膝酸麻，破瘀堕胎，散结核，攻瘰疬，退痈疽、疥癞、血风、牛皮癣、脓窠。”③《本草备要》：“酒蒸则益肝肾，强筋骨，治腰膝骨痛，足痿筋挛，阴痿失溺，久疟，下痢，伤中少气，生用则散恶血，破癥结，治心腹诸痛，淋痛尿血，经闭难产，喉痹齿痛，痈疽恶疮。”④《医学衷中参西录》：“牛膝，原为补益之品，而善引气血下注，是以用药欲其下行者，恒以之为引经。故善治肾虚腰疼腿疼，或膝疼不能屈伸，或腿痿不能任地。”

当归①《本草正》：“当归，其味甘而重，故专能补血，其气轻而辛，故又能行血，补中有动，行中有补，诚血中之气药，亦血中之圣药也。大约佐之以补则补，故能养营养血，补气生精，安五脏，强形体，益神志，凡有形虚损之病，无所不宜。佐之以攻则通，故能祛痛通便，利筋骨，治拘挛、瘫痪、燥、涩等”。②李杲：“当归头，止血而上行；身养血而中守；梢破血而下流；全活血而不走。”③《本草纲目》：“治头痛，心腹诸痛，润肠胃筋骨皮肤。治痈疽，排脓止痛，和血补血。辛散。”④《本草再新》：“治浑身肿胀，血脉不和，阴分不足，安生胎，堕死胎。”

白芍①《本经》：“主邪气腹痛，除血痹，破坚积，治寒热疝瘕，止痛，利小便，益气。”②《别录》：“通顺血脉，缓中，散恶血，逐贼血，去水气，利膀胱、大小肠，消痈肿，(治)时行寒热，中恶腹痛，腰痛。”③《药性论》：“治肺邪气，腹中㽲痛，血气积聚，通宣脏腑拥气，治邪痛败血，主时疾骨热，强五脏，补肾气，治心腹坚胀，妇人血闭不通，消瘀血，能蚀脓。”

川芎①《本经》：“主中风入脑头痛，寒痹，筋挛缓急，金创，妇人血闭无子。”②《日华子本草》：“治一切风，一切气，一切劳损，一切血，补五劳，壮筋骨，调众脉，破癥结宿血，养新血，长肉，鼻洪，吐血及溺血，痔瘘，脑痈发背，瘰疬瘿赘，疮疥，及排脓消瘀血。”③《药性论》：“治腰脚软弱，半身不遂，主胞衣不出，治腹内冷痛。”④《本草正》：“川芎，其性善散，又走肝经，气中之血药也。”⑤《本草汇言》：“芎藭，上行头目，下调经水，中开郁结，血中气药。尝为当归所使，非第治血有功，而治气亦神验也。凡散寒湿、去风气、明目疾、解头风、除胁痛、养胎前、益产后，又癥瘕结聚、血闭不行、痛痒疮疡、痈疽寒热、脚弱痿痹。”

地黄①《本草纲目》：“填骨髓，长肌肉，生精血，补五脏、内伤不足，通血脉，利耳目，黑须发，男子五劳七伤，女子伤中胞漏，经候不调，胎产百病。”②《本草从新》：“滋肾水，封填骨髓，利血脉，补益真阴，聪耳明目，黑发乌须。又能补脾阴，止久泻，治劳伤风痹，阴亏发热，干咳痰嗽，气短喘促，胃中空虚觉馁，痘证心虚无脓，病后胫股酸痛，产后脐腹急疼，感证阴亏，无汗便闭，诸种动血，一切肝肾阴亏，虚损百病，为壮水之主药。”③《珍珠囊》：“大补血虚不足，通血脉，益气力。”

人参①《本经》：“主补五脏，安精神，止惊悸，除邪气，明目，开心益智。”②《药性论》：“主五脏气不足，五劳七伤，虚损瘦弱，吐逆不下食，止霍乱烦闷呕哕，补五脏六腑，保中守神。”“消胸中痰，主肺痿吐脓及痫疾，冷气逆上，伤寒不下食，病人虚而多梦纷纭，加而用之。”③《日华子本草》：“调中治气，消食开胃。”④《医学启源》：“治脾胃阳气不足及肺气促，短气、少气，补中缓中，泻肺脾胃中火邪。”⑤《主治秘要》：“补元气，止泻，生津液。”⑥《本草纲目》：“治男妇一切虚证，发热自汗，眩晕头痛，反胃吐食，痎疟，滑泻久痢，小便频数，淋沥，劳倦内伤，中风，中暑，痿痹，吐血，嗽血，下血，血淋，血崩，胎前产后诸病。”

茯苓①《本经》：“主胸胁逆气，忧恚惊邪恐悸，心下结痛，寒热烦满，咳逆，口焦舌干，利小便。”②《别录》：“止消渴，好唾，大腹，淋沥，膈中痰水，水肿淋结。开胸腑，调脏气，伐肾邪，长阴，益气力，保神守中。”③《医学启源》：“除湿，利腰脐间血，和中益气为主。治溺黄或赤而不利。”④《主治秘要》：“止泻，除虚热，开腠理，生津液。”

使——**甘草**①《本经》：“主五脏六腑寒热邪气，坚筋骨，长肌肉，倍力，金疮肿，解毒。”②《药性论》：“主腹中冷痛，治惊痫，除腹胀满；补益五脏；制诸药毒；养肾气内伤，令人阴(不)痿；主妇人血沥腰痛；虚而多热；加而用之。”

2. 四气配伍

温——独活①《别录》：“甘，微温，无毒。”②《药性论》：“味苦辛。”

防风①《本经》：“味甘，温。”②《药品化义》：“气和，味甘微辛，性微温。”

细辛《本经》：“味辛，温。”

杜仲①《别录》：“甘，温，无毒。”②《本经》：“味辛，平。”

当归①《本经》：“味甘，温。”②《本草述》：“味苦，温，无毒。”

川芎①《本经》:“味辛,温。”②《本草正》:“味辛微甘,气温。”

熟地①《本草新编》:“味甘,性温。”②《本草纲目》:“甘微苦,微温。”

人参《别录》:“微温,无毒。”

甘草①《本经》:“味甘,平。”②《珍珠囊》:“生甘,平;炙甘,温。”

热——肉桂①《别录》:“味甘辛,太热,有小毒。”②《医学启源》:“气热,味大辛。”

平——秦艽《本经》:“苦,平。”

桑寄生①《本经》:“苦,平。”②《滇南本草》:“性微温,味苦甘。”

牛膝《别录》:“酸,平,无毒。”

秦艽《本经》:“苦,平。”

茯苓《本经》:“味甘,平。”

凉——白芍①《别录》:“酸,平微寒,有小毒。”②《本经》:“味苦,平。”

3. 五味配伍

辛——肉桂①《医学启源》:“气热,味大辛”。②《药性论》:“味苦辛,无毒。”

细辛《本经》:“味辛,温。”

川芎①《本草正》:“味辛微甘,气温。”②《本经》:“味辛,温。”

苦——独活①《本经》:“苦,平。”②《药性论》:“味苦辛。”③《本草正》:“味苦,性微凉。”

秦艽《本经》:“苦,平。”

桑寄生《本经》:“苦,平。”

牛膝①《本经》:“味苦酸。”②《本草正》:“味苦甘,气微凉。”

白芍①《本经》:“味苦,平。”②《别录》:“酸,平微寒,有小毒。”

甘——防风①《本经》:“味甘,温。”②《药品化义》:“气和,味甘微辛,性微温。”

杜仲①《本经》:“味辛,平。”②《别录》:“甘,温,无毒。”③《药性论》:“味苦。”

当归①《本经》:“味甘,温。”②《别录》:“辛,大温,无毒。”

熟地①《本草新编》:“味甘,性温。”②《本草纲目》:“甘微苦,微温。”

人参①《本经》:“味甘,微寒。”②《本草备要》:“生,甘苦,微凉;熟,甘,温。”

茯苓《本经》:“味甘,平。”

甘草《本经》:“味甘,平。”

4. 归经配伍

独活——①《雷公炮制药性解》:“入肺、肾二经。”②《珍珠囊》:“足少阴肾,手少阴心经。”

秦艽——①《本草纲目》:“手、足阳明经,兼入肝、胆。”②《本草蒙筌》:“入手太阳经。”

防风——①《珍珠囊》:“太阳经本药。”②《汤液本草》:“足阳明胃、足太阴脾二经之行经药。”

肉桂——①《雷公炮制药性解》:“入心、脾、肺、肾四经。”②《珍珠囊》:“太阳经。”“足少阴经。”

桑寄生——①《本草求真》:“入肝、肾。”②《得配本草》:“入足厥阴经。”

杜仲——王好古:“肝经气分。”

牛膝——①《本草纲目》:“足厥阴,少阴。”②《本草汇言》:“入足三阴经。”

细辛——①《汤液本草》:“手少阴引经药。”②《雷公炮制药性解》:“入心、肝、胆、脾四经。”

当归——①《汤液本草》:“入手少阴、足太阴、厥阴经。”②《雷公炮制药性解》:“入心、肝、肺三经。”

白芍——①《品汇精要》:“行手太阴、足太阴经。”②《本草经疏》:“手足太阴引经药,入肝、脾血分。”

川芎——①《汤液本草》:“入手足厥阴经、少阳经。”②《药品化义》:“入肝、脾、三焦三经。”

熟地——①李杲:“入手足少阴、厥阴经。”②《本草从新》:“入足三阴经。”

人参——①《本草汇言》:“入肺、脾二经。”②《药品化义》:“入脾、胃、肺三经。”

茯苓——①《本草蒙筌》:“入膀胱、肾、肺。”②《雷公炮制药性解》:“入肺、脾、小肠三经。”

甘草——①《雷公炮制药性解》:“入心、脾二经。”②《本草经解》:“入手太阴肺经、足太阴脾经。”

5. 七方配伍

十五味药为大方、缓方、奇方、复方。

6. 七情配伍

人参、甘草相使为用,增强健脾益气之功。

当归、白芍相须为用,增强养血和血之功。

7. 量数配伍

本方药味较多,唯独重用独活,辛苦微温,意在治伏风,除久痹。

8. 对药配伍

当归——白芍

人参——甘草

9. 趋向配伍

独活善治伏风,除久痹;细辛善于祛阴经之风寒湿邪;防风祛一身之风而胜湿;秦艽舒筋活络;肉桂温经散寒;桑寄生、杜仲、牛膝补益肝肾,强筋健骨;当归、川芎、地黄、白芍养血活血;人参、茯苓、甘草健脾益气,皆为升浮之品。

10. 阴阳配伍

独活、秦艽性温属阳;细辛、防风祛一身之风而胜湿加上桂心温经散寒,桑寄生、杜仲、牛膝补益肝肾，强筋健骨，当归、川芎、地黄、白芍养血活血，人参、茯苓、甘草健脾益气，皆属补益之品为阳。

11. 五行配伍

肉桂、细辛、川芎味辛属木，升阳发散，肝气条达可以助脾运化水湿；独活、秦艽、桑寄生、牛膝白芍味苦为水以养肝木，助肝疏泄；杜仲、当归、防风、人参、甘草、茯苓、干地黄味甘为土，取其培土制水之意。

12. 随证加减配伍

①三痹汤(《校注妇人良方》)：川续断、杜仲(去皮，切，姜汁炒)、防风、桂心、细辛、人参、白茯苓、当归、白芍药、甘草各一两(各30g)，秦艽、生地黄、川芎、川独活各半两(各15g)，黄芪、川牛膝各一两(30g)。上为末，每服五钱(各15g)，水二盏，加姜三片，大枣一枚，煎至一盏，去滓热服，不拘时候，但腹稍空服之。功用：益气活血，祛风除湿。主治痹证日久耗伤气血证。手足拘挛，或肢节屈伸不利，或麻木不仁，舌淡苔白，脉细或脉涩。

②痹症疼痛较剧者，可酌加制草乌、制川乌、白花蛇等以助搜风通络，活血止痛；寒邪偏胜者，酌加附子、干姜以温阳散寒；湿邪偏胜者，去地黄，酌加防己、薏苡仁、苍术以祛湿消肿；正虚不甚者，可减地黄、人参。

13. 名家论方

方论选录。吴昆《医方考・卷五》："肾气虚弱，肝脾之气袭之，令人腰膝作痛，屈伸不便，冷痹无力者，此方主之。肾，水脏也，虚则肝脾之气凑之，故令腰膝实而作痛。屈伸不便者，筋骨俱病也。《灵枢》曰，'能屈而不能伸者，病在筋；能伸而不能屈者，病在骨。故知屈伸不便，为筋骨俱病也。'冷痹者，阴邪实也；无力者，气血虚也。是方也，独活、寄生、细辛、秦艽、防风、桂心，辛温之品也，可以升举肝脾之气，肝脾之气升，则腰膝弗痛矣；当归、熟地、白芍、川芎、杜仲、牛膝者，养阴之品也，可以滋补肝肾之阴，肝肾之阴补，则足得血而能步矣；人参、茯苓、甘草者，益气之品也，可以长养诸脏之阳，诸脏之阳生，则冷痹去而有力矣。"

14. 方歌

独活寄生艽防辛，归芎地芍桂苓均，杜仲牛膝人参草，顽痹风寒湿是因。

大秦艽汤

出自《素问・病机气宜保命集》。"中风，外无六经之形证，内无便溺之阻格，知血弱不能养筋，故手足不能运动、舌强不能言语，宜养血而筋自荣，大秦艽汤主之。"

【处方】秦艽三两(9g)，甘草、川芎、当归、白芍药、川独活、石膏各二两(6g)，川羌活、防风、黄芩、白芷、白术、生地黄、熟地黄、白茯苓各一两(3g)，细辛半两(2g)。

【主治】风邪初中经络证。口眼㖞斜，舌强不能言语，手足不能运动，或恶寒发热，苔白或黄，脉浮数或弦细。

【功能】疏风清热，养血活血。

【用法用量】上十六味，锉。每服 30g，水煎，去滓，温服。

方中重用秦艽祛风通络，为君药。更以羌活、独活、防风、白芷、细辛等辛散之品，祛风散邪，加强君药祛风之力，并为臣药。语言与手足运动障碍，除经络痹阻外，与血虚不能养筋相关，且风药多燥，易伤阴血，故伍以熟地、当归、白芍、川芎养血活血，使血足而筋自荣，络通则风易散，寓有“治风先治血，血行风自灭”之意，并能制诸风药之温燥；脾为气血生化之源，故配白术、茯苓、甘草益气健脾，以化生气血；生地、石膏、黄芩清热，是为风邪郁而化热者设，以上共为方中佐药。甘草调和诸药，兼使药之用。

1. 君臣佐使配伍

君——**秦艽** ①《本草纲目》：“秦艽，手足不遂，黄疸，烦渴之病须之，取其去阳明之湿热也。阳明有湿，则身体酸疼烦热，有热则日晡潮热骨蒸。”②《本草征要》：“秦艽，长于养血，故能退热舒筋。治风先治血，血行风自灭，故疗风无问新久。入胃祛湿热，故小便利而黄疸愈也。”③《本草正义》：“秦艽，《本经》谓之苦平，而《别录》加以辛及微温，以其主治风寒湿痹，必有温通性质也，然其味本苦，其功用亦治风热，而能通利二便，已非温药本色。”④《主治秘要》：“养血荣筋，中风手足不遂者用之。去手足阳明下牙痛，以去本经风湿。”

臣——**羌活** ①《珍珠囊》：“太阳经头痛，去诸骨节疼痛，亦能温胆。”②《日华子本草》：“治一切风并气，筋骨拳挛，四肢羸劣，头旋眼目赤疼及伏梁水气，五劳七伤，虚损冷气，骨节酸疼，通利五脏。”③《本草备要》：“泻肝气，搜肝风，治风湿相搏，本经（太阳）头痛，督脉为病，脊强而厥，刚痉柔痉，中风不语，头旋目赤。”

独活 ①《本草正义》：“独活为祛风通络之主药。②《药品化义》：“独活，能宣通气道，自顶至膝，以散肾经伏风，凡颈项难舒，臀腿疼痛，两足痿痹，不能动移，非此莫能效也。能治风，风则胜湿，专疏湿气，若腰背酸重，四肢挛痿，肌黄作块，称为良剂。又佐血药，活血舒筋，殊为神妙。”③《本草汇言》：“独活，善行血分，祛风行湿散寒之药也。凡病风之证，如头项不能俯仰，腰膝不能屈伸，或痹痛难行，麻木不用，皆风与寒之所致，暑与湿之所伤也；必用独活之苦辛而温，活动气血，祛散寒邪，故《本草》言能散脚气，化奔豚，疗疝瘕，消痈肿，治贼风百节攻痛，定少阴寒郁头疼，意在此矣。”④《别录》：“治诸风，百节痛风无久新者。”⑤《汤液本草》：“独活，治足少阴伏风，而不治太阳，故两足寒湿，浑不能动止，非此不能治。”

防风 ①《本经》：“主大风头眩痛，恶风，风邪，目盲无所见，风行周身，骨节疼痹，烦满。”②《长沙药解》：“行经络，逐湿淫，通关节，止疼痛，舒筋脉，伸急挛，活肢节，起瘫痪，敛自汗、盗汗，断漏下、崩中。”③李杲：防风，治一身尽痛，随所引而至，乃风药中润剂也。”④《本草汇言》：“防风，散风寒湿痹之药也，故主诸风周身不遂，骨节酸痛，四肢挛急，痿躄痼痓等。”

白芷①《本经》：“主女人漏下赤白，血闭阴肿，寒热，风头（头风）侵目泪出，长肌肤，润泽。”②《别录》：“疗风邪久渴（‘久渴’或疑作‘久泻’），呕吐，两胁满，风痛头眩，目痒。”③《药性论》：“治心腹血刺痛，除风邪，主女人血崩及呕逆，明目、止泪出，疗妇人沥血、止痛的作用，它擅长腰腹痛；能蚀脓。④《本草纲目》：“治鼻渊、鼻衄、齿痛、眉棱骨痛，大肠风秘，小便出血，妇人血风眩运，翻胃吐食；解砒毒，蛇伤，刀箭金疮。”⑤《本草汇言》：“白芷，上行头目，下抵肠胃，中达肢体，遍通肌肤以至毛窍，而利泄邪气。如头风头痛，目眩目昏；如四肢麻痛，脚弱痿痹；如疮溃糜烂，排脓长肉；如两目作障，痛痒赤涩；如女人血闭，阴肿漏带；如小儿痘疮，行浆作痒，白芷皆能治之”。

细辛①《本草纲目》：“细辛，辛温能散，故诸风寒风湿头痛、痰饮、胸中滞气、惊痫者，宜用之。”②《本草经疏》：“细辛，风药也。风性升，升则上行，辛则横走，温则发散，故主咳逆，头痛脑动，百节拘挛，风湿痹痛，死肌。”③《本草正义》：“细辛，芳香最烈，故善开结气，宣泄郁滞，而能上达巅顶，通利耳目，旁达百骸，无微不至，内之宣络脉 而疏通百节，外之行孔窍而直透肌肤。甄权谓治嗽，去皮风湿痹（‘痹’，《政和本草》引作‘痒’）。”④《本经》：主咳逆，头痛脑动，百节拘挛，风湿痹痛，死肌。”

佐——**当归**①《本草正》：“当归，其味甘而重，故专能补血，其气轻而辛，故又能行血，补中有动，行中有补，诚血中之气药，亦血中之圣药也。大约佐之以补则补，故能养营养血，补气生精，安五脏，强形体，益神志，凡有形虚损之病，无所不宜。佐之以攻则通，故能袪痛通便，利筋骨，治拘挛、瘫痪、燥、涩等。”②李杲：“当归头，止血而上行；身养血而中守；梢破血而下流；全活血而不走。”③《本草纲目》：“治头痛，心腹诸痛，润肠胃筋骨皮肤。治痈疽，排脓止痛，和血补血。”④《本草再新》：“治浑身肿胀，血脉不和，阴分不足，安生胎，堕死胎。”

白芍①《本经》：“主邪气腹痛，除血痹，破坚积，治寒热疝瘕，止痛，利小便，益气。”②《别录》：“通顺血脉，缓中，散恶血，逐贼血，去水气，利膀胱、大小肠，消痈肿，（治）时行寒热，中恶腹痛，腰痛。”③《药性论》：“治肺邪气，腹中㽲痛，血气积聚，通宣脏腑拥气，治邪痛败血，主时疾骨热，强五脏，补肾气，治心腹坚胀，妇人血闭不通，消瘀血，能蚀脓。”

川芎①《本经》：“主中风入脑头痛，寒痹，筋挛缓急，金创，妇人血闭无子。”②《日华子本草》：“治一切风，一切气，一切劳损，一切血，补五劳，壮筋骨，调众脉，破癥结宿血，养新血，长肉，鼻洪，吐血及溺血，痔瘘，脑痈发背，瘰疬瘿赘，疮疥，及排脓消瘀血。”③《药性论》：“治腰脚软弱，半身不遂，主胞衣不出，治腹内冷痛。”④《本草正》：“川芎，其性善散，又走肝经，气中之血药也。”⑤《本草汇言》：“芎藭，上行头目，下调经水，中开郁结，血中气药。尝为当归所使，非第治血有功，而治气亦神验也。凡散寒湿、去风气、明目疾、解头风、除胁痛、养胎前、益产后，又癥瘕结聚、血闭不行、痛痒疮疡、痈疽寒热、脚弱痿痹。”

熟地、生地①《本草纲目》：“填骨髓，长肌肉，生精血，补五脏、内伤不足，通血脉，利耳目，黑须发，男子五劳七伤，女子伤中胞漏，经候不调，胎产百病。”②《本草从新》：“滋肾水，封填骨髓，利血脉，补益真阴，聪耳明目，黑发乌须。又能补脾阴，止久泻，治劳伤风痹，阴亏发热，干咳痰嗽，气短喘促，胃中空虚觉馁，痘证心虚无脓，病后胫股酸痛，产后脐腹急疼，感证阴亏，无汗便闭，诸种动血，一切肝肾阴亏，虚损百病，为壮水之主药。”③《珍珠囊》：“大补血虚不足，通血脉，益气力。”

白术①《本经》：“主风寒湿痹，死肌，痉，疸，止汗，除热消食。”②《药性论》：“主大风顽痹，多年气痢，心腹胀痛，破消宿食，开胃，去痰涎，除寒热，止下泄，主面光悦，驻颜去皯，治水肿胀满，止呕逆，腹内冷痛，吐泻不住，及胃气虚冷痢。”③李杲：“去诸经中湿而理脾胃。”④《本草衍义补遗》：“有汗则止，无汗则发。能消虚痰。”⑤《本草通玄》：“白术，补脾胃之药，更无出其右者。”⑥《本草汇言》：白术，乃扶植脾胃，散湿除痹，消食除痞之要药也。”

茯苓①《本经》：“主胸胁逆气，忧恚惊邪恐悸，心下结痛，寒热烦满，咳逆，口焦舌干，利小便。”②《别录》：“止消渴，好唾，大腹，淋沥，膈中痰水，水肿淋结。开胸腑，调脏气，伐肾邪，长阴，益气力，保神守中。”③《医学启源》：“除湿，利腰脐间血，和中益气为主。治溺黄或赤而不利。”④《主治秘要》云：“止泻，除虚热，开腠理，生津液。”⑤王好古：“泻膀胱，益脾胃。治肾积奔豚。”

石膏①《本经》：“主中风寒热，心下逆气，惊喘，口干舌焦，不能息，腹中坚痛，产乳，金疮。”②《别录》：“除时气头痛身热，三焦大热，皮肤热，肠胃中膈热，解肌发汗，止消渴烦逆，腹胀暴气喘息，咽热。亦可作浴汤。”③《药性论》：“治伤寒头痛如裂，壮热，皮如火燥，烦渴，解肌，出毒汗，主通胃中结，烦闷，心下急，烦躁，治唇口干焦。和葱煎茶去头痛。”④《长沙药解》：“清心肺，治烦躁，泄郁热，止燥渴，治热狂，火嗽，收热汗，消热痰，住鼻衄，调口疮，理咽痛，通乳汁，平乳痈，解火灼，疗金疮。”⑤《本草再新》：“治头痛发热，目昏长翳，牙痛，杀虫，利小便。”

黄芩①《本经》：“主诸热黄疸，肠澼，泄利，逐水，下血闭，(治)恶疮，疽蚀，火疡。”②《别录》：“疗痰热，胃中热，小腹绞痛，消谷，利小肠，女子血闭，淋露下血，小儿腹痛。”③陶弘景：“治奔豚，脐下热痛。”④《药性论》：“能治热毒，骨蒸，寒热往来，肠胃不利，破壅气，治五淋，令人宣畅，去关节烦闷，解热渴，治热腹中疠痛，心腹坚胀。”⑤《日华子本草》：“下气，主天行热疾，疔疮，排脓。治乳痈，发背。”⑥《珍珠囊》：“除阳有余，凉心去热，通寒格。”⑦李杲：“治发热口苦。”⑧《滇南本草》：“上行泻肺火，下行泻膀胱火，(治)男子五淋，女子暴崩，调经清热，胎有火热不安，清胎热，除六经实火实热。”⑨《本草纲目》：“治风热湿热头疼，奔豚热痛，火咳，肺痿喉腥，诸失血。”

使——**甘草**①《本经》：“主五脏六腑寒热邪气，坚筋骨，长肌肉，倍力，金疮肿，解毒。” ②《药性论》：“主腹中冷痛，治惊痫，除腹胀满；补益五脏；制诸药毒；养肾气内伤，令人阴(不)痿；主妇人血沥腰痛；虚而多热；加而用之。”

2. 四气配伍

寒——石膏①《本经》：“味辛，微寒。”②《医学启源》：“《主治秘要》云，性寒，味淡。”

黄芩①《本经》：“味苦，平。”②《别录》：“大寒，无毒。”

温——独活①《别录》：“甘，微温，无毒。”②《药性论》：“味苦辛。”

防风①《本经》：“味甘，温。”②《药品化义》：“气和，味甘微辛，性微温。”

细辛《本经》：“味辛，温。”

当归①《本经》：“味甘，温。”②《本草述》：“味苦，温，无毒。”

川芎①《本经》：“味辛，温。”②《本草正》：“味辛微甘，气温。”

熟地①《本草新编》：“味甘，性温。”②《本草纲目》：“甘微苦，微温。”

羌活①《医学启源》：“《主治秘要》云，性温，味辛。”②《汤液本草》：“气微温，味苦甘，平。”

白芷①《本经》：“辛，温。”②《滇南本草》：“性温，味辛微甘。”

甘草①《本经》：“味甘，平。”②《珍珠囊》：“生甘，平；炙甘，温。”

白术①《本经》：“味苦，温。”②《别录》：“甘，无毒。”

平——秦艽《本经》：“苦，平。”

茯苓《本经》：“味甘，平。”

3. 五味配伍

辛——羌活《医学启源》：“《主治秘要》云，性温，味辛。”

独活①《本经》：“苦，平。”②《药性论》：“味苦辛。”③《本草正》：“味苦，性微凉。”

白芷①《本经》：“辛，温。”②《滇南本草》：“性温，味辛微甘。”

细辛《本经》：“味辛，温。”

石膏《本经》：“味辛，微寒。”

川芎①《本经》:“味辛,温。”②《本草正》:“味辛微甘,气温。”

甘——防风①《本经》:“味甘,温。”②《药品化义》:“气和,味甘微辛,性微温。”

茯苓《本经》:“味甘,平。”

甘草《本经》:“味甘,平。”

地黄①《本草新编》:“味甘,性温。”②《本草纲目》:“甘微苦,微温。”

当归①《本经》:“味甘,温。”②《别录》:“辛,大温,无毒。”

苦——白术①《本经》:“味苦,温。”②《别录》:“甘,无毒。”

黄芩《本经》:“味苦,平。”

秦艽《本经》:“苦,平。”

白芍①《本经》:“味苦,平。”②《别录》:“酸,平微寒,有小毒。”

4. 归经配伍

秦艽——①《本草纲目》:“手、足阳明经,兼入肝、胆。”②《本草蒙筌》:“入手太阳经。”

川芎——①《汤液本草》:“入手足厥阴经、少阳经。”②《药品化义》:“入肝、脾、三焦三经。”

独活——①《雷公炮制药性解》:“入肺、肾二经。”②《珍珠囊》:“足少阴肾,手少阴心经。”

当归——①《汤液本草》:“入手少阴、足太阴、厥阴经。”②《雷公炮制药性解》:“入心、肝、肺三经。”

白芍——①《品汇精要》:“行手太阴、足太阴经。”②《本草经疏》:“手足太阴引经药,入肝、脾血分。”

石膏——①《汤液本草》:“入手太阴、少阳,足阳明经。”②《本草衍义补遗》:“入足阳明,手太阴、手少阳。”

防风——①《珍珠囊》:“太阳经本药。”②《汤液本草》:“足阳明胃、足太阴脾二经之行经药。”

白芷——①《珍珠囊》:“足阳明胃、手阳明大肠、手太阴肺经。”②《雷公炮制药性解》:“入肺、脾、胃三经。”

黄芩——①《本草纲目》:“入手少阴、阳明,手足太阴、少阳六经。”②《雷公炮制药性解》:“入肺、大肠、膀胱、胆四经。”

羌活——①《珍珠囊》:“足太阳膀胱经。”“手太阳小肠。”②《汤液本草》:“足太阳、厥阴经。”

白术——《汤液本草》:“入手太阳、少阴,足阳明、太阴,少阴、厥阴经。”

茯苓——①《本草蒙筌》:“入膀胱、肾、肺。”②《雷公炮制药性解》:“入肺、脾、小肠三经。”

地黄——①李杲:“入手足少阴、厥阴经。”②《本草从新》:“入足三阴经。”

细辛——①《汤液本草》:“手少阴引经药。”②《雷公炮制药性解》:“入心、肝、胆、脾四经。”

甘草——①《雷公炮制药性解》:“入心、脾二经。”②《本草经解》:“入手太阴肺经、足太阴脾经。”

5. 七方配伍

十六味为大方、偶方、缓方、复方。

6. 七情配伍

白芷、细辛相须为用,善治少阴经头痛。

防风、白芷相使为用,增强祛风胜湿通窍之功。

秦艽、独活相使为用,增强祛风湿、止痹痛之功。

当归、白芍相须为用,增强补血养阴之功。

白芍、甘草相使为用,增强柔肝之痛之功。

白术、茯苓相须为用,增强益气健脾以化生气血之功。

7. 量数配伍

方中重用秦艽,用以祛风通络。羌活、独活、防风、白芷、细辛用量较少,加强君药祛风之力。配伍等量的当归、白芍、川芎以及少量的熟地黄养血活血。白术、茯苓等量合用,益气健脾以化生气血。配伍少量生地、石膏、黄芩清风热。最后加较多甘草调和诸药。

8. 对药配伍

当归——白芍

独活——羌活

白术——茯苓

防风——白芷

秦艽——独活

白芍——甘草

白芷——细辛

9. 趋向配伍

秦艽、羌活、独活、防风、白芷、细辛性温味辛,祛风通络;当归性温味甘、川芎性温味辛活血化瘀;白术性温味甘、茯苓性平味甘,益气健脾;熟地性温味甘,补血养阴,此十一味药为升浮之品,有升发之功。白芍性寒味酸滋阴养血;生地性寒味苦、石膏性寒味辛、黄芩性寒味苦清热,这四味药为沉降之品。甘草调和药性,为平和之品。

10. 阴阳配伍

秦艽、羌活、独活、防风、白芷、细辛、当归、川芎、白术、熟地性温,为阳;白芍、生地、石膏、黄芩皆性寒,具有清热泻火,为阴;甘草性平味甘调和药性,茯苓性平味甘为阴阳平和。

11. 五行配伍

秦艽味苦为水、具有清泻通络之功;配伍川芎、川羌活、防风、细辛、石膏、白芷、川独活等味辛为木，具有祛风辛散之功；加上白芍、黄芩、白术、生地黄味苦为水，能清热泻火，防风邪郁而化热；而熟地黄、白茯苓、甘草、当归味甘为土，能补，具有补血行血之功，皆因“治风先治血，血行风自灭”。本方中体现五行中水生木，实土扶木原则。

12. 随证加减配伍

若无内热，可去黄芩，石膏等清热之品，专以疏风养血通络为治。原方有“如遇天阴，加生姜煎七八片；如心下痞，每两加枳实一钱同煎”的用法。

13. 名家论方

方论选录。吴昆《医方考・卷一》：“中风，手足不能运动，舌强不能言语，风邪散见，不拘一经者，此方主之。中风，虚邪也。许学士云：‘留而不去，其病则实。故用驱风养血之剂兼而治之。’用秦艽为君者，以其主宰一身之风，石膏所以去胃中总司之火，羌活去太阳百节之风疼，防风为诸风药中之军卒。三阳数变之风邪，责之细辛；三阴内淫之风湿，责之苓、术。去厥阴经之风，则有川芎；去阳明经之风，则有白芷。风热干乎气，清之以黄芩；风热干乎血，凉以生地。独活疗风湿在足少阴；甘草缓风邪上逆于肺。乃当归、芍药、熟地者，所以养血于疏风之后，一以济风药之燥，一使手得血而能握，足得血而能步也”

14. 方歌

大秦艽汤羌独防，辛芷芎芍二地当，苓术石膏黄芩草，风邪初中经络康。

小活络丹

出自《太平惠民和剂局方》。

【处方】胆南星、制川乌、制草乌、地龙各六两(6g)，乳香(制)、没药(制)各二两二钱(5g)。

【主治】用于风寒湿邪闭阻、痰瘀阻络所致的痹病，症见肢体关节疼痛，或冷痛，或刺痛，或疼痛夜甚、关节屈伸不利、麻木拘挛。

【功能】祛风散寒，化痰除湿，活血止痛。

【用法用量】以上六味，粉碎成细粉，过筛，混匀。每 100g 粉末加炼蜜 120～130g，制成大蜜丸，即得。黄酒或温开水送服。一次 1 丸，一日 2 次。

方中草乌、川乌辛温燥烈，专于祛风除湿，散寒止痛，为主药；胆南星燥湿化痰，以除经络中痰湿，亦有止痛之效；配乳香、没药、地龙行气活血，通络止痛。诸药共用，共奏祛风除湿，活络痛痹之效。

1. 君臣佐使配伍

君——**川乌**①《医学启源》：“川乌，疗风痹半身不遂，引经药也。”②《主治秘要》：“其用有六：除寒一也；去心下坚痞二也；温养脏腑三也；治诸风四也；破聚滞气五也；感寒腹痛六也。”③《长沙药解》：“乌头，温燥下行，其性疏利迅速，开通关腠，驱逐寒湿之力甚捷，凡历节、脚气、寒疝、冷积、心腹疼痛之类并有良功。制同附子，蜜煎取汁用。”④《本经疏证》：“乌头之用，大率亦与附子略同，其有异者，亦无不可条疏而件比之也。夫附子曰主风寒咳逆邪气，乌头曰中风恶风，洗洗出汗，咳逆邪气。”⑤《珍珠囊》：“去寒湿风痹、血痹。”李杲：“除寒湿，行经，散风邪，破诸积冷毒。”

草乌①《本经》：“主中风，恶风，洗洗出汗，除寒湿痹，咳逆上气，破积聚寒热。”②《别录》：“消胸上痰，冷食不下，心腹冷疾，脐间痛，肩胛痛不可俛仰，目中痛不可久视，又堕胎。”“主风湿，丈夫肾湿阴囊痒，寒热历节掣引腰痛，不能行步，痈肿脓结。”③《药性论》：“能治恶风，憎寒，冷痰包心，肠腹疠痛，痃癖气块，益阳事，治齿痛，主强志。治男子肾衰弱，阴汗，主疗风温湿邪痛。”④《药类法象》：“治风痹血痹，半身不遂，行经药也。”

臣——**天南星**①《本经》：“主心痛，寒热，结气，积聚，伏梁，伤筋，痿，拘缓，利水道。”②《开宝本草》：“主中风，除痰，麻痹，下气，破坚积，消痈肿，利胸膈，散血。”③《本草纲目》：“虎掌天南星，味辛而麻，故能治风散血；气温而燥，故能胜湿除涎；性紧而毒，故能攻积拔肿而治口㖞舌糜。”④杨士瀛《直指方》云：“诸风口噤，宜用南星，更以人参、石菖蒲佐之。南星得防风则不麻，得牛胆则不燥，得火炮则不毒。”⑤《本草经疏》：“半夏治湿痰多，南星主风痰多，是其异矣。”⑥《本经逢原》：“天南星，即《本经》之虎掌也。为开涤风痰之专药。”

佐——**乳香**①《珍珠囊》：“定诸经之痛。”②《本草纲目》：“消痈疽诸毒，托里护心，活血定痛，伸筋，治妇人难产，折伤。”③《本草汇言》：“乳香，活血去风，舒筋止痛之药也。陈氏发明云，香烈走窜，故入疡科，方用极多。又跌扑斗打，折伤筋骨，又产后气血攻刺，心腹疼痛，恒用此，咸取其香辛走散，散血排脓，通气化滞为专功也。”

没药①《药性论》：“主打磕损，心腹血瘀，伤折踒跌，筋骨瘀痛，金刃所损，痛不可忍，皆以酒投饮之。”②《海药本草》：“主折伤马坠，推陈置新，能生好血，研烂，以热酒调服。堕胎、心腹俱痛及野鸡漏痔、产后血气痛，并宜丸、散中服。”③《日华子本草》：“破癥结宿血，消肿毒。”④《本草纲目》：“散血消肿，定痛生肌。”⑤《本草述》：“久服舒筋膜，通血脉，固齿牙，长须发。”⑥《医学入门》：“东垣云，没药在治疮散血之科。此药推陈致新，故能破宿血，消肿止痛，为疮家奇药也。”

地龙①《滇南本草》：“祛风。治小儿惊风，口眼歪斜，强筋，治痿软。”②《本草便读》：“性下行，利水通经，皆取咸寒退火热。治囊肿，毒因火附，须求蚯蚓净泥砂。（地龙即蚯蚓，此物蛰于土，且所食者亦土，善窜穴下行，咸寒无毒，入脾胃二经。凡一切大热狂乱，大腹水肿，小便不通等证,皆可用此下导。又治湿热香港脚上攻,内用外用各方,皆有神效。”

使——酒①《别录》:“主行药势,杀百邪恶毒气。”②《本草拾遗》:“通血脉,厚肠胃,润皮肤,散湿气。”③《本草纲目》:“米酒,解马肉、桐油毒,热饮之甚良。”“老酒,和血养气,暖胃辟寒。”“烧酒,消冷积寒气,燥湿痰,开郁结,止水泄。治霍乱,疟疾,噎膈,心腹冷痛,阴毒欲死,杀虫辟瘴,利小便,坚大便;洗赤目肿痛。”④《医林纂要》:“散水,和血,行气,助肾兴阳,发汗。”

2. 四气配伍

寒——地龙《滇南本草》:“味苦、辛,性寒。”

热——川乌①《医学启源》:“气热,味大辛。”②《东医宝鉴》:“性大热,味辛甘,有大毒。”

草乌①《别录》:“乌头:甘,大热,有大毒。”②《本经》“乌头:味辛,微温,有大毒。”③《药性论》:“味苦辛,大热,有大毒。”

陈酒《别录》:“味苦甘辛,大热,有毒。”

温——天南星①《本经》:“味苦,温。”②《履巉岩本草》:“温,有小毒。”

乳香①《别录》:“微温。”②《日华子本草》:“味辛,热,微毒。”

平——没药《开宝本草》:“味苦,平,无毒。”

3. 五味配伍

辛——川乌①《医学启源》:“气热,味大辛。”②《医家心法》:“辛,温,大毒。”

草乌①《药性论》:“味苦辛,大热,有大毒。”②《本经》:“味辛,温。”

甘——陈酒《别录》:“味苦甘辛,大热,有毒。”

苦——天南星《本经》:“味苦,温。”

乳香李杲:“味苦辛,热。”

没药①《开宝本草》:“味苦,平,无毒。”②《药性论》:“味苦辛。”

地龙《滇南本草》:“味苦、辛,性寒。”

4. 归经配伍

川乌——①《本草撮要》:“入手厥阴、少阴经。”②《要药分剂》:“入脾、命门二经。”

草乌——①《本草求真》:“入肝,兼入脾。”②《本草再新》:“入肝、脾、肺三经。”

天南星——①《本草通玄》:“肺、脾、肝。”②《本草纲目》:“手、足太阴。”

乳香——《本草经疏》:“入足太阴、手少阴,兼入足厥阴经。”

没药——《本草经疏》:“入足厥阴经。”

地龙——《本草便读》:“入脾胃二经。”

陈酒——①《本草撮要》:“入手足太阴、阳明、厥阴经。”②《本草求真》:“入脾、胃。”

5. 七方配伍

六味药为小方、缓方、偶方。

6. 七情配伍

川乌、草乌相须为用,增强祛风除湿,温经活络之功。

乳香、没药相须为用,增强行气活血,化瘀通络之功。

7. 量数配伍

方中川乌、草乌等量合用,祛风除湿,温经活络。少许乳香、没药等量合用,行气活血,化瘀通络。天南星用量较多,祛风燥湿化痰;地龙用量与天南星等量,通经活络。

8. 对药配伍

川乌——草乌

乳香——没药

9. 趋向配伍

川乌、草乌性热味辛,祛风除湿;天南星性温味辛,燥湿化痰;乳香性温味辛、没药性平味辛,行气活血,化瘀通络,这五个为升浮之品,有升发之功。地龙性寒味咸,通经活络,为沉降之品。

10. 阴阳配伍

川乌、草乌、天南星、乳香辛行气活血通络,为阳。地龙性寒,善能通经活络,为阴。

11. 五行配伍

制川乌、制草乌属大辛大热之品,为木,辛散之力强长于祛风湿燥湿化痰;加上天南星味苦辛,偏于辛、乳香(制)、没药(制)味辛为木,增强行气通络之功;配伍地龙味咸能下,长于通络,通窜之力大。本方配伍体现了五行中五行中木生火原则,使本方通经活络,祛风之力强。

12. 随证加减配伍

大活络丹(《兰台轨范》):白花蛇、乌梢蛇、威灵仙、两头尖(俱酒浸),草乌、天麻(煨)、全蝎(去毒)、首乌(黑豆水浸)、龟板(炙)、麻黄、贯众、炙草、羌活、官桂、藿香、乌药、黄连、熟地、大黄(蒸)、木香、沉香(各 60g);细辛、赤芍、没药(去油、另研)(各 30g);丁香、乳香(去油,另研)(各 30g),共 48 味药。

13. 名家论方

方论选录。张秉成《成方便读·卷二》:"夫风之中于经也,留而不去,则与络中之津液气血,浑合不分,由是卫气失其常道,络中之血,亦凝而不行,络中津液,即结而为痰。经络中一有湿痰死血,即不仁,且不用,腿臂肩痛,所由来也。然治络一法,较治腑治脏为难,非汤剂可以荡涤,必须用峻利之品,为丸以搜逐之。故以川乌、草乌直达病所,通行经络,散风邪,逐寒湿,而胆星即随其所到之处,建祛风豁痰之功。乳、没之芳香通络,活血行瘀。蚯蚓之蠕动善穿,用为引导。用酒丸酒下,虽欲其缓,而仍欲其行也。"

14. 方歌

小活络祛风湿寒,化痰活血三者兼,二乌南星乳没龙,寒湿痰瘀痹痛蠲。

牵正散

出自《杨氏家藏方》。

【处方】白附子、白僵蚕(各 6g),全蝎(去毒),并生用,各等份(3g)。

【主治】风中头面经络。口眼㖞斜,或面肌抽动,舌淡红,苔白。

【功能】祛风化痰,通络止痉。

【用法用量】共为细末,每次服 3g,日服 2～3 次,温酒送服;亦可作汤剂,用量按原方比例酌定。

方中白附子辛温燥烈,入阳明经而走头面,以祛风化痰,尤其善散头面之风为君。全蝎、僵蚕均能祛风止痉,其中全蝎长于通络,僵蚕且能化痰,合用既助君药祛风化痰之力,又能通络止痉,共为臣药。用热酒调服,以助宣通血脉,并能引药入络,直达病所,以为佐使。

1. 君臣佐使配伍

君——**白附子**①《本草纲目》:"中风口,半身不遂,风痰眩晕,赤白清真斑,偏附疝气,小儿慢脾惊风。"②《本草新编》:"此物善行诸气之药,可恃之为舟楫者也。用于人参之中,可开中风之失音;用于茯苓、薏苡仁中,可去寒湿之痹症;用于当归、川芎之中,可通枯血之经脉;用于大黄中,可以去滞而逐瘀。近人未知,只用之外治以减瘢,下治以收囊湿,为可惜也。再其性甚燥,凡气血枯槁,虽有风,似不可用。即痰涎壅塞,而若系有火之症,亦非所宜也。"③海药云:"按《南州记》云,生东海,又新罗国。苗与附子相似,大温,有小毒。主治疥癣,风疮,头面痕,阴囊下湿,腿无力,诸风冷气,入面脂皆好也。"

臣——**全蝎**①《开宝本草》:"疗诸风瘾疹,及中风半身不遂,口眼歪斜,语涩,手足抽掣。"②《本草图经》:"治小儿惊搐。"③《本草衍义》:"蝎,大人小儿通用,治小儿惊风,不可阙也。有用全者,有只用梢者,梢力尤功。"④《本草纲目》:"蝎,足厥阴经药也,故治厥阴诸病。诸风掉眩、搐掣,疟疾寒热,耳聋无闻,皆属厥阴风木,故李杲云:'凡疝气带下,皆属于风,蝎乃治风要药,俱宜加而用之。'"⑤《本草求真》:"全蝎,专入肝祛风,凡小儿胎风发搐,大人半边不遂,口眼㖞斜,语言蹇涩,手足搐掣,疟疾寒热,耳聋,带下,皆因外风内客,无不用之此方取祛风通络之功。"

僵蚕①《药性论》:"治口噤,发汗,主妇人崩中下血不止。"②《日华子本草》:"治中风失音,并一切风疾,小儿客忤,男子阴痒痛,女子带下。"③《本草图经》:"治中风,急喉痹,捣筛细末,生姜自然汁调灌之。"④《本草纲目》:"散风痰结核,瘰疬,头风,风虫齿痛,皮肤风疮,丹毒作痒,痰疟癥结,妇人乳汁不通,崩中下血,小儿疳蚀鳞体,一切金疮,疔肿风痔。"⑤《玉楸药解》:"活络通经,驱风开痹。治头痛胸痹,口噤牙疼,瘾疹风瘙；烧研酒服，能溃痈破顶，又治血淋崩中。”⑥《本草求真》：“僵蚕，祛风散寒，燥湿化痰，温行血脉之品。故书载能入肝兼入肺胃，以治中风失音，头风齿痛，喉痹咽肿，是皆风寒内入，结而为痰。合姜汤调下以吐，假其辛热之力，以除风痰之害耳。又云能治丹毒瘙痒，亦是风与热炽，得此辛平之味，拔邪外出，则热自解。”⑦《本草崇原》：“僵蚕色白体坚，气味咸辛，禀金水之精也。东方肝木，其病发惊骇，金能平木，故主治小天运环转，则昼开夜合，故止小儿夜啼。金主肃杀，故去三虫。水气主灭黑，而令人面色好。金能制风，咸能杀痒，故治男子阴痒之病蝉蜕、僵蚕，皆禀金水之精，故《本经》主治大体相同。”

2. 四气配伍

温——白附子①《本草纲目》：“辛、甘、大温、有小毒。”②《本草新编》：“味甘、辛，气温，纯阳，无毒。”

平——全蝎《日华子本草》：“平。”

僵蚕①《本经》：“味咸，平。”②《别录》：“辛，平，无毒。”

3. 五味配伍

辛——白附子《本草纲目》：“辛、甘、大温、有小毒。”

全蝎①《开宝本草》：“味甘辛，有毒。”②《医林纂要》：“辛酸咸，寒。”③《日华子本草》：“平。”

咸——僵蚕①《本经》：“味咸，平。”②《本草崇原》：“气味咸辛平，无毒。”

4. 归经配伍

白附子——《中华本草》：“归胃经，肝经。”

全蝎——《本草纲目》：“足厥阴经。”

僵蚕——①《本草纲目》：“厥阴、阳明。”②《雷公炮制药性解》：“入心、肝、脾、肺四经。”

5. 七方配伍

三味药为小方、奇方、急方。

6. 七情配伍

白附子、全蝎、僵蚕相须为用，增强祛风化痰，通络止痉之功。

7. 量数配伍

本方药量均少，意在益中求精，各施其功。

8. 对药配伍

全蝎——僵蚕

9. 趋向配伍

白附子性温味辛，祛风化痰，为升浮之品。全蝎性平味辛、僵蚕性平味咸，祛风止痉，为平和之品。

10. 阴阳配伍

白附子性温为阳。全蝎、僵蚕性平为阴阳平和。

11. 五行配伍

白附子、全蝎味辛为木，能行、能散；白附子善治头面之风；全蝎则善于通络祛风为用；配伍白僵蚕味咸，能软能下，具有通络下行之功用。诸药配伍，体现了五行中木生火，则增强了通络祛风而止痉之功。

12. 随证加减配伍

①止痉散：出自《流行性乙型脑炎中医治疗法》。主治痉厥，四肢抽搐等。对顽固性头痛、偏头痛、关节痛亦有较好的疗效。

②初起风邪重者，宜加羌活，防风，白芷等以辛散风邪；病久不愈者，酌加蜈蚣、地龙、天麻、桃红、红花等搜风化瘀通络。

13. 名家论方

方论选录。张秉成《成方便读·卷二》："夫中风口眼㖞斜一证，《金匮》有言：'邪气反缓，正气即急，正气引邪，㖞避不遂'。尤注谓其受邪之处，经脉不用而缓；无邪之处，正气独治而急。是以左㖞者，邪反在右；右㖞者，邪反在左也。然足阳明之脉夹口环唇，足太阳之脉起于目外眦，则中风一证，无不皆自三阳而来，然二气贯于一身，不必分左血右气。但左右者，阴阳之道路，缘人之禀赋各有所偏，于是左右不能两协其平，偏弊相仍，外邪乘袭而病作矣。此方所治口眼㖞斜无他证者，其为风邪在经而无表里之证可知。故以全蝎色青善走者，独入肝经，风气通于肝，为搜风之主药；白附之辛散，能治头面之风；僵蚕之清虚，能解络中之风。三者皆治风之专药。用酒调服，以行其经。所谓同气相求，衰之以属也。"

14. 方歌

牵正散治口眼斜，白附全蝎合僵蚕，等分为末热酒下，祛风化痰痉能解。

玉真散

出自《外科正宗》。

【处方】生白附子、生天南星、天麻、白芷、防风、羌活各等分(6g)。

【主治】破伤风。牙关紧急，口撮唇紧，身体强直，角弓反张，甚则咬牙缩舌，脉弦紧。

【功能】祛风化痰，定搐止痉。

【用法用量】用热酒或童便调服，并外敷患处。亦可作汤剂，用量按原比例酌定。

方中以白附子、天南星为君，两者辛温，均善祛风化痰，定搐止痉，为治破伤风之要药。羌活、白芷、防风辛散疏风，其中羌活、防风可散太阳之风，白芷散阳明之风，合而用之，共助君药疏散经络中之风邪，为臣药。天麻息风止痉，既助白附子、天南星祛风止痉之力，又兼顾到外风引动内风之病机，是为佐药。热酒与童便善通经络，行气血，为引经之使药。综观全方用药，以疏散为主，祛风之力较强，用于破伤风，有风散搐定之功。

1. 君臣佐使配伍

君——**天南星**①《本经》："主心痛，寒热，结气，积聚，伏梁，伤筋，痿，拘缓，利水道。"②《开宝本草》："主中风，除痰，麻痹，下气，破坚积，消痈肿，利胸膈，散血。"③《本草纲目》："虎掌天南星，味辛而麻，故能治风散血；气温而燥，故能胜湿除涎；性紧而毒，故能攻积拔肿而治口㖞舌糜。"④杨士瀛《直指方》云："诸风口噤，宜用南星，更以人参、石菖蒲佐之。南星得防风则不麻，得牛胆则不燥，得火炮则不毒。"⑤《本草经疏》："半夏治湿痰多，南星主风痰多，是其异矣。"⑥《本经逢原》："天南星，即《本经》之虎掌也。为开涤风痰之专药。"

附子①《本草纲目》："中风口，半身不遂，风痰眩晕，赤白清真斑，偏附疝气，小儿慢脾惊风。②《本草新编》："此物善行诸气之药，可恃之为舟楫者也。用于人参之中，可开中风之失音；用于茯苓、薏苡仁中，可去寒湿之痹症；用于当归、川芎之中，可通枯血之经脉；用于大黄中，可以去滞而逐瘀。近人未知，只用之外治以减瘢，下治以收囊湿，为可惜也。再其性甚燥，凡气血枯槁，虽有风，似不可用。即痰涎壅塞，而若系有火之症，亦非所宜也。"③海药云："按《南州记》云，生东海，又新罗国。苗与附子相似，大温，有小毒。主治疥癣，风疮，头面痕，阴囊下湿，腿无力，诸风冷气，入面脂皆好也。"

臣——**羌活**①《珍珠囊》："太阳经头痛，去诸骨节疼痛，亦能温胆。"②《日华子本草》："治一切风并气，筋骨拳挛，四肢羸劣，头旋眼目赤疼及伏梁水气，五劳七伤，虚损冷气，骨节酸疼，通利五脏。"③《本草备要》："泻肝气，搜肝风，治风湿相搏，本经（太阳）头痛，督脉为病，脊强而厥，刚痉柔痉，中风不语，头旋目赤。"

防风①《本经》："主大风头眩痛，恶风，风邪，目盲无所见，风行周身，骨节疼痹，烦满。②《长沙药解》："行经络，逐湿淫，通关节，止疼痛，舒筋脉，伸急挛，活肢节，起瘫痪，敛自汗、盗汗，断漏下、崩中。"③李杲："防风，治一身尽痛，随所引而至，乃风药中润剂也。"④《本草汇言》："防风，散风寒湿痹之药也，故主诸风周身不遂，骨节酸痛，四肢挛急，痿躄痫痉等。"

白芷①《本经》："主女人漏下赤白，血闭阴肿，寒热，风头（头风）侵目泪出，长肌肤，润泽。"②《别录》："疗风邪久渴（'久渴'或疑作'久泻'），呕吐，两胁满，风痛头眩，目痒。"③《药性论》："治心腹血刺痛，除风邪，主女人血崩及呕逆，明目、止泪出，疗妇人沥血、止痛的作用，它擅长腰腹痛；能蚀脓。"④《本草纲目》："治鼻渊、鼻衄、齿痛、眉棱骨痛，大肠风秘，小便出血，妇人血风眩运，翻胃吐食；解砒毒，蛇伤，刀箭金疮。"⑤《本草汇言》："白芷，上行头目，下抵肠胃，中达肢体，遍通肌肤以至毛窍，而利泄邪气。如头风头痛，目眩目昏；如四肢麻痛，脚弱痿痹；如疮溃糜烂，排脓长肉；如两目作障，痛痒赤涩；如女人血闭，阴肿漏带；如小儿痘疮，行浆作痒，白芷皆能治之。”

佐——**天麻**①《开宝本草》：“主诸风湿痹，四肢拘挛，小儿风痫、惊气，利腰膝，强筋力。”②张元素：“治风虚眩晕头痛。”③《本草汇言》：“主头风，头痛，头晕虚旋，癫痫强痉，四肢挛急，语言不顺，一切中风，风痰。”④《本草新编》：“天麻，能止昏眩，疗风去湿，治筋骨拘挛瘫痪，通血脉，开窍，余皆不足尽信。然外邪甚盛，壅塞经络血脉之间，舍天麻又何以引经，使气血攻补之味，直入于受病之中乎？总之，天麻最能祛外束之邪，逐内避之痰，而气血两虚之人，断不可轻用之耳。”⑤《本草纲目》：“天麻，乃肝经气分之药。”⑥李杲：“肝虚不足者，宜天麻、芎窮劳以补之。其用有四：疗大人风热头痛，小儿风痼惊悸，诸风麻痹不仁，风热语言不遂。”

2. 四气配伍

热——陈酒《别录》：“味苦甘辛，大热，有毒。”

温——天南星①《本经》：“味苦，温。”②《履巉岩本草》：“温，有小毒。”

白附子①《本草纲目》：“辛、甘、大温、有小毒。”②《本草新编》：“味甘、辛，气温，纯阳，无毒。”

白芷①《本经》：“辛，温。”②《滇南本草》：“性温，味辛微甘。”

防风①《本经》：“味甘，温。”②《药品化义》：“气和，味甘微辛，性微温。”③《医学启源》：“《主治秘要》云，性凉，辛。”

羌活①《医学启源》：“《主治秘要》云，性温，味辛。”②《汤液本草》：“气微温，味苦甘，平。”

平——天麻《药性论》：“无毒。味甘，平。”

3. 五味配伍

辛——白附子《本草纲目》：“辛、甘、大温、有小毒。”

白芷①《本经》：“辛，温。”②《滇南本草》：“性温，味辛微甘。”

羌活《医学启源》：“《主治秘要》云，性温，味辛。”

甘——防风《本经》：“味甘，温。”

天麻①《药性论》：“无毒。味甘，平。”②《医学启源》：“气平，味苦。”

陈酒《别录》：“味苦甘辛，大热，有毒。”

苦——天南星《本经》：“味苦，温。”

4. 归经配伍

白附子——《中华本草》：“归胃经，肝经。”

天南星——①《本草通玄》：“肺、脾、肝。”②《本草纲目》：“手、足太阴。”

天麻——①《本草纲目》：“入肝经气分。”②《雷公炮制药性解》：“入肝、膀胱二经。”

白芷——①《珍珠囊》:“足阳明胃、手阳明大肠、手太阴肺经。”②《雷公炮制药性解》:“入肺、脾、胃三经。”

防风——①《汤液本草》:“足阳明胃、足太阴脾二经之行经药。”②《雷公炮制药性解》:“入肺经。”

羌活——①《珍珠囊》:“足太阳膀胱经。”“手太阳小肠。”②《汤液本草》:“足太阳、厥阴经。”

酒——①《本草撮要》:“入手足太阴、阳明、厥阴经。”②《本草求真》:“入脾、胃。”

5. 七方配伍

六味药为小方、缓方、偶方。

6. 七情配伍

白附子、天南星相须为用,增强祛风化痰、解痉定搐之功。

羌活、白芷相使为用,增强辛散风邪、导风邪外出之功。

7. 量数配伍

本方药量均等,意在益中求精,各施其功。

8. 对药配伍

白附子——天南星

羌活——白芷

9. 趋向配伍

白附子、天南星性温味辛,善于祛风化痰;羌活、防风、白芷性温味辛,辛散风邪,导风邪外出,这五味药都是升浮之品,有升发之功。天麻性平味甘,息风止痉,为平和之品。

10. 阴阳配伍

白附子、天南星性温味辛,善于祛风化痰;羌活、防风、白芷性温味辛,辛散风邪,为阳。天麻性平味甘,息风止痉,为阴阳平和。

11. 五行配伍

天南星、防风、白芷、羌活、白附子皆味辛为用属木,辛散、升发之功强具有祛风之功;而天南星辛苦偏于辛,具有辛散之用亦能燥湿化痰;天麻味甘能补能缓,具有缓解抽搐,痉挛之功。本方配伍实土扶木之功。

12. 随证加减配伍

本方祛风化痰之功较强,而解痉之力不足,运用时常加入蜈蚣、全蝎、蝉蜕等以增强解痉定搐之力;若痰多,可加贝母、竹沥以化痰。

13. 名家论方

《外科正宗》:“破伤风,因皮肉损破,复被外风袭入经络,渐传入里,其患寒 热交作,口噤咬牙,角弓反张,口吐涎沫;入阳则身凉自汗,伤处反为平陷如故,其毒内收矣。当用万灵丹发汗,令风邪反出,次以玉真散患上贴之,得脓为效。”

14. 方歌

玉真散治破伤风，牙关紧闭体张弓，星麻白附羌防芷，外敷内服一方通。

消风散

出自《外科正宗》。

【处方】当归、生地、防风、蝉蜕、知母、苦参、胡麻、荆芥、苍术、牛蒡子、石膏（各6g），甘草、木通（各3g）。

【主治】风疹、湿疹。皮肤瘙痒，疹出色红，或遍身云片斑点，抓破后渗出津水，苔白或黄，脉浮数。

【功能】疏风除湿，清热养血。

【用法用量】水二盅，煎至八分，食远服。

方中以荆芥、防风、牛蒡子、蝉蜕之辛散透达，疏风散邪，使风去则痒止，共为君药。配伍苍术祛风燥湿，苦参清热燥湿，木通渗利湿热，是为湿邪而设；石膏、知母清热泻火，是为热邪而用，以上俱为臣药。然风热内郁，易耗伤阴血；湿热浸淫，易瘀阻血脉，故以当归、生地、胡麻仁养血活血，并寓“治风先治血，血行风自灭”之意为佐。甘草清热解毒，和中调药，为佐使。

1. 君臣佐使配伍

君——**荆芥**①《本草纲目》：“散风热，清头目，利咽喉，消疮肿。治项强，目中黑花，及生疮，阴颓，吐血，衄血，下血，血痢，崩中，痔漏。”②《本草图经》：“治头风，虚劳，疮疥，妇人血风。”③《本草汇言》：“荆芥，轻扬之剂，散风清血之药也。……凡一切风毒之证，已出未出，欲散不散之际，以荆芥之生用，可以清之。……凡一切失血之证，已止未止，欲行不行之势，以荆芥之炒黑，可以止之。大抵辛香可以散风，苦温可以清血，为血中风药也。”④《本草备要》：“荆芥，功本治风，又兼治血者，以其入风木之脏，即是藏血之地也。李士材曰，风在皮里膜外，荆芥主之，非若防风能入骨肉也。”

防风①《本经》：“主大风头眩痛，恶风，风邪，目盲无所见，风行周身，骨节疼痹，烦满。”②《长沙药解》：“行经络，逐湿淫，通关节，止疼痛，舒筋脉，伸急挛，活肢节，起瘫痪，敛自汗、盗汗，断漏下、崩中。”③李杲：“防风，治一身尽痛，随所引而至，乃风药中润剂也。”④《珍珠囊》：“身：去上风，梢：去下风。”⑤《药类法象》：“治风通用。泻肺实，散头目中滞气，除上焦风邪。”⑥《本草汇言》：“防风，散风寒湿痹之药也，故主诸风周身不遂，骨节酸痛，四肢挛急，痿躄痫痓等。”

牛蒡子①《本草纲目》：“消斑疹毒。”②李杲：“治风湿瘾疹，咽喉风热，散诸肿疮疡之毒，利凝滞腰膝之气。”③《药性论》：“除诸风，利腰脚，又散诸结节筋骨烦热毒。”④《别录》：“明目补中，除风伤。”⑤《本草求真》：

“牛蒡子，今人止言解毒，凡遇疮疡痈肿、痘疹等症，无不用此投治，然犹未绎其义。凡人毒气之结，多缘外感风寒，营气不从，逆于肉里，故生痈毒。牛蒡味辛且苦，既能降气下行，复能散风除热，是以感受风邪热毒而见面目浮肿，咳嗽痰壅，咽间肿痛，疮疡斑疹，及一切臭毒、痧闭、痘疮紫黑、便闭等症，无不借此表解里清。”⑥《本草正义》：“牛蒡之用，能疏散风热，起发痘疹，而善通大便。”

蝉蜕①《本草纲目》：“治头风眩运，皮肤风热，痘疹作痒，破伤风及疔肿毒疮，大人失音，小儿噤风天吊，惊哭夜啼，阴肿。”“蝉，主疗一切风热证，古人用身，后人用蜕，大抵治脏腑经络，当用蝉身；治皮肤疮疡风热，当用蝉蜕。”②《本草衍义》：“治目昏翳。又水煎壳汁，治小儿出疮疹不快。张寿颐：“蝉蜕，主小儿惊痫，盖幼科惊痫，内热为多，即《素问》之所谓血与气并，交走于上，则为薄厥，治以寒凉，降其气火，使不上冲，此所以能治癫痫之真义也，甄权谓蝉蜕治小儿壮热，其意亦同。目之翳膜，儿之痘疮，实热为多，寒能胜热，是以主之。濒湖又谓治痘疹作痒，则实热有余者宜之，如其气虚作痒，勿混用。”

臣——**苍术**①《玉楸药解》：“燥土利水，泄饮消痰，行瘀，开郁，去漏，化癖，除癥，理吞酸去腐，辟山川瘴疠，回筋骨之痿软，清溲溺之混浊作用。”②《本草纲目》：“治湿痰留饮，或挟瘀血成窠囊，及脾湿下流，浊沥带下，滑泻肠风。”③李杲：“除湿发汗，健胃安脾，治痿要药。”④《珍珠囊》：“能健胃安脾，诸湿肿非此不能除。”⑤《医学启源》：“苍术，主治与白术同，若除上湿发汗，功最大，若补中焦除湿，力少。”⑥《主治秘要》：“其用与白术同，但比之白术，气重而体沉。及胫足湿肿，加白术泔浸刮去皮用。”⑦李杲：“《本草》但言术，不分苍、白，而苍术别有雄壮上行之气，能除湿，下安太阴，使邪气不传入脾也。以其经泔浸火炒，故能出汗，与白术止汗特异，用者不可以此代彼，盖有止发之殊，其余主治则同。”⑧《本草通玄》：“苍术，宽中发汗，其功胜于白术，补中除湿，其力不及白术。大抵卑监之土，宜与白术以培之，敦阜之土，宜与苍术以平之。”

苦参①《本经》：“主心腹结气，癥瘕积聚，黄疸，溺有余沥，逐水，除痈肿，补中，明目止泪。”②《药性论》：“治热毒风，皮肌烦燥生疮，赤癞眉脱，主除大热嗜睡，治腹中冷痛，中恶腹痛，除体闷，治心腹积聚。”③《珍珠囊》：“去湿。”④《滇南本草》：“凉血，解热毒，疥癞，脓窠疮毒。疗皮肤瘙痒，血风癣疮，顽皮白屑，肠风下血，便血。消风，消肿毒，痰毒。”⑤《本草从新》：“燥湿，胜热，治梦遗滑精。”⑥《本草正义》：“苦参，大苦大寒，退热泄降，荡涤湿火，其功效与芩、连、龙胆皆相近，而苦参之苦愈甚，其燥尤烈，故能杀湿热所生之虫，较之芩、连力量益烈。近人乃不敢以入煎剂，盖不特畏其苦味难服，亦嫌其峻厉而避之也。然毒风恶癞，非此不除，令人但以为洗疮之用，恐未免因噎而废食耳。”

木通①《本经》：“主去恶虫，除脾胃寒热，通利九窍血脉关节，令人不忘。”②《药性论》：“主治五淋，利小便，开关格。治人多睡，主水肿浮大，除烦热。”③《本草拾遗》：“利大小便，令人心宽下气。”④《食性本草》：“主理风热淋疾，小便效急疼，小腹虚满，宜煎汤并葱食之有效。”⑤《日华子本草》：“安心除烦，止渴退热。治健忘，明耳目，治鼻塞；通小肠，下水，破积聚血块，排脓，治疮疖，止痛，催生下胞，女人血闭，月候不匀，天行时疾，头痛目眩，羸劣乳结，及下乳。”⑥《本草纲目》：“木通，上能通心清肺，治头痛，利九窍，下能泄湿热，利小便，通大肠，治遍身拘痛。”

佐——**石膏**①《本经》：“主中风寒热，心下逆气，惊喘，口干舌焦，不能息，腹中坚痛，产乳，金疮。”②《别录》：“除时气头痛身热，三焦大热，皮肤热，肠胃中膈热，解肌发汗，止消渴烦逆，腹胀暴气喘息，咽热。亦可作浴汤。”③《药性论》：“治伤寒头痛如裂，壮热，皮如火燥，烦渴，解肌，出毒汗，主通胃中结，烦闷，心下急，烦躁，治唇口干焦。和葱煎茶去头痛。”④《长沙药解》：“清心肺，治烦躁，泄郁热，止燥渴，治热狂，火嗽，收热汗，消热痰，住鼻衄，调口疮，理咽痛，通乳汁，平乳痈，解火灼，疗金疮。”⑤《本草再新》：“治头痛发热，目昏长翳，牙痛，杀虫，利小便。”

知母①《本经》：“主消渴热中，除邪气肢体浮肿，下水，补不足，益气。”②《别录》：“疗伤寒久疟烦热，胁下邪气，膈中恶及风汗内疸。”③陶弘景：“甚疗热结，亦主疟热烦。”④《药性论》：“主治心烦躁闷，骨热劳往来，生产后褥劳，肾气劳，憎寒虚损，病人虚而口干，加而用之。”⑤《日华子本草》：“通小肠，消痰止嗽，润心肺，补虚乏，安心止惊悸。”⑥张元素：“凉心去热，治阳明火热，泻膀胱肾经火，热厥头痛，下痢腰痛，喉中腥臭。”⑦王好古：“泻肺火，滋肾水，治命门相火有余。”⑧《本草纲目》：“安胎，止子烦，辟射工溪毒。”⑨《本草求原》：“治嗽血，喘，淋，尿血，呃逆，盗汗，遗精，痹痿，瘛疭。”

当归①《本草正》：“当归，其味甘而重，故专能补血，其气轻而辛，故又能行血，补中有动，行中有补，诚血中之气药，亦血中之圣药也。大约佐之以补则补，故能养营养血，补气生精，安五脏，强形体，益神志，凡有形虚损之病，无所不宜。佐之以攻则通，故能祛痛通便，利筋骨，治拘挛、瘫痪、燥、涩等。”②李杲：当归头，止血而上行；身养血而中守；梢破血而下流；全活血而不走”。③《本草纲目》：“治头痛，心腹诸痛，润肠胃筋骨皮肤。治痈疽，排脓止痛，和血补血。辛散。④《本草再新》：“治浑身肿胀，血脉不和，阴分不足，安生胎，堕死胎。”

生地①《本草纲目》：“填骨髓，长肌肉，生精血，补五脏、内伤不足，通血脉，利耳目，黑须发，男子五劳七伤，女子伤中胞漏，经候不调，胎产百病。”②《本草从新》:“滋肾水,封填骨髓,利血脉,补益真阴,聪耳明目,黑发乌须。又能补脾阴,止久泻,治劳伤风痹,阴亏发热,干咳痰嗽,气短喘促,胃中空虚觉馁,痘证心虚无脓,病后胫股酸痛,产后脐腹急疼,感证阴亏,无汗便闭,诸种动血,一切肝肾阴亏,虚损百病,为壮水之主药。”③《珍珠囊》:“大补血虚不足,通血脉,益气力。”

胡麻仁《全国中草药汇编》“润燥滑肠,滋养肝肾。用于津枯血燥、大便秘结,病后体虚、眩晕乏力等症。用于津枯血燥、大便秘结,可以单独应用,也可与胡桃肉、蜂蜜等配合应用。对病后体虚、眩晕等症,可与女贞子、桑椹子等同用。此外,脂麻油可作软膏基础剂,在煎熬膏药时尤为必用的药品。”

使——**甘草**①《本经》:“主五脏六腑寒热邪气,坚筋骨,长肌肉,倍力,金疮肿,解毒。”②《药性论》:“主腹中冷痛,治惊痫,除腹胀满;补益五脏;制诸药毒;养肾气内伤,令人阴(不)痿;主妇人血沥腰痛;虚而多热;加而用之。”

2.四气配伍

寒——牛蒡子《药品化义》:“辛,性寒。”

蝉蜕①《本草纲目》:“咸甘,寒,无毒。”②《本草正》:“味微甘微咸,性微凉。”

苦参①《本经》:“味苦,寒。”②《本草从新》:“大苦,大寒。”

石膏《本经》:“味辛,微寒。”

知母《本经》:“味苦,寒。”

地黄《本经》:“味甘,寒。”

苦参①《本经》:“味苦,寒。”②《本草从新》:“大苦,大寒。”③《别录》:“无毒。”

温——荆芥①《本经》:“味辛,温。”②《医学启源》:“气温,味辛苦。”

防风①《本经》:“味甘,温。”②《药品化义》:“气和,味甘微辛,性微温。”③《医学启源》:“《主治秘要》云,性凉,辛。”

苍术《品汇精要》:“味苦甘,性温,无毒。”

当归①《本经》:“味甘,温。”②《本草述》:“味苦,温,无毒。”

甘草①《本经》:“味甘,平。”②《珍珠囊》:“生甘,平;炙甘,温。”

凉——木通《药性论》:“微寒。”

平——胡麻仁《全国中草药汇编》:“甘,平。”

3.五味配伍

辛——荆芥《本经》:“味辛,温。”

牛蒡子①《别录》:“味辛,平。”②《本草拾遗》:“味苦。”

甘——防风《本经》:“味甘,温。”

蝉蜕①《本草纲目》:“咸甘,寒,无毒。”②《本草正》:“味微甘微咸,性微凉。”

胡麻仁《全国中草药汇编》:“甘,平。”

地黄①《本草新编》:“味甘,性温。”②《本草纲目》:“甘微苦,微温。”

当归①《本经》:“味甘,温。”②《别录》:“辛,大温,无毒。”

甘草①《本经》:“味甘,平。”②《珍珠囊》:“生甘,平;炙甘,温。”

苦——苍术①《品汇精要》:“味苦甘,性温,无毒。”②《本草衍义》:“气味辛烈。”

木通①《吴普本草》:“雷公:苦。”②《本经》:“味辛,平。”

苦参①《本经》:“味苦,寒。”②《本草从新》:“大苦,大寒。”

知母①《本经》:“味苦,寒。”②《日华子本草》:“味苦甘。”

4. 归经配伍

荆芥——①《雷公炮制药性解》:“入肺、肝二经。”②《本草汇言》:“足厥阴、少阳、阳明经。”

防风——①《汤液本草》:“足阳明胃、足太阴脾二经之行经药。”②《雷公炮制药性解》:“入肺经。”

牛蒡子——《本草经疏》:“入手太阴、足阳明经。”

蝉蜕——《本草再新》:“入肝、脾、肺三经。”

苍术——①《珍珠囊》:“足阳明、太阴。”②《本草纲目》:“入足太阴、阳明,手太阴、太阳之经。”

木通——①《本草纲目》:“手厥阴心包络,手足太阳小肠、膀胱。”②《药品化义》:“入脾、心、小肠、膀胱四经。”

苦参——①《雷公炮制药性解》:“入胃、大肠、肝、肾四经。”②《本草新编》:“入心、肺,肾、大肠经。”

石膏——①《汤液本草》:“入手太阴、少阳,足阳明经。”②《本草衍义补遗》:“入阳明、手太阴、手少阳。”

知母——①《珍珠囊》:“肾经。”《汤液本草》:“入足阳明经、手太阴经。”②《本草经解》:“入少阴肾经、手少阴心经。”

当归——①《汤液本草》:“入手少阴、足太阴、厥阴经。”②《雷公炮制药性解》:“入心、肝、肺三经。”

生地——①《汤液本草》:“入手太阳、少阴经。”②《雷公炮制药性解》:“入心、肝、脾、肺四经。”

胡麻仁——《全国中草药汇编》:“入肺、脾、肝、肾经。”

甘草——①《雷公炮制药性解》:“入心、脾二经。”②《本草经解》:“入手太阴肺经、足太阴脾经。”

5. 七方配伍

十三味药为大方、缓方、奇方。

6. 七情配伍

荆芥、防风相须为用，增强疏风散邪之功。

牛蒡子、蝉蜕相须为用，增强疏散风热之功。

苍术、苦参相须为用，增强清热燥湿之功。

石膏、知母相须为用，增强清热泻火之功。

7. 量数配伍

荆芥、防风、牛蒡子、蝉蜕等量合用，加强疏风散邪之力；苍术、苦参等量合用祛风清热燥湿。木通用量较少，用以祛湿邪；石膏、知母等量合用，加强清热泻火之力；当归、生地等量合用，用以养血活血，胡麻仁、甘草清热解毒，和中调药。

8. 对药配伍

荆芥——防风

石膏——知母

当归——生地

9. 趋向配伍

荆芥、防风、牛蒡子、蝉蜕皆能辛散透达，疏风散邪；当归养血活血为升浮之品。生地、苍术、苦参、木通、石膏、知母能清热燥湿；为沉降之品。甘草性平味甘，胡麻仁性平味甘，清热解毒，为阴阳平和之品。

10. 阴阳配伍

荆芥、防风、牛蒡子、蝉蜕之辛散透达，疏风散邪；当归、生地、胡麻仁养血活血，为阳。苍术、苦参清热燥湿，木通渗利湿热；石膏、知母清热泻火，甘草清热解毒，为阴。

11. 五行配伍

荆芥、防风、牛蒡子味辛为木，具有辛散之功，能祛风止痒，透邪外达；加上当归、蝉蜕、胡麻味甘为土，具有补益之功；能活血养血之功，以达到治风先治血，血行风自灭之效。配伍生地、知母、苦参、苍术、木通、石膏味苦为水，能清热、滋阴润燥，制风燥。本方合用，体现了水能生木、土能实木之原则，达到了疏风养血、清热除湿之功。

12. 随证加减配伍

若风热偏盛而见身热、口渴者，宜重用石膏，加银花、连翘以疏风清热解毒；湿热偏盛而兼胸脘痞满、舌苔黄腻者，加地肤子、车前子以清热利湿；血分热重致皮疹红赤、烦热、舌红或绛者，或加赤芍、紫草以清热凉血。

13. 名家论方

原方主治。《外科正宗·卷四》："治风湿浸淫血脉，致生疥疮，瘙痒不绝，及大人小儿风热瘾疹，遍身云片斑点，乍有乍无并效。"

14. 方歌

消风散中有荆防，蝉蜕胡麻苦参苍，知膏蒡通归地草，风疹湿疹服之康。

第二节 平息内风

羚角钩藤汤

出自《通俗伤寒论》。

【处方】羚角片一钱半，先煎(4.5g)；双钩藤三钱，后入(9g)；霜桑叶二钱(6g)；滁菊花三钱(9g)；鲜生地五钱(15g)；生白芍三钱(9g)；川贝母四钱，去心(12g)；淡竹茹鲜刮，与羚羊角先煎代水，五钱(15g)；茯神木三钱(9g)；生甘草八分(3g)。

【主治】肝热生风证。高热不退，烦闷躁扰，手足抽搐，发为痉厥，甚则神昏，舌绛而干，或舌焦起刺，脉弦而数。

【功能】凉肝息风，增液舒筋。

【用法用量】水煎服。

方中羚羊角，清泄肝热，息风止痉之效颇佳，钩藤清热平肝息风止痉。两药相合，凉肝息风，共为君药。桑叶、菊花辛凉疏泄，清热平肝息风，以加强凉肝息风之效，用为臣药。《本草经疏》说："菊花专制肝木，故为祛风之要药。"热极动风，风火相煽，最易耗阴劫液，故用鲜生地、白芍药、生甘草三味相配，酸甘化阴，滋阴增液，柔肝舒筋，上述药物与羚羊角、钩藤等清热凉肝息风药并用，标本兼顾，可以加强息风解痉之功；邪热亢盛，每易灼津成痰，故用川贝母、鲜竹茹以清热化痰；热扰心神，又以茯神木平肝、宁心安神，以上俱为佐药。生甘草调和诸药，又为使药。

1. 君臣佐使配伍

君——**羚羊角**①《本草纲目》："羚羊角，入厥阴肝经。肝开窍于目，其发病也，目暗障翳，而羚羊角能平之。肝主风；在合为筋，其发病也，小儿惊痫，妇人子痫，大人中风搐搦，及经脉挛急，历节掣痛，而羚羊角能舒之。魂者肝之神也，发病则惊骇不宁，狂越僻谬，而羚羊角能安之。血者肝之藏也，发病则瘀滞下注，疝痛毒痢，疮肿瘰疬，产后血气，而羚羊角能散之。相火寄于肝胆，在气为怒，病则烦懑气逆，噎塞不通，寒热，及伤寒伏热，而羚羊角能降之。"②《本经逢原》："诸角留能入肝，散血解毒，而犀角为之首推，故痘疮之血热毒盛者，为之必需。若痘疮之毒，并在气分，而正面稠密，不能起发者，又须羚羊角以分解其势，使恶血流于他处，此非犀角之所能也。"③《药性论》："能治一切热毒风攻注，中恶毒风卒死，昏乱不识人；散产后血冲心烦闷，烧末酒服之；主小儿惊痫，治山瘴，能散恶血。④《本草再新》：" 定心神，止盗汗，消水肿，去瘀血，生新血，降火下气，止渴除烦。"

臣——**桑叶**①《本草经疏》："桑叶，甘所以益血，寒所以凉血，甘寒相合，故下气而益阴，是以能主阴虚寒热及因内热出汗。其性兼燥，故又能除脚气水肿，利大小肠，除风。经霜则兼清肃，故又能明目而止渴。发者血之余也，益血故又能长发，凉血故又止吐血。"②《本经》："除寒热，出汗。"③《本草纲目》："治劳热咳嗽，明目，长发。"④《本草求真》："清肺泻胃，凉血燥湿。"⑤《本草求真》："清肺泻胃，凉血燥湿。"⑥《本草求原》："止吐血、金疮出血。"

菊花①《本经》："主诸风头眩、肿痛，目欲脱，泪出，皮肤死肌，恶风湿痹，利血气。"②《药性论》："能治热头风旋倒地，脑骨疼痛，身上诸风令消散。"③《纲目拾遗》："专入阳分。治诸风头眩，解酒毒疔肿。""黄茶菊：明目祛风，搜肝气，治头晕目眩，益血润容，入血分；白茶菊：通肺气，止咳逆，清三焦郁火，疗肌热，入气分。"④《用药心法》："去翳膜，明目。"⑤《本草衍义补遗》："菊花，能补阴，须味甘者，若山野苦者勿用，大伤胃气。"⑥《本草纲目》："菊花，昔人谓其能除风热，益肝补阴。盖不知其尤多能益金、水二脏也，补水所以制火，益金所以平木，木平则风息，火降则热除，用治诸风头目，其旨深微。"⑦《本草经疏》："菊花专制风木，故为去风之要药。苦可泄热，甘能益血，甘可解毒，平则兼辛，故亦散结，苦入心、小肠，甘入脾、胃，平辛走肝、胆，兼入肺与大肠。其主风头眩、肿痛、目欲脱、泪出、皮肤死肌、恶风、湿痹者，诸风掉眩，皆属肝木，风药先入肝，肝开窍于目，风为阳邪，势必走上，血虚则热，热则生风，风火相搏故也。"⑧《本草新编》："甘菊花，气味轻清，功亦甚缓，必宜久服始效，不可责以近功，惟目痛骤用之，成功甚速，余则俱于缓始能取效也。"

佐——**生地**①《本经》："主折跌绝筋，伤中，逐血痹，填骨髓，长肌肉，作汤除寒热积聚，除痹。生者尤良。"②《别录》："主男子五劳七伤，女子伤中，胞漏下血，破恶血，溺血，利大小肠，去胃中宿食，补五脏，内伤不足，通血脉，益气力，利耳目。"③《药性论》："补虚损，温中下气，通血脉，治产后腹痛，主吐血不止。"④《本草从新》："治血虚发热，常觉饥馁，倦怠嗜卧，胸膈痞闷；调经安胎。"⑤《本草经疏》："干地黄，乃补肾家之要药，益阴血之上品。⑥《本经逢原》：干地黄，内专凉血滋阴，外润皮肤荣泽，病人虚而有热者宜加用之。"⑦《本草经百种录》："地黄，专于补血，血补则阴气得和而无枯燥拘牵之疾矣。"

白芍①《本经》："主邪气腹痛，除血痹，破坚积，治寒热疝瘕，止痛，利小便，益气。"②《别录》："通顺血脉，缓中，散恶血，逐贼血，去水气，利膀胱、大小肠，消痈肿，(治)时行寒热，中恶腹痛，腰痛。"③《药性论》："治肺邪气，腹中㽲痛，血气积聚，通宣脏腑拥气，治邪痛败血，主时疾骨热，强五脏，补肾气，治心腹坚胀，妇人血闭不通，消瘀血，能蚀脓。"④《日华子本草》："治风补痨，主女人一切病，并产前后诸疾，通月水，退热除烦，益气，治天行热疾，瘟瘴惊狂，妇人血运，及肠风泻血，痔瘘发背，疮疥，头痛，明目，目赤，胬肉。”⑤《医学启源》：“安脾经，治腹痛，收胃气，止泻利，和血，固腠理，泻肝，补脾胃。”⑥《滇南本草》：“泻脾热，止腹疼，止水泻，收肝气逆疼，调养心肝脾经血，舒经降气，止肝气疼痛。”

川贝①《本经》：“主伤寒烦热，淋沥邪气，疝瘕，喉痹，乳难，金疮风痉。”②《别录》：“疗腹中结实，心下满，洗洗恶风寒，目眩，项直，咳嗽上气，止烦热渴，出汗，安五脏，利骨髓。”③《本草会编)：“治虚劳咳嗽，吐血咯血，肺痿肺痈，妇人乳痈、痈疽及诸郁之证。”④《本草汇言》：贝母，开郁、下气、化痰之药也。润肺消痰，止咳定喘，则虚劳火结之证，贝母专司首剂。”⑤《药品化义》：“贝母，味苦能下降，微辛能散郁，气味俱清，故用入心肺，主治郁痰、虚痰、热痰及痰中带血，虚劳咳嗽，胸膈逆气，烦渴热甚，此导热下行，痰气自利也。取其下利则毒去，散气则毒解，用疗肺痿、肺痈、瘿瘤痰核、痈疽疮毒，此皆开郁散结，血脉流通之功也。又取其性凉能降，善调脾气，治胃火上炎，冲逼肺金，致痰嗽不止，此清气滋阴，肺部自宁也。”⑥《长沙药解》：“贝母苦寒之性，泄热凉金，降浊消痰，其力非小，然清金而不败胃气，甚可嘉焉。”⑦《日华子本草》：“消痰，润心肺。末，和砂糖为丸含，止嗽；烧灰油敷人畜恶疮。”

竹茹①《别录》：“主呕啘，温气寒热，吐血，崩中溢筋。”②《药性论》：“止肺痿唾血，鼻衄，治五痔。”③《本草蒙筌》：“主胃热呃逆，疗噎膈呕哕。”④《本草纲目》：“治伤寒劳复，小儿热痫，妇人胎动。”⑤《本草正》：“治肺痿唾痰，尿血，妇人血热崩淋，胎动，及小儿风热癫痫，痰气喘咳，小水热涩。”⑥《本草述》：“除胃烦不眠，疗妊娠烦躁。”⑦《本草再新》：泻火除烦，润肺开郁，化痰凉血，止吐血，化瘀血，消痈痿肿毒。”⑧《本经逢原》：“竹茹专清胃府之热，为虚烦烦渴、胃虚呕逆之要药；咳逆唾血，产后虚烦，无不宜。”⑨《药品化义》：“竹茹，轻可去实，凉能去热，苦能降下，专清热痰，为宁神开郁佳品。主治胃热噎膈，胃虚干呕，热呃咳逆，痰热恶心，酒伤呕吐，痰涎酸水，惊悸怔忡，心烦躁乱，睡卧不宁，此皆胆胃热痰之症，悉能奏效。”

茯神①《本草纲目》《神农本草经》止言茯苓，《名医别录》始添茯神，而主治皆同。后人治心病必用茯神，故洁古张氏谓风眩心虚非茯神不能除，然茯苓未尝不治心病也。②《本草经疏》：“茯神抱木心而生，以此别于茯苓。”③《别录》：“谓茯神平，总之，其气味与性应是茯苓一体，茯苓入脾肾之用多，茯神入心之用多。”④《药品化义》：“茯神，其体沉重，重可去怯，其性温补。补可去弱。戴人曰：‘心本热，虚则寒。如心气虚怯，神不守舍，惊悸怔忡，魂魄恍惚，劳怯健忘，俱宜温养心神，非此不能也。’”⑤《别录》：“疗风眩，风虚，五劳，口干。止惊悸，多恚怒，善忘。开心益智，养精神。⑥《药性论》：“主惊痫，安神定志，补劳乏；主心下急痛坚满，小肠不利。”⑦《本草再新》：“治心虚气短，健脾利湿。”

使——**甘草**①《本经》：“主五脏六腑寒热邪气，坚筋骨，长肌肉，倍力，金疮肿，解毒。”②《药性论》：“主腹中冷痛，治惊痫，除腹胀满；补益五脏；制诸药毒；养肾气内伤，令人阴（不）痿；主妇人血沥腰痛；虚而多热；加而用之。”

2. 四气配伍

寒——生地《本经》：“味甘，寒。”

白芍《别录》：“酸，平微寒，有小毒。”

羚羊角①《本经》：“味咸，寒。”②《药性论》：“味甘。”

钩藤《别录》：“微寒。”

川贝①《别录》：“苦，微寒，无毒。”②《唐本草》：“味甘苦，不辛。”

桑叶①《本草纲目》：“味苦甘，寒，有小毒。”②《医林纂要》：“甘酸辛，寒。”

温——甘草①《本经》：“味甘，平。”②《珍珠囊》：“生甘，平；炙甘，温。”

凉——菊花《随息居饮食谱》：“甘，凉。”

竹茹①《别录》：“微寒。”②《本草纲目》：“甘，微寒，无毒。”③《药品化义》：“味苦，性凉。”

平——茯神①《别录》：“平。”②《药品化义》：“味甘淡，性微温。”

3. 五味配伍

甘——生地①《本经》：“味甘，寒。”②《别录》：“苦，无毒。”

钩藤①《药性论》：“味甘，平。”②《别录》：“微寒。”

桑叶《本草纲目》：“味苦甘，寒，有小毒。”

竹茹①《药性论》：“甘。”②《本草纲目》：“甘，微寒，无毒。”③《本草再新》：“味甘辛，性微寒，无毒。”

茯神①《药性论》：“味甘，无毒。”②《药品化义》：“味甘淡，性微温。”

甘草《本经》：“味甘，平。”

苦——白芍《本经》：“味苦，平。”

川贝①《唐本草》：“味甘苦，不辛。”②《别录》：“苦，微寒，无毒。”

菊花①《本经》：“味苦，平。”②《别录》：“甘，无毒。”

咸——羚羊角①《本经》：“味咸，寒。”②《别录》：“苦，微寒，无毒。”

4. 归经配伍

羚羊角——《本草经疏》：“入手太阴、少阴，足厥阴经。”

钩藤——①《本草经疏》：“手少阴、足厥阴经。”②《本草纲目》：“手、足厥阴。”

桑叶——①《本草再新》：“入肝、肺二经。”②《本草纲目》：“手足阳明经。”

菊花——《雷公炮制药性解》：“入肺、脾；肝、肾四经。”

生地——①《汤液本草》：“入手太阳、少阴经。”②《雷公炮制药性解》：“入心、肝、脾、肺四经。”

白芍——①《品汇精要》:“行手太阴、足太阴经。”②《本草经疏》:“手足太阴引经药,入肝、脾血分。”

川贝——①《本草经解,:“入手太阴肺经、手阳明大肠经。”②《雷公炮制药性解》:“入心、肺二经。”③王好古:“肺经。”

竹茹——①《本草经疏》:“入足阳明胃经。”②《药品化义》:“入胆、胃二经。”

茯神——①《药品化义》:“入心、脾二经。”②《本草经解》:“入手太阴肺经、足太阴脾经。”

甘草——①《雷公炮制药性解》:“入心、脾二经。”②《本草经解》:“入手太阴肺经、足太阴脾经。”

5. 七方配伍

十味药为大方、偶方、急方。

6. 七情配伍

羚羊角、钩藤相须为用,增强清热平肝、息风解痉之功。

桑叶、菊花相须为用,增强凉肝息风之功。

川贝母、鲜竹茹相须为用,增强清热化痰之功。

7. 量数配伍

羚羊角用量虽少,但其药性强,善于凉肝息风,其他药物为寒凉之品,用量亦轻。

8. 对药配伍

羚羊角——钩藤

桑叶——菊花

鲜地黄——白芍

川贝母——鲜竹茹

9. 趋向配伍

羚角片性寒味咸,凉肝息风;钩藤性凉味甘,息风解痉;桑叶性寒味苦、菊花性寒味辛,清热平肝;鲜生地性寒味苦,凉血滋阴,平肝宁心安神;生白芍性寒味酸,养阴泻热;川贝母、淡竹茹皆性凉味甘,清热化痰,为沉降之品。茯神木性平味甘,甘草性平味甘,调和诸药,为平和之品。

10. 阴阳配伍

羚角片凉肝息风,钩藤息风解痉,桑叶、菊花清热平肝,鲜生地凉血滋阴,茯神木平肝宁心安神,生白芍养阴泻热,川贝母、淡竹茹清热化痰,甘草调和诸药,这十味药皆为阴。

11. 五行配伍

羚角片味咸为火,能软能下,具有清热凉肝息风之功;加上霜桑叶、菊花味辛,能行能散,具有辛散风热,平肝之用;配伍京川贝、鲜地黄、双钩藤、茯神木、淡竹茹味甘,能补能缓,缓急止痉挛。白芍味酸为金,酸甘化阴,养阴增夜;与羚角片配伍,体现了五行中精胜坚，火胜金的原则，增强凉肝息风之功。

12. 随证加减配伍

①钩藤饮：出自《医宗金鉴》。主治小儿天钓。壮热惊悸，牙关紧闭，手足抽搐，头目仰视等。

②若邪热内闭，神昏谵语者，宜配合紫雪或安宫牛黄丸清热开窍；抽搐甚者，可配合止痉散以加强息风止痉之效；便秘者，加大黄、芒硝通腑泄热。本方清热凉血解毒之力不足，运用时可酌加水牛角、丹皮等。

13. 名家论方

①《重订通俗伤寒论》："肝藏血而主筋，凡肝风上翔，症必头晕胀痛，耳鸣心悸，手足躁扰，甚则，狂乱痉厥，与夫孕妇子痫，产后惊风，病皆危险。故以羚、藤、桑、菊息风定痉为君。臣以川贝善治风痉，茯神木专平肝风。但火旺生风，风助火势，最易劫伤血液，尤必佐芍、甘、鲜地酸甘化阴，滋血液以缓肝急。使以竹茹，不过以竹之脉络通人身之脉络耳。此为凉肝息风，增液舒筋之良方。"

②《谦斋医学讲稿》："本方原为邪热传入厥阴、神昏抽搦而设，因热极伤阴，风动痰生，心神不安，筋脉拘急。故用羚羊、钩藤、桑叶、菊花凉肝息风为主，佐以生地、白芍、甘草甘酸化阴，滋液缓急，川贝、竹茹、茯神化痰通络，清心安神。由于肝病中肝热风阳上逆，与此病机一致，故亦常用于肝阳重证，并可酌加石决明等潜镇。"

14. 方歌

羚角钩藤菊花桑，地芍贝茹茯草襄，凉肝息风又养阴，肝热生风急煎尝。

镇肝息风汤

出自《医学衷中参西录》。

【处方】怀牛膝、生赭石（轧细）（各 30g），生龙骨（捣碎）、生牡蛎（捣碎）、生龟板（捣碎）、生杭芍、玄参、天冬（各 15g），川楝子（捣碎）、生麦芽、茵陈（各 6g），甘草（4.5g）。

【主治】类中风。头目眩晕，目胀耳鸣，脑部热痛，面色如醉，心中烦热，或时常噫气，或肢体渐觉不利，口眼渐形㖞斜；甚或眩晕颠仆，昏不知人，移时始醒，或醒后不能复元，脉弦长有力。

【功能】镇肝息风，滋阴潜阳。

【用法用量】水煎服。

方中怀牛膝归肝肾经，入血分，性善下行，故重用以引血下行，并有补益肝肾之效为君。代赭石之质重沉降，镇肝降逆，合牛膝以引气血下行，急治其标；龙骨、牡蛎、龟板、白芍益阴潜阳，镇肝息风，共为臣药。玄参、天冬下走肾经，滋阴清热，合龟板、白芍滋水以涵木，滋阴以柔肝；肝为刚脏，性喜条达而恶抑郁，过用重镇之品，势必影响其条达之性，故又以茵陈、川楝子、生麦芽清泄肝热，疏肝理气，以遂其性，以上俱为佐药。甘草调和诸药，合生麦芽能和胃安中，以防金石、介类药物碍胃为使。

1. 君臣佐使配伍

君——**怀牛膝**①李时珍说："牛膝乃足厥阴、少阴之药。所主之药，大抵得酒则能补肝、肾，生用则能去恶血，二者而已。其治腰膝骨痛、足痿阴消，失溺、久疟、伤中少气诸病，非取其补肝肾之功欤？其治癥瘕、心腹诸痛、痈肿恶疮、金疮折伤、喉齿、淋痛、尿血、经候、胎产诸病，非取其去恶血之功欤？"②《本经》："主寒湿痿痹，四肢拘挛，膝痛不可屈，逐血气，伤热火烂，堕胎。"③《别录》："疗伤中少气，男肾阴消，老人失溺，补中续绝，填骨髓，除脑中痛及腰脊痛，妇人月水不通，血结，益精，利阴气，止发白。"④《药性论》："治阴痿，补肾填精，逐恶血流结，助十二经脉。"⑤《日华子本草》："治腰膝软怯冷弱，破癥结，排脓止痛，产后心腹痛并血运，落胎，壮阳。"⑥《本草衍义》："与苁蓉浸酒服，益肾；竹木刺入肉，捣烂罨之，即出。"⑦张元素："强筋。"⑧《本草衍义补遗》："能引诸药下行。"⑨《滇南本草》："止筋骨疼，强筋舒筋，止腰膝酸麻，破瘀堕胎，散结核，攻瘰疬，退痈疽、疥癞、血风、牛皮癣、脓窠。"⑩《本草纲目》："治久疟寒热，五淋尿血，茎中痛，下痢，喉痹，口疮，齿痛，痈肿恶疮，伤折。"⑪《本草正》："主手足血热瘙痹，血燥拘挛，通膀胱涩秘，大肠干结，补髓填精，益阴活血。"

臣——**代赭石**①《本经逢原》："赭石之重，以镇逆气。"②《本经》："治贼风，赤沃漏下，取其能收敛血气也。仲景治伤寒吐下后，心下痞鞭，噫气不除，旋覆代赭石汤，取重以降逆气，涤痰涎也。观《本经》所治，皆属实邪，即赤沃漏下，亦肝心二经瘀滞之患，其治难产胞衣不下及大人小儿惊气入腹，取重以镇之也。阳虚阴痿、下部虚寒忌之，以其沉降而乏生发之功也。"③《医学衷中参西录》："治吐衄之证，当以降胃为主，而降胃之药，实以赭石力最效。然胃之所以不降，有因热者，宜降之以赭石，而以蒌仁、白芍诸药佐之；其热而兼虚者，可兼佐以人参；有因凉者，宜降以赭石，而以干姜、白芍诸药佐之（因凉犹用白芍者，防干姜之热，侵入肝胆也，然吐衄之证，由于胃气凉而不降者甚少）；其凉而兼虚者，可兼佐以白术；有因下焦虚损，冲气不摄上冲、胃气不降者，宜降以赭石，而以生山药、生芡实诸药佐之；有因胃气不降，致胃中血管破裂，其证久不愈者，宜降以赭石，而以龙骨、牡蛎、三七诸药佐之；无论吐衄之证，种种病因不同，疏方皆以赭石为主，而随证制宜，佐以相当之药品，吐衄未有不愈者。"④《本经》："主贼风蛊毒，腹中毒邪气，女子赤沃漏下。"⑤《别录》："主带下百病，产难，胞衣不出，堕胎，养血气，除五脏血脉中热，血痹，血瘀，大人小儿惊气入腹，及阴痿不起。"⑥《药性论》："治女子崩中淋沥不止，疗生子不落。”⑦《日华子本草》：“止吐血、鼻衄，肠风痔瘘，月经不止，小儿惊痫，疳疾，反胃，止泻痢脱精，尿血遗溺，金疮长肉，安胎健脾，又治夜多小便。”⑧《本草正》：“下气降痰，清火。”⑨《长沙药解》：“驱浊下冲，降摄肺胃之逆气，除哕噫而泄郁烦，止反胃呕吐，疗惊悸哮喘。”⑩《本草再新》：“平肝降火，治血分去瘀生新，消肿化痰，治五淋崩带，安产堕胎。”

龙骨①《本草纲目》：“益肾镇惊，止阴疟，收湿气，脱肛，生肌敛疮。涩可去脱，故成氏云龙骨能收敛浮越之正气，固大肠而镇惊。又主带脉为病。”②《本草经疏》：“龙骨味涩而主收敛，凡泄痢肠辟及女子漏下崩中，溺血等症，皆血热积滞为患，法当通利疏泄，不可使用止涩之剂，恐积滞瘀血在内反能为害也。惟久病虚脱者，不在所忌。”③《本经逢原》：“涩可以去脱，龙骨入肝敛魂，收敛浮越之气。其治咳逆，泄利脓血，女子漏下，取涩以固上下气血也。其性虽涩，而能入肝破结。”④《医学衷中参西录》：“龙骨，质最黏涩，具有翕收之力，故能收敛元气，镇安精神，固涩滑脱。凡心中怔忡、多汗淋漓、吐血衄血、二便下血、遗精白浊、大便滑泄、小便不禁、女子崩带，皆能治之。其性尤善利痰，治肺中痰饮咳嗽，咳逆上气。其味微辛，收敛之中仍有开通之力。”⑤《别录》：“疗心腹烦满，四肢痿枯，汗出，夜卧自惊，恚怒，伏气在心下不得喘息，肠痈内疽，阴蚀，止汗，缩小便，尿血，养精神，定魂魄，安五藏。白尤骨疗梦寐泄精，小便泄精。”

牡蛎①《别录》：“除留热在关节荣卫，虚热去来不定，烦满；止汗，心痛气结，止渴，除老血。涩大小肠，止大小便，疗泄精，喉痹，咳嗽，心胁下痞热。”②《药性论》：“主治女子崩中。止盗汗，除风热，止痛。治温疟。又和杜仲服止盗汗。病人虚而多热，加用地黄、小草。”③《本草纲目》：“化痰软坚，清热除湿，止心脾气痛，痢下，赤白浊，消疝瘕积块，瘿疾结核。”(牡蛎)补阴则生捣用，煅过则成灰，不能补阴。”④《汤液本草》：“牡蛎，入足少阴，咸为软坚之剂，以柴胡引之，故能去胁下之硬；以茶引之，能消结核；以大黄引之，能除股间肿；地黄为之使，能益精收涩、止小便，本肾经之药也。”⑤《本草经疏》：“牡蛎味咸平，气微寒，无毒，入足少阴、厥阴、少阳经。其主伤寒寒热、温疟洒洒、惊恚怒气、留热在关节去来不定、烦满、气结心痛、心胁下痞热等证，皆肝胆二经为病。”

龟板①《本草纲目》：“治腰脚酸痛，补心肾，益大肠，止久痢久泄，主难产，消痈肿，烧灰敷臁疮。”②《本草蒙筌》：“专补阴衰，善滋肾损。”③《本经》：“主漏下赤白，破癥瘕，痎疟，五痔，阴蚀，湿痹，四肢重弱，小儿囟不合。”④《别录》：“主头疮难燥，女子阴疮，及惊恚气，心腹痛，不可久立，骨中寒热，伤寒劳复，或肌体寒热欲死，以作汤良，益气资智，亦使人能食。”⑤《日用本草》:“治腰膝酸软,不能久立。”朱震亨:“补阴,主阴血不足,去瘀血,止血痢,续筋骨,治劳倦,四肢无力。”⑥《医林纂要》:“治骨蒸劳热,吐血,衄血,肠风痔血,阴虚血热之症。”

白芍①《本经》:“主邪气腹痛,除血痹,破坚积,治寒热疝瘕,止痛,利小便,益气。”②《别录》:“通顺血脉,缓中,散恶血,逐贼血,去水气,利膀胱、大小肠,消痈肿,(治)时行寒热,中恶腹痛,腰痛。”③《药性论》:“治肺邪气,腹中㽲痛,血气积聚,通宣脏腑拥气,治邪痛败血,主时疾骨热,强五脏,补肾气,治心腹坚胀,妇人血闭不通,消瘀血,能蚀脓。”④《日华子本草》:“治风补痨,主女人一切病,并产前后诸疾,通月水,退热除烦,益气,治天行热疾,瘟瘴惊狂,妇人血运,及肠风泻血,痔瘘发背,疮疥,头痛,明目,目赤,胬肉。”⑤《医学启源》:“安脾经,治腹痛,收胃气,止泻利,和血,固腠理,泻肝,补脾胃。”⑥《滇南本草》:“泻脾热,止腹疼,止水泻,收肝气逆疼,调养心肝脾经血,舒经降气,止肝气疼痛。”

佐——**玄参**①《别录》:“主暴中风,伤寒身热,支满狂邪,忽忽不知人,温疟洒洒,血瘕下寒血,除胸中气,下水,止烦渴,散颈下核、痈肿、心腹痛、坚癥,定五藏。”②《本经》:“主腹中寒热积聚,女子产乳余疾,补肾气,令人明目。③《药性论》:“能治暴结热,主热风头痛,伤寒劳复,散瘤瘿瘰疬。”④《本草纲目》:“滋阴降火,解斑毒,利咽喉,通小便血滞。”⑤《本草正》:“玄参,此物味苦而甘,苦能清火,甘能滋阴,以其味甘,故降性亦缓。”⑥《本草》:“言其惟入肾经,而不知其尤走肺脏,故能退无根浮游之火,散周身痰结热痈。”⑦《医学衷中参西录》:“玄参,味甘微苦,性凉多液,原为清补肾经之药。”

天冬①《本草蒙筌》:“天、麦门冬,并入手太阴经,而能祛烦解渴,止咳消痰,功用似同,实亦有偏胜也。麦门冬兼行手少阴心,每每清心降火,使肺不犯于贼邪,故止咳立效;天门冬复走足少阴肾,屡屡滋肾助元,令肺得全其母气,故消痰殊功。盖痰系津液凝成,肾司津液者也,燥盛则凝,润多则化,天门冬润剂,且复走肾经,津液纵凝,亦能化解。”②《本草汇言》:“天门冬,润燥滋阴,降火清肺之药也。统理肺肾火燥为病,如肺热叶焦,发为痿痈,吐血咳嗽,烦渴传为肾消,骨蒸热劳诸证,在所必需者也。”③《药性论》:“主肺气咳逆,喘息促急,除热,通肾气,疗肺痿生痈吐脓,治湿疥,止消渴,去热中风,宜久服。”④《本草纲目》:“润燥滋阴,清金降火。⑤《千金方》:“治虚劳绝伤,老年衰损羸瘦,偏枯不随,风湿不仁,冷痹,心腹积聚,恶疮,痈疽肿癞,亦治阴痿、耳聋、目暗。”

茵陈①《本经》:“主风湿寒热邪气,热结黄疸。”②《本草再新》:“泻火,平肝,化痰,止咳发汗,利湿,消肿,疗疮火诸毒。”③《本草经疏》:“茵陈,其主风湿寒热,邪气热结,黄疸,通身发黄,小便不利及头热,皆湿热在阳明、太阴所生病也。苦寒能燥湿除热，湿热去，则诸证自退矣。除湿散热结之要药也。"④《本草述钩元》："茵陈，发陈致新，与他味之逐湿热者殊，而渗利为功者，尤难相匹。⑤《本草正义》："茵陈，味淡利水，乃治脾、胃二家湿热之专药。湿疸、酒疸，身黄溲赤如酱，皆胃土蕴湿积热之证，古今皆以此物为主，其效甚速。荡涤肠胃，外达皮毛，非此不可。盖行水最捷，故凡下焦湿热瘙痒，及足胫跗肿，湿疮流水，并皆治之。⑥《别录》："治通身发黄，小便不利，除头热，去伏瘕。"

川楝子①《本经》："主温疾、伤寒太热烦狂，杀三虫疥窃，利小便水道。"②《药性论》："主人中大热，狂，失心躁闷，作汤浴。"③《医林纂要》："泻心火，坚肾水，清肺金，清肝火。核：治疝，去痼冷。"④《珍珠囊》："主上下部腹痛，心暴痛。"⑤《本草纲目》："楝实，导小肠膀胱之热，因引心胞相火下行，故心腹痛及疝气为要药。"⑥《本经逢原》："川楝，苦寒性降，能导湿热下走渗道，人但知其有治疝之功，而不知其荡热止痛之用。"⑦《本草经疏》："楝实，主温疾伤寒，大热烦狂者，邪在阳明也，苦寒能散阳明之邪热，则诸证自除。膀胱为州都之官，小肠为受盛之官，二经热结，则小便不利，此药味苦气寒，走二经而导热结，则水道利矣。"

生麦芽①《药性论》："消化宿食，破冷气，去心腹胀满。"②《千金要方·食治》："消食和中，熬末令赤黑，捣作麨，止泄利，和清酢浆服之，日三夜一服。"③《日华子本草》："温中，下气，开胃，止霍乱，除烦，消痰，破癥结，能催生落胎。"④《医学启源》："补脾胃虚，宽肠胃，捣细炒黄色，取面用之。"⑤《滇南本草》："宽中，下气，止呕吐，消宿食，止吞酸吐酸，止泻，消胃宽膈，并治妇人奶乳不收，乳汁不止。"⑥《本草经疏》："麦蘖，功用与米蘖相同，而此消化之力更紧，其发生之气，又能助胃气上升，行阳道而资健运，故主开胃补脾，消化水谷及一切结积冷气胀满。"⑦《本草求原》："凡麦、谷、大豆浸之发芽，皆得生升之气，达肝以制化脾土，故能消导。凡怫郁致成膨膈等症，(麦芽)用之甚妙，人知其消谷而不知其疏肝也。"⑧《医学衷中参西录》："大麦芽，能入脾胃，消化一切饮食积聚，为补助脾胃之辅佐品，若与参、术、芪并用，能运化其补益之力，不至作胀满，为其性善消化，兼能通利二便，虽为脾胃之药，而实善舒肝气。夫肝主疏泄，为肾行气，为其力能舒肝，善助肝木疏泄以行肾气，故又善于催生。至妇人乳汁为血所化，因其善于消化，微兼破血之性，故又善回乳。入丸散剂可炒用，入汤剂皆宜生用。"

使——**甘草**①《本经》："主五脏六腑寒热邪气，坚筋骨，长肌肉，倍力，金疮肿，解毒。"②《药性论》："主腹中冷痛，治惊痫，除腹胀满；补益五脏；制诸药毒；养肾气内伤，令人阴(不)痿；主妇人血沥腰痛；虚而多热；加而用之。"

2. 四气配伍

寒——天冬①《滇南本草》:“性寒,味甘微苦。”②《本经》:“味苦,平。”

茵陈《别录》:“微寒,无毒。”

川楝子《本经》:“苦,寒。”

温——麦芽《汤液本草》:“气温,味甘咸,无毒。”

凉——白芍①《本经》:“味苦,平。”②《别录》:“酸,平微寒,有小毒。”

玄参①《药品化义》:“味微苦微咸略甘,性凉。”②《本经》:“味苦,微寒。”

平——怀牛膝《别录》:“酸,平,无毒。”

代赭石①《药性论》:“味甘,平。”②《本草正》:“味微甘,“性凉。③《本经》:“味苦,寒。”

龙骨①《本经》:“味甘,平。②《本草正》:“甘,平,性涩。”③《医学衷中参西录》:“味淡微辛,性平。”

牡蛎①《本经》:“味咸,平。”②《本草正》:“味微咸微涩,气平。”③《别录》:“微寒,无毒。”

龟板《本经》:“味咸,平。”

甘草①《本经》:“味甘,平。”②《珍珠囊》:“生甘,平;炙甘,温。”

3. 五味配伍

辛——茵陈①《药性论》:“味苦辛,有小毒。”②《本经》:“味苦,平。”

甘——代赭石①《药性论》:“味甘,平。”②《本草正》:“味微甘,性凉。”

龙骨①《本经》:“味甘,平。②《本草正》:“甘,平,性涩。”

天冬①《本经》:“味苦,平。”②《别录》:“甘,大寒,无毒。”

麦芽①《药性论》:“味甘,无毒。”②《药性论》:“味甘,无毒。”

甘草①《本经》:“味甘,温。”②《药品化义》:“气和,味甘微辛,性微温。”③《医学启源》:“《主治秘要》云,性凉,辛。”

苦——怀牛膝①《本经》:“味苦酸。”②《本草正》:“味苦甘,气微凉。”

玄参①《药品化义》:“味微苦微咸略甘,性凉。”②《本经》:“味苦,微寒。”

川楝子①《本经》:“苦,寒。”②《珍珠囊》:“酸,苦。”

酸——白芍《别录》:“酸,平微寒,有小毒。”

咸——牡蛎①《本经》:“味咸,平。”②《本草正》:“味微咸微涩,气平。”

龟板①《本经》:“味咸,平。②《别录》:“甘,有毒。”

4. 归经配伍

怀牛膝——《本草纲目》:“足厥阴,少阴。”

代赭石——①《汤液本草》:“入手少阴、足厥阴经。②《本草纲目》:“肝、包络二经血分。”

龙骨——①《本草经疏》:“入足厥阴、少阳、少阴,兼入手少阴、阳明经。”②《本草纲目》:“入手足少阴、厥阴经。”

牡蛎——①《本草经疏》:"入足少阴、厥阴、少阳经。"②《汤液本草》:"入足少阴经。"

龟板——①《雷公炮制药性解》:"入心、脾、肝三经。"②《本草经疏》:"入足少阴经。"

白芍——①《本草经疏》:"手足太阴引经药,入肝、脾血分。"②《品汇精要》:"行手太阴、足太阴经。"

玄参——《雷公炮制药性解》:"入心、肺、肾三经。"

天冬——①《汤液本草》:"入手太阴、足少阴经。"②《本草经解》:"入手太阴肺经、手少阴心经。"

茵陈——①《本草经疏》:"足阳明、太阴、太阳三经。"②《本草再新》:"入肝、肾二经。"

川楝子——①《得配本草》:"入足厥阴经。"②《本草经疏》:"入足阳明、手足太阴经。"③《雷公炮制药性解》:"入心、小肠二经。"

生麦芽——①《雷公炮制药性解》:"入脾、胃二经。"②《本草汇言》:"入足太阴、阳明,手阳明经。"

甘草——①《雷公炮制药性解》:"入心、脾二经。"②《本草经解》:"入手太阴肺经、足太阴脾经。"

5. 七方配伍

十二味药为大方、偶方、缓方。

6. 七情配伍

怀牛膝、代赭石相须为用,增强镇肝降逆之功。

龙骨、牡蛎相须为用,增强镇肝息风之功。

玄参、天冬相须为用,增强滋阴清热之功。

7. 量数配伍

怀牛膝、代赭石等量合用,加强镇肝降逆之力;龙骨、牡蛎等量合用,加强镇肝息风之力;龟板、白芍等量合用,益阴潜阳,镇肝息风;玄参、天冬等量合用,滋阴清热;少许茵陈、川楝子、生麦芽等量合用,清泻肝热,甘草性平味甘,调和诸药。

8. 对药配伍

怀牛膝——代赭石

龙骨——牡蛎

龟板——白芍

玄参——天冬

9. 趋向配伍

代赭石、龙骨、牡蛎、龟板皆性寒重镇之品,为沉降之品;白芍味酸,益阴潜阳,玄参、天冬、茵陈、川楝子,皆以滋阴清热为用,亦为沉降之品。怀牛膝、生麦芽性、甘草性平,为阴阳平和之品。

10. 阴阳配伍

怀牛膝引血下行，代赭石镇肝降逆，龙骨、牡蛎、龟板、白芍益阴潜阳，镇肝息风，玄参、天冬滋阴清热，茵陈、川楝子、生麦芽清泻肝热，皆为阴。甘草性平，属阴阳平和之品。

11. 五行配伍

怀牛膝、生赭石味苦为水，能泻，能引血下行之用，镇肝息风，滋阴潜阳；而生杭芍、川楝子、茵陈亦味苦为水，起到清泻之用；加上生牡蛎味咸为火，能下，水火相济以平肝潜阳为用；生龙骨、生龟板味涩，为金，能收能敛，同时玄参、天冬、生麦芽、甘草皆味甘为土，具有补益，起到滋水之功，金水相生，以防止方中金石、介壳类药物重腻太过以伤胃气。

12. 随证加减配伍

①心中烦热甚者，加石膏、栀子以清热除烦；痰多者，加胆南星、竹沥以清热化痰；尺脉重按虚者，加熟地黄、山茱萸以补肝肾；中风后遗有半身不遂，口眼㖞斜等不能复元者，可加桃仁、红花、丹参、地龙等活血通络。

②建瓴汤：出自《医学衷中参西录》。主治肝肾阴虚，肝阳上亢证。头目眩晕，耳鸣目胀，健忘，烦躁不宁，失眠多梦，脉弦而长。

13. 名家论方

①原方主治。《医学衷中参西录·卷七》："治内中风证(亦名类中风，即西医所谓脑充血症)，其脉弦长有力(即西医所谓血压过高)，或上盛下虚，头目时常眩晕，或脑中时常作疼发热，或目胀耳鸣，或心中烦热，或时常噫气；或肢体渐觉不利，或口眼渐形㖞斜，或面色如醉，甚或眩晕，至于颠仆，昏不知人，移时始醒。或醒后不能复元，精神短少，或肢体痿废，或成偏枯。"

②方论选录。张锡纯《医学衷中参西录·卷七》："风名内中，言风自内生，非风自外来也。《内经》谓诸风掉眩，皆属于肝。盖肝为木脏，于卦为巽，巽原主风。且中寄相火，征之事实，木火炽盛，亦自有风。此因肝木失和风自肝起。又加以肺气不降，肾气不摄，冲气，胃气又复上逆。于是脏腑之气化皆上升太过，而血之上注于脑者，亦因之太过，是以方中重用牛膝以引血下行，此为治标之主药。而复深究病之本源，用龙骨，牡蛎，龟板，芍药以镇息肝风，赭石以降胃降冲，玄参，天冬，以清肺气，肺中清肃之气下行，自能镇制肝木。从前所拟之方，原止此数味，后因用此方效者固多，间有初次将药服下，转觉气血上攻而病加剧者，于斯加生麦芽，茵陈，川楝子即无此弊。盖肝为将军之官，其性刚果，若但用药强制，或转激发其反动之力。茵陈为青蒿之嫩者，得初春少阳生发之气，与肝木同气相求，泻肝热兼舒肝郁，实能将顺肝木之性。麦芽为谷之萌芽，生用亦善将顺肝木之性，使不抑郁。川楝子善引肝气下达，又能折其反动之力。方中加此三味，而后用此方者，自无他虞也。"

14. 方歌

镇肝息风芍天冬，玄参龟板赭茵从，龙牡麦芽膝草楝，肝阳上亢能奏功。

天麻钩藤饮

出自《中医内科杂病证治新义》。

【处方】天麻(9g),川牛膝、钩藤(各 12g),石决明(18g),山栀、杜仲、黄芩、益母草、桑寄生、夜交藤、朱茯神(各 9g)。

【主治】肝阳上亢,肝风内扰证。头痛,眩晕,失眠多梦,或口苦面红,舌红苔黄,脉弦或数。

【功能】平肝息风,清热活血,补益肝肾。

【用法用量】水煎,分 2～3 次服。

方中天麻、钩藤平肝息风,为君药。石决明咸寒质重,功能平肝潜阳,并能除热明目,与君药合用,加强平肝息风之力;川牛膝引血下行,并能活血利水,共为臣药。杜仲、寄生补益肝肾以治本;栀子、黄芩清肝降火,以折其亢阳;益母草合川牛膝活血利水,有利于平降肝阳;夜交藤、朱茯神宁心安神,均为佐药。

1. 君臣佐使配伍

君——**天麻**①《本草汇言》:"主头风,头痛,头晕虚旋,癫痫强痉,四肢挛急,语言不顺,一切中风,风痰。②张元素:"治风虚眩晕头痛。"③《日华子本草》:"助阳气,补五劳七伤,通血脉,开窍。"④《开宝本草》:"主诸风湿痹,四肢拘挛,小儿风痫、惊气,利腰膝,强筋力。⑤《药性论》:"治冷气顽痹,瘫缓不遂,语多恍惚,多惊失志。"李杲:"肝虚不足者,宜天麻、芎窮以补之。其用有四:疗大人风热头痛,小儿风痫惊悸,诸风麻痹不仁,风热语言不遂。"⑥《本草纲目》:天麻,乃肝经气分之药。"⑦《素问》云:"诸风掉眩,皆属于木。故天麻入厥阴之经而治诸病。按罗天益云:眼黑头旋,风虚内作,非天麻不能治。天麻乃定风草,故为治风之神药。今有久服天麻药,遍身发出红丹者,是其祛风之验也。⑧《本草新编》:"天麻,能止昏眩,疗风去湿,治筋骨拘挛瘫痪,通血脉,开窍,余皆不足尽信。然外邪甚盛,壅塞经络血脉之间,舍天麻又何以引经,使气血攻补之味,直入于受病之中乎?总之,天麻最能祛外束之邪,逐内避之痰,而气血两虚之人,断不可轻用之耳。"

钩藤①《本草纲目》:"大人头旋目眩,平肝风,除心热,小儿内钓腹痛,发斑疹。钩藤,手、足厥阴药也。足厥阴主风,手厥阴主火,惊痫眩运,皆肝风相火之病,钩藤通心包于肝木,风静火息,则诸症自除。"②《别录》:"主小儿寒热,惊痫。"③《药性论》:"主小儿惊啼,瘛疭热壅。"④《本草述》:"治中风瘫痪,口眼歪斜,及一切手足走注疼痛,肢节挛急。又治远年痛风瘫痪,筋脉拘急作痛不已者。"⑤《本草新编》:"钩藤,去风甚速,有风证者必宜用之。但风火之生,多因于肾水不足,以致木燥火炎,于补阴药中,少用钩藤,则风火易散,倘全不补阴,纯用钩藤以祛风散火,则风不能息，而火且愈炽矣。”⑥《本草汇言》：“钩藤，祛风化痰，定惊痫，安客忤，攻痘瘖之药也。”⑦《本草正义》：“能治惊痫者，痫病皆肝动生风，气火上燔之病，此物轻清而凉，能泄火而能定风。甄权谓主小儿惊啼，瘛疭热壅，客忤胎风；濒湖谓治大人头旋目眩，平肝风，除心热，皆一以贯之。”

臣——**石决明**①《海药本草》：“主青盲内障，肝肺风热，骨蒸劳极。”②《山东中草药手册》：“镇肝、明目，治眩晕。”③《别录》：“主目障翳痛，青盲。”④《本草经疏》：“石决明，乃足厥阴经药也。足厥阴开窍于目，目得血而能视，血虚有热，则青盲亦痛障翳生焉。咸寒入血除热，所以能主诸目疾也。”⑤《要药分剂》：“石决明大补肝阴，肝经不足者，断不可少。⑥《医学衷中参西录》：“石决明味微咸，性微凉，为凉肝镇肝之要药。肝开窍于目，是以其性善明目。研细水飞作敷药，能治目外障；作丸、散内服，能消目内障。为其能凉肝，兼能镇肝，故善治脑中充血作疼作眩晕，因此证多系肝气、肝火挟血上冲也。”

川牛膝①《药材资料汇编》：“治打扑刀伤，有缓和疼痛之效。”②《中药志》：“破血下降。”③《中药材手册》：“功多祛风利湿，其他和怀牛膝相同。”④《四川中药志》：“祛风利湿，通经散血。治寒湿腰腿骨痛，足痿筋挛，妇女经闭及癥瘕，淋病，尿血，阴痿、失溺。”

佐——**栀子**①《本经》：“主五内邪气，胃中热气，面赤，酒疱皶鼻，白癞，赤癞，疮疡。”②《别录》：“疗目热亦痛，胸心、大小肠大热，心中烦闷，胃中热气。”③《药性论》：“杀虫毒，去热毒风，利五淋，主中恶，通小便，解五种黄病，明目，治时疾除热及消渴口干，目赤肿痛。”④《医学启源》：“疗心经客热，除烦躁，去上焦虚热，治风。”⑤《本草纲目》：“治吐血、衄血、血痢、下血、血淋，损伤瘀血，及伤寒劳复，热厥头痛，疝气，汤火伤。”⑥《本草备要》：“生用泻火，炒黑止血，姜汁炒治烦呕，内热用仁，表热用皮。”⑦《汤液本草》：“或用栀子利小便，实非利小便，清肺也，肺气清而化，膀胱为津液之府，小便得此气化而出也。”⑧《本草经疏》：“栀子，清少阴之热，则五内邪气自去，胃中热气亦除。面赤酒疱齇鼻者，肺热之候也，肺主清肃，酒热客之，即见是证，于开窍之所延及于面也，肺得苦寒之气，则酒热自除而面鼻赤色皆退矣。其主赤白癞疮疡者，即诸痛痒疮疡皆属心火之谓。疗目赤热痛，及胸、心、大小肠大热，心中烦闷者，总除心、肺二经之火热也。此药味苦气寒，泻一切有余之火，故能主如上诸证。”

黄芩①《本经》：“主诸热黄疸，肠澼，泄利，逐水，下血闭，（治）恶疮，疽蚀，火疡。”②《别录》：“疗痰热，胃中热，小腹绞痛，消谷，利小肠，女子血闭，淋露下血，小儿腹痛。”③《药性论》：“能治热毒，骨蒸，寒热往来，肠胃不利，破壅气，治五淋，令人宣畅，去关节烦闷，解热渴，治热腹中㽲痛，心腹坚胀。”④《日华子本草》：“下气，主天行热疾，疔疮，排脓。治乳痈，发背。”⑤李杲：“治发热口苦。”⑥《滇南本草》：“上行泻肺火，下行泻膀胱火，（治）男子五淋，女子暴崩，调经清热，胎有火热不安，清胎热，除六经实火实热。”⑦《本草纲目》：“治风热湿热头疼，奔豚热痛，火咳，肺痿喉腥，诸失血。”⑧《本草正》：“枯者清上焦之火，消痰利气，定喘嗽，止失血，退往来寒热，风热湿热，头痛，解瘟疫，清咽，疗肺痿肺痈，乳痈发背，尤祛肌表之热，故治斑疹、鼠瘘，疮疡、赤眼；实者凉下焦之热，能除赤痢，热蓄膀胱，五淋涩痛，大肠闭结，便血、漏血。”

益母草①《本草纲目》：“活血，破血，调经，解毒。治胎漏产难，胎衣不下，血晕，血风，血痛，崩中漏下，尿血，泻血，痢，疳，痔疾，打扑内损瘀血，大便、小便不通。”②《本草蒙筌》：“去死胎，安生胎，行瘀血，生新血。治小儿疳痢。”③《本草衍义》：“治产前产后诸疾，行血养血；难产作膏服。”④《本草汇言》：“益母草，行血养血，行血而不伤新血，养血而不滞瘀血，诚为血家之圣药也。”⑤《本草求真》：“益母草，消水行血，去瘀生新，调经解毒，为胎前胎后要剂。是以无胎而见血淋、血闭、血崩，带下血痛，既胎而见胎漏，临产而见产难，已产而见血晕，疔痈、乳肿等症，服此皆能去瘀生新。”

杜仲①《本经》：“主腰脊痛，补中益精气，坚筋骨，强志，除阴下痒湿，小便余沥。”②《别录》：“主脚中酸痛，不欲践地。”③《药性论》：“治肾冷臀腰痛，腰病人虚而身强直，风也。腰不利加而用之。”④《药性论》：“治肾冷臀腰痛，腰病人虚而身强直，风也。腰不利加而用之。”⑤《日华子本草》：“治肾劳，腰脊挛。入药炙用。”王好古：“润肝燥，补肝经风虚。”⑥《本草正》：“止小水梦遗，暖子宫，安胎气。”⑦《玉楸药解》：“益肝肾，养筋骨，去关节湿淫。治腰膝酸痛，腿足拘挛。”⑧《本草再新》：“充筋力，强阳道。”⑨《本草纲目》：杜仲，古方只知滋肾，惟王好古言是肝经气分药，润肝燥，补肝虚，发昔人所未发也。盖肝主筋，肾主骨，肾充则骨强，肝充则筋健，屈伸利用，皆属于筋。杜仲色紫而润，味甘微辛，其气温平，甘温能补，微辛能润，故能入肝而补肾，子能令母实也。”

桑寄生①《本经》：“主腰痛，小儿背强，痈肿，安胎，充肌肤，坚发、齿，长须眉。”②《滇南本草》：“生槐树者，主治大肠下血、肠风带血、痔漏。生桑树者，治筋骨疼痛，走筋络，风寒湿痹。生花椒树者，治脾胃寒冷，呕吐恶心翻胃；又用治梅疮毒，妇人下元虚寒或崩漏。”③《本草再新》：“补气温中，治阴虚，壮阳道，利骨节，通经水，补血和血，安胎定痛。”④《本草经疏》：“桑寄生，其味苦甘，其气平和，不寒不热，固应无毒。详其主治，一本于桑，抽其精英，故功用比桑尤胜。腰痛及小儿背强，皆血不足之候，痈肿多由于营气热。肌肤不充，由于血虚。齿者，骨之余也，发者，血之余也，益血则发华，肾气足则齿坚而发眉长。”⑤《本经逢原》：“寄生得桑之余气而生，性专祛风逐湿，通调血脉，故《本经》取治妇人腰痛，小儿背强等病，血脉通调而肌肤眉须皆受其荫，即有痈肿，亦得消散矣。”⑥《本草求真》：“桑寄生，号为补肾补血要剂。缘肾主骨，发主血，苦入肾，肾得补则筋骨有力，不致屡痔而酸感矣。”

夜交藤①《本草正义》：“治夜少安寐。”夜交藤，濒湖止称茎叶治风疮疥癣，作浴汤甚效，今以治夜少安寐，盖取其能引阳入阴耳。然不寐之源，亦非一端，苟不知从病源上着想，而惟以此为普通用品，则亦无效。但止堪供佐使之助，因是调和阴阳者，故亦有利无害。”②《本草再新》：“补中气，行经络，通血脉，治劳伤。”③《陕西中草药》：“祛风湿，通经络。治失眠，多汗，贫血，周身酸痛，疥癣等皮肤病。”

茯神①《别录》：“疗风眩，风虚，五劳，口干。止惊悸，多恚怒，善忘。开心益智，养精神。”②《药性论》：“主惊痫，安神定志，补劳乏；主心下急痛坚满，小肠不利。”③《本草再新》：“治心虚气短，健脾利温。”

2. 四气配伍

寒——钩藤《别录》：“微寒。”

栀子①《本经》：“味苦，寒。”②《医林纂要》：“苦酸，寒。”③《别录》：“大寒，无毒。”

黄芩《别录》：“大寒，无毒。”

温——杜仲《别录》：“甘，温，无毒。”

凉——益母草①《本草纲目》：“味辛微苦，无毒。”②《本草正》：“味微苦、微辛。微寒，性滑。

平——天麻①《医学启源》：“气平，味苦。”②《药性论》：“无毒。味甘，平。”

石决明①《别录》：“味咸，平，无毒。”②《日华子本草》：“凉。”

川牛膝《四川中药志》：“性平，味甘微苦，无毒。”

桑寄生《本经》：“苦，平。”

夜交藤《陕西中草药》：“性平，味甘。”

茯神①《别录》：“平。”②《药品化义》：“味甘淡，性微温。”

3. 五味配伍

辛——益母草①《本草纲目》：“味辛微苦，无毒。”②《本草正》：“味微苦、微辛。微寒，性滑。”

杜仲①《本经》：“味辛，平。”②《别录》：“甘，温，无毒。”

甘——天麻《药性论》：“无毒。味甘，平。”

钩藤①《药性论》：“味甘，平。”②《别录》：“微寒。”

川牛膝《四川中药志》：“性平，味甘微苦，无毒。”

夜交藤①《饮片新参》：“苦涩微甘。”②《本草再新》：“味苦，性温，无毒。”

茯神①《药性论》:“味甘,无毒。”②《别录》:“平。”

苦——栀子①《本经》:“味苦,寒。”②《医林纂要》:“苦酸,寒。”

黄芩①《本经》:“味苦,平。”②《别录》:“大寒,无毒。”

桑寄生①《本经》:“苦,平。”②《别录》:“甘,无毒。”

咸——石决明《别录》:“味咸,平,无毒。”

4. 归经配伍

天麻——①《本草纲目》:“入肝经气分。”②《本草新编》:“入脾、肾、肝、胆、心经。”

钩藤——《本草纲目》:“手、足厥阴。”

石决明——①《雷公炮制药性解》:“入肝经。”②《本草通玄》:“入足厥阴、少阴经。”

川牛膝——《四川中药志》:“入肝、肾二经。”

栀子——①《汤液本草》:“入手太阴经。”②《雷公炮制药性解》:“入心、肺、大小肠、胃、膀胱六经。”③《药品化义》:“入肺、胃、肝、胆、三焦、胞络六经。”

黄芩——①《本草纲目》:“入手少阴、阳明,手足太阴、少阳六经。”②《雷公炮制药性解》:“入肺、大肠、膀胱、胆四经。”

益母草——①《本草汇言》:“手、足厥阴经。”②《药品化义》:“入肝、脾、包络三经。”

杜仲——①王好古:“肝经气分。”②《雷公炮制药性解》:“入肾经。”

桑寄生——①《本草求真》:“入肝、肾。”②《得配本草》:“入足厥阴经。”

夜交藤——①《本草再新》:“入心、脾二经。”②《四川中药志》:“入肝、肾二经。”

茯神——①《药品化义》:“入心、脾二经。”②《本草经解》:“入手太阴肺经、足太阴脾经。”

5. 七方配伍

十一味药为大方、奇方。

6. 七情配伍

天麻、钩藤相须为用,增强平肝息风之功。

杜仲、桑寄生相须为用,增强补益肝肾之功。

栀子、黄芩相须为用,增强清泻肝火之功。

茯神、夜交藤相须为用,增强宁心安神之功。

7. 量数配伍

较多川牛膝活血利水,等量杜仲、桑寄生补益肝肾;天麻、钩藤平肝息风;重用石决明辅助天麻、钩藤加强平肝息风之力;等量栀子、黄芩清泻肝火;益母草、夜交藤、朱茯苓等量合用,平降肝阳,宁心安神。

8. 对药配伍

天麻——钩藤

杜仲——桑寄生

栀子——黄芩

茯神——夜交藤

9. 趋向配伍

杜仲性温味甘、补益肝肾，为升浮之品；钩藤性凉味甘，平肝息风，栀子性寒味苦、黄芩性寒味苦，清泻肝火，益母草性寒味辛，平降肝阳，石决明质重为沉降之品；川牛膝、桑寄、天麻、夜交藤、朱茯苓皆性平味甘，阴阳为平和之品。

10. 阴阳配伍

天麻、钩藤平肝息风为用，石决明平肝潜阳，川牛膝活血利水，栀子、黄芩、益母草性寒为阴。杜仲、桑寄补益肝肾为阳。夜交藤、朱茯苓性甘平，为阴阳平和之品。

11. 五行配伍

天麻、钩藤味甘为土，能补能缓，平肝息风之用；配伍石决明味咸为火，能软能下，引热下行，三者合用体现了五行中火生土原则，加强了平肝息风之功；同时山栀、黄芩、益母草、桑寄生味苦为水，能清热泻火，亦能滋润其土，以折其阳亢，加上川牛膝、杜仲、夜交藤、朱茯神皆味甘，能补能缓，共奏补益肝肾、宁心安神之效。

12. 随证加减配伍

眩晕头痛剧者，可酌加羚羊角、龙骨、牡蛎等，以增强平肝潜阳息风之力；若肝火盛，口苦面赤，心烦易怒，加龙胆草、夏枯草，以加强清肝泻火之功；脉弦而细者，宜加生地、枸杞子、何首乌以滋补肝肾。

13. 名家论方

胡光慈《中医内科杂病证治新义》："本方为平肝降逆之剂。以天麻、钩 藤、生决明平肝祛风降逆为主，辅以清降之山栀、黄芩，活血之牛膝，滋补肝肾之桑寄生、杜仲等，滋肾平肝之逆；并辅以夜交藤、朱茯神以镇静安神，缓其失眠，故为用于肝厥头痛、眩晕、失眠之良剂。若以高血压而论，本方所用之黄芩、杜仲、益母草、桑寄生等，均经研究有降低血压之作用，故有镇静安神、降压缓痛之功。"

14. 方歌

天麻钩藤石决明，栀杜寄生膝与芩，夜藤茯神益母草，主治眩晕与耳鸣。

大定风珠

出自《温病条辨·卷三·下焦·十六条》。"热邪久羁，吸烁真阴，或因误表，或因妄攻，神倦瘛疭，脉气虚弱，舌绛苔少，时时欲脱者，大定风珠主之。"

【处方】生白芍、干生地，各六钱(18g)，麦冬(连心)六钱(18g)、麻仁、五味子，各二钱(6g)，生龟板、生牡蛎、甘草(炙)、鳖甲(生)，各四钱(12g)，阿胶 三钱(9g)，鸡子黄(生)二枚(2个)。

【主治】阴虚风动证。温病后期，神倦瘛疭，脉气虚弱，舌绛苔少，有时时欲脱之势者。

【功能】滋阴息风。

【用法用量】水八杯，煮取三杯，去滓，再入鸡子黄，搅令相得，分三次服。

方用血肉有情之品鸡子黄、阿胶为君，吴鞠通自释鸡子黄“为血肉有情，生生不已，乃奠安中焦之圣品，……能上通心气，下达肾气，……其气焦臭，故上补心，其味咸寒，故下补肾”，阿胶甘平滋润，入肝补血，入肾滋阴。二药合用，为滋阴息风的主要配伍。臣以麦冬、生地、白芍滋阴增液，养血柔肝。生龟板、生鳖甲、生牡蛎益阴潜阳，平肝息风，六者共助君药滋阴息风之效。佐以麻子仁养阴润燥，五味子酸收，收敛欲脱之阴。甘草调和诸药，与白芍配伍，酸甘化阴。诸药合用，峻补真阴，潜阳息风，使阴液得复，筋脉得养，则虚风自息，病症可痊。本方虽属治风之剂，却无直接平肝息风之品，说明本方的特点是从治本着手，为救阴之剂，重在滋阴潜阳以息风，故方中以滋补阴液为主，养血潜阳为辅。

1. 君臣佐使配伍

君——**鸡子黄**①《本草纲目》：“补阴血，解热毒，治下痢。”鸡子黄，气味俱厚，故能补形，昔人谓其与阿胶同功，正此意也。其治呕逆诸疮，则取其除热引虫而已。”②《本草再新》：“补中益气，养肾益阴，润肺止咳，治虚劳吐血。”③《长沙药解》：鸡子黄，补脾精而益胃液，止泄利而断呕吐。”④《伤寒》：“黄连阿胶汤，用之治少阴病，心中烦，不得卧者，以其补脾而润燥也。”⑤《金匮》：“百合鸡子汤，用之治百合病吐之后者，以其涤胃而降逆也。排脓散，用之以其补中脘而生血肉也。温润淳浓，滋脾胃之精液，泽中脘之枯槁，降浊阴而止呕吐，升清阳而断泄利，补中之良药也。”⑥《药性论》：“和常山末为丸，竹叶煎汤下，治久疟不差。治漆疮，涂之。醋煮，治产后虚及痢，主小儿发热。煎服，主痢，除烦热。炼之，主呕逆。”⑦《千金要方·食治》：“主除热，火灼、烂疮，痓。⑧《日华子本草》：“炒取油，和粉敷头疮。”

阿胶①《本经》：“主心腹内崩，劳极洒洒如疟状，腰腹痛，四肢酸疼，女子下血。安胎。久服益气。”②《别录》：“丈夫小腹痛，虚劳羸瘦，阴气不足，脚酸不能久立，养肝气。”③《药性论》：“主坚筋骨，益气止痢。”④《本草纲目》：“疗吐血、衄血、血淋、尿血，肠风，下痢。女人血痛、血枯、经水不调，无子，崩中，带下，胎前产后诸疾。男女一切风病，骨节疼痛，水气浮肿，虚劳咳嗽喘急，肺痿唾脓血，及痈疽肿毒。和血滋阴，除风润燥，化痰清肺，利小便，调大肠。”⑤《纲目拾遗》：“治内伤腰痛，强力伸筋，添精固肾。”⑥《日华子本草》：“治一切风，并鼻洪、吐血、肠风、血痢及崩中带下。”⑦《汤液本草》：“阿胶益肺气，肺虚极损，咳嗽唾脓血，非阿胶不补。仲景猪苓汤用阿胶，滑以利水道。”⑧《活人书》四物汤加减例，妊娠下血者加阿胶。”⑨《本草经疏》：“阿胶，主女子下血，腹内崩，劳极洒洒如疟状，腰腹痛，四肢酸疼，胎不安及丈夫少腹痛，虚劳羸瘦，阴气不足，脚酸不能久立等证，皆由于精血虚，肝肾不足，法当补肝益血。”

臣——**白芍**①《本经》：“主邪气腹痛，除血痹，破坚积，治寒热疝瘕，止痛，利小便，益气。”②《别录》：“通顺血脉，缓中，散恶血，逐贼血，去水气，利膀胱、大小肠，消痈肿，（治）时行寒热，中恶腹痛，腰痛。”③《药性论》：“治肺邪气，腹中㽲痛，血气积聚，通宣脏腑拥气，治邪痛败血，主时疾骨热，强五脏，补肾气，治心腹坚胀，妇人血闭不通，消瘀血，能蚀脓。”④《日华子本草》：“治风补痨，主女人一切病，并产前后诸疾，通月水，退热除烦，益气，治天行热疾，瘟瘴惊狂，妇人血运，及肠风泻血，痔瘘发背，疮疥，头痛，明目，目赤，胬肉。”⑤《医学启源》：“安脾经，治腹痛，收胃气，止泻利，和血，固腠理，泻肝，补脾胃。”⑥《滇南本草》：“泻脾热，止腹疼，止水泻，收肝气逆疼，调养心肝脾经血，舒经降气，止肝气疼痛。”

地黄①《本草纲目》：“填骨髓，长肌肉，生精血，补五脏、内伤不足，通血脉，利耳目，黑须发，男子五劳七伤，女子伤中胞漏，经候不调，胎产百病。”②《本草从新》：“滋肾水，封填骨髓，利血脉，补益真阴，聪耳明目，黑发乌须。又能补脾阴，止久泻，治劳伤风痹，阴亏发热，干咳痰嗽，气短喘促，胃中空虚觉馁，痘证心虚无脓，病后胫股酸痛，产后脐腹急疼，感证阴亏，无汗便闭，诸种动血，一切肝肾阴亏，虚损百病，为壮水之主药。”③《珍珠囊》：“大补血虚不足，通血脉，益气力。”

麦冬①《本经》：“主心腹结气，伤中伤饱，胃络脉绝，羸瘦短气。”②《别录》：“疗身重目黄，心下支满，虚劳客热，口干燥渴，止呕吐，愈痿蹶，强阴益精，消谷调中，保神，定肺气，安五脏，令人肥健。”③《药性论》：“治热毒，止烦渴，主大水面目肢节浮肿，下水。治肺痿吐脓，主泄精。”④《本草衍义》：“治心肺虚热。”⑤《福建民间草药》：“能清心益肝，利尿解热，治小便淋闭，小儿肝热。”⑥《神农本草经》：主心腹结气，伤中伤饱，胃络脉绝，羸瘦短气。”⑦《本草汇言》：“麦门冬，清心润肺之药也。主心气不足，惊悸怔忡，健忘恍惚，精神失守；或肺热肺燥，咳声连发，肺痿叶焦，短气虚喘，火伏肺中，咯血咳血；或虚劳客热，津液干少；或脾胃燥涸，虚秘便难；此皆心肺肾脾元虚火郁之证也。然而味甘气平，能益肺金，味苦性寒，能降心火，体润质补，能养肾髓，专治劳损虚热之功居多。如前古主心腹结气，伤中伤饱，胃络脉绝，羸瘦短气等疾，则属劳损明矣。”⑧《本草新编》：“麦门冬，泻肺中之伏火，清胃中之热邪，补心气之劳伤，止血家之呕吐，益精强阴，解烦止渴，美颜色，悦肌肤，退虚热，解肺燥，定咳嗽，真可持之为君而又可借之为臣使也。”

龟板①《本草纲目》：“治腰脚酸痛，补心肾，益大肠，止久痢久泄，主难产，消痈肿，烧灰敷臁疮。”②《本草蒙筌》：“专补阴衰，善滋肾损。”③《本经》：“主漏下赤白，破癥瘕，痎疟，五痔，阴蚀，湿痹，四肢重弱，小儿囟不合。”④《别录》：“主头疮难燥，女子阴疮，及惊恚气，心腹痛，不可久立，骨中寒热，伤寒劳复，或肌体寒热欲死，以作汤良，益气资智，亦使人能食。”⑤《日用本草》：“治腰膝酸软，不能久立。”朱震亨：“补阴，主阴血不足，去瘀血，止血痢，续筋骨，治劳倦，四肢无力。”⑥《医林纂要》：“治骨蒸劳热，吐血，衄血，肠风痔血，阴虚血热之症。”

鳖甲①《本经》：“主心腹癥瘕坚积、寒热，去痞、息肉、阴蚀，痔（核）、恶肉。”②《别录》：“疗温疟，血瘕，腰痛，小儿胁下坚。”③《药性论》：“主宿食、症块、痃癖气、冷瘕、劳瘦，下气，除骨热，骨节间劳热，结实壅塞。治妇人漏下五色羸瘦者。”④《本草纲目》：“除老疟疟母，阴毒腹痛，劳复，食复，斑疽烦喘，妇人难产，产后阴脱，丈夫阴疮，石淋；敛溃痈。”⑤《本草衍义补遗》：“补阴补气。”⑥《本草衍义》：“鳖甲，〈经〉中不言治劳，惟蜀本《药性论》云，治劳瘦，除骨热，后人遂用之。然甚有据，亦不可过剂。”⑦《本草汇言》：“鳖甲，除阴虚热疟，解劳热骨蒸之药也。魏景山曰：‘鳖甲虫也，与龟同类而异种，亦禀至阴之性、入肝，统主厥阴血分为病，厥阴血闭邪结，渐至寒热，为癥瘕、为痞胀、为疟疾、为淋沥、为骨蒸者，咸得主之，倘阳虚胃弱，食饮不消，呕恶泄泻者，阴虚胃弱，吞咽不下，咳逆短气，升降不足息者，用此无益也。’”

佐——**麻仁**《全国中草药汇编》：“润燥滑肠，滋养肝肾。用于津枯血燥、大便秘结，病后体虚、眩晕乏力等症。用于津枯血燥、大便秘结，可以单独应用，也可与胡桃肉、蜂蜜等配合应用。对病后体虚、眩晕等症，可与女贞子、桑椹子等同用。此外，脂麻油可作软膏基础剂，在煎熬膏药时尤为必用的药品。”

牡蛎①《别录》：“除留热在关节荣卫，虚热去来不定，烦满；止汗，心痛气结，止渴，除老血。涩大小肠，止大小便，疗泄精，喉痹，咳嗽，心胁下痞热。”②《药性论》：“主治女子崩中。止盗汗，除风热，止痛。治温疟。又和杜仲服止盗汗。病人虚而多热，加用地黄、小草。”③《本草纲目》：“化痰软坚，清热除湿，止心脾气痛，痢下，赤白浊，消疝瘕积块，瘿疾结核。”（牡蛎）补阴则生捣用，煅过则成灰，不能补阴。”④《汤液本草：“牡蛎，入足少阴，咸为软坚之剂，以柴胡引之，故能去胁下之硬；以茶引之，能消结核；以大黄引之，能除股间肿；地黄为之使，能益精收涩、止小便，本肾经之药也”。⑤《本草经疏》：“牡蛎味咸平，气微寒，无毒，入足少阴、厥阴、少阳经。其主伤寒寒热、温疟洒洒、惊恚怒气、留热在关节去来不定、烦满、气结心痛、心胁下痞热等证，皆肝胆二经为病。”

五味子①《本经》：“主益气，咳逆上气，劳伤羸度，补不足，强阴，益男子精。”②《别录》：“养五脏，除热，生阴中肌。”③《日华子本草》：“明目，暖水脏，治风，下气，消食，霍乱转筋，痃癖奔豚冷气，消水肿，反胃，心腹气胀，止渴，除烦热，解酒毒，壮筋骨。"④《本草蒙筌》："风寒咳嗽，南五味为奇，虚损劳伤，北五味最妙。"⑤《本草纲目》："五味子，入补药熟用，入嗽药生用。"五味子酸咸入肝而补肾，辛苦入心而补肺，甘入中宫益脾胃。孙思邈：五月常服五味子以补五脏气。遇夏月季夏之间，困乏无力，无气以动，与黄芪、人参、麦门冬，少加黄檗煎汤服，使人精神顿加，两足筋力涌出。生用。六月常服五味子，以益肺金之气，在上则滋源，在下则补肾。"⑥《本草经疏》："五味子主益气者，肺主诸气，酸能收，正入肺补肺，故益气也。其主咳逆上气者，气虚则上壅而不归元，酸以收之，摄气归元，则咳逆上气自除矣。劳伤羸瘦，补不足，强阴，益男子精。"⑦《药品化义》："五味子，五味咸备，而酸独胜，能收敛肺气，主治虚劳久嗽。盖肺性欲收，若久嗽则肺焦叶举，津液不生，虚劳则肺因气乏，烦渴不止，以此敛之、润之，遂其脏性，使咳嗽宁，精神自旺。但嗽未久不可骤用，恐肺火郁遏，邪气闭束，必至血散火清，用之收功耳。"⑧《本草汇言》："五味子，敛气生津之药也。⑨《本草衍义补遗》："五味子，今谓五味，实所未晓，以其大能收肺气，宜其有补肾之功，收肺气非除热乎？补肾非暖水脏乎？食之多致虚热，盖收肾之骤也，何惑之有？火热嗽必用之。"

使——**甘草**①《本经》："主五脏六腑寒热邪气，坚筋骨，长肌肉，倍力，金疮肿，解毒。" ②《药性论》："主腹中冷痛，治惊痫，除腹胀满；补益五脏；制诸药毒；养肾气内伤，令人阴(不)痿；主妇人血沥腰痛；虚而多热；加而用之。"

2. 四气配伍

寒——地黄《本经》："味甘，寒。"

麦冬①《医林纂要》："甘淡微苦，微寒。②《别录》："微寒，无毒。"③《医学启源》："气寒，味微苦。"

白芍《别录》："酸，平微寒，有小毒。"

温——五味子《本经》："味酸，温。"

平——鸡子黄①《本草再新》："味甘，性平，无毒。"②《千金要方・食治》："微寒。"

阿胶①《本经》："味甘，平。"②《医学启源》："《主治秘要》云，性平，味淡。"

牡蛎①《本经》："味咸，平。"②《本草正》："味微咸微涩，气平。"③《别录》："微寒，无毒。"

龟板《本经》："味咸，平。"

麻仁《全国中草药汇编》："甘，平。"

甘草①《本经》："味甘，平。"②《珍珠囊》："生甘，平；炙甘，温。"

鳖甲①《本经》:“味咸,平。②《别录》:“无毒。”

3.五味配伍

甘——鸡子黄①《本草再新》:“味甘,性平,无毒。”②《千金要方·食治》:“微寒。”

阿胶《本经》:“味甘,平。”

地黄①《本经》:“味甘,寒。②《别录》:“苦,无毒。”

甘草①《本经》:“味甘,平。”②《珍珠囊》:“生甘,平;炙甘,温。”

麦冬①《医林纂要》:“甘淡微苦,微寒。②《别录》:“微寒,无毒。”③《医学启源》:“气寒,味微苦。”④《本经》:“味甘,平。”

麻仁《全国中草药汇编》:“甘,平。”

酸——五味子①《本经》:“味酸,温。”②《长沙药解》:“味酸微苦咸,气涩。”

白芍《别录》:“酸,平微寒,有小毒

咸——牡蛎①《本经》:“味咸,平。”②《本草正》:“味微咸微涩,气平。”

龟板①《本经》:“味咸,平。②《别录》:“甘,有毒。”

鳖甲《本经》:“味咸,平。”

4.归经配伍

鸡子黄——①《长沙药解》:“入足太阴脾、足阳明胃经。”②《本草再新》:“入心、肺、肾三经。”

阿胶——《汤液本草》:“入手太阴、足少阴、厥阴经。”

白芍——①《本草经疏》:“手足太阴引经药,入肝、脾血分。”②《品汇精要》:“行手太阴、足太阴经。”

地黄——①《汤液本草》:“入手太阳、少阴经。②《雷公炮制药性解》:“入心、肝、脾、肺四经。”

麦冬——①《本草蒙筌》:“入手太阴、少阴。”②《本草经疏》:“入足阳明,兼入手少阴、太阴。”③《汤液本草》:“入手太阴经。”

牡蛎——①《本草经疏》:“入足少阴、厥阴、少阳经。”②《汤液本草》:“入足少阴经。”

龟板——①《雷公炮制药性解》:“入心、脾、肝三经。”②《本草经疏》:“入足少阴经。”

鳖甲——①《雷公炮制药性解》:“入肝、脾二经。”②《本草纲目》:“厥阴肝经。”

麻仁——《全国中草药汇编》:“入肺、脾、肝、肾经。”

五味子——①《汤液本草》:“入手太阴,足少阴经。”②《本草纲目》:“入肝、心。”

甘草——①《雷公炮制药性解》:“入心、脾二经。”②《本草经解》:“入手太阴肺经、足太阴脾经。”

5.七方配伍

十一味药为大方、奇方、缓方。

6. 七情配伍

鸡子黄、阿胶相须为用，增强滋阴养液以息虚风之功。

龟板、牡蛎相须为用，增强滋阴潜阳之功。

白芍、生地相须为用，增强滋阴柔肝之功。

7. 量数配伍

重用等量白芍、生地、麦冬滋阴柔肝，壮水涵木。少许等量龟板性寒味咸、鳖甲性寒味咸、牡蛎性凉味咸，以滋阴潜阳；少许等量五味子性温味酸，麻仁性平味甘，收敛真阴，养阴润燥；等量鸡子黄性平味甘、阿胶性平味甘，滋阴养液以息肝风。

8. 对药配伍

鸡子黄——阿胶

龟板——牡蛎

白芍——生地

9. 趋向配伍

重用白芍性寒味酸；生地性凉味甘；麦冬性寒味甘，滋阴柔肝；龟板性寒味咸；鳖甲性寒味咸；牡蛎性凉味咸；以滋阴潜阳，为沉降之品。五味子性温味酸，收敛真阴，为升浮之品。麻仁性平味甘，养阴润燥；鸡子黄性平味甘；阿胶性平味甘，滋阴养液以息肝风；甘草性平味甘，调和诸药；为阴阳平和之品。

10. 阴阳配伍

鸡子黄、阿胶滋阴养液以息肝风，重用白芍、生地、麦冬滋阴柔肝，龟板、鳖甲、牡蛎以滋阴潜阳，麻仁养阴润燥，五味子收敛真阴，为阴。甘草性甘平，为阴阳平和之品。

11. 五行配伍

阿胶、干地黄、麻仁、麦冬、炙甘草、鸡子黄皆味甘为土，具有补益之功；生龟板、生牡蛎、鳖甲味咸为火；生白芍、五味子味酸为金。诸药合用，体现五行中土生金，金生水，金主肃降，定惊息风，滋养阴液。

12. 随证加减配伍

①三甲复脉汤(《温病条辨》)：炙甘草六钱(18g)，干地黄六钱(18g)，生白芍六钱(18g)，麦冬不去心，五钱(15g)，阿胶三钱(9g)，麻仁三钱(9g)，生牡蛎五钱(15g)，生鳖甲八钱(24g)，生龟板一两(30g)，水八杯，煮取三杯，分三次服。功用：滋阴复脉，潜阳息风。主治温病邪热久羁下焦，热深厥甚，心中憺憺大动，甚则心中痛，或手足蠕动，舌绛少苔，脉细促。

②阿胶鸡子黄汤(《通俗伤寒论》)：陈阿胶二钱(6g)，(烊冲)，生白芍三钱(9g)，石决明(杵)五钱(15g)，双钩藤二钱(6g)，大生地四钱(12g)，清炙草六分(2g)，生牡蛎(杵)四钱(12g)，络石藤三钱(9g)，茯神木四钱(12g)、鸡子黄先煎代水，二枚(2个)水煎服。功用：滋阴养血，柔肝息风。主治邪热久羁，阴血不足，虚风内动。筋脉拘急，手足疭，心烦不寐，或头目眩晕，舌绛少苔，脉细数。

③若兼气虚喘急，加人参补气定喘；气虚自汗，加人参、龙骨、小麦补气敛汗；气虚心悸，加人参、小麦、茯神补气宁神定悸；若低热不退，加地骨皮、白薇以退虚热。

13. 名家论方

①原书主治。《温病条辨·卷三》："邪热久羁，吸铄真阴，或因误表，或因误攻，神倦瘈疭，脉气虚弱，舌绛苔少，时时欲脱者，大定风珠主之。"

②《温病条辨》："壮火尚盛者，不得用定风珠、复脉汤。"

③方论选录。秦伯未《谦斋医学讲稿》："本方主治温热之邪消铄真阴，神倦瘈疭，脉弱舌绛，时有虚脱的现象，故用大队滋阴药，佐以介类潜阳镇定。在肝病中遇到肝肾阴血极虚，内风煽动不息，如眩晕不能张目、耳鸣、筋惕肉瞤、心慌泛漾，亦常用此加减。凡风阳上扰，肝阴多虚，且有水不涵木现象，故常用白芍、生地治本，结合息风潜阳。但肝阳宜凉镇，肝风必须填补，将本方和羚角钩藤汤对比，可以看到用药的浅深程度。"

14. 方歌

大定风珠鸡子黄，麦地胶芍草麻仁，三甲并同五味子，滋阴息风是妙方。

第十三章 治燥剂

第一节 轻宣外燥

杏苏散

出自《温病条辨·卷一》:“燥伤本脏,头微痛,恶寒,咳嗽稀痰,鼻塞,嗌塞,脉弦,无汗,杏苏散主之。”

【处方】苏叶、半夏、茯苓、前胡、杏仁(各 9g),苦桔梗、枳壳、橘皮(各 6g),甘草(3g),大枣(3 枚)。

【主治】外感凉燥证。恶寒无汗,头微痛,咳嗽痰稀,鼻塞咽干,苔白脉弦。

【功能】轻宣凉燥,理肺化痰。

【用法用量】水煎温服。

方中苏叶辛温不燥,发表散邪,宣发肺气,使凉燥之邪从外而散;杏仁苦温而润,降利肺气,润燥止咳,二者共为君药。前胡疏风散邪,降气化痰,既协苏叶轻宣达表,又助杏仁降气化痰;桔梗、枳壳一升一降,助杏仁、苏叶理肺化痰,共为臣药。半夏、橘皮燥湿化痰,理气行滞;茯苓渗湿健脾以杜生痰之源;生姜、大枣调和营卫以利解表,滋脾行津以润干燥,是为佐药。甘草调和诸药,合桔梗宣肺利咽,功兼佐使。

1. 君臣佐使配伍

君——**苏叶**①《本草纲目》:“行气宽中,消痰利肺,和血,温中,止痛,定喘,安胎。”“紫苏,近世要药也。其味辛,入气分,其色紫,入血分。②《滇南本草》:“发汗,解伤风头痛,消痰,定吼喘。”③《别录》:“主下气,除寒中。”④《日华子本草》:“补中益气。治心腹胀满,止霍乱转筋,开胃下食,并(治)一切冷气,止脚气。”⑤《本草图经》:“通心经,益脾胃。”⑥《本草汇言》:“紫苏,散寒气,清肺气,宽中气,安胎气,下结气,花痰气,乃治气之神药也。一物有三用焉:如伤风伤寒,头疼骨痛,恶寒发热,肢节不利,或脚气疝气,邪郁在表者,苏叶可以散邪而解表;气郁结而中满痞塞,胸膈不利，或胎气上逼，腹胁胀痛者，苏梗可以顺气而宽中；设或上气喘逆，苏子可以定喘而下气。痰火奔迫，苏子可以降火而清痰，三者所用不同，法当详之。”⑦《长沙药解》：“苏叶辛散之性，善破凝寒而下冲逆，扩胸腹而消胀满，故能治胸中瘀结之证而通经达脉，发散风寒，双解中外之药也。”⑧《药品化义》：“紫苏叶，为发生之物。辛温能散，气薄能通，味薄发泄，专解肌发表，疗伤风伤寒，及疟疾初起，外感霍乱，湿热脚气，凡属表证，放邪气出路之要药也。”

杏仁①《本经》：“主咳逆上气雷鸣，喉痹，下气，产乳金疮，寒心奔豚。”②《别录》：“主惊痫，心下烦热，风气去来，时行头痛，解肌，消心下急，杀狗毒。”③《药性论》：“治腹痹不通，发汗，主温病。治心下急满痛，除心腹烦闷，疗肺气咳嗽，上气喘促。入天门冬煎，润心肺。可和酪作汤，益润声气。宿即动冷气。”④《医学启源》：“除肺中燥，治风燥在于胸膈。”⑤《主治秘要》云：“润肺气，消食，升滞气。”⑥《本草纲目》：“杏仁能散能降，故解肌、散风、降气、润燥、消积，治伤损药中用之。治疮杀虫，用其毒也。治风寒肺病药中，亦有连皮尖用者，取其发散也。”⑦《滇南本草》：““止咳嗽，消痰润肺，润肠胃，消面粉积，下气，治疳虫。”⑧《神农本草经》：“主咳逆上气雷鸣，喉痹，下气，产乳金疮，寒心奔豚。”⑨《本草求真》：“杏仁，既有发散风寒之能，复有下气除喘之力，缘辛则散邪，苦则下气，润则通秘，温则宣滞行痰。”⑩《长沙药解》：“肺主藏气，降于胸膈而行于经络，气逆则胸膈闭阻而生喘咳，藏病而不能降，因以痞塞，经病而不能行，于是肿痛。杏仁疏利开通，破壅降逆，善于开痹而止喘，消肿而润燥，调理气分之郁，无以易此。”

臣——**前胡**①《别录》：“主疗痰满胸胁中痞，心腹结气，风头痛，去痰实，下气。治伤寒寒热，推陈致新，明目益精。”②《药性论》：“去热实，下气，主时气内外俱热，单煮服佳。”③《日华子本草》：“治一切劳，下一切气，止嗽，破癥结，开胃下食，通五脏，主霍乱转筋，骨节烦闷，反胃，呕逆，气喘，安胎，小儿一切疳气。”④《本草纲目》：“清肺热，化痰热，散风邪。”⑤《本草汇言》：“前胡，散风寒、净表邪、温肺气、消痰嗽之药也。如伤风之证，咳嗽痰喘，声重气盛，此邪在肺经也；伤寒之证，头痛恶寒，发热骨疼，此邪在膀胱经也；胸胁痞满，气结不舒，此邪在中膈之分也。又妊娠发热，饮食不甘；小儿发热，疮疹未形；大人痰热，逆气隔拒，此邪气壅闭在腠理之间也，用前胡俱能治之。罗一经云，前胡去寒痰，半夏去湿痰，南星去风痰，枳实去实痰，蒌仁治燥痰，贝母、麦门冬治虚痰，黄连、天花粉治热痰，各有别也。”⑥《本草通玄》：“前胡，肺肝药也。散风驱热，消痰下气，开胃化食，止呕定喘，除嗽安胎，止小儿夜啼。柴胡、前胡，均为风药，但柴胡主升，前胡主降为不同耳。种种功力，皆是搜风下气之效，肝胆经风痰为患者，舍此莫能疗。忌火。”

桔梗①《本经》：“主胸胁痛如刀刺，腹满，肠鸣幽幽，惊恐悸气。”②《别录》：“利五脏肠胃，补血气，除寒热、风痹，温中消谷，疗喉咽痛。”③《药性论》：“治下痢，破血，去积气，消积聚，痰涎，主肺热气促嗽逆，除腹中冷痛，主中恶及小儿惊痫。”④《日华子本草》：“下一切气，止霍乱转筋，心腹胀痛，补五劳，养气，除邪辟温，补虚消痰，破癥瘕，养血排脓，补内漏及喉痹。”⑤《珍珠囊》：“疗咽喉痛，利肺气，治鼻塞。”⑥《本草纲目》：“主口舌生疮，赤目肿痛。”⑦《本草经疏)：“桔梗，观其所主诸病，应是辛苦甘平，微温无毒。伤寒邪结胸胁，则痛如刀刺；邪在中焦，则腹满及肠鸣幽幽，辛散升发，苦泄甘和，则邪解而气和，诸证自退矣。其主惊恐悸气者，心脾气血不足，则现此证，诸补心药中，借其升上之力，以为舟楫胜载之用，此佐使之职也。”

枳壳①《本草纲目》：“治里急后重。”②《医学启源》：“《主治秘要》云：“破心下坚痞，利胸中气，化痰，消食。”③《珍珠囊》：“破气，泄肺中不利之气。”④《开宝本草》：“主风痒麻痹，通利关节，劳气咳嗽，背膊闷倦，散留结、胸膈痰滞，逐水，消胀满、大肠风，安胃，止风痛。”⑤《日华子本草》：“健脾开胃，调五脏，下气，止呕逆，消痰。治反胃，霍乱泻痢，消食，破癥结痃癖，五膈气，除风明目及肺气水肿，利大小肠，皮肤痒。痔肿可炙熨。”⑥《药性论》：“治遍身风疹，肌中如麻豆恶痒，主肠风痔疾，心腹结气，两胁胀虚，关膈拥塞。”⑦王好古：“枳壳主高，枳实主下，高者主气，下者主血，故壳主胸膈皮毛之病，实主心腹脾胃之病，大同小异。”⑧朱肱《活人书》言：“治痞，宜先用桔梗枳壳汤，非用此治心下痞也，果知误下，气将陷而成痞，故先用此，使不致于痞也，若已成痞而用此，则失之晚矣，不惟不能消痞，反损胸中之气，先之一字有谓也。”⑨《本草经疏》：“枳壳，气味所主，与枳实大略相同。但枳实形小，其气全，其性烈，故善下达；枳壳形大，其气散，其性缓，故其行稍迟，是以能人胸膈肺胃之分及入大肠也。”

佐——**半夏**①《本经》：“主伤寒寒热，心下坚，下气，喉咽肿痛，头眩胸胀，咳逆，肠鸣，止汗。”②《别录》：“消心腹胸膈痰热满结，咳嗽上气，心下急痛坚痞，时气呕逆；消痈肿，堕胎，疗痿黄，悦泽面目。生令人吐，熟令人下。”③《药性论》：“消痰涎，开胃健脾，止呕吐，去胸中痰满，下肺气，主咳结。新生者摩涂痈肿不消，能除瘤瘿。气虚而有痰气，加而用之。”④《本草纲目》：“治腹胀，目不得瞑，白浊，梦遗，带下。脾无留湿不生痰，故脾为生痰之源，肺为贮痰之器。半夏能主痰饮及腹胀者，为其体滑而味辛性温也，涎滑能润，辛温能散亦能润，故行湿而通大便，利窍而泄小便，所谓辛走气能化痰，辛以润之是矣。”⑤《本草衍义》：“半夏，今人惟知去痰，不言益脾，盖能分水故也。脾恶湿，湿则濡而困，困则不能制水。”⑥《医学启源》：“治寒痰及形寒饮冷伤肺而咳，大和胃气，除胃寒，进饮食。治太阳痰厥头痛，非此不能除。”⑦《主治秘要》云：“燥胃湿，化痰，益脾胃气，消肿散结，除胸中痰涎。”朱震亨：“治眉棱骨痛。”

橘皮①《本经》：“主胸中瘕热、逆气，利水谷，久服去臭，下气。”②《别录》：“下气，止呕咳，除膀胱留热、停水、五淋，利小便，主脾不能消谷，气冲胸中，吐逆霍乱，止泄，去寸白。”③《药性论》：“治胸膈间气，开胃，主气痢，消痰涎，治上气咳嗽。”④《本草拾遗》：“去气，调中。”⑤《医学启源》：“橘皮能益气，加青皮减半，去滞气，推陈致新。若补脾胃，不去白，若理胸中滞气，去包。”⑥《主治秘要》：“苦辛益气，利肺，有甘草则补肺，无则泻肺。”⑦《日用本草》：“橘皮，能散能泻，能温能补，能消膈气，化痰涎，和脾止嗽，通五淋。中酒呕吐恶心，煎饮之效。”⑧《本草纲目》：“橘皮，苦能泻能燥，辛能散，温能和。其治百病，总是取其理气燥湿之功，同补药则补，同泻药则泻，同升药则升，同降药则降。脾乃元气之母，肺乃摄气之钥，故橘皮为二经气分之药，但随所配市补泻升降也。洁古张氏云：‘陈皮、枳壳，利其气而痰自下，盖此义也。’”

茯苓①《本经》：“主胸胁逆气，忧恚惊邪恐悸，心下结痛，寒热烦满，咳逆，口焦舌干，利小便。”②《别录》：“止消渴，好唾，大腹，淋沥，膈中痰水，水肿淋结。开胸腑，调脏气，伐肾邪，长阴，益气力，保神守中。”③《医学启源》：“除湿，利腰脐间血，和中益气为主。治溺黄或赤而不利。④《主治秘要》：“止泻，除虚热，开腠理，生津液。”⑤王好古：“泻膀胱，益脾胃。治肾积奔豚。”

甘草①《本经》：“主五脏六腑寒热邪气，坚筋骨，长肌肉，倍力，金疮肿，解毒。”②《药性论》：“主腹中冷痛，治惊痫，除腹胀满；补益五脏；制诸药毒；养肾气内伤，令人阴(不)痿；主妇人血沥腰痛；虚而多热；加而用之。”

使——**大枣**①《本经》：“主心腹邪气，安中养脾，助十二经。平胃气，通九窍，补少气、少津液，身中不足，大惊，四肢重，和百药。”②《别录》：“补中益气，强力，除烦闷，疗心下悬，肠僻澼。”③李杲：“温以补脾经不足，甘以缓阴血，和阴阳，调营卫，生津液。”④《日华子本草》：“润心肺，止嗽。补五脏，治虚劳损，除肠胃癖气。”⑤孟诜：“主补津液，洗心腹邪气，和百药毒，通九窍，补不足气，煮食补肠胃，肥中益气第一，小儿患秋痢，与虫枣食，良。”

生姜①《别录》：“主伤寒头痛鼻塞，咳逆上气。”②陶弘景：“归五脏，去痰下气，止呕吐，除风湿寒热。”③《药性论》：“主痰水气满，下气；生与干并治嗽，疗时疾，止呕吐不下食。生和半夏主心下急痛；若中热不能食，捣汁和蜜服之。又汁和杏仁作煎，下一切结气实，心胸拥膈，冷热气。”④《日用本草》：“治伤寒、伤风、头痛、九窍不利。入肺开胃，去腹中寒气，解臭秽。”解菌蕈诸物毒。”⑤《本草纲目》：“生用发散，熟用和中，解食野禽中毒成喉痹；浸汁点赤眼；捣汁和黄明胶熬，贴风湿痛。”⑥《本草从新》：“姜汁，开痰，治噎膈反胃，救暴卒，疗狐臭，搽冻耳。煨姜，和中止呕。”⑧《珍珠囊》：“益脾胃，散风寒。”

2. 四气配伍

温——苏叶①《别录》：“味辛，温。”②《千金要方·食治》：“味辛，微温，无毒。”

杏仁《本经》：“味甘，温。”

橘皮《本经》：“味辛，温。”

甘草①《本经》：“味甘，平。”②《珍珠囊》：“生甘，平；炙甘，温。”

大枣①《千金要方·食治》：“味甘辛，热，无毒。”②孟诜：“温。”

生姜《医学启源》：“性温，味甘辛。”

凉——前胡①《别录》：“味苦，微寒，无毒。”②《滇南本草》：“性寒，味苦辛。”

平——桔梗①《药性论》：“苦，平，无毒。”②《别录》：“苦，有小毒。”

半夏《本经》：“辛，平。”

茯苓《本经》：“味甘，平。”

3. 五味配伍

辛——苏叶①《别录》：“味辛，温。”②《千金要方·食治》：“味辛，微温，无毒。”③《本草衍义》：“辛甘。”

桔梗①《本经》：“辛，微温。”②《别录》：“苦，有小毒。”

半夏①《本经》：“辛，平。”②《日华子本草》：“味辛。”③《主治秘要》：“性温，味辛苦。”

橘皮①《本经》：“味辛，温。”②《食经》：“味辛苦。”

生姜①《别录》：“味辛，微温。”②《医学启源》：“性温，味甘辛。”

甘——茯苓《本经》：“味甘，平。”

甘草《本经》：“味甘，平。”

大枣①《本经》：“味甘，平。”②《千金要方·食治》：“味甘辛，热，无毒。”

苦——杏仁①《本草正》：“味苦辛微甘。”②《本经》：“味甘，温。”

前胡①《别录》：“味苦，微寒，无毒。”②《滇南本草》：“性寒，味苦辛。”

枳壳①《雷公炮炙论》：“辛苦。”②《医学启源》：“气寒，味苦。”

4. 归经配伍

苏叶——①《滇南本草》：“入脾、肺二经。”②《本草经疏》：“入手少阴、太阴，足阳明经。”

杏仁——①《汤液本草》：“入手太阴经。”②《雷公炮制药性解》：“入肺、大肠二经。”

半夏——①《雷公炮制药性解》:"入肺、脾、胃三经。"②《本草经疏》:"入足太阴、阳明、少阳,手少阴经。"

茯苓——①《本草蒙筌》:"入膀胱、肾、肺。"②《雷公炮制药性解》:"入肺、脾、小肠三经。"

橘皮——①《品汇精要》:"行手太阴、足太阴经。"②《雷公炮制药性解》:"入肺、肝、脾、胃四经。"

前胡——①《本草纲目》:"手足太阴、阳明。"②《雷公炮制药性解》:"入肺、肝、脾、膀胱四经。"

桔梗——《本草经疏》:"入手太阴、少阴,兼入足阳明胃经。"

枳壳——《药品化义》:"入肺、脾、胃、大肠四经。"

大枣——《本草经疏》:"入足太阴,阳明经。"

甘草——①《雷公炮制药性解》:"入心、脾二经。"②《本草经解》:"入手太阴肺经、足太阴脾经。"

生姜——①《本草汇言》:"入脾、肺、肠、胃诸经。"②《雷公炮制药性解》:"入肺、心、脾、胃四经。"

5. 七方配伍

十一味药为大方、奇方、缓方、复方。

6. 七情配伍

前胡、杏仁相须为,增强降气化痰之功。

桔梗、枳壳相须为用,增强理肺化痰之功。

半夏、橘皮相须为用,增强燥湿化痰,理气行滞之功。

生姜、大枣相须为用,增强滋脾润燥之功。

7. 量数配伍

本方使用润燥止咳之药:苏叶、半夏、茯苓、前胡、杏仁(各 9g),兼配伍行气辛散之苦桔梗、枳壳、橘皮(各 6g),意在轻宣发表而外解凉燥。

8. 对药配伍

前胡——杏仁

桔梗——枳壳

半夏——橘皮

生姜——大枣

9. 趋向配伍

苏叶性温味辛,发表散邪,橘皮性温味辛,燥湿化痰,生姜性温味辛,大枣性温味甘,滋脾润燥,为升浮之品。杏仁性温味苦,润燥止咳,前胡性寒味辛,降气化痰,枳壳性寒味苦,半夏性寒味苦,为沉降之品。桔梗性平味辛,茯苓性平味甘,渗湿健脾,甘草性平味甘,调和诸药,为平和之品。

10. 阴阳配伍

苏叶性温,半夏、生姜、大枣皆性温为阳;前胡、杏仁、枳壳,皆性寒为阴。茯苓、甘草性平味甘,为阴阳平和之品。

11. 五行配伍

苏叶、前胡、半夏、苦桔梗、枳壳、生姜、橘皮味辛为木,具有辛散之功;茯苓、甘草、大枣味甘为土,杏仁味苦为水。诸药合用,体现了五行中实土扶木的原则,加强祛风散邪,而起到润肺止咳之功。

12. 随证加减配伍

若恶寒重,可加葱白、淡豆豉解表;若头痛甚,可加防风、川芎祛风止痛;若咳嗽痰多,或素有痰饮,可重用半夏、橘皮、茯苓,或再加紫菀以温润化痰;若痰不多,可去半夏、茯苓。若无汗,脉弦甚或紧,加羌活以解表发汗;若汗后咳不止,去苏叶,加苏梗以降肺气;若兼泄泻腹满者,加苍术、厚朴以化湿除满;若头痛兼眉棱骨痛者,加白芷以祛风止痛;若热甚,加黄芩以清解肺热。

13. 名家论方

①原书主治。《温病条辨·卷一》:"燥伤本脏,头微痛,恶寒,咳嗽稀痰,鼻塞,嗌塞,脉弦,无汗,杏苏散主之。"

②方论选录。吴瑭《温病条辨·卷一》:"燥伤皮毛,故头微痛恶寒也,微痛者,不似伤寒之痛甚也。阳明之脉,上行头角,故头亦痛也。咳嗽稀痰者,肺恶寒,古人谓燥为小寒也;肺为燥气所搏,不能通调水道,故寒饮停而咳也。鼻塞者,鼻为肺窍。嗌塞者,嗌为肺系也。脉弦者,寒兼饮也。无汗者,凉搏皮毛也。按杏苏散,减小青龙汤一等……若伤凉燥之咳,治以苦温,佐以甘辛,正为合拍。若受重寒夹饮之咳,则有青龙;若伤春风,与燥已化火无痰之证,则仍从桑菊饮、桑杏汤例……此苦温甘辛法也。外感燥凉,故以苏叶、前胡辛温之轻者达表;无汗脉紧,故加羌活辛温之重者,微发其汗。甘、桔从上开,枳、杏、前、芩从下降,则嗌塞鼻塞宣通而咳可止。橘、半、茯苓,逐饮而补肺胃之阳。以白芷易原方之白术者,白术中焦脾药也,白芷肺胃本经之药也,且能温肌肉而达皮毛。姜、枣为调和营卫之用。若表凉退而里邪未除,咳不止者,则去走表之苏叶,加降里之苏梗。泄泻腹满,金气太实之里证也,故去黄芩之苦寒,加术、朴之苦辛温也。"

14. 方歌

杏苏散内夏陈前,枳桔苓草姜枣研,轻宣温润治凉燥,咳止痰化病自痊。

桑杏汤

出自《温病条辨》。

【处方】桑叶、象贝、香豉、栀皮、梨皮(各 3g),杏仁(4.5g),沙参(6g)。

【主治】外感温燥证。身热不甚,口渴,咽干鼻燥,干咳无痰或痰少而黏,舌红,苔薄白而干,脉浮数而右脉大者。

【功能】清宣温燥,润肺止咳。

【用法用量】水二杯,煮取一杯,顿服之,重者再作服。现代用法:水煎服。

方中桑叶清宣燥热，透邪外出；杏仁宣利肺气，润燥止咳，共为君药。豆豉辛凉透散，助桑叶轻宣透热；贝母清化热痰，助杏仁止咳化痰；沙参养阴生津，润肺止咳，共为臣药。栀子皮质轻而入上焦，清泄肺热；梨皮清热润燥，止咳化痰，均为佐药。

1. 君臣佐使配伍

君——**桑叶**①《本经》："除寒热，出汗。"②《日华子本草》："利五脏，通关节，下气，煎服；除风痛出汗，并扑损瘀血，并蒸后署；蛇虫蜈蚣咬，盐挼敷上。"③《本草从新》："滋燥，凉血，止血。"④《本草求真》："清肺泻胃，凉血燥湿。"⑤《本草纲目》："治劳热咳嗽，明目，长发。"⑥《本草经疏》："桑叶，甘所以益血，寒所以凉血，甘寒相合，故下气而益阴，是以能主阴虚寒热及因内热出汗。其性兼燥，故又能除脚气水肿，利大小肠，除风。经霜则兼清肃，故又能明目而止渴。发者血之余也，益血故又能长发，凉血故又止吐血。合痈口，罨穿掌，疗汤火，皆清凉补血之功也。"⑦张寿颐："桑叶，以老而经霜者为佳，欲其气之全、力之厚也，故入药用冬桑叶，亦曰霜桑叶。"⑧《重庆堂随笔》："桑叶，虽治盗汗，而风温暑热服之，肺气清肃，即能汗解。息内风而除头痛，止风行肠胃之泄泻，已肝热妄行之崩漏，胎前诸病，由于肝热者尤为要药。"

杏仁①《神农本草经》："主咳逆上气雷鸣，喉痹，下气，产乳金疮，寒心奔豚。"②《本草求真》："杏仁，既有发散风寒之能，复有下气除喘之力，缘辛则散邪，苦则下气，润则通秘，温则宣滞行痰。"③《长沙药解》："肺主藏气，降于胸膈而行于经络，气逆则胸膈闭阻而生喘咳，藏病而不能降，因以痞塞，经病而不能行，于是肿痛。杏仁疏利开通，破壅降逆，善于开痹而止喘，消肿而润燥，调理气分之郁，无以易此。"④《本经》："主咳逆上气雷鸣，喉痹，下气，产乳金疮，寒心奔豚。"⑤《别录》："主惊痫，心下烦热，风气去来，时行头痛，解肌，消心下急，杀狗毒。"⑥《药性论》："治腹痹不通，发汗，主温病。治心下急满痛，除心腹烦闷，疗肺气咳嗽，上气喘促。入天门冬煎，润心肺。可和酪作汤，益润声气。宿即动冷气。"⑦《医学启源》："除肺中燥，治风燥在于胸膈。"⑧《主治秘要》："润肺气，消食，升滞气。"⑨《本草纲目》："杏仁能散能降，故解肌、散风、降气、润燥、消积，治伤损药中用之。治疮杀虫，用其毒也。治风寒肺病药中，亦有连皮尖用者，取其发散也。"⑩《滇南本草》："止咳嗽，消痰润肺，润肠胃，消面粉积，下气，治疳虫。"

臣——**豆豉**①《别录》："主伤寒头痛寒热，瘴气恶毒，烦躁满闷，虚劳喘吸，两脚疼冷。"②《药性论》："治时疾热病发汗；熬末，能止盗汗，除烦；生捣为丸服，治寒热风，胸中生疮；煮服，治血痢腹痛。"③《珍珠囊》："去心中懊憹，伤寒头痛，烦躁。"④《本草纲目》："下气，调中。治伤寒温毒发斑，呕逆。"⑤《本草汇言》："淡豆豉，治天行时疾，疫疠瘟瘴之药也。"王绍隆曰："此药乃宣郁之上剂也。凡病一切有形无形，壅胀满闷，停结不化，不能发越致疾者，无不宣之，故统治阴阳互结，寒热迭侵，暑湿交感，食饮不运，以致伤寒寒热头痛，或汗吐下后虚烦不得眠，甚至反复颠倒，心中懊憹，一切时灾瘟瘴，疟痢斑毒，伏痧恶气，及杂病科痰饮，寒热，头痛，呕逆，胸结，腹胀，逆气，喘吸，脚气，黄疸，黄汗，一切沉滞浊气抟聚胸胃者，咸能治之。倘非关气化寒热时瘴，而转属形藏实热，致成痞满燥实坚者，此当却而谢之也。"

川贝①《本经》："主伤寒烦热，淋沥邪气，疝瘕，喉痹，乳难，金疮风痉。"②《别录》："疗腹中结实，心下满，洗洗恶风寒，目眩，项直，咳嗽上气，止烦热渴，出汗，安五脏，利骨髓。"③《日华子本草》："消痰，润心肺。末，和砂糖为丸含，止嗽；烧灰油敷人畜恶疮。"④《本草别说》："能散心胸郁结之气。"⑤《本草会编)："治虚劳咳嗽，吐血咯血，肺痿肺痈，妇人乳痈、痈疽及诸郁之证。"⑥《本草汇言》："贝母，开郁、下气、化痰之药也。润肺消痰，止咳定喘，则虚劳火结之证，贝母专司首剂。"⑦《药品化义》："贝母，味苦能下降，微辛能散郁，气味俱清，故用入心肺，主治郁痰、虚痰、热痰及痰中带血，虚劳咳嗽，胸膈逆气，烦渴热甚，此导热下行，痰气自利也。取其下利则毒去，散气则毒解，用疗肺痿、肺痈、瘿瘤痰核、痈疽疮毒，此皆开郁散结，血脉流通之功也。又取其性凉能降，善调脾气，治胃火上炎，冲逼肺金，致痰嗽不止，此清气滋阴，肺部自宁也。"

北沙参①《本草从新》："专补肺阴，清肺火，治久咳肺痿。"②《饮片新参》："养肺胃阴，治劳咳痰血。"③《中药志》："养肺阴，清肺热，祛痰止咳。治虚劳发热，阴伤燥咳，口渴咽干。"④《本草撮要》："味甘，入手足太阴经，功专补五脏之阴，止嗽除疝。得麦冬，清肺热，得糯米，补脾阴。寒客肺中作嗽者勿服，产沙地者良。畏防己，反黎芦。一名羊乳。"⑤《得配本草》："甘，平，微苦，微寒。入手太阴经。补阴以制阳，清金以滋水。治久咳肺痿，皮热瘙痒，惊烦，嘈杂，多眠，疝痛，长肌肉，消痈肿。得糯米，助脾阴。配生地，凉血热。佐柴葛，去邪火。合玄参，止干嗽。"⑥《本草分经》："甘苦微寒，专补肺阴清肺火，金受火刑者宜之。南沙参功同，而力稍逊。"

佐——**栀子皮**①《本草备要》："生用泻火，炒黑止血，姜汁炒治烦呕，内热用仁，表热用皮。"②《本草纲目》："治吐血、衄血、血痢、下血、血淋，损伤瘀血，及伤寒劳复，热厥头痛，疝气，汤火伤。"③朱震亨："泻三焦火，清胃脘血，治热厥心痛，解热郁，行结气。"④《药类法象》："治心烦懊憹而不得眠，心神颠倒欲绝，血滞而小便不利。"⑤《本经》："主五内邪气，胃中热气，面赤，酒疱皶鼻，白癞，赤癞，疮疡。"⑥《别录》："疗目热亦痛，胸心、大小肠大热，心中烦闷，胃中热气。"

梨皮①《滇南本草》:“敷发背疔疮。”②《本草再新》:“清心降火,滋肾益阴,主津止渴,除烦去湿。”③《陆川本草》:“治痧积暑热。”④《四川中药志》:“清暑热,止烦渴,生津,收敛。治痢疾及咳嗽有汗。”

2.四气配伍

寒——桑叶《本草纲目》:“味苦甘,寒,有小毒。”

豆豉①《别录》:“味苦,寒,无毒。”②《千金要方·食治》:“味苦甘,寒,涩,无毒。”

栀子①《本经》:“味苦,寒。”②《医林纂要》:“苦酸,寒。”

川贝《别录》:“苦,微寒,无毒。”

温——杏仁《本经》:“味甘,温。”

凉——北沙参《本草从新》:“甘苦味淡,微寒。”

梨皮《四川中药志》:“性凉,味甘涩,无毒。”

3.五味配伍

甘——北沙参《本草从新》:“甘苦味淡,微寒。”

梨皮《四川中药志》:“性凉,味甘涩,无毒。”

苦——杏仁①《本草正》:“味苦辛微甘。”②《本经》:“味甘,温。”

桑叶《本草纲目》:“味苦甘,寒,有小毒。”

豆豉《别录》:“味苦,寒,无毒。”

川贝《别录》:“苦,微寒,无毒。”

栀子①《本经》:“味苦,寒。”②《医林纂要》:“苦酸,寒。”

4.归经配伍

桑叶——《本草再新》:“入肝、肺二经。”

杏仁——①《汤液本草》:“入手太阴经。”②《雷公炮制药性解》:“入肺、大肠二经。”

北沙参——①《本草撮要》:“入手、足太阴经。”②《得配本草》:“入手太阴经。”

川贝——①《本草经解》:“入手太阴肺经、手阳明大肠经。”②王好古:“肺经。”

豆豉——①《雷公炮制药性解》:“入肺经。”②《要药分剂》:“入肺、胃二经。”

栀子皮——《雷公炮制药性解》:“入心、肺、大小肠、胃、膀胱六经。”

梨皮——《中华本草》:“肺;心;肾;大肠经。”

5.七方配伍

七味药为小方、奇方、复方。

6.七情配伍

桑叶、豆豉相须为用,增强清宣燥热,透邪外出之功。

杏仁、贝母相须为用,增强清热化痰之功。

栀子、梨皮相须为用,增强清泻肺热,止咳化痰之功。

7.量数配伍

桑叶、豆豉等量合用,轻宣燥热;杏仁较多、贝母较少合用,清化热痰;重用沙参

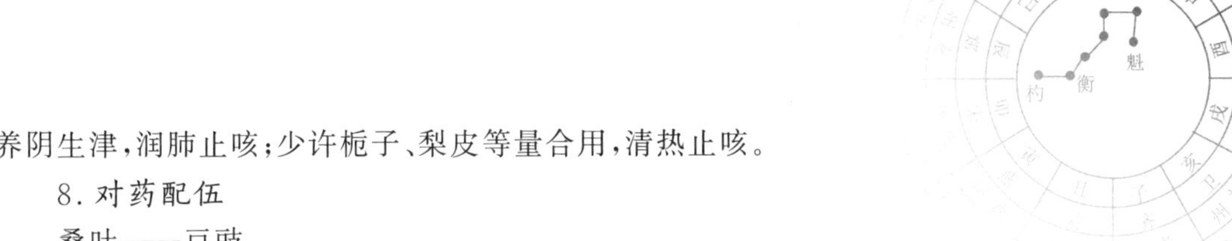

养阴生津，润肺止咳；少许栀子、梨皮等量合用，清热止咳。

8. 对药配伍

桑叶——豆豉

杏仁——贝母

栀子——梨皮

9. 趋向配伍

桑叶清宣肺热，豆豉轻宣透热，杏仁润燥止咳，贝母性清化热痰，沙参养阴生津，梨皮清热润燥，栀子清泻肺热，皆为沉降之品。

10. 阴阳配伍

桑叶、杏仁、豆豉、贝母、沙参、梨皮这六味药皆性寒凉，为阴。栀子清泻肺热，亦属阴。

11. 五行配伍

因肺苦气上逆，食辛以散之，开腠理以通气；故使用香豉味辛，为木，能行能散，桑叶、象贝、栀皮、杏仁味苦，为水，有清热之功。而五行中，水能生木，可以使辛散之力加强；配伍沙参、梨皮味甘，为土，能补能缓，滋脾行津，体现实土扶木之药，诸药合用，可使轻宣而润燥。

12. 随证加减配伍

病程短兼表症如鼻痒、鼻干、喷嚏、口渴咽干身燥者，加荆芥、石斛、知母以清宣肺热，润肺清金；病程长无表症如干咳少痰、身热、舌红少苔者，加桑白皮、玄参、天冬、麦冬、石膏以清燥热，养气阴；痉者加麻黄，取其宣肺止咳之功。

13. 名家论方

①原书主治。《温病条辨·卷一》："秋感燥气，右脉数大，伤手太阴气分者，桑杏汤 主之。"

②方论选录。张秉成《成方便读·卷三》："此因燥邪伤上，肺之津液素亏，故见右脉数大之象，而辛苦温散之法，似又不可用矣。止宜轻扬解外，凉润清金耳。桑乃箕星之精，箕好风，故善搜风，其叶轻扬，其纹象络，其味辛苦而平，故能轻解上焦脉络之邪。杏仁苦辛温润，外解风寒，内降肺气。但微寒骤束，胸中必为不舒，或痰或滞，壅于上焦，久而化热，故以香豉散肌表之客邪，宣胸中之陈腐。象贝化痰，栀皮清热。沙参、梨皮养阴降火，两者兼之，使邪去而津液不伤，乃为合法耳。"

14. 方歌

桑杏汤中浙贝宜，沙参栀豉与梨皮，干咳鼻涸又身热，清宣凉润温燥医。

清燥救肺汤

出自《医门法律》。

【处方】桑叶（经霜者，去枝、梗，净叶）（9g），石膏（煅）（8g），甘草、胡麻仁（炒，研）、真阿胶、枇杷叶（刷去毛，蜜涂，炙黄）（各 3g），麦门冬（去心）（4g），人参、杏仁

（泡，去皮尖，炒黄）（各 2g）。

【主治】温燥伤肺，气阴两伤证。身热头痛，干咳无痰，气逆而喘，咽喉干燥，鼻燥，心烦口渴，胸满胁痛，舌干少苔，脉虚大而数。

【功能】清燥润肺，养阴益气。

【用法用量】水一碗，煎六分，频频二三次，滚热服。现代用法：水煎，频频热服。

方中重用桑叶质轻性寒，轻宣肺燥，透邪外出，为君药。温燥犯肺，温者属热宜清，燥胜则干宜润，故臣以石膏辛甘而寒，清泄肺热；麦冬甘寒，养阴润肺。石膏虽沉寒，但用量轻于桑叶，则不碍君药之轻宣；麦冬虽滋润，但用量不及桑叶之半，自不妨君药之外散。君臣相伍，宣中有清，清中有润，是为清宣润肺的常用组合。人参益气生津，合甘草以培土生金；胡麻仁、阿胶助麦冬养阴润肺，肺得滋润，则治节有权；杏仁、枇杷叶苦降肺气，以上均为佐药。甘草兼能调和诸药，是为使药。

1. 君臣佐使配伍

君——**桑叶**①《本经》："除寒热，出汗。"②《日华子本草》："利五脏，通关节，下气，煎服；除风痛出汗，并扑损瘀血，并蒸后罯；蛇虫蜈蚣咬，盐挼敷上。"③《本草从新》："滋燥，凉血，止血。"④《本草求真》："清肺泻胃，凉血燥湿。"⑤《本草纲目》："治劳热咳嗽，明目，长发。"⑥《本草经疏》："桑叶，甘所以益血，寒所以凉血，甘寒相合，故下气而益阴，是以能主阴虚寒热及因内热出汗。其性兼燥，故又能除脚气水肿，利大小肠，除风。经霜则兼清肃，故又能明目而止渴。发者血之余也，益血故又能长发，凉血故又止吐血。合痈口，罨穿掌，疗汤火，皆清凉补血之功也。"⑦张寿颐："桑叶，以老而经霜者为佳，欲其气之全、力之厚也，故入药用冬桑叶，亦曰霜桑叶。"⑧《重庆堂随笔》："桑叶，虽治盗汗，而风温暑热服之，肺气清肃，即能汗解。息内风而除头痛，止风行肠胃之泄泻，已肝热妄行之崩漏，胎前诸病，由于肝热者尤为要药。"

臣——**石膏**①《本经》："主中风寒热，心下逆气，惊喘，口干舌焦，不能息，腹中坚痛，产乳，金疮。"②《别录》："除时气头痛身热，三焦大热，皮肤热，肠胃中膈热，解肌发汗，止消渴烦逆，腹胀暴气喘息，咽热。亦可作浴汤。"③《药性论》："治伤寒头痛如裂，壮热，皮如火燥，烦渴，解肌，出毒汗，主通胃中结，烦闷，心下急，烦躁，治唇口干焦。和葱煎茶去头痛。"④《日华子本草》："治天行热狂，下乳，头风旋，心烦躁，揩齿益齿。"⑤《珍珠囊》："止阳明头痛，止消渴，中暑，潮热。"⑥《用药心法》："胃经大寒药，润肺除热，发散阴邪，缓脾益气。"⑦《长沙药解》："清心肺，治烦躁，泄郁热，止燥渴，治热狂，火嗽，收热汗，消热痰，住鼻衄，调口疮，理咽痛，通乳汁，平乳痈，解火灼，疗金疮。"

麦冬①《本经》："主心腹结气，伤中伤饱，胃络脉绝，羸瘦短气。"②《别录》："疗身重目黄，心下支满，虚劳客热，口干燥渴，止呕吐，愈痿蹶，强阴益精，消谷调中，保神，定肺气，安五脏，令人肥健。”③《药性论》：“治热毒，止烦渴，主大水面目肢节浮肿，下水。治肺痿吐脓，主泄精。”④《本草衍义》：“治心肺虚热。”⑤《福建民间草药》：“能清心益肝，利尿解热，治小便淋闭，小儿肝热。”⑥《神农本草经》：“主心腹结气，伤中伤饱，胃络脉绝，羸瘦短气。”⑦《本草汇言》：“麦门冬，清心润肺之药也。主心气不足，惊悸怔忡，健忘恍惚，精神失守；或肺热肺燥，咳声连发，肺痿叶焦，短气虚喘，火伏肺中，咯血咳血；或虚劳客热，津液干少；或脾胃燥涸，虚秘便难；此皆心肺肾脾元虚火郁之证也。然而味甘气平，能益肺金，味苦性寒，能降心火，体润质补，能养肾髓，专治劳损虚热之功居多。如前古主心腹结气，伤中伤饱，胃络脉绝，羸瘦短气等疾，则属劳损明矣。”⑧《本草新编》：“麦门冬，泻肺中之伏火，清胃中之热邪，补心气之劳伤，止血家之呕吐，益精强阴，解烦止渴，美颜色，悦肌肤，退虚热，解肺燥，定咳嗽，真可持之为君而又可借之为臣使也。”

佐——**人参** ①《本经》：“主补五脏，安精神，止惊悸，除邪气，明目，开心益智。”②《药性论》：“主五脏气不足，五劳七伤，虚损瘦弱，吐逆不下食，止霍乱烦闷呕哕，补五脏六腑，保中守神。”“消胸中痰，主肺痿吐脓及痫疾，冷气逆上，伤寒不下食，病人虚而多梦纷纭，加而用之。”③《日华子本草》：“调中治气，消食开胃。”④《医学启源》：“治脾胃阳气不足及肺气促，短气、少气，补中缓中，泻肺脾胃中火邪。”⑤《主治秘要》：补元气，止泻，生津液。”⑥《本草纲目》：“治男妇一切虚证，发热自汗，眩晕头痛，反胃吐食，痎疟，滑泻久痢，小便频数，淋沥，劳倦内伤，中风，中暑，痿痹，吐血，嗽血，下血，血淋，血崩，胎前产后诸病。”

麻仁《全国中草药汇编》：“润燥滑肠，滋养肝肾。用于津枯血燥、大便秘结，病后体虚、眩晕乏力等症。用于津枯血燥、大便秘结，可以单独应用，也可与胡桃肉、蜂蜜等配合应用。对病后体虚、眩晕等症，可与女贞子、桑椹子等同用。此外，脂麻油可作软膏基础剂，在煎熬膏药时尤为必用的药品。”

阿胶①《本经》：“主心腹内崩，劳极洒洒如疟状，腰腹痛，四肢酸疼，女子下血。安胎。久服益气。”②《别录》：“丈夫小腹痛，虚劳羸瘦，阴气不足，脚酸不能久立，养肝气。”③《药性论》：“主坚筋骨，益气止痢。”④《本草纲目》：“疗吐血、衄血、血淋、尿血，肠风，下痢。女人血痛、血枯、经水不调，无子，崩中，带下，胎前产后诸疾。男女一切风病，骨节疼痛，水气浮肿，虚劳咳嗽喘急，肺痿唾脓血，及痈疽肿毒。和血滋阴，除风润燥，化痰清肺，利小便，调大肠。”⑤《纲目拾遗》：“治内伤腰痛，强力伸筋，添精固肾。”⑥《日华子本草》：“治一切风，并鼻洪、吐血、肠风、血痢及崩中带下。”⑦《汤液本草》：“阿胶益肺气，肺虚极损，咳嗽唾脓血，非阿胶不补。仲景猪苓汤用阿胶，滑以利水道。”⑧《活人书》：“四物汤加减例，妊娠下血者加阿胶。”⑨《本草经疏》：“阿胶，主女子下血，腹内崩，劳极洒洒如疟状，腰腹痛，四肢酸疼，胎不安及丈夫少腹痛，虚劳羸瘦，阴气不足，脚酸不能久立等证，皆由于精血虚，肝肾不足，法当补肝益血。”

杏仁①《神农本草经》：“主咳逆上气雷鸣，喉痹，下气，产乳金疮，寒心奔豚。②《本草求真》：“杏仁，既有发散风寒之能，复有下气除喘之力，缘辛则散邪，苦则下气，润则通秘，温则宣滞行痰。”③《长沙药解》：“肺主藏气，降于胸膈而行于经络，气逆则胸膈闭阻而生喘咳，藏病而不能降，因以痞塞，经病而不能行，于是肿痛。杏仁疏利开通，破壅降逆，善于开痹而止喘，消肿而润燥，调理气分之郁，无以易此。”④《本经》：“主咳逆上气雷鸣，喉痹，下气，产乳金疮，寒心奔豚。”⑤《别录》：“主惊痫，心下烦热，风气去来，时行头痛，解肌，消心下急，杀狗毒。”⑥《药性论》：“治腹痹不通，发汗，主温病。治心下急满痛，除心腹烦闷，疗肺气咳嗽，上气喘促。入天门冬煎，润心肺。可和酪作汤，益润声气。宿即动冷气。”⑦《医学启源》：“除肺中燥，治风燥在于胸膈。《主治秘要》云，润肺气，消食，升滞气。”⑧《本草纲目》：“杏仁能散能降，故解肌、散风、降气、润燥、消积，治伤损药中用之。治疮杀虫，用其毒也。治风寒肺病药中，亦有连皮尖用者，取其发散也。”⑨《滇南本草》：“止咳嗽，消痰润肺，润肠胃，消面粉积，下气，治疳虫。”

枇杷叶①《别录》：“主卒啘不止，下气。”②《食疗本草》：“煮汁饮，主渴疾，治肺气热嗽及肺风疮，胸、面上疮。”③《滇南本草》：“止咳嗽，消痰定喘，能断痰丝，化顽痰，散吼喘，止气促。”④《本草纲目》：“和胃降气，清热解暑毒，疗脚气。枇杷叶，治肺胃之病，大多取其下气之功耳。气下则火降痰顺，而逆者不逆，呕者不呕，渴者不渴，咳者不咳矣。”⑤《本草再新》：“清肺气，降肺火，止咳化痰，止吐血呛血，治痈痿热毒。”⑥《本草汇言》：“枇杷叶，安胃气，润心肺，养肝肾之药也。”⑦沈孔庭曰：“主呕哕反胃而吐食不止，安胃气也；或气逆痰滞而咳嗽靡宁，润肺气也；或虚火烦的而舌干口澡，养肾气也；或瘟疫暑？而热渴不解，凉心气也。”⑧《重庆堂随笔》：“枇杷叶，凡风温、温热、暑、燥诸邪在肺者，皆可用以保柔金而肃治节；香而不燥，凡湿温、疫疠、秽毒之邪在胃者，皆可用以澄浊气而廓中州。”

使——**甘草**①《本经》：“主五脏六腑寒热邪气，坚筋骨，长肌肉，倍力，金疮肿，解毒。”②《药性论》：“主腹中冷痛，治惊痫，除腹胀满；补益五脏；制诸药毒；养肾气内伤，令人阴(不)痿；主妇人血沥腰痛；虚而多热；加而用之。”

2. 四气配伍

寒——桑叶《本草纲目》：“味苦甘，寒，有小毒。”

麦冬①《医林纂要》:“甘淡微苦,微寒。②《别录》:“微寒,无毒。”③《医学启源》:“气寒,味微苦。”

石膏①《本经》:“味辛,微寒。”②《别录》:“甘,大寒,无毒。

温——杏仁《本经》:“味甘,温。”

人参《别录》:“微温,无毒。”

凉——枇杷叶《滇南本草》:“性微寒,味苦辛。”

平——阿胶①《本经》:“味甘,平。”②《医学启源》:“《主治秘要》云,性平,味淡。”

麻仁《全国中草药汇编》:“甘,平。”

甘草①《本经》:“味甘,平。”②《珍珠囊》:“生甘,平;炙甘,温。”

3. 五味配伍

辛——石膏①《本经》:“味辛,微寒。”②《别录》:“甘,大寒,无毒。”

甘——阿胶《本经》:“味甘,平。”

麦冬①《医林纂要》:“甘淡微苦,微寒。”②《别录》:“微寒,无毒。”③《医学启源》:“气寒,味微苦。”④《本经》:“味甘,平。”

麻仁《全国中草药汇编》:“甘,平。”

甘草①《雷公炮制药性解》:“入心、脾二经。”②《本草经解》:“入手太阴肺经、足太阴脾经。”

人参①《本经》:“味甘,微寒。”②《本草备要》:“生,甘苦,微凉;熟,甘,温。”

苦——桑叶《本草纲目》:“味苦甘,寒,有小毒。”

杏仁①《本草正》:“味苦辛微甘。”②《本经》:“味甘,温。”

枇杷叶《滇南本草》:“性微寒,味苦辛。”

4. 归经配伍

桑叶——《本草再新》:“入肝、肺二经。”

石膏——《汤液本草》:“入手太阴、少阳,足阳明经。”

麦冬——①《本草蒙筌》:“入手太阴、少阴。”②《本草经疏》:“入足阳明,兼入手少阴、太阴。”

人参——①《本草汇言》:“入肺、脾二经。”②《药品化义》:“入脾、胃、肺三经。”

麻仁——《全国中草药汇编》:“入肺、脾、肝、肾经。”

阿胶——《汤液本草》:“入手太阴、足少阴、厥阴经。”

杏仁——①《汤液本草》:“入手太阴经。”②《雷公炮制药性解》:“入肺、大肠二经。”

枇杷叶——①《本草经疏》:“入手太阴、足阳明经。”②《滇南本草》:“入肺。”

甘草——①《雷公炮制药性解》:“入心、脾二经。”②《本草经解》:“入手太阴肺经、足太阴脾经。”

5. 七方配伍

九味药为大方、奇方。

6. 七情配伍

桑叶、麦冬相使为用，增强轻宣肺燥、养阴润肺之功。

人参、甘草相须为用，增强益气生津之功。

胡麻仁、阿胶相须为用，增强养阴润肺之功。

杏仁、枇杷叶相须为用，能苦降肺气。

7. 量数配伍

较多桑叶性寒味苦，较少麦冬性寒味甘，虽滋润，但用量不及桑叶一半，不妨碍君药外散，轻宣肺燥，养阴润肺；少量人参益气生津、和少量甘草以培土生金；少许等量胡麻仁、阿胶，养阴润肺；少量杏仁、枇杷叶，苦降肺气；较多石膏性寒味辛，清泻肺热，用量轻于桑叶，不妨碍君药轻宣。

8. 对药配伍

桑叶——麦冬

人参——甘草

胡麻仁——阿胶

杏仁——枇杷叶

9. 趋向配伍

人参性温味甘，益气生津；杏仁性温味苦，为升浮之品。桑叶性寒味苦，轻宣肺燥；石膏性寒味辛，清泻肺热；麦冬性寒味甘；枇杷叶性寒味苦，苦降肺气，为沉降之品。胡麻仁性平味甘；阿胶性平味甘，养阴润肺；甘草性平味甘，调和诸药，为平和之品。

10. 阴阳配伍

人参、杏仁性温为阳。桑叶、石膏、麦冬、枇杷叶皆性寒为阴。胡麻仁、阿胶、甘草皆性甘平，为阴阳平和。

11. 五行配伍

石膏味辛，为木，有辛散之性；甘草、人参、胡麻仁、阿胶性平味甘，麦门冬甘，为土，有补益之功，杏仁、枇杷叶、桑叶味苦，为水，能滋阴润燥之功，诸药合用，体现了五行中培土生金的原则，重在清燥润肺，养阴益气。

12. 随证加减配伍

若痰多，加川贝、瓜蒌以润燥化痰；热甚者，加羚羊角、水牛角以清热凉血。

13. 名家论方

①原书主治。《医门法律・卷四》："治诸气賁郁，诸痿喘呕。"

②方论选录。罗美《古今名医方论・卷一》："古方用香燥之品以治气郁，不获奏效者，以火就燥也。惟缪仲淳知之，故用甘凉滋润之品，以清金保肺立法。喻氏宗其旨，集诸润剂而制清燥救肺汤，用意深，取药当，无遗蕴矣。石膏、麦冬秉西方

之色，多液而甘寒，培肺金主气之源，而气不可郁。土为金母，子病则母虚，用甘草调补中宫生气之源，而金有所持。金燥则水无以食气而相生，母令子虚矣，取阿胶、胡麻黑色通肾者，滋其阴以上通生水之源，而金始不孤。西方虚，则东方实矣，木实金平之，二叶秉东方之色，入通于肝，枇杷叶外应毫毛，固肝家之肺药，而经霜之桑叶，非肺家之肝药乎？损其肺者，益其气，人参之甘以补气。气有余便是火，故佐杏仁之苦以降气，气降火亦降，而治节有权，气行则不郁，诸痿喘呕自除矣。要知诸气膹郁，则肺气必大虚，若泥于肺热伤肺之说，而不用人参，必郁不开而火愈炽，皮聚毛落，喘而不休，此名之救肺，凉而能补之谓也。若谓实火可泻，而久服芩、连，反从火化，亡可立待耳。愚所以服膺此方而深赞之。”

14. 方歌

清燥救肺桑麦膏，参胶胡麻杏杷草，清宣润肺养气阴，温燥伤肺气阴耗。

第二节 滋阴润燥

麦门冬汤

出自《金匮要略·肺痿肺痈咳嗽上气病脉证并治》。“大逆上气，咽喉不利，止逆下气者，麦门冬汤主之。”

【处方】麦门冬(42g)，半夏、甘草(各 6g)，人参(9g)，粳米(3g)，大枣(4 枚)。

【主治】①虚热肺痿。咳嗽气喘，咽喉不利，咯痰不爽，或咳唾涎沫，口干咽燥，手足心热，舌红少苔，脉虚数。

②胃阴不足证。呕吐，纳少，呃逆，口渴咽干，舌红少苔，脉虚数。

【功能】润肺益胃，降逆下气。

【用法用量】上六味，以水一斗二升，煮取六升，温服一升，日三夜一服。现代用法：水煎服。

方中重用麦门冬甘寒清润，入肺胃两经，养阴生津，滋液润燥，以清虚热，为君药。臣以人参、甘草、粳米、大枣益胃气、养胃阴，中气充盛，则津液自能上归于肺。肺胃气逆，故佐以少量半夏降逆下气，化其痰涎，虽属辛温之性，但与大量麦门冬配伍则其燥被制，且麦门冬得半夏则滋而不腻，相反相成。其中甘草还能润肺利咽，调和诸药，以为使。药仅六味，主从有序，润降得宜，生胃阴而润肺燥，下逆气而止浊唾，亦补土生金，虚则补母之法。

1. 君臣佐使配伍

君——**麦冬**①《本经》：“主心腹结气，伤中伤饱，胃络脉绝，羸瘦短气。”②《别录》：“疗身重目黄，心下支满，虚劳客热，口干燥渴，止呕吐，愈痿蹶，强阴益精，消谷调中，保神，定肺气，安五脏，令人肥健。”③《药性论》：“治热毒，止烦渴，主大水面目肢节浮肿，下水。治肺痿吐脓，主泄精。”④《本草衍义》：“治心肺虚热。”⑤《福建民间草药》：“能清心益肝，利尿解热，治小便淋闭，小儿肝热。”⑥《神农本草经》：“主心腹结气，伤中伤饱，胃络脉绝，羸瘦短气。”⑦《本草汇言》：“麦门冬，清心润肺之药也。主心气不足，惊悸怔忡，健忘恍惚，精神失守；或肺热肺燥，咳声连发，肺痿叶焦，短气虚喘，火伏肺中，咯血咳血；或虚劳客热，津液干少；或脾胃燥涸，虚秘便难；此皆心肺肾脾元虚火郁之证也。然而味甘气平，能益肺金，味苦性寒，能降心火，体润质补，能养肾髓，专治劳损虚热之功居多。如前古主心腹结气，伤中伤饱，胃络脉绝，羸瘦短气等疾，则属劳损明矣。”⑧《本草新编》：“麦门冬，泻肺中之伏火，清胃中之热邪，补心气之劳伤，止血家之呕吐，益精强阴，解烦止渴，美颜色，悦肌肤，退虚热，解肺燥，定咳嗽，真可持之为君而又可借之为臣使也。”

臣——**人参**①《本经》：“主补五脏，安精神，止惊悸，除邪气，明目，开心益智。”②《药性论》：“主五脏气不足，五劳七伤，虚损瘦弱，吐逆不下食，止霍乱烦闷呕哕，补五脏六腑，保中守神。”③”消胸中痰，主肺痿吐脓及痫疾，冷气逆上，伤寒不下食，病人虚而多梦纷纭，加而用之。”④《日华子本草》：“调中治气，消食开胃。”⑤《医学启源》：“治脾胃阳气不足及肺气促，短气、少气，补中缓中，泻肺脾胃中火邪。”⑥《主治秘要》：“补元气，止泻，生津液。”⑦《本草纲目》：“治男妇一切虚证，发热自汗，眩晕头痛，反胃吐食，痎疟，滑泻久痢，小便频数，淋沥，劳倦内伤，中风，中暑，痿痹，吐血，嗽血，下血，血淋，血崩，胎前产后诸病。”

甘草①《本经》：“主五脏六腑寒热邪气，坚筋骨，长肌肉，倍力，金疮肿，解毒。”②《药性论》：“主腹中冷痛，治惊痫，除腹胀满；补益五脏；制诸药毒；养肾气内伤，令人阴(不)痿；主妇人血沥腰痛；虚而多热；加而用之。”

大枣①《本经》：“主心腹邪气，安中养脾，助十二经。平胃气，通九窍，补少气、少津液，身中不足，大惊，四肢重，和百药。”②《别录》：“补中益气，强力，除烦闷，疗心下悬，肠僻澼。”③孟诜：“主补津液，洗心腹邪气，和百药毒，通九窍，补不足气，煮食补肠胃，肥中益气第一，小儿患秋痢，与虫枣食，良。”④李杲：“温以补脾经不足，甘以缓阴血，和阴阳，调营卫，生津液。”⑤《本草再新》：“补中益气，滋肾暖胃，治阴虚。”⑥《长沙药解》：“大枣，补太阴之精，化阳明之气，生津润肺而除燥，养血滋肝而息风，疗脾胃衰损，调经脉虚芤。其味浓而质厚，则长于补血，而短于补气。人参之补土，补气似生血也；大枣之补土，补血以化气也，是以偏补脾精而养肝血。凡内伤肝脾之病，土虚木燥，风动血耗者，非此不可。”

粳米①《别录》：“主益气，止烦，止泄。”②《千金要方·食治》：“平胃气，长肌肉。”③《滇南本草》：“治诸虚百损，强阴壮骨，生津，明目，长智。”④《本草纲目》：“粳米粥：利小便，止烦渴，养肠胃。”“炒米汤：益胃除湿。”⑤《本草经疏》：“粳米即人所常食米，为五谷之长，人相赖以为命者也。其味甘而淡，其性平而无毒，虽专主脾胃，而五脏生气，血脉精髓，因之以充溢，周身筋骨肌肉皮肤，因之而强健。”

佐——**半夏**①《本经》：“主伤寒寒热，心下坚，下气，喉咽肿痛，头眩胸胀，咳逆，肠鸣，止汗。”②《别录》：“消心腹胸膈痰热满结，咳嗽上气，心下急痛坚痞，时气呕逆；消痈肿，堕胎，疗痿黄，悦泽面目。生令人吐，熟令人下。”③《药性论》：“消痰涎，开胃健脾，止呕吐，去胸中痰满，下肺气，主咳结。新生者摩涂痈肿不消，能除瘤瘿。气虚而有痰气，加而用之。”④《本草纲目》：“治腹胀，目不得瞑，白浊，梦遗，带下。脾无留湿不生痰，故脾为生痰之源，肺为贮痰之器。半夏能主痰饮及腹胀者，为其体滑而味辛性温也，涎滑能润，辛温能散亦能润，故行湿而通大便，利窍而泄小便，所谓辛走气能化痰，辛以润之是矣。”⑤《本草衍义》：“半夏，今人惟知去痰，不言益脾，盖能分水故也。脾恶湿，湿则濡而困，困则不能制水。”⑥《医学启源》：“治寒痰及形寒饮冷伤肺而咳，大和胃气，除胃寒，进饮食。治太阳痰厥头痛，非此不能除。”⑦《主治秘要》：“燥胃湿，化痰，益脾胃气，消肿散结，除胸中痰涎。”⑧朱震亨：“治眉棱骨痛。”

2. 四气配伍

寒——麦冬①《医林纂要》：“甘淡微苦，微寒。②《别录》：“微寒，无毒。”③《医学启源》：“气寒，味微苦。”

温——人参《别录》：“微温，无毒。”

甘草①《本经》甘，平。”②《珍珠囊》：“生甘，平；炙甘，温。”

大枣①《本经》平。②孟诜：“温。”

平——粳米①《别录》：“味苦，平，无毒。”②《千金要方·食治》：“味辛苦，平，无毒。生者冷，燔者热。”

半夏《本经》：“辛，平。”

3. 五味配伍

辛——半夏《本经》：“辛，平。”

甘——人参①《本经》：“味甘，微寒。”②《本草备要》：“生，甘苦，微凉；熟，甘，温。”

甘草《本经》：“味甘，平。”

麦冬①《医林纂要》：“甘淡微苦，微寒。②《别录》：“微寒，无毒。”③《医学启源》：“气寒，味微苦。”④《本经》：“味甘，平。”

大枣①《本经》：“味甘，平。”②孟诜：“温。”

粳米①《别录》无毒。”②《本草纲目》：“北粳：凉；南粳：温；赤粳：热；白粳:凉;晚白粳:寒;新粳:热;陈粳:凉。”

4. 归经配伍

麦冬——①《本草蒙筌》:“入手太阴、少阴。”②《本草经疏》:“入足阳明,兼入手少阴、太阴。

人参——①《本草汇言》:“入肺、脾二经。”②《药品化义》:“入脾、胃、肺三经。”

甘草——①《雷公炮制药性解》:“入心、脾二经。”②《本草经解》:“入手太阴肺经、足太阴脾经。”

大枣——《本草经疏》:“入足太阴,阳明经。”

粳米——《本草求真》:“入脾、胃经。”

半夏——①《雷公炮制药性解》:“入肺、脾、胃三经。”②《本草经疏》:“入足太阴、阳明、少阳,手少阴经。”

5. 七方配伍

六味药为小方、偶方。

6. 七情配伍

人参、麦冬,养阴清热,增强益气生津之功。

甘草、大枣相须为用,增强益气养胃之功。

7. 量数配伍

重用麦冬,甘寒清润,既养肺胃之阴,又清肺胃虚热;用较多人参助麦冬,益气生津;佐以较多大枣,以及少量粳米,益气养胃;少许甘草润肺利咽,调和诸药。少量半夏降利肺气。

8. 对药配伍

人参——麦冬

甘草——大枣

9. 趋向配伍

人参益气生津,粳米、大枣益气养胃,为升浮之品。麦冬养阴清热,半夏降逆化痰,甘草润肺利咽,为沉降之品。

10. 阴阳配伍

人参益气生津,粳米、大枣益气养胃,为阳。麦冬养阴清热,半夏降逆化痰,甘草润肺利咽,为阴。

11. 五行配伍

麦门冬性寒味甘,人参性温味甘,甘草性平味甘,粳米性平味甘,大枣性平味甘,为土,有补益之功。半夏性温味辛,为木,有辛散之性。诸药合用,体现了五行中培土生金的原则,重在清养肺胃,降逆下气。

12. 随证加减配伍

若津伤甚者,可加沙参、玉竹以养阴液;若阴虚胃痛,脘腹灼热者,可加石斛、白芍以增加养阴益胃止痛之功。

13. 名家论方

①原书主治。《金匮要略·肺痿肺痈咳嗽上气病脉证并治》:"大逆上气,咽喉不利,止逆下气者,麦门冬汤主之。"

②方论选录。魏念庭《金匮要略方论本义·卷七》:"火逆上气,夹热气冲也;咽喉不利,肺燥津干也,主之以麦冬生津润燥,佐以半夏,开其结聚;人参、甘草、粳米、大赛,概施补益于胃土,以资肺金之助,是为肺虚有热津短者立法也。亦所以预救乎肺虚而有热之痿也。"

③《圣济总录》:"此胃中津液干枯,虚火上炎之证,治本之良法也。夫用降火之药,而火反升;用寒凉之药,而热转炽者,徒知与火热相争,未思及必不可得之数,不惟无益,而反害之。凡肺病有胃气则生,无胃气则死。胃气者,肺之母气也。孰知仲景有此妙法,于麦冬、人参、甘草、粳米、大枣大补中气,大生津液,此中增入半夏之辛温一味,其利咽下气,非半夏之功,实善用半夏之功,擅古今未有之奇矣。"

14. 方歌

麦门冬汤用人参,枣草粳米半夏存,肺痿咳逆因虚火,清养肺胃此方珍。

增液汤

出自《温病条辨》。

【处方】玄参一两(30g),麦冬(连心)八钱(24g),细生地八钱(24g)。

【主治】阳明温病,津亏便秘证。大便秘结,口渴,舌干红,脉细数或沉而无力。

【功能】增液润燥。

【用法用量】水八杯,煮取三杯,口干则与饮令尽;不便,再作服。现代用法:水煎服。

方中重用玄参苦咸寒,养阴生津,启肾水以滋肠燥,为君药。麦冬甘寒,增液润燥;细生地甘苦寒,养阴润燥,共为臣佐药。三药合用,养阴增液,使肠燥得润,大便自下,故名之日"增液汤"。本方咸寒苦甘同用,为增水行舟之计,然非重用不为功。

1. 君臣佐使配伍

君——**玄参**①《本草纲目》:"滋阴降火,解斑毒,利咽喉,通小便血滞。"②《品汇精要》:"消咽喉之肿,泻无根之火。"③《医学启源》:"治心烦懊憹而不得眠,心神颠倒欲绝,血滞小便不利。"④《日华子本草》:"治头风热毒游风,补虚劳损,心惊烦躁,劣乏骨蒸,传尸邪气,止健忘,消肿毒。"⑤《本草正义》:"疗胸膈心肺热邪,清膀胱肝肾热结。疗风热之咽痛,泄肝阳之目赤,止自汗盗汗,治吐血衄血。"⑥《医学衷中参西录》:"玄参,味甘微苦,性凉多液,原为清补肾经之药。又能入肺以清肺家烁热,解毒消火,最宜于肺病结核,肺热咳嗽。"⑦《药品化义》:"戴人谓肾本寒,虚则热。如纵欲耗精,真阴亏损,致虚火上炎,以玄参滋阴抑火。凡头疼、热毒、耳鸣、咽痛、喉风、瘰疬、伤寒阳毒、心下懊憹,皆无根浮游之火为患,此有清上澈下之功。凡治肾虚，大有分别，肾之经虚则寒而湿，宜温补之；肾之脏虚则热而燥，宜凉补之；独此凉润滋肾，功胜知、柏，特为肾脏君药。”

臣——**麦冬**①《本草汇言》：“麦门冬，清心润肺之药也。主心气不足，惊悸怔忡，健忘恍惚，精神失守；或肺热肺燥，咳声连发，肺痿叶焦，短气虚喘，火伏肺中，咯血咳血；或虚劳客热，津液干少；或脾胃燥涸，虚秘便难；此皆心肺肾脾元虚火郁之证也。然而味甘气平，能益肺金，味苦性寒，能降心火，体润质补，能养肾髓，专治劳损虚热之功居多。如前古主心腹结气，伤中伤饱，胃络脉绝，羸瘦短气等疾，则属劳损明矣。”②《本草新编》：“麦门冬，泻肺中之伏火，清胃中之热邪，补心气之劳伤，止血家之呕吐，益精强阴，解烦止渴，美颜色，悦肌肤，退虚热，解肺燥，定咳嗽，真可持之为君而又可借之为臣使也。”③《本经》：“主心腹结气，伤中伤饱，胃络脉绝，羸瘦短气。”④《别录》：“疗身重目黄，心下支满，虚劳客热，口干燥渴，止呕吐，愈痿蹶，强阴益精，消谷调中，保神，定肺气，安五脏，令人肥健。”⑤《药性论》：“治热毒，止烦渴，主大水面目肢节浮肿，下水。治肺痿吐脓，主泄精。”⑥《本草衍义》：“治心肺虚热。”⑦《福建民间草药》：“能清心益肝，利尿解热，治小便淋闭，小儿肝热。”⑧《神农本草经》：“主心腹结气，伤中伤饱，胃络脉绝，羸瘦短气。”

生地①《本经》：“主折跌绝筋，伤中，逐血痹，填骨髓，长肌肉，作汤除寒热积聚，除痹。生者尤良。”②《别录》：“主男子五劳七伤，女子伤中，胞漏下血，破恶血，溺血，利大小肠，去胃中宿食，补五脏，内伤不足，通血脉，益气力，利耳目。”③《本草从新》：“治血虚发热，常觉饥馁，倦怠嗜卧，胸膈痞闷；调经安胎。”④《日华子本草》：“治惊悸劳劣，心肺损，吐血，鼻衄，妇人崩中血晕，助筋骨。”⑤《本草经疏》：“干地黄，乃补肾家之要药，益阴血之上品。生地黄性大寒，凡产后恶食作泻，虽见发热恶露作痛，不可用，用则泄不止。胃气者，后天元气之本也，胃困则饮食不运，精血不生，虚热何自而退，故并当归忌之。”⑥《本经逢原》：“干地黄，内专凉血滋阴，外润皮肤荣泽，病人虚而有热者宜加用之。戴元礼曰：‘阴微阳盛，相火炽强，来乘阴位，日渐煎熬，阴虚火旺之症，宜生地黄以滋阴退阳。’”

2. 四气配伍

寒——麦冬①《医林纂要》：“甘淡微苦，微寒。②《别录》：“微寒，无毒。”③《医学启源》：“气寒，味微苦。”

生地①《本经》：“味甘，寒。”②《别录》：“苦，无毒。”

凉——玄参《药品化义》：“味微苦微咸略甘，性凉。”

3. 五味配伍

甘——麦冬①《医林纂要》：“甘淡微苦，微寒。②《别录》：“微寒，无毒。”③《医学启源》:"气寒,味微苦。"④《本经》:"味甘,平。"

生地《本经》:"味甘,寒。"

苦——玄参《药品化义》:"味微苦微咸略甘,性凉。"

4. 归经配伍

玄参——《雷公炮制药性解》:"入心、肺、肾三经。"

麦冬——①《本草蒙筌》:"入手太阴、少阴。"②《本草经疏》:"入足阳明,兼入手少阴、太阴。"

生地——①《雷公炮制药性解》:"入心、肝、脾、肺四经。"②《汤液本草》:"入手太阳、少阴经。"

5. 七方配伍

三味药为小方、奇方。

6. 七情配伍

玄参、生地相使为用,增强滋阴润燥之功。

生地、麦冬相使为用,增强养阴生津之功。

7. 量数配伍

重用玄参苦咸而凉,滋阴润燥,壮水制火,启肾水滋肠燥。麦冬、生地等量合用,加强滋阴润燥之功。三药合用,养阴增液,以补药之体为泻药之用,使肠燥得润,大便得下。

8. 对药配伍

玄参——生地

麦冬——生地

9. 趋向配伍

玄参性寒味苦、生地性凉味甘,滋阴润燥;麦冬性寒味甘,养阴增液,皆为沉降之品。

10. 阴阳配伍

玄参、生地、麦冬性寒凉,养阴增液,为阴。

11. 五行配伍

玄参性寒味苦,为水,有沉降之功,麦冬性寒味甘,细生地性凉味甘,为土,有沉降之功。诸药合用,体现了五行中培土生金,金生水的原则,重在增水行舟。

12. 随证加减配伍

增液承气汤出自《温病条辨》。主治热结阴亏证。燥屎不行,下之不通,脘腹胀满,口干唇燥,舌红苔黄,脉细数。

13. 名家论方

①原书主治。《温病条辨·卷二》:"阳明温病,无上焦证,数日不大便,当下之,其人阴素虚,不可行承气者,增液汤主之。"

②方论选录。吴瑭《温病条辨·卷二》:"温病之不大便,不出热结、液干二者

之外。其偏于阳邪炽甚，热结之实证，则从承气法矣；其偏于阴亏液涸之半虚半实证，则不可混施承气，故以此法代之。独取元参为君者，元参味苦咸微寒，壮水制火，通二便，启肾水上潮于天，其能治液干，固不待言，《本经》称其主治腹中寒热积聚，其并能解热结可知。麦冬主治心腹结气，伤中伤饱，胃络脉绝，羸瘦短气，亦系能补能润能通之品，故以为之佐。生地亦主寒热积聚，逐血痹，用细者，取其补而不腻，兼能走络也。三者合用，作增水行舟之计，故汤名增液，但非重用不为功。”“此方……妙在寓泻于补，以补药之体作泻药之用，既可攻实，又可防虚。余治体虚之温病，与前医误伤津液，不大便，半虚半实之证，专以此法救之，无不应手而效。”

14. 方歌

增液玄参与地冬，热病津枯便不通，补药之体作泻剂，若非重用不为功。

第十四章　祛湿剂

第一节　燥湿和胃

平胃散

出自《简要济众方》。

【处方】苍术(去黑皮,捣为粗末,炒黄色)(120g),厚朴(去粗皮,涂生姜汁,炙令香熟)(90g),陈橘皮(洗令净,焙干)(60g),甘草(炙黄)(30g)。

【主治】湿滞脾胃证。脘腹胀满,不思饮食,口淡无味,恶心呕吐,嗳气吞酸,肢体沉重,怠惰嗜卧,常多自利,舌苔白腻而厚,脉缓。

【功能】燥湿运脾,行气和胃。

【用法用量】上为散。每服6g,水一中盏,加生姜二片,大枣二枚,同煎至六分,去滓,食前温服。现代用法:共为细末,每服4～6g,姜枣煎汤送下;或作汤剂,水煎服,用量按原方比例酌减。

方中以苍术为君药,以其辛香苦温,入中焦能燥湿健脾,使湿去则脾运有权,脾健则湿邪得化。湿邪阻碍气机,且气行则湿化,故方中臣以厚朴,本品芳化苦燥,长于行气除满,且可化湿。与苍术相伍,行气以除湿,燥湿以运脾,使滞气得行,湿浊得去。陈皮为佐,理气和胃,燥湿醒脾,以助苍术、厚朴之力。使以甘草,调和诸药,且能益气健脾和中。煎加姜、枣,以生姜温散水湿且能和胃降逆,大枣补脾益气以襄助甘草培土制水之功,姜、枣相合尚能调和脾胃。

1. 君臣佐使配伍

君——**苍术**①《本草纲目》:"治湿痰留饮,或挟瘀血成窠囊,及脾湿下流,浊沥带下,滑泻肠风。"②《玉楸药解》:"燥土利水,泄饮消痰,行瘀,开郁,去漏,化癖,除癥,理吞酸去腐,辟山川瘴疠,回筋骨之痿软,清溲溺之混浊。"③李杲:"除湿发汗,健胃安脾,治痿要药。"④《本草求原》:"止水泻飧泄,伤食暑泻,脾湿下血。"朱震亨:苍术治湿,上、中、下皆有可用。又能总解诸郁,痰、火、湿、食、气、血六郁,皆因传化失常,不得升降,病在中焦，故药必兼升降，将欲开之，必先降之，将欲降之，必先升之，故苍术为足阳明经药，气味辛烈，强胃健脾，发谷之气，能径入诸药，疏泄阳明之湿，通行敛涩，香附乃阴中快气之药，下气最速，一升一降，故郁散而平。"⑤《药品化义》："苍术，味辛主散，性温而燥，燥可去湿，专入脾胃，主治风寒湿痹，山岚瘴气，皮肤水肿，皆辛烈逐邪之功也。统治三部之湿，若湿在上焦，易生湿痰，以此燥湿行痰；湿在中焦，滞气作泻，以此宽中健脾；湿在下部，足膝痿软，以此同黄柏治痿，能令足膝有力；取其辛散气雄，用之散邪发汗，极其畅快。"⑥《本草通玄》："苍术，宽中发汗，其功胜于白术，补中除湿，其力不及白术。大抵卑监之土，宜与白术以培之，敦阜之土，宜与苍术以平之。"

臣——**厚朴**①《别录》："温中益气，消痰下气。疗霍乱及腹痛胀满，胃中冷逆及胸中呕不止，泄痢淋露，除惊，去留热心烦满，厚肠胃。"②《药性论》："主疗积年冷气，腹内雷鸣，虚吼，宿食不消，除痰饮，去结水，破宿血，消化水谷，止痛。大温胃气，呕吐酸水。主心腹满，病人虚而尿白。"③《日华子本草》："健脾。主反胃，霍乱转筋，冷热气，泻膀胱，泄五藏一切气，妇人产前产后腹藏不安。调关节，杀腹藏虫，明耳目。"④王好古："主肺气胀满，膨而喘咳。"⑤《本草正》："温降，散滞，除寒湿泻痢。"⑥李杲："厚朴，苦能下气，故泄实满；温能益气，故能散湿满。"⑦朱震亨："厚朴，气药也。温而能散，消胃中之实也。""厚朴能治腹胀，因其味辛以提其气。"⑧《本草汇言》："厚朴，宽中化滞，平胃气之药也，凡气滞于中，郁而不散，食积于胃，羁而不行，或湿郁积而不去，湿痰聚而不清，用厚朴之温可以燥湿，辛可以清痰，苦可以下气也。⑨《医学衷中参西录》："厚朴，治胃气上逆，恶心呕哕，胃气郁结胀满疼痛，为温中下气之要药。"

佐——**陈皮**①《本经》："主胸中瘕热、逆气，利水谷，久服去臭，下气。"②《别录》："下气，止呕咳，除膀胱留热、停水、五淋，利小便，主脾不能消谷，气冲胸中，吐逆霍乱，止泄，去寸白。"③《药性论》："治胸膈间气，开胃，主气痢，消痰涎，治上气咳嗽。"④《本草拾遗》："去气，调中。"⑤《医学启源》："橘皮能益气，加青皮减半，去滞气，推陈致新。若补脾胃，不去白，若理胸中滞气，去包。"⑥《主治秘要》："苦辛益气，利肺，有甘草则补肺，无则泻肺。"⑦《日用本草》："橘皮，能散能泻，能温能补，能消膈气，化痰涎，和脾止嗽，通五淋。中酒呕吐恶心，煎饮之效。"⑧《本草纲目》："橘皮，苦能泻能燥，辛能散，温能和。其治百病，总是取其理气燥湿之功，同补药则补，同泻药则泻，同升药则升，同降药则降。脾乃元气之母，肺乃摄气之钥，故橘皮为二经气分之药，但随所配而补泻升降也。洁古张氏云，陈皮、枳壳，利其气而痰自下，盖此义也。"

使——**甘草**①《本经》："主五脏六腑寒热邪气，坚筋骨，长肌肉，倍力，金疮肿，解毒。”②《药性论》：“主腹中冷痛，治惊痫，除腹胀满；补益五脏；制诸药毒；养肾气内伤，令人阴（不）痿；主妇人血沥腰痛；虚而多热；加而用之。”

2. 四气配伍

温——苍术《品汇精要》：“味苦甘，性温，无毒。”

厚朴《本经》：“味苦，温。”

陈皮《本经》：“味辛，温。”

平——甘草《本经》：“味甘，平。”

3. 五味配伍

辛——苍术①《本草衍义》：“气味辛烈。”②《珍珠囊》：“甘辛。”

陈皮①《本经》：“味辛，温。”②《食经》：“味辛苦。”

甘——甘草《本经》：“味甘，平。”

苦——厚朴①《本经》：“味苦，温。”②《药性论》：“味苦辛，太热。”

4. 归经配伍

苍术——①《珍珠囊》：“足阳明、太阴。”②《本草纲目》：“入足太阴、阳明，手太阴、太阳之经。”

厚朴——《雷公炮制药性解》：“入脾、胃二经。”

陈皮——①《品汇精要》：“行手太阴、足太阴经。”②《雷公炮制药性解》：“入肺、肝、脾、胃四经。”

甘草——①《雷公炮制药性解》：“入心、脾二经。”②《本草经解》：“入手太阴肺经、足太阴脾经。”

5. 七方配伍

六味药为小方、偶方。

6. 七情配伍

苍术、厚朴相使为用，增强燥湿化痰之功。

陈皮、甘草相使为用，增强益气健脾之功。

生姜，大枣相须为用，增强调和脾胃之功。

7. 量数配伍

方中诸药用药均较多，苍术辛温，能入中焦燥湿健脾；厚朴辛温，芳化苦燥；佐以陈皮，理气和胃，燥湿醒脾，以助苍术，厚朴之力；使以甘草，调和诸药，益气健脾和中；生姜，大枣相须为用，调和脾胃。

8. 对药配伍

苍术——厚朴

生姜——大枣

陈皮——甘草

9. 趋向配伍

苍术辛温，燥湿健脾；厚朴辛温，行气除湿；陈皮辛温，理气和胃；甘草调和诸药,生姜、大枣和胃降逆,有辛散之力,为升浮之品。

10. 阴阳配伍

苍术、厚朴、陈皮皆性温为阳;甘草调和诸药,生姜、大枣和胃降逆,亦为阳。

11. 五行配伍

苍术、厚朴、生姜、陈橘皮皆性温味辛,为木,有辛散之性,大枣甘温,甘草性平味甘,为土,有补益之功。诸药合用,体现了五行中木生火,火生土的原则,重在燥湿运脾,行气和胃。

12. 随证加减配伍

①证属湿热者,宜加黄连、黄芩以清热燥湿;属寒湿者,宜加干姜、草豆蔻以温化寒湿;湿盛泄泻者,宜加茯苓、泽泻以利湿止泻。

②不换金正气散:出自《易简方》。主治湿浊内停,兼有表寒证。呕吐腹胀,恶寒发热,或霍乱吐泻,或水土不服,舌苔白腻等。

③柴平汤:出自《景岳全书》。主治湿疟。一身尽疼,手足沉重,寒多热少,脉濡。

13. 名家论方

①原书主治。《简要济众方》:“胃气不和。”

②方论选录。张秉成《成方便读·卷三》:“用苍术辛温燥湿,辟恶强脾,可散可宣者,为化湿之正药。厚朴苦温,除湿而散满;陈皮辛温,理气而化痰,以佐苍术之不及。但物不可太过,过刚则折,当如有制之师,能戡祸乱而致太平,故以甘草中州之药,能补能和者赞辅之,使湿去而土不伤,致于和平也。”

14. 方歌

平胃散内君苍术,厚朴陈草姜枣煮,燥湿运脾又和胃,湿滞脾胃胀满除。

藿香正气散

出自《太平惠民和剂局方》。

【处方】大腹皮、白芷、紫苏、茯苓(去皮)(各 30g),半夏曲、白术、陈皮(去白)、厚朴(去粗皮,姜汁炙)、苦桔梗(各 60g),藿香(去土)(90g),甘草(炙)(75g)。

【主治】外感风寒,内伤湿滞证。恶寒发热,头痛,胸膈满闷,脘腹疼痛,恶心呕吐,肠鸣泄泻,舌苔白腻,以及山岚瘴疟等。

【功能】解表化湿,理气和中。

【用法用量】上为细末,每服二钱,水一盏,姜三片,枣一枚,同煎至七分,热服,如欲出汗,衣被盖,再煎并服。现代用法:散剂,每服 9g,生姜、大枣煎汤送服;或作汤剂,加生姜、大枣,水煎服,用量按原方比例酌定。

本方主治之外感风寒,内伤湿滞证,为夏月常见病证。风寒外束,卫阳郁遏,故见恶寒发热等表证;内伤湿滞,湿浊中阻,脾胃不和,升降失常,则为上吐下泻;湿阻气滞,则胸膈满闷、脘腹疼痛。治宜外散风寒,内化湿浊,兼以理气和中之法。方中藿香为君，既以其辛温之性而解在表之风寒，又取其芳香之气而化在里之湿浊，且可辟秽和中而止呕，为治霍乱吐泻之要药。半夏曲、陈皮理气燥湿，和胃降逆以止呕；白术、茯苓健脾运湿以止泻，共助藿香内化湿浊而止吐泻，俱为臣药。湿浊中阻，气机不畅，故佐以大腹皮、厚朴行气化湿，畅中行滞，且寓气行则湿化之义；紫苏、白芷辛温发散，助藿香外散风寒，紫苏尚可醒脾宽中，行气止呕，白芷兼能燥湿化浊；桔梗宣肺利膈，既益解表，又助化湿；煎用生姜、大枣，内调脾胃，外和营卫。使以甘草调和药性，并协姜、枣以和中。

1. 君臣佐使配伍

君——**藿香**①《别录》："疗风水毒肿，去恶气，疗霍乱、心痛。"②《本草图经》："治脾胃吐逆，为最要之药。"③《珍珠囊》："补卫气，益胃气，进饮食，又治吐逆霍乱。"④《汤液本草》："温中快气。肺虚有寒，上焦壅热，饮酒口臭，煎汤漱。"⑤《本草述》："散寒湿、暑湿、郁热、湿热。治外感寒邪，内伤饮食，或饮食伤冷湿滞，山岚瘴气，不伏水土，寒热作疟等证。"⑥《本草再新》："解表散邪，利湿除风，清热止渴。治呕吐霍乱，疟，痢，疮疥。梗：可治喉痹，化痰、止咳嗽。"⑦《药品化义》："藿香，其气芳香，善行胃气，以此调中，治呕吐霍乱，以此快气，除秽恶痞闷。且香能和合五脏，若脾胃不和，用之助胃而进饮食，有醒脾开胃之功。辛能通利九窍，若岚瘴时疫用之，不使外邪内侵，有主持正气之力。"⑧《本草正义》："藿香，清芬微温，善理中州湿浊痰涎，为醒脾快胃，振动清阳妙品。"⑨《别录》："治风水毒肿者，祛除湿浊，自能清理水道也。去恶气者，湿漫中宫之浊气也。"

臣——**半夏曲**①《本经》："主伤寒寒热，心下坚，下气，喉咽肿痛，头眩胸胀，咳逆，肠鸣，止汗。"②《别录》："消心腹胸膈痰热满结，咳嗽上气，心下急痛坚痞，时气呕逆；消痈肿，堕胎，疗痿黄，悦泽面目。生令人吐，熟令人下。"③《药性论》："消痰涎，开胃健脾，止呕吐，去胸中痰满，下肺气，主咳结。新生者摩涂痈肿不消，能除瘤瘿。气虚而有痰气，加而用之。"④《医学启源》："治寒痰及形寒饮冷伤肺而咳，大和胃气，除胃寒，进饮食。治太阳痰厥头痛，非此不能除。"⑤《主治秘要》："燥胃湿，化痰，益脾胃气，消肿散结，除胸中痰涎。"⑥《日华子本草》："治吐食反胃，霍乱转筋，肠腹冷，痰疟。"⑦《本草衍义》："半夏，今人惟知去痰，不言益脾，盖能分水故也。脾恶湿，湿则濡而困，困则不能制水。"

陈皮①《本经》："主胸中瘕热、逆气，利水谷，久服去臭，下气。"②《别录》："下气，止呕咳，除膀胱留热、停水、五淋，利小便，主脾不能消谷，气冲胸中，吐逆霍乱，止泄，去寸白。"③《药性论》："治胸膈间气，开胃，主气痢，消痰涎，治上气咳嗽。"④《本草拾遗》："去气，调中。"⑤《医学启源》："橘皮能益气，加青皮减半，去滞气，推陈致新。若补脾胃，不去白，若理胸中滞气，去包。”⑥《主治秘要》云：“苦辛益气，利肺，有甘草则补肺，无则泻肺。”⑦《日用本草》：“橘皮，能散能泻，能温能补，能消膈气，化痰涎，和脾止嗽，通五淋。中酒呕吐恶心，煎饮之效。”⑧《本草纲目》：“橘皮，苦能泻能燥，辛能散，温能和。其治百病，总是取其理气燥湿之功，同补药则补，同泻药则泻，同升药则升，同降药则降。脾乃元气之母，肺乃摄气之钥，故橘皮为二经气分之药，但随所配市补泻升降也。洁古张氏云，陈皮、枳壳，利其气而痰自下，盖此义也。”

白术①《本经》：“主风寒湿痹，死肌，痉，疸，止汗，除热消食。”②《别录》：“主大风在身面，风眩头痛，目泪出，消痰水，逐皮间风水结肿，除心下急满，及霍乱吐下不止，利腰脐间血，益津液，暖胃，消谷嗜食。”③《药性论》：“主大风顽痹，多年气痢，心腹胀痛，破消宿食，开胃，去痰涎，除寒热，止下泄，主面光悦，驻颜去皯，治水肿胀满，止呕逆，腹内冷痛，吐泻不住，及胃气虚冷痢。”④《日华子本草》：“治一切风疾，五劳七伤，冷气腹胀，补腰膝，消痰，治水气，利小便，止反胃呕逆，及筋骨弱软，痃癖气块，妇人冷癥瘕，温疾，山岚瘴气，除烦长肌。”⑤《医学启源》：“除湿益燥，和中益气，温中，去脾胃中湿，除胃热，强脾胃，进饮食，和胃，生津液，主肌热，四肢困倦，目不欲开，怠惰嗜卧，不思饮食，止渴，安胎。”⑥李杲：“去诸经中湿而理脾胃。”⑦《本草会编》：“脾恶湿，湿胜则气不得施化，津何由生？故曰：膀胱者，津液之府，气化则能出焉。用白术以除其湿，则气得周流而津液生矣。”⑧《本草汇言》：“白术，乃扶植脾胃，散湿除痹，消食除痞之要药也。脾虚不健，术能补之，胃虚不纳，术能助之。”

茯苓①《本经》：“主胸胁逆气，忧恚惊邪恐悸，心下结痛，寒热烦满，咳逆，口焦舌干，利小便。”②《别录》：“止消渴，好唾，大腹，淋沥，膈中痰水，水肿淋结。开胸腑，调脏气，伐肾邪，长阴，益气力，保神守中。”③《医学启源》：“除湿，利腰脐间血，和中益气为主。治溺黄或赤而不利。”④《主治秘要》：“止泻，除虚热，开腠理，生津液。”⑤王好古：“泻膀胱，益脾胃。治肾积奔豚。”

佐——**大腹皮**①《本草纲目》：“降逆气，消肌肤中水气浮肿，脚气壅逆，瘴疟痞满，胎气恶阻胀闷。”②《本草再新》：“泻肺，和胃气，利湿追风，宽肠消肿，理腰脚气，治疟疾泻痢。”③《开宝本草》：“主冷热气攻心腹，大肠壅毒，痰膈，醋心。并以姜盐同煎，入疏气药良。”④《日华子本草》：“下一切气，止霍乱，通大小肠，健脾开胃，调中。”⑤《本草经疏》：“大腹皮，即槟榔皮也。其气味所主，与槟榔大略相同，第槟榔性烈，破气最捷，腹皮性缓，下气稍迟。”⑥《本经逢原》：“槟榔性沉重，泄有形之积滞；腹皮性轻浮，散无形之滞气。故痞满膨胀，水气浮肿，脚气壅逆者宜之。惟虚胀禁用，以其能泄真气也。”

厚朴 ①《别录》：“温中益气，消痰下气。疗霍乱及腹痛胀满，胃中冷逆及胸中呕不止，泄痢淋露，除惊，去留热心烦满，厚肠胃。”②《药性论》：“主疗积年冷气，腹内雷鸣，虚吼，宿食不消，除痰饮，去结水，破宿血，消化水谷，止痛。大温胃气，呕吐酸水。主心腹满，病人虚而尿白。”③《日华子本草》：“健脾。主反胃，霍乱转筋，冷热气，泻膀胱，泄五藏一切气，妇人产前产后腹藏不安。调关节，杀腹藏虫，明耳目。”④李杲：“厚朴，苦能下气，故泄实满；温能益气，故能散湿满。”⑤朱震亨：“厚朴，气药也。温而能散，消胃中之实也。厚朴能治腹胀，因其味辛以提其气。”⑥《本草汇言》：“厚朴，宽中化滞，平胃气之药也。凡气滞于中，郁而不散，食积于胃，羁而不行，或湿郁积而不去，湿痰聚而不清，用厚朴之温可以燥湿，辛可以清痰，苦可以下气也。故前古主中风、伤寒头痛寒热，呕逆泻利，虫积痞积，或肺气胀满，痰涎喘嗽，或胃气壅滞，水谷不行，用此消食化痰，去湿散胀，平土、金二脏，以致于中和也。”

紫苏 ①《本草纲目》：“行气宽中，消痰利肺，和血，温中，止痛，定喘，安胎。”②《滇南本草》：“发汗，解伤风头痛，消痰，定吼喘。”③《日华子本草》：“补中益气。治心腹胀满，止霍乱转筋，开胃下食，并(治)一切冷气，止脚气。④《别录》：“主下气，除寒中。”⑤《本草汇言》：“紫苏，散寒气，清肺气，宽中气，安胎气，下结气，消痰气，乃治气之神药也。一物有三用焉：如伤风伤寒，头疼骨痛，恶寒发热，肢节不利，或脚气疝气，邪郁在表者，苏叶可以散邪而解表；气郁结而中满痞塞，胸膈不利，或胎气上逼，腹胁胀痛者，苏梗可以顺气而宽中；设或上气喘逆，苏子可以定喘而下气。痰火奔迫，苏子可以降火而清痰，三者所用不同，法当详之。”⑥《长沙药解》：“苏叶辛散之性，善破凝寒而下冲逆，扩胸腹而消胀满，故能治胸中瘀结之证而通经达脉，发散风寒，双解中外之药也。”⑦《本草正义》：“紫苏，芳香气烈。外开皮毛，泄肺气而通腠理；上则通鼻塞，清头目，为风寒外感灵药；中则开胸膈，醒脾胃，宣化痰饮，解郁结而利气滞。今人恒以茎、叶、子三者分主各症。”

白芷 ①《本经》：“主女人漏下赤白，血闭阴肿，寒热，风头(头风)侵目泪出，长肌肤，润泽。”②《别录》：“疗风邪久渴(‘久渴’或疑作‘久泻’)，呕吐，两胁满，风痛头眩，目痒。”③《药性论》：“治心腹血刺痛，除风邪，主女人血崩及呕逆，明目、止泪出，疗妇人沥血、止痛的作用，它擅长腰腹痛；能蚀脓。”④《本草纲目》：“治鼻渊、鼻衄、齿痛、眉棱骨痛，大肠风秘，小便出血，妇人血风眩运，翻胃吐食；解砒毒，蛇伤，刀箭金疮。”⑤《本草汇言》：“白芷，上行头目，下抵肠胃，中达肢体，遍通肌肤以至毛窍，而利泄邪气。如头风头痛，目眩目昏；如四肢麻痛，脚弱痿痹；如疮溃糜烂，排脓长肉；如两目作障，痛痒赤涩；如女人血闭，阴肿漏带；如小儿痘疮，行浆作痒，白芷皆能治之。”

桔梗①《本经》：“主胸胁痛如刀刺，腹满，肠鸣幽幽，惊恐悸气。”②《别录》：“利五脏肠胃，补血气，除寒热、风痹，温中消谷，疗喉咽痛。”③《药性论》：“治下痢，破血，去积气，消积聚，痰涎，主肺热气促嗽逆，除腹中冷痛，主中恶及小儿惊痫。”④《日华子本草》：“下一切气，止霍乱转筋，心腹胀痛，补五劳，养气，除邪辟温，补虚消痰，破癥瘕，养血排脓，补内漏及喉痹。”⑤《珍珠囊》：“疗咽喉痛，利肺气，治鼻塞。”⑥《本草纲目》：“主口舌生疮，赤目肿痛。”⑦《本草经疏）：“桔梗，观其所主诸病，应是辛苦甘平，微温无毒。伤寒邪结胸胁，则痛如刀刺；邪在中焦，则腹满及肠鸣幽幽，辛散升发，苦泄甘和，则邪解而气和，诸证自退矣。其主惊恐悸气者，心脾气血不足，则现此证，诸补心药中，借其升上之力，以为舟楫胜载之用，此佐使之职也。”

使——**甘草**①《本经》：“主五脏六腑寒热邪气，坚筋骨，长肌肉，倍力，金疮肿，解毒。”②《药性论》：“主腹中冷痛，治惊痫，除腹胀满；补益五脏；制诸药毒；养肾气内伤，令人阴（不）痿；主妇人血沥腰痛；虚而多热；加而用之。”

2. 四气配伍

温——藿香《别录》：“微温。”

半夏曲《别录》：“生微寒，熟温，有毒。”

陈皮《本经》：“味辛，温。”

白芷①《本经》：“辛，温。”②《滇南本草》：“性温，味辛微甘。”

白术《本经》：“味苦，温。”

大腹皮①《本草纲目》：“辛，微温，无毒。②《开宝本草》：“微温，无毒。”

厚朴①《本经》：“味苦，温。”②《药性论》：“味苦辛，太热。”

紫苏①《别录》：“味辛，温。”②《千金要方・食治》：“味辛，微温，无毒。

平——甘草《本经》：“味甘，平。”

桔梗①《药性论》：“苦，平，无毒。”②《别录》：“苦，有小毒。”

茯苓《本经》：“味甘，平。”

3. 五味配伍

辛——藿香《南方草木状》：“味辛。”

半夏①《本经》：“辛，平。”②《日华子本草》：“味辛。”

陈皮①《本经》：“味辛，温。”②《食经》：“味辛苦。”

桔梗①《本经》：“辛，微温。”②《别录》：“苦，有小毒。”

白芷①《本经》：“辛，温。”②《滇南本草》：“性温，味辛微甘。”

大腹皮《本草纲目》：“辛，微温，无毒。”

紫苏①《别录》:“味辛,温。”②《千金要方·食治》:“味辛,微温,无毒。”

甘——甘草《本经》:“味甘,平。”

茯苓《本经》:“味甘,平。”

苦——白术①《本经》:“味苦,温。”②《别录》:“甘,无毒。”

厚朴《本经》:“味苦,温。”

4. 归经配伍

藿香——《雷公炮制药性解》:“入肺、脾、胃三经。”

半夏曲——《汤液本草》:“入足阳明、太阴、少阳经。”

陈皮——①《品汇精要》:“行手太阴、足太阴经。”②《雷公炮制药性解》:“入肺、肝、脾、胃四经。”

白术——《汤液本草》:“入手太阳、少阴,足阳明、太阴,少阴、厥阴经。”

茯苓——①《本草蒙筌》:“入膀胱、肾、肺。”②《雷公炮制药性解》:“入肺、脾、小肠三经。”

大腹皮——《药品化义》:“入脾、肺、胃、大小肠五经。”

厚朴——《雷公炮制药性解》:“入脾、胃二经。”

紫苏——①《滇南本草》:“入脾、肺二经。”②《本草经疏》:“入手少阴、太阴,足阳明经。”

白芷——①《珍珠囊》:“足阳明胃、手阳明大肠、手太阴肺经。”②《雷公炮制药性解》:“入肺、脾、胃三经。

桔梗——《本草经疏》:“入手太阴、少阴,兼入足阳明胃经。

甘草——①《雷公炮制药性解》:“入心、脾二经。”②《本草经解》:“入手太阴肺经、足太阴脾经。”

5. 七方配伍

十一味药为大方、奇方、复方。

6. 七情配伍

半夏、陈皮相须为用,增强理气燥湿之力,和胃降逆之功。

白术、茯苓相须为用,增强健脾运湿之力,化浊止泻之功。

大腹皮、厚朴相须为用,增强行气化湿,畅中行滞之功。

紫苏、白芷相须为用,增强外散风寒之功。

生姜、大枣相须为用,增强调和营卫之功。

7. 量数配伍

重用藿香,以其辛温解表寒,取其芳香化湿,辟秽和中。半夏、陈皮等量合用,理气燥湿。白术、茯苓健脾燥湿,化浊止泻。湿浊内阻,气机不畅,佐以少量大腹皮、厚朴行气化湿,畅中行滞,且寓气行则湿化之义。

8. 对药配伍

半夏——陈皮

白术——茯苓

大腹皮——厚朴

紫苏——白芷

生姜——大枣

9. 趋向配伍

藿香辛温，外散风寒；半夏辛温、陈皮辛温，理气燥湿；白术、茯苓健脾运湿；大腹皮、厚朴行气化湿；紫苏、白芷外散风寒；生姜、大枣调和营卫；桔梗宣肺利膈，为升浮之品。甘草甘平，调和药性，为沉降之品。

10. 阴阳配伍

藿香辛温解表；半夏、陈皮理气燥湿；白术、茯苓健脾运湿；大腹皮、厚朴行气化湿；紫苏、白芷外散风寒；生姜、大枣调和营卫；桔梗宣肺利膈，为阳。甘草调和药性，为阴。

11. 五行配伍

大腹皮、白芷、紫苏、半夏、陈皮、厚朴、生姜、藿香、桔梗味辛为木；茯苓、白术、甘草、大枣味甘为土。诸药合用，体现了五行的木旺乘土的原则，重在解表散寒。

12. 随证加减配伍

①若表邪偏重，寒热无汗者，可加香薷以助解表；兼气滞脘腹胀痛者，可加木香、延胡索以行气止痛。

②六和汤出自《太平惠民和剂局方》。主治湿伤脾胃，暑湿外袭证。霍乱吐泻，倦怠嗜卧，胸膈痞满，舌苔白滑等。

13. 名家论方

①原书主治。《太平惠民和剂局方・卷二》："治伤寒头疼，憎寒壮热，上喘咳嗽，五劳七伤，八般风痰，五般膈气，心腹冷痛，反胃呕恶，气泄霍乱，脏腑虚鸣，山岚瘴疟，遍身虚肿；妇人产前、产后，血气刺痛；小儿疳伤，并宜治之。"

②方论选录。汪昂《医方集解・和解之剂》："此手太阴、足阳明药也。藿香辛温，理气和中，辟恶止呕，兼治表里为君。苏、芷、桔梗，散寒利膈，佐之以发表邪；厚朴、大腹，行水消满，橘皮、半夏，散逆除痰，佐之以疏里滞。苓、术、甘草，益脾去湿，以辅正气为臣使也。正气通畅，则邪逆自除矣。"

14. 方歌

藿香正气腹皮苏，甘桔陈苓朴白术，夏曲白芷加姜枣，风寒暑湿并能除。

第二节　清热祛湿

茵陈蒿汤

出自《伤寒论》。

【处方】茵陈(18g),栀子(12g),大黄(去皮)(6g)。

【主治】湿热黄疸。一身面目俱黄,黄色鲜明,发热,无汗或但头汗出,口渴欲饮,恶心呕吐,腹微满,小便短赤,大便不爽或秘结,舌红苔黄腻,脉沉数或滑数有力。

【功能】清热,利湿,退黄。

【用法用量】上三味,以水一斗二升,先煮茵陈,减六升,内二味,煮取三升,去滓,分三服。现代用法:水煎服。

方中重用茵陈为君药,本品苦泄下降,善能清热利湿,为治黄疸要药。臣以栀子清热降火,通利三焦,助茵陈引湿热从小便而去。佐以大黄泻热逐瘀,通利大便,导瘀热从大便而下。

1. 君臣佐使配伍

君——**茵陈**①《本经》:"主风湿寒热邪气,热结黄疸。"②《本草再新》:"泻火,平肝,化痰,止咳发汗,利湿,消肿,疗疮火诸毒。"③《本草经疏》:"茵陈,其主风湿寒热,邪气热结,黄疸,通身发黄,小便不利及头热,皆湿热在阳明、太阴所生病也。苦寒能燥湿除热,湿热去,则诸证自退矣。除湿散热结之要药也。"④《本草述钩元》:"茵陈,发陈致新,与他味之逐湿热者殊,而渗利为功者,尤难相匹。"⑤《本草正义》:"茵陈,味淡利水,乃治脾、胃二家湿热之专药。湿疸、酒疸,身黄溲赤如酱,皆胃土蕴湿积热之证,古今皆以此物为主,其效甚速。荡涤肠胃,外达皮毛,非此不可。盖行水最捷,故凡下焦湿热瘙痒,及足胫跗肿,湿疮流水,并皆治之。"⑥《别录》:"治通身发黄,小便不利,除头热,去伏瘕。"

臣——**栀子**①《本经》:"主五内邪气,胃中热气,面赤,酒疱皶鼻,白癞,赤癞,疮疡。"②《别录》:"疗目热亦痛,胸心、大小肠大热,心中烦闷,胃中热气。"③《药性论》:"杀蟅虫毒,去热毒风,利五淋,主中恶,通小便,解五种黄病,明目,治时疾除热及消渴口干,目赤肿痛。"④《食疗本草》:"主瘖哑,紫癜风,黄疸积热心躁。"⑤《本草纲目》:"治吐血、衄血、血痢、下血、血淋,损伤瘀血,及伤寒劳复,热厥头痛,疝气,汤火伤。"⑥《汤液本草》:"或用栀子利小便,实非利小便,清肺也,肺气清而化,膀胱为津液之府,小便得此气化而出也。"⑦《本草正》:"栀子,若用佐使,治有不同:加茵陈除湿热疸黄,加豆豉除心火烦躁,加厚朴、枳实可除烦满,加生姜、陈皮可除呕哕,同元胡破热滞瘀血腹痛。"⑧《本草通玄》:"仲景多用栀子茵陈,取其利小便而蠲湿热也。古方治心痛,每用栀子,此为火气上逆,不得下降者设也。(若)泥丹溪之说,不分寒热,通用栀子,属寒者何以堪之。"

佐——**大黄**①《本经》:"下瘀血,血闭,寒热,破癥瘕积聚,留饮宿食,荡涤肠胃,推陈致新,通利水谷('水谷'一作'水谷道'),调中化食,安和五脏。"

②《药性论》:"主寒热,消食,炼五脏,通女子经候,利水肿,破痰实,冷热积聚,宿食,利大小肠,贴热毒肿,主小儿寒热时疾,烦热,蚀脓,破留血。"③《日华子本草》:"通宣一切气,调血脉,利关节,泄塑滞、水气,四肢冷热不调,温瘴热痰,利大小便,并敷一切疮疖痈毒。"④《本草纲目》:"主治下痢亦白,里急腹痛,小便淋沥,实热燥结,潮热谵语,黄疸,诸火疮。"⑤《别录》:"平胃,下气,除痰实,肠间结热,心腹胀满,女子寒血闭胀,小腹痛,诸老血留结。"

2. 四气配伍

寒——茵陈《别录》:"微寒,无毒。"

栀子①《本经》:"味苦,寒。"②《别录》:"大寒,无毒。"

大黄①《本经》:"味苦,寒。"②《药性论》:"味苦甘。③《别录》:"大寒,无毒。"

3. 五味配伍

辛——茵陈①《药性论》:"味苦辛,有小毒。"②《本经》:"味苦,平。"

苦——栀子《本经》:"味苦,寒。"

大黄《本经》:"味苦,寒。"

4. 归经配伍

茵陈——①《本草经疏》:"足阳明、太阴、太阳三经。"②《本草再新》:"入肝、肾二经。"

栀子——①《药品化义》:"入肺、胃、肝、胆、三焦、胞络六经。"②《雷公炮制药性解》:"入心、肺、大小肠、胃、膀胱六经。"

大黄——《本草纲目》:"足太阴,手、足阳明,手、足厥阴五经血分药。"

5. 七方配伍

三味药为小方、奇方。

6. 七情配伍

茵陈、栀子相使为用,增强清热祛湿之功。

7. 量数配伍

重用茵陈苦泄下降,清热利湿;用较多栀子清热降火,通利三焦;用少量大黄泻热,通利大便,导淤热从大便而下。

8. 对药配伍

茵陈——栀子

9. 趋向配伍

茵陈、栀子清热祛湿,大黄泻热化瘀,为沉降之品。

10. 阴阳配伍

茵陈、栀子清热祛湿,大黄泻热化瘀,为阴。

11. 五行配伍

茵陈性寒味苦、栀子性寒味苦、大黄性寒味苦,为水,有沉降之功。诸药合用,体现了五行中水克火的原则，重在清热，利湿，退黄。

12. 随证加减配伍

①若湿重于热者，可黄柏、龙胆草以清热祛湿；胁痛明显者，可加柴胡、川楝子以疏肝理气。

②栀子柏皮汤：出自《伤寒论》。主治黄疸，热重于湿证。身热，发黄，心烦懊憹，口渴，苔黄。

③茵陈四逆汤：出自《伤寒微旨论》。主治阴黄。黄色晦暗，皮肤冷，背恶寒，手足不温，身体沉重，神倦食少，口不渴或渴喜热饮，大便稀溏，舌淡苔白，脉紧细或沉细无力。

13. 名家论方

①原书主治。《伤寒论·辨阳明病脉证并治》："伤寒七八日，身黄如橘子色，小便不利，腹微满者，茵陈蒿汤主之。"《金匮要略·黄疸病脉证并治》："谷疸之为病，寒热不食，食即头眩，心胸不安，久久发黄为谷疸，茵陈蒿汤主之。"

②方论选录。柯琴《伤寒来苏集·伤寒附翼·卷下》："太阳、阳明俱有发黄症，但头汗而身无汗，则热不外越；小便不利，则热不下泄，故瘀热在里而渴饮水浆。然黄有不同、症在太阳之表，当汗而发之，故用麻黄连翘赤豆汤，为凉散法。症在太阳阳明之间、当以寒胜之，用栀子柏皮汤，乃清火法。症在阳明之里，当泻之于内，故立本方，是逐秽法。茵陈……能除热邪留结；佐栀子以通水源，大黄以除胃热，令瘀热从小便而泄，腹满自减，肠胃无伤，乃合引而竭之之义，亦阳明利水之奇法也。"

14. 方歌

茵陈蒿汤治阳黄，栀子大黄组成方，栀子柏皮加甘草，茵陈四逆治阴黄。

八正散

出自《太平惠民和剂局方》

【处方】车前子、瞿麦、萹蓄、滑石、山栀子仁、甘草(炙)、木通、大黄(面裹，煨，去面，切，焙)(各500g)。

【主治】湿热淋证。尿频尿急，溺时涩痛，淋沥不畅，尿色浑赤，甚则癃闭不通，小腹急满，口燥咽干，舌苔黄腻，脉滑数。

【功能】清热泻火，利水通淋。

【用法用量】上为散，每服二钱，水一盏，入灯芯，煎至七分，去滓，温服，食后临卧。小儿量力少少与之。现代用法：散剂，每服6～10g，灯芯煎汤送服；汤剂，加灯芯，水煎服，用量根据病情酌定。

方中以滑石、木通为君药。滑石善能滑利窍道，清热渗湿，利水通淋，《药品化义》谓之："体滑主利窍，味淡主渗热"；木通上清心火，下利湿热，使湿热之邪从小便而去。萹蓄、瞿麦、车前子为臣，三者均为清热利水通淋之常用品。佐以山栀子仁清泄三焦，通利水道，以增强君、臣药清热利水通淋之功；大黄荡涤邪热，并能使湿热从大便而去。甘草调和诸药，兼能清热、缓急止痛，是为佐使之用。煎加灯芯以增利水通淋之力。

1. 君臣佐使配伍

君——**滑石**①《本经》："主身热泄澼，女子乳难，癃闭，利小便，荡胃中积聚寒热，益精气。"②《本草纲目》："滑石利窍，不独小便也，上能利毛腠之窍，下能利精溺之窍。盖甘淡之味，先入于胃，渗走经络，游溢津气，上输于肺，下通膀胱，肺主皮毛，为水之上源，膀胱司津液，气化则能出，故滑石上能发表，下利水道，为荡热燥湿之剂，发表是荡上中之热，利水道是荡中下之热，发表是燥上中之湿，利水道是燥中下之湿。热散则三焦宁而表里和，湿去则阑门通而阴阳利。刘河间之用益元散，通治表里上下诸病，盖是此意，但未发出尔。"③《别录》："通九窍六腑津液，去留结，止渴，令人利中。"④《药性论》："能疗五淋，主难产，除烦热心躁，偏主石淋。"⑤《本草衍义补遗》："燥湿，分水道，实大肠，化食毒，行积滞，逐凝血，解燥渴，补脾胃，降心火之要药。"⑥《本草通玄》："利窍除热，清三焦，凉六府，化暑气。"⑦《医学启源》："滑石，治前阴窍涩不利，性沉重，能泄气上令下行，故曰滑则利窍，不与诸淡渗药同。白者佳，捣细用。色红者服之令人淋。"⑧《汤液本草》："滑石，滑能利窍，以通水道，为至燥之剂。猪苓汤用滑石与阿胶同为滑利，以利水道。葱豉生姜同煎，去渣澄清以解利，淡味渗泄为阳，解表利小便也。若小便自利，不宜以此解之。"

木通①《本经》："主去恶虫，除脾胃寒热，通利九窍血脉关节，令人不忘。" ②《本草纲目》：木通，上能通心清肺，治头痛，利九窍，下能泄湿热，利小便，通大肠，治遍身拘痛。"③《别录》："疗脾疸常欲眠，心烦哕，出音声，疗耳聋，散痈肿诸结不消，及金疮、恶疮、鼠瘘、踒折、鼻息肉，堕胎，去三虫。"④《药性论》："主治五淋，利小便，开关格。治人多睡，主水肿浮大，除烦热。"⑤《本草拾遗》："利大小便，令人心宽下气。"⑥《食性本草》："主理风热淋疾，小便效急疼，小腹虚满，宜煎汤并葱食之有效。"⑦《日华子本草》："安心除烦，止渴退热。治健忘，明耳目，治鼻塞；通小肠，下水，破积聚血块，排脓，治疮疖，止痛，催生下胞，女人血闭，月候不匀，天行时疾，头痛目眩，羸劣乳结，及下乳。"⑧《雷公炮制药性解》：木通利便，专泻小肠，宜疗五淋等症。其惊悸等症，虽属心经，而心与小肠相为表里，故并治之。脾疸喜睡，此脾之病，皆湿所酿也，利小肠而湿不去乎？瘟疫之来，感天地不正之气，今受盛之官行而邪不能容，亦宜疗矣。"

臣——**萹蓄**①《本经》："主浸淫，疥瘙疽痔，杀三虫。②《别录》："疗女子阴蚀。"③《滇南本草》："利小便。治五淋白浊，热淋，瘀精涩闭关窍，并治妇人气郁，胃中湿热，或白带之症。”④《本草纲目》：“治霍乱，黄疸，利小便。”⑤《药性论》：“主丹石毒发冲目肿痛，又敷热肿效。”⑥陶弘景：煮汁与小儿饮，疗蛔虫有验。”

瞿麦①《本经》：“主关格诸癃结，小便不通，出刺，决痈肿，明目去翳，破胎堕子，下闭血。”②《别录》：“养肾气，逐膀胱邪逆，止霍乱，长毛发。”③《药性论》：“主五淋。”④《日华子本草》：“叶：治痔漏并泻血，小儿蛔虫，眼目肿痛，捣敷治浸淫疮并妇人阴疮。子：催生，治月经不通，破血块，排脓。”⑤《本草图经》：“利小肠为最要。”⑥《本草经疏》：“瞿麦，苦辛能破血，阴寒而降，能通利下窍而行小便，故主关格诸癃结小便不通因于小肠热甚者。寒能散热，辛能散结，故决痈肿。除湿热，故明目去翳。辛寒破血，故破胎堕子而下闭血也。去肾家热，故云养肾气。逐膀胱邪逆者，亦泄湿热故也。湿热客中焦，则清浊不分而为霍乱，通利湿热，则霍乱自解矣。”⑦《本草正》：“瞿麦，性滑利，能通小便，降阴火，除五淋，利血脉。兼凉药亦消眼目肿痛；兼血药则能通经破血下胎。凡下焦湿热疼痛诸病，皆可用之。”

车前子①《本经》：“主气癃、止痛，利水道小便，除湿痹。”②《别录》：“男子伤中，女子淋沥，不欲食。养肺强阴益精。明目疗赤痛。”③《本草经集注》：“主虚劳。”④《药性论》：“能去风毒，肝中风热，毒风冲眼目，赤痛障翳，脑痛泪出，去心胸烦热。”⑤《日华子本草》：“通小便淋涩，壮阳。治脱精，心烦。下气。”⑥《医学启源》：“主小便不通，导小肠中热。”⑦《雷公炮制药性解》：“主淋沥癃闭，阴茎肿痛，湿疮，泄泻，亦白带浊，血闭难产。”⑧《本草经疏》：“车前子，其主气癃、止痛，通肾气也。小便利则湿去，湿去则痹除。伤中者必内起烦热，甘寒而润下，则烦热解，故主伤中。女子淋漓不欲食，是脾肾交病也，湿去则脾健而思食，气通则淋漓自止，水利则无胃家湿热之气上熏，而肺得所养矣。男女阴中俱有二窍，一窍通精，一窍通水。二窍不并开，故水窍常开，则小便利而湿热外泄，不致鼓动真阳之火，则精窍常闭而无漏泄，久久则真火宁谧，而精用益固，精固则阴强，精盛则生子。肾气固即是水脏足，故明目及疗赤痛。肝肾膀胱三经之要药也。”

佐——**栀子仁**①《本经》：“主五内邪气，胃中热气，面赤，酒疱皶鼻，白癞，赤癞，疮疡。”②《别录》：“疗目热亦痛，胸心、大小肠大热，心中烦闷，胃中热气。”③《药性论》：“杀虫毒，去热毒风，利五淋，主中恶，通小便，解五种黄病，明目，治时疾除热及消渴口干，目赤肿痛。”④《医学启源》：“疗心经客热，除烦躁，去上焦虚热，治风。”⑤《本草纲目》：“治吐血、衄血、血痢、下血、血淋，损伤瘀血，及伤寒劳复，热厥头痛，疝气，汤火伤。”⑥《本草备要》：“生用泻火，炒黑止血，姜汁炒治烦呕，内热用仁，表热用皮。”

⑦《汤液本草》:“或用栀子利小便,实非利小便,清肺也,肺气清而化,膀胱为津液之府,小便得此气化而出也。”⑧《本草经疏》:“栀子,清少阴之热,则五内邪气自去,胃中热气亦除。面赤酒疱皶鼻者,肺热之候也,肺主清肃,酒热客之,即见是证,于开窍之所延及于面也,肺得苦寒之气,则酒热自除而面鼻赤色皆退矣。其主赤白癞疮疡者,即诸痛痒疮疡皆属心火之谓。疗目赤热痛,及胸、心、大小肠大热,心中烦闷者,总除心、肺二经之火热也。此药味苦气寒,泻一切有余之火,故能主如上诸证。”

大黄①《本经》:“下瘀血,血闭,寒热,破癥瘕积聚,留饮宿食,荡涤肠胃,推陈致新,通利水谷(‘水谷’一作‘水谷道’),调中化食,安和五脏。”②《药性论》:“主寒热,消食,炼五脏,通女子经候,利水肿,破痰实,冷热积聚,宿食,利大小肠,贴热毒肿,主小儿寒热时疾,烦热,蚀脓,破留血。”③《日华子本草》:“通宣一切气,调血脉,利关节,泄塑滞、水气,四肢冷热不调,温瘴热痰,利大小便,并敷一切疮疖痈毒。”④《本草纲目》:“主治下痢赤白,里急腹痛,小便淋沥,实热燥结,潮热谵语,黄疸,诸火疮。”⑤《别录》:“平胃,下气,除痰实,肠间结热,心腹胀满,女子寒血闭胀,小腹痛,诸老血留结。”

灯芯草①《本草纲目》:“降心火,止血,通气,散肿,止渴。”②《本草衍义补遗》:“治急喉痹,小儿夜啼。”③《医学启源》:“通阴窍涩,利小水,除水肿闭,治五淋。”④《主治秘要》:“泻肺。”⑤《开宝本草》:“主五淋。”

使——**甘草**①《本经》:“主五脏六腑寒热邪气,坚筋骨,长肌肉,倍力,金疮肿,解毒。”②《药性论》:“主腹中冷痛,治惊痫,除腹胀满;补益五脏;制诸药毒;养肾气内伤,令人阴(不)痿;主妇人血沥腰痛;虚而多热;加而用之。”

2. 四气配伍

寒——滑石①《本经》:“味甘,寒。”②《本草经疏》:“味甘淡,气寒,无毒。”

木通《药性论》:“微寒。”

大黄①《本经》:“味苦,寒。”②《药性论》:“味苦甘。”③《别录》:“大寒,无毒。”

萹蓄《滇南本草》:“性寒,味苦。”

瞿麦①《本经》:“味苦,寒。”②《本草正》:“味苦,微寒。”

车前子《本经》:“味甘,寒。”

栀子仁①《本经》:“味苦,寒。”②《医林纂要》:“苦酸,寒。”③《别录》:“大寒,无毒。”

灯芯草《本草从新》:“甘淡,微寒。”

平——甘草《本经》:“味甘,平。”

3. 五味配伍

甘——滑石①《本经》:“味甘,寒。”②《本草经疏》:“味甘淡,气寒,无毒。”

甘草《本经》:“味甘,平。”

车前子《本经》:“味甘,寒。”

灯芯草①《本草从新》:“甘淡,微寒。”②《医学启源》:“气平,味甘。”③《主治秘要》:“辛甘。”

苦——木通《吴普本草》:“雷公:苦。”

大黄《本经》:“味苦,寒。”

萹蓄《本经》:“味苦,平。”

瞿麦①《本草正》:“味苦,微寒。”②《本经》:“味苦,寒。”

栀子①《本经》:“味苦,寒。”②《医林纂要》:“苦酸,寒。

4. 归经配伍

滑石——《雷公炮制药性解》:“入胃、膀胱二经。”

木通——《药品化义》:“入脾、心、小肠、膀胱四经。”

大黄——《本草纲目》:“足太阴,手、足阳明,手、足厥阴五经血分药。”

萹蓄——《本草汇言》:“入足太阳膀胱经。”

瞿麦——①《本草图经》:“通心经。”②《本草汇言》:“入手少阴、太阳二经。”

车前子——《本草经疏》:“入肾、肝、膀胱三经。”

栀子——①《汤液本草》:“入手太阴经。”②《雷公炮制药性解》:“入心、肺、大小肠、胃、膀胱六经。”③《药品化义》:“入肺、胃、肝、胆、三焦、胞络六经。”

灯芯草——《雷公炮制药性解》:“入心、小肠二经。”

甘草——①《雷公炮制药性解》:“入心、脾二经。”②《本草经解》:“入手太阴肺经、足太阴脾经。”

5. 七方配伍

八味药为大方、偶方。

6. 七情配伍

滑石、木通相须为用,增强利水渗湿之功。

萹蓄、瞿麦与车前子相须为用,增强清热利水通淋之功。

栀子、生大黄相使为用,增强清热利湿泻火之功。

7. 量数配伍

本方等量车前子、瞿麦、萹蓄清热利水通淋;佐以等量山栀子清泻三焦,通利水道,以增强君、臣药清热利水通淋之功;等量大黄荡涤邪热,甘草调和诸药。

8. 对药配伍

滑石——木通

栀子——生大黄

萹蓄——瞿麦

车前子——灯芯草

9. 趋向配伍

滑石清热渗湿，木通上清心火，下利湿热，萹蓄、瞿麦、车前子清热利水通淋，山栀子清泻三焦，大黄涤荡邪热，为沉降之品。甘草调和诸药，为平和之品。

10. 阴阳配伍

滑石、木通、萹蓄、瞿麦、车前子、山栀子、大黄皆性寒，为阴。甘草调和诸药，为阴阳平和。

11. 五行配伍

车前子、滑石、甘草皆味甘，为土，有补益之功，瞿麦、萹蓄、栀子仁、木通性寒、大黄皆味苦，为水，有清热通利之功。诸药合用，体现了五行中培土生金，金生水，水克火的原则，重在清热泻火，利水通淋。

12. 随证加减配伍

①本方苦寒清利，凡淋证属湿热下注者均可用之。若属血淋者，宜加生地、小蓟、白茅根以凉血止血；石淋，可加金钱草、海金沙、石韦等以化石通淋；膏淋，宜加萆薢、菖蒲以分清化浊。

②五淋散：出自《太平惠民和剂局方》。主治湿热血淋，尿如豆汁，溺时涩痛，或溲如砂石，脐腹急痛。

13. 名家论方

①原书主治。《太平惠民和剂局方·卷六》："治大人、小儿心经邪热，一切蕴毒，咽干口燥，大渴引饮，心忪面热，烦躁不宁，目赤睛疼，唇焦鼻衄，口舌生疮，咽喉肿痛。又治小便赤涩，或癃闭不通，及热淋、血淋，并宜服之。"

②方论选录。徐大椿《医略六书·卷七》："热结膀胱，不能化气而水积下焦，故小腹硬满，小便不通焉。大黄下郁热而膀胱之气自化，滑石清六腑而水道闭塞自通，瞿麦清热利水道，木通降火利小水，萹蓄泻膀胱积水，山栀清三焦郁火，车前子清热以通关窍，生草梢泻火以达茎中。为散，灯芯汤煎，使热结顿化，则膀胱肃清而小便自利，小腹硬满自除矣。此泻热通闭之剂，为热结溺闭之专方。"

14. 方歌

八正木通与车前，萹蓄大黄栀滑研，草梢瞿麦灯芯草，湿热诸淋宜服煎。

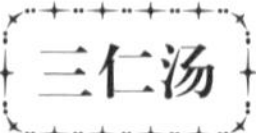

三仁汤

出自《温病条辨》

【处方】杏仁、半夏（各 15g），飞滑石、生薏苡仁（各 18g），白通草、白蔻仁、竹叶、厚朴（各 6g）。

【主治】湿温初起及暑温夹湿之湿重于热证。头痛恶寒，身重疼痛，肢体倦怠，面色淡黄，胸闷不饥，午后身热，苔白不渴，脉弦细而濡。

【功能】宣畅气机，清利湿热。

【用法用量】甘澜水八碗，煮取三碗，每服一碗，日三服。现代用法：水煎服。

方中杏仁宣利上焦肺气，气行则湿化；白蔻仁芳香化湿，行气宽中，畅中焦之脾气；薏苡仁甘淡性寒，渗湿利水而健脾，使湿热从下焦而去。三仁合用，宣上畅中渗下三焦分消，是为君药。滑石、通草、竹叶甘寒淡渗，加强君药利湿清热之功，是为臣药。半夏、厚朴行气化湿，散结除满，是为佐药。

1. 君臣佐使配伍

君——**杏仁**①《本经》："主咳逆上气雷鸣，喉痹，下气，产乳金疮，寒心奔豚。"②《别录》："主惊痫，心下烦热，风气去来，时行头痛，解肌，消心下急，杀狗毒。"③《药性论》："治腹痹不通，发汗，主温病。治心下急满痛，除心腹烦闷，疗肺气咳嗽，上气喘促。入天门冬煎，润心肺。可和酪作汤，益润声气。宿即动冷气。"④《医学启源》："除肺中燥，治风燥在于胸膈。"⑤《主治秘要》："润肺气，消食，升滞气。"⑥《本草纲目》："杏仁能散能降，故解肌、散风、降气、润燥、消积，治伤损药中用之。治疮杀虫，用其毒也。治风寒肺病药中，亦有连皮尖用者，取其发散也。"⑦《滇南本草》："止咳嗽，消痰润肺，润肠胃，消面粉积，下气，治疳虫。"⑧《神农本草经》："主咳逆上气雷鸣，喉痹，下气，产乳金疮，寒心奔豚。"⑨《本草求真》："杏仁，既有发散风寒之能，复有下气除喘之力，缘辛则散邪，苦则下气，润则通秘，温则宣滞行痰。"⑩《长沙药解》："肺主藏气，降于胸膈而行于经络，气逆则胸膈闭阻而生喘咳，藏病而不能降，因以痞塞，经病而不能行，于是肿痛。杏仁疏利开通，破壅降逆，善于开痹而止喘，消肿而润燥，调理气分之郁，无以易此。"

白蔻仁①《本草害利》："辛温，入脾胃，通温三焦，宽中气滞，温中除吐逆，开胃消饮食，治疟症，除目翳。蔻壳力稍逊。"②《药鉴》："气热味辛，轻清而升，气味俱薄，无毒，阳也。其用有五。肺经本药，一也。"

薏苡仁①《本经》："主筋急拘挛，不可屈伸，风湿痹，下气。"②《本草纲目》："健脾益胃，补肺清热，去风胜湿。炊饭食，治冷气；煎饮，利小便热淋。"③《别录》："除筋骨邪气不仁，利肠胃，消水肿，令人能食。"④《药性论》："主肺痿肺气，吐脓血，咳嗽涕唾上气。煎服之破五溪毒肿。"⑤《本草拾遗》："温气，主消渴。""杀蛔虫。"⑥《本草经疏》："薏苡仁，性燥能除湿，味甘能入脾补脾，兼淡能渗泄，故主筋急拘挛不可屈伸及风湿痹，除筋骨邪气不仁，利肠胃，消水肿，令人能食。总之，湿邪去则脾胃安，脾胃安则中焦治，中焦治则能荣养乎四肢，而通利乎血脉也。甘以益脾，燥以除湿，脾实则肿消，脾强则能食，如是，则已上诸疾不求其愈而自愈矣。"⑦《本草新编》："薏苡仁最善利水，不至损耗真阴之气，凡湿盛在下身者，最宜用之，视病之轻重，准用药之多寡，则阴阳不伤，而湿病易去。故凡遇水湿之症，用薏苡仁一二两为君，而佐之健脾去湿之味，未有不速于奏效者也，倘薄其气味之平和而轻用之，无益也。"

臣——**滑石**①《本经》："主身热泄澼，女子乳难，癃闭，利小便，荡胃中积聚寒热，益精气。"②《别录》："通九窍六腑津液，去留结，止渴，令人利中。"③《药性论》："能疗五淋，主难产，除烦热心躁，偏主石淋。"④《本草衍义补遗》："燥湿，分水道，实大肠，化食毒，行积滞，逐凝血，解燥渴，补脾胃，降心火之要药。"⑤《本草纲目》："疗黄疸，水肿脚气，吐血衄血，金疮出血，诸疮肿毒。"⑥《本草再新》："清火化痰，利湿消暑，通经活血，止泻痢呕吐，消水肿火毒。"⑦《医学启源》："滑石，治前阴窍涩不利，性沉重，能泄气上令下行，故曰滑则利窍，不与诸淡渗药同。白者佳，捣细用。色红者服之令人淋。"⑧《本草经疏》："滑石，滑以利诸窍，通壅滞，下垢腻。甘以和胃气，寒以散积热，甘寒滑利，以合共用，是为祛暑散热，利水除湿，消积滞，利下窍之要药。⑨《本草蒙筌》："滑石治渴，非实能治渴也，资其利窍，渗去湿热，则脾气中和，而渴自止尔。假如天令湿淫太过，人患小便不利而渴，正宜用此以渗泄之，渴自不生。若或无湿，小便自利而渴者，则知内有燥热，燥宜滋润，苟误服用，是愈亡其津液，而渴反盛矣。"

通草①《本草纲目》："通草，色白而气寒，味淡而体轻，故入太阴肺经，引热下降而利小便；入阳明胃经，通气上达而下乳汁；其气寒，降也，其味淡，升也。"②《日华子本草》："明目，退热，催生，下胞，下乳。"③《本草图经》："利小便，兼解诸药毒。"④《医学启源》："除水肿癃闭，治五淋。《主治秘要》云，泻肺。"⑤《长沙药解》："通经闭，疗黄疸，消痈疽，利鼻痈，除心烦。"⑥《本草备要》："治目昏耳聋，鼻塞失音。"⑦李杲："通草泻肺利小便，甘平以缓阴血电，与灯草同功，宜生用之。"⑧《本草正义》："通草，其气味则李东垣《用药法象》谓甘淡无毒。案此甘字，非大甜之谓，实即淡字，如泉水、食米皆谓味甘之例。此物无气无味，以淡用事，故能通行经络，清热利水，性与木通相似，但无其苦，则泄降之力缓而无峻厉之弊，虽能通利，不甚伤阴，湿热之不甚者宜之。"

竹叶①《别录》："主胸中痰热，咳逆上气。"②《药性论》："主吐血热毒风，止消渴。"③《食疗本草》："主咳逆，消渴，痰饮，喉痹，除烦热。"④《日华子本草》："消痰，治热狂烦闷，中风失音不语，壮热，头痛头风，并怀妊人头旋倒地，止惊悸，温疫迷闷，小儿惊痫天吊。"⑤《本草纲目》："煎浓汁，漱齿中出血，洗脱肛不收。"⑥《本草正》："退虚热烦躁不眠，止烦渴，生津液，利小水，解喉痹，并小儿风热惊痫。"⑦《本草再新》："凉心健脾，治吐血、鼻血，聪耳明目。"⑧《药品化义》："竹叶清香透心，微苦凉热，气味俱清。"⑨《本经》："治温以清，专清心气，味淡利窍，使心经热血分解。主治暑热消渴，胸中热痰，伤寒虚烦，咳逆喘促，皆用为良剂也。又取气清入肺，是以清气分之热，非竹叶不能，凉血分之热，除柏叶不效。"

⑩《本草求真》:竹叶据书皆载凉心缓脾,清痰止渴,为治上焦风邪烦热,咳逆喘促,呕哕吐血,一切中风惊痫等症,无非因其轻能解上,辛能散郁,甘能缓脾,凉能入心,寒能疗热故耳。"

佐——**半夏**①《本经》:"主伤寒寒热,心下坚,下气,喉咽肿痛,头眩胸胀,咳逆,肠鸣,止汗。"②《别录》:"消心腹胸膈痰热满结,咳嗽上气,心下急痛坚痞,时气呕逆;消痈肿,堕胎,疗痿黄,悦泽面目。生令人吐,熟令人下。"③《药性论》:"消痰涎,开胃健脾,止呕吐,去胸中痰满,下肺气,主咳结。新生者摩涂痈肿不消,能除瘤瘿。气虚而有痰气,加而用之。"④《本草纲目》:"治腹胀,目不得瞑,白浊,梦遗,带下。"脾无留湿不生痰,故脾为生痰之源,肺为储痰之器。半夏能主痰饮及腹胀者,为其体滑而味辛性温也,涎滑能润,辛温能散亦能润,故行湿而通大便,利窍而泄小便,所谓辛走气能化痰,辛以润之是矣。"⑤《本草衍义》:"半夏,今人惟知去痰,不言益脾,盖能分水故也。脾恶湿,湿则濡而困,困则不能制水。"⑥《医学启源》:"治寒痰及形寒饮冷伤肺而咳,大和胃气,除胃寒,进饮食。治太阳痰厥头痛,非此不能除。⑦《主治秘要》:"燥胃湿,化痰,益脾胃气,消肿散结,除胸中痰涎。"⑧朱震亨:"治眉棱骨痛。"

厚朴①《别录》:"温中益气,消痰下气。疗霍乱及腹痛胀满,胃中冷逆及胸中呕不止,泄痢淋露,除惊,去留热心烦满,厚肠胃。"②《药性论》:"主疗积年冷气,腹内雷鸣,虚吼,宿食不消,除痰饮,去结水,破宿血,消化水谷,止痛。大温胃气,呕吐酸水。主心腹满,病人虚而尿白。"③《日华子本草》:"健脾。主反胃,霍乱转筋,冷热气,泻膀胱,泄五藏一切气,妇人产前产后腹藏不安。调关节,杀腹藏虫,明耳目。"④王好古:"主肺气胀满,膨而喘咳。"⑤《本草正》:"温降,散滞,除寒湿泻痢。"⑥李杲:"厚朴,苦能下气,故泄实满;温能益气,故能散湿满。"⑦朱震亨:"厚朴,气药也。温而能散,消胃中之实也。""厚朴能治腹胀,因其味辛以提其气。"⑧《本草汇言》:"厚朴,宽中化滞,平胃气之药也,凡气滞于中,郁而不散,食积于胃,羁而不行,或湿郁积而不去,湿痰聚而不清,用厚朴之温可以燥湿,辛可以清痰,苦可以下气也。"⑨《医学衷中参西录》:"厚朴,治胃气上逆,恶心呕哕,胃气郁结胀满疼痛,为温中下气之要药。"

2. 四气配伍

寒——滑石①《本草经疏》:"味甘淡,气寒,无毒。"②《本经》:"味甘,寒。"

通草《本草纲目》:"甘淡,寒,无毒。"

竹叶《履巉岩本草》:"苦,甘,微寒,无毒。"

温——杏仁①《本经》:"味甘,温。"②《本草正》:"味苦辛微甘。"

白蔻仁《中华本草》:"温。"

厚朴《本经》:"味苦,温。"

凉——薏苡仁《本草正》:"味甘淡,气微凉。"

平——半夏《本经》:"辛,平。"

3. 五味配伍

辛——白蔻仁《中华本草》:"味辛。"

半夏①《本经》:"辛,平。"②《日华子本草》:"味辛。"③《主治秘要》:"性温,味辛苦。"

甘——薏苡仁①《本草正》:"味甘淡,气微凉。"②《本经》:"味甘,微寒。"

滑石《本经》:"味甘,寒。"

通草①《本草纲目》:"甘淡,寒,无毒。"②《本草蒙筌》:"味甘淡,气平。"

竹叶《本草正》:"味甘淡,气平微凉。"

苦——杏仁①《本草正》:"味苦辛微甘。"②《本经》:"味甘,温。"

厚朴①《本经》:"味苦,温。"②《药性论》:"味苦辛,太热。"

4. 归经配伍

杏仁——《雷公炮制药性解》:"入肺、大肠二经。"

薏苡仁——《雷公炮制药性解》:"入肺、脾、肝、胃、大肠。"

白蔻仁——《本草害利》:"入脾胃、三焦。"

滑石——《雷公炮制药性解》:"入胃、膀胱二经。"

通草——《本草纲目》:"入太阴肺、阳明胃经。"

竹叶——《雷公炮制药性解》:"入心、肺、胃三经。"

半夏——①《雷公炮制药性解》:"入肺、脾、胃三经。"②《本草经疏》:"入足太阴、阳明、少阳,手少阴经。"

厚朴——《雷公炮制药性解》:"入脾、胃二经。"

5. 七方配伍

八味药为小方、偶方。

6. 七情配伍

半夏、厚朴相须为用,增强行气化湿、散结除满之功。

滑石、薏苡仁相使为用,增强利湿清热之功。

杏仁、通草相使为用,增强益气宣肺之功。

白蔻仁、竹叶相使为用,增强行气宽中、畅中焦之脾气。

7. 量数配伍

本方中半夏、厚朴,行气化湿,散结除满。滑石、薏苡仁等量合用,利湿清热。杏仁通草,益气宣肺。白蔻仁竹叶,行气宽中,畅中焦之脾气。

8. 对药配伍

滑石——薏苡仁

杏仁——通草

白蔻仁——竹叶

半夏——厚朴

9. 趋向配伍

杏仁宣上焦肺气，白蔻仁行气宽中，半夏、厚朴行气化湿，为升浮之品。薏苡仁渗湿利水，滑石、通草、竹叶甘寒淡渗，利湿清热，为沉降之品。

10. 阴阳配伍

杏仁、白蔻仁、厚朴性温为阳，半夏具有行气之用，亦为阳。薏苡仁渗湿利水，滑石、通草、竹叶甘寒淡渗，利湿清热，为阴。

11. 五行配伍

杏仁味苦，为水，有沉降之功，飞滑石、白通草、竹叶、生薏苡仁均味甘，为土，有补益之功，厚朴、半夏、白蔻仁味辛，为木，有辛散之性。诸药合用，体现了五行中培土生金，金生水，水克火的原则，重在宣畅气机，清利湿热。

12. 随证加减配伍

①若湿温初起，卫分症状较明显者，可加藿香、香薷以解表化湿；若寒热往来者，可加青蒿、草果以和解化湿。

②藿朴夏苓汤：出自《感证辑要》引《医原》。主治湿温初起，身热恶寒，肢体倦怠，胸闷口腻，舌苔薄白，脉濡缓。

③黄芩滑石汤：出自《温病条辨》。主治湿温邪在中焦，发热身痛，汗出热解，继而复热，渴不多饮，或竟不渴，舌苔淡黄而滑，脉缓。

13. 名家论方

①原书主治。《温病条辨·卷一》："头痛恶寒，身重疼痛，舌白不渴，脉弦细而濡，面色淡黄，胸闷不饥，午后身热，状若阴虚，病难速已，名曰湿温。汗之则神昏耳聋，甚则目瞑不欲言，下之则洞泄，润之则病深不解，长夏深秋冬日同法，三仁汤主之。"

②方论选录。吴瑭《温病条辨·卷一》："湿为阴邪，自长夏而来，其来有渐，且其性氤氲黏腻，非若寒邪之一汗即解，温凉之一凉则退，故难速已。世医不知其为湿温，见其头痛恶寒，身重疼痛也，以为伤寒而汗之，汗伤心阳，湿随辛温发表之药蒸腾上逆，内蒙心窍则神昏，上蒙清窍则耳聋目瞑不言。见其中满不饥，以为停滞而大下之，误下伤阴，而重抑脾阳之升，脾气转陷，湿邪乘势内渍，故洞泄。见其午后身热，以为阴虚而用柔药润之，湿为胶滞阴邪，再加柔润阴药，二阴相合，同气相求，遂有锢结而不可解之势。惟以三仁汤轻开上焦肺气，盖肺主一身之气，气化则湿亦化也。"

14. 方歌

三仁杏蔻薏苡仁，朴夏通草滑竹存，宣畅气机清湿热，湿重热轻在气分。

连朴饮

出自《霍乱论》。

【处方】制厚朴(6g),川连(姜汁炒)、石菖蒲、制半夏(各 3g),香豉(炒)、焦栀(各 9g),芦根(60g)。

【主治】湿热霍乱。上吐下泻,胸脘痞闷,心烦躁扰,小便短赤,舌苔黄腻,脉滑数。

【功能】清热化湿,理气和中。

【用法用量】水煎温服。

方中黄连清热燥湿,厚朴行气化湿,共为君药。石菖蒲芳香化湿而悦脾,半夏燥湿降逆而和胃,增强君药化湿和胃止呕之力,是为臣药。山栀、豆豉清宣胸脘之郁热;芦根性甘寒质轻,清热和胃,除烦止呕,生津行水,皆为佐药。

1. *君臣佐使配伍*

君——**黄连**①《本经》:"主热气目痛,眦伤泣出,明目,肠辩腹痛下痢,妇人阴中肿痛。"②《别录》:"主五脏冷热,久下泄辩脓血,止消渴,大惊,除水利骨,调胃厚肠,益胆,疗口疮。"③《药性论》:"杀小儿疳虫,点赤眼昏痛,镇肝去热毒。"④《日华子本草》:"治五劳七伤,益气,止心腹痛。惊悸烦躁,润心肺,长肉,止血;并疮疥,盗汗,天行热疾;猪肚蒸为丸,治小儿疳气。"⑤《珍珠囊》:"泻心火,心下痞。酒炒、酒浸,上颈已上。"⑥《本草新编》:"止吐利吞酸,解口渴,治火眼,安心,止梦遗,定狂躁,除痞满。"⑦《本草衍义》:"黄连,今人多用治痢,盖执以苦燥之义。亦有但见肠虚渗泄,微似有血,便即用之,更不知止,又不顾寒热多少,但以尽剂为度,由是多致危困。若气实初病热多,血痢,服之便止,仍不必尽剂也。若虚而冷者,则不须眼。"⑧《汤液本草》:"黄连苦燥,故入心,火就燥也,然泻心,其实泻脾也,为子能令母实,实则泻其子。治血,防风为上使,黄连为中使,地榆为下使。"⑨朱震亨:"黄连,去中焦湿热而泻心火,若脾胃气虚,不能转运者,则以茯苓,黄芩代之。以猪胆汁拌炒,佐以龙胆草,则大泻肝胆之火。下痢胃热噤口者,用黄连、人参煎汤,终日呷之,如吐,再强饮,但得一呷下咽便好。"

厚朴①《别录》:"温中益气,消痰下气。疗霍乱及腹痛胀满,胃中冷逆及胸中呕不止,泄痢淋露,除惊,去留热心烦满,厚肠胃。"②《药性论》:"主疗积年冷气,腹内雷鸣,虚吼,宿食不消,除痰饮,去结水,破宿血,消化水谷,止痛。大温胃气,呕吐酸水。主心腹满,病人虚而尿白。"③《日华子本草》:"健脾。主反胃,霍乱转筋,冷热气,泻膀胱,泄五藏一切气,妇人产前产后腹藏不安。调关节,杀腹藏虫,明耳目。"④王好古:"主肺气胀满,膨而喘咳。"⑤《本草正》:"温降,散滞,除寒湿泻痢。"⑥李杲:"厚朴,苦能下气,故泄实满;温能益气,故能散湿满。"⑦朱震亨:"厚朴,气药也。温而能散,消胃中之实也。""厚朴能治腹胀,因其味辛以提其气。"⑧《本草汇言》:"厚朴,宽中化滞,平胃气之药也,凡气滞于中,郁而不散，食积于胃，羁而不行，或湿郁积而不去，湿痰聚而不清，用厚朴之温可以燥湿，辛可以清痰，苦可以下气也。”⑨《医学衷中参西录》：“厚朴，治胃气上逆，恶心呕哕，胃气郁结胀满疼痛，为温中下气之要药。”

臣——**石菖蒲**①《本经》：“主风寒湿痹，咳逆上气，开心孔，补五脏，通九窍，明耳目，出音声。”②《别录》：“主耳聋，痈疮，温肠胃，止小便利，四肢湿痹，不得屈伸，小儿温疟，身积热不解，可作浴汤。聪耳目，益心智。”③《药性论》：“治风湿顽痹，耳鸣，头风，泪下，杀诸虫，治恶疮疥瘙。”④《日华子本草》：“除风下气，除烦闷，止心腹痛，霍乱转筋。治客风疮疥，涩小便，杀腹藏虫。耳痛：作末、炒，承热裹窨，甚验。”⑤《本草纲目》：“治中恶卒死，客忤癫痫，下血崩中，安胎漏。散痈肿。捣汁服，解巴豆、大戟毒。”⑥《本草备要》：“补肝益心，去湿逐风，除痰消积，开胃宽中。疗噤口毒痢，风痹惊痫。”⑦《本草汇言》：“石菖蒲，利气通窍，如因痰火二邪为眚，致气不顺、窍不通者，服之宜然。若中气不足，精神内馁，气窍无阳气为之运动而不通者，屡见用十全大补汤，奏功极多，石菖蒲不必问也。”

半夏①《本经》：“主伤寒寒热，心下坚，下气，喉咽肿痛，头眩胸胀，咳逆，肠鸣，止汗。”②《别录》：“消心腹胸膈痰热满结，咳嗽上气，心下急痛坚痞，时气呕逆；消痈肿，堕胎，疗痿黄，悦泽面目。生令人吐，熟令人下。”③《药性论》：“消痰涎，开胃健脾，止呕吐，去胸中痰满，下肺气，主咳结。新生者摩涂痈肿不消，能除瘤瘿。气虚而有痰气，加而用之。”④《医学启源》：“治寒痰及形寒饮冷伤肺而咳，大和胃气，除胃寒，进饮食。治太阳痰厥头痛，非此不能除。”⑤《主治秘要》：“燥胃湿，化痰，益脾胃气，消肿散结，除胸中痰涎。”⑥《日华子本草》：“治吐食反胃，霍乱转筋，肠腹冷，痰疟。”⑦《本草衍义》：“半夏，今人惟知去痰，不言益脾，盖能分水故也。脾恶湿，湿则濡而困，困则不能制水。”

佐——**栀子**①《本经》：“主五内邪气，胃中热气，面赤，酒疱皶鼻，白癞，赤癞，疮疡。”②《别录》：“疗目热亦痛，胸心、大小肠大热，心中烦闷，胃中热气。”③《药性论》：“杀蟅虫毒，去热毒风，利五淋，主中恶，通小便，解五种黄病，明目，治时疾除热及消渴口干，目赤肿痛。”④《食疗本草》：“主瘖哑，紫癜风，黄疸积热心躁。”⑤《本草纲目》：“治吐血、衄血、血痢、下血、血淋，损伤瘀血，及伤寒劳复，热厥头痛，疝气，汤火伤。”⑥《汤液本草》：“或用栀子利小便，实非利小便，清肺也，肺气清而化，膀胱为津液之府，小便得此气化而出也。”⑦《本草正》：“栀子，若用佐使，治有不同：加茵陈除湿热疸黄，加豆豉除心火烦躁，加厚朴、枳实可除烦满，加生姜、陈皮可除呕哕，同元胡破热滞瘀血腹痛。”⑧《本草通玄》：“仲景多用栀子茵陈，取其利小便而蠲湿热也。古方治心痛，每用栀子，此为火气上逆，不得下降者设也。(若)泥丹溪之说,不分寒热,通用栀子,属寒者何以堪之。"

淡豆豉①《别录》:"主伤寒头痛寒热,瘴气恶毒,烦躁满闷,虚劳喘吸,两脚疼冷。"②《药性论》:"治时疾热病发汗;熬末,能止盗汗,除烦;生捣为丸服,治寒热风,胸中生疮;煮服,治血痢腹痛。"③《珍珠囊》:"去心中懊憹,伤寒头痛,烦躁。"④《本草纲目》:"下气,调中。治伤寒温毒发癍,呕逆。"⑤《本草汇言》:"淡豆豉,治天行时疾,疫疠瘟瘴之药也。"⑥王绍隆曰:"此药乃宣郁之上剂也。凡病一切有形无形,壅胀满闷,停结不化,不能发越致疾者,无不宣之,故统治阴阳互结,寒热迭侵,暑湿交感,食饮不运,以致伤寒寒热头痛,或汗吐下后虚烦不得眠,甚至反复颠倒,心中懊憹,一切时灾瘟瘴,疟痢斑毒,伏痧恶气,及杂病科痰饮,寒热,头痛,呕逆,胸结,腹胀,逆气,喘吸,脚气,黄疸,黄汗,一切沉滞浊气搏聚胸胃者,咸能治之。倘非关气化寒热时瘴,而转属形藏实热,致成痞满燥实坚者,此当却而谢之也。"

芦根①《别录》:"主消渴客热,止小便利。"②《药性论》:"能解大热,开胃。治噎哕不止。"③《唐本草》:"疗呕逆不下食、胃中热、伤寒患者弥良。"④《日华子本草》:"治寒热时疾烦闷,妊孕人心热,并泻痢人渴。"⑤《玉楸药解》:"清降肺胃,消荡郁烦,生津止渴,除呕下食,治噎哕懊憹。"⑥《本草原始》:"治干呕霍乱。"⑦《本草经疏》:"芦根,味甘寒而无毒。消渴者,中焦有热,则脾胃干燥,津液不生而然也,甘能益胃和中,寒能除热降火,热解胃和,则津液流通而渴止矣。客热者,邪热也,甘寒除邪热,则客热自解。肺为水之上源,脾气散精,上归于肺,始能通调水道,下输膀胱,肾为水脏而主二便,三家有热,则小便频数,甚至不能少忍,火性急速故也,肺、肾、脾三家之热解,则小便复其常道矣,火升胃热,则反胃呕逆不下食及噎哕不止;伤寒时疾,热甚则烦闷;下多亡阴,故泻利人多渴;孕妇血不足则心热,甘寒除热安胃,亦能下气,故悉主之也。"

2.四气配伍

寒——栀子①《本经》:"味苦,寒。"②《别录》:"大寒,无毒。"

豆豉①《别录》:"味苦,寒,无毒。"②《千金要方·食治》:"味苦甘,寒,涩,无毒。"

芦根《别录》:"味甘,寒。"

黄连《本经》:"味苦,寒。"

温——厚朴《本经》:"味苦,温。"

半夏《别录》:"生微寒,熟温,有毒。"

石菖蒲《本经》:"辛,温。"

3. 五味配伍

辛——半夏①《本经》:“辛,平。”②《日华子本草》:“味辛。”

甘——芦根《陆川本草》:“甘淡,微寒。”

苦——栀子《本经》:“味苦,寒。”

厚朴①《本经》:“味苦,温。”②《药性论》:“味苦辛,太热。”

豆豉《别录》:“味苦,寒,无毒。”

黄连《本经》:“味苦,寒。”

4. 归经配伍

厚朴——《雷公炮制药性解》:“入脾、胃二经。”

黄连——《本草经疏》:“入手少阴、阳明,足少阳、厥阴、阳明、太阴。”

石菖蒲——①《本草纲目》:“手少阴、足厥阴。”②《雷公炮制药性解》:“入心、脾、膀胱三经。”

半夏——《汤液本草》:“入足阳明、太阴、少阳经。”

淡豆豉——①《雷公炮制药性解》:“入肺经。”②《要药分剂》:“入肺、胃二经。”

栀子——①《药品化义》:“入肺、胃、肝、胆、三焦、胞络六经。”②《雷公炮制药性解》:“入心、肺、大小肠、胃、膀胱六经。”

芦根——《雷公炮制药性解》:“入肺、胃二经。”

5. 七方配伍

七味药为小方、奇方。

6. 七情配伍

厚朴、石菖蒲相须为用,增强行气化湿之功。

黄连、半夏相须为用,增强燥湿和胃之功。

7. 量数配伍

方中厚朴、川连用量2∶1相须为用,清热化湿,理气和中。石菖蒲、半夏等量合用,调和脾胃,增强化湿和胃止呕之力。山栀、豆豉等量合用,轻宣胸脘郁热;芦根用量较多,清热和胃。

8. 对药配伍

厚朴——黄连

石菖蒲——半夏

山栀——豆豉

9. 趋向配伍

黄连清热燥湿,芦根清热和胃,半夏燥湿降逆,祛湿健脾,为沉降之品。半夏、厚朴行气化湿,山栀、豆豉轻宣郁热,有升浮之功,为升浮之品。

10. 阴阳配伍

黄连、芦根性寒,为阴。石菖蒲、厚朴、半夏行气燥湿为用,山栀、豆豉轻宣为用,为阳。

11. 五行配伍

厚朴、石菖蒲、半夏皆味辛为木，有辛散之性，香豉、焦栀、川连味苦，为水，有沉降之功，芦根味甘，为土，有补益之功。诸药合用，体现了五行中水克火的原则，重在清热化湿，理气和中。

12. 随证加减配伍

本方主治湿热霍乱以吐为主者，若腹泻重者，可加白扁豆、薏苡仁以渗湿止泻。

13. 名家论方

①原方主治。《霍乱论・卷下》："湿热蕴伏而成霍乱，兼能行食涤痰。"

②方论选录。赵绍琴《温病纵横》："本证属湿热并重，治疗宜清热与燥湿并行。方中黄连、栀子苦寒，清热泻火燥湿；厚朴、半夏、石菖蒲三药相配，苦温与辛温并用，辛开苦泄，燥湿化浊；半夏又有和胃降逆止呕之功；豆豉宣郁透热；芦根清热生津。诸药配伍，为燥湿清热之良方。"

14. 方歌

连朴饮用香豆豉，菖蒲半夏焦山栀，芦根厚朴黄连入，湿热霍乱此方施。

当归拈痛汤

出自《医学启源》。

【处方】羌活、甘草、茵陈（酒炒）（各 15g），防风、苍术、当归身、知母（酒洗）、猪苓、泽泻（各 9g），升麻、白术、黄芩（炒）（各 3g），葛根、人参、苦参（酒浸）（各 6g）。

【主治】湿热相搏，外受风邪证。遍身肢节烦痛，或肩背沉重，或脚气肿痛，脚膝生疮，舌苔白腻微黄，脉弦数。

【功能】利湿清热，疏风止痛。

【用法用量】上锉，如麻豆大。每服 30g，水二盏半，先以水拌湿，候少时，煎至一盏，去滓温服。少时，每膳压之。现代用法：水煎服。

方中重用羌活、茵陈为君。羌活辛散祛风，苦燥胜湿，且善通痹止痛；茵陈善能清热利湿，《本草拾遗》尚言其能"通关节，去滞热"。两药相合，共成祛湿疏风，清热止痛之功。臣以猪苓、泽泻利水渗湿；黄芩、苦参清热燥湿；防风、升麻、葛根解表疏风。分别从除湿、疏风、清热等方面助君药之力。佐以白术、苍术燥湿健脾，以运化水湿邪气；本证湿邪偏胜，所用诸除湿药性多苦燥，易伤及气血阴津，以人参、当归益气养血；知母清热养阴，能防诸苦燥药物伤阴，使祛邪不伤正。使以炙甘草调和诸药。

1. 君臣佐使配伍

君——**羌活**①《珍珠囊》："太阳经头痛，去诸骨节疼痛，亦能温胆。"②《日华子本草》："治一切风并气，筋骨拳挛，四肢羸劣，头旋眼目赤疼及伏梁水气，五劳七伤，虚损冷气，骨节酸疼，通利五脏。"③《药性论》："治贼风、失音不语，多痒血癞，手足不遂，口面歪邪，遍身顽痹。"④《医学启源》：

羌活，治肢节疼痛，手足太阳本经风药也。加川芎治足太阳、少阴头痛、透关利节，又治风湿。”⑤《主治秘要》：“其用有五：手足太阳引经，一也；风湿相兼，二也；去肢节痛，三也；除痈疽败血，四也；治风湿头痛，五也。”⑥《雷公炮制药性解》：“羌活气清属阳，善行气分，舒而不敛，升而能沉，雄而善散，可发表邪，故入手太阳小肠。足太阳膀胱以理游风，其功用与独活虽若不同，实互相表里。”⑦《本经逢原》：“羌活乃却乱反正之主帅，风能胜湿，故羌活能治水湿，与芎窮同用，治太阳、厥阴头痛，发汗散表，透关利节，非时感冒之仙药也。”⑧《本草备要》：“泻肝气，搜肝风，治风湿相搏，本经（太阳）头痛，督脉为病，脊强而厥，刚痉柔痉，中风不语，头旋目赤。”

茵陈①《本经》：“主风湿寒热邪气，热结黄疸。”②《本草再新》：“泻火，平肝，化痰，止咳发汗，利湿，消肿，疗疮火诸毒。”③《本草经疏》：“茵陈，其主风湿寒热，邪气热结，黄疸，通身发黄，小便不利及头热，皆湿热在阳明、太阴所生病也。苦寒能燥湿除热，湿热去，则诸证自退矣。除湿散热结之要药也。”④《本草述钩元》：“茵陈，发陈致新，与他味之逐湿热者殊，而渗利为功者，尤难相匹。”⑤《本草正义》：“茵陈，味淡利水，乃治脾、胃二家湿热之专药。湿疸、酒疸，身黄溲赤如酱，皆胃土蕴湿积热之证，古今皆以此物为主，其效甚速。荡涤肠胃，外达皮毛，非此不可。盖行水最捷，故凡下焦湿热瘙痒，及足胫跗肿，湿疮流水，并皆治之。”⑥《别录》：“治通身发黄，小便不利，除头热，去伏瘕。”

臣——**猪苓**①《本经》：“主痎疟，利水道。”②《药性论》：“解伤寒温疫大热，发汗，主肿胀，满腹急痛。”③《珍珠囊》：“渗泄，止渴，又治淋肿。”④《医学启源》：“大燥除湿。”⑤《主治秘要》云：“去心懊憹。”⑥《医学入门》：“治中暑消渴。”⑦《本草纲目》：“开腠理，治淋、肿、脚气，白浊、带下，妊娠子淋，小便不利。”“猪苓淡渗，气升而又能降，故能开膲理，利小便，与茯苓同功，但入补药不如茯苓也。”⑧《本草衍义》：“猪苓，行水之功多，久服必损肾气，昏人目。”⑨《本草汇言》：“猪苓，渗湿气，利水道，分解阴阳之的药也。此药味甘淡微苦，苦虽下降，而甘淡又能渗利走散，升而能降，降而能升，故善开腠理，分理表阳里阴之气而利小便，故前古主彦疟。甄氏方主伤寒温疫大热，能发汗逐邪，此分利表阳之气于外也。”⑩《长沙药解》：“猪苓，渗利泄水，较大茯苓更捷。但水之为性，非土木条达，不能独行。猪苓散之利水，有白亢之燥湿土也；猪苓汤之利水，有阿胶清风木也；五苓之利水，有白术之燥土，桂枝之达木也；八味之利水，有桂枝之达木，地黄之清风也；若徒求利于猪。茯、滑、泽之辈，恐难奏奇功耳。”

泽泻①《本经》：“主风寒湿痹，乳难，消水，养五脏，益气力，肥健。”②《别录》:“补虚损五劳,除五脏痞满,起阴气,止泄精、消渴、淋沥,逐膀胱、三焦停水。”③《药性论》:“主肾虚精自出,治五淋,利膀胱热,直通水道。”④《日华子本草》:“治五劳七伤,主头旋、耳虚鸣,筋骨挛缩,通小肠,止遗沥、尿血。”⑤《本草纲目》:“渗湿热,行痰饮,止呕吐、泻痢,疝痛,脚气。”⑥《本草衍义》:“泽泻,其功尤长于行水。张仲景曰,水蓄渴烦,小便不利,或吐或泻,五苓散主之。方用泽泻,故知其用长于行水。”⑦《本经》:“又引扁鹊云,多服病人眼涩,诚为行去其水。张仲景八味丸用之者,亦不过引接桂、附等归就肾经,别无他意。凡服泽泻散人,未有不小便多者;小便既多,肾气焉得复实?今人止泄精,多不敢用。”⑧《本草蒙筌》:“泽泻,多服虽则目昏,暴服亦能明目,其义何也?盖泻伏水,去留垢,故明目;小便利,肾气虚,故目昏。二者不可不知。”

黄芩①《本经》:“主诸热黄疸,肠澼,泄利,逐水,下血闭,(治)恶疮,疽蚀,火疡。”②《别录》:“疗痰热,胃中热,小腹绞痛,消谷,利小肠,女子血闭,淋露下血,小儿腹痛。”③《药性论》:“能治热毒,骨蒸,寒热往来,肠胃不利,破壅气,治五淋,令人宣畅,去关节烦闷,解热渴,治热腹中疞痛,心腹坚胀。”④《日华子本草》:“下气,主天行热疾,疔疮,排脓。治乳痈,发背。”⑤李杲:“治发热口苦。”⑥《滇南本草》:“上行泻肺火,下行泻膀胱火,(治)男子五淋,女子暴崩,调经清热,胎有火热不安,清胎热,除六经实火实热。”⑦《本草纲目》:“治风热湿热头疼,奔豚热痛,火咳,肺痿喉腥,诸失血。”⑧《本草正》:“枯者清上焦之火,消痰利气,定喘嗽,止失血,退往来寒热,风热湿热,头痛,解瘟疫,清咽,疗肺痿肺痈,乳痈发背,尤祛肌表之热,故治斑疹、鼠瘘,疮疡、赤眼;实者凉下焦之热,能除赤痢,热蓄膀胱,五淋涩痛,大肠闭结,便血、漏血。”

苦参①《本经》:“主心腹结气,癥瘕积聚,黄疸,溺有余沥,逐水,除痈肿,补中,明目止泪。”②《药性论》:“治热毒风,皮肌烦燥生疮,赤癞眉脱,主除大热嗜睡,治腹中冷痛,中恶腹痛,除体闷,治心腹积聚。”③《珍珠囊》:“去湿。”④《滇南本草》:“凉血,解热毒,疥癞,脓窠疮毒。疗皮肤瘙痒,血风癣疮,顽皮白屑,肠风下血,便血。消风,消肿毒,痰毒。”⑤《本草从新》:“燥湿,胜热,治梦遗滑精。”⑥《本草正义》:“苦参,大苦大寒,退热泄降,荡涤湿火,其功效与芩、连、龙胆皆相近,而苦参之苦愈甚,其燥尤烈,故能杀湿热所生之虫,较之芩、连力量益烈。近人乃不敢以入煎剂,盖不特畏其苦味难服,亦嫌其峻厉而避之也。然毒风恶癞,非此不除,今人但以为洗疮之用,恐未免因噎而废食耳。”

防风①《本经》:“主大风头眩痛,恶风,风邪,目盲无所见,风行周身,骨节疼痹,烦满。”②《长沙药解》:“行经络,逐湿淫,通关节,止疼痛,舒筋脉,伸急挛,活肢节,起瘫痪,敛自汗、盗汗,断漏下、崩中。李杲:防风,治一身尽痛，随所引而至，乃风药中润剂也。”③《本草汇言》：“防风，散风寒湿痹之药也，故主诸风周身不遂，骨节酸痛，四肢挛急，痿躄痼痓等。”

升麻①《本经》：“主解百毒，辟温疾、障邪。”②《别录》：“主中恶腹痛，时气毒疠，头痛寒热，风肿诸毒，喉痛，口疮。”③《药性论》：“治小儿风，惊痫，时气热疾。能治口齿风露肿疼，牙根浮烂恶臭，热毒脓血。除心肺风毒热壅闭不通，口疮，烦闷。疗痈肿，豌豆疮，水煎绵沾拭疮上。”④《滇南本草》：“表小儿痘疹，解疮毒，咽喉(肿)，喘咳音哑。肺热，止齿痛。乳蛾，痄腮。”⑤《本草纲目》：“消斑疹，行窃血，治阳陷眩运，胸胁虚痛，久泄下痢后重，遗浊，带下，崩中，血淋，下血，阴痿足寒。”⑥《医学启源》：升麻，若补其脾胃，非此为引不能补。若得葱白、香芷之类，亦能走手阳明、太阳，能解肌肉间热，此手足阳明伤风之药也。”⑦《主治秘要》：“其用者有四：手足阳明引经一也；升阳于至阴之下二也；治阳明经分头痛三也；去皮肤风邪及至高之上四也。脾痹非升麻不能除。”⑧李杲：“升麻，发散阳明风邪，升胃中清气，又引甘温之药上升，以补卫气之散而实其表，故元气不足者，用此于阴中升阳。又缓带脉之缩急。凡胃虚伤冷，郁遏阳气于脾土者，宜升麻、葛根以升散其火郁。引葱白，散手阳明风邪；引石膏，止足阳明齿痛；人参、黄芪，非此引之，不能上行。”

葛根①《本经》：“主消渴，身太热，呕吐，诸痹，起阴气，解诸毒。”②《别录》：“疗伤寒中风头痛，解肌，发表，出汗，开腠理。疗金疮，止痛，胁风痛。”“生根汁，疗消渴，伤寒壮热。”③《药性论》：“治天行上气，呕逆，开胃下食，主解酒毒，止烦渴。熬屑治金疮，治时疾解热。”④李杲：“干葛，其气轻浮，鼓舞胃气上行，生津液，又解肌热，治脾胃虚弱泄泻圣药也。”⑤《本草经疏》：“葛根，解散阳明温病热邪主要药也，故主消渴，身大热，热壅胸膈作呕吐。发散而升，风药之性也，故主诸痹。”“伤寒头痛兼项强腰脊痛，及遍身骨疼者，足太阳也，邪犹未入阳明，故无渴证，不宜服。”⑥《药品化义》：“葛根，根主上升，甘主散表，若多用二三钱，能理肌肉之邪，开发腠理而出汗，属足阳明胃经药，治伤寒发热，鼻干口燥，目痛不眠，疟疾热重。”⑦《本经逢原》：“葛根轻浮，生用则升阳生津，熟用则鼓舞胃气，故治胃虚作渴，七味白术散用之。”

佐——**白术**①《本经》：“主风寒湿痹，死肌，痉，疸，止汗，除热消食。”②《药性论》：“主大风顽痹，多年气痢，心腹胀痛，破消宿食，开胃，去痰涎，除寒热，止下泄，主面光悦，驻颜去皯，治水肿胀满，止呕逆，腹内冷痛，吐泻不住，及胃气虚冷痢。”③李杲：“去诸经中湿而理脾胃。”④《本草衍义补遗》：“有汗则止，无汗则发。能消虚痰。”⑤《本草通玄》：“白术，补脾胃之药，更无出其右者。”⑥《本草汇言》：“白术，乃扶植脾胃，散湿除痹，消食除痞之要药也。”

苍术①《玉楸药解》：“燥土利水，泄饮消痰，行瘀，开郁，去漏，化癖，除癥，理吞酸去腐，辟山川瘴疠，回筋骨之痿软，清溲溺之混浊。”②《本草纲目》：“治湿痰留饮，或挟瘀血成窠囊，及脾湿下流，浊沥带下，滑泻肠风。”③李杲：“除湿发汗，健胃安脾，治痿要药。”④《珍珠囊》：“能健胃安脾，诸湿肿非此不能除。”⑤《医学启源》：“苍术，主治与白术同，若除上湿发汗，功最大，若补中焦除湿，力少。⑥《主治秘要》：“其用与白术同，但比之白术，气重而体沉。及胫足湿肿，加白术泔浸刮去皮用。”⑦李杲：“《本草》但言术，不分苍、白，而苍术别有雄壮上行之气，能除湿，下安太阴，使邪气不传入脾也。以其经泔浸火炒，故能出汗，与白术止汗特异，用者不可以此代彼，盖有止发之殊，其余主治则同。”⑧《本草通玄》：“苍术，宽中发汗，其功胜于白术，补中除湿，其力不及白术。大抵卑监之土，宜与白术以培之，敦阜之土，宜与苍术以平之。”

人参①《本经》：“主补五脏，安精神，止惊悸，除邪气，明目，开心益智。”②《药性论》：“主五脏气不足，五劳七伤，虚损瘦弱，吐逆不下食，止霍乱烦闷呕哕，补五脏六腑，保中守神。”“消胸中痰，主肺痿吐脓及痫疾，冷气逆上，伤寒不下食，病人虚而多梦纷纭，加而用之。”③《日华子本草》：“调中治气，消食开胃。”④《医学启源》：“治脾胃阳气不足及肺气促，短气、少气，补中缓中，泻肺脾胃中火邪。”⑤《主治秘要》：“补元气，止泻，生津液。”⑥《本草纲目》：“治男妇一切虚证，发热自汗，眩晕头痛，反胃吐食，痎疟，滑泻久痢，小便频数，淋沥，劳倦内伤，中风，中暑，痿痹，吐血，嗽血，下血，血淋，血崩，胎前产后诸病。”

当归①《本草正》：“当归，其味甘而重，故专能补血，其气轻而辛，故又能行血，补中有动，行中有补，诚血中之气药，亦血中之圣药也。大约佐之以补则补，故能养营养血，补气生精，安五脏，强形体，益神志，凡有形虚损之病，无所不宜。佐之以攻则通，故能祛痛通便，利筋骨，治拘挛、瘫痪、燥、涩等。”②李杲：“当归头，止血而上行；身养血而中守：梢破血而下流；全活血而不走。”③《本经》：“主咳逆上气，温疟寒热洗洗在皮肤中，妇人漏下，绝子，诸恶疮疡金疮，煮饮之。”④《别录》：“温中止痛，除客血内塞，中风痉、汗不出，湿痹，中恶客气、虚冷，补五藏，生肌肉。”⑤《本草纲目》：“治头痛，心腹诸痛，润肠胃筋骨皮肤。治痈疽，排脓止痛，和血补血。辛散。”⑥《本草再新》：“治浑身肿胀，血脉不和，阴分不足，安生胎，堕死胎。⑦《药性论》：“止呕逆、虚劳寒热，破宿血，主女子崩中，下肠胃冷，补诸不足，止痢腹痛。单煮饮汁，治温疟，主女人沥血腰痛，疗齿疼痛不可忍。病人虚冷加而用之。”⑧《日华子本草》：“治一切风，一切血，补一切劳，破恶血，养新血及主癥癖。”

知母①《本经》："主消渴热中，除邪气肢体浮肿，下水，补不足，益气。"②《别录》："疗伤寒久疟烦热，胁下邪气，膈中恶及风汗内疸。"③《药性论》："主治心烦躁闷，骨热劳往来，生产后蓐劳，肾气劳，憎寒虚损，病人虚而口干，加而用之。"④《日华子本草》："通小肠，消痰止嗽，润心肺，补虚乏，安心止惊悸。"⑤张元素："凉心去热，治阳明火热，泻膀胱肾经火，热厥头痛，下痢腰痛，喉中腥臭。"⑥《本草求原》："治嗽血，喘，淋，尿血，呃逆，盗汗，遗精，痹痿，瘛疭。"⑦王好古："泻肺火，滋肾水，治命门相火有余。"⑧《本草通玄》："知母苦寒，气味俱厚，沉而下降，为肾经本药。兼能清肺者，为其肃清龙雷，勿使僭上，则手太阴无销烁之虞也。泻有余之相火，理消渴之烦蒸，凡止咳安胎，莫非清火之用。多服令人泄泻，亦令人减食，此惟实火燔灼者，方可暂用。若施之于虚损之人，如水益深矣。盖苦寒之味，行天地肃杀之令，非长养万物者也。"⑨《医学衷中参西录》："知母原不甚寒，亦不甚苦，尝以之与黄芪等分并用，则分毫不觉凉热，其性非大寒可知。又以知母一两加甘草二钱煮饮之，即甘胜于苦，其味非大苦可知。寒、苦皆非甚大，而又多液，是以能滋阴也。有谓知母但能退热，不能滋阴者，犹浅之乎视知母也。是以愚治热实脉数之证，必用知母，若用黄芪补气之方，恐共有热不受者，亦恒辅以知母。"

使——**甘草**①《本经》："主五脏六腑寒热邪气，坚筋骨，长肌肉，倍力，金疮肿，解毒。" ②《药性论》："主腹中冷痛，治惊痫，除腹胀满；补益五脏；制诸药毒；养肾气内伤，令人阴(不)痿；主妇人血沥腰痛；虚而多热；加而用之。"

2. 四气配伍

寒——茵陈《别录》："微寒，无毒。"

黄芩《别录》："大寒，无毒。"

知母《本经》："味苦，寒。"

苦参①《本经》："味苦，寒。"②《本草从新》："大苦，大寒。"③《别录》："无毒。"

泽泻《本经》："味甘，寒。"

升麻《汤液本草》："微苦，微寒。"

温——羌活①《医学启源》："《主治秘要》云，性温，味辛。"②《汤液本草》："气微温，味苦甘，平。"

人参《别录》："微温，无毒。"

防风①《本经》："味甘，温。"②《药品化义》："气和，味甘微辛，性微温。"

白术①《本经》："味苦，温。"②《别录》："甘，无毒。"

苍术《品汇精要》："味苦甘，性温，无毒。"

当归①《本经》："味甘，温。"②《本草述》："味苦，温，无毒。"

平——葛根①《本草纲目》:“甘辛,平,无毒。”②《本经》:“味甘,平。”

甘草①《本经》:“味甘,平。”②《珍珠囊》:“生甘,平;炙甘,温。”

猪苓①《本经》:“味甘,平。”②李杲:“淡甘,平。”

3. 五味配伍

辛——羌活《医学启源》:“《主治秘要》云,性温,味辛。”

茵陈①《药性论》:“味苦辛,有小毒。”②《本经》:“味苦,平。”

甘——人参①《本经》:“味甘,微寒。”②《本草备要》:“生,甘苦,微凉;熟,甘,温。”

甘草《本经》:“味甘,平。”

葛根《本草纲目》:“甘辛,平,无毒。”

防风①《本经》:“味甘,温。”②《药品化义》:“气和,味甘微辛,性微温。”

猪苓①《本经》:“味甘,平。”②李杲:“淡甘,平。”

泽泻①《本经》:“味甘,寒。”②《医学启源》:“气平,味甘。”

当归①《本经》:“味甘,温。”②《别录》:“辛,大温,无毒。”

升麻《本经》:“味甘辛。”

苦——黄芩①《本经》:“味苦,平。”②《别录》:“大寒,无毒。”

知母①《本经》:“味苦,寒。”②《药品化义》:“味微苦略辛。”

白术①《本经》:“味苦,温。”②《别录》:“甘,无毒。”

苍术①《品汇精要》:“味苦甘,性温,无毒。”②《本草衍义》:“气味辛烈。”

苦参①《本经》:“味苦,寒。”②《本草从新》:“大苦,大寒。”

4. 归经配伍

羌活——①《珍珠囊》:“足太阳膀胱经。”“手太阳小肠。”②《汤液本草》:“足太阳、厥阴经。”

茵陈——①《本草经疏》:“足阳明、太阴、太阳三经。”②《本草再新》:“入肝、肾二经。”

猪苓——①《汤液本草》:“入足太阳、少阴经。”②《药品化》:“入脾、膀胱二经。”

黄芩——①《本草纲目》:“入手少阴、阳明,手足太阴、少阳六经。”②《雷公炮制药性解》:“入肺、大肠、膀胱、胆四经。”

苦参——①《雷公炮制药性解》:“入胃、大肠、肝、肾四经。”②《本草新编》:“入心、肺,肾、大肠经。”

防风——①《珍珠囊》:“太阳经本药。”②《汤液本草》:“足阳明胃、足太阴脾二经之行经药。”

升麻——《医学启源》:“足阳明胃、足太阴脾。”“手、足阳明。”

葛根——《本草求真》:“入胃,兼入脾。”

白术——《汤液本草》:“入手太阳、少阴,足阳明、太阴,少阴、厥阴经。”

苍术——①《珍珠囊》:“足阳明、太阴。”②《本草纲目》:“入足太阴、阳明,手太阴、太阳之经。”

人参——①《本草汇言》:“入肺、脾二经。”②《药品化义》:“入脾、胃、肺三经。”

当归——①《汤液本草》:“入手少阴,足太阴、厥阴经。”②《雷公炮制药性解》:“入心、肝、肺三经。”

知母——①《汤液本草》:“入足阳明经、手太阴经。”②《珍珠囊》:“肾经。”

泽泻——《雷公炮制药性解》:“入膀胱、肾、三焦、小肠四经。”

甘草——①《雷公炮制药性解》:“入心、脾二经。”②《本草经解》:“入手太阴肺经、足太阴脾经。”

5. 七方配伍

十五味药为大方、奇方、缓方。

6. 七情配伍

羌活、茵陈相须为用,增强祛湿疏风之功。

猪苓、泽泻相须为用,增强利水渗湿之功。

黄芩、苦参相须为用,增强清热燥湿之功。

白术、苍术相须为用,增强燥湿健脾之功。

人参、当归相须为用,增强益气养血之功。

7. 量数配伍

羌活、茵陈等量合用,祛湿疏风,清热止痛;猪苓、泽泻等量合用,利水渗湿;黄芩、苦参 2∶1,清热燥湿;白术、苍术燥湿健脾;人参,当归益气养血。

8. 对药配伍

羌活——茵陈

猪苓——泽泻

黄芩——苦参

白术——苍术

人参——当归

9. 趋向配伍

羌活苦燥胜湿,防风、升麻、葛根解表疏风,白术、苍术燥湿健脾,人参、当归益气养血,为升浮之品。茵陈清热利湿,猪苓、泽泻利水渗湿,黄芩、苦参清热燥湿,知母清热养阴,为沉降之品。甘草性甘平,为阴阳平和之品。

10. 阴阳配伍

羌活、防风、升麻、葛根疏风为阳,白术、苍术健脾,人参、当归益气养血,为阳。茵陈、猪苓、泽泻、黄芩、苦参、知母清热利水渗湿为用,为阴。甘草性甘平,为阴阳平和之品。

11. 五行配伍

羌活、防风、升麻、葛根、白术、苍术味辛为木;当归身、人参、甘草味甘为土;苦参、黄芩、知母,茵陈,猪苓,泽泻味苦为水。诸药合用,体现了五行中滋水涵木的原则，重在祛湿疏风。

12. 随证加减配伍

①若脚膝肿甚，可加防己、木瓜以祛湿消肿；若身痛甚者，可加姜黄、海桐皮以活血通络止痛。

②宣痹汤：出自《温病条辨》。主治湿热痹证。湿聚热蒸，蕴于经络，寒战热炽，骨骱烦疼，面目萎黄，舌色灰滞。

13. 名家论方

①原书主治。《医学启源·卷下》："治湿热为病，肢节烦痛，肩背沉重，胸膈不利，遍身疼，下注于胫，肿痛不可忍。"

②方论选录。汪昂《医方集解·利湿之剂》："此足太阳、阳明药也。原文曰羌活透关节，防风散风湿为君。升葛味薄引而上行，苦以发之；白术甘温和平，苍术辛温雄壮，健脾燥湿为臣。湿热相合，肢节烦痛，苦参、黄芩、知母、茵陈，苦寒以泄之，酒炒以为因用；血壅不流则为痛，当归辛温以散之；人参、甘草，甘温补养正气，使苦寒不伤脾胃；治湿不利小便，非其治也，猪苓、泽泻，甘淡咸平，导其留饮为佐。上下分消其湿，使壅滞得宣通也。"

14. 方歌

当归拈痛猪苓泽，二术茵芩苦羌葛，升麻防风知参草，湿重热轻兼风邪。

二妙散

出自《丹溪心法》。

【处方】黄柏（炒）、苍术（米泔水浸，炒）（各 15g）。

【主治】湿热下注证。筋骨疼痛，或两足痿软，或足膝红肿疼痛，或湿热带下，或下部湿疮、湿疹，小便短赤，舌苔黄腻者。

【功能】清热燥湿。

【用法用量】上二味为末，沸汤，入姜汁调服。现代用法：为散剂，各等分，每次服 3～5g，或为丸剂，亦可作汤剂，水煎服。

方中黄柏为君，取其苦以燥湿，寒以清热，其性沉降，长于清下焦湿热。臣以苍术，辛散苦燥，长于健脾燥湿。

1. 君臣佐使配伍

君——**黄柏**①《本经》："主五脏肠胃中结热，黄疸，肠痔；止泄痢，女子漏下赤白，阴伤蚀疮。"②《别录》："疗惊气在皮间，肌肤热赤起，目热赤痛，口疮。"③《药性论》："主男子阴痿。治下血如鸡鸭肝片；及男子茎上疮，屑末敷之。"④《本草拾遗》："主热疮疱起，虫疮，痢，下血，杀蛀虫；煎服，主消渴。"⑤《日华子本草》："安心除劳，治骨蒸，洗肝，明目，多泪，口干，心热，杀疳虫，治蛔心痛，疥癣，蜜炙治鼻洪，肠风，泻血，后分急热肿痛。"⑥《医学启源》："《主治秘要》云，泻膀胱龙火，利结小便，下焦湿肿，痢疾先见血，脐中痛，补肾水不足。"⑦《兰室秘藏》："泻冲脉之邪。治夏月气上冲咽不得息而喘息有音不得卧。"⑧朱震亨："黄檗，走至阴，有泻火补阴之功，非阴中之火，不可用也。""得知母滋阴降火，得苍术除湿清热。"⑨《本草正》："黄檗，性寒润降，去火最速，丹溪言其制伏龙火，补肾强阴，然龙火岂沉寒可除，水枯岂苦劣可补，阴虚水竭，得降愈亡，扑灭元阳，莫此为甚，水未枯而火盛者，用以抽薪则可，水既竭而枯热者，用以补阴实难，当局者慎勿认为补剂。"⑩《本经逢原》："黄柏，生用降实火，酒制治阴火上炎，盐制治下焦之火，姜制治中焦痰火，姜汁炒黑治湿热，盐酒炒黑制虚火，阴虚火盛面赤戴阳，附子汁制。"

臣——**苍术**①《玉楸药解》："燥土利水，泄饮消痰，行瘀，开郁，去漏，化癣，除癥，理吞酸去腐，辟山川瘴疠，回筋骨之痿软，清溲溺之混浊作用。"②《本草纲目》："治湿痰留饮，或挟瘀血成窠囊，及脾湿下流，浊沥带下，滑泻肠风。"③李杲："除湿发汗，健胃安脾，治痿要药。"④《珍珠囊》："能健胃安脾，诸湿肿非此不能除。"⑤《医学启源》：苍术，主治与白术同，若除上湿发汗，功最大，若补中焦除湿，力少。"⑥《主治秘要》：其用与白术同，但比之白术，气重而体沉。及胫足湿肿，加白术泔浸刮去皮用。"⑦李杲：《本草》但言术，不分苍、白，而苍术别有雄壮上行之气，能除湿，下安太阴，使邪气不传入脾也。以其经泔浸火炒，故能出汗，与白术止汗特异，用者不可以此代彼，盖有止发之殊，其余主治则同。"⑧《本草通玄》："苍术，宽中发汗，其功胜于白术，补中除湿，其力不及白术。大抵卑监之土，宜与白术以培之，敦阜之土，宜与苍术以平之。"

2. 四气配伍

寒——黄柏《本经》："味苦，寒。"

温——苍术《品汇精要》："味苦甘，性温，无毒。"

3. 五味配伍

苦——黄柏①《珍珠囊》："苦辛。②《本经》："味苦，寒。"

苍术①《品汇精要》："味苦甘，性温，无毒。"②《本草衍义》："气味辛烈。"

4. 归经配伍

黄柏——《汤液本草》："足太阳经引经药，足少阴经之剂。"

苍术——①《珍珠囊》："足阳明、太阴。"②《本草纲目》："入足太阴、阳明，手太阴、太阳之经。"

5. 七方配伍

二味药为小方、偶方。

6. 七情配伍

黄柏、苍术相使为用，增强清热燥湿，标本兼顾之功。

7. 量数配伍

本方药量均较少，意在益中求精，各施其功。

8. 对药配伍

黄柏——苍术

9. 趋向配伍

黄柏、苍术清热燥湿，为沉降之品。

10. 阴阳配伍

黄柏、苍术清热燥湿，为阴。

11. 五行配伍

黄柏性寒味苦，为水，有沉降之功，苍术性温味辛，为木，有辛散之性。诸药合用，体现了五行中木侮水的原则，重在清热燥湿。

12. 随证加减配伍

①运用本方宜根据病证之不同适当加味。湿热痿证，可加豨莶草、木瓜、萆薢等，以祛湿热，强筋骨；湿热脚气，宜加薏苡仁、木瓜、槟榔等，以渗湿降浊；下部湿疮，湿疹，可加赤小豆，土茯苓等清湿热，解疮毒。

②三妙丸：出自《医学正传》。主治湿热下注之痿痹。两脚麻木或肿痛，或如火烙之热，痿软无力。

③四妙丸：出自《成方便读》。主治湿热痿证。两足麻木，痿软，肿痛。

13. 名家论方

①原书主治。《丹溪心法·卷四》："治筋骨疼痛因湿热者。有气加气药，血虚者加补药，痛甚者加生姜汁，热辣服之。"

②方论选录。徐大椿《医略六书·卷五》："湿热下注，腰膂不能转枢，故机关不利。腰中疼重不已焉。苍术燥湿升阳，阳运则枢机自利；黄柏清热燥湿，湿化则真气得行。为散，酒调，使湿热运行则经气清利，而腰府无留滞之患，枢机有转运之权，何腰中疼痛不痊哉？此清热燥湿之剂，为湿热腰痛之专方。"

14. 方歌

二妙散中苍柏煎，若云三妙牛膝添，四妙再加薏苡仁，湿热下注痿痹痊。

第三节　利水渗湿

五苓散

出自《伤寒论》："太阳病，发汗后，大汗出，胃中干，烦躁不得眠，欲得饮水者，少少与饮之，令胃气和则愈。若脉浮，小便不利，微热消渴者，五苓散主之。"

【处方】猪苓(9g)，泽泻(15g)，白术(9g)，茯苓(9g)，桂枝(6g)。

【主治】(1)蓄水症。小便不利，头痛微热，烦渴欲饮，甚至水入即吐，舌苔白，脉浮。

(2)水湿内停。水肿，泄泻，小便不利，以及霍乱。

(3)痰饮。脐下动悸，吐痰头眩，或短气而咳者。

【功能】利水渗湿，温阳化气。

【用法用量】捣为散，以白饮和服方寸匕(6g)，日三服，多饮暖水，汗出愈，如法将息。

方中重用泽泻为君，取其甘淡性寒，直达肾与膀胱，利水渗湿，臣以茯苓，猪苓之淡渗，增强利水渗湿的作用，佐以白术健脾而运化水湿，转输精津，使水津四布，而不直驱于下，又佐以桂枝，一药两用，即外解太阳之表，又内助膀胱气化。《素问》："膀胱者，州都之官，津液藏焉，气化则能出矣。桂枝入膀胱温阳化气，故可助利小便之功。若欲其解表，又当服后多饮温水取汗，以水热之气，助人体之阳气，以资发汗，使表邪从汗而解。五药和用，利水渗湿，化气解表，使水行气化，表邪得解，脾气健运，则蓄水留饮诸症自除。"

1. 君臣佐使配伍

君——**泽泻**①《本经》："主风寒湿痹，乳难，消水，养五脏，益气力，肥健。"②《别录》："补虚损五劳，除五脏痞满，起阴气，止泄精、消渴、淋沥，逐膀胱、三焦停水。"③《药性论》："主肾虚精自出，治五淋，利膀胱热，直通水道。"④《日华子本草》："治五劳七伤，主头旋、耳虚鸣，筋骨挛缩，通小肠，止遗沥、尿血。'⑤《本草纲目》："渗湿热，行痰饮，止呕吐、泻痢，疝痛，脚气。"⑥《本草衍义》："泽泻，其功尤长于行水。张仲景曰，水蓄渴烦，小便不利，或吐或泻，五苓散主之。方用泽泻，故知其用长于行水。"⑦《本经》又引扁鹊云："多服病人眼涩，诚为行去其水。张仲景八味丸用之者，亦不过引接桂、附等归就肾经，别无他意。凡服泽泻散人，未有不小便多者；小便既多，肾气焉得复实？今人止泄精，多不敢用。"⑧《本草蒙筌》："泽泻，多服虽则目昏，暴服亦能明目，其义何也？盖泻伏水，去留垢，故明目；小便利，肾气虚，故目昏。二者不可不知。"

臣——**猪苓**①《本经》："主痃疟，利水道。"②《药性论》："解伤寒温疫大热，发汗，主肿胀，满腹急痛。"③《珍珠囊》："渗泄，止渴，又治淋肿。"④《医学启源》："大燥除湿。"⑤《主治秘要》云："去心懊憹。"⑥《医学入门》："治中暑消渴。"⑦《本草纲目》："开腠理，治淋、肿、脚气，白浊、带下，妊娠子淋，小便不利。""猪苓淡渗，气升而又能降，故能开膲理，利小便，与茯苓同功，但入补药不如茯苓也。"⑧《本草衍义》："猪苓，行水之功多，久服必损肾气，昏人目。"⑨《本草汇言》："猪苓，渗湿气，利水道，分解阴阳之的药也。此药味甘淡微苦，苦虽下降，而甘淡又能渗利走散，升而能降，降而能升，故善开腠理，分理表阳里阴之气而利小便，故前古主彦疟。甄氏方主伤寒温疫大热，能发汗逐邪，此分利表阳之气于外也。"⑩《长沙药解》："猪苓，渗利泄水，较大茯苓更捷。但水之为性，非土木条达，不能独行。猪苓散之利水，有白亢之燥湿土也；猪苓汤之利水，有阿胶清风木也；五苓之利水，有白术之燥土，桂枝之达木也；八味之利水，有桂枝之达木，地黄之清风也；若徒求利于猪。茯、滑、泽之辈，恐难奏奇功耳。”

茯苓①《本经》：“主胸胁逆气，忧恚惊邪恐悸，心下结痛，寒热烦满，咳逆，口焦舌干，利小便。”②《别录》：“止消渴，好唾，大腹，淋沥，膈中痰水，水肿淋结。开胸腑，调脏气，伐肾邪，长阴，益气力，保神守中。”③《医学启源》：“除湿，利腰脐间血，和中益气为主。治溺黄或赤而不利。”④《主治秘要》：“止泻，除虚热，开腠理，生津液。”⑤王好古：“泻膀胱，益脾胃。治肾积奔豚。”

佐——**白术**①《本经》：“主风寒湿痹，死肌，痉，疸，止汗，除热消食。”②《药性论》：“主大风顽痹，多年气痢，心腹胀痛，破消宿食，开胃，去痰涎，除寒热，止下泄，主面光悦，驻颜去皯，治水肿胀满，止呕逆，腹内冷痛，吐泻不住，及胃气虚冷痢。”③李杲：“去诸经中湿而理脾胃。”④《本草衍义补遗》：“有汗则止，无汗则发。能消虚痰。”⑤《本草通玄》：“白术，补脾胃之药，更无出其右者。”⑥《本草汇言》：“白术，乃扶植脾胃，散湿除痹，消食除痞之要药也。”

桂枝①《本草经疏》：“实表祛邪。主利肝肺气，头痛，风痹骨节挛痛。”②《药品化义》：“专行上部肩臂，能领药至痛处，以除肢节间痰凝血滞。”③《本草备要》：“温经通脉，发汗解肌。”④《本草衍义补遗》：“仲景治表用桂枝，非表有虚以桂补之；卫有风邪，故病自汗，以桂枝发其邪，卫和则表密汗自止，非桂枝能收汗而治之。”⑤《本草纲目》：“麻黄遍彻皮毛，故专于发汗而寒邪散，肺主皮毛，辛走肺也。桂枝进达营卫，故能解肌而风邪去，脾主营，肺主卫，甘走脾，辛走肺也。”⑥《本草汇言》：“桂枝，散风寒，逐表邪，发邪汗，止咳嗽，去肢节间风痛之药也，气味虽不离乎辛热，但体属枝条，仅可发散皮毛肌腠之间，游行臂膝肢节之处。”⑦《长沙药解》：“桂枝，入肝家而行血分，走经络而达荣郁。善解风邪，最调木气。升清阳之脱陷，降浊阴之冲逆，舒筋脉之急挛，利关节之壅阻。入肝胆而散遏抑，极止痛楚，通经络而开痹涩，甚去湿寒。能止奔豚，更安惊悸。”

2. 四气配伍

寒——泽泻《本经》：“味甘，寒。”

温——白术①《本经》：“味苦，温。”②《别录》：“甘，无毒。”

桂枝《本经逢原》：“辛，甘，微温，无毒。”

平——猪苓①《本经》：“味甘，平。”②李杲：“淡甘，平。”

茯苓《本经》：“味甘，平。”

3. 五味配伍

辛——桂枝①《本经逢原》:"辛,甘,微温,无毒。"②《医学启源》:"气热,味辛甘。"

甘——猪苓①《本经》:"味甘,平。"②李杲:"淡甘,平。"

泽泻①《本经》:"味甘,寒。"②《医学启源》:"气平,味甘。"

茯苓《本经》:"味甘,平。"

苦——白术①《本经》:"味苦,温。"②《别录》:"甘,无毒。"

4. 归经配伍

泽泻——《雷公炮制药性解》:"入膀胱、肾、三焦、小肠四经。"

猪苓——①《汤液本草》:"入足太阳、少阴经。"②《药品化义》:"入脾、膀胱二经。"

茯苓——①《本草蒙筌》:"入膀胱、肾、肺。"②《雷公炮制药性解》:"入肺、脾、小肠三经。"

白术——①《汤液本草》:"入手太阳、少阴,足阳明、太阴,少阴、厥阴经。"②《本经》:"味苦,温。"

桂枝——《汤液本草》:"入足太阳经。"

5. 七方配伍

五味药为小方、奇方。

6. 七情配伍

白术、茯苓相须为用,增强健脾化湿之力。

猪苓、泽泻相使为用,增强利水通淋之力。

7. 量数配伍

重用泽泻,以其甘淡,直达肾与膀胱,利水渗湿。

8. 对药配伍

白术——茯苓

猪苓——泽泻

9. 趋向配伍

泽泻利水渗湿,茯苓、猪苓淡渗,为沉降之品。白术健脾运湿、桂枝温阳化气,为升浮之品。

10. 阴阳配伍

泽泻性寒属阴;茯苓、猪苓性平在此趋于淡渗利湿,亦属阴。白术、桂枝性温,为阳。

11. 五行配伍

猪苓、泽泻、茯苓性平味甘,为土,有补益之功,桂枝味辛,为木,有辛散之性,白术味苦,为水,有沉降之功。诸药合用,体现了五行中土克水的原则,重在利水渗湿,温阳化气。

12. 随证加减配伍

①若水肿兼有表证者，可与越婢汤合用；水湿壅盛者，可与五皮散合用；泄泻偏于热者，须去桂枝，可加车前子、木通以利水清热。

②四苓散：出自《丹溪心法》。主治脾胃虚弱，水湿水停证。小便赤少，大便溏泄。

③胃苓汤：出自《世医得效方》。主治夏秋之间，脾胃伤冷，水谷不分，泄泻如水，以及水肿、腹胀、小便不利者。

④茵陈五苓散：出自《金匮要略》。主治湿热黄疸，湿重于热，小便不利者。

13. 名家论方

①原书主治。《伤寒论·辨太阳病脉证并治》："太阳病，发汗后，大汗出，胃中干，烦躁不得眠，欲得饮水者，少少与饮之，令胃气和则愈。若脉浮，小便不利，微热消渴者，五苓散主之。"

②方论选录。柯琴《伤寒来苏集·伤寒附翼·卷上》："凡中风、伤寒，结热在里，热伤气分，必烦渴饮水，治之有二法：表证已罢，而脉洪大，是热邪在阳明之半表里，用白虎加人参清火以益气；表症未罢，而脉仍浮数，是寒邪在太阳之半表里，用五苓散，饮暖水，利水而发汗。此因表邪不解，心下之水气亦不散，既不能为溺，更不能生津，故渴；及与之水，非上焦不受，即下焦不通，所以名为水逆。水者肾所司也，泽泻味咸入肾，而培水之本；猪苓黑色入肾，以利水之用；白术味甘归脾，制水之逆流；茯苓色白入肺，清水之源委，而水气顺矣。然表里之邪，谅不因水利而顿解，故必少加桂枝，多服暖水，使水津四布，上滋心肺，外达皮毛，溱溱汗出，表里之寒热两除也。白饮和服，亦啜稀粥之微义，又复方之轻剂矣。"

14. 方歌

五苓散治太阳腑，白术泽泻猪苓茯，桂枝化气兼解表，小便通利水饮逐。

猪苓汤

出自《伤寒论》。

【处方】猪苓（去皮）、茯苓、泽泻、阿胶、滑石（碎）（各10g）。

【主治】水热互结证。小便不利，发热，口渴欲饮，或心烦不寐，或兼有咳嗽、呕恶、下利，舌红苔白或微黄，脉细数。又治血淋，小便涩痛，点滴难出，小腹满痛者。

【功能】利水，养阴，清热。

【用法用量】以水四升，先煮四味，取两升，去滓，内阿胶烊消，温服七合，日三服。现代用法：水煎服，阿胶分二次烊化。

方中以猪苓为君，取其归肾、膀胱经，专以淡渗利水。臣以泽泻、茯苓之甘淡，益猪苓利水渗湿之力，且泽泻性寒兼可泄热，茯苓尚可健脾以助运湿。佐入滑石之甘寒，利水、清热两彰其功；阿胶滋阴润燥，既益已伤之阴，又防诸药渗利重伤阴血。

1. 君臣佐使配伍

君——**猪苓**①《本经》:"主痎疟,利水道。"②《药性论》:"解伤寒温疫大热,发汗,主肿胀,满腹急痛。"③《珍珠囊》:"渗泄,止渴,又治淋肿。"④《医学启源》:"大燥除湿。"④《主治秘要》:"去心懊憹。"⑤《医学入门》:"治中暑消渴。"⑥《本草纲目》:"开腠理,治淋、肿、脚气,白浊、带下,妊娠子淋,小便不利。"猪苓淡渗,气升而又能降,故能开腠理,利小便,与茯苓同功,但入补药不如茯苓也。"⑦《本草衍义》:"猪苓,行水之功多,久服必损肾气,昏人目。"⑧《本草汇言》:猪苓,渗湿气,利水道,分解阴阳之的药也。此药味甘淡微苦,苦虽下降,而甘淡又能渗利走散,升而能降,降而能升,故善开腠理,分理表阳里阴之气而利小便,故前古主彦疟。甄氏方主伤寒温疫大热,能发汗逐邪,此分利表阳之气于外也。"⑨《长沙药解》:猪苓,渗利泄水,较大茯苓更捷。但水之为性,非土木条达,不能独行。猪苓散之利水,有白亢之燥湿土也;猪苓汤之利水,有阿胶清风木也;五苓之利水,有白术之燥土,桂枝之达木也;八味之利水,有桂枝之达木,地黄之清风也;若徒求利于猪。茯、滑、泽之辈,恐难奏奇功耳。"

臣——**泽泻**①《本经》:"主风寒湿痹,乳难,消水,养五脏,益气力,肥健。"②《别录》:"补虚损五劳,除五脏痞满,起阴气,止泄精、消渴、淋沥,逐膀胱、三焦停水。"③《药性论》:"主肾虚精自出,治五淋,利膀胱热,直通水道。"④《日华子本草》:"治五劳七伤,主头旋、耳虚鸣,筋骨挛缩,通小肠,止遗沥、尿血。"⑤《本草纲目》:"渗湿热,行痰饮,止呕吐、泻痢,疝痛,脚气。"⑥《本草衍义》:"泽泻,其功尤长于行水。张仲景曰,水蓄渴烦,小便不利,或吐或泻,五苓散主之。方用泽泻,故知其用长于行水。《本经》又引扁鹊云,多服病人眼涩,诚为行去其水。张仲景八味丸用之者,亦不过引接桂、附等归就肾经,别无他意。凡服泽泻散人,未有不小便多者;小便既多,肾气焉得复实?今人止泄精,多不敢用。"⑦《本草蒙筌》:"泽泻,多服虽则目昏,暴服亦能明目,其义何也?盖泻伏水,去留垢,故明目;小便利,肾气虚,故目昏。二者不可不知。"

茯苓①《本经》:"主胸胁逆气,忧恚惊邪恐悸,心下结痛,寒热烦满,咳逆,口焦舌干,利小便。"②《别录》:"止消渴,好唾,大腹,淋沥,膈中痰水,水肿淋结。开胸腑,调脏气,伐肾邪,长阴,益气力,保神守中。"③《医学启源》:"除湿,利腰脐间血,和中益气为主。治溺黄或赤而不利。"④《主治秘要》:"止泻,除虚热,开腠理,生津液。"⑤王好古:"泻膀胱,益脾胃。治肾积奔豚。"

佐——**滑石**①《本经》:"主身热泄澼,女子乳难,癃闭,利小便,荡胃中积聚寒热,益精气。"②《本草纲目》:"滑石利窍,不独小便也,上能利毛腠之窍,下能利精溺之窍。盖甘淡之味，先入于胃，渗走经络，游溢津气，上输于肺，下通膀胱，肺主皮毛，为水之上源，膀胱司津液，气化则能出，故滑石上能发表，下利水道，为荡热燥湿之剂，发表是荡上中之热，利水道是荡中下之热，发表是燥上中之湿，利水道是燥中下之湿。热散则三焦宁而表里和，湿去则阑门通而阴阳利。刘河间之用益元散，通治表里上下诸病，盖是此意，但未发出尔。"③《别录》："通九窍六腑津液，去留结，止渴，令人利中。"④《药性论》："能疗五淋，主难产，除烦热心躁，偏主石淋。"⑤《本草衍义补遗》："燥湿，分水道，实大肠，化食毒，行积滞，逐凝血，解燥渴，补脾胃，降心火之要药。"⑥《本草通玄》："利窍除热，清三焦，凉六腑，化暑气。"⑦《医学启源》："滑石，治前阴窍涩不利，性沉重，能泄气上令下行，故曰滑则利窍，不与诸淡渗药同。白者佳，捣细用。色红者服之令人淋。"⑧《汤液本草》："滑石，滑能利窍，以通水道，为至燥之剂。猪苓汤用滑石与阿胶同为滑利，以利水道。葱豉生姜同煎，去渣澄清以解利，淡味渗泄为阳，解表利小便也。若小便自利，不宜以此解之。"

阿胶①《本经》："主心腹内崩，劳极洒洒如疟状，腰腹痛，四肢酸疼，女子下血。安胎。久服益气。"②《别录》："丈夫小腹痛，虚劳羸瘦，阴气不足，脚酸不能久立，养肝气。"③《药性论》："主坚筋骨，益气止痢。"④《本草纲目》："疗吐血、衄血、血淋、尿血，肠风，下痢。女人血痛、血枯、经水不调，无子，崩中，带下，胎前产后诸疾。男女一切风病，骨节疼痛，水气浮肿，虚劳咳嗽喘急，肺痿唾脓血，及痈疽肿毒。和血滋阴，除风润燥，化痰清肺，利小便，调大肠。"⑤《纲目拾遗》："治内伤腰痛，强力伸筋，添精固肾。"⑥《日华子本草》："治一切风，并鼻洪、吐血、肠风、血痢及崩中带下。"⑦《汤液本草》："阿胶益肺气，肺虚极损，咳嗽唾脓血，非阿胶不补。仲景猪苓汤用阿胶，滑以利水道。"⑧《活人书》："四物汤加减例，妊娠下血者加阿胶。"⑨《本草经疏》："阿胶，主女子下血，腹内崩，劳极洒洒如疟状，腰腹痛，四肢酸疼，胎不安及丈夫少腹痛，虚劳羸瘦，阴气不足，脚酸不能久立等证，皆由于精血虚，肝肾不足，法当补肝益血。"

2. 四气配伍

寒——泽泻《本经》："味甘，寒。"

滑石《本草经疏》："味甘淡，气寒，无毒。"

平——猪苓①《本经》："味甘，平。"②李杲："淡甘，平。"

茯苓《本经》："味甘，平。"

阿胶①《本经》："味甘，平。"②《主治秘要》："性平，味淡。"

3. 五味配伍

甘——猪苓①《本经》："味甘，平。"②李杲："淡甘，平。"

泽泻①《本经》:“味甘,寒。”②《医学启源》:“气平,味甘。”

茯苓《本经》:“味甘,平。”

滑石《本经》:“味甘,寒。”

阿胶《本经》:“味甘,平。”

4. 归经配伍

泽泻——《雷公炮制药性解》:“入膀胱、肾、三焦、小肠四经。”

猪苓——①《汤液本草》:“入足太阳、少阴经。”②《药品化义》:“入脾、膀胱二经。”

茯苓——①《本草蒙筌》:“入膀胱、肾、肺。”②《雷公炮制药性解》:“入肺、脾、小肠三经。”

滑石——《雷公炮制药性解》:“入胃、膀胱二经。”

阿胶——《汤液本草》:“入手太阴、足少阴、厥阴经。”

5. 七方配伍

五味药为小方、奇方。

6. 七情配伍

泽泻、茯苓相须为用,增强健脾运湿之功。

7. 量数配伍

猪苓(去皮)、茯苓、泽泻、阿胶、滑石碎,各10g。

本方药量均较少,意在益中求精,各施其功。

8. 对药配伍

泽泻——茯苓

9. 趋向配伍

猪苓淡渗利水,泽泻、茯苓甘淡,利水渗湿,滑石利水清热,阿胶滋阴润燥,为沉降之品。

10. 阴阳配伍

本方诸药配伍皆为了滋阴利水为用,属阴。

11. 五行配伍

猪苓、茯苓、泽泻、阿胶、滑石皆味甘为土,有补益之功。诸药合用,体现了肾德在坚,以甘泻之原则。

12. 随证加减配伍

本方可用于热淋、血淋、尿血之属于水热互结而兼阴虚者。用治热淋,可加栀子、车前子清热利水通淋;用治血淋、尿血,可加白茅根、大蓟、小蓟凉血止血。

13. 名家论方

①原书主治。《伤寒论·辨阳明病脉证并治》:“若脉浮,发热,渴欲饮水,小便不利者,猪苓汤主之。”《伤寒论·辨少阴病脉证并治》:“少阴病,下利六七日,咳而呕渴,心烦不得眠者,猪苓汤主之。”

②方论选录。罗美《古今名医方论·卷三》录赵羽皇:“仲景制猪苓一汤,以行阳明、少阴二经水热,然其旨全在益阴,不专利水。盖伤寒在表,最忌亡阳,而里虚又患亡阴。亡阴者,亡肾中之阴与胃中之津液也。故阴虚之人,不但大便不可轻动,即小水亦忌下通,倘阴虚过于渗利,津液不致耗竭乎?方中阿胶养阴,生新去瘀,于肾中利水,即于肾中养阴。滑石甘滑而寒,于胃中去热,亦于胃家养阴。佐以二苓之淡渗者行之,既疏浊热,而又不留其瘀壅,亦润真阴,而不苦其枯燥,源清而流有不清者乎?顾太阳利水用五苓者,以太阳职司寒水,故急加桂以温之,是暖肾以行水也。阳明、少阴之用猪苓,以二经两关津液,特用阿胶、滑石以润之,是滋养无形以行有形也。利水虽同,寒温迥别,惟明者知之。”

14.方歌

猪苓汤内有茯苓,泽泻阿胶滑石并,小便不利兼烦渴,滋阴利水症自平。

防己黄芪汤

出自《金匮要略》。

【处方】防己(12g),黄芪(15g),甘草(炒)(6g),白术(9g)。

【主治】表虚不固之风水或风湿证。汗出恶风,身重微肿,或肢节疼痛,小便不利,舌淡苔白,脉浮。

【功能】益气祛风,健脾利水。

【用法用量】上锉麻豆大,每服15g,生姜四片,大枣一枚,水盏半,煎八分,去滓温服,良久再服,服后当如虫行皮中,以腰以下如冰,后坐被中,又以一被绕腰以下,温令微汗,瘥。现代用法:作汤剂,加生姜、大枣,水煎服,用量按原方比例酌定。

方用防己苦泄辛散,祛风除湿,利水消肿。黄芪补气健脾补肺,尤能固表行水。二药相伍,补气祛湿利水,祛风散邪固表,共为君药。白术补脾燥湿,既助黄芪补气固表,又助防己祛湿利水,为佐药。

1.君臣佐使配伍

君——**防己**①《本经》:“主风寒温疟,热气诸痫。除邪,利大小便。”②《别录》:“疗水肿、风肿,去膀胱热,伤寒寒热邪气,中风手脚挛急,止泄,散痈肿恶结,(治)诸疥癣虫疮,通腠理,利九窍。”③《药性沦》:“汉防己:治湿风口面歪斜,手足疼,散留痰,主肺气嗽喘。木防己:治男子肢节中风毒风不语,主散结气痈肿,温疟,风水肿,治膀胱。”④《医林纂要》:“泻心,坚肾,燥脾湿,功专行水决渎,以达于下。”⑤《医学启源》:“疗胸中(《本草发挥》引‘胸中’作‘腰’)以下至足湿热肿盛、脚气,去留热。”⑥《本草再新》:“利湿,除风,解火,破血。治膀胱水肿,健脾胃,化痰。”

黄芪①《本草备要》:“甘温。生用固表,无汗能发,有汗能止(丹溪云:黄芪大补阳虚自汗,若表虚有邪,发汗不出者,服此又能自汗。朱震亨,号丹溪,著《本草补遗》)。温分肉,实腠理,泻阴火,解肌热。炙用补中,益元气，温三焦，壮脾胃（脾胃一虚，土不能生金，则肺气先绝。脾胃缓和，则肺气旺而肌表固实。补中即所以固表也）。生血生肌（气能生血、血充则肉长，经曰：血生肉），排脓内托，疮痈圣药（毒瓦斯化则成脓，补气故能内托。”②《本草分经》：“气虚难汗者可发，表疏多汗者可止，生用泻火，炙用补中，为内托疮痈要药，但滞胃尔。”③《本草新编》：“黄芪，味甘，气微温，气薄而味浓，可升可降，阳中之阳也，无毒。专补气。入手太阴、足太阴、手少阴之经。其功用甚多，而其独效者，尤在补血。夫黄芪乃补气之圣药，如何补血独效。盖气无形，血则有形。有形不能速生，必得无形之气以生之。”④《长沙药解》：“黄芪。味甘微温。主痈疽久败创，排脓止痛，大风，痢疾，五痔，鼠瘘，补虚，小儿百病。一名戴糁。生山谷。”

臣——**白术**①《本经》：“主风寒湿痹，死肌，痉，疸，止汗，除热消食。”②《药性论》：“主大风顽痹，多年气痢，心腹胀痛，破消宿食，开胃，去痰涎，除寒热，止下泄，主面光悦，驻颜去皯，治水肿胀满，止呕逆，腹内冷痛，吐泻不住，及胃气虚冷痢。”③李杲：“去诸经中湿而理脾胃。”④《本草衍义补遗》：“有汗则止，无汗则发。能消虚痰。”⑥《本草通玄》：“白术，补脾胃之药，更无出其右者。”⑦《汤液本草》：“《本草》在术条下无苍、白之名。近多用白术治皮间风，止汗消痞，补胃和中，利腰脐间血，通水道，上而皮毛，中而心胃，下而腰脐，在气主气，在血主血。”⑧《本草经疏》：“术，其气芳烈，其味甘浓，其性纯阳，为除风痹之上药，安脾胃之神品。”⑨《本经逢原》：“白术，生用有除湿益燥，消痰利水，治风寒湿痹，死肌痉疸，散腰脐间血，及冲脉为病，逆气里急之功；制熟则有和中补气，止渴生津，止汗除热，进饮食，安胎之效。”⑩《本草汇言》：“白术，乃扶植脾胃，散湿除痹，消食除痞之要药也。”⑪《本草会编》：“脾恶湿，湿胜则气不得施化，津何由生？故曰：膀胱者，津液之府，气化则能出焉。用白术以除其湿，则气得周流而津液生矣。”

佐——**甘草**①《本经》：“主五脏六腑寒热邪气，坚筋骨，长肌肉，倍力，金疮肿，解毒。”②《药性论》：“主腹中冷痛，治惊痫，除腹胀满；补益五脏；制诸药毒；养肾气内伤，令人阴（不）痿；主妇人血沥腰痛；虚而多热；加而用之。”

使——**大枣**①《本经》：“主心腹邪气，安中养脾，助十二经。平胃气，通九窍，补少气、少津液，身中不足，大惊，四肢重，和百药。”②《别录》：“补中益气，强力，除烦闷，疗心下悬，肠澼澼。”③孟诜：“主补津液，洗心腹邪气，和百药毒，通九窍，补不足气，煮食补肠胃，肥中益气第一，小儿患秋痢，与虫枣食，良。”④《日华子本草》：“润心肺，止嗽。补五脏，治虚劳损，除肠胃癖气。”⑤李杲：“温以补脾经不足，甘以缓阴血，和阴阳，调营卫，生津液。”

生姜①《本经》:“去臭气,通神明。”②《本草纲目》:“生用发散,熟用和中,解食野禽中毒成喉痹;浸汁点赤眼;捣汁和黄明胶熬,贴风湿痛。”③《别录》:“主伤寒头痛鼻塞,咳逆上气。”④《药性论》:“主痰水气满,下气;生与干并治嗽,疗时疾,止呕吐不下食。生和半夏主心下急痛;若中热不能食,捣汁和蜜服之。又汁和杏仁作煎,下一切结气实,心胸拥膈,冷热气。”⑤《本草拾遗》:“汁解毒药,破血调中,去冷除痰,开胃。”⑥《珍珠囊》:“益脾胃,散风寒。”⑦《日用本草》:“治伤寒、伤风、头痛、九窍不利。入肺开胃,去腹中寒气,解臭秽。”解菌蕈诸物毒。”

2.四气配伍

寒——防己①《医学启源》:“气寒,味大苦。”②《药性论》:“汉防己:味苦,有小毒。木防己:味苦辛。”

温——白术①《本经》:“味苦,温。”②《别录》:“甘,无毒。”

甘草①《本经》:“味甘,平。”②《珍珠囊》:“生甘,平;炙甘,温。”

黄芪《本草备要》:“甘,温。”

生姜《别录》:“味辛,微温。”

大枣孟诜:“温。”

3.五味配伍

辛——生姜①《别录》:“味辛,微温。”②《医学启源》:“性温,味甘辛。”

甘——甘草①《本经》:“味甘,平。”②《珍珠囊》:“生甘,平;炙甘,温。”

黄芪《本草备要》:“甘,温。”

大枣《本经》:“味甘,平。”

苦——白术①《本经》:“味苦,温。”②《别录》:“甘,无毒。”

防己《医学启源》:“气寒,味大苦。”

4.归经配伍

防己——①《本草再新》:“入肝、脾、肾三经。”②《本草通玄》:“入太阳。”

黄芪——《中国药典》:“归肺,脾。”

白术——《汤液本草》:“入手太阳、少阴,足阳明、太阴,少阴、厥阴经。”

甘草——①《雷公炮制药性解》:“入心、脾二经。”②《本草经解》:“入手太阴肺经、足太阴脾经。”

生姜——《雷公炮制药性解》:“入肺、心、脾、胃四经。”

大枣——《本草经疏》:“入足太阴,阳明经。”

5.七方配伍

六味药为小方、偶方。

6.七情配伍

防己、黄芪相须为用,增强祛风除湿之功。

白术、甘草相使为用，增强健脾益气之功。

生姜、大枣相须为用，增强调和营卫之功。

7. 量数配伍

重用防己、黄芪祛风除湿而不伤正，益气固表而不恋邪。

8. 对药配伍

防己——黄芪

生姜——大枣

9. 趋向配伍

防己祛风行水趋于下沉，为沉降之品。黄芪益气固表，白术健脾祛湿，生姜、大枣调和营卫，甘草和中，为升浮之品。

10. 阴阳配伍

防己性寒为阴。黄芪、白术、生姜、大枣、甘草性温，为阳。

11. 五行配伍

黄芪、甘草味甘为土，有补益之功。白术、防己味苦，为水，有沉降之功。诸药合用，体现了五行中土克水的原则，重在益气祛风，健脾利水。

12. 随证加减配伍

若兼喘者，加麻黄以宣肺平喘；腹痛肝胃不和者，加芍药以柔肝理脾；冲气上逆者，加桂枝以平冲降逆；下有陈寒者，加细辛以温经散寒。

13. 名家论方

①原书主治。《金匮要略・痉湿暍病脉证并治》："风湿，脉浮身重，汗出恶风者，防己黄芪汤主之。"《金匮要略・水气病脉证并治》："风水，脉浮身重，汗出恶风者，防己黄芪汤主之。"

②方论选录。张秉成《成方便读・卷二》："此治卫阳不足，风湿乘虚客于表也。风湿在表，本当以风药胜之，从汗出而愈，此为表虚有汗，即有风去湿不去之意，故不可更用麻黄、桂枝等药再发其汗，使表益虚。防风、防己二物，皆走表行散之药，但一主风而一主湿，用各不同，方中不用防风之散风，而以防己之行湿。然病因表虚而来，若不振其卫阳，则虽用防己，亦不能使邪径去而病愈，故用黄芪助卫气于外，白术、甘草补土德于中，佐以姜、枣通行营卫，使防己大彰厥效。服后如虫行皮中，上部之湿欲解也。或腰以下如冰，用被绕之，令微汗出瘥，下部之湿仍从下解，虽下部而邪仍在表，仍当以汗而解耳。"

14. 方歌

金匮防己黄芪汤，白术甘草加枣姜，益气祛风行水良，表虚风水风湿康。

五皮散

出自《华氏中藏经》。

【处方】生姜皮、桑白皮、陈橘皮、大腹皮、茯苓皮（各 9g）。

【主治】脾虚湿盛，气滞水泛之皮水证。一身悉肿，肢体沉重，心腹胀满，上气喘急，小便不利，以及妊娠水肿，苔白腻，脉沉缓。

【功能】利水消肿，理气健脾。

【用法用量】上为粗末，每服 9g，水一盏半，煎至八分，去滓，不拘时候温服，忌生冷油腻硬物。现代用法：水煎服。

方中以茯苓皮为君，本品甘淡性平，功专行皮肤水湿，奏利水消肿之功。臣以大腹皮，行气消胀，利水消肿；橘皮理气和胃，醒脾化湿。佐以生姜皮，和脾散水消肿；桑白皮清降肺气，通调水道以利水消肿。

1. 君臣佐使配伍

君——**茯苓皮**①《本草纲目》："主水肿肤胀，开水道，开腠理。"②《医林纂要》："行皮肤之水。"③《本草崇原》："主治水肿肤胀，利水道，开腠理。"

臣——**大腹皮**①《本草纲目》："降逆气，消肌肤中水气浮肿，脚气壅逆，瘴疟痞满，胎气恶阻胀闷。"②《开宝本草》："主冷热气攻心腹，大肠壅毒，痰膈，醋心。并以姜盐同煎，入疏气药良。"③《本草再新》："泻肺，和胃气，利湿追风，宽肠消肿，理腰脚气，治疟疾泻痢。"④《日华子本草》："下一切气，止霍乱，通大小肠，健脾开胃，调中。"⑤《药性类明》："大腹皮，丹溪常用之以治肺气喘促，及水肿药中又多用之，盖亦取其泄肺，以杀水之源也。"⑥《本草经疏》："大腹皮，即槟榔皮也。其气味所主，与槟榔大略相同，第槟榔性烈，破气最捷，腹皮性缓，下气稍迟。入阳明、太阴经，二经虚则寒热不调，逆气攻走，或痰滞中焦，结成膈证；或湿热郁积，酸味醋心；辛温暖胃豁痰，通行下气，则诸证除矣。大肠壅毒，以其辛散破气而走阳明，故亦主之也。"⑦《本经逢原》："槟榔性沉重，泄有形之积滞；腹皮性轻浮，散无形之滞气。故痞满膨胀，水气浮肿，脚气壅逆者宜之。惟虚胀禁用，以其能泄真气也。"⑧《本草述》："治虚肿者，用大补气之味，而少入腹皮。又见有治痰火者，常以此味少少入健脾之剂，或皆取其能导壅顺气而不甚酷烈乎？用者审之。"

陈橘皮①《本经》："主胸中瘕热、逆气，利水谷，久服去臭，下气。"②《别录》："下气，止呕咳，除膀胱留热、停水、五淋，利小便，主脾不能消谷，气冲胸中，吐逆霍乱，止泄，去寸白。"③《药性论》："治胸膈间气，开胃，主气痢，消痰涎，治上气咳嗽。"④《本草拾遗》："去气，调中。"⑤《医学启源》："橘皮能益气，加青皮减半，去滞气，推陈致新。若补脾胃，不去白，若理胸中滞气，去包。"⑥《主治秘要》："苦辛益气，利肺，有甘草则补肺，无则泻肺。"⑦《日用本草》："橘皮，能散能泻，能温能补，能消膈气，化痰涎，和脾止嗽，通五淋。中酒呕吐恶心，煎饮之效。"⑧《本草纲目》："橘皮，苦能泻能燥，辛能散，温能和。其治百病，总是取其理气燥湿之功，同补药则补，同泻药则泻，同升药则升，同降药则降。脾乃元气之母，肺乃摄气之钥，故橘皮为二经气分之药，但随所配市补泻升降也。洁古张氏云，陈皮、枳壳，利其气而痰自下，盖此义也。”

佐——**生姜皮**①《医林纂要》：“姜皮辛寒，凡皮，多反本性，故寒。以皮达皮，辛则能行，故治水浮肿，去皮肤之风热。姜发汗，则姜皮止汗，且微寒也。”②《江苏植药志》：“外用于脓肿创伤，皮肤癣症。”

桑白皮①《本经》：“主伤中，五劳六极羸瘦，崩中，脉绝，补虚益气。”②《别录》：“去肺中水气，唾血，热渴，水肿，腹满胪胀，利水道，去寸白，可以缝金疮。”③《药性论》：“治肺气喘满，水气浮肿，主伤绝，利水道，消水气，虚劳客热，头痛，内补不足。”④《滇南本草》：“止肺热咳嗽。”⑤《本草纲目》：“泻肺，降气，散血。桑白皮，长于利小水，乃实则泻其子也，故肺中有水气及肺火有余者宜之。”⑥《本草求原》：“治脚气痹挛，目昏，黄疸，通二便，治尿数。”⑦ 李杲：“桑白皮，甘以固元气之不足而补虚，辛以泻肺气之有余而止嗽。又桑白皮泻肺，然性不纯良，不宜多用。”⑧《药品化义》：“桑皮，散热，主治喘满咳嗽，热痰唾血，皆由实邪郁遏，肺窍不得通畅，借此渗之散之，以利肺气，诸证自愈。故云泻肺之有余，非桑皮不可。以此治皮里膜外水气浮肿及肌肤邪热，浮风燥痒，悉能去之。”

2. 四气配伍

寒——桑白皮《本经》：“甘，寒。”

温——大腹皮①《本草纲目》：“辛，微温，无毒。”②《开宝本草》：“微温，无毒。”

橘皮《本经》：“味辛，温。”

凉——生姜皮《本草图经》：“性凉。”

平——茯苓皮《四川中药志》：“性平，味甘淡，无毒。”

3. 五味配伍

辛——大腹皮《本草纲目》：“辛，微温，无毒。”

橘皮①《本经》：“味辛，温。”②《食经》：“味辛苦。”

生姜皮《本草图经》：“味辛。”

甘——茯苓皮《四川中药志》：“性平，味甘淡，无毒。”

桑白皮《本经》：“甘，寒。”

4. 归经配伍

茯苓皮——《普济方》：“肺、脾、肾经。”

大腹皮——《药品化义》：“入脾、肺、胃、大小肠五经。”

橘皮——①《品汇精要》：“行手太阴、足太阴经。”②《雷公炮制药性解》：“入肺、肝、脾、胃四经。”

桑白皮——《雷公炮制药性解》：“入脾、肺二经。”

生姜皮——《本草图经》：“入脾；肺经。”

5. 七方配伍

五味药为小方、奇方。

6. 七情配伍

茯苓皮、橘皮相使为用，增强行气健脾化湿之功。

桑白皮、大腹皮与生姜皮相须为用，增强宣肺利水之功。

7. 量数配伍

本方药量均较少，意在益中求精，各施其功。

8. 对药配伍

大腹皮——橘皮

茯苓皮——橘皮

桑白皮、大腹皮——生姜皮

9. 趋向配伍

大腹皮行气消胀，橘皮理气和胃，为升浮之品。生姜皮和脾散水，茯苓皮利水消肿，桑白皮清降肺气，为沉降之品。

10. 阴阳配伍

大腹皮、橘皮性温属阳。生姜皮性凉属阴；茯苓趋于利水，桑白皮性寒皆属阴。

11. 五行配伍

生姜皮、陈橘皮、大腹皮味辛，为木，有辛散之性。茯苓皮、桑白皮味甘，为土，有补益之功。诸药合用，体现了五行中培土克水的原则，重在利水消肿，理气健脾。

12. 随证加减配伍

偏寒者，可加附子、干姜等温阳利水；偏热者，可加滑石、木通等清利湿热；妊娠水肿，可加白术等健脾利湿而安胎。

13. 名家论方

①原书主治。《华氏中藏经·附录》："男子妇人脾胃停滞，头面四肢悉肿，心腹胀满，上气促急，胸膈烦闷，痰涎上壅，饮食不下，行步气奔，状如水病。"

②方论选录。徐大椿《医略六书·卷三》："脾肺气滞，湿热泛滥，溢于皮肤，故遍体四肢浮肿焉。桑皮清肺以肃生水之源，腹皮泄满以疏健运之气，苓皮渗皮肤之湿，姜皮散皮肤之肿，陈皮利中气以和胃也。使胃气调和，则脾气亦健，而滞结自消，皮肤溢饮亦化，何患浮肿之不退哉？此疏利湿热之剂，为湿淫气滞水肿之专方。"

14. 方歌

五皮散用五种皮，苓腹陈姜桑白齐，利水消肿理健脾，脾虚湿滞皮水医。

第四节　温化寒湿

苓桂术甘汤

出自《金匮要略》。

【处方】茯苓(12g),桂枝(9g),白术(9g),炙甘草(6g)。

【主治】痰饮病。症见胸胁胀满,眩晕心悸,或气短而咳,舌苔白滑,脉弦滑或沉紧。

【功能】温阳化饮,健脾和中。

【用法用量】上四味,以水六升,煮取三升,分温三服。

方中以茯苓为君,取其甘淡性平,健脾利湿、化饮。饮属阴邪,非温不化,故以桂枝为臣,温阳以化饮。苓、桂相伍,一利一湿,颇具温化渗利之效。湿源于脾,脾阳不足,则湿聚为饮,故以白术为佐,健脾燥湿,俾脾气健运,则湿邪去而不复聚。使以甘草,调药和中。药仅四味,配伍精当,温而不热,利而不峻,实为治痰饮之和剂。此方服后,当小便增多,是饮从小便而去之征。

1. 君臣佐使配伍

君——**茯苓**①《本经》:"主胸胁逆气,忧恚惊邪恐悸,心下结痛,寒热烦满,咳逆,口焦舌干,利小便。"②《别录》:"止消渴,好唾,大腹,淋沥,膈中痰水,水肿淋结。开胸腑,调脏气,伐肾邪,长阴,益气力,保神守中。"③《药性论》:"开胃,止呕逆,善安心神。主肺痿痰壅。治小儿惊痫,心腹胀满,妇人热淋。"④《日华子本草》:"补五劳七伤,安胎,暖腰膝,开心益智,止健忘。"⑤《伤寒明理论》:"渗水缓脾。"⑥《医学启源》:"除湿,利腰脐间血,和中益气为主。治溺黄或赤而不利。"⑦《主治秘要》:"止泻,除虚热,开腠理,生津液。"⑧王好古:"泻膀胱,益脾胃。治肾积奔豚。"⑨《药征》:"主治悸及肉瞤筋惕,旁治头眩烦躁。"

臣——**桂枝**①成无己:"泄奔豚,和肌表,散下焦蓄血。""利肺气。"②《主治秘要》:"去伤风头痛,开腠理,解表,去皮风湿('风湿'二字据《本草发挥》补)。"③《本草经疏》:"实表祛邪。主利肝肺气,头痛,风痹骨节挛痛。"④《药品化义》:"专行上部肩臂,能领药至痛处,以除肢节间痰凝血滞。"⑤《本草备要》:"温经通脉,发汗解肌。"⑥《本草再新》:"温中行血,健脾燥胃,消肿利湿。治手足发冷作麻、筋抽疼痛,并外感寒凉等症。"

佐——**白术**①《本经》:"主风寒湿痹死肌,痉疸,止汗,除热,消食,作煎饵。久服轻身延年,不饥。"②《长沙药解》:"补中燥湿,止渴生津,最益脾精,大养胃气,降浊阴而进饮食,善止呕吐,升清阳而消水谷,能医泄利。"③《本草新编》:"除湿消食,益气强阴,尤利腰脐之气。"④《本草崇原》:

“治风寒湿痹、死肌、痉、疸，止汗、除热、消食，作煎饵。久服，轻身延年不饥。”⑤《轩岐救正论》：“兼补肝肾，主治百病，功居八九。本草历赞其益脾补气，疗五痨七伤，消痰除湿痞满肿胀，暖胃消谷，风虚泪眼积年痃痢，生津壮水，安胎扶原。”⑥《本草择要纲目》：“温中去脾胃湿，除脾胃热，强脾胃气，进饮食，和脾胃以生津液。止肌热，治四肢困倦，目不能开，怠惰嗜卧，不思饮食，止渴安胎。凡中焦不受湿不能下利，必须白术以逐水益脾，非白术不能去湿，非枳实不能消痞，故枳术丸以之为君。然脾恶湿，湿胜则气不得施化，津液何由而生，故曰膀胱津液之府，气化则能出焉，用白术以除其湿。则气得周流，而津液自生矣。”

使——**炙甘草**《药性论》：“主腹中冷痛，治惊痫，除腹胀满；补益五脏；制诸药毒；养肾气内伤，令人阴(不)痿；主妇人血沥腰痛；虚而多热；加而用之。”

2. 四气配伍

温——桂枝①《医学启源》：“气热，味辛甘。”②《本经逢原》：“辛，甘，微温，无毒。”

白术①《本经》：“温。”②《本草新编》：“气温。”

平——茯苓①《本经》：“味甘，平。”②《医学启源》：“《主治秘要》云，性温，味淡。”

炙甘草《本经》：“味甘，平。”

3. 五味配伍

甘——茯苓①《本经》：“味甘，平。”②《医学启源》：“《主治秘要》云，性温，味淡。”

白术①《本经》：“味苦。”②《长沙药解》：“味甘，微苦。”③《本草新编》：“味甘辛。”

炙甘草《本经》：“味甘，平。”

辛——桂枝①《医学启源》：“气热，味辛甘。”②《本经逢原》：“辛，甘，微温，无毒。”

4. 归经配伍

茯苓——①《汤液本草》：“入手太阴，足太阳、少阳经。”②《本草蒙筌》：“入膀胱、肾、肺。”③《雷公炮制药性解》：“入肺、脾、小肠三经。”④《本草经疏》：“入手足少阴，手太阳，足太阴、阳明经。”

桂枝——①《汤液本草》：“入足太阳经。”②《雷公炮制药性解》：“入肺经。”③《药品化义》：“入肝、肾、膀胱三经。”④《本草求真》：“入肌表，兼入心、肝。”

白术——①《长沙药解》：“入足阳明胃、足太阴脾经。”②《本草新编》：“入心、脾、胃、肾、三焦之经。”

甘草——①本草通玄》:“入脾、胃。”②《本草经解》:“入手太阴肺经、足太阴脾经。”

5. 七方配伍

四味药为小方、偶方。

6. 七情配伍

茯苓、桂枝相须为用,增强温阳化气之功。

7. 量数配伍

重用茯苓,健脾利水,渗湿化饮。桂枝、炙甘草温阳健脾化饮,体现“病痰饮者,当以温药合之”的思想。白术为佐,健脾燥湿。

8. 对药配伍

茯苓——桂枝

9. 趋向配伍

茯苓健脾利水,桂枝温阳化气,白术健脾燥湿,甘草益气健脾,为升浮之品。

10. 阴阳配伍

茯苓、白术健脾为用,桂枝温阳,甘草益气健脾,皆为升浮之品,亦属阳。

11. 五行配伍

茯苓、甘草味甘,为土,有补益之功;桂枝味辛,为木,有辛散之性,白术味苦,为水,有沉降之功。诸药合用,体现了五行中土克水的原则,重在温阳化饮,健脾利湿。

12. 随证加减配伍

①咳嗽痰多者,加半夏,陈皮以燥湿化痰;心下痞或腹中有水声者,可加枳实、生姜以消痰散水。

②甘草干姜茯苓白术汤又名肾着汤:出自《金匮要略》。主治寒湿下侵之肾著。腰部冷痛沉重,但饮食如故,口不渴,小便不利,舌淡苔白,脉沉迟或沉缓。

13. 名家论方

①原书主治。《金匮要略·痰饮咳嗽病脉证并治》:“心下有痰饮,胸胁支满,目眩,苓桂术甘汤主之。”

②方论选录。吴谦等《医宗金鉴·删补名医方论·卷三十》录赵良:“《灵枢》谓心胞络之脉动则病胸胁支满者,谓痰饮积于心胞,其病则必若是也。目眩者,痰饮阻其胸中之阳,不能布津于上也。茯苓淡渗,遂饮出下窍,因利而去,故用以为君。桂枝通阳输水走皮毛,从汗而解,故以为臣。白术燥湿,佐茯苓消痰以除支满。甘草补中,佐桂枝建土以制水邪也。”

14. 方歌

苓桂术甘仲景剂,温阳化饮又健脾,中阳不足饮停胃,胸胁支满悸眩施。

肾着汤

出自《金匮要略》。

【处方】甘草、白术(各 6g),干姜、茯苓(各 12g)。

【主治】寒湿下侵之肾著。腰部冷痛沉重,但饮食如故,口不渴,小便不利,舌淡苔白,脉沉迟或沉缓。

【功能】祛寒除湿。

【用法用量】上四味,以水五升,煮取三升,分温三服。

方中以干姜为君,温中祛寒;茯苓为臣,淡渗利湿。二者配合。一温一利,温以逐寒,利以渗湿,寒祛湿消,病本得除。佐以白术,健脾燥湿,俾脾气健运,则湿去而不得聚。使以甘草,调和脾胃,而理中州。

1.君臣佐使配伍

君——**干姜**①《本经》:"主胸满咳逆上气,温中,止血,出汗,逐风湿痹,肠澼下痢。生者尤良。"②《别录》:"治寒冷腹痛,中恶、霍乱、胀满,风邪诸毒,皮肤间结气,止唾血。"③《药性论》:"治腰肾中疼冷,冷气,破血,去风,通四肢关节,开五脏六腑,去风毒冷痹,夜多小便。治嗽,主温中,霍乱不止,腹痛,消胀满冷痢,治血闭。病人虚而冷,宜加用之。"④《唐本草》:"治风,下气,止血,宣诸络脉,微汗。"⑤《日华子本草》:"消痰下气,治转筋吐泻,腹藏冷,反胃干呕,瘀血,扑损,止鼻洪,解冷热毒,开胃,消宿食。"⑥《医学启源》:"《主治秘要》云,通心气,助阳,去脏腑沉寒,发诸经之寒气,治感寒腹痛。"⑦《医学入门》:"炮姜,温脾胃,治里寒水泄,下痢肠澼,久疟,霍乱;心腹冷痛胀满,止鼻衄,唾血,血痢,崩漏。"⑧《长沙药解》:"燥湿温中,行郁降浊,下冲逆,平咳嗽,提脱陷,止滑泄。"⑨《本草纲目》:"干姜,能引血药入血分、气药入气分。又能去恶养新,有阳生阴长之意,故血虚者用之。"

臣——**茯苓**①《药品化义》:"白茯苓,味独甘淡,甘则能补,淡则能渗,甘淡属土,用补脾阴,土旺生金,兼益肺气。主治脾胃不和,泄泻腹胀,胸胁逆气,忧思烦满,胎气少安,魂魄惊跳,膈间痰气。"②《本经》:"主胸胁逆气,忧恚惊邪恐悸,心下结痛,寒热烦满,咳逆,口焦舌干,利小便。"③《别录》:"止消渴,好唾,大腹,淋沥,膈中痰水,水肿淋结。开胸腑,调脏气,伐肾邪,长阴,益气力,保神守中。"④《医学启源》:"除湿,利腰脐间血,和中益气为主。治溺黄或赤而不利。《主治秘要》云,止泻,除虚热,开腠理,生津液。"⑤王好古:"泻膀胱,益脾胃。治肾积奔豚。"⑥《用药心法》:"茯苓,淡能利窍,甘以助阳,除湿之圣药也。味甘平补阳,益脾逐水,生津导气。"⑦《汤液本草》:"茯苓,伐肾邪,小便多能止之,小便涩能利之,与车前子相似,虽利小便而不走气。酒浸与光明朱砂同用,能秘真。"⑧《本草正》:"茯苓,能利窍去湿,利窍则开心益智,导浊生津;去湿则逐水燥脾,补中健胃;祛惊痫,厚肠藏,治痰之本,助药之降。以其味有微甘,故曰补阳。但补少利多,故多服最能损目,久弱极不相宜。”

佐——**白术**①《本经》：“主风寒湿痹，死肌，痉，疸，止汗，除热消食。”②《药性论》：“主大风顽痹，多年气痢，心腹胀痛，破消宿食，开胃，去痰涎，除寒热，止下泄，主面光悦，驻颜去皯，治水肿胀满，止呕逆，腹内冷痛，吐泻不住，及胃气虚冷痢。”③李杲：“去诸经中湿而理脾胃。”④《本草衍义补遗》：“有汗则止，无汗则发。能消虚痰。”⑤《本草通玄》：“白术，补脾胃之药，更无出其右者。”⑥《别录》：“主大风在身面，风眩头痛，目泪出，消痰水，逐皮间风水结肿，除心下急满，及霍乱吐下不止，利腰脐间血，益津液，暖胃，消谷嗜食。”⑦《日华子本草》：“治一切风疾，五劳七伤，冷气腹胀，补腰膝，消痰，治水气，利小便，止反胃呕逆，及筋骨弱软，痃癖气块，妇人冷癥瘕，温疾，山岚瘴气，除烦长肌。”⑧《医学启源》：“除湿益燥，和中益气，温中，去脾胃中湿，除胃热，强脾胃，进饮食，和胃，生津液，主肌热，四肢困倦，目不欲开，怠惰嗜卧，不思饮食，止渴，安胎。”⑨王好古：“理中益脾，补肝风虚，主舌本强，食则呕，胃脘痛，身体重，心下急痛，心下水痞，冲脉为病，逆气里急，脐腹痛。”⑩《本草汇言》：“白术，乃扶植脾胃，散湿除痹，消食除痞之要药也。”

使——**甘草**①《本草纲目》：“解小儿胎毒、惊痫，降火止痛。”②《别录》：“温中下气，烦满短气，伤脏咳嗽，止渴，通经脉，利血气，解百药毒。”③《本经》：“主五脏六腑寒热邪气，坚筋骨，长肌肉，倍力，金疮肿，解毒。”④《药性论》：“主腹中冷痛，治惊痫，除腹胀满；补益五脏；制诸药毒；养肾气内伤，令人阴(不)痿；主妇人血沥腰痛；虚而多热；加而用之。”

2. 四气配伍

温——白术①《本经》：“味苦，温。”②《别录》：“甘，无毒。”

干姜《本经》：“味辛，温。”

平——茯苓《本经》：“味甘，平。”

甘草《本经》：“味甘，平。”

3. 五味配伍

辛——干姜①《本经》：“味辛，温。”②《药性论》：“味苦辛。”

甘——茯苓《本经》：“味甘，平。”

甘草《本经》：“味甘，平。”

苦——白术①《本经》：“味苦，温。”②《别录》：“甘，无毒。”

4. 归经配伍

干姜——①《得配本草》：“干姜，入手少阴、足太阴经气分；炮姜，入足太阴经血分。”②《本草经解》：“入肝、肺、肾经。”

茯苓——《本草经疏》：“入手足少阴，手太阳，足太阴、阳明经。”

白术——《汤液本草》：“入手太阳、少阴，足阳明、太阴，少阴、厥阴经。”

甘草——①《本草通玄》:“入脾、胃。”②《本草经解》:“入手太阴肺经、足太阴脾经。”

5. 七方配伍

四味药为小方、偶方、缓方。

6. 七情配伍

茯苓、白术相须为用,增强健脾渗湿之功。

干姜、甘草相使为用,增强温中健脾之功。

7. 量数配伍

重用干姜,意在温中散寒,兼以渗湿健脾之功。

8. 对药配伍

茯苓——白术

干姜——甘草

9. 趋向配伍

干姜温中散寒为用,为升浮之品。白术、茯苓祛湿为用,趋于下沉,为沉降之品。

甘草性甘平,为阴阳平和之品。

10. 阴阳配伍

干姜、白术性温为阳。茯苓、甘草性甘平,为阴阳平和之品。

11. 五行配伍

干姜味辛为木,能行能散,行散之功强;白术味苦为水,能清热燥湿,二者配伍,体现了水生木,增强了干姜散寒之功;同时配伍茯苓、甘草味甘为土,亦能增强干姜散寒之功,体现了五行中实土扶木原则。

12. 随证加减配伍

苓桂术甘汤:出自《金匮要略》。主治痰饮病。症见胸胁胀满,眩晕心悸,或气短而咳,舌苔白滑,脉弦滑或沉紧。

13. 名家论方

汪昂《医方集解·利湿之剂》:“此足少阴,太阳药也。干姜辛热以燥湿,白术苦温以胜湿,茯苓甘淡以渗浊,甘草甘平和中而补土。此肾病,而皆用脾药,益土正所以制水也。”

14. 方歌

肾着汤内用干姜,茯苓甘草白术襄,伤湿身重与腰冷,亦名甘姜苓术汤。

真武汤

出自《伤寒论》。

【处方】茯苓、芍药、生姜(切)、附子(炮,去皮,破八片)(各 9g),白术(6g)。

【主治】阳虚水泛证。畏寒肢厥,小便不利,心下悸动不宁,头目眩晕,身体筋肉瞤动，站立不稳，四肢沉重疼痛，浮肿，腰以下为甚；或腹痛，泄泻；或咳喘呕逆。舌质淡胖，边有齿痕，舌苔白滑，脉沉细。

【功能】温阳利水。

【用法用量】以水八升，煮取三升，去滓，温服七合，日三服。现代用法：水煎服。

本方以附子为君药，本品辛甘性热，用之温肾助阳，以化气行水，兼暖脾土，以温运水湿。臣以茯苓利水渗湿，使水邪从小便去；白术健脾燥湿。佐以生姜之温散，既助附子温阳散寒，又合苓、术宣散水湿。白芍亦为佐药，其义有四：一者利小便以行水气，《本经》言其能"利小便"，《名医别录》亦谓之"去水气，利膀胱"；二者柔肝缓急以止腹痛；三者敛阴舒筋以解筋肉瞤动；四者可防止附子燥热伤阴，以利于久服缓治。

1. 君臣佐使配伍

君——**附子**①《本经》："主风寒咳逆邪气，温中，金疮，破癥坚积聚，血瘕，寒湿踒躄，拘挛膝痛，不能行步。"②《别录》："脚疼冷弱，腰脊风寒，心腹冷痛，霍乱转筋，下痢赤白，坚肌骨，强阴，又堕胎，为百药长。"③《医学启源》："《主治秘要》云，去脏腑沉寒；补助阳气不足，温热脾胃。"④李杲："除脏腑沉寒，三阴厥逆，湿淫腹痛，胃寒蛔动；治经闭；补虚散壅。"⑤《本草纲目》："治三阴伤寒，阴毒寒疝，中寒中风，痰厥气厥，柔痓癫痫，小儿慢惊，风湿麻痹，肿满脚气，头风，肾厥头痛，暴泻脱阳，久痢脾泄，寒疟瘴气，久病呕哕，反胃噎膈，痈疽不敛，久漏冷疮。合葱涕，塞耳治聋。"⑥《本草备要》："补肾命火，逐风寒湿。《本草从新》："治痘疮灰白，一切沉寒痼冷之证。"⑦《汤液本草》："附子，入手少阳三焦、命门之剂，浮中沉，无所不至，味辛太热，为阳中之阳，故行而不止，非若干姜止而不行也。非身表凉而四肢厥者不可僭用，如用之者以其治逆也。"⑧《本草汇言》："附子，回阳气，散阴寒，逐冷痰，通关节之猛药也。诸病真阳不足，虚火上升，咽喉不利，饮食不入，服寒药愈甚者，附子乃命门主药，能入其窟穴而招之，引火归原，则浮游之火自息矣。凡属阳虚阴极之侯，肺肾无热证者，服之有起死之殊功。"

臣——**茯苓**①《本经》："主胸胁逆气，忧恚惊邪恐悸，心下结痛，寒热烦满，咳逆，口焦舌干，利小便。"②《别录》："止消渴，好唾，大腹，淋沥，膈中痰水，水肿淋结。开胸腑，调脏气，伐肾邪，长阴，益气力，保神守中。"③《医学启源》："除湿，利腰脐间血，和中益气为主。治溺黄或赤而不利。"④《主治秘要》云："止泻，除虚热，开腠理，生津液。"⑤王好古："泻膀胱，益脾胃。治肾积奔豚。"⑥《用药心法》："茯苓，淡能利窍，甘以助阳，除湿之圣药也。味甘平补阳，益脾逐水，生津导气。"⑦《汤液本草》："茯苓，伐肾邪，小便多能止之，小便涩能利之，与车前子相似，虽利小便而不走气。酒浸与光明朱砂同用，能秘真。"⑧《本草正》："茯苓，能利窍去湿，利窍则开心益智，导浊生津；去湿则逐水燥脾，补中健胃；祛惊痫，厚肠藏，治痰之本，助药之降。以其味有微甘，故曰补阳。但补少利多，故多服最能损目，久弱极不相宜。”

白术①《本经》：“主风寒湿痹，死肌，痉，疸，止汗，除热消食。”②《药性论》：“主大风顽痹，多年气痢，心腹胀痛，破消宿食，开胃，去痰涎，除寒热，止下泄，主面光悦，驻颜去皯，治水肿胀满，止呕逆，腹内冷痛，吐泻不住，及胃气虚冷痢。”③李杲：“去诸经中湿而理脾胃。”④《本草衍义补遗》：“有汗则止，无汗则发。能消虚痰。”⑤《本草通玄》：“白术，补脾胃之药，更无出其右者。”⑥《别录》：“主大风在身面，风眩头痛，目泪出，消痰水，逐皮间风水结肿，除心下急满，及霍乱吐下不止，利腰脐间血，益津液，暖胃，消谷嗜食。”⑦《日华子本草》：“治一切风疾，五劳七伤，冷气腹胀，补腰膝，消痰，治水气，利小便，止反胃呕逆，及筋骨弱软，痃癖气块，妇人冷癥瘕，温疾，山岚瘴气，除烦长肌。”⑧《医学启源》：“除湿益燥，和中益气，温中，去脾胃中湿，除胃热，强脾胃，进饮食，和胃，生津液，主肌热，四肢困倦，目不欲开，怠惰嗜卧，不思饮食，止渴，安胎。”⑨王好古：“理中益脾，补肝风虚，主舌本强，食则呕，胃脘痛，身体重，心下急痛，心下水痞，冲脉为病，逆气里急，脐腹痛。”⑩《本草汇言》：“白术，乃扶植脾胃，散湿除痹，消食除痞之要药也。”

佐——**生姜**①《本经》：“去臭气，通神明。”②《别录》：“主伤寒头痛鼻塞，咳逆上气。”③陶弘景：“归五脏，去痰下气，止呕吐，除风湿寒热。”④《药性论》：“主痰水气满，下气；生与干并治嗽，疗时疾，止呕吐不下食。生和半夏主心下急痛；若中热不能食，捣汁和蜜服之。又汁和杏仁作煎，下一切结气实，心胸拥膈，冷热气。”⑤《千金要方・食治》：“通汗，去膈上臭气。”⑥《食疗本草》：“除壮热，治转筋、心满。止逆，散烦闷，开胃气。”⑦《日用本草》：“治伤寒、伤风、头痛、九窍不利。入肺开胃，去腹中寒气，解臭秽。”解菌蕈诸物毒。”⑧《本草纲目》：“生用发散，熟用和中，解食野禽中毒成喉痹；浸汁点赤眼；捣汁和黄明胶熬，贴风湿痛。”⑨《本草从新》：“姜汁，开痰，治噎膈反胃，救暴卒，疗狐臭，搽冻耳。煨姜，和中止呕。”

白芍①《本经》：“主邪气腹痛，除血痹，破坚积，治寒热疝瘕，止痛，利小便，益气。”②《别录》：“通顺血脉，缓中，散恶血，逐贼血，去水气，利膀胱、大小肠，消痈肿，（治）时行寒热，中恶腹痛，腰痛。”③《药性论》：“治肺邪气，腹中㽲痛，血气积聚，通宣脏腑拥气，治邪痛败血，主时疾骨热，强五脏，补肾气，治心腹坚胀，妇人血闭不通，消瘀血，能蚀脓。”④《日华子本草》：“治风补痨，主女人一切病，并产前后诸疾，通月水，退热除烦，益气，治天行热疾，瘟瘴惊狂，妇人血运，及肠风泻血，痔瘘发背，疮疥，头痛，明目，目赤，胬肉。”⑤《医学启源》：“安脾经，治腹痛，收胃气，止泻利，和血，固腠理，泻肝，补脾胃。”⑥《本草经疏》张隐庵：“芍药，气味苦平。风木之邪，伤其中土，致脾络不能从经脉而外行，则腹痛；芍药疏通经脉，则邪气在腹而痛者可治也。心主血，肝藏血；芍药禀木气而治肝，禀火气而治心，故除血痹；除血痹则坚积亦破矣。血痹为病，则身发寒热；坚积为病，则或疝或瘕；芍药能调血中之气，故皆治之。止痛者，止疝瘕之痛也。肝主疏泄，故利小便。益气者，益血中之气也。益气则血亦行矣。”⑦《滇南本草》：“泻脾热，止腹疼，止水泻，收肝气逆疼，调养心肝脾经血，舒经降气，止肝气疼痛。”

2. 四气配伍

寒——白芍《别录》：“酸，平微寒，有小毒。”

热——附子①《本经》：“味辛，温。”②《别录》：“甘，大热，有大毒。”

温——白术①《本经》：“味苦，温。”②《别录》：“甘，无毒。”

生姜①《别录》：“味辛，微温。”②《医学启源》：“性温，味甘辛。”

平——茯苓《本经》：“味甘，平。”

3. 五味配伍

辛——附子《本经》：“味辛，温。”

生姜①《医学启源》：“性温，味甘辛。”②《别录》：“味辛，微温。”

甘——茯苓《本经》：“味甘，平。”

苦——白术①《本经》：“味苦，温。”②《别录》：“甘，无毒。”

酸——白芍《别录》：“酸，平微寒，有小毒。”

4. 归经配伍

附子——①《本草经解》：“入足厥阴肝经、足少阴肾经、手太阴肺经。”②《本草再新》：“入心、肝、肾三经。”

茯苓——①《本草蒙筌》：“入膀胱、肾、肺。”②《雷公炮制药性解》：“入肺、脾、小肠三经。”

白术——《汤液本草》：“入手太阳、少阴，足阳明、太阴，少阴、厥阴经。”

白芍——①《本草经疏》：“手足太阴引经药，入肝、脾血分。”②《品汇精要》：“行手太阴、足太阴经。”

生姜——《雷公炮制药性解》：“入肺、心、脾、胃四经。”

5. 七方配伍

五味药为小方、奇方。

6. 七情配伍

附子、生姜相使为用，增强温阳散寒之功。

茯苓、白术相须为用，增强健脾化湿之功。

7. 量数配伍

本方药量均较少，意在益中求精，各施其功。

8. 对药配伍

附子——生姜

白术——茯苓

9. 趋向配伍

附子温肾助阳，白术健脾燥湿，生姜温阳散寒，为升浮之品。茯苓利水渗湿，白芍敛阴舒筋，为沉降之品。

10. 阴阳配伍

附子、白术、生姜皆性温，为阳。茯苓趋于利水渗湿加上白芍敛阴舒筋，皆为阴。

11. 五行配伍

茯苓味甘，为土，有补益之功；芍药味酸，为金；白术味苦，为水，有沉降之功；生姜、附子味辛，为木，有辛散之性。诸药合用，体现了五行中土克水的原则，重在温阳利水。

12. 随证加减配伍

①若水寒射肺而咳者，加干姜、细辛温肺化饮，五味子敛肺止咳；阴盛阳衰而下利甚者，去芍药之阴柔，加干姜以助温里散寒；水寒犯胃而呕者，加重生姜用量以和胃降逆，可更加吴茱萸、半夏以助温胃止呕。

②附子汤：出自《伤寒论》。主治寒湿内侵，身体骨节疼痛，恶寒肢冷，苔白滑，脉沉微。

13. 名家论方

①原书主治。《伤寒论·辨太阳病脉证并治》："太阳病，发汗，汗出不解，其人仍发热，心下悸，头眩，身润动，振振欲擗地者，真武汤主之。"

②《伤寒论·辨少阴病脉证并治》："少阴病，二三日不已，至四五日，腹痛，小便不利，四肢沉重疼痛，自下利者，此为有水气。其人或咳，或小便利，或下利，或呕者，真武汤主之。"

③方论选录。罗美《古今名医方论·卷三》录赵羽皇："真武一方，为北方行水而设。用三白者，以其燥能治水，淡能伐肾邪而利水，酸能泄肝木以疏水故也。附子辛温大热，必用 为佐者何居？盖水之所制者脾，水之所行者肾也，肾为胃关，聚水而从其类。倘肾中无阳，则脾之枢机虽运，而肾之关门不开，水虽欲行，孰为之主？故脾家得附子，则火能生土，而 水有所归矣；肾中得附子，则坎阳鼓动，而水有所摄矣。更得芍药之酸，以收肝而敛阴气，阴平阳秘矣。若生姜者，并用以散四肢之水而和胃也。"

14. 方歌

真武附苓术芍姜，温阳利水壮肾阳，脾肾阳虚水气停，腹痛悸眩润惕康。

实脾散

出自《重订严氏济生方》。

【处方】厚朴(去皮,姜制,炒)、白术、木瓜(去瓤)、木香(不见火)、草果仁、大腹子、附子(炮,去皮脐)、白茯苓(去皮)、干姜(炮)(各30g),甘草(炙)(15g)。

【主治】脾肾阳虚,水气内停之阴水。身半以下肿甚,手足不温,口中不渴,胸腹胀满,大便溏薄,舌苔白腻,脉沉弦而迟者。

【功能】温阳健脾,行气利水。

【用法用量】上㕮咀,每服12g,水一盏半,生姜五片,大枣一枚,煎至七分,去滓,温服,不拘时服。现代用法:加生姜、大枣,水煎服,用量按原方比例酌减。

方中以附子、干姜为君,附子善于温肾阳而助气化以行水;干姜偏于温脾阳而助运化以制水,二药相合,温肾暖脾,扶阳抑阴。臣以茯苓、白术渗湿健脾,使水湿从小便去。佐以木瓜除湿醒脾和中;厚朴、木香、大腹子(槟榔)、草果行气导滞,令气化则湿化,气顺则胀消,且草果、厚朴兼可燥湿,槟榔且能利水。甘草、生姜、大枣益脾和中,生姜兼能温散水气,甘草还可调和诸药,同为佐使之用。

1. 君臣佐使配伍

君——**附子**①《本经》:"主风寒咳逆邪气,温中,金疮,破癥坚积聚,血瘕,寒湿踒躄,拘挛膝痛,不能行步。"②《别录》:"脚疼冷弱,腰脊风寒,心腹冷痛,霍乱转筋,下痢赤白,坚肌骨,强阴,又堕胎,为百药长。"③《医学启源》:"《主治秘要》云,去脏腑沉寒;补助阳气不足,温热脾胃。"④李杲:"除脏腑沉寒,三阴厥逆,湿淫腹痛,胃寒蛔动;治经闭;补虚散壅。"⑤《本草纲目》:"治三阴伤寒,阴毒寒疝,中寒中风,痰厥气厥,柔痓癫痫,小儿慢惊,风湿麻痹,肿满脚气,头风,肾厥头痛,暴泻脱阳,久痢脾泄,寒疟瘴气,久病呕哕,反胃噎膈,痈疽不敛,久漏冷疮。合葱涕,塞耳治聋。"⑥《本草备要》:"补肾命火,逐风寒湿。"⑦《本草从新》:"治痘疮灰白,一切沉寒痼冷之证。"⑧《汤液本草》:"附子,入手少阳三焦、命门之剂,浮中沉,无所不至,味辛大热,为阳中之阳,故行而不止,非若干姜止而不行也。非身表凉而四肢厥者不可僭用,如用之者以其治逆也。"⑨《本草汇言》:"附子,回阳气,散阴寒,逐冷痰,通关节之猛药也。诸病真阳不足,虚火上升,咽喉不利,饮食不入,服寒药愈甚者,附子乃命门主药,能入其窟穴而招之,引火归原,则浮游之火自息矣。凡属阳虚阴极之侯,肺肾无热证者,服之有起死之殊功。"

干姜①《本经》:"主胸满咳逆上气,温中,止血,出汗,逐风湿痹,肠澼下痢。生者尤良。"②《别录》:"治寒冷腹痛,中恶、霍乱、胀满,风邪诸毒,皮肤间结气,止唾血。"③《药性论》:"治腰肾中疼冷,冷气,破血,去风,通四肢关节,开五脏六腑,去风毒冷痹,夜多小便。治嗽,主温中,霍乱不止,腹痛,消胀满冷痢,治血闭。病人虚而冷,宜加用之。"④《唐本草》:"治风,下气,止血,宣诸络脉,微汗。"⑤《日华子本草》:"消痰下气,治转筋吐泻,腹藏冷,反胃干呕,瘀血,扑损,止鼻洪,解冷热毒,开胃,消宿食。”⑥《医学启源》:“《主治秘要》云,通心气,助阳,去脏腑沉寒,发诸经之寒气,治感寒腹痛。”⑦《医学入门》:“炮姜,温脾胃,治里寒水泄,下痢肠澼,久疟,霍乱;心腹冷痛胀满,止鼻衄,唾血,血痢,崩漏。”⑧《长沙药解》:“燥湿温中,行郁降浊,下冲逆,平咳嗽,提脱陷,止滑泄。”⑨《本草纲目》:“干姜,能引血药入血分、气药入气分。又能去恶养新,有阳生阴长之意,故血虚者用之。”

臣——**茯苓**①《本经》:“主胸胁逆气,忧恚惊邪恐悸,心下结痛,寒热烦满,咳逆,口焦舌干,利小便。”②《别录》:“止消渴,好唾,大腹,淋沥,膈中痰水,水肿淋结。开胸腑,调脏气,伐肾邪,长阴,益气力,保神守中。”③《医学启源》:“除湿,利腰脐间血,和中益气为主。治溺黄或赤而不利。《主治秘要》云,止泻,除虚热,开腠理,生津液。”④王好古:“泻膀胱,益脾胃。治肾积奔豚。”⑤《用药心法》:“茯苓,淡能利窍,甘以助阳,除湿之圣药也。味甘平补阳,益脾逐水,生津导气。”⑥《汤液本草》:“茯苓,伐肾邪,小便多能止之,小便涩能利之,与车前子相似,虽利小便而不走气。酒浸与光明朱砂同用,能秘真。”⑦本草正》:“茯苓,能利窍去湿,利窍则开心益智,导浊生津;去湿则逐水燥脾,补中健胃;祛惊痫,厚肠藏,治痰之本,助药之降。以其味有微甘,故曰补阳。但补少利多,故多服最能损目,久弱极不相宜。”

白术①《本经》:“主风寒湿痹,死肌,痉,疸,止汗,除热消食。”②《药性论》:“主大风顽痹,多年气痢,心腹胀痛,破消宿食,开胃,去痰涎,除寒热,止下泄,主面光悦,驻颜去皯,治水肿胀满,止呕逆,腹内冷痛,吐泻不住,及胃气虚冷痢。”③李杲:“去诸经中湿而理脾胃。”④《本草衍义补遗》:“有汗则止,无汗则发。能消虚痰。”⑤《本草通玄》:白术,补脾胃之药,更无出其右者。”⑥《别录》:“主大风在身面,风眩头痛,目泪出,消痰水,逐皮间风水结肿,除心下急满,及霍乱吐下不止,利腰脐间血,益津液,暖胃,消谷嗜食。”⑦《日华子本草》:“治一切风疾,五劳七伤,冷气腹胀,补腰膝,消痰,治水气,利小便,止反胃呕逆,及筋骨弱软,痃癖气块,妇人冷癥瘕,温疾,山岚瘴气,除烦长肌。”⑧《医学启源》:“除湿益燥,和中益气,温中,去脾胃中湿,除胃热,强脾胃,进饮食,和胃,生津液,主肌热,四肢困倦,目不欲开,怠惰嗜卧,不思饮食,止渴,安胎。”⑨王好古:“理中益脾,补肝风虚,主舌本强,食则呕,胃脘痛,身体重,心下急痛,心下水痞,冲脉为病,逆气里急,脐腹痛。”⑩《本草汇言》:白术,乃扶植脾胃,散湿除痹,消食除痞之要药也。”

佐——**木香**①《本经》:“主邪气,辟毒疫,强志,主淋露。”②《别录》:“疗气劣、肌中偏寒;主气不足,消毒,(治)温疟,行药之精。”③《本草经集注》:“疗毒肿,消恶气。”④《药性论》:“治女人血气刺心,心痛不可忍,末,酒服之。

治几种心痛，积年冷气，痃癖癥块，胀痛，逐诸壅气上冲烦闷。治霍乱吐泻，心腹疠刺。”⑤《日华子本草》：“治心腹一切气，止泻，霍乱，痢疾，安胎，健脾消食。疗羸劣，膀胱冷痛，呕逆反胃。”⑥王好古：“治冲脉为病，逆气里急。主脬渗小便秘。”⑦《药类法象》：木香，除肺中滞气，若治中丁焦结滞，须用槟榔为使。”⑧《本草汇言》：广木香，《本草》言治气之总药，和胃气、通心气、降肺气、疏肝气、快脾气、暖肾气、消积气、温寒气、顺逆气、达表气、通里气，管统一身上下内外诸气，独推其功。然性味香燥而猛，如肺虚有热者，血枯脉躁者，阴虚火冲者，心胃痛属火者，元气虚脱者，诸病有伏热者，慎勿轻犯。”⑨《本草求真》：木香，下气宽中，为三焦气分要药。然三焦则又以中为要。故凡脾胃虚寒凝滞，而见吐泻停食；肝虚寒入，而见气郁气逆，服此辛香味苦，则能下气而宽中矣。中宽则上下皆通，是以号为三焦宣滞要剂。至书所云能升能降，能散能补，非云升类升柴，降同沉香，不过因其气郁不升，得此气克上达耳。况此苦多辛少，言降有余，言升不足，言散则可，言补不及，一不审顾，任书混投，非其事矣。”

木瓜①《本草纲目》：“木瓜所主霍乱吐利转筋、脚气，皆脾胃病，非肝病也。肝虽主筋，而转筋则由湿热、寒湿之邪袭伤脾胃所致，故筋转必起于足腓，腓及宗筋皆属阳明。木瓜治转筋，非益筋也，理脾而伐肝也，土病则金衰而木盛，故用酸温以收脾胃之耗散，而借其走筋以平肝邪，乃土中泻木以助金也。木平则土得令而金受荫矣。”②《雷公炮炙论》：“调营卫，助谷气。”③《别录》：“主湿痹邪气，霍乱大吐下，转筋不止。”④《食疗本草》：“治呕豌风气，吐后转筋，煮汁饮之。”⑤《本草拾遗》：“下冷气，强筋骨，消食，止水痢后渴不止，作饮服之。又脚气冲心，取一颗去子，煎服之，嫩者更佳。又止呕逆，心膈痰唾。”⑥《日华子本草》：“止吐泻奔豚及脚气水肿，冷热痢，心腹痛，疗渴。”⑦《日用本草》：“治脚气上攻，腿膝疼痛，止渴消肿。”⑧《本草再新》：“敛肝和脾胃，活血通经。”⑨《本草正》：“木瓜，用此者用其酸敛，酸能走筋，敛能固脱，得木味之正，故尤专入肝益筋走血。疗腰膝无力，脚气，引经所不可缺，气滞能和，气脱能固。以能平胃，故除呕逆、霍乱转筋，降痰，去湿，行水。以其酸收，故可敛肺禁痢，止烦满，止渴。”

厚朴①《别录》：“温中益气，消痰下气。疗霍乱及腹痛胀满，胃中冷逆及胸中呕不止，泄痢淋露，除惊，去留热心烦满，厚肠胃。”②《药性论》：“主疗积年冷气，腹内雷鸣，虚吼，宿食不消，除痰饮，去结水，破宿血，消化水谷，止痛。大温胃气，呕吐酸水。主心腹满，病人虚而尿白。”③《日华子本草》：“健脾。主反胃，霍乱转筋，冷热气，泻膀胱，泄五藏一切气，妇人产前产后腹藏不安。调关节，杀腹藏虫，明耳目。”④ 李杲：“厚朴，苦能下气，故泄实满；温能益气，故能散湿满。”⑤朱震亨：“厚朴，气药也。温而能散，消胃中之实也。厚朴能治腹胀，因其味辛以提其气。”⑥《本草汇言》：“厚朴，宽中化滞，平胃气之药也。凡气滞于中，郁而不散，食积于胃，羁而不行，或湿郁积而不去，湿痰聚而不清，用厚朴之温可以燥湿，辛可以清痰，苦可以下气也。故前古主中风、伤寒头痛寒热，呕逆泻利，虫积痞积，或肺气胀满，痰涎喘嗽，或胃气壅滞，水谷不行，用此消食化痰，去湿散胀，平土、金二脏，以致于中和也。”

槟榔①《别录》：“主消谷逐水，除痰澼；杀三虫，疗寸白。”②《药性论》：“宣利五脏六腑壅滞，破坚满气，下水肿。治心痛，风血积聚。”③《日华子本草》：“除一切风，下一切气，通关节，利九窍，补五劳七伤，健脾调中，除烦，破癥结，下五膈气。”④《本草纲目》：“治泻痢后重，心腹诸痛，大小便气秘，痰气喘急。疗诸疟，御瘴疠。”⑤王好古：“治冲脉为病，气逆里急。”⑥《医学启源》：“治后重。”⑦《用药心法》：“槟榔，苦以破滞，辛以散邪，专破滞气下行。”⑧《本草约言》：“槟榔，入胸腹破滞气而不停，入肠胃逐痰澼而直下，能调诸药下行，逐水攻脚气。治利取其坠也，非取其破气也，故兼木香用之，然后可耳。一云能杀寸白虫，非杀虫也，以其性下坠，能逐虫下行也。”⑨《本草汇言》：“槟榔，主治诸气，祛瘴气、破滞气、开郁气、下痰气、去积气、解蛊气、消谷气、逐水气、散脚气、杀虫气、通上气、宽中气、泄下气之药也。”⑩《本草正》：“槟榔，本草言其破气极速，较枳壳、青皮尤甚。”

草果①《本草纲目》：“草果，与知母同用，治瘴疟寒热，取其一阴一阳无偏胜之害，盖草果治太阴独胜之寒，知母治阳明独胜之火也。”②李杲：“温脾胃，止呕吐，治脾寒湿、寒痰；益真气，消一切冷气膨胀，化疟母，消宿食，解酒毒、果积。兼辟瘴解瘟。”③《本经逢原》：“除寒，燥湿，开郁，化食，利膈上痰，解面食、鱼、肉诸毒。”④《本草求原》：“治水肿，滞下，功同草蔻。”⑤《饮膳正要》：“治心腹痛，止呕，补胃，下气。”⑥《本草求真》：“草果与草豆蔻，诸书皆载气味相同，功效无别，服之皆能温胃逐寒。然此气味浮散，凡冒巅雾不正瘴疟，服之直入病所而皆有效。”⑦《本草正义》：“草果，辛温燥烈，善除寒湿而温燥中宫，故为脾胃寒湿主药。按岚瘴皆雾露阴湿之邪，最伤清阳之气，故辟瘴多用温燥芳香，以胜阴霾湿浊之蕴祟。草果之治瘴疟，意亦犹是。然凡是疟疾，多湿痰蒙蔽为患，故寒热往来，纠缠不已，治宜开泄为先。草果善涤湿痰，而振脾阳，更以知母辅之，酌量其分量，随时损益，治疟颇有妙义，固不必专为岚瘴立法。惟石顽所谓实邪不盛者，当在所禁耳。”

使——**甘草**①《本草纲目》：“解小儿胎毒、惊痫，降火止痛。”②《别录》：“温中下气，烦满短气，伤脏咳嗽，止渴，通经脉，利血气，解百药毒。”③《本经》：

"主五脏六腑寒热邪气,坚筋骨,长肌肉,倍力,金疮肿,解毒。"④《药性论》:"主腹中冷痛,治惊痫,除腹胀满;补益五脏;制诸药毒;养肾气内伤,令人阴(不)痿;主妇人血沥腰痛;虚而多热;加而用之。"

生姜①《本经》:"去臭气,通神明。"②《别录》:"主伤寒头痛鼻塞,咳逆上气。"③陶弘景:"归五脏,去痰下气,止呕吐,除风湿寒热。"④《药性论》:"主痰水气满,下气;生与干并治嗽,疗时疾,止呕吐不下食。生和半夏主心下急痛;若中热不能食,捣汁和蜜服之。又汁和杏仁作煎,下一切结气实,心胸拥膈,冷热气。"⑤《千金要方·食治》:"通汗,去膈上臭气。"⑥《食疗本草》:"除壮热,治转筋、心满。""止逆,散烦闷,开胃气。"⑦《日用本草》:"治伤寒、伤风、头痛、九窍不利。入肺开胃,去腹中寒气,解臭秽。"解菌蕈诸物毒。"⑧《本草纲目》:"生用发散,熟用和中,解食野禽中毒成喉痹;浸汁点赤眼;捣汁和黄明胶熬,贴风湿痛。"⑨《本草从新》:"姜汁,开痰,治噎膈反胃,救暴卒,疗狐臭,搽冻耳。煨姜,和中止呕。"

大枣①《本经》:"主心腹邪气,安中养脾,助十二经。平胃气,通九窍,补少气、少津液,身中不足,大惊,四肢重,和百药。"②《别录》:"补中益气,强力,除烦闷,疗心下悬,肠僻澼。"③孟诜:"主补津液,洗心腹邪气,和百药毒,通九窍,补不足气,煮食补肠胃,肥中益气第一,小儿患秋痢,与虫枣食,良。"④《日华子本草》:"润心肺,止嗽。补五脏,治虚劳损,除肠胃癖气。"⑤李杲:"温以补脾经不足,甘以缓阴血,和阴阳,调营卫,生津液。⑥《本草再新》:"补中益气,滋肾暖胃,治阴虚。"⑦《长沙药解》:"大枣,补太阴之精,化阳明之气,生津润肺而除燥,养血滋肝而息风,疗脾胃衰损,调经脉虚芤。其味浓而质厚,则长于补血,而短于补气。人参之补土,补气似生血也;大枣之补土,补血以化气也,是以偏补脾精而养肝血。"

2. 四气配伍

热——附子①《本经》:"味辛,温。②《别录》:"甘,大热,有大毒。"

干姜《本经》:"味辛,温。"

温——白术①《本经》:"味苦,温。"②《别录》:"甘,无毒。"

生姜①《别录》:"味辛,微温。"《②医学启源》:"性温,味甘辛。"

木香《本经》:"味辛,温。"

木瓜①《别录》:"味酸,温,无毒。"②《千金要方·食治》:"味酸咸,温,涩,无毒。"

厚朴①《本经》:"味苦,温。"②《药性论》:"味苦辛,太热。"

槟榔《本草纲目》:"苦辛,温,涩,无毒。"

草果《本经逢原》:"辛,温,涩,无毒。"

大枣①《本经》:“味甘,平。②孟诜:“温。”

平——茯苓《本经》:“味甘,平。”

甘草《本经》:“味甘,平。”

3.五味配伍

辛——附子《本经》:“味辛,温。”

生姜①《医学启源》:“性温,味甘辛。”②《别录》:“味辛,微温。”

干姜①《本经》:“味辛,温。”②《药性论》:“味苦辛。”

木香《本经》:“味辛,温。”

草果《本经逢原》:“辛,温,涩,无毒。”

甘——茯苓《本经》:“味甘,平。”

甘草《本经》:“味甘,平。”

大枣《本经》:“味甘,平。”

苦——白术①《本经》:“味苦,温。”②《别录》:“甘,无毒。”

厚朴《本经》:“味苦,温。”

槟榔《本草纲目》:“苦辛,温,涩,无毒。”

酸——木瓜《别录》:“味酸,温,无毒。”

4.归经配伍

附子——①《本草经解》:“入足厥阴肝经、足少阴肾经、手太阴肺经。”②《本草再新》:“入心、肝、肾三经。”

干姜——①《得配本草》:“干姜,入手少阴、足太阴经气分;炮姜,入足太阴经血分。”②《本草经解》:“入肝、肺、肾经。”

茯苓——①《本草蒙筌》:“入膀胱、肾、肺。”②《雷公炮制药性解》:“入肺、脾、小肠三经。”

白术——《汤液本草》:“入手太阳、少阴,足阳明、太阴,少阴、厥阴经。”

木瓜——《雷公炮制药性解》:“入肺、脾、肝三经。”

木香——《雷公炮制药性解》:“人心、肺、肝、脾、胃、膀胱六经。”

厚朴——《雷公炮制药性解》:“入脾、胃二经。”

槟榔——《本草汇言》:“入手太阴、阳明,足阳明经。”

草果——《雷公炮制药性解》:“入脾、胃二经。”

甘草——①《本草通玄》:“入脾、胃。”②《本草经解》:“入手太阴肺经、足太阴脾经。”

生姜——《雷公炮制药性解》:“入肺、心、脾、胃四经。”

大枣——《本草经疏》:“入足太阴,阳明经。”

5.七方配伍

十二味药为大方、偶方、复方、缓方。

6.七情配伍

附子、干姜相须为用,增强温肾暖脾之功。

茯苓、白术相须为用，增强渗湿健脾之功。

草果、厚朴相须为用，增强燥湿利水之功。

生姜、大枣相须为用，增强益脾和中之功。

7. 量数配伍

本方药量厚朴、白术、木瓜、木香、草果仁、大腹子、附子、白茯苓、干姜（炮）均等，炙甘草减半，意在齐聚力量温阳健脾为用。

8. 对药配伍

附子——干姜

茯苓——白术

草果——厚朴

生姜——大枣

9. 趋向配伍

附子干姜温肾暖脾，茯苓白术渗湿健脾，木瓜除湿醒脾和中，厚朴、木香、大腹子、草果行气导滞，甘草，生姜，大枣益脾和中，为升浮之品。

10. 阴阳配伍

附子、干姜、白术、木瓜、厚朴、木香、大腹子、草果皆性温，为阳；生姜、甘草、大枣益脾和中，为阳；茯苓健脾为用，亦为阳。

11. 五行配伍

厚朴、白术、木瓜、木香、草果仁，附子，白茯苓，生姜，干姜味辛为木、大腹子、甘草，大枣味甘味土。诸药合用，体现了五行中土虚木乘的原则，重在健脾燥湿。

12. 随证加减配伍

若气短乏力，倦惰懒言者，可加黄芪补气以助行水；小便不利，水肿甚者，可加猪苓、泽泻以增利水消肿之功；大便秘结者，可加牵牛子以通利二便。

13. 名家论方

①原书主治。《重订严氏济生方·水肿门》："阴水为病，脉来沉迟，色多青白，不烦不渴，小便涩少而清，大腑多泄，此阴水也，则宜用温暖之剂，如实脾散、复元丹是也。"

②方论选录。汪昂《医方集解·利湿之剂》："此足太阴药也。脾虚故以白术、苓、草补之，脾寒故以姜、附、草蔻温之，脾湿故以大腹、茯苓利之，脾满故以木香、厚朴导之。然土之不足，由于木之有余，木瓜酸温能于土中泻木，兼能行水，与木香同为平肝之品，使木不克土而肝和，则土能制水而脾实矣。经曰：'湿胜则地泥'泻水正所以实土也。"

14. 方歌

实脾温阳行利水，干姜附苓术草从，木瓜香槟朴草果，阳虚水肿腹胀祟。

萆薢分清饮

出自《丹溪心法》。

【处方】益智仁、川萆薢、石菖蒲、乌药(各 9g)。

【主治】虚寒白浊。小便频数,白如米泔,凝如膏糊,舌淡苔白,脉沉。

【功能】温暖下元,利湿化浊。

【用法用量】上为细末,每服三钱(9g),水一盏半,入盐一捻(0.5g),同煎至七分,食前温服。现代用法:水煎服,加入食盐少许。

方中萆薢利湿化浊,为治白浊之主药,故以为君。臣以菖蒲化浊除湿,并祛膀胱虚寒,以助萆薢分清化浊之力。《本草求真》谓石菖蒲能温肠胃,“肠胃既温,则膀胱之虚寒小便不禁自止”。佐以益智仁温肾阳,缩小便,止遗浊尿频;乌药温肾寒,暖膀胱,治小便频数。以食盐为使,取其咸以入肾,引药直达下焦。

1.君臣佐使配伍

君——**萆薢**①《本经》:“主腰背痛,强骨节,风寒湿周痹,恶疮不瘳,热气。”②《别录》:“伤中恚怒。阴痿失溺,关节者血,老人五缓。”③《药性论》:“治冷风顽痹,腰脚不遂,手足惊掣,主男子臂腰痛久冷,是肾间有膀胱宿水。”④《日华子本草》:“治瘫缓软风,头旋痫疾,补水藏,坚筋骨,益精明目,中风失音。”⑤王好古:“补肝虚。”⑥《本草纲目》:“治白浊,茎中痛,痔瘘坏疮。”⑦《滇南本草》:“治风寒,温经络,腰膝疼,遍身顽麻,利膀胱水道,赤白便浊。”⑧《本草通玄》:“萆薢,胃与肝药也。搜风去湿,补肾强筋,主白浊茎中痛,阴痿失溺,恶疮。入肝搜风,故能理风与筋之病。入胃祛湿,故能理浊与疮之病。古人或称其摄溺之功,或称其逐水之效,何两说相悬耶?不知闭蛰封藏之本在肾,气强旺则收摄,而妄水亦无容藏之地,且善清胃家湿热,故能去浊分清也。⑨《药品化义》:“萆薢,性味淡薄,长于渗湿,带苦亦能降下,主治风寒湿痹,男子白浊,茎中作痛,女人白带,病由胃中浊气下流所致,以此入胃驱湿,其症自愈。又治疮痒恶厉,湿郁肌腠,营卫不得宣行,致筋脉拘挛,手足不便,以此渗脾湿,能令血脉调和也。”⑩《本草正义》:“萆薢,性能流通脉络而利筋骨,入药用根,则沉坠下降,故主治下焦。虽微苦能泄,而质轻气清,色味皆淡,则清热理湿,多入气分,少入血分。”

臣——**石菖蒲**①《本经》:“主风寒湿痹,咳逆上气,开心孔,补五脏,通九窍,明耳目,出音声。”②《别录》:“主耳聋,痈疮,温肠胃,止小便利,四肢湿痹,不得屈伸,小儿温疟,身积热不解,可作浴汤。聪耳目,益心智。”③《药性论》:“治风湿顽痹,耳鸣,头风,泪下,杀诸虫,治恶疮疥瘙。”④《日华子本草》:“除风下气,除烦闷,止心腹痛,霍乱转筋。治客风疮疥,涩小便,杀腹藏虫。耳痛:作末、炒,承热裹窨,甚验。”⑤《本草纲目》:“治中恶卒死,客忤癫痫,下血崩中,安胎漏。散痈肿。捣汁服,解巴豆、大戟毒。”⑥《本草备要》:“补肝益心,去湿逐风,除痰消积,开胃宽中。疗噤口毒痢,风痹惊痫。”⑦《本草再新》:“止鼻血,散牙痛。”⑧《本草汇言》:

石菖蒲，利气通窍，如因痰火二邪为眚，致气不顺、窍不通者，服之宜然。若中气不足，精神内馁，气窍无阳气为之运动而不通者，屡见用十全大补汤，奏功极多，石菖蒲不必问也。⑨《重庆堂随笔》：石菖蒲，舒心气、畅心神、怡心情、益心志，妙药也。清解药用之，赖以祛痰秽之浊而卫宫城，滋养药用之，借以宣心思之结而通神明。”

佐——**益智仁**①《本草纲目》：“治冷气腹痛，及心气不足，梦泄，赤浊，热伤心系，吐血、血崩。”②王好古：“益脾胃，理元气，补肾虚，滑沥。”③《医学启源》：“治脾胃中寒邪，和中益气。治人多唾，当于补中药内兼用之。”④刘完素：“开发郁结，使气宣通。”⑤《本草拾遗》：“止呕哕。”“治遗精虚漏，小便余沥，益气安神，补不足，利三焦，调诸气，夜多小便者，取二十四枚碎，入盐同煎服。”⑥《本草经疏》：“益智子仁，以其敛摄，故治遗精虚漏，及小便余沥，此皆肾气不固之证也。肾主纳气，虚则不能纳矣。又主五液，涎乃脾之所统，脾肾气虚，二脏失职，是肾不能纳，脾不能摄，故主气逆上浮，涎秽泛滥而上溢也，敛摄脾肾之气，则逆气归元，涎秽下行。”⑦《本草求实》：“益智，气味辛热，功专燥脾温胃，及敛脾肾气逆，藏纳归源，故又号为补心补命之剂。”

乌药①《本草纲目》：“治中气，脚气，疝气，气厥头痛，肿胀喘息，止小便数及白浊。”②《本草通玄》：“理七情郁结，气血凝停，霍乱吐泻，痰食稽留。”③《玉楸药解》：“破瘀泄满，止痛消胀。”④《日华子本草》：“治一切气，除一切冷，霍乱及反胃吐食，泻痢，痈疖疥癞，并解冷热。”⑤《本草拾遗》：“主中恶心腹痛，宿食不消，天行疫瘴，膀胱肾间冷气攻冲背膂，妇人血气，小儿腹中诸虫。”⑥《本草衍义》：“乌药，和来气少，走泄多，但不甚刚猛，与沉香同磨作汤，治胸腹冷气，甚稳当。”⑦《本草经疏》：“乌药，辛温散气，病属气虚者忌之。世人多以香附同用，治女人一切气病，不知气有虚有实，有寒有热，冷气、暴气用之固宜，气虚、气热用之，能无贻害耶。”⑧《药品化义》：“乌药，气雄性温，故快气宣通，疏散凝滞，甚于香附。外解表而理肌，内宽中而顺气。以之散寒气，则客寒冷痛自除；驱邪气则天行疫瘴即却；开郁气，中恶腹痛，胸膈胀满，顿然可减；疏经气，中风四肢不遂，初产血气凝滞，渐次能通，皆藉其气雄之功也。”

2. 四气配伍

温——石菖蒲《本经》：“辛，温。”

益智仁《开宝本草》：“味辛，温，无毒。”

乌药《开宝本草》：“味辛，温，无毒。”

平——萆薢《本经》：“苦，平。”

3. 五味配伍

辛——石菖蒲《本经》：“辛，温。”

益智仁《开宝本草》:“味辛,温,无毒。”

乌药《开宝本草》:“味辛,温,无毒。”

苦——萆薢《本经》:“苦,平。”

4.归经配伍

益智仁——《雷公炮制药性解》:“入脾、胃、肾三经。”

萆薢——①《本草纲目》:“入足阳明、厥阴经。”②《雷公炮制药性解》:“入脾、肾、膀胱三经。”

石菖蒲——①《雷公炮制药性解》:“入心、脾、膀胱三经。”②《本草经解》:“入足厥阴肝经、手太阴肺经。”

乌药——①《雷公炮制药性解》:“入肺、脾二经。”②《汤液本草》:“入足阳明、少阴经。”

5.七方配伍

四味药为小方、偶方、缓方。

6.七情配伍

萆薢、石菖相须为用,增强利湿化浊之功。

益智仁、乌药相使为用,增强温肾散寒之功。

7.量数配伍

本方药量均较少,意在益中求精,各施其功。

8.对药配伍

萆薢——石菖蒲

益智仁——乌药

9.趋向配伍

萆薢利湿化浊,石菖蒲化湿驱寒,益智仁,乌药温肾散寒,为升浮之品。

10.阴阳配伍

萆薢、石菖蒲化湿为用加上益智仁,乌药性温,为阳。

11.五行配伍

益智、川萆薢、石菖蒲味苦为水,乌药味辛为木。诸药合用,体现了五行中滋水涵木的原则,重在利湿化浊。

12.随证加减

①若兼虚寒腹痛者,可加肉桂、盐茴以温中祛寒;久病气虚者,可加黄芪、白术以益气祛湿。

②萆薢分清饮:出自《医学心悟》。主治湿热白浊,小便浑浊,尿有余沥,舌苔黄腻等。

13.名家论方

①原书主治。《杨氏家藏方·卷九》:“治真元不足,下焦虚寒,小便白浊,频数无度,漩白如油,光彩不定,漩脚澄下,凝如膏糊。或小便频数,虽不白浊。”

②方论选录。张璐《张氏医通·卷十四》:“精通尾膂,溲出膀胱,泾渭攸分,源流各异。详溲便之不禁,乃下焦阳气失职,故用益智之辛温以约制之,得盐之润下,并乌药亦不至上窜也。独是胃中浊湿下渗,非萆薢无以清之,兼菖蒲通九窍,利小便,略不及于收摄肾精之味,厥有旨哉!”

14.方歌

萆薢分清益智仁,菖蒲乌药盐煎成,下焦虚寒得温利,分清化浊效如神。

完带汤

出自《傅青主女科》。

【处方】白术(土炒)、山药(炒)(各30g),人参(6g),白芍(酒炒)(15g),车前子(酒炒)、苍术(制)(各9g),甘草(3g),陈皮、黑芥穗、柴胡(各2g)。

【主治】脾虚肝郁,湿浊带下。带下色白,清稀如涕,面色㿠白,倦怠便溏,舌淡苔白,脉缓或濡弱。

【功能】补脾疏肝,化湿止带。

【用法用量】水煎服。

方中重用白术、山药为君,意在补脾祛湿,使脾气健运,湿浊得消;怀山药并有固肾止带之功。臣以人参补中益气,以助君药补脾之力;苍术燥湿运脾,以增祛湿化浊之力;白芍柔肝理脾,使肝木条达而脾土自强;车前子利湿清热,令湿浊从小便分利。佐以陈皮之理气燥湿,既可使补药补而不滞,又可行气以化湿;柴胡、芥穗之辛散,得白术则升发脾胃清阳,配白芍则疏肝解郁。使以甘草调药和中,诸药相配,使脾气健旺,肝气条达,清阳得升,湿浊得化,则带下自止。

1.君臣佐使配伍

君——**白术**①《本经》:“主风寒湿痹,死肌,痉,疸,止汗,除热消食。”②《药性论》:“主大风顽痹,多年气痢,心腹胀痛,破消宿食,开胃,去痰涎,除寒热,止下泄,主面光悦,驻颜去皯,治水肿胀满,止呕逆,腹内冷痛,吐泻不住,及胃气虚冷痢。”③李杲:“去诸经中湿而理脾胃。”④《本草衍义补遗》:“有汗则止,无汗则发。能消虚痰。”⑤《本草通玄》:“白术,补脾胃之药,更无出其右者。”⑥《别录》:“主大风在身面,风眩头痛,目泪出,消痰水,逐皮间风水结肿,除心下急满,及霍乱吐下不止,利腰脐间血,益津液,暖胃,消谷嗜食。”⑦《日华子本草》:“治一切风疾,五劳七伤,冷气腹胀,补腰膝,消痰,治水气,利小便,止反胃呕逆,及筋骨弱软,痃癖气块,妇人冷癥瘕,温疾,山岚瘴气,除烦长肌。”⑧《医学启源》:“除湿益燥,和中益气,温中,去脾胃中湿,除胃热,强脾胃,进饮食,和胃,生津液,主肌热,四肢困倦,目不欲开,怠惰嗜卧,不思饮食,止渴,安胎。”⑨王好古:“理中益脾,补肝风虚,主舌本强,食则呕,胃脘痛,身体重,心下急痛,心下水痞,冲脉为病,逆气里急,脐腹痛。”⑩《本草汇言》:“白术，乃扶植脾胃，散湿除痹，消食除痞之要药也。”

山药①《本经》：“主伤中，补虚，除寒热邪气，补中益气力，长肌肉，久服耳目聪明。”②《别录》：“主头面游风，风头（一作‘头风’）眼眩，下气，止腰痛，治虚劳羸瘦，充五脏，除烦热，强阴。”③《药性论》：“补五劳七伤，去冷风，止腰痛，镇心神，补心气不足，病人体虚羸，加而用之。”④《本草纲目》：“益肾气，健脾胃，止泄痢，化痰涎，润皮毛。”⑤《日华子本草》：“助五脏，强筋骨，长志安神，主泄精健忘。”⑥《药品化义》：“怀山药，温补而不骤，微香而不燥，循循有调肺之功，治肺虚久嗽，何其稳当。因其味甘气香，用之助脾，治脾虚腹泻，怠惰嗜卧，四肢困倦。又取其甘则补阳，以能补中益气，温养肌肉，为肺脾二脏要药。土旺生金，金盛生水，功用相仍，故六味丸中用之治肾虚腰痛，滑精梦遗，虚怯阳痿。但性缓力微，剂宜倍用。”⑦《本草求真》：“山药，本属食物，古人用入汤剂，谓其补脾益气除热。然气虽温而却平，为补脾肺之阴，是以能润皮毛、长肌肉，不似黄芪性温能补肺阳，白术苦燥能补脾阳也。且其性涩，能治遗精不禁，味甘兼咸，又能益肾强阴，故六味地黄丸用此以佐地黄。然性虽阴而滞不甚，故能渗湿以止泄泻。生捣敷痈疮，消肿硬，亦是补阴退热之意。至云补阳消肿，补气除滞，理虽可通，语涉牵混，似非正说。”⑧《本草经读》：“山药，能补肾填精，精足则阴强、目明、耳聪。”

臣——**人参**①《本经》：“主补五脏，安精神，止惊悸，除邪气，明目，开心益智。”②《别录》：“疗肠胃中冷，心腹鼓痛，胸肋逆满，霍乱吐逆，调中，止消渴，通血脉，破坚积，令人不忘。”③《药性论》：“主五脏气不足，五劳七伤，虚损瘦弱，吐逆不下食，止霍乱烦闷呕哕，补五脏六腑，保中守神。”“消胸中痰，主肺痿吐脓及痫疾，冷气逆上，伤寒不下食，病人虚而多梦纷纭，加而用之。”④《日华子本草》：“调中治气，消食开胃。”⑤《医学启源》：“治脾胃阳气不足及肺气促，短气、少气，补中缓中，泻肺脾胃中火邪。”⑥《主治秘要》：“补元气，止泻，生津液。”⑦《本草纲目》：“治男妇一切虚证，发热自汗，眩晕头痛，反胃吐食，痎疟，滑泻久痢，小便频数，淋沥，劳倦内伤，中风，中暑，痿痹，吐血，嗽血，下血，血淋，血崩，胎前产后诸病。”⑧《滇南本草》：“治阴阳不足，肺气虚弱。”⑨《珍珠囊》：“养血，补胃气，泻心火。”

苍术①《本草纲目》：“治湿痰留饮，或挟瘀血成窠囊，及脾湿下流，浊沥带下，滑泻肠风。”②《玉楸药解》：“燥土利水，泄饮消痰，行瘀，开郁，去漏，化癖，除癥，理吞酸去腐，辟山川瘴疠，回筋骨之痿软，清溲溺之混浊。”③李杲：“除湿发汗，健胃安脾，治痿要药。”④《本草求原》：“止水泻飧泄，伤食暑泻，脾湿下血。”⑤朱震亨：“苍术治湿，上、中、下皆有可用。又能总解诸郁，痰、火、湿、食、气、血六郁，皆因传化失常，不得升降，病在中焦，故药必兼升降，将欲开之，必先降之，将欲降之，必先升之，故苍术为足阳明经药，气味辛烈，强胃健脾，发谷之气，能径入诸药，疏泄阳明之湿，通行敛涩，香附乃阴中快气之药，下气最速，一升一降，故郁散而平。”⑥《药品化义》：“苍术，味辛主散，性温而燥，燥可去湿，专入脾胃，主治风寒湿痹，山岚瘴气，皮肤水肿，皆辛烈逐邪之功也。统治三部之湿，若湿在上焦，易生湿痰，以此燥湿行痰；湿在中焦，滞气作泻，以此宽中健脾；湿在下部，足膝痿软，以此同黄柏治痿，能令足膝有力；取其辛散气雄，用之散邪发汗，极其畅快。”⑦《本草通玄》：“苍术，宽中发汗，其功胜于白术，补中除湿，其力不及白术。大抵卑监之土，宜与白术以培之，敦阜之土，宜与苍术以平之。”

白芍①《本经》：“主邪气腹痛，除血痹，破坚积，治寒热疝瘕，止痛，利小便，益气。”②《别录》：“通顺血脉，缓中，散恶血，逐贼血，去水气，利膀胱、大小肠，消痈肿，（治）时行寒热，中恶腹痛，腰痛。”③《药性论》：“治肺邪气，腹中㽲痛，血气积聚，通宣脏腑拥气，治邪痛败血，主时疾骨热，强五脏，补肾气，治心腹坚胀，妇人血闭不通，消瘀血，能蚀脓。”④《日华子本草》：“治风补痨，主女人一切病，并产前后诸疾，通月水，退热除烦，益气，治天行热疾，瘟瘴惊狂，妇人血运，及肠风泻血，痔瘘发背，疮疥，头痛，明目，目赤，胬肉。”⑤《医学启源》：“安脾经，治腹痛，收胃气，止泻利，和血，固腠理，泻肝，补脾胃。”⑥《滇南本草》：“泻脾热，止腹疼，止水泻，收肝气逆疼，调养心肝脾经血，舒经降气，止肝气疼痛。”

车前子①《本经》：“主气癃、止痛，利水道小便，除湿痹。”②《别录》：“男子伤中，女子淋沥，不欲食。养肺强阴益精。明目疗赤痛。”③《本草经集注》：“主虚劳。”④《药性论》：“能去风毒，肝中风热，毒风冲眼目，赤痛障翳，脑痛泪出，去心胸烦热。”⑤《日华子本草》：“通小便淋涩，壮阳。治脱精，心烦。下气。”⑥《医学启源》：“主小便不通，导小肠中热。”⑦《雷公炮制药性解》：“主淋沥癃闭，阴茎肿痛，湿疮，泄泻，亦白带浊，血闭难产。”⑧《本草经疏》：“车前子，其主气癃、止痛，通肾气也。小便利则湿去，湿去则痹除。伤中者必内起烦热，甘寒而润下，则烦热解，故主伤中。女子淋漓不欲食，是脾肾交病也，湿去则脾健而思食，气通则淋漓自止，水利则无胃家湿热之气上熏，而肺得所养矣。男女阴中俱有二窍，一窍通精，一窍通水。二窍不并开，故水窍常开，则小便利而湿热外泄，不致鼓动真阳之火，则精窍常闭而无漏泄，久久则真火宁谧，而精用益固，精固则阴强，精盛则生子。肾气固即是水脏足，故明目及疗赤痛。肝肾膀胱三经之要药也。”

佐——**陈皮**①《本经》：“主胸中瘕热、逆气，利水谷，久服去臭，下气。”②《别录》：“下气，止呕咳，除膀胱留热、停水、五淋，利小便，主脾不能消谷，气冲胸中，吐逆霍乱，止泄，去寸白。”③《药性论》：“治胸膈间气，开胃，主气痢，消痰涎，治上气咳嗽。”④《本草拾遗》：“去气，调中。”⑤《医学启源》：“橘皮能益气，加青皮减半，去滞气，推陈致新。若补脾胃，不去白，若理胸中滞气，去包。《主治秘要》云，苦辛益气，利肺，有甘草则补肺，无则泻肺。”⑥《日用本草》：“橘皮，能散能泻，能温能补，能消膈气，化痰涎，和脾止嗽，通五淋。中酒呕吐恶心，煎饮之效。”⑦《本草纲目》：“橘皮，苦能泻能燥，辛能散，温能和。其治百病，总是取其理气燥湿之功，同补药则补，同泻药则泻，同升药则升，同降药则降。脾乃元气之母，肺乃摄气之钥，故橘皮为二经气分之药，但随所配市补泻升降也。洁古张氏云，陈皮、枳壳，利其气而痰自下，盖此义也。”

柴胡①《本经》：“主心腹肠胃中结气，饮食积聚，寒热邪气，推陈致新。”②《别录》：“除伤寒心下烦热，诸痰热结实，胸中邪逆，五藏间游气，大肠停积，水胀，及湿痹拘挛。亦可作浴汤。”③《药性论》：“治热劳骨节烦疼，热气，肩背疼痛，宣畅血气，劳乏羸瘦；主下气消食，主时疾内外热不解，单煮服。”④《日华子本草》：“补五劳七伤，除烦止惊，益气力，消痰止嗽，润心肺，添精补髓，天行温疾热狂乏绝，胸胁气满，健忘。”⑤《珍珠囊》：“去往来寒热，胆痹，非柴胡梢子不能除。”⑥《滇南本草》：“伤寒发汗解表要药，退六经邪热往来，痹痿，除肝家邪热、痨热，行肝经逆结之气，止左胁肝气疼痛，治妇人血热烧经，能调月经。”“发汗用嫩蕊，治虚热、调经用根。”⑦《本草纲目》：“治阳气下陷，平肝、胆、三焦、包络相火，及头痛、眩晕，目昏、赤痛障翳，耳聋鸣，诸疟，及肥气寒热，妇人热入血室，经水不调，小儿痘疹余热，五疳羸热。”

荆芥穗①《本经》：“主寒热，鼠瘘，瘰疬生疮，破结聚气，下瘀血，除湿痹。”②《药性论》：“治恶风贼风，口面歪邪，遍身顽痹，心虚忘事，益力添精。主辟邪毒气，除劳，治丁肿；取一握切，以水五升，煮取二升，冷分二服，主通利血脉，传送五脏不足气，能发汗，除冷风；又捣末和醋封毒肿。”③《食性本草》：“主血劳风气壅满，背脊疼痛，虚汗，理丈夫脚气，筋骨烦痛及阴阳毒，伤寒头痛，头旋目眩，手足筋急。”④《日华子本草》：“利五脏，消食下气，醒酒。作菜生热食并煎茶，治头风并汗出；豉汁煎治暴伤寒。”⑤《本草图经》：“治头风，虚劳，疮疥，妇人血风。”⑥《滇南本草》：“治跌打损伤，并敷毒疮。治吐血。”“荆芥穗，上清头目诸风，止头痛，明目，解肺、肝、咽喉热痛，消肿，除诸毒，发散疮痈。治便血，止女子暴崩，消风热，通肺气鼻窍塞闭。”⑦《本草纲目》：“散风热，清头目，利咽喉，消疮肿。治项强，目中黑花，及生疮，阴颓，吐血，衄血，下血，血痢，崩中，痔漏。”

使——**甘草**①《本草纲目》：“解小儿胎毒、惊痫，降火止痛。”②《别录》：“温中下气，烦满短气，伤脏咳嗽，止渴，通经脉，利血气，解百药毒。”③《本经》：“主五脏六腑寒热邪气，坚筋骨，长肌肉，倍力，金疮肿，解毒。”④《药性论》：“主腹中冷痛，治惊痫，除腹胀满；补益五脏；制诸药毒；养肾气内伤，令人阴（不）痿；主妇人血沥腰痛；虚而多热；加而用之。”

2. 四气配伍

寒——车前子《本经》：“味甘，寒。”

柴胡《别录》：“微寒，无毒。”

温——白术①《本经》：“味苦，温。”②《别录》：“甘，无毒。”

陈皮《本经》：“味辛，温。”

人参《本草备要》：“生，甘苦，微凉；熟，甘，温。”

苍术《品汇精要》：“味苦甘，性温，无毒。”

荆芥①《本经》：“味辛，温。”②《医学启源》：“气温，味辛苦。”

凉——白芍①《本经》：“味苦，平。”②《别录》：“酸，平微寒，有小毒。”

平——甘草《本经》：“味甘，平。”

山药《别录》：“平，无毒。”

3. 五味配伍

辛——陈皮《本经》：“味辛，温。”

荆芥《本经》：“味辛，温。”

甘——甘草《本经》：“味甘，平。”

山药《本经》：“味甘，温。”

人参《本草备要》：“生，甘苦，微凉；熟，甘，温。”

车前子《本经》：“味甘，寒。”

苦——白术①《本经》：“味苦，温。”②《别录》：“甘，无毒。”

苍术《品汇精要》：“味苦甘，性温，无毒。”

柴胡《本经》：“味苦，平。”

酸——白芍《别录》：“酸，平微寒，有小毒。”

4. 归经配伍

白术——《汤液本草》：“入手太阳、少阴，足阳明、太阴，少阴、厥阴经。”

山药——《得配本草》：“入手、足太阴经血分，兼入足少阴经气分。”

人参——《本草汇言》：“入肺、脾二经。”

苍术——①《珍珠囊》：“足阳明、太阴。”②《本草纲目》：“入足太阴、阳明，手太阴、太阳之经。”

白芍——①《本草经疏》：“手足太阴引经药，入肝、脾血分。”②《品汇精要》：“行手太阴、足太阴经。”

车前子——《本草经疏》：“入肾、肝、膀胱三经。”

陈皮——①《品汇精要》：“行手太阴、足太阴经。”②《雷公炮制药性解》：“入肺、肝、脾、胃四经。"

柴胡——《珍珠囊》:"入足少阳胆、足厥阴肝、手少阳三焦、手厥阴心包络。"

荆芥穗——《雷公炮制药性解》:"入肺、肝二经。"

甘草——①《本草通玄》:"入脾、胃。"②《本草经解》:"入手太阴肺经、足太阴脾经。"

5. 七方配伍

十味药为大方、偶方、缓方。

6. 七情配伍

白术、山药相须而用,增强补脾祛湿之功。

人参、白术相须为用,增强益气健脾之功。

7. 量数配伍

白术、山药,用量较大,意在补脾祛湿,使脾气健运,湿浊得消。

8. 对药配伍

白术——山药

柴胡——芥穗

白术——苍术

9. 趋向配伍

白术、山药、人参、甘草、苍术、陈皮、柴胡、芥穗有升发之功,为升浮之品。车前子、白芍利湿清热为用,有沉降之功,为沉降之品。

10. 阴阳配伍

白术性温、人参、苍术、陈皮、柴胡、芥穗有辛散升发之功,为阳;而山药、甘补益脾胃为用,亦属阳;车前子、白芍性微寒,为阴。

11. 五行配伍

白术、山药、人参、甘草、车前子味甘,为土,具有补益之功,苍术、陈皮、柴胡、芥穗味辛,为木,有辛散之功,能行能散。白芍味苦,为水,利湿清热,有沉降之功。诸药合用,体现了五行中水生木,实土扶木之原则,重在补脾疏肝,化湿止带。

12. 随证加减配伍

若兼湿热,带下兼黄色者,加黄柏、龙胆草以清热燥湿;兼有寒湿,小腹疼痛者,加炮姜、盐茴香以温中散寒;腰膝酸软者,加杜仲、续断以补益肝肾;日久病滑脱者,加龙骨、牡蛎以固涩止带。

13. 名家论方

①原书主治。《傅青主女科·卷上》:"白带下。"

②方论选录。傅山《傅青主女科·卷上》:"夫带下俱是湿证,而以带下名者,因带脉不能约束,而有此病,故以名之。盖带脉通于任督,任督病而带脉始病……加以脾气之虚,肝气之郁,湿气之侵,热气之逼,安得不成带下之病哉?故妇人有终年累月下流白物,如涕如唾,不能禁止,甚则臭秽者,所谓白带也。夫白带乃湿盛而火

衰，肝郁而气弱，则脾气受伤，湿土之气下陷，是以脾精不守，不能化荣血以为经水，反变为白滑之物，由阴门直下欲自禁而不可得也。治法宜大补脾胃之气，稍佐以舒肝之品，使风木不闭塞于地中，则地气自升腾于天上，脾气健而湿气消，自无白带之患矣。”

14. 方歌

完带汤中用白术，山药人参白芍辅，苍术车前黑芥穗，陈皮甘草与柴胡。

第五节　祛风胜湿

羌活胜湿汤

出自《脾胃论》。

【处方】羌活、独活（各6g），藁本、防风、甘草炙（各3g），蔓荆子（2g），川芎（1.5g）。

【主治】风湿在表之痹证。症见头痛头重，一身尽痛，难以转侧，恶寒微热，苔白脉浮。外伤于湿，郁于太阳，肩背痛，脊痛项强，脉浮；邪在少阳、厥阴，卧而多惊。

【功能】祛风胜湿。

【用法用量】上㕮咀，都作一服。水二盏，煎至一盏，空心食前去滓大温服。

方中以羌活、独活为君，羌活能祛上部风湿，独活善于祛下部风湿，二者相合，能散周身风湿，舒利关节而通痹。以防风、藁本为臣，祛太阳经风湿，且止头痛。佐以川芎活血，祛风止痛；蔓荆子祛风善治头痛，与羌活、藁本、川芎同用，止痛作用尤为显著。炙甘草制诸药之峻，调药和中。

1. 君臣佐使配伍

君——**羌活**①《唐本草》：“疗风宜用独活，兼水宜用羌活。”②《医学启源》：“羌活，治肢节疼痛，手足太阳本经风药也。加川芎治足太阳、少阴头痛、透关利节，又治风湿。《主治秘要》云，其用有五：手足太阳引经，一也；风湿相兼，二也；去肢节痛，三也；除痈疽败血，四也；治风湿头痛，五也。”③《本草汇言》：“羌活功能条达肢体，通畅血脉，攻彻邪气，发散风寒风湿。故疡证以之能排脓托毒，发溃生肌；目证以之治羞明隐涩，肿痛难开；风证以主治痿、痉、癫痫，麻痹厥逆。盖其体轻而不重，气清而不浊，味辛而能散，性行而不止，故上行于头，下行于足，遍达肢体，以清气分之邪也。”④《本经逢原》：“羌活乃却乱反正之主帅，……风能胜湿，故羌活能治水湿，与芎䓖同用，治太阳、厥阴头痛，发汗散表，透关利节，非时感冒之仙药也。昔人治劳力感寒，于补中益气汤中用之，深得补中寓泻之意。”⑤《本草正义》：“羌、独二活，古皆不分，《本经》且谓独活一名羌活，所以《本经》《别录》，止有独活而无羌活。李氏《本草纲目》尚沿其旧。然二者形色既异，气味亦有浓淡之殊，虽皆以气胜，以疏导血气为用。通利机关，宣行脉络，其功若一。而羌活之气尤胜，则能直上顶巅，横行支臂，以尽其搜风通痹之职，而独活止能通行胸腹腰膝耳。颐之师门，恒以羌活专主上部之风寒湿邪，显与独活之专主身半以下者截然分用，其功尤捷，而外疡之一切风湿寒邪，着于肌肉筋骨者亦分别身半以上，身半以下，而以羌、独各为主治。若在腰脊背膂之部，或肢节牵挛，手足上下交痛，则竟合而用之，宣通络脉，更能神应，固不仅内科着痹，应手辄效，而外科之风寒湿邪，亦莫不投剂立验。又按羌活本含辛温之质，其治疗宜于风寒风湿，而独不宜于湿热，以湿邪化热，即为温病，似无再用辛温之理，然此惟内科证治为然，若外疡之属于湿热者，苟肿势延蔓，引及骨节筋肉伸缩不利，非以羌、独之善走宣通为治，则效力必缓，故虽热病，亦不避用，但仅以为向导而任佐使之职，则分量甚轻，其主任之君药，固犹是理湿清热之正剂，此亦发表不远热之大旨，非抱薪救火者所得以为借口也。”

独活①《本草正义》：“独活为祛风通络之主药。”②《药品化义》：“独活，能宣通气道，自顶至膝，以散肾经伏风，凡颈项难舒，臀腿疼痛，两足痿痹，不能动移，非此莫能效也。能治风，风则胜湿，专疏湿气，若腰背酸重，四肢挛痿，肌黄作块，称为良剂。又佐血药，活血舒筋，殊为神。”③《本草汇言》：“独活，善行血分，祛风行湿散寒之药也。凡病风之证，如头项不能俯仰，腰膝不能屈伸，或痹痛难行，麻木不用，皆风与寒之所致，暑与湿之所伤也；必用独活之苦辛而温，活动气血，祛散寒邪，故《本草》言能散脚气，化奔豚，疗疝瘕，消痈肿，治贼风百节攻痛，定少阴寒郁头疼，意在此矣。④《别录》：“治诸风，百节痛风无久新者。”⑤《汤液本草》：“独活，治足少阴伏风，而不治太阳，故两足寒湿，浑不能动止，非此不能治。”

臣——**防风**①《本经》：“主大风头眩痛，恶风，风邪，目盲无所见，风行周身，骨节疼痹，烦满。”②《长沙药解》：“行经络，逐湿淫，通关节，止疼痛，舒筋脉，伸急挛，活肢节，起瘫痪，敛自汗、盗汗，断漏下、崩中。”③李杲：“防风，治一身尽痛，随所引而至，乃风药中润剂也。”④《本草汇言》：防风，散风寒湿痹之药也，故主诸风周身不遂，骨节酸痛，四肢挛急，痿躄痼痉等。”

藁本①张元素：“藁本，乃太阳经风药，其气雄壮，寒气郁于本经头痛必用之药，巅顶痛，非此不能治。与木香同用，治雾露之清邪中于上焦；与白芷同作面脂，既治风，又治湿，亦各从其类也。”②《本草汇言》：“藁本，升阳而发散风湿，上通巅顶，下达肠胃之药也。其气辛香雄烈，能清上焦之邪，辟雾露之气，故治风头痛，寒气犯脑以连齿痛。又能利下焦之湿，消阴瘴之气，故兼治妇人阴中作痛，腹中急疾，疝瘕淋带，及老人风客于胃，久利不止。大抵辛温升散，祛风寒湿气于巨阳之经为专功，若利下寒湿之证，必兼下行之药为善。”③《本经逢原》：“今人只知藁本为治颠顶头脑之药，而《本经》治妇人疝瘕，腹中急，阴中寒等证，皆太阳经寒湿为病，亦属客邪内犯之侯，故用藁本去风除湿，则中外之疾皆痊，岂特除风头痛而已哉。”④《本草求真》：“藁本，书言能治胃风泄泻，又治粉刺酒齄，亦是风干太阳，连累而及，治则与之俱治，岂但治风头痛而已哉。或谓其性颇有类于芎藭，皆能以治头痛，然一主于肝胆，虽行头目，而不及于巅顶，一主太阳及督，虽其上下皆通，而不兼及肝胆之为异耳。”⑤《本草正义》：“藁本味辛气温，上行升散，专主太阳太阴之寒风寒湿，而能疏达厥阴郁滞，功用与细辛、川芎、羌活近似。《本经》主妇人疝瘕、阴中寒、肿痛、腹中急，皆清阳不振，厥阴之气郁窒不伸为病，温以和之，升以举之，解结除寒，斯急痛可已，疝瘕可除。而阴虚内热、肝络结滞之疝瘕急痛，非其治也。”⑥《别录》谓：“辟雾露润泽者，温升助阳，能胜寒湿，此即仲景所谓清邪中上之病，亦即经言阳中雾露之气也。又谓疗风邪亸曳，则风寒袭络，而经掣不仁，步履无力之症，庶几近之，亦有阴虚无力，痿躄不用，而肢体亸曳者，则更非风药所可妄试。”

佐——**川芎**①《本经》：“主中风入脑头痛，寒痹，筋挛缓急，金创，妇人血闭无子。”②《日华子本草》：“治一切风，一切气，一切劳损，一切血，补五劳，壮筋骨，调众脉，破癥结宿血，养新血，长肉，鼻洪，吐血及溺血，痔瘘，脑痈发背，瘰疬瘿赘，疮疥，及排脓消瘀血。”③《药性论》：“治腰脚软弱，半身不遂，主胞衣不出，治腹内冷痛。”④《本草正》：“川芎，其性善散，又走肝经，气中之血药也。”⑤《本草汇言》：“芎藭，上行头目，下调经水，中开郁结，血中气药。尝为当归所使，非第治血有功，而治气亦神验也。凡散寒湿、去风气、明目疾、解头风、除胁痛、养胎前、益产后，又癥瘕结聚、血闭不行、痛痒疮疡、痈疽寒热、脚弱痿痹。”

蔓荆子①《本草纲目》：“蔓荆实，气轻味辛，体轻而浮，上行而散，故所主者皆头面风虚之症。”②《本草经疏》：“蔓荆实，《神农》味苦，微寒，无毒；《别录》加辛平温。察其功用，应是苦温辛散之性，而寒则甚少也。气清味薄，浮而升，阳也。其主筋骨间寒热，湿痹拘挛，风头痛、脑鸣、目泪出者，盖以六淫之邪，风则伤筋，寒则伤骨，而为寒热，甚则或成湿痹，或为拘挛；又足太阳之脉，夹脊循项而络于脑，目为厥阴开窍之位，邪伤二经，则头痛、脑鸣、目泪出。此药味辛气温，入二脏而散风寒之邪，则诸证悉除矣。邪去则九窍自通，痹散则光泽脂致。其主坚齿者，齿虽属肾，而床属阳明，阳明客风热，则上攻牙齿，为动摇肿痛，散阳明之风热，则齿自坚矣。去白虫、长虫者，假其苦辛之味耳。”③《本草汇言》：“蔓荆子，主头面诸风疾之药也。前古主通利九窍.活利关节，明目坚齿，祛除风寒风热之邪。其辛温轻散，浮而上行，故所主头面虚风诸证。推其通九窍，利关节而言，故后世治湿痹拘挛，寒疝脚气，入汤散中，屡用奏效，又不拘于头面上部也。”④《药品化义》：“蔓荆子，能疏风、凉血、利窍，凡太阳头痛，及偏头风、脑鸣、目泪、目昏，皆血热风淫所致，以此凉之，取其气薄主升，佐神效黄芪汤，疏消障翳，使目复光，为肝经胜药。”⑤《本草新编》：“蔓荆子，佐补中药以治头痛最效，因其体轻力薄，藉之易于上升也，倘单恃一味，欲取胜于俄顷，则不能。”

使——**甘草**①《本经》：“主五脏六腑寒热邪气，坚筋骨，长肌肉，倍力，金疮肿，解毒。”②《别录》：“温中下气，烦满短气，伤脏咳嗽，止渴，通经脉，利血气，解百药毒。”③《药性论》：“主腹中冷痛，治惊痫，除腹胀满；补益五脏；制诸药毒；养肾气内伤，令人阴(不)痿；主妇人血沥腰痛；虚而多热；加而用之。”④《日华子本草》：“安魂定魄。补五劳七伤，一切虚损、惊悸、烦闷、健忘。通九窍，利百脉，益精养气，壮筋骨，解冷热。”⑤《珍珠囊》：“补血，养胃。”⑥《汤液本草》：“治肺痿之脓血，而作吐剂；消五发之疮疽，与黄芪同功。”⑦《本草纲目》：“解小儿胎毒、惊痫，降火止痛。”⑧《中国药植图鉴》：“治消化性溃疡和黄疸。”

2. 四气配伍

寒——蔓荆子《本经》：“味苦，微寒。”

温——羌活：①《药性论》：“味苦辛，无毒。”②《医学启源》：“《主治秘要》云，性温，味辛。”③《汤液本草》：“气微温，味苦甘，平。”

独活《别录》：“甘，微温，无毒。”

防风①《本经》：“味甘，温。”②《药品化义》：“气和，味甘微辛，性微温。”

藁本①《本经》：“辛，温。”②《药性论》：“微温。”③《本草正》：“味甘辛，性温。”

川芎①《本经》：“味辛，温。”②《本草正》：“味辛微甘，气温。”

炙甘草《珍珠囊》：“生甘，平；炙甘，温。”

3. 五味配伍

辛——羌活：①《药性论》：“味苦辛，无毒。”②《医学启源》：“《主治秘要》云，性温，味辛。”

独活《药性论》：“味苦辛。”

防风《药品化义》：“气和，味甘微辛，性微温。”

川芎①《本经》：“味辛，温。”②《本草正》：“味辛微甘，气温。”

蔓荆子《珍珠囊》：“苦，辛。”

炙甘草《珍珠囊》：“生甘，平；炙甘，温。”

4. 归经配伍

羌活——①《珍珠囊》:“足太阳膀胱经。”“手太阳小肠。”②《汤液本草》:“足太阳、厥阴经。”③《本草蒙筌》:“手、足太阳经,足少阴、厥阴经。”

独活——①《雷公炮制药性解》:“入肺、肾二经。”②《珍珠囊》:“足少阴肾,手少阴心经。”

防风——①《珍珠囊》:“太阳经本药。”②《汤液本草》:“足阳明胃、足太阴脾二经之行经药。”

藁本——①《珍珠囊》:“足太阳膀胱、手太阳小肠经。”②《本草求真》:“入膀胱,兼入奇督脉。”

川芎——①《汤液本草》:“入手足厥阴经、少阳经。”②《药品化义》:“入肝、脾、三焦三经。”

蔓荆子——①《汤液本草》:“太阳经药。”②《雷公炮制药性解》:“入肝经。”③《本草经疏》:“入足太阳、厥阴,兼入足阳明经。”

甘草——①《汤液本草》:“入足厥阴、太阴、少阴经。”②《雷公炮制药性解》:“入心、脾二经。”

5. 七方配伍

七味药为小方、奇方、缓方。

6. 七情配伍

羌活、独活相须为用,增强祛湿止痛之功。

防风、藁本相须为用,增强祛风渗湿之功。

7. 量数配伍

重用羌活、独活祛风除湿,通利关节。

8. 对药配伍

羌活——独活

防风——藁本

9. 趋向配伍

羌活、独活辛苦温燥,皆可祛风除湿通利关节为用,防风、藁本入太阳经,祛风渗湿,川芎行气活血,蔓荆子祛风止痛,为升浮之品;炙甘草甘温,亦为升浮之品。

10. 阴阳配伍

羌活、独活、防风、藁本、川芎、炙甘草皆性温为阳。蔓荆子性微寒为阴。

11. 五行配伍

羌活、独活、藁本、防风、蔓荆子、川芎味辛,为木,有辛散之性,能行能散。甘草味甘,为土,有补益之功。诸药合用,体现了五行中木疏土,土生金,土克水的原则,重在祛风,胜湿,止痛。

12. 随证加减配伍

①若湿邪较重,肢体酸楚甚者,可加苍术、细辛以助祛湿通络;郁久化热者,宜

加黄芩、黄柏、知母等以清里热。

②蠲痹汤：出自《杨氏家藏方》。主治风寒湿邪痹阻经络营卫之证。肩项臂痛，举动艰难，手足麻木等。

13. 名家论方

①原书主治。《脾胃论·卷上》："如肩背痛，不可回顾，此手太阳气郁而不行，以风药散之。如背痛项强，腰似折，项似拔，上冲头痛者，乃足太阳经之不行也，以羌活胜湿汤主之。"

②方论选录。张璐《张氏医通·卷13》："此治头项之湿，故用羌、防、芎、藁一派风药，以祛上盛之邪。然热虽上浮，湿本下著，所以复用独活透达少阴之经。其妙用尤在缓取微似之汗，故剂中加用甘草，以缓诸药辛散之性，则湿著之邪，亦得从中缓去，无藉大开汗孔，急驱风邪之法，使肌腠馁弱无力，湿邪因之内缩，但风去而湿不去也。"

14. 方歌

羌活胜湿独防风，蔓荆藁本草川芎，祛风胜湿通经络，善治周身风湿痛。

独活寄生汤

出自《备急千金要方·卷八》。

【处方】独活(9g)，桑寄生、杜仲、牛膝、细辛、秦艽、茯苓、肉桂心、防风、川芎、人参、甘草、当归、芍药、白芍、干地黄(各6g)。

【主治】痹证日久，肝肾两虚，气血不足证。症见腰膝冷痛，畏寒喜暖，下肢软弱无力，肌肉麻木，伸屈不便。痹证日久，肝肾两亏，气血不足，腰膝疼痛，肢节屈伸不利，或麻木不仁，畏寒喜温，心悸气短，舌淡苔白，脉象细弱。风寒湿痹，肝肾两亏，气血不足证。

【功能】祛风湿，止痹痛，益肝肾，补气血。

【用法用量】上㕮咀。以水一斗，煮取三升，分三服，温身勿冷

方中独活辛苦微温，长于祛下焦风寒湿邪，蠲痹止痛，为君药。防风、秦艽祛风胜湿；肉桂温里祛寒，通利血脉；细辛辛温发散，祛寒止痛，均为臣药。佐以寄生、牛膝、杜仲补益肝肾，强壮筋骨；当归、芍药、地黄、川芎养血活血；人参、茯苓、甘草补气健脾，扶助正气，均为佐药。甘草调和诸药，又为使药。本方配伍特点是以祛风寒湿药为主，辅以补肝肾、养气血之品，邪正兼顾，有祛邪不伤正，扶正不碍邪之意。诸药相伍，使风寒湿邪俱除，气血充足，肝肾强健，痹痛得以缓解。

1. 君臣佐使配伍

君——**独活**①《本草正义》："独活为祛风通络之主药。"②《药品化义》："独活，能宣通气道，自顶至膝，以散肾经伏风，凡颈项难舒，臀腿疼痛，两足痿痹，不能动移，非此莫能效也。能治风，风则胜湿，专疏湿气，若腰背酸重，四肢挛痿，肌黄作块，称为良剂。又佐血药，活血舒筋，殊为神妙。"

③《本草汇言》:独活,善行血分,祛风行湿散寒之药也。凡病风之证,如头项不能俯仰,腰膝不能屈伸,或痹痛难行,麻木不用,皆风与寒之所致,暑与湿之所伤也;必用独活之苦辛而温,活动气血,祛散寒邪,故《本草》言能散脚气,化奔豚,疗疝瘕,消痈肿,治贼风百节攻痛,定少阴寒郁头疼,意在此矣。"④《别录》:"治诸风,百节痛风无久新者。"⑤《汤液本草》:"独活,治足少阴伏风,而不治太阳,故两足寒湿,浑不能动止,非此不能治。"

臣——**防风**①《本经》:"主大风头眩痛,恶风,风邪,目盲无所见,风行周身,骨节疼痹,烦满。"②《长沙药解》:"行经络,逐湿淫,通关节,止疼痛,舒筋脉,伸急挛,活肢节,起瘫痪,敛自汗、盗汗,断漏下、崩中。李杲:防风,治一身尽痛,随所引而至,乃风药中润剂也。"③《本草汇言》:"防风,散风寒湿痹之药也,故主诸风周身不遂,骨节酸痛,四肢挛急,痿躄痫痉等。"

秦艽 ①《本草纲目》:"秦艽,手足不遂,黄疸,烦渴之病须之,取其去阳明之湿热也。阳明有湿,则身体酸疼烦热,有热则日晡潮热骨蒸。"②《本草证要》:"秦艽,长于养血,故能退热舒筋。治风先治血,血行风自灭,故疗风无问新久。入胃祛湿热,故小便利而黄疸愈也。"

肉桂①《本经》:"主上气咳逆,结气喉痹吐吸,利关节,补中益气。"②《别录》:"主心痛,胁风,胁痛,温筋,通脉,止烦、出汗。""主温中,利肝肺气,心腹寒热、冷疾,霍乱转筋,头痛,腰痛,止唾,咳嗽,鼻齆:能堕胎,坚骨节,通血脉,理疏不足;倡导百药,无所畏。"③《药性论》:"主治:几种心痛,杀三虫,主破血,通利月闭,治软脚,痹、不仁,胞衣不下,除咳逆,结气、痈痹,止腹内冷气,痛不可忍,主下痢,鼻息肉。杀草木毒。"④《日华子本草》:"治一切风气,补五劳七伤,通九窍,利关节,益精,明目,暖腰膝,破痃癖癥瘕,消瘀血,治风痹骨节挛缩,续筋骨,生肌肉。"⑤《珍珠囊》:"去卫中风邪,秋冬下部腹痛。"⑥《医学启源》:"补下焦不足,治沉寒肩冷及表虚自汗。《主治秘要》云,渗泄,止渴。"⑦《用药心法》:"敌寒邪,治奔豚。"⑧王好古:"补命门不足,益火消阴。"⑨《本草纲目》:"治寒痹,风瘖,阴盛失血,泻痢,惊痫。""治阳虚失血,内托痈疽痘疮,能引血化汗化脓,解蛇蝮毒。"

细辛①《本草纲目》:"细辛,辛温能散,故诸风寒风湿头痛、痰饮、胸中滞气、惊痫者,宜用之。②《本草经疏》:"细辛,风药也。"风性升,升则上行,辛则横走,温则发散,故主咳逆,头痛脑动,百节拘挛,风湿痹痛,死肌。③《本草正义》:"细辛,芳香最烈,故善开结气,宣泄郁滞,而能上达巅顶,通利耳目,旁达百骸,无微不至,内之宣络脉 而疏通百节,外之行孔窍而直透肌肤。甄权谓治嗽,去皮风湿痹('痹',《政和本草》引作

'痒'),亦仍《本经》之旧。"④《本经》:"主咳逆,头痛脑动,百节拘挛,风湿痹痛,死肌。"

佐——**桑寄生**①《本经》:"主腰痛,小儿背强,痈肿,安胎,充肌肤,坚发、齿,长须眉。"②《滇南本草》:"生槐树者,主治大肠下血、肠风带血、痔漏。生桑树者,治筋骨疼痛,走筋络,风寒湿痹。生花椒树者,治脾胃寒冷,呕吐恶心翻胃;又用治梅疮毒,妇人下元虚寒或崩漏。"③《本草再新》:"补气温中,治阴虚,壮阳道,利骨节,通经水,补血和血,安胎定痛。"④《本草经疏》:桑寄生,其味苦甘,其气平和,不寒不热,固应无毒。详其主治,一本于桑,抽其精英,故功用比桑尤胜。腰痛及小儿背强,皆血不足之候,痈肿多由于营气热。肌肤不充,由于血虚。齿者,骨之余也,发者,血之余也,益血则发华,肾气足则齿坚而发眉长。"⑤《本经逢原》:"寄生得桑之余气而生,性专祛风逐湿,通调血脉,故《本经》取治妇人腰痛,小儿背强等病,血脉通调而肌肤眉须皆受其荫,即有痈肿,亦得消散矣。"⑥《本草求真》:"桑寄生,号为补肾补血要剂。缘肾主骨,发主血,苦入肾,肾得补则筋骨有力,不致屡痔而酸感矣。"

牛膝①《本草新编》:"善走十二经络,宽筋骨,补中绝续,益阴壮阳,除腰膝酸疼,最能通尿管涩痛,引诸药下走。"②《本草崇原》:"主寒湿痿痹、四肢拘挛、膝痛不可屈伸,逐血气伤热火烂,堕胎。久服轻身耐老。"③《滇南本草》:"走经络,止筋骨疼痛,强筋舒筋,止腰膝酸麻,破瘀,堕胎,散结核,攻瘰疬,散痈疽、疥癞、血风疮、牛皮癣、脓窠疮、鼻渊、脑漏等症。"

杜仲①《本经》:"主腰脊痛,补中益精气,坚筋骨,强志,除阴下痒湿,小便余沥。"②《别录》:"主脚中酸痛,不欲践地。"③《药性论》:"治肾冷臀腰痛,腰病人虚而身强直,风也。腰不利加而用之。"④《日华子本草》:"治肾劳,腰脊挛。入药炙用。"⑤王好古:"润肝燥,补肝经风虚。"⑥《本草正》:"止小水梦遗,暖子宫,安胎气。"⑦《玉楸药解》:"益肝肾,养筋骨,去关节湿淫。治腰膝酸痛,腿足拘挛。"⑧《本草再新》:"充筋力,强阳道。"

当归①《本经》:"主咳逆上气,温疟寒热洗洗在皮肤中,妇人漏下,绝子,诸恶疮疡金疮,煮饮之。"②《别录》:"温中止痛,除客血内塞,中风痓、汗不出,湿痹,中恶客气、虚冷,补五藏,生肌肉。"③《药性论》:"止呕逆、虚劳寒热,破宿血,主女子崩中,下肠胃冷,补诸不足,止痢腹痛。单煮饮汁,治温疟,主女人沥血腰痛,疗齿疼痛不可忍。病人虚冷加而用之。"④《日华子本草》:"治一切风,一切血,补一切劳,破恶血,养新血及主癥癖。"⑤《珍珠囊》:"头破血,身行血,尾止血。(《汤液本草》引作'头止血,身和血,梢破血。')"⑥李杲:"当归梢,主癥癖,破恶血,并产后恶血上冲，去诸疮疡肿结，治金疮恶血，温中润燥止痛。”⑦王好古：“主痿躄嗜卧，足下热而痛。冲脉为病，气逆里急；带脉为病，腹痛，腰溶溶如坐水中。”⑧《本草蒙筌》：“逐跌打血凝，并热痢刮疼滞住肠胃内。”⑨《本草纲目》：“治头痛，心腹诸痛，润肠胃筋骨皮肤。治痈疽，排脓止痛，和血补血。”⑩《本草再新》：“治浑身肿胀，血脉不和，阴分不足，安生胎，堕死胎。”

白芍①《本经》：“主邪气腹痛，除血痹，破坚积，治寒热疝瘕，止痛，利小便，益气。”②《别录》：“通顺血脉，缓中，散恶血，逐贼血，去水气，利膀胱、大小肠，消痈肿，（治）时行寒热，中恶腹痛，腰痛。”③《药性论》：“治肺邪气，腹中㽲痛，血气积聚，通宣脏腑拥气，治邪痛败血，主时疾骨热，强五脏，补肾气，治心腹坚胀，妇人血闭不通，消瘀血，能蚀脓。”

地黄①《本草拾遗》：“干地黄，《本经》不言生干及蒸干，方家所用二物别。蒸干即温补，生干即平宣。当依此以用之。”②《本草纲目》：“今人惟以怀庆地黄为上，亦各处随时兴废不同尔，地黄初生塌地，叶如山白菜而毛涩，叶面深青色，又似小芥叶而颇厚，不叉丫，叶中撺茎，上有细毛，茎梢开小筒子花，红黄色，结实如小麦粒，根长三四寸，细如手指，皮赤黄色，如羊蹄根及葫萝卜根，暴干乃黑。生食作土气，俗呼其苗为婆婆奶。古人种子，今惟种根。唐人主旻《山居录》云，地黄嫩苗摘其旁叶作菜，甚益人。《本草》以二月、八月采根，殊未穷物性，八月残叶犹在，叶中精气，未尽归根，二月新苗已生，根中精气已滋于叶，不如正月、九月采者殊好，又与蒸暴相宜。《本经》所谓干地黄者，乃阴干、日干、火干者，故又云生者尤良。《别录》复云生地黄者，乃新掘鲜者，故其性大寒。其熟地黄，乃后人复蒸晒者，诸家《本草》皆指干地黄为熟地黄，虽主治证同，而凉血补血之功稍异。干地黄，姜汁浸则不泥膈，酒制则不妨胃。”③《本经》：“主折跌绝筋，伤中，逐血痹，填骨髓，长肌肉，作汤除寒热积聚，除痹。生者尤良。”④《药性论》：“补虚损，温中下气，通血脉，治产后腹痛，主吐血不止。”⑤《日华子本草》：“治惊悸劳劣，心肺损，吐血，鼻衄，妇人崩中血晕，助筋骨。”

川芎①《本经》：“主中风入脑头痛，寒痹，筋挛缓急，金创，妇人血闭无子。”②《日华子本草》：“治一切风，一切气，一切劳损，一切血，补五劳，壮筋骨，调众脉，破癥结宿血，养新血，长肉，鼻洪，吐血及溺血，痔瘘，脑痈发背，瘰疬瘿赘，疮疥，及排脓消瘀血。”③《药性论》：“治腰脚软弱，半身不遂，主胞衣不出，治腹内冷痛。”④《本草正》：“川芎，其性善散，又走肝经，气中之血药也。”⑤《本草汇言》：“芎藭，上行头目，下调经水，中开郁结，血中气药。尝为当归所使，非第治血有功，而治气亦神验也。凡散寒湿、去风气、明目疾、解头风、除胁痛、养胎前、益产后，又癥瘕结聚、血闭不行、痈痒疮疡、痈疽寒热、脚弱痿痹。”

人参①《别录》：“疗肠胃中冷，心腹鼓痛，胸肋逆满，霍乱吐逆，调中，止消渴，通血脉，破坚积，令人不忘。”②《药性论》：“主五脏气不足，五劳七伤，虚损瘦弱，吐逆不下食，止霍乱烦闷呕哕，补五脏六腑，保中守神。”“消胸中痰，主肺痿吐脓及痫疾，冷气逆上，伤寒不下食，病人虚而多梦纷纭，加而用之。”③《日华子本草》：“调中治气，消食开胃。”④《医学启源》：“治脾胃阳气不足及肺气促，短气、少气，补中缓中，泻肺脾胃中火邪”。⑤《主治秘要》：“补元气，止泻，生津液。”⑥《滇南本草》：“治阴阳不足，肺气虚弱。”

茯苓①《本经》：“主胸胁逆气，忧恚惊邪恐悸，心下结痛，寒热烦满，咳逆，口焦舌干，利小便。”②《别录》：“止消渴，好唾，大腹，淋沥，膈中痰水，水肿淋结。开胸腑，调脏气，伐肾邪，长阴，益气力，保神守中。”③《医学启源》：“除湿，利腰脐间血，和中益气为主。治溺黄或赤而不利。”④《主治秘要》：“止泻，除虚热，开腠理，生津液。”王好古：“泻膀胱，益脾胃。治肾积奔豚。”

使——**甘草**①《本经》：“主五脏六腑寒热邪气，坚筋骨，长肌肉，倍力，金疮肿，解毒。”②《别录》：“温中下气，烦满短气，伤脏咳嗽，止渴，通经脉，利血气，解百药毒。”③《药性论》：“主腹中冷痛，治惊痫，除腹胀满；补益五脏；制诸药毒；养肾气内伤，令人阴(不)痿；主妇人血沥腰痛；虚而多热；加而用之。”④《日华子本草》：“安魂定魄。补五劳七伤，一切虚损、惊悸、烦闷、健忘。通九窍，利百脉，益精养气，壮筋骨，解冷热。”⑤《珍珠囊》：“补血，养胃。”⑥《汤液本草》：“治肺痿之脓血，而作吐剂；消五发之疮疽，与黄芪同功。”⑦《本草纲目》：“解小儿胎毒、惊痫，降火止痛。”⑧《中国药植图鉴》：“治消化性溃疡和黄疸。”

2．四气配伍

寒——干地黄《本经》：“味甘，寒。”

温——独活《别录》：“甘，微温，无毒。”

防风①《本经》：“味甘，温。”②《药品化义》：“气和，味甘微辛，性微温。”

川芎①《本经》：“味辛，温。”②《本草正》：“味辛微甘，气温。”

杜仲《别录》：“甘，温，无毒。”

人参①《别录》：“微温，无毒。”②《本草备要》：“生，甘苦，微凉；熟，甘，温。”

当归①《本经》：“味甘，温。”②《吴普本草》：“神农、黄帝、桐君、扁鹊：甘，无毒。岐伯、雷公：辛、无毒。李氏：小温。”③《别录》：“辛，大温，无毒。”④《本草述》：“味苦，温，无毒。”

热——肉桂①《别录》：“味甘辛，太热，有小毒。”②《药性论》：“味苦辛，无毒。”

③《医学启源》："气热，味大辛。"

平——甘草①《本经》："味甘，平。"②《别录》："无毒。"③《本草衍义》："微凉。"④《珍珠囊》："生甘，平；炙甘，温。"

桑寄生《本经》："苦，平。"

牛膝①《本草新编》："气平。"②《本草经解》："气平。"

秦艽《本经》："苦，平。"

茯苓《本经》："味甘，平。"

3. 五味配伍

苦——桑寄生①《本经》："苦，平。"②《别录》："甘，无毒。"

牛膝《本草经解》："味苦酸。"

秦艽《本经》："苦，平。"

甘——甘草①《本经》："味甘，平。"②《别录》："无毒。"③《本草衍义》："微凉。"④《珍珠囊》："生甘，平；炙甘，温。"

人参①《本经》："味甘，微寒。"②《本草备要》："生，甘苦，微凉；熟，甘，温。"

杜仲《别录》："甘，温，无毒。"

茯苓《本经》："味甘，平。"

当归①《本经》："味甘，温。"②《吴普本草》："神农、黄帝、桐君、扁鹊：甘，无毒。岐伯、雷公：辛、无毒。李氏：小温。"

干地黄《本经》："味甘，寒。"

辛——独活《药性论》："味苦辛。"

防风《药品化义》："气和，味甘微辛，性微温。"

川芎①《本草正》："味辛微甘，气温。"②《本经》："味辛，温。"

肉桂①《别录》："味甘辛，太热，有小毒。"③《药性论》："味苦辛，无毒。"④《医学启源》："气热，味大辛。"

4. 归经配伍

独活——①《雷公炮制药性解》："入肺、肾二经。"②《珍珠囊》："足少阴肾，手少阴心经。"

防风——①《珍珠囊》："太阳经本药。"②《汤液本草》："足阳明胃、足太阴脾二经之行经药。"

川芎——①《汤液本草》："入手足厥阴经、少阳经。"②《药品化义》："入肝、脾、三焦三经。"

甘草——①《汤液本草》："入足厥阴、太阴、少阴经。"②《雷公炮制药性解》："入心、脾二经。"

桑寄生——①《本草求真》："入肝、肾。"②《得配本草》："入足厥阴经。"

杜仲——①王好古："肝经气分。"②《雷公炮制药性解》："入肾经。"③《本草经解》："入手太阴肺经。"

牛膝——《本草经解》："入手太阴肺经，入足厥阴肝经、手厥阴心包络。"

秦艽——①《本草纲目》："手、足阳明经，兼入肝、胆。"②《本草蒙筌》："入手太阳经。"

茯苓——①《本草蒙筌》："入膀胱、肾、肺。"②《雷公炮制药性解》："入肺、脾、小肠三经。"

人参——①《本草衍义补遗》："入手太阴。"②《本草汇言》："入肺、脾二经。"③《药品化义》："入脾、胃、肺三经。"

当归——①《汤液本草》："入手少阴、足太阴、厥阴经。"②《雷公炮制药性解》："入心、肝、肺三经。"

干地黄——①李杲："入手、足少阴，手、足厥阴。"②《汤液本草》："入手太阳、少阴经。"③《雷公炮制药性解》："入心、肝、脾、肺四经。"

肉桂——①《珍珠囊》："太阳经。""足少阴经。"②《雷公炮制药性解》："入心、脾、肺、肾四经。"③《本草经疏》："入手足少阴、厥阴血分。"

5. 七方配伍

十五味药为大方、奇方、缓方。

6. 七情配伍

人参、甘草相使为用，增强健脾益气之功。

当归、白芍相须为用，增强养血和血之功。

7. 量数配伍

本方药味较多，唯独重用独活，辛苦微温，意在治伏风，除久痹。

8. 对药配伍

当归——白芍

人参——甘草

牛膝——杜仲

独活——桑寄生

防风——川芎

9. 趋向配伍

独活善治伏风，除久痹，细辛善于祛阴经之风寒湿邪、防风祛一身之风而胜湿、秦艽舒筋活络、桂心温经散寒，桑寄生、杜仲、牛膝补益肝肾，强筋健骨，当归、川芎、地黄、白芍养血活血，人参、茯苓、甘草健脾益气，皆为升浮之品。

10. 阴阳配伍

独活、细辛、防风、秦艽、桂心祛风胜湿，温经散寒为阳，桑寄生、杜仲、牛膝补益为用亦为阳，当归、川芎、地黄、白芍养血活血，人参、茯苓、甘草健脾益气，皆属于阳。

11. 五行配伍

细辛、秦艽、独活、防风、川芎、当归、肉桂心味辛为木，能行能散，具有趋风逐寒之功;加上桑寄生、牛膝味苦为水;能祛风湿之用,体现了五行中水生木,增强辛散之功;配伍杜仲、芍药、人参、甘草、茯苓、干地黄味甘为土,能补能缓,益气健脾,实土扶木,使得风寒湿邪俱除,祛邪而不伤正。

12. 随证加减配伍

①三痹汤:出自《校注妇人良方》。主治痹证日久耗伤气血证。手足拘挛,或肢节屈伸不利,或麻木不仁,舌淡苔白,脉细或脉涩。

②痹症疼痛较剧者,可酌加制草乌、制川乌、白花蛇等以助搜风通络,活血止痛;寒邪偏胜者,酌加附子、干姜以温阳散寒;湿邪偏胜者,去地黄,酌加防己、薏苡仁、苍术以祛湿消肿;正虚不甚者,可减地黄、人参。

13. 名家论方

①原方主治。《备急千金要方·卷八》:"治腰背痛,独活寄生汤。夫腰背痛者,皆犹肾气虚弱,卧冷湿地当风所得也,不时速治,喜流入脚膝,为偏枯冷痹缓弱疼重,或腰痛挛脚重痹,宜急服此方。"

②方论选录。吴昆《医方考·卷五》:"肾气虚弱,肝脾之气袭之,令人腰膝作痛,屈伸不便,冷痹无力者,此方主之。肾,水脏也,虚则肝脾之气凑之,故令腰膝实而作痛。屈伸不便者,筋骨俱病也。《灵枢》曰,能屈而不能伸者,病在筋;能伸而不能屈者,病在骨。故知屈伸不便,为筋骨俱病也。冷痹者,阴邪实也;无力者,气血虚也。是方也,独活、寄生、细辛、秦艽、防风、桂心,辛温之品也,可以升举肝脾之气,肝脾之气升,则腰膝弗痛矣;当归、熟地、白芍、川芎、杜仲、牛膝者,养阴之品也,可以滋补肝肾之阴,肝肾之阴补,则足得血而能步矣;人参、茯苓、甘草者,益气之品也,可以长养诸脏之阳,诸脏之阳生,则冷痹去而有力矣。"

14. 方歌

独活寄生艽防辛,归芎地芍桂苓均, 杜仲牛膝人参草,顽痹风寒湿是因。

第十五章 祛痰剂

第一节 燥湿化痰

二陈汤

出自《太平惠民和剂局方》。

【处方】半夏(汤洗七次)、橘红(各 15g),白茯苓(9g),甘草(炙)(4.5g)。

【主治】湿痰证。咳嗽痰多,色白易咯,恶心呕吐,胸膈痞闷,肢体困重,或头眩心悸,舌苔白滑或腻,脉滑。

【功能】燥湿化痰,理气和中。

【用法用量】上药㕮咀,每服 12g,用水一盏,生姜七片,乌梅一个,同煎六分,去滓,热服,不拘时候。现代用法:加生姜 7 片,乌梅 1 个,水煎温服。

方中半夏辛温性燥,善能燥湿化痰,且又和胃降逆,为君药。橘红为臣,既可理气行滞,又能燥湿化痰。君臣相配,寓意有二:一为等量合用,不仅相辅相成,增强燥湿化痰之力,而且体现治痰先理气,气顺则痰消之意;二为半夏、橘红皆以陈久者良,而无过燥之弊,故方名“二陈”。此为本方燥湿化痰的基本结构。佐以茯苓健脾渗湿,渗湿以助化痰之力,健脾以杜生痰之源。鉴于橘红、茯苓是针对痰因气滞和生痰之源而设,故二药为祛痰剂中理气化痰、健脾渗湿的常用组合。煎加生姜,既能制半夏之毒,又能协助半夏化痰降逆、和胃止呕;复用少许乌梅,收敛肺气,与半夏、橘红相伍,散中兼收,防其燥散伤正之虞,均为佐药。以甘草为佐使,健脾和中,调和诸药。

1. 君臣佐使配伍

君——**半夏**①《本经》:“主伤寒寒热,心下坚,下气,喉咽肿痛,头眩胸胀,咳逆,肠鸣,止汗。”②《别录》:“消心腹胸膈痰热满结,咳嗽上气,心下急痛坚痞,时气呕逆;消痈肿,堕胎,疗痿黄,悦泽面目。生令人吐,熟令人下。”③《药性论》:“消痰涎,开胃健脾,止呕吐,去胸中痰满,下肺气,主咳结。新生者摩涂痈肿不消,能除瘤瘿。气虚而有痰气,加而用之。”④《医学启源》:“治寒痰及形寒饮冷伤肺而咳，大和胃气，除胃寒，进饮食。治太阳痰厥头痛，非此不能除。《主治秘要》云，燥胃湿，化痰，益脾胃气，消肿散结，除胸中痰涎。”⑤《日华子本草》:“治吐食反胃，霍乱转筋，肠腹冷，痰疟。⑥《本草衍义》:半夏，今人惟知去痰，不言益脾，盖能分水故也。脾恶湿，湿则濡而困，困则不能制水。”

臣——**橘红**①《药品化义》:“橘红，辛能横行散结，苦能直行下降，为利气要药。盖治痰须理气，气利痰自愈，故用入肺脾，主一切痰病，功居诸痰药之上。佐竹茹以疗热呃，助青皮以导滞气，同苍术、厚朴平胃中之实，合葱白、麻黄表寒湿之邪，消谷气，解酒毒，止呕吐，开胸膈痞塞，能推陈致新，皆辛散苦降之力也。”②《本经逢原》:“橘红专主肺寒咳嗽多痰，虚损方多用之，然久嗽气泄，又非所宜。”③《医林纂要》:“橘红专入于肺，兼以发表。去皮内之白，更轻虚上浮，亦去肺邪耳。”④《医学启源》:“理胸中、肺气。⑤《本草汇》:“能除寒发表。⑥《本草纲目》:“下气消痰。”

佐——**茯苓**①《本经》:“主胸胁逆气，忧恚惊邪恐悸，心下结痛，寒热烦满，咳逆，口焦舌干，利小便。”②《别录》:“止消渴，好唾，大腹，淋沥，膈中痰水，水肿淋结。开胸腑，调脏气，伐肾邪，长阴，益气力，保神守中。”③《医学启源》:“除湿，利腰脐间血，和中益气为主。治溺黄或赤而不利。《主治秘要》云，止泻，除虚热，开腠理，生津液。”④王好古:“泻膀胱，益脾胃。治肾积奔豚。”⑤《汤液本草》:“茯苓，伐肾邪，小便多能止之，小便涩能利之，与车前子相似，虽利小便而不走气。酒浸与光明朱砂同用，能秘真。”⑥《本草经疏》:“茯苓，其味甘平，性则无毒，入手足少阴，手太阳，足太阴、阳明经，阳中之阴也。胸胁逆气，邪在手少阴也；忧恚惊邪，皆心气不足也；恐悸者，肾志不足也；心下结痛，寒热烦满，咳逆，口焦舌干，亦手少阴受邪也。甘能补中，淡而利窍，补中则心脾实，利窍则邪热解，心脾实则忧恚惊邪自止，邪热解则心下结痛、寒热烦满，咳逆、口焦舌干自除，中焦受湿热，则口发渴，湿在脾，脾气弱则好唾，大腹者，脾土虚不能利水，故腹胀大也。”⑦《本草正》:“茯苓，能利窍去湿，利窍则开心益智，导浊生津；去湿则逐水燥脾，补中健胃；祛惊痫，厚肠藏，治痰之本，助药之降。以其味有微甘，故曰补阳。但补少利多，故多服最能损目，久弱极不相宜。”⑧《药性论》:“开胃，止呕逆，善安心神。主肺痿痰壅。治小儿惊痫，心腹胀满，妇人热淋。”⑨《日华子本草》:“补五劳七伤，安胎，暖腰膝，开心益智，止健忘。”⑩《伤寒明理论》:“渗水缓脾。”⑪《药征》:“主治悸及肉瞤筋惕，旁治头眩烦躁。”

生姜①《本经》:“去臭气，通神明。”②《别录》:“主伤寒头痛鼻塞，咳逆上气。”③陶弘景:“归五脏，去痰下气，止呕吐，除风湿寒热。”④《药性论》:“主痰水气满，下气；生与干并治嗽，疗时疾，止呕吐不下食。生和半夏主心下急痛；若中热不能食，捣汁和蜜服之。又汁和杏仁作煎，下一切结气实，心胸拥膈，冷热气。”⑤《食疗本草》：“除壮热，治转筋、心满。”“止逆，散烦闷，开胃气。”⑥《本草拾遗》：“汁解毒药，破血调中，去冷除痰，开胃。”⑦《日用本草》：“治伤寒、伤风、头痛、九窍不利。入肺开胃，去腹中寒气，解臭秽。”解菌蕈诸物毒。”⑧《本草纲目》：“生用发散，熟用和中，解食野禽中毒成喉痹；浸汁点赤眼；捣汁和黄明胶熬，贴风湿痛。”⑨《本草从新》：“姜汁，开痰，治噎膈反胃，救暴卒，疗狐臭，搽冻耳。煨姜，和中止呕。”

乌梅①《本经》：“主下气，除热烦满，安心，肢体痛，偏枯不仁，死肌，去青黑痣、恶肉。”②《别录》：“止下痢，好唾口干。”“利筋脉，去痹。”③《日华子本草》：“除劳，治骨蒸，去烦闷，涩肠止痢，消酒毒，治偏枯皮肤麻痹，去黑点，令人得睡。又入建茶、干姜为丸，止休息痢。”④《用药心法》：“收肺气。”⑤《本草纲目》：“敛肺涩肠，治久嗽，泻痢，反胃噎膈，蛔厥吐利，消肿，涌痰，杀虫，解鱼毒、马汗毒、硫黄毒。”⑥《本草求原》：“治溲血、下血、诸血证，自汗，口燥咽干。”

使——**甘草**①《本经》：“主五脏六腑寒热邪气，坚筋骨，长肌肉，倍力，金疮肿，解毒。” ②《药性论》：“主腹中冷痛，治惊痫，除腹胀满；补益五脏；制诸药毒；养肾气内伤，令人阴（不）痿；主妇人血沥腰痛；虚而多热；加而用之。”

2. 四气配伍

温——半夏《别录》：“生微寒，熟温，有毒。”

橘红《药品化义》：“味辛带苦，性温。”

生姜①《别录》：“味辛，微温。”②《医学启源》：“性温，味甘辛。”

乌梅《日华子本草》：“温，无毒。”

平——茯苓《本经》：“味甘，平。”

甘草《本经》：“味甘，平。

3. 五味配伍

辛——半夏①《本经》：“辛，平。”②《日华子本草》：“味辛。”

橘红①《药品化义》：“味辛带苦，性温。”②《本草原始》：“味辛苦。”

生姜①《别录》：“味辛，微温。”②《医学启源》：“性温，味甘辛。”

甘——茯苓《本经》：“味甘，平。”

甘草《本经》：“味甘，平。”

乌梅《日华子本草》：“温，无毒。”

4. 归经配伍

半夏——《汤液本草》：“入足阳明、太阴、少阳经。”

橘红——《本草汇言》：“入手足太阳、太阴、阳明经。”

茯苓——①《本草蒙筌》："入膀胱、肾、肺。"②《雷公炮制药性解》："入肺、脾、小肠三经。"

甘草——①《雷公炮制药性解》："入心、脾二经。"②《本草经解》："入手太阴肺经、足太阴脾经."

生姜——《雷公炮制药性解》："入肺、心、脾、胃四经。"

乌梅——①《药品化义》："入肺、胃、大肠三经。"②王好古："入脾、肺二经血分。"

5. 七方配伍

六味药为小方、偶方、缓方。

6. 七情配伍

半夏、橘红相须为用，增强燥湿化痰之力。

生姜、半夏相杀为用，既能制半夏之毒，又能协助半夏化痰降逆、和胃止呕。

7. 量数配伍

方中橘红、半夏等量合用，不仅相辅相成，增强燥湿化痰之力，而且体现治痰先理气，气顺则痰消之意。

8. 对药配伍

橘红——半夏

生姜——甘草

生姜——半夏

9. 趋向配伍

半夏性温味辛，善能燥湿化痰，且又和胃降逆。橘红性温味辛，既可理气行滞，又能燥湿化痰。二者相配，等量合用，相辅相成，增强燥湿化痰之力，佐以茯苓健脾渗湿，渗湿以助化痰之力，健脾以杜生痰之源。三者为升发之功，为升浮之品。生姜，乌梅，炙甘草味甘，俱为升浮之品，有升发之功。

10. 阴阳配伍

半夏，橘红性温味辛，茯苓性平味辛，生姜、乌梅、甘草性平味甘，燥湿化痰，理气和中，为用治湿痰，为阳。

11. 五行配伍

半夏、橘红味辛为木，具有辛散之功，能燥湿化痰，理气和中，使湿痰得之为消；茯苓、甘草、乌梅、生姜味甘为土，补益之功，健脾渗湿，使湿邪消散。诸药合用，体现了五行中水生木，实土扶木之原则，重在燥湿化痰，健脾渗湿。

12. 随证加减配伍

①导痰汤：出自《传信适用方》。主治痰厥证。

②涤痰汤：出自《奇效良方》。主治中风痰迷心窍证。

③金水六君煎：出自《景岳全书》。主治肺肾阴虚，湿痰内盛证。

④治湿痰，可加苍术、厚朴以增燥湿化痰之力；治热痰，可加胆星、瓜蒌以清热

化痰；治寒痰，可加干姜、细辛以温化寒痰；治风痰眩晕，可加天麻、僵蚕以化痰息风；治食痰，可加莱菔子、麦芽以消食化痰；治郁痰，可加香附、青皮、郁金以解郁化痰；治痰流经络之瘰疬、痰核，可加海藻、昆布、牡蛎以软坚化痰。

13. 名家论方

①原书主治。《太平惠民和剂局方》卷4："治痰饮为患，或呕吐恶心，或头眩心悸，或中脘不快，或发为寒热，或因食生冷，脾胃不和。"

②方论选录。方广《丹溪心法附余》："此方半夏豁痰燥湿，橘红消痰利气，茯苓降气渗湿，甘草补脾和中。盖补脾则不生湿，燥湿渗湿则不生痰，利气降气则痰消解，可谓体用兼赅，标本两尽之药也。令人但见半夏性燥，便以他药代之，殊失立方之旨。"

14. 方歌

二陈汤用半夏陈，益以茯苓甘草成，理气和中兼燥湿，一切痰饮此方珍。

温胆汤

出自《三因极·病证方论》。

【处方】半夏（汤洗七次）、竹茹、枳实（麸炒，去瓤）（各60g），陈皮（90g），甘草（炙）（30g），茯苓（45g）。

【主治】胆郁痰扰证。胆怯易惊，头眩心悸，心烦不眠，夜多异梦；或呕恶呃逆，眩晕，癫痫。苔白腻，脉弦滑。

【功能】理气化痰，和胃利胆。

【用法用量】上锉为散。每服12g，水一盏半，加生姜五片，大枣一枚，煎七分，去滓，食前服。现代用法：加生姜5片，大枣1枚，水煎服，用量按原方比例酌减。

方中半夏辛温，燥湿化痰，和胃止呕，为君药。臣以竹茹，取其甘而微寒，清热化痰，除烦止呕。半夏与竹茹相伍，一温一凉，化痰和胃，止呕除烦之功备；陈皮辛苦温，理气行滞，燥湿化痰；枳实辛苦微寒，降气导滞，消痰除痞。陈皮与枳实相合，亦为一温一凉，而理气化痰之力增。佐以茯苓，健脾渗湿，以杜生痰之源；煎加生姜、大枣调和脾胃，且生姜兼制半夏毒性。以甘草为使，调和诸药。

1. 君臣佐使配伍

君——**半夏**①《本经》："主伤寒寒热，心下坚，下气，喉咽肿痛，头眩胸胀，咳逆，肠鸣，止汗。"②《别录》："消心腹胸膈痰热满结，咳嗽上气，心下急痛坚痞，时气呕逆；消痈肿，堕胎，疗痿黄，悦泽面目。生令人吐，熟令人下。"③《药性论》："消痰涎，开胃健脾，止呕吐，去胸中痰满，下肺气，主咳结。新生者摩涂痈肿不消，能除瘤瘿。气虚而有痰气，加而用之。"④《医学启源》："治寒痰及形寒饮冷伤肺而咳，大和胃气，除胃寒，进饮食。治太阳痰厥头痛，非此不能除。《主治秘要》云，燥胃湿，化痰，益脾胃气，消肿散结，除胸中痰涎。"⑤《日华子本草》："治吐食反胃，霍乱转筋，肠腹冷，痰疟。⑥《本草衍义》："半夏，今人惟知去痰，不言益脾，盖能分水故也。脾恶湿，湿则濡而困，困则不能制水。"

臣——**竹茹**①《别录》："主呕啘，温气寒热，吐血，崩中溢筋。"②《药性论》："止肺痿唾血，鼻衄，治五痔。"③《食疗本草》："主噎膈，鼻衄。"④《本草蒙筌》："主胃热呃逆，疗噎膈呕哕。"⑤《本草纲目》："治伤寒劳复，小儿热痫，妇人胎动。"⑥《本草正》："治肺痿唾痰，吐血，妇人血热崩淋，胎动，及小儿风热癫痫，痰气喘咳，小水热涩。"⑦《本草述》："除胃烦不眠，疗妊娠烦躁。"⑧《本经逢原》："竹茹专清胃府之热，为虚烦烦渴、胃虚呕逆之要药；咳逆唾血，产后虚烦，无不宜之。"⑨《药品化义》："竹茹，轻可去实，凉能去热，苦能降下，专清热痰，为宁神开郁佳品。主治胃热噎膈，胃虚干呕，热呃咳逆，痰热恶心，酒伤呕吐，痰涎酸水，惊悸怔忡，心烦躁乱，睡卧不宁，此皆胆胃热痰之症，悉能奏效。"⑩《本草再新》："泻火除烦，润肺开郁，化痰凉血，止吐血，化瘀血，消痈痿肿毒。"⑪《本草经疏》："《本经》曰：'诸呕吐酸水，皆属于热。阳明有热，则为呕啘；温气寒热，亦邪客阳明所致。竹茹，甘寒解阳明之热，则邪气退而呕啘止矣。甘寒又能凉血清热，故主吐血崩中及女劳复也。'"

佐——**枳实**①《本经》："主大风在皮肤中，如麻豆苦痒，除寒热结，止痢，长肌肉，利五脏。"②《别录》："除胸胁痰癖，逐停水，破结实，消胀满，心下急痞痛，逆气，胁风痛，安胃气，止溏泄，明目。"③《药性论》："解伤寒结胸，入陷胸汤用；主上气喘咳。肾内伤冷，阴痿而有气，加而用之。"④《珍珠囊》："去胃中湿热。"⑤《医学启源》："《主治秘要》云，主心痞，化心胸痰，消食，散败血，破积坚。"⑥《本草再新》："破气，化痰，消食宽肠，杀虫，败毒。"⑦《本草衍义》："枳实、枳壳，一物也。小则其性酷而速，大则其性和而缓。故张仲景治伤寒仓卒之病，承气汤中用枳实，此其意也；皆取其疏通、决泄、破结实之义。他方但导败风壅之气，可常服者，故用枳壳，其意如此。"⑧《本草衍义补遗》："枳实泻痰，能冲墙倒壁，滑窍泻气之药也。"⑨《用药心法》：枳实，洁古用去脾经积血，故能去心下痞，脾无积血，则心下不痞。"⑩《药品化义》："枳实专泄胃实，开导坚结，故主中脘以治血分，疗脐腹间实满，消痰癖，祛停水，逐宿食，破结胸，通便闭，非此不能也。若皮肤作痒，因积血滞于中，不能营养肌表，若饮食不思，因脾郁结不能运化，皆取其辛散苦泻之力也。为血分中之气药，惟此称最。"

陈皮①《本经》："主胸中瘕热、逆气，利水谷，久服去臭，下气。"②《别录》："下气，止呕咳，除膀胱留热、停水、五淋，利小便，主脾不能消谷，气冲胸中，吐逆霍乱，止泄，去寸白。"③《药性论》："治胸膈间气，开胃，主气痢，消痰涎，治上气咳嗽。"④《本草拾遗》："去气，调中。"⑤《医学启源》:“橘皮能益气,加青皮减半,去滞气,推陈致新。若补脾胃,不去白,若理胸中滞气,去包。《主治秘要》云,苦辛益气,利肺,有甘草则补肺,无则泻肺。”⑥《日用本草》:“橘皮,能散能泻,能温能补,能消膈气,化痰涎,和脾止嗽,通五淋。中酒呕吐恶心,煎饮之效。”⑦《本草纲目》:“橘皮,苦能泻能燥,辛能散,温能和。其治百病,总是取其理气燥湿之功,同补药则补,同泻药则泻,同升药则升,同降药则降。脾乃元气之母,肺乃摄气之钥,故橘皮为二经气分之药,但随所配市补泻升降也。洁古张氏云,陈皮、枳壳,利其气而痰自下,盖此义也。”

茯苓①《本经》:“主胸胁逆气,忧恚惊邪恐悸,心下结痛,寒热烦满,咳逆,口焦舌干,利小便。”②《别录》:“止消渴,好唾,大腹,淋沥,膈中痰水,水肿淋结。开胸腑,调脏气,伐肾邪,长阴,益气力,保神守中。”③《医学启源》:“除湿,利腰脐间血,和中益气为主。治溺黄或赤而不利。《主治秘要》云,止泻,除虚热,开腠理,生津液。”④王好古:“泻膀胱,益脾胃。治肾积奔豚。”⑤《汤液本草》:“茯苓,伐肾邪,小便多能止之,小便涩能利之,与车前子相似,虽利小便而不走气。酒浸与光明朱砂同用,能秘真。”⑥《本草经疏》:“茯苓,其味甘平,性则无毒,入手足少阴,手太阳,足太阴、阳明经,阳中之阴也。胸胁逆气,邪在手少阴也;忧恚惊邪,皆心气不足也;恐悸者,肾志不足也;心下结痛,寒热烦满,咳逆,口焦舌干,亦手少阴受邪也。甘能补中,淡而利窍,补中则心脾实,利窍则邪热解,心脾实则忧恚惊邪自止,邪热解则心下结痛、寒热烦满,咳逆、口焦舌干自除,中焦受湿热,则口发渴,湿在脾,脾气弱则好唾,大腹者,脾土虚不能利水,故腹胀大也。”⑦《本草正》:“茯苓,能利窍去湿,利窍则开心益智,导浊生津;去湿则逐水燥脾,补中健胃;祛惊痫,厚肠藏,治痰之本,助药之降。以其味有微甘,故曰补阳。但补少利多,故多服最能损目,久弱极不相宜。”⑧《药性论》:“开胃,止呕逆,善安心神。主肺痿痰壅。治小儿惊痫,心腹胀满,妇人热淋。”⑨《日华子本草》:“补五劳七伤,安胎,暖腰膝,开心益智,止健忘。”⑩《伤寒明理论》:“渗水缓脾。”⑪《药征》:“主治悸及肉瞤筋惕,旁治头眩烦躁。”

使——**甘草**①《本经》:“主五脏六腑寒热邪气,坚筋骨,长肌肉,倍力,金疮肿,解毒。”②《药性论》:“主腹中冷痛,治惊痫,除腹胀满;补益五脏;制诸药毒;养肾气内伤,令人阴(不)痿;主妇人血沥腰痛;虚而多热;加而用之。”

生姜①《本经》:“去臭气,通神明。”②《别录》:“主伤寒头痛鼻塞,咳逆上气。”③陶弘景:“归五脏,去痰下气,止呕吐,除风湿寒热。”④《药性论》:“主痰水气满,下气;生与干并治嗽,疗时疾,止呕吐不下食。生和半夏主心下急痛;若中热不能食,捣汁和蜜服之。又汁和杏仁作煎,下一切结气实，心胸拥膈，冷热气。”⑤《食疗本草》：“除壮热，治转筋、心满。”“止逆，散烦闷，开胃气。”⑥《本草拾遗》：“汁解毒药，破血调中，去冷除痰，开胃。”⑦《日用本草》：“治伤寒、伤风、头痛、九窍不利。入肺开胃，去腹中寒气，解臭秽。”解菌蕈诸物毒。⑧《本草纲目》：“生用发散，熟用和中，解食野禽中毒成喉痹；浸汁点赤眼；捣汁和黄明胶熬，贴风湿痛。”⑨《本草从新》：“姜汁，开痰，治噎膈反胃，救暴卒，疗狐臭，搽冻耳。煨姜，和中止呕。”

大枣①《本经》：“主心腹邪气，安中养脾，助十二经。平胃气，通九窍，补少气、少津液，身中不足，大惊，四肢重，和百药。”②《别录》：“补中益气，强力，除烦闷，疗心下悬，肠僻澼。”③孟诜：“主补津液，洗心腹邪气，和百药毒，通九窍，补不足气，煮食补肠胃，肥中益气第一，小儿患秋痢，与虫枣食，良。”④《日华子本草》：“润心肺，止嗽。补五脏，治虚劳损，除肠胃癖气。”⑤李杲：“温以补脾经不足，甘以缓阴血，和阴阳，调营卫，生津液。”⑥《本草再新》：“补中益气，滋肾暖胃，治阴虚。”

2. 四气配伍

寒——竹茹《本草纲目》：“甘，微寒，无毒。”

枳实《本经》：“味苦，寒。”

温——半夏《别录》：“生微寒，熟温，有毒。”

陈皮《本经》：“味辛，温。”

生姜①《别录》：“味辛，微温。”②《医学启源》：“性温，味甘辛。”

大枣孟诜：“温。”

平——茯苓《本经》：“味甘，平。”

甘草《本经》：“味甘，平。”

3. 五味配伍

辛——半夏①《本经》：“辛，平。”②《日华子本草》：“味辛。”

陈皮《本经》：“味辛，温。”

生姜①《别录》：“味辛，微温。”②《医学启源》：“性温，味甘辛。”

甘——茯苓《本经》：“味甘，平。”

甘草《本经》：“味甘，平。”

竹茹《本草纲目》：“甘，微寒，无毒。”

大枣《本经》：“味甘，平。”

苦——枳实《本经》：“味苦，寒。”

4. 归经配伍

竹茹——《药品化义》：“入胆、胃二经。”

枳实——《本草经疏》：“入足阳明、太阴经。”

半夏——《汤液本草》：“入足阳明、太阴、少阳经。”

陈皮——①《品汇精要》:"行手太阴、足太阴经。"②《雷公炮制药性解》:"入肺、肝、脾、胃四经。"

茯苓——①《本草蒙筌》:"入膀胱、肾、肺。"②《雷公炮制药性解》:"入肺、脾、小肠三经。"

甘草——①《雷公炮制药性解》:"入心、脾二经。"②《本草经解》:"入手太阴肺经、足太阴脾经。"

生姜——《雷公炮制药性解》:"入肺、心、脾、胃四经。"

大枣——《本草经疏》:"入足太阴,阳明经。"

5. 七方配伍

八味药为小方、偶方、复方、缓方。

6. 七情配伍

半夏、竹茹相须,增强化痰和胃、止呕除烦之功。

陈皮、枳实相须,增强理气化痰之功。

7. 量数配伍

本方药量均较少,意在益中求精,各施其功。化痰与理气并用,气顺则痰消;清胆与和胃兼顾,清热而胃不伤。

8. 对药配伍

半夏——竹茹

陈皮——枳实

甘草——生姜

9. 趋向配伍

半夏、陈皮、茯苓燥湿化痰,健脾渗湿为升发之功,为升浮之品;生姜、大枣、炙甘草,调和脾胃亦为升浮之品。竹茹、枳实,降气导滞,治气郁;为沉降之品。

10. 阴阳配伍

半夏、陈皮性温味辛,茯苓性平味辛,燥湿化痰,治胆郁痰扰,生姜、大枣、炙甘草,调和脾胃,治胆胃不和,为阳。竹茹、枳实性寒味辛,降气导滞,理气力强,为阴。

11. 五行配伍

半夏、陈皮味辛为木,具有辛散之功,能燥湿化痰,理气和中,使湿痰得之为消;竹茹、茯苓、甘草、大枣、生姜味甘为土,具有补益之功,清胆和胃,健脾渗湿,使湿邪消散。枳实味苦为水,降气导滞,消痰除痞。诸药合用,体现了五行中水生木,实土扶木之原则,重在燥湿化痰,理气和胃。

12. 随证加减配伍

①十味温胆汤:出自《世医得效方》。主治心胆虚怯,痰浊内扰证。

②若心热烦甚者,加黄连、山栀、豆豉以清热除烦;失眠者,加琥珀粉、远志以宁心安神;惊悸者,加珍珠母、生牡蛎、生龙齿以重镇定惊;呕吐呃逆者,酌加苏叶或梗、枇杷叶、旋覆花以降逆止呕;眩晕,可加天麻、钩藤以平肝息风;癫痫抽搐,可加

胆星、钩藤、全蝎以息风止痉。

13. 名家论方

①原书主治。《三因极·病证方论·卷九》:"治大病后虚烦不得眠,此胆寒故也,此药主之。又治惊悸。"

《三因极·病证方论·卷十》:"治心胆虚怯,触事易惊,或梦寐不祥,或异象惑,遂致心惊胆慑,气郁生涎,涎与气搏,变生诸证,或短气悸乏,或复自汗,四肢浮肿,饮食无味,心虚烦闷,坐卧不安。"

②方论选录。汪昂《医方集解·和解之剂》:"此足少阳、阳明药也。橘、半、生姜之辛温,以之导痰止呕,即以之温胆;枳实破滞;茯苓渗湿;甘草和中;竹茹开胃土之郁,清肺金之燥,凉肺金即所以平肝木也。如是则不寒不燥而胆常温矣。"

14. 方歌

温胆夏茹枳陈助,佐以茯草姜枣煮,理气化痰利胆胃,胆郁痰扰诸证除。

第二节 清热化痰

清气化痰丸

出自《医方考》。

【处方】陈皮(去白)、杏仁(去皮尖)、枳实(麸炒)、黄芩(酒炒)、瓜蒌仁(去油)、茯苓(各 30g),胆南星、制半夏(各 45g)。

【主治】痰热咳嗽。咳嗽气喘,咯痰黄稠,胸膈痞闷,甚则气急呕恶,烦躁不宁,舌质红,苔黄腻,脉滑数。

【功能】清热化痰,理气止咳。

【用法用量】姜汁为丸。每服 6g,温开水送下。现代用法:以上 8 味,除瓜蒌仁霜外,其余 7 味药粉碎成细粉,与瓜蒌仁霜混匀,过筛。另取生姜 100g,捣碎加水适量,压榨取汁,与上述粉末泛丸,干燥即得。每服 6～9g,每日 2 次,小儿酌减;亦可作汤剂,加生姜水煎服,用量按原方比例酌减。

方中胆南星苦凉、瓜蒌仁甘寒,均长于清热化痰,瓜蒌仁尚能导痰热从大便而下,二者共为君药。制半夏虽属辛温之品,但与苦寒之黄芩相配,一化痰散结,一清热降火,既相辅相成,又相制相成,共为臣药。治痰者当须降其火,治火者必须顺其气,故佐以杏仁降利肺气以宣上,陈皮理气化痰以畅中,枳实破气化痰以宽胸,并佐茯苓健脾渗湿以杜生痰之源。使以姜汁为丸,用为开痰之先导。

1. 君臣佐使配伍

君——**胆南星**①《本草正》:"胆星,七制、九制者方佳。较之南星味苦性凉,故善解风痰热滞。"治小儿急惊,实痰实火壅闭上焦,气喘烦躁,焦渴胀满。”②《本草汇言》：“天南星，前人以牛胆制之，名曰胆星。牛胆苦寒而润，有益肝镇惊之功，制星之燥而使不毒。”治小儿惊风惊痰，四肢抽搐，大人气虚内热，热郁生痰。”③《药品化义》：“胆星，意不重南星而重胆汁，借星以收取汁用，非如他药监制也，故必须九制则纯。是汁色染为黄，味变为苦，性化为凉，专入肝胆。假胆以清胆气，星以豁结气，大能益肝镇惊。”④《本草》：“言其功如牛黄者，即胆汁之精华耳。”主治一切中风、风痫、惊风，头风、眩晕，老年神呆，小儿发搐，产后怔忡。”⑤张寿颐：“天南星，非制过不可用，其生者仅可为止血定痛消肿外敷药料中之辅佐品。后世盛行牛胆制法，今已久为通用之品，则取用其开宣化痰之长，而去其峻烈伤阴之弊。古称南星大毒，然如此用之，已可谓之无毒，法至善也。但市肆中之所谓陈胆星者，形色亦颜不一，惟以黑色润如膏者为佳，其枯硬干燥者，亦不堪用。”

瓜蒌仁①《本草便读》：“气味相同花粉，治疗各有偏宜，润肺清肠，降痰火下行为顺，消瘀涤垢。治结胸上实颇灵，用仁则润滑肠中，用皮则清于肺部。（瓜蒌性味与花粉相同，惟润降之功过之，故凡上焦郁热，垢腻痰火咳嗽等证，皆可用之，一切肺痈肠痈乳痈之属火者，尤为相宜。但冷滑大肠，脾虚无火，大便不实者，不可用也。）”②《食疗本草》：“子：下乳汁。又治痈肿：瓜蒌根苦酒中熬燥，捣筛之。苦酒和，涂纸上，摊贴。服金石人宜用。”

臣——**半夏**①《本经》：“主伤寒寒热，心下坚，下气，喉咽肿痛，头眩胸胀，咳逆，肠鸣，止汗。”②《别录》：“消心腹胸膈痰热满结，咳嗽上气，心下急痛坚痞，时气呕逆；消痈肿，堕胎，疗痿黄，悦泽面目。生令人吐，熟令人下。”③《药性论》：“消痰涎，开胃健脾，止呕吐，去胸中痰满，下肺气，主咳结。新生者摩涂痈肿不消，能除瘤瘿。气虚而有痰气，加而用之。”④《医学启源》：“治寒痰及形寒饮冷伤肺而咳，大和胃气，除胃寒，进饮食。治太阳痰厥头痛，非此不能除。《主治秘要》云，燥胃湿，化痰，益脾胃气，消肿散结，除胸中痰涎。”⑤《日华子本草》：“治吐食反胃，霍乱转筋，肠腹冷，痰疟。”⑥《本草衍义》：“半夏，今人惟知去痰，不言益脾，盖能分水故也。脾恶湿，湿则濡而困，困则不能制水。”

黄芩①《本经》：“主诸热黄疸，肠澼，泄利，逐水，下血闭，（治）恶疮，疽蚀，火疡。”②《别录》：“疗痰热，胃中热，小腹绞痛，消谷，利小肠，女子血闭，淋露下血，小儿腹痛。”③陶弘景：“治奔豚，脐下热痛。”④《药性论》：“能治热毒，骨蒸，寒热往来，肠胃不利，破壅气，治五淋，令人宣畅，去关节烦闷，解热渴，治热腹中疞痛，心腹坚胀。”⑤《日华子本草》：“下气，主天行热疾，疔疮，排脓。治乳痈，发背。”⑥《珍珠囊》：“除阳有余，凉心去热，通寒格。”⑦李杲：“治发热口苦。”⑧《滇南本草》：“上行泻肺火，下行泻膀胱火，(治)男子五淋，女子暴崩，调经清热，胎有火热不安，清胎热，除六经实火实热。”⑨《本草纲目》:“治风热湿热头疼，奔豚热痛，火咳，肺痿喉腥，诸失血。”⑩《本草正》:“枯者清上焦之火，消痰利气，定喘嗽，止失血，退往来寒热，风热湿热，头痛，解瘟疫，清咽，疗肺痿肺痈，乳痈发背，尤祛肌表之热，故治斑疹、鼠瘘，疮疡、赤眼；实者凉下焦之热，能除赤痢，热蓄膀胱，五淋涩痛，大肠闭结，便血、漏血。”⑪《医学启源》:“黄芩，治肺中湿热，疗上热目中肿赤，瘀血壅盛，必用之药。泄肺中火邪上逆于膈上，补膀胱之寒水不足，乃滋其化源。《主治秘要》云，其用有九：泻肺经热，一也；夏月须用，二也；上焦及皮肤风热，三也；去诸热，四也；妇人产后，养阴退阳，五也；利胸中气，六也；消膈上痰，七也；除上焦热及脾湿，八也；安胎，九也。单制、二制、不制，分上中下也。酒炒上行，主上部积血，非此不能除，肺苦气上逆，急食苦以泄之，正谓此也。”

佐——**枳实**①《本经》:“主大风在皮肤中，如麻豆苦痒，除寒热结，止痢，长肌肉，利五脏。”②《别录》:“除胸胁痰癖，逐停水，破结实，消胀满，心下急痞痛，逆气，胁风痛，安胃气，止溏泄，明目。”③《药性论》:“解伤寒结胸，入陷胸汤用；主上气喘咳。肾内伤冷，阴痿而有气，加而用之。”④《珍珠囊》:“去胃中湿热。”⑤《医学启源》:“《主治秘要》云，主心痞，化心胸痰，消食，散败血，破积坚。”⑥《本草再新》:“破气，化痰，消食宽肠，杀虫，败毒。”⑦《本草衍义》:“枳实、枳壳，一物也。小则其性酷而速，大则其性和而缓。故张仲景治伤寒仓卒之病，承气汤中用枳实，此其意也；皆取其疏通、决泄、破结实之义。他方但导败风壅之气，可常服者，故用枳壳，其意如此。”⑧《本草衍义补遗》:“枳实泻痰，能冲墙倒壁，滑窍泻气之药也。”⑨《用药心法》:“枳实，洁古用去脾经积血，故能去心下痞，脾无积血，则心下不痞。”⑩《药品化义》:“枳实专泄胃实，开导坚结，故主中脘以治血分，疗脐腹间实满，消痰癖，祛停水，逐宿食，破结胸，通便闭，非此不能也。若皮肤作痒，因积血滞于中，不能营养肌表，若饮食不思，因脾郁结不能运化，皆取其辛散苦泻之力也。为血分中之气药，惟此称最。”

陈皮①《本经》:“主胸中瘕热、逆气，利水谷，久服去臭，下气。”②《别录》:“下气，止呕咳，除膀胱留热、停水、五淋，利小便，主脾不能消谷，气冲胸中，吐逆霍乱，止泄，去寸白。”③《药性论》:“治胸膈间气，开胃，主气痢，消痰涎，治上气咳嗽。”④《本草拾遗》:“去气，调中。”⑤《医学启源》:“橘皮能益气，加青皮减半，去滞气，推陈致新。若补脾胃，不去白，若理胸中滞气，去包。《主治秘要》云，苦辛益气，利肺，有甘草则补肺，无则泻肺。”⑥《日用本草》:“橘皮，能散能泻，能温能补，能消膈气，化痰涎，和脾止嗽，通五淋。中酒呕吐恶心，煎饮之效。”⑦《本草纲目》:“橘皮，苦能泻能燥，辛能散，温能和。其治百病，总是取其理气燥湿之功，同补药则补，同泻药则泻，同升药则升，同降药则降。脾乃元气之母，肺乃摄气之钥，故橘皮为二经气分之药，但随所配市补泻升降也。洁古张氏云，陈皮、枳壳，利其气而痰自下，盖此义也。”

茯苓①《本经》：“主胸胁逆气，忧恚惊邪恐悸，心下结痛，寒热烦满，咳逆，口焦舌干，利小便。”②《别录》：“止消渴，好唾，大腹，淋沥，膈中痰水，水肿淋结。开胸腑，调脏气，伐肾邪，长阴，益气力，保神守中。”③《医学启源》：“除湿，利腰脐间血，和中益气为主。治溺黄或赤而不利。《主治秘要》云：‘止泻，除虚热，开腠理，生津液。’”④王好古：“泻膀胱，益脾胃。治肾积奔豚。”⑤《汤液本草》：“茯苓，伐肾邪，小便多能止之，小便涩能利之，与车前子相似，虽利小便而不走气。酒浸与光明朱砂同用，能秘真。”⑥《本草经疏》：“茯苓，其味甘平，性则无毒，入手足少阴，手太阳，足太阴、阳明经，阳中之阴也。胸胁逆气，邪在手少阴也；忧恚惊邪，皆心气不足也；恐悸者，肾志不足也；心下结痛，寒热烦满，咳逆，口焦舌干，亦手少阴受邪也。甘能补中，淡而利窍，补中则心脾实，利窍则邪热解，心脾实则忧恚惊邪自止，邪热解则心下结痛、寒热烦满，咳逆、口焦舌干自除，中焦受湿热，则口发渴，湿在脾，脾气弱则好唾，大腹者，脾土虚不能利水，故腹胀大也。”⑦《本草正》：“茯苓，能利窍去湿，利窍则开心益智，导浊生津；去湿则逐水燥脾，补中健胃；祛惊痫，厚肠藏，治痰之本，助药之降。以其味有微甘，故曰补阳。但补少利多，故多服最能损目，久弱极不相宜。”⑧《药性论》：“开胃，止呕逆，善安心神。主肺痿痰壅。治小儿惊痫，心腹胀满，妇人热淋。”⑨《日华子本草》：“补五劳七伤，安胎，暖腰膝，开心益智，止健忘。”⑩《伤寒明理论》：“渗水缓脾。”⑪《药征》：“主治悸及肉瞤筋惕，旁治头眩烦躁。”

杏仁①《本经》：“主咳逆上气雷鸣，喉痹，下气，产乳金疮，寒心奔豚。”②《别录》：“主惊痫，心下烦热，风气去来，时行头痛，解肌，消心下急，杀狗毒。”③《药性论》：“治腹痹不通，发汗，主温病。治心下急满痛，除心腹烦闷，疗肺气咳嗽，上气喘促。入天门冬煎，润心肺。可和酪作汤，益润声气。宿即动冷气。”④《医学启源》：“除肺中燥，治风燥在于胸膈。《主治秘要》云，润肺气，消食，升滞气。”⑤《本草纲目》：“杏仁能散能降，故解肌、散风、降气、润燥、消积，治伤损药中用之。治疮杀虫，用其毒也。治风寒肺病药中，亦有连皮尖用者，取其发散也。”⑥《滇南本草》：“止咳嗽，消痰润肺，润肠胃，消面粉积，下气，治疳虫。”⑦《神农本草经》：“主咳逆上气雷鸣，喉痹，下气，产乳金疮，寒心奔豚。”⑧《本草求真》：“杏仁，既有发散风寒之能，复有下气除喘之力，缘辛则散邪，苦则下气，润则通秘，温则宣滞行痰。”⑨《长沙药解》：肺主藏气，降于胸膈而行于经络，气逆则胸膈闭阻而生喘咳，藏病而不能降，因以痞塞，经病而不能行，于是肿痛。杏仁疏利开通，破壅降逆，善于开痹而止喘，消肿而润燥，调理气分之郁，无以易此。”

2. 四气配伍

寒——瓜蒌仁《滇南本草》：“性微寒。”
黄芩《别录》：“大寒，无毒。”
枳实《本经》：“味苦，寒。”

温——半夏《别录》：“生微寒，熟温，有毒。”
陈皮《本经》：“味辛，温。”
杏仁《本经》：“味甘，温。”

凉——胆南星《本草正》：“味苦，性凉。”

平——茯苓《本经》：“味甘，平。”

3. 五味配伍

辛——半夏①《本经》：“辛，平。”②《日华子本草》：“味辛。”
陈皮《本经》：“味辛，温。”

甘——茯苓《本经》：“味甘，平。”

苦——胆南星《本草正》：“味苦，性凉。”
黄芩①《本经》：“味苦，平。”②《药性论》：“味苦甘。”
枳实《本经》：“味苦，寒。”
杏仁①《本草正》：“味苦辛微甘。”②《本经》：“味甘，温。”
瓜蒌仁《药性切用》：“甘苦性寒。”

4. 归经配伍

胆南星——《本草再新》：“入心、肝、肺三经。”

瓜蒌仁——《滇南本草》：“入肺经。”

半夏——《汤液本草》：“入足阳明、太阴、少阳经。”

黄芩——《本草纲目》：“入手少阴、阳明，手足太阴、少阳六经。”

枳实——《本草经疏》：“入足阳明、太阴经。”

陈皮——①《品汇精要》：“行手太阴、足太阴经。”②《雷公炮制药性解》：“入肺、肝、脾、胃四经。”

茯苓——①《本草蒙筌》：“入膀胱、肾、肺。”②《雷公炮制药性解》：“入肺、脾、小肠三经。”

杏仁——①《汤液本草》：“入手太阴经。”②《雷公炮制药性解》：“入肺、大肠二经。”

5. 七方配伍

八味药为大方、偶方、复方。

6. 七情配伍

黄芩、瓜蒌仁相须为用，增强泻肺火，化痰热之功。

7. 量数配伍

本方药量均较少，意在益中求精，各施其功。

8. 对药配伍

胆南星——瓜蒌仁

陈皮——枳实

9. 趋向配伍

茯苓、半夏、陈皮为升发之功，为升浮之品。杏仁，降利肺气以宣上，亦为升浮之品。黄芩、瓜蒌仁清热泻火，治火郁，为沉降之品；胆南星，清热化痰，亦为沉降之品。

10. 阴阳配伍

陈皮理气宽中，兼可燥湿化痰；茯苓健脾渗湿，杏仁宣利肺气，半夏燥湿化痰，为阳。黄芩、瓜蒌仁清热泻火，胆南星清热化痰，为阴。

11. 五行配伍

半夏、陈皮味辛为木，具有辛散之功，能燥湿化痰，理气和中，使湿痰得之为消。茯苓、瓜蒌仁味甘为土，清热祛痰。胆南星、黄芩、杏仁、枳实味苦为水，清泻肺火，宣利肺气。诸药合用，体现了五行中水生木，实土扶木之原则，重在清热泻火，化痰理气。

12. 随证加减配伍

①小陷胸汤：出自《伤寒论》。主治痰热互结之小结胸病

②二陈汤：出自《太平惠明和剂局方》。主治湿痰证。

③清金降火汤：出自《古今医鉴》。主治热痰咳嗽

④黛蛤散：出自《丸散膏丹集成》。主治肝经火盛，木火刑金之咳痰带血证。

⑤若肺热较盛，见有身热口渴者，可加石膏、知母以清热泻火；痰多气急者，可加鱼腥草、桑白皮等以清泻肺热；若热结便秘，可加大黄、芒硝等以泻热通便。

13. 名家论方

①吴昆："此痰火通用之方也。气之不清，痰之故也，能治其痰，则气清矣。是方也，星、夏所以燥痰湿，杏、陈所以利痰滞，枳实所以攻痰积，黄芩所以消痰热，茯苓之用，渗痰湿也；若瓜蒌者，则下气利痰云尔。"(《医方考・卷二》)

②汪昂："此手足太阴之药，治痰火之通剂也。气能发火，火能役痰，半夏、南星以燥湿气，黄芩、栝楼以平热气，陈皮以顺里气，杏仁以降逆气，枳实以破积气，茯苓以行水气；水湿火热，皆生痰之本也。盖气之亢则为火，火退则还为正气，而安其位矣，故化痰必以清气为先也。"(《医方集解・除痰之剂》)

③徐大椿："痰热内壅，肺金失降下之令，故胸中逆满痞塞，烦热咳嗽不止焉。南星散痰湿，半夏燥痰湿，黄连清心脾之火，黄芩清胸膈之热，瓜蒌涤热除烦，专驱痰燥，杏仁降气理嗽，专治痰逆，茯苓渗湿和脾气，枳实消痞除逆满，陈皮利气除痰，甘草缓中。糊丸以姜汁，下以姜汤，总为散痰降逆端功。此消痞降逆之剂，为痰热

痞逆之端方。”(《徐大椿医书全集·杂病证治·卷二》)

④张秉成:“治热痰,汪切庵曰:热痰者,病因火而成也。痰即有形之火,火即无形之痰,痰随火而升降,火引痰而横行,变生诸证,不可纪极。火借气于五脏,痰借液于五味。气有余则为火,液有余则为痰,故治痰者必降其火,治火者必顺其气,此方所由设也。方中半夏、胆星,为治痰之君药。痰由于火,故以黄芩之苦寒降之,瓜蒌之甘寒润之。火因于气,即以陈皮顺之,枳实破之。然脾为生痰之源,肺为贮痰之器,故以杏仁之苦温,疏肺而降气,茯苓之甘淡,渗湿而宣脾,肺脾肃清,则痰不存留矣。以姜汁糊丸者,用为开痰之先导耳”。(《成方便读·卷三》)

⑤李畴人:“以南星、半夏、橘红之化湿痰,杏仁、瓜蒌、枳实之滑痰下气,黄芩清痰热,茯苓渗湿痰,丸以姜汁,使中上焦之痰热开化,则类中风之舌謇语涩肢废可除。”(《医方概要》)

14. 方歌

清气化痰星夏芩,橘杏枳苓瓜蒌仁,姜汁为丸治痰热,顺气化痰治法缜。

小陷胸汤

出自《伤寒论》。

【处方】黄连(6g),半夏(洗)(12g),瓜蒌(实大者)(20g)。

【主治】痰热互结之结胸证。胸脘痞闷,按之则痛,或心胸闷痛,或咳痰黄稠,舌红苔黄腻,脉滑数。

【功能】清热化痰,宽胸散结。

【用法用量】上三味,以水六升,先煮瓜蒌,取三升,去滓,内诸药,煮取二升,去滓,分温三服。现代用法:先煮瓜蒌,后纳他药,水煎温服。

方中全瓜蒌甘寒,清热涤痰,宽胸散结,用时先煮,意在“以缓治上”;而通胸膈之痹。臣以黄连苦寒泄热除痞,半夏辛温化痰散结。

1. 君臣佐使配伍

君——**瓜蒌**①《本草便读》:“气味相同花粉,治疗各有偏宜,润肺清肠,降痰火下行为顺,消瘀涤垢。治结胸上实颇灵,用仁则润滑肠中,用皮则清于肺部(瓜蒌性味与花粉相同,惟润降之功过之,故凡上焦郁热,垢腻痰火咳嗽等证,皆可用之,一切肺痈肠痈乳痈之属火者,尤为相宜。但冷滑大肠,脾虚无火,大便不实者,不可用也。)②《药性切用》:“古名栝蒌。甘苦性寒,入肺、胃而消痰解热,荡涤胸中垢腻。壳:主宽胸除热。仁润燥豁痰,为治咳专药。炒研去油用,亦有生用者。肠滑均忌。”③《食疗本草》:“子:下乳汁。又治痈肿:瓜蒌根苦酒中熬燥,捣筛之。苦酒和,涂纸上,摊贴。服金石人宜用。”

臣——**半夏**①《本经》:“主伤寒寒热,心下坚,下气,喉咽肿痛,头眩胸胀,咳逆,肠鸣,止汗。”②《别录》:“消心腹胸膈痰热满结,咳嗽上气,心下急痛坚痞，时气呕逆；消痈肿，堕胎，疗痿黄，悦泽面目。生令人吐，熟令人下。”③《药性论》：“消痰涎，开胃健脾，止呕吐，去胸中痰满，下肺气，主咳结。新生者摩涂痈肿不消，能除瘤瘿。气虚而有痰气，加而用之。”④《医学启源》：“治寒痰及形寒饮冷伤肺而咳，大和胃气，除胃寒，进饮食。治太阳痰厥头痛，非此不能除。《主治秘要》云，燥胃湿，化痰，益脾胃气，消肿散结，除胸中痰涎。”⑤《日华子本草》：“治吐食反胃，霍乱转筋，肠腹冷，痰疟。⑥《本草衍义》：“半夏，今人惟知去痰，不言益脾，盖能分水故也。脾恶湿，湿则濡而困，困则不能制水。”

黄连①《本经》：“主热气目痛，眦伤泣出，明目，肠辩腹痛下痢，妇人阴中肿痛。”②《别录》：“主五脏冷热，久下泄辩脓血，止消渴，大惊，除水利骨，调胃厚肠，益胆，疗口疮。”③《药性论》：“杀小儿疳虫，点赤眼昏痛，镇肝去热毒。”④《日华子本草》：“治五劳七伤，益气，止心腹痛。惊悸烦躁，润心肺，长肉，止血；并疮疥，盗汗，天行热疾；猪肚蒸为丸，治小儿疳气。”⑤《珍珠囊》：“泻心火，心下痞。酒炒、酒浸，上颈已上。”⑥《本草衍义补遗》：“以姜汁炒，辛散除热有功。”⑦《本草新编》：“止吐利吞酸，解口渴，治火眼，安心，止梦遗，定狂躁，除痞满。”⑧《本草备要》：“治痈疽疮疥，酒毒，胎毒。除疳，杀蛔。”⑨刘完素：“古方以黄连为治痢之最，盖治痢惟宜辛苦寒药，辛能发散，开通郁结，苦能燥湿，寒能胜热，使气宣平而已。诸苦寒药多泄，惟黄连、黄柏性冷而燥，能降火去湿，而止泄痢，故治痢以之为君。”⑩《汤液本草》：“黄连苦燥，故入心，火就燥也，然泻心，其实泻脾也，为子能令母实，实则泻其子。治血，防风为上使，黄连为中使，地榆为下使。”⑪《医学入门》：“黄连，酒浸炒，则上行头目口舌；姜汁炒，辛散冲热有功。一切湿热形瘦气急，一切时行热毒暑毒、诸般恶毒秽毒，诸疮疡毒。俱以姜和其寒，而少变其性，不使热有牴牾也。”⑫《本草蒙筌》：“黄连，久服之，反从火化，愈觉发热，不知有寒。故其功效，惟初病气实热盛者，服之最良，而久病气虚发热，服之又反助其火也。”

2. 四气配伍

寒——瓜蒌《滇南本草》：“性微寒。”

黄连《本经》：“味苦，寒。”

温——半夏《别录》：“生微寒，熟温，有毒。”

3. 五味配伍

辛——半夏①《本经》：“辛，平。”②《日华子本草》：“味辛。”

苦——瓜蒌仁《药性切用》：“甘苦性寒。”

黄连《本经》：“味苦，寒。”

4. 归经配伍

瓜蒌——《滇南本草》：“入肺经。”

半夏——《汤液本草》："入足阳明、太阴、少阳经。"

黄连——《本草经疏》："入手少阴、阳明，足少阳、厥阴、阳明、太阴。"

5. 七方配伍

三味药为小方、奇方。

6. 七情配伍

瓜蒌、半夏相须为用，增强宽胸散结之功。

黄连、半夏相使为用，增强清热化痰之用。

7. 量数配伍

本方药味少，重用瓜蒌，具有清热涤痰，宽胸散结之功，用时先煮，意在"以缓治上"，而通胸膈之痹。黄连苦寒之力强，不可多用，用量较少，泄热除痞，半夏辛温，用量较多，化痰散结之力强。诸药合用，苦辛相须，体现辛开苦降之法；与瓜蒌相伍，润燥相得，是为清热化痰，散结开痞的常用组合。

8. 对药配伍

半夏——黄连

9. 趋向配伍

瓜蒌味甘为主，具有宽胸散结之功，有升发之力，为升浮之品；半夏性辛味温，化痰散结，有升发之力，为升浮之品。黄连性寒味苦，泄热除痞，有沉降之功，为沉降之品。

10. 阴阳配伍

瓜蒌味甘为主，具有宽胸散结之功，有升发之力，为阳；半夏性辛味温，化痰散结，有升发之力，为阳。黄连性寒味苦，泄热除痞，有沉降之功，为阴。

11. 五行配伍

瓜蒌味甘为主，为土，具有补益之功，宽胸散结，清热涤痰，半夏性辛味温为木，具有辛散之功，化痰散结，黄连性寒味苦为水，泄热除痞。诸药合用，体现了五行中水生木，实土扶木之原则，清热化痰，散结开痞。

12. 随证加减配伍

①柴胡陷胸汤：出自《重订通俗伤寒论》。主治邪陷少阳，痰热结胸证。

②方中加入破气除痞之枳实，可提高疗效。若心胸闷痛者，加柴胡、桔梗、郁金、赤芍等以行气活血止痛；咳痰黄稠难咯者，可减半夏用量，加胆南星、杏仁、贝母等以清润化痰。

13. 名家论方

①原书主治。《伤寒论·辨太阳病脉证并治》："小结胸病，正在心下，按之则痛，脉浮滑者，小陷胸汤主之。"

②方论选录。柯琴《伤寒来苏集·伤寒附翼·卷上》："热入有浅深，结胸分大小。心腹硬痛，或连小腹不可按者，为大结胸，此土燥水坚，故脉亦应其象而沉紧。止在心下，不及胸腹，按之知痛不甚硬者，为小结胸，是水与热结，凝滞成痰，留于膈

上，故脉亦应其象而浮滑也。秽物据清阳之位，法当泻心而涤痰。用黄连除心下之痞实，半夏消心下之痰结，寒温并用，温热之结自平。瓜蒌实色赤形圆，中含津液，法象于心，用以为君，助黄连之苦。且以滋半夏之燥，洵为除烦涤痰、开结宽胸之剂。虽同名陷胸，而与攻利水谷之方悬殊矣。”

14. 方歌

小陷胸汤连夏蒌，宽胸散结涤痰优，痰热内结痞满痛，苔黄脉滑此方求。

滚痰丸

出自《丹溪心法附余》。

【处方】大黄（酒蒸）、黄芩（片，酒洗净）（各240g），礞石（捶碎，同焰硝30g，投入小砂罐内盖之，铁线缚定，盐泥固济，晒干，火煅红，候冷取出）（30g），沉香（15g）。

【主治】实热老痰证。癫狂昏迷，或惊悸怔忡，或不寐怪梦，或咳喘痰稠，或胸脘痞闷，或眩晕耳鸣，大便秘结，苔黄厚腻，脉滑数有力。

【功能】泻火逐痰。

【用法用量】上为细末，水丸如梧桐子大。每服四五十丸，量虚实加减服，清茶、温水送下，临卧食后服。现代用法：水泛小丸，每服8～10g，每日1～2次，温开水送下。

方中以礞石为君，取其咸能软坚，质重沉坠，功专下气坠痰，兼可平肝镇惊，为治顽痰之要药。臣以苦寒之大黄，荡涤实热，开痰火下行之路。佐以黄芩苦寒泻火，消除痰火之源；沉香降逆下气，亦即治痰必先顺气之法。

1. 君臣佐使配伍

君——**礞石**①《嘉佑本草》：“治食积不消，留滞在脏腑，宿食症块久不瘥，及小儿食积羸瘦，妇人积年食症，攻刺心腹。”②《品汇精要》：“坠痰消食。”③《医学入门》：“得焰消，能利湿热痰积从大肠而出，因湿热盛而皮肤生疮者，一利即愈。”④《本草纲目》：“治积痰惊痫，咳嗽喘急。”“青礞石，其性下行。肝经风木太过，来制脾土，气不运化，积滞生痰，壅塞上中二焦，变生风热诸病，故宜此药重坠。制以消石，其性疏快，使木平气下，而痰积通利，诸证自除。”⑤汤衡《婴孩宝鉴》言：礞石乃治惊利痰之圣药，吐痰在水上，以石末糁之，痰即随水而下，则其沉坠之性可知。然止可用之救急，气弱脾虚者，不宜久服。杨士瀛谓其功能利痰，而性非胃家所好，如慢惊之类，皆宜佐以木香。而王隐君则谓痰为百病，不论虚实寒热，概用滚痰丸通治百病，岂理也哉？⑥朱丹溪言：一老人忽病目盲，乃大虚证，一医与礞石药服之，至夜而死。吁！此乃盲医虚虚之过，礞石岂杀人者乎！况目盲之病，与礞石并不相干。

臣——**大黄**①《本经》：“下瘀血，血闭，寒热，破癥瘕积聚，留饮宿食，荡涤肠胃，推陈致新，通利水谷（‘水谷’一作‘水谷道’），调中化食，安和五脏。”

②《别录》："平胃，下气，除痰实，肠间结热，心腹胀满，女子寒血闭胀，小腹痛，诸老血留结。"③《药性论》："主寒热，消食，炼五脏，通女子经候，利水肿，破痰实，冷热积聚，宿食，利大小肠，贴热毒肿，主小儿寒热时疾，烦热，蚀脓，破留血。"④《日华子本草》："通宣一切气，调血脉，利关节，泄塑滞、水气，四肢冷热不调，温瘴热痰，利大小便，并敷一切疮疖痈毒。"⑤《本草纲目》："主治下痢亦白，里急腹痛，小便淋沥，实热燥结，潮热谵语，黄疸，诸火疮。"

佐——**黄芩**①《本经》："主诸热黄疸，肠澼，泄利，逐水，下血闭，（治）恶疮，疽蚀，火疡。"②《别录》："疗痰热，胃中热，小腹绞痛，消谷，利小肠，女子血闭，淋露下血，小儿腹痛。"③陶弘景："治奔豚，脐下热痛。"④《药性论》："能治热毒，骨蒸，寒热往来，肠胃不利，破壅气，治五淋，令人宣畅，去关节烦闷，解热渴，治热腹中疞痛，心腹坚胀。"⑤《日华子本草》："下气，主天行热疾，疔疮，排脓。治乳痈，发背。"⑥《珍珠囊》："除阳有余，凉心去热，通寒格。"⑦李杲："治发热口苦。"⑧《滇南本草》："上行泻肺火，下行泻膀胱火，（治）男子五淋，女子暴崩，调经清热，胎有火热不安，清胎热，除六经实火实热。"⑨《本草纲目》："治风热湿热头疼，奔豚热痛，火咳，肺痿喉腥，诸失血。"⑩《本草正》："枯者清上焦之火，消痰利气，定喘嗽，止失血，退往来寒热，风热湿热，头痛，解瘟疫，清咽，疗肺痿肺痈，乳痈发背，尤祛肌表之热，故治斑疹、鼠瘘，疮疡、赤眼；实者凉下焦之热，能除赤痢，热蓄膀胱，五淋涩痛，大肠闭结，便血、漏血。"⑪《医学启源》："黄芩，治肺中湿热，疗上热目中肿赤，瘀血壅盛，必用之药。泄肺中火邪上逆于膈上，补膀胱之寒水不足，乃滋其化源。《主治秘要》云：'其用有九：泻肺经热，一也；夏月须用，二也；上焦及皮肤风热，三也；去诸热，四也；妇人产后，养阴退阳，五也；利胸中气，六也；消膈上痰，七也；除上焦热及脾湿，八也；安胎，九也。单制、二制、不制，分上中下也。酒炒上行，主上部积血，非此不能除，肺苦气上逆，急食苦以泄之，正谓此也。'"

沉香①《别录》："疗风水毒肿，去恶气。"②陶弘景："疗恶核毒肿。"③《海药本草》："主心腹痛、霍乱、中恶，清神，并宜酒煮服之；诸疮肿宜入膏用。"④《日华子本草》："调中，补五脏，益精壮阳，暖腰膝，去邪气。止转筋、吐泻、冷气，破癥癖，（治）冷风麻痹，骨节不任，湿风皮肤痒，心腹痛，气痢。"⑤《珍珠囊》："补肾，又能去恶气，调中。"⑥《本草纲目》："治上热下寒，气逆喘息，大肠虚闭，小便气淋，男子精冷。"⑦《医林纂要》："坚肾，补命门，温中、燥脾湿，泻心、降逆气，凡一切不调之气皆能调之。并治噤口毒痢及邪恶冷风寒痹。"⑧《本草再新》："治肝郁，降肝气，和脾胃，消湿气，利水开窍。"⑨《雷公炮制药性解》："沉香属阳而性沉，多功于下部，命肾之所由入也。然香剂多燥，未免伤血，必下焦虚寒者宜之。

若水脏衰微，相火盛炎者，误用则水益枯而火益烈，祸无极矣。今多以为平和之剂，无损于人，辄用以化气，其不祸人者几希。”⑩《药品化义》：“沉香，纯阳而升，体重而沉，味辛走散，气雄横行，故有通天彻地之功，治胸背四肢诸痛及皮肤作痒。且香能温养脏腑，保和卫气。若寒湿滞于下部，以此佐舒经药，善驱逐邪气；若跌扑损伤，以此佐和血药，能散瘀定痛；若怪异诸病，以此佐攻痰药，能降气安神。总之，疏通经络，血随气行，痰随气转，凡属痛痒，无不悉愈。”

2. 四气配伍

寒——黄芩《别录》：“大寒，无毒。”

大黄《本经》：“味苦，寒。”

温——沉香①《别录》：“微温。”②《海药本草》：“味苦，温，无毒。”

平——礞石《本草纲目》：“甘咸，平，无毒。”

3. 五味配伍

苦——黄芩①《本经》：“味苦，平。”②《药性论》：“味苦甘。”

大黄①《本经》：“味苦，寒。”②《吴普本草》：“神农、雷公：苦，有毒。扁鹊：苦，无毒。李氏：小寒。”

沉香《海药本草》：“味苦，温，无毒。”

咸——礞石《本草纲目》：“甘咸，平，无毒。”

4. 归经配伍

礞石——《本草纲目》：“入厥阴。”

大黄——《本草纲目》：“足太阴，手、足阳明，手、足厥阴五经血分药。”

黄芩——《本草纲目》：“入手少阴、阳明，手足太阴、少阳六经。”

沉香——《本草经疏》：“入足阳明、太阴、少阴，兼入手少阴、足厥阴经。”

5. 七方配伍

四味药为小方、急方、偶方。

6. 七情配伍

大黄、黄芩相须为用，增强苦寒泻火、消除痰火之源之功。

礞石、沉香相使为用，增强降逆下气坠痰之功。

7. 量数配伍

本方中，大黄、黄芩用量独重，一清上热之火，一开下行之路，有正本清源之意；沉香用量较少，降逆下气，开通祛痰之道；礞石用量较多，咸能软坚，质重沉坠，功专下气坠痰，兼可平肝镇惊，为治顽痰之要药。

8. 对药配伍

黄芩——大黄

礞石——沉香

9. 趋向配伍

礞石咸能软坚，质重沉坠，功专下气坠痰，兼可平肝镇惊，为治顽痰之要药。苦寒之大黄，荡涤实热，开痰火下行之路，与黄芩相佐，苦寒泻火，消除痰火之源；沉香降逆下气，亦即治痰必先顺气之法。

大黄、黄芩性寒味苦，用以泻火通行，荡涤实热，有沉降之功，为沉降之品。沉香性温味辛，礞石性平味咸，降逆下气，有升发之功，为升浮之品。

10. 阴阳配伍

大黄、黄芩性寒味苦，用以泻火通行，荡涤实热，有沉降之功，为阴。沉香性温味辛，礞石性平味咸，降逆下气，有升发之功，为阳。

11. 五行配伍

大黄、黄芩性寒味苦为水，用以泻火通行，荡涤实热。沉香性温味辛为木，有辛散之功，降逆下气。礞石性平味咸为火，下气坠痰，平肝镇惊。诸药合用，体现了五行中水生木，火侮水之原则，降逆下气，荡涤实热。

12. 随证加减配伍

可根据病情之轻重、病势之缓急以及药后反应而增减药量：急重病，每服 9～12g；慢性病，每服 6～9g，均临卧服。次夜剂量根据腹泻次数及症状缓解程度而进行调整。本方虽药力峻猛，但药后除有腹泻外，不良反应较少，部分患者出现咽喉稠涎而壅塞不利者，乃药力相攻，痰气上泛之象，不必惊慌，少顷自安。一般次日早晨当有大便，其余几次泻下痰片粘液，此为顽痰浊垢自肠道而下之象。

13. 名家论方

①原书主治。《玉机微义·卷四》录《泰定养生主论·痰论》："千般怪证。"

②方论选录。张秉成《成方便读·卷三》："通治实热老痰，怪证百病。夫痰之清者为饮，饮之浊者为痰，故痰者皆因火灼而成，而老痰一证，为其火之尤盛者也，变幻诸病多端，难以枚举。然治病者必求其本，芟草者必除其根。故方中以黄芩之苦寒，以清上焦之火；大黄之苦寒，以开下行之路，故二味分两为独多。但既成之痰，亦不能随火俱去，特以礞石禀慓悍之性，而能攻陈积之痰者，以硝石同煅，使其自上焦行散而下。然一身之主宰者，惟气而已，倘或因痰因火，病则气不能调，故以沉香升降诸气，上至天而下至泉，以导诸药为之使耳。"

14. 方歌

滚痰丸用青礞石，大黄黄芩与沉香，百病多因痰作祟，顽痰怪症力能匡。

第三节　润燥化痰

贝母瓜蒌散

出自《医学心悟》。

【处方】贝母一钱五分(4.5g)，瓜蒌一钱(3g)，花粉、茯苓、橘红、桔梗各八分(各

2.5g)。

【主治】燥痰咳嗽。咳嗽呛急,咯痰不爽,涩而难出,咽喉干燥哽痛,苔白而干。

【功能】润肺清热,理气化痰。

【用法用量】水煎服。

方中贝母苦甘微寒,润肺清热,化痰止咳;瓜蒌甘寒微苦,清肺润燥,开结涤痰,与贝母相须为用,是为润肺清热化痰的常用组合,共为君药。臣以天花粉,既清降肺热,又生津润燥,可助君药之力。痰因湿聚,湿自脾来,痰又易阻滞气机,无论湿痰抑或燥痰,皆须配伍橘红理气化痰、茯苓健脾渗湿,此乃祛痰剂配伍通则,但橘红温燥、茯苓渗利,故用量颇轻,少佐于贝母、瓜蒌、花粉等寒性药中,则可去性存用,并能加强脾运,输津以润肺燥。桔梗宣肺化痰,且引诸药入肺经,为佐使药。全方清润宣化并用,肺脾同调,而以润肺化痰为主,且润肺而不留痰,化痰又不伤津,如此则肺得清润而燥痰自化,宣降有权而咳逆自平。

1.君臣佐使配伍

君——**贝母**①《本经》:"主伤寒烦热,淋沥邪气,疝瘕,喉痹,乳难,金疮风痉。"②《别录》:"疗腹中结实,心下满,洗洗恶风寒,目眩,项直,咳嗽上气,止烦热渴,出汗,安五脏,利骨髓。"③《日华子本草》:"消痰,润心肺。末,和砂糖为丸含,止嗽;烧灰油敷人畜恶疮。"④《本草别说》:"能散心胸郁结之气。"⑤《本草会编):"治虚劳咳嗽,吐血咯血,肺痿肺痈,妇人乳痈、痈疽及诸郁之证。"⑥《本草汇言》:"贝母,开郁、下气、化痰之药也。润肺消痰,止咳定喘,则虚劳火结之证,贝母专司首剂。"⑦《药品化义》:"贝母,味苦能下降,微辛能散郁,气味俱清,故用入心肺,主治郁痰、虚痰、热痰及痰中带血,虚劳咳嗽,胸膈逆气,烦渴热甚,此导热下行,痰气自利也。取其下利则毒去,散气则毒解,用疗肺痿、肺痈、瘿瘤痰核、痈疽疮毒,此皆开郁散结,血脉流通之功也。又取其性凉能降,善调脾气,治胃火上炎,冲逼肺金,致痰嗽不止,此清气滋阴,肺部自宁也。"

臣——**瓜蒌**①《本草便读》:"气味相同花粉,治疗各有偏宜,润肺清肠,降痰火下行为顺,消瘀涤垢。治结胸上实颇灵,用仁则润滑肠中,用皮则清于肺部。(瓜蒌性味与花粉相同,惟润降之功过之,故凡上焦郁热,垢腻痰火咳嗽等证,皆可用之,一切肺痈肠痈乳痈之属火者,尤为相宜。但冷滑大肠,脾虚无火,大便不实者,不可用也。)"②《食疗本草》:"子:下乳汁。又治痈肿:瓜蒌根苦酒中熬燥,捣筛之。苦酒和,涂纸上,摊贴。服金石人宜用。"

佐——**天花粉**①《本经》:"主消渴,身热,烦满,大热,补虚安中,续绝伤。"②《别录》:"除肠胃中痼热,八疸身面黄,唇干,口燥,短气。通月水,止小便利。"③《日华子本草》:"通小肠,排脓,消肿毒,生肌长肉,消扑损瘀血。治热狂时疾,乳痈,发背,痔瘘疮疖。"④《滇南本草》:"治痈疮肿毒,并止咳嗽带血。”⑤《本草正》:“凉心肺,解热渴。降膈上热痰,消乳痈肿毒。”⑥《医林纂要》:“补肺,敛气,降火,宁心,兼泻肝郁,缓肝急,清膀胱热,止热淋小便短数,除阳明湿热。成无己:栝楼根,润枯燥者也。加之则津液通行,是为渴所宜也。津液不足而为渴,苦以坚之,栝楼根之苦,以生津液。”⑦《本草纲目》:“栝楼根,味甘微苦酸,酸能生津,故能止渴润枯,微苦降火,甘不伤胃,昔人只言其苦寒,似未深察。”⑧《本草汇言》:“天花粉,退五脏郁热,如心火盛而舌干口燥,肺火盛而咽肿喉痹,脾火盛而口舌齿肿,痰火盛而咳嗽不宁。若肝火之胁胀走注,肾火之骨蒸烦热,或痈疽已溃未溃,而热毒不散,或五疸身目俱黄,而小水若淋若涩,是皆火热郁结所致,惟此剂能开郁结,降痰火,并能治之。又其性甘寒,善能治渴,从补药而治虚渴,从凉药而治火渴,从气药而治郁渴,从血药而治烦渴,乃治渴之要药也。”⑨《本经逢原》:“栝楼根,降膈上热痰,润心中烦渴,除时疾狂热,祛酒瘅湿黄,治痈疡解毒排脓。⑩《本经》有补虚安中续绝伤之称,以其有清胃祛热之功,火去则中气安,津液复则血气和而绝伤续矣。其性寒降,凡胃虚吐逆,阴虚劳嗽误用,反伤胃气,久必泄泻喘咳,病根愈固矣。”

橘红①《药品化义》:“橘红,辛能横行散结,苦能直行下降,为利气要药。盖治痰须理气,气利痰自愈,故用入肺脾,主一切痰病,功居诸痰药之上。佐竹茹以疗热呃,助青皮以导滞气,同苍术、厚朴平胃中之实,合葱白、麻黄表寒湿之邪,消谷气,解酒毒,止呕吐,开胸膈痞塞,能推陈致新,皆辛散苦降之力也。”②《本经逢原》:“橘红专主肺寒咳嗽多痰,虚损方多用之,然久嗽气泄,又非所宜。”③《医林纂要》:“橘红专入于肺,兼以发表。去皮内之白,更轻虚上浮,亦去肺邪耳。”④《医学启源》:“理胸中、肺气。”⑤《本草汇》:“能除寒发表。”⑥《本草纲目》:“下气消痰。”

茯苓①《本经》:“主胸胁逆气,忧恚惊邪恐悸,心下结痛,寒热烦满,咳逆,口焦舌干,利小便。”②《别录》:“止消渴,好唾,大腹,淋沥,膈中痰水,水肿淋结。开胸腑,调脏气,伐肾邪,长阴,益气力,保神守中。”③《医学启源》:“除湿,利腰脐间血,和中益气为主。治溺黄或赤而不利。《主治秘要》云,止泻,除虚热,开腠理,生津液。”④王好古:“泻膀胱,益脾胃。治肾积奔豚。”⑤《汤液本草》:“茯苓,伐肾邪,小便多能止之,小便涩能利之,与车前子相似,虽利小便而不走气。酒浸与光明朱砂同用,能秘真。”⑥《本草经疏》:“茯苓,其味甘平,性则无毒,入手足少阴,手太阳,足太阴、阳明经,阳中之阴也。胸胁逆气,邪在手少阴也;忧恚惊邪,皆心气不足也;恐悸者,肾志不足也;心下结痛,寒热烦满,咳逆,口焦舌干,亦手少阴受邪也。甘能补中,淡而利窍,补中则心脾实,利窍则邪热解,心脾实则忧恚惊邪自止,邪热解则心下结痛、寒热烦满,咳逆、口焦舌干自除，中焦受湿热，则口发渴，湿在脾，脾气弱则好唾，大腹者，脾土虚不能利水，故腹胀大也。”⑦《本草正》：“茯苓，能利窍去湿，利窍则开心益智，导浊生津；去湿则逐水燥脾，补中健胃；祛惊痫，厚肠藏，治痰之本，助药之降。以其味有微甘，故曰补阳。但补少利多，故多服最能损目，久弱极不相宜。”⑧《药性论》：“开胃，止呕逆，善安心神。主肺痿痰壅。治小儿惊痫，心腹胀满，妇人热淋。”⑨《日华子本草》：“补五劳七伤，安胎，暖腰膝，开心益智，止健忘。”⑩《伤寒明理论》：“渗水缓脾。”⑪《药征》：“主治悸及肉瞤筋惕，旁治头眩烦躁。”

桔梗①《本经》：“主胸胁痛如刀刺，腹满，肠鸣幽幽，惊恐悸气。”②《别录》：“利五脏肠胃，补血气，除寒热、风痹，温中消谷，疗喉咽痛。”③《药性论》：“治下痢，破血，去积气，消积聚，痰涎，主肺热气促嗽逆，除腹中冷痛，主中恶及小儿惊痫。”④《日华子本草》：“下一切气，止霍乱转筋，心腹胀痛，补五劳，养气，除邪辟温，补虚消痰，破癥瘕，养血排脓，补内漏及喉痹。”⑤《珍珠囊》：“疗咽喉痛，利肺气，治鼻塞。”⑥《本草纲目》：“主口舌生疮，赤目肿痛。”⑦《本草经疏)：“桔梗，观其所主诸病，应是辛苦甘平，微温无毒。伤寒邪结胸胁，则痛如刀刺；邪在中焦，则腹满及肠鸣幽幽，辛散升发，苦泄甘和，则邪解而气和，诸证自退矣。其主惊恐悸气者，心脾气血不足，则现此证，诸补心药中，借其升上之力，以为舟楫胜载之用，此佐使之职也。”

2. 四气配伍

寒——瓜蒌《滇南本草》：“性微寒。”

川贝《别录》：“苦，微寒，无毒。”

天花粉《本草纲目》：“甘微苦酸，微寒。”

温——橘红《药品化义》：“味辛带苦，性温。”

平——茯苓《本经》：“味甘，平。”

桔梗①《药性论》：“苦，平，无毒。”②《别录》：“苦，有小毒。”

3. 五味配伍

辛——橘红①《药品化义》：“味辛带苦，性温。”②《本草原始》：“味辛苦。”

桔梗①《本经》：“辛，微温。”②《别录》：“苦，有小毒。”

甘——茯苓《本经》：“味甘，平。”

天花粉《本草纲目》：“甘微苦酸，微寒。”

苦——瓜蒌仁《药性切用》甘苦性寒。”

川贝《别录》：“苦，微寒，无毒。”

4. 归经配伍

贝母——①《本草经解》：“入手太阴肺经、手阳明大肠经。”②王好古：“肺经。”

瓜蒌——《滇南本草》：“入肺经。”

天花粉——《雷公炮制药性解》："入肺、心、脾、胃、小肠五经。"

橘红——《本草汇言》："入手足太阳、太阴、阳明经。"

茯苓——①《本草蒙筌》："入膀胱、肾、肺。"②《雷公炮制药性解》："入肺、脾、小肠三经。"

桔梗——《本草经疏》："入手太阴、少阴，兼入足阳明胃经。"

5. 七方配伍

六味药为小方、偶方。

6. 七情配伍

贝母、瓜蒌相须为用，增强润肺清热化痰之功。

瓜蒌、天花粉相使为用，增强清热生津之功。

橘红、桔梗相使为用，增强理气宽胸之功。

7. 量数配伍

本方药量均较少，意在益中求精，各施其功。

8. 对药配伍

贝母——瓜蒌

橘红——茯苓

9. 趋向配伍

贝母性寒味苦，瓜蒌性寒，天花粉性寒，清降肺热，理气化痰，有沉降之功，为沉降之品。橘红性温味辛，茯苓性平味辛，桔梗性平味甘，健脾渗湿，宣肺化痰，有升发之功，为升浮之品。

10. 阴阳配伍

贝母、瓜蒌、天花粉性寒，为阴。橘红、茯苓、桔梗有升发之功，为阳。

11. 五行配伍

贝母、瓜蒌味苦为水，清降肺热，理气化痰。橘红、茯苓味辛，为木，具有辛散之功，健脾渗湿，天花粉、桔梗味甘，有补益之功，宣肺化痰。诸药合用，体现了五行中水生木，实土扶木之原则，清热化痰，健脾渗湿。

12. 随证加减配伍

如兼感风邪，咽痒而咳，微恶风者，可加桑叶、杏仁、蝉蜕、牛蒡子等宣肺散邪；燥热较甚，咽喉干涩哽痛明显者，可加麦冬、玄参、生石膏等清燥润肺；声音嘶哑、痰中带血者，可去橘红，加南沙参、阿胶、白及等养阴清肺，化痰止血。

13. 名家论方

①原书主治。《医学心悟·卷三》："燥痰涩而难出，多生于肺，肺燥则润之，贝母瓜蒌散。"

②方论选录。冉先德《历代名医良方注释》："燥痰之证，多由肺阴不足、虚火灼津而成。方以贝母清热润肺，止咳化痰为君；瓜蒌、花粉清热涤痰而润燥为臣；茯苓、橘红健脾理气以祛痰为佐；桔梗载诸药入肺，宣肺利气为使。共奏清热润燥，理

气化痰之功，使肺阴得润而燥痰可除，清肃有权则咳逆可止。”

③程国彭：“大抵痰以燥湿为分……湿痰滑而易出，多生于脾，脾实则消之，二陈汤，甚则滚痰丸；脾虚则补之，六君子汤。兼寒、兼热，随证加药。燥痰涩而难出，多生于肺，肺燥则润之，贝母瓜蒌散。”（《医学心悟·卷三》）

14. 方歌

贝母瓜蒌天花粉，橘红茯苓加桔梗，肺燥有痰咳难出，润肺化痰此方珍。

苓甘五味姜辛汤

出自《金匮要略》。“冲气即低，而反更咳，胸满者，用桂苓五味甘草汤，去桂加干姜、细辛，以治其咳满。”

【处方】茯苓(12g)，甘草、干姜(各 9g)，细辛、五味子(各 5g)。

【主治】寒饮咳嗽。咳痰量多，清稀色白，或喜唾涎沫，胸满不舒，舌苔白滑，脉弦滑。

【功能】温肺化饮。

【用法用量】上五味，以水八升，煮取三升，去滓，温服半升，日三服。现代用法：水煎温服。

方以干姜为君，既温肺散寒以化饮，又温运脾阳以化湿。臣以细辛，取其辛散之性，温肺散寒，助干姜温肺散寒化饮之力；复以茯苓健脾渗湿，化饮利水，一以导水饮之邪从小便而去，一以杜绝生饮之源，合干姜温化渗利，健脾助运。为防干姜、细辛耗伤肺气，又佐以五味子敛肺止咳，与干姜、细辛相伍，一温一散一敛，使散不伤正，敛不留邪，且能调节肺司开合之职，为仲景用以温肺化饮的常用组合。使以甘草和中调药。

1. 君臣佐使配伍

君——**干姜**①《本经》：“主胸满咳逆上气，温中，止血，出汗，逐风湿痹，肠澼下痢。生者尤良。”②《别录》：“治寒冷腹痛，中恶、霍乱、胀满，风邪诸毒，皮肤间结气，止唾血。”③《药性论》：“治腰肾中疼冷，冷气，破血，去风，通四肢关节，开五脏六腑，去风毒冷痹，夜多小便。治嗽，主温中，霍乱不止，腹痛，消胀满冷痢，治血闭。病人虚而冷，宜加用之。”④《唐本草》：“治风，下气，止血，宣诸络脉，微汗。”⑤《日华子本草》：“消痰下气，治转筋吐泻，腹藏冷，反胃干呕，瘀血，扑损，止鼻洪，解冷热毒，开胃，消宿食。”⑥《医学启源》：“《主治秘要》云，通心气，助阳，去脏腑沉寒，发诸经之寒气，治感寒腹痛。”⑦《医学入门》：“炮姜，温脾胃，治里寒水泄，下痢肠澼，久疟，霍乱；心腹冷痛胀满，止鼻衄，唾血，血痢，崩漏。”⑧《长沙药解》：“燥湿温中，行郁降浊，下冲逆，平咳嗽，提脱陷，止滑泄。”⑨《本草纲目》：“干姜，能引血药入血分、气药入气分。又能去恶养新，有阳生阴长之意，故血虚者用之。”

臣——**细辛**①《本经》:"主咳逆,头痛脑动,百节拘挛,风湿痹痛,死肌。明目,利九窍。"②《别录》:"温中下气,破痰,利水道,开胸中,除喉痹,齆鼻,风痫癫疾,下乳结。汗不出,血不行,安五脏,益肝胆,通精气。"③陶弘景:"患口臭者,含之多效,最能除痰明目。"④《药性论》:"治咳逆上气,恶风,风头,手足拘急,安五脏六腑,添胆气,去皮风湿痒,能止眼风泪下,明目,开胸中滞,除齿痛,主血闭,妇人血沥腰痛。"⑤《日华子本草》:"治咳,消死肌疮肉,胸中结聚。"⑥《本草衍义》:"治头面风痛。"⑦《珍珠囊》:"主少阴苦头痛。"⑧《本草纲目》:"治口舌生疮,大便燥结,起目中倒睫。"⑨《本草通玄》:"主风寒湿头疼,痰歇气壅。"⑩《本经逢原》:"主痰结湿火,鼻塞不利。"⑪《本草经疏》:"细辛,风药也。风性升,升则上行,辛则横走,温则发散,故主咳逆,头痛脑动,百节拘挛,风湿痹痛,死肌。盖痹及死肌,皆是感地之湿气,或兼风寒所成,风能除湿,温能散寒,辛能开窍,故疗如上诸风寒湿疾也。"⑫《别录》又谓温中下气,破痰开胸中,除喉痹齆鼻,下乳结,汗不出,血不行,益肝胆,通精气,皆升发辛散,开通诸窍之功也,其曰久服明目,利九窍,必无是理,盖辛散升发之药,岂可久服哉。""细辛,共性升燥发散,即入风药,亦不可过五分,以其气味俱厚而性过烈耳。"⑬《本草新编》:"细辛,止可少用,而不可多用,亦止可共用,而不能独用。多用则气耗而痛增,独用则气尽而命丧。""细辛阳药也,升而不沉,虽下而温肾中之火,而非温肾中之水也。火性炎上,细辛温火而即引火上升,此所以不可多用耳。"

茯苓①《药品化义》:"白茯苓,味独甘淡,甘则能补,淡则能渗,甘淡属土,用补脾阴,土旺生金,兼益肺气。主治脾胃不和,泄泻腹胀,胸胁逆气,忧思烦满,胎气少安,魂魄惊跳,膈间痰气。"②《本经》:"主胸胁逆气,忧恚惊邪恐悸,心下结痛,寒热烦满,咳逆,口焦舌干,利小便。"③《别录》:"止消渴,好唾,大腹,淋沥,膈中痰水,水肿淋结。开胸腑,调脏气,伐肾邪,长阴,益气力,保神守中。"④《医学启源》:"除湿,利腰脐间血,和中益气为主。治溺黄或赤而不利。《主治秘要》云,止泻,除虚热,开腠理,生津液。"⑤王好古:"泻膀胱,益脾胃。治肾积奔豚。"⑥《用药心法》:"茯苓,淡能利窍,甘以助阳,除湿之圣药也。味甘平补阳,益脾逐水,生津导气。"⑦《汤液本草》:"茯苓,伐肾邪,小便多能止之,小便涩能利之,与车前子相似,虽利小便而不走气。酒浸与光明朱砂同用,能秘真。"⑧《本草正》:"茯苓,能利窍去湿,利窍则开心益智,导浊生津;去湿则逐水燥脾,补中健胃;祛惊痫,厚肠藏,治痰之本,助药之降。以其味有微甘,故曰补阳。但补少利多,故多服最能损目,久弱极不相宜。"

佐——**五味子**①《本经》:"主益气,咳逆上气,劳伤羸度,补不足,强阴,益男子精。”②《别录》：“养五脏，除热，生阴中肌。”③《日华子本草》：“明目，暖水脏，治风，下气，消食，霍乱转筋，痃癖奔豚冷气，消水肿，反胃，心腹气胀，止渴，除烦热，解酒毒，壮筋骨。”④李杲：“生津止渴。治泻痢，补元气不足，收耗散之气。”⑤王好古：“治喘咳燥嗽，壮水镇阳。”⑥《本草蒙筌》：“风寒咳嗽，南五味为奇，虚损劳伤，北五味最妙。⑦《本草通玄》：“固精，敛汗。”⑧《用药心法》：“五味子，收肺气，补气不足，升也。酸以收逆气，肺寒气逆，则以此药与干姜同用治之。”⑨《本草衍义补遗》：“五味子，今谓五味，实所未晓，以其大能收肺气，宜其有补肾之功，收肺气非除热乎？补肾非暖水脏乎？食之多致虚热，盖收肾之骤也，何惑之有？火热嗽必用之。”⑩《丹溪心法》：“黄昏嗽者，是火气浮于肺，不宜用凉药，宜五味子、五倍子敛而降之。”⑪《本草会编》：“五味治喘嗽，须分南北。生津液止渴，润肺，补肾，劳嗽，宜用北者；风寒在肺，宜用南者。”⑫《本草纲目》：“五味子，入补药熟用，入嗽药生用。五味子酸咸入肝而补肾，辛苦入心而补肺，甘入中宫益脾胃。”⑬《本草经疏》：“五味子主益气者，肺主诸气，酸能收，正入肺补肺，故益气也。其主咳逆上气者，气虚则上壅而不归元，酸以收之，摄气归元，则咳逆上气自除矣。”⑭《药品化义》：“五味子，五味咸备，而酸独胜，能收敛肺气，主治虚劳久嗽。盖肺性欲收，若久嗽则肺焦叶举，津液不生，虚劳则肺因气乏，烦渴不止，以此敛之、润之，遂其脏性，使咳嗽宁，精神自旺。但嗽未久不可骤用，恐肺火郁遏，邪气闭束，必至血散火清，用之收功耳。”

使——**甘草**①《本草纲目》：“解小儿胎毒、惊痫，降火止痛。”②《别录》：“温中下气，烦满短气，伤脏咳嗽，止渴，通经脉，利血气，解百药毒。”③《本经》：“主五脏六腑寒热邪气，坚筋骨，长肌肉，倍力，金疮肿，解毒。”④《药性论》：“主腹中冷痛，治惊痫，除腹胀满；补益五脏；制诸药毒；养肾气内伤，令人阴(不)痿；主妇人血沥腰痛；虚而多热；加而用之。”

2. 四气配伍

温——干姜《本经》：“味辛，温。”

五味子《本经》：“味酸，温。”

细辛《本经》：“味辛，温。”

平——茯苓《本经》：“味甘，平。”

甘草《本经》：“味甘，平。”

3. 五味配伍

辛——干姜《本经》：“味辛，温。”

细辛①《本经》：“味辛，温。”②《吴普本草》：“神农、黄帝、雷公、桐君：辛，小温；岐无毒。”

甘——茯苓《本经》：“味甘，平。”

甘草《本经》："味甘，平。"

酸——五味子①《本经》："味酸，温。"②《长沙药解》："味酸微苦咸，气涩。"

4. 归经配伍

茯苓——《本草经疏》："入手足少阴，手太阳，足太阴、阳明经。"

干姜——①《得配本草》："干姜，入手少阴、足太阴经气分；炮姜，入足太阴经血分。"②《本草经解》："入肝、肺、肾经。"

五味子——《汤液本草》："入手太阴，足少阴经。"

细辛——《雷公炮制药性解》："入心、肝、胆、脾四经。"

甘草——①《本草通玄》："入脾、胃。"②《本草经解》："入手太阴肺经、足太阴脾经。"

5. 七方配伍

五味药为小方、奇方。

6. 七情配伍

细辛、干姜相须为用，增强温肺散寒化饮之力。

茯苓、干姜相使为用，增强温化渗利，健脾助运之功。

干姜、细辛、五味子相使为用，一温一散一敛，使散不伤正，敛不留邪，且能调节肺司开合之职。

7. 量数配伍

本方药量均较少，意在益中求精，各施其功。干姜性热味辛，既温肺散寒以化饮，又温运脾阳以化湿，与甘草等量使用，甘草调和诸药。细辛性温味辛，有辛散之性，温肺散寒，助干姜温肺散寒化饮之力；茯苓用量较大，增强健脾渗湿之力，化饮利水，一以导水饮之邪从小便而去，一以杜绝生饮之源，合干姜温化渗利，健脾助运。为防干姜、细辛耗伤肺气，又佐以五味子敛肺止咳，与干姜、细辛相伍，等量使用，一温一散一敛，使散不伤正，敛不留邪，且能调节肺司开合之职。

8. 对药配伍

甘草——干姜

细辛——五味子

9. 趋向配伍

干姜、茯苓、细辛、甘草有辛散之性，温肺散寒，有升发之功，为升浮之品。五味子味酸，敛肺止咳，调节肺司开合，有沉降之功，为沉降之品。

10. 阴阳配伍

干姜性热、细辛性温味辛，温肺散寒，为阳。五味子性温味酸，敛肺止咳，调节肺司开合，有沉降之功，为阴。茯苓、甘草性平，为阴阳平和之品。

11. 五行配伍

干姜、细辛味辛，为木，有辛散之功，温肺散寒。甘草、茯苓味甘，为土，有补益之功，调和诸药。五味子味酸，为金，敛肺止咳，调节肺司开合，有沉降之功。诸药合用，体现了五行中水疏土，土生金实土扶木的原则，温肺散寒，敛肺止咳。

12. 随证加减配伍

①冷哮丸：出自《张氏医通》。主治寒痰哮喘。

②若痰多欲呕者，加半夏以温化寒痰，降逆止呕；咳甚喘急者，加杏仁、厚朴以降气止咳；脾虚食少者，可加人参、白术、陈皮等以益气健脾。

13. 名家论方

①原书主治。《金匮要略·痰饮咳嗽病脉证并治》："咳逆倚息不得卧，小青龙汤主之。青龙汤下已，多唾口燥，寸脉沉，尺脉微，手足厥逆，气从小腹上冲胸咽，手足痹，其面翕热如醉状，因复下流阴股，小便难，时复冒者，与茯苓桂枝五味甘草汤治其气冲。冲气即低，而反更咳，胸满者，用桂苓五味甘草汤去桂，加干姜、细辛，以治其咳满。"

②方论选录。尤怡《金匮要略心典·卷中》："服前汤（桂苓五味甘草汤）已，冲气即低，而反更咳胸满者，下焦冲逆之气即伏，而肺中伏匿之寒饮续出也，故去桂之辛而导气，加干姜、细辛之辛而入肺者，合茯苓、五味、甘草消饮驱寒，以泄满止咳也。"

14. 方歌

苓甘五味姜辛汤，温肺化饮常用方，半夏杏仁均可加，寒痰水饮咳嗽康。

半夏白术天麻汤

出自《医学心悟》。

【处方】半夏（4.5g），天麻、茯苓、橘红（各 3g），白术（9g），甘草（1.5g）。

【主治】风痰上扰证。眩晕，头痛，胸膈痞闷，恶心呕吐，舌苔白腻，脉弦滑。

【功能】化痰息风，健脾祛湿。

【用法用量】生姜 1 片，大枣 2 枚，水煎服。现代用法：加生姜 1 片，大枣 2 枚，水煎服。

方中半夏燥湿化痰，降逆止呕；天麻平肝息风，而止头眩，两者合用，为治风痰眩晕头痛之要药。李东垣在《脾胃论》中说："足太阴痰厥头痛，非半夏不能疗；眼黑头眩，风虚内作，非天麻不能除。"故以两味为君药。以白术、茯苓为臣，健脾祛湿，能治生痰之源。佐以橘红理气化痰，俾气顺则痰消。使以甘草和中调药；煎加姜、枣调和脾胃，生姜兼制半夏之毒。

1. 君臣佐使配伍

君——**半夏**①《本经》："主伤寒寒热，心下坚，下气，喉咽肿痛，头眩胸胀，咳逆，肠鸣，止汗。"②《别录》："消心腹胸膈痰热满结，咳嗽上气，心下急痛坚痞，时气呕逆；消痈肿，堕胎，疗痿黄，悦泽面目。生令人吐，熟令人下。"③《药性论》："消痰涎，开胃健脾，止呕吐，去胸中痰满，下肺气，主咳结。新生者摩涂痈肿不消，能除瘤瘿。气虚而有痰气，加而用之。"④《医学启源》："治寒痰及形寒饮冷伤肺而咳，大和胃气，除胃寒，进饮食。治太阳痰厥头痛，非此不能除。《主治秘要》云，燥胃湿，化痰，益脾胃气，消肿散结，除胸中痰涎。"⑤《日华子本草》："治吐食反胃，霍乱转筋，肠腹冷，痰疟。"⑥《本草衍义》："半夏，今人惟知去痰，不言益脾，盖能分水故也。脾恶湿，湿则濡而困，困则不能制水。"

天麻①《本经》："主恶气，久服益气力，长阴肥健。"②《别录》："消痈肿，下支满，疝，下血。"③《药性论》："治冷气顽痹，瘫缓不遂，语多恍惚，多惊失志。"④《日华子本草》："助阳气，补五劳七伤，通血脉，开窍。"⑤《开宝本草》："主诸风湿痹，四肢拘挛，小儿风痫、惊气，利腰膝，强筋力。"⑥张元素："治风虚眩晕头痛。"⑦《本草汇言》："主头风，头痛，头晕虚旋，癫痫强痉，四肢挛急，语言不顺，一切中风，风痰。"⑧李杲："肝虚不足者，宜天麻、芎藭劳以补之。其用有四：疗大人风热头痛，小儿风痫惊悸，诸风麻痹不仁，风热语言不遂。"⑨《本草纲目》："天麻，乃肝经气分之药。"⑩《素问》："诸风掉眩，皆属于木。故天麻入厥阴之经而治诸病。按罗天益云：'眼黑头旋，风虚内作，非天麻不能治。天麻乃定风草，故为治风之神药。今有久服天麻药，遍身发出红丹者，是其祛风之验也。'"⑪《本草新编》："天麻，能止昏眩，疗风去湿，治筋骨拘挛瘫痪，通血脉，开窍，余皆不足尽信。然外邪甚盛，壅塞经络血脉之间，舍天麻又何以引经，使气血攻补之味，直入于受病之中乎？总之，天麻最能祛外束之邪，逐内避之痰，而气血两虚之人，断不可轻用之耳。"

臣——**白术**①《本经》："主风寒湿痹，死肌，痉，疸，止汗，除热消食。"②《药性论》："主大风顽痹，多年气痢，心腹胀痛，破消宿食，开胃，去痰涎，除寒热，止下泄，主面光悦，驻颜去皯，治水肿胀满，止呕逆，腹内冷痛，吐泻不住，及胃气虚冷痢。"③李杲："去诸经中湿而理脾胃。"④《本草衍义补遗》："有汗则止，无汗则发。能消虚痰。"⑤《本草通玄》："白术，补脾胃之药，更无出其右者。"⑥《别录》："主大风在身面，风眩头痛，目泪出，消痰水，逐皮间风水结肿，除心下急满，及霍乱吐下不止，利腰脐间血，益津液，暖胃，消谷嗜食。"⑦《日华子本草》："治一切风疾，五劳七伤，冷气腹胀，补腰膝，消痰，治水气，利小便，止反胃呕逆，及筋骨弱软，痃癖气块，妇人冷癥瘕，温疾，山岚瘴气，除烦长肌。"⑧《医学启源》："除湿益燥，和中益气，温中，去脾胃中湿，除胃热，强脾胃，进饮食，和胃，生津液，主肌热，四肢困倦，目不欲开，怠惰嗜卧，不思饮食，止渴，安胎。"王好古："理中益脾，补肝风虚，主舌本强，食则呕，胃脘痛，身体重，心下急痛，心下水痞，冲脉为病，逆气里急，脐腹痛。"⑨《本草汇言》："白术，乃扶植脾胃，散湿除痹，消食除痞之要药也。"

佐——**茯苓**①《本经》："主胸胁逆气，忧恚惊邪恐悸，心下结痛，寒热烦满，咳逆，口焦舌干，利小便。”②《别录》：“止消渴，好唾，大腹，淋沥，隔中痰水，水肿淋结。开胸腑，调脏气，伐肾邪，长阴，益气力，保神守中。”③《医学启源》：“除湿，利腰脐间血，和中益气为主。治溺黄或赤而不利。《主治秘要》云，止泻，除虚热，开腠理，生津液。”④王好古：“泻膀胱，益脾胃。治肾积奔豚。”⑤《汤液本草》：“茯苓，伐肾邪，小便多能止之，小便涩能利之，与车前子相似，虽利小便而不走气。酒浸与光明朱砂同用，能秘真。”⑥《本草经疏》：“茯苓，其味甘平，性则无毒，入手足少阴，手太阳，足太阴、阳明经，阳中之阴也。胸胁逆气，邪在手少阴也；忧恚惊邪，皆心气不足也；恐悸者，肾志不足也；心下结痛，寒热烦满，咳逆，口焦舌干，亦手少阴受邪也。甘能补中，淡而利窍，补中则心脾实，利窍则邪热解，心脾实则忧恚惊邪自止，邪热解则心下结痛、寒热烦满，咳逆、口焦舌干自除，中焦受湿热，则口发渴，湿在脾，脾气弱则好唾，大腹者，脾土虚不能利水，故腹胀大也。⑦《本草正》：“茯苓，能利窍去湿，利窍则开心益智，导浊生津；去湿则逐水燥脾，补中健胃；祛惊痫，厚肠藏，治痰之本，助药之降。以其味有微甘，故曰补阳。但补少利多，故多服最能损目，久弱极不相宜。”⑧《药性论》：“开胃，止呕逆，善安心神。主肺痿痰壅。治小儿惊痫，心腹胀满，妇人热淋。”⑨《日华子本草》：“补五劳七伤，安胎，暖腰膝，开心益智，止健忘。”⑩《伤寒明理论》：“渗水缓脾。”⑪《药征》：“主治悸及肉瞤筋惕，旁治头眩烦躁。”

橘红①《药品化义》：“橘红，辛能横行散结，苦能直行下降，为利气要药。盖治痰须理气，气利痰自愈，故用入肺脾，主一切痰病，功居诸痰药之上。佐竹茹以疗热呃，助青皮以导滞气，同苍术、厚朴平胃中之实，合葱白、麻黄表寒湿之邪，消谷气，解酒毒，止呕吐，开胸膈痞塞，能推陈致新，皆辛散苦降之力也。”②《本经逢原》：“橘红专主肺寒咳嗽多痰，虚损方多用之，然久嗽气泄，又非所宜。”③《医林纂要》：“橘红专入于肺，兼以发表。去皮内之白，更轻虚上浮，亦去肺邪耳。”④《医学启源》：“理胸中、肺气。”⑤《本草汇》：“能除寒发表。”⑥《本草纲目》：“下气消痰。”

使——**甘草**①《本草纲目》：“解小儿胎毒、惊痼，降火止痛。”②《别录》：“温中下气，烦满短气，伤脏咳嗽，止渴，通经脉，利血气，解百药毒。”③《本经》：“主五脏六腑寒热邪气，坚筋骨，长肌肉，倍力，金疮肿，解毒。”④《药性论》：“主腹中冷痛，治惊痫，除腹胀满；补益五脏；制诸药毒；养肾气内伤，令人阴(不)痿；主妇人血沥腰痛；虚而多热；加而用之。”

2. 四气配伍

温——橘红《药品化义》：“味辛带苦，性温。”

白术①《本经》：“味苦，温。”②《别录》：“甘，无毒。”

半夏《别录》：“生微寒，熟温，有毒。”

平——茯苓《本经》:"味甘,平。"

甘草《本经》:"味甘,平。"

天麻《药性论》:"无毒。味甘,平。"

3.五味配伍

辛——橘红①《药品化义》:"味辛带苦,性温。"②《本草原始》:"味辛苦。"

半夏①《本经》:"辛,平。"②《日华子本草》:"味辛。"

甘——茯苓《本经》:"味甘,平。"

甘草《本经》:"味甘,平。"

天麻《药性论》:"无毒。味甘,平。"

苦——白术①《本经》:"味苦,温。"②《别录》:"甘,无毒。"

4.归经配伍

半夏——《汤液本草》:"入足阳明、太阴、少阳经。"

天麻——《本草纲目》:"入肝经气分。"

白术——《汤液本草》:"入手太阳、少阴,足阳明、太阴,少阴、厥阴经。"

茯苓——①《本草蒙筌》:"入膀胱、肾、肺。"②《雷公炮制药性解》:"入肺、脾、小肠三经。"

橘红——《本草汇言》:"入手足太阳、太阴、阳明经。"

甘草——①《本草通玄》:"入脾、胃。"②《本草经解》:"入手太阴肺经、足太阴脾经。"

5.七方配伍

六味药为小方、偶方、缓方、复方。

6.七情配伍

半夏、天麻相须为用,增强平肝息风而止头眩之功。

茯苓、白术相须为用,增强健脾祛湿之功。

橘红、甘草相使为用,增强理气祛痰之功。

7.量数配伍

本方药量均较少,意在益中求精,各施其功。

8.对药配伍

半夏——天麻

茯苓——白术

橘红——甘草

9.趋向配伍

半夏为沉降之品,燥湿化痰,降逆止呕;天麻平肝息风,而止头眩,两者合用,为治风痰眩晕头痛之要药。以白术、茯苓为臣,健脾祛湿,能治生痰之源。佐以橘红理气化痰,脾气顺则痰消。使以甘草和中调药;煎加姜、枣调和脾胃,生姜兼制半夏之毒。诸药均为升发之功,为升浮之品。

10. 阴阳配伍

半夏、白术、陈皮皆性温为阳；天麻平肝息风，茯苓健脾，趋于升浮为阳；甘草调和为用，亦为阳。

11. 五行配伍

半夏、橘红味辛为木，具有辛散之功，能燥湿化痰，理气和中，使湿痰得之为消。天麻、茯苓、白术、甘草味甘为土，平肝息风，健脾渗湿调和脾胃。诸药合用，体现了五行中木疏土，风木燥土之原则，重在化痰息风，健脾祛湿。

12. 随证加减配伍

①天麻散：出自《卫生宝鉴》。主治小儿急性惊风，及大人中风涎盛，半身不遂，言语困难，不省人事之证

②茯苓半夏汤：出自《医学正传》。主治脾胃虚弱，身重有痰，呕恶头眩之证。

③若眩晕较甚者，可加僵蚕、胆南星等以加强化痰息风之力；头痛甚者，加蔓荆子、白蒺藜等以祛风止痛；呕吐甚者，可加代赭石、旋覆花以镇逆止呕；兼气虚者，可加党参、生黄芪以益气；湿痰偏盛，舌苔白滑者，可加泽泻、桂枝以渗湿化饮。

13. 名家论方

①原书主治。《医学心悟・卷四》："眩，谓眼黑，晕者，头旋也，古称头旋眼花是也。其中有肝火内动者，经云：'诸风掉眩，皆属肝木是也，逍遥散主之。'有湿痰壅遏者，书云：'头旋眼花，非天麻、半夏不除是也，半夏白术天麻汤主之。'有气虚夹痰者，书云：'清阳不升，浊阴不降，则上重下轻也，六君子汤主之。'亦有肾水不足，虚火上炎者，六味汤。亦有命门火衰，真阳上泛者，八味汤。此治眩之大法也。"

②方论选录。冉先德《历代名医良方注释》：诸风掉眩，皆属于肝。肝风内动，痰浊上扰，故眩晕头痛；痰阻气滞，故胸膈痞闷。痰厥头痛，非半夏不能疗；眼黑头晕，风虚内作，非天麻不能除。故方中以半夏燥湿化痰，天麻息风止眩晕，二药合用为主药，以治风痰眩晕头痛；白术、茯苓健脾祛湿，以治生痰之源，为辅药；橘红理气化痰，甘草、生姜、大枣调和脾胃，均为佐使药。诸药相合，方简力宏，共同体现化痰息风，健脾祛湿之功。

14. 方歌

半夏白术天麻汤，苓草橘红大枣姜，眩晕头痛风痰证，热盛阴亏切莫尝。

第十六章　消食剂

第一节　消食化滞

保和丸

出自《丹溪心法》。

【处方】山楂六两(180g),半夏、茯苓各三两(各 90g),神曲二两(60g),陈皮、连翘、莱菔子各一两(各 30g)。

【主治】用于食积停滞、脘腹胀满、嗳腐吞酸及不欲饮食。

【功能】消食,导滞,和胃。

【用法用量】口服。每次 1～2 丸,一日 2 次;小儿酌减。

方中重用山楂,消一切食积,尤善消肉食油腻之积,为君药。神曲消食健脾,善消酒食陈腐之积;莱菔子消食下气,善消谷面痰气之积,共为臣药。君臣相合,可消各种食积。半夏、陈皮行气化滞,和胃止呕,消除食阻气机之证;食积内停,易生湿化热,故配茯苓健脾祛湿,和中止泻;连翘清热散结,共为佐药。诸药合用,使食积得化,胃气得和,共奏消食和胃之功。由于本方药力和缓平稳,故以“保和”命名。

1. 君臣佐使配伍

君——**山楂**①《本草纲目》:“化饮食,消肉积,癥瘕,痰饮痞满吞酸,滞血痛胀。”②《本草再新》:“治脾虚湿热,消食磨积,利大小便。”③《食鉴本草》:“化血块,气块,活血。”④《滇南本草》:“消肉积滞,下气;治吞酸,积块。”⑤《日用本草》:“化食积,行结气,健胃宽膈,消血痞气块。”⑥《本草图经》:“治痢疾及腰疼。”⑦《本草求真》:“山楂,所谓健脾者,因其脾有食积,用此酸咸之味,以为消磨,俾食行而痰消,气破而泄化,谓之为健,止属消导之健矣。”⑧《医学衷中参西录》:“山楂,若以甘药佐之,化瘀血而不伤新血,开郁气而不伤正气,其性尤和平也。”⑨《本草通玄》:“山楂,味中和,消油垢之积,故幼科用之最宜。若伤寒为重症,仲景于宿滞不化者,但用大、小承气,一百一十三方中并不用山楂,以其性缓不可为肩弘任大之品。核有功力，不可去也。”⑩《本草经疏》：“山楂，《本经》云：‘味酸气冷，然观其能消食积，行瘀血，则气非冷矣。有积滞则成下痢，产后恶露不尽，蓄于太阴部分则为儿枕痛。’山楂能入脾胃消积滞，散宿血，故治水痢及产妇腹中块痛也。大抵其功长于化饮食，健脾胃，行结气，消瘀血，故小儿产妇宜多食之。《本经》误为冷，故有洗疮痒之用。”

臣——**神曲**①《本草纲目》：“消食下气，除痰逆霍乱泄痢胀满。闪挫腰痛者，煅过淬酒温服有效，妇人产后欲回乳者，炒研酒服二钱，日二。”②《本草述》：“治伤暑，伤饮食，伤劳倦，疟气痞证，水肿胀满积聚，痰饮咳嗽，呕吐反胃，霍乱，蓄血，心痛，胃脘痛，胁痛，痹痿眩晕，身重，不能食，黄疸。”③《汤液本草》：“疗脏腑中风气，调中下气，开胃消宿食。主霍乱心膈气，痰逆，除烦，破癥结及补虚，去冷气，除肠胃中塞，不下食。能治小儿腹坚大如盘，胸中满，胎动不安，或腰痛抢心，下血不止。”④《药性论》：“化水谷宿食，症结积滞，健脾暖胃。”⑤《本草再新》：“消瘰疬疽瘤。”⑥《药品化义》：“神曲，味甘，炒香，香能醒脾，甘能洽胃，以此平胃气，理中焦，用治脾虚难运，霍乱吐逆，寒湿泄泻，妇人胎动抢心，下血不止。若生用力胜，主消米谷食积，痰滞症结，胸满疟痞，小儿腹坚，皆能奏绩。”⑦《本经逢原》：“神曲，其功专于消化谷麦酒积，陈久者良。但有积者能消化，无积而久服，则消人元气。”⑧《本草求真》：“神曲，辛甘气温，其物本于白面、杏仁、赤小豆、青蒿、苍耳、红蓼六味，作饼蒸郁而成，其性六味为一，故能散气调中，温胃化痰，逐水消滞，小儿补脾，医多用此以为调治，盖取辛不甚散，甘不甚壅，温不见燥也。然必合以补脾等药，并施则佳。”

莱菔子①《本草纲目》：“下气定喘，治痰，消食，除胀，利大小便，止气痛，下痢后重，发疮疹。”②《日华子本草》：“水研服，吐风痰；醋研消肿毒。”③《日用本草》：“治黄疸及皮肤目黄如金色，小水热赤。”④《滇南本草》：“下气宽中，消膨胀，降痰，定吼喘，攻肠胃积滞，治痞块、单腹疼。”⑤《医林纂要》：“生用，吐风痰，宽胸膈，托疮疹；热用，下气消痰，攻坚积，疗后重。”⑥《本草再新》：“化痰除风，散邪发汗。”⑦朱震亨：“莱菔子治痰，有推墙倒壁之功。”⑧《本草经疏》：“莱菔子，味辛过于根，以其辛甚，故升降之功亦烈于根也。”⑨《本草新编》：“萝卜子，能治喘胀，然古人用于人参之中，反奏功如神。人参原是除喘消胀之药，莱菔子最解人参，何以同用而奏功乎？夫人参之除喘消胀，乃治虚喘虚胀也，虚症反现假实之象，人参遽然投之，直至其喘胀之所，未能骤受，往往服之而愈喘愈胀者有之，虽所增之喘胀乃一时之假象，少顷自然平复，然终非治之之善，少加萝卜子以制人参，则喘胀不敢增，而仅得消喘胀之益，此所谓相制而相成也。”⑩《医学衷中参西录》：“莱菔子，无论或生或炒，皆能顺气开郁，消胀除满，此乃化气之品，非破气之品。盖凡理气之药，单服久服，未有不伤气者，而莱菔子炒熟为末，每饭后移时服钱许，借以消食顺气，转不伤气，因其能多进饮食，气分自得其养也。若用以除满开郁，而以参、芪、术诸药佐之，虽多服久服，亦何至伤气分乎。"

佐——**半夏**①《本经》："主伤寒寒热，心下坚，下气，喉咽肿痛，头眩胸胀，咳逆，肠鸣，止汗。"②《别录》："消心腹胸膈痰热满结，咳嗽上气，心下急痛坚痞，时气呕逆；消痈肿，堕胎，疗痿黄，悦泽面目。生令人吐，熟令人下。"③《药性论》："消痰涎，开胃健脾，止呕吐，去胸中痰满，下肺气，主咳结。新生者摩涂痈肿不消，能除瘤瘿。气虚而有痰气，加而用之。"④《医学启源》："治寒痰及形寒饮冷伤肺而咳，大和胃气，除胃寒，进饮食。治太阳痰厥头痛，非此不能除。《主治秘要》云，燥胃湿，化痰，益脾胃气，消肿散结，除胸中痰涎。"⑤《日华子本草》："治吐食反胃，霍乱转筋，肠腹冷，痰疟。"⑥《本草衍义》："半夏，今人惟知去痰，不言益脾，盖能分水故也。脾恶湿，湿则濡而困，困则不能制水。"

陈皮①《本经》："主胸中瘕热、逆气，利水谷，久服去臭，下气。"②《别录》："下气，止呕咳，除膀胱留热、停水、五淋，利小便，主脾不能消谷，气冲胸中，吐逆霍乱，止泄，去寸白。"③《药性论》："治胸膈间气，开胃，主气痢，消痰涎，治上气咳嗽。"④《本草拾遗》："去气，调中。"⑤《医学启源》："橘皮能益气，加青皮减半，去滞气，推陈致新。若补脾胃，不去白，若理胸中滞气，去包。《主治秘要》，苦辛益气，利肺，有甘草则补肺，无则泻肺。"⑥《日用本草》："橘皮，能散能泻，能温能补，能消膈气，化痰涎，和脾止嗽，通五淋。中酒呕吐恶心，煎饮之效。"⑦《本草纲目》："橘皮，苦能泻能燥，辛能散，温能和。其治百病，总是取其理气燥湿之功，同补药则补，同泻药则泻，同升药则升，同降药则降。脾乃元气之母，肺乃摄气之钥，故橘皮为二经气分之药，但随所配市补泻升降也。洁古张氏云：'陈皮、枳壳，利其气而痰自下，盖此义也。'"

茯苓①《本经》："主胸胁逆气，忧恚惊邪恐悸，心下结痛，寒热烦满，咳逆，口焦舌干，利小便。"②《别录》："止消渴，好唾，大腹，淋沥，膈中痰水，水肿淋结。开胸腑，调脏气，伐肾邪，长阴，益气力，保神守中。"③《医学启源》："除湿，利腰脐间血，和中益气为主。治溺黄或赤而不利。《主治秘要》云，止泻，除虚热，开腠理，生津液。"④王好古："泻膀胱，益脾胃。治肾积奔豚。"⑤《汤液本草》："茯苓，伐肾邪，小便多能止之，小便涩能利之，与车前子相似，虽利小便而不走气。酒浸与光明朱砂同用，能秘真。"⑥《本草经疏》："茯苓，其味甘平，性则无毒，入手足少阴，手太阳，足太阴、阳明经，阳中之阴也。胸胁逆气，邪在手少阴也；忧恚惊邪，皆心气不足也；恐悸者，肾志不足也；心下结痛，寒热烦满，咳逆，口焦舌干，亦手少阴受邪也。甘能补中，淡而利窍，补中则心脾实，利窍则邪热解，心脾实则忧恚惊邪自止，邪热解则心下结痛、寒热烦满，咳逆、口焦舌干自除，中焦受湿热，则口发渴，湿在脾，脾气弱则好唾，大腹者，脾土虚不能利水，故腹胀大也。”⑦《本草正》：“茯苓，能利窍去湿，利窍则开心益智，导浊生津；去湿则逐水燥脾，补中健胃；祛惊痫，厚肠藏，治痰之本，助药之降。以其味有微甘，故曰补阳。但补少利多，故多服最能损目，久弱极不相宜。”⑧《药性论》：“开胃，止呕逆，善安心神。主肺痿痰壅。治小儿惊痫，心腹胀满，妇人热淋。”⑨《日华子本草》：“补五劳七伤，安胎，暖腰膝，开心益智，止健忘。”⑩《伤寒明理论》：“渗水缓脾。”⑪《药征》：“主治悸及肉瞤筋惕，旁治头眩烦躁。”

连翘①《本经》：“主寒热，鼠瘘，瘰疬，痈肿恶疮，瘿瘤，结热。”②《药性论》：“主通利五淋，小便不通，除心家客热。”③《日华子本草》：“通小肠，排脓。治疮疖，止痛，通月经。”④李杲：“散诸经血结气聚；消肿。”⑤王好古：“治耳聋浑浑焞焞。”⑥《别录》：“去白虫。”⑦《本草备要》散诸经血凝、气聚（营气壅遏，卫气郁滞，遂成疮肿），利水通经，杀虫止痛，消肿排脓（皆结者散之。凡肿而痛者为实邪，肿而不痛为虚邪，肿而赤者为结热，肿而不赤为留气停痰），为十二经疮家圣药（经曰：‘诸疮痛痒，皆属心火。’）。”⑧《本草便读》：“苦先入心，寒能及肺，诸疮各毒，皆缘邪火游行，气聚血凝，用此宣通表里。（连翘其仁初生象心，若未开莲花，熟则四解象肺，去心用壳，轻浮解散之品；味苦性寒，入心肺之分，以肺主一身之气，心主一身之血，故能解散十二经血凝气聚，而为痈疽疮疡之圣药，但外证之属寒者禁之。）。”⑨《本草从新》：“泻火，兼除手足少阳（三焦、胆）、手阳明经（大肠）湿热，散诸经血凝气聚，利水通经，杀虫止痛，消肿排脓。（皆结者散之，凡肿而痛者为实邪，肿而不痛为虚邪，肿而赤者为结热，肿而不赤为留气停痰。）为十二经疮家圣药。（经曰：‘诸疮痛痒，皆属心火。’）苦寒之物，多饵即减食，痈疽溃后勿服。”

2. 四气配伍

温——半夏《别录》：“生微寒，熟温，有毒。”

陈皮《本经》：“味辛，温。”

山楂《本草纲目》：“酸甘，微温。”

神曲《本草纲目》：“甘辛，温，无毒。”

凉——连翘《医学启源》：“《主治秘要》云，性凉，味苦。”

平——莱菔子《本草纲目》：“辛甘，平，无毒。”

3. 五味配伍

辛——莱菔子①《本草纲目》：“辛甘，平，无毒。”②《医学衷中参西录》：“生用味微辛，性子；炒用性温。”

半夏①《本经》:“辛,平。”②《日华子本草》:“味辛。”

陈皮《本经》:“味辛,温。”

甘——神曲《本草纲目》:“甘辛,温,无毒。”

苦——连翘①《医学启源》:“《主治秘要》云,性凉,味苦。”②《本经》:“味苦,平。”

酸——山楂《本草纲目》:“酸甘,微温。”

4. 归经配伍

山楂——①《药品化义》:“入脾、肝二经。②《本草经疏》:“入足阳明、太阴经。”

神曲——《雷公炮制药性解》:“入脾、胃二经。”

莱菔子——①《滇南本草》:“入脾、肺二经。”《②药品化义》:“入脾、胃二经。”

半夏——《汤液本草》:“入足阳明、太阴、少阳经。”

陈皮——①《品汇精要》:“行手太阴、足太阴经。”②《雷公炮制药性解》:“入肺、肝、脾、胃四经。”

茯苓——①《本草蒙筌》:“入膀胱、肾、肺。”②《雷公炮制药性解》:“入肺、脾、小肠三经。”

连翘——《雷公炮制药性解》:“入心、肝、胆、胃、三焦、大肠六经。”

5. 七方配伍

七味药为小方、奇方、缓方、复方。

6. 七情配伍

山楂、神曲、莱菔子相须为用,三药同用,能消各种食物积滞。

半夏、陈皮相须为用,增强理气化湿、和胃止呕之功。

7. 量数配伍

本方药量均较多,意在治疗食积内停,增加药量以增强药效。山楂性温味酸,消一切饮食积滞,长于消肉食油腻之积。神曲性温味甘,消食健胃,长于化酒食陈腐之积;莱菔子性平味辛,下气消食除胀,长于消谷面之积。三药同用,能消各种食物积滞。食积易于阻气、生湿、化热,故以半夏、陈皮用量较大,增强理气化湿之力,和胃止呕;茯苓健脾利湿,和中止泻;连翘味苦微寒,既可散结以助消积,又可清解食积所生之热。诸药配伍,使食积得化气得和,热清湿去,诸症自除。

8. 对药配伍

山楂——神曲——莱菔子

陈皮——半夏——茯苓

9. 趋向配伍

山楂性温,神曲性温味甘,半夏、陈皮性温味辛,有升发之功,为升浮之品。连翘味苦微寒,清热散结,有沉降之功,为沉降之品。莱菔子、茯苓性平为阴阳平和之品。

10. 阴阳配伍

山楂、神曲、半夏、陈皮性温,为阳。连翘性寒为阴。莱菔子、茯苓性平,属阴阳平和之品。

11. 五行配伍

山楂味酸，为金，神曲、茯苓性平味甘，为土，具有补益之功，健脾利湿，莱菔子性平味辛，半夏、陈皮性温味辛，有辛散之功，为木；连翘味苦微寒，为水，清热散结。诸药合用，体现了五行中水生木，培土生金之原则，重在消食和胃。

12. 随证加减配伍

加减运用本方药力较缓，若食积较重者，可加实、槟榔；苔黄脉数者，可加黄连、黄芩；大便秘结者，可加大黄；兼脾虚者，可加白术。

13. 名家论方

①原方主治。《丹溪心法成方便读·卷三》："此为食积痰滞，内瘀脾胃，正气未虚者而设也。山楂酸温性紧，善消腥羶油腻之积，行瘀破滞，为克化之药，故以为君。神曲系蒸窨而成，其辛温之性，能消酒食陈腐之积。莱子辛甘下气，而化面积；麦芽咸温，消谷而行瘀积，二味以之为辅。然痞坚之处，必有伏阳，故以连翘之苦寒散结而清热。积郁之凝，必多痰滞，故以二陈化痰而行气。此方虽纯用消导，毕竟是平和之剂，故特谓之保和耳。"

②《医方考》："伤于饮食，故令恶食。诸方以厉药攻之，是伤而复伤也。是方药味平良，补剂之例也，故曰保和。山楂甘而酸，酸胜甘，故能去肥甘之积；神曲甘而腐，腐胜焦，故能化炮炙之腻；卜子辛而苦，苦下气，故能化面物之滞；陈皮辛而香，香胜腐，故能消陈腐之气；连翘辛而苦，苦泻火，故能去积滞之热；半夏辛而燥，燥胜湿，故能消水谷之气；茯苓甘而淡，淡能渗，故能利湿伤之滞。"

③《医方集解》："此足太阴阳明药也。山楂酸温收缩之性，能消油腻腥羶之食；神曲辛温蒸罨之物，能消酒食陈腐之积；菔子辛甘下气而制面；麦芽咸温消谷而软坚；伤食必兼乎湿，茯苓补脾而渗湿；积久必郁为热，连翘散结而清热；半夏能温能燥，和胃而健脾；陈皮能降能升，调中而理气。此内伤而气未病者，但当消导，不须补益。"

14. 方歌

保和神曲与山楂，陈苓夏翘菔子加，消食和胃化湿结，更可方中用麦芽。

枳实导滞丸

出自《内外伤辨惑论》。

【处方】大黄(30g)，枳实(麸炒，去瓤)、神曲(炒)(各15g)，茯苓(去皮)、黄芩(去腐)、黄连(拣净)、白术(各10g)，泽泻(6g)，

【主治】湿热食积。用于饮食积滞、湿热内阻所致的脘腹胀痛、不思饮食、大便秘结、痢疾里急后重。

【功能】消积导滞，清利湿热。

【用法用量】上为细末，汤浸蒸饼为丸，如梧桐子大，口服，一次6～9g，一日2

次，空腹时用温水送下。

方中君以大黄攻积泻热，使积热从大便而下；臣以枳实行气消积，而除脘腹之胀满；佐以黄连、黄芩清热燥湿，又能厚肠止痢；以茯苓、泽泻利水渗湿，且可止泻；用白术健脾燥湿，以攻积而不伤正；神曲消食化滞，使食消而脾胃和。诸药相伍，使积去滞消，湿化热清，则诸证自解。

1. 君臣佐使配伍

君——**大黄**①《本经》："下瘀血，血闭，寒热，破癥瘕积聚，留饮宿食，荡涤肠胃，推陈致新，通利水谷（'水谷'一作'水谷道'），调中化食，安和五脏。"②《别录》："平胃，下气，除痰实，肠间结热，心腹胀满，女子寒血闭胀，小腹痛，诸老血留结。"③《药性论》："主寒热，消食，炼五脏，通女子经候，利水肿，破痰实，冷热积聚，宿食，利大小肠，贴热毒肿，主小儿寒热时疾，烦热，蚀脓，破留血。"④《日华子本草》："通宣一切气，调血脉，利关节，泄塑滞、水气，四肢冷热不调，温瘴热痰，利大小便，并敷一切疮疖痈毒。"⑤《本草纲目》："主治下痢亦白，里急腹痛，小便淋沥，实热燥结，潮热谵语，黄疸，诸火疮。"⑥《本草便读》："沉降下行，苦寒有毒，通肠涤胃，泻实热之稽留，破积行瘀，荡诸邪之闭结，制炒偏通于小便，分消善导乎州都。（大黄苦寒沉降，气味俱浓，入脾胃大肠血分，能荡涤瘀留结热之实邪，长驱直下，破坚积，除癥瘕。若寒滞积结，有温下之法，虚人挟积，有补泻并行之法，故温药补药，皆可相辅而行，相机而用。若经酒制蒸炒，则专行小肠膀胱，治湿热癃闭等证，故生熟异用耳。）。"⑦《本草崇原》："大黄味苦气寒，色黄臭香，乃整肃中土之剂也。其性走而不守，主下瘀血血闭。气血不和，寒热亦除矣。不但下瘀血血闭，且破癥瘕积聚，留饮宿食。夫留饮宿食，在于聚，陈垢不清，故又曰：'荡涤肠胃，推陈致新。夫肠胃和，则水谷通利，陈垢去，则化食调中，'故又曰：'通利水谷，调中化食也。'"

臣——**神曲**①《药性论》："化水谷宿食，症结积滞，健脾暖胃。"②张元素："养胃气。治亦白荆。"③《汤液本草》："疗脏腑中风气，调中下气，开胃消宿食。主霍乱心膈气，痰逆，除烦，破癥结及补虚，去冷气，除肠胃中塞，不下食。能治小儿腹坚大如盘，胸中满，胎动不安，或腰痛抢心，下血不止。"④《本草纲目》："消食下气，除痰逆霍乱泄痢胀满。闪挫腰痛者，煅过淬酒温服有效，妇人产后欲回乳者，炒研酒服二钱，日二。"⑤《本草述》："治伤暑，伤饮食，伤劳倦，疟气痞证，水肿胀满积聚，痰饮咳嗽，呕吐反胃，霍乱，蓄血，心痛，胃脘痛，胁痛，痹痿眩晕，身重，不能食，黄疸。"⑥《本草再新》："消瘰疬疽瘤。"⑦《本草经疏》："古人用曲，即造酒之曲，其气味甘温，性专消导，行脾胃滞气，散脏腑风冷。神曲乃后人专造，以供药用，加倍于酒曲。"⑧《药品化义》："神曲，味甘，炒香，香能醒脾，甘能治胃，以此平胃气，理中焦，用治脾虚难运，霍乱吐逆，寒湿泄泻，妇人胎动抢心，下血不止。若生用力胜，主消米谷食积，痰滞癥结，胸满痞痞，小儿腹坚，皆能奏绩。”⑨《本经逢原》：“神曲，其功专于消化谷麦酒积，陈久者良。但有积者能消化，无积而久服，则消人元气。”⑩《本草求真》：“神曲，辛甘气温，其物本于白面、杏仁、赤小豆、青蒿、苍耳、红蓼六味，作饼蒸郁而成，其性六味为一，故能散气调中，温胃化痰，逐水消滞，小儿补脾，医多用此以为调治，盖取辛不甚散，甘不甚壅，温不见燥也。然必合以补脾等药，并施则佳。”

枳实①《本经》：“主大风在皮肤中，如麻豆苦痒，除寒热结，止痢，长肌肉，利五脏。”②《别录》：“除胸胁痰癖，逐停水，破结实，消胀满，心下急痞痛，逆气，胁风痛，安胃气，止溏泄，明目。”③《药性论》：“解伤寒结胸，入陷胸汤用；主上气喘咳。肾内伤冷，阴痿而有气，加而用之。”④《珍珠囊》：“去胃中湿热。”⑤《医学启源》：“《主治秘要》云，主心痞，化心胸痰，消食，散败血，破积坚。”⑥《本草再新》：“破气，化痰，消食宽肠，杀虫，败毒。”⑦《本草衍义》：“枳实、枳壳，一物也。小则其性酷而速，大则其性和而缓。故张仲景治伤寒仓卒之病，承气汤中用枳实，此其意也；皆取其疏通、决泄、破结实之义。他方但导败风壅之气，可常服者，故用枳壳，其意如此。”⑧《本草衍义补遗》：“枳实泻痰，能冲墙倒壁，滑窍泻气之药也。”⑨《用药心法》：“枳实，洁古用去脾经积血，故能去心下痞，脾无积血，则心下不痞。”⑩《药品化义》：“枳实专泄胃实，开导坚结，故主中脘以治血分，疗脐腹间实满，消痰癖，祛停水，逐宿食，破结胸，通便闭，非此不能也。若皮肤作痒，因积血滞于中，不能营养肌表，若饮食不思，因脾郁结不能运化，皆取其辛散苦泻之力也。为血分中之气药，惟此称最。”

佐——**黄芩**①《本经》：“主诸热黄疸，肠澼，泄利，逐水，下血闭，(治)恶疮，疽蚀，火疡。”②《别录》：“疗痰热，胃中热，小腹绞痛，消谷，利小肠，女子血闭，淋露下血，小儿腹痛。”③陶弘景：“治奔豚，脐下热痛。”④《药性论》：“能治热毒，骨蒸，寒热往来，肠胃不利，破壅气，治五淋，令人宣畅，去关节烦闷，解热渴，治热腹中㽲痛，心腹坚胀。”⑤《日华子本草》：“下气，主天行热疾，疔疮，排脓。治乳痈，发背。”⑥《珍珠囊》：“除阳有余，凉心去热，通寒格。”李杲：“治发热口苦。”⑦《滇南本草》：“上行泻肺火，下行泻膀胱火，(治)男子五淋，女子暴崩，调经清热，胎有火热不安，清胎热，除六经实火实热。”⑧《本草纲目》：“治风热湿热头疼，奔豚热痛，火咳，肺痿喉腥，诸失血。”⑨《本草正》：“枯者清上焦之火，消痰利气，定喘嗽，止失血，退往来寒热，风热湿热，头痛，解瘟疫，清咽，疗肺痿肺痈，乳痈发背，尤祛肌表之热，故治斑疹、鼠瘘，疮疡、赤眼；实者凉下焦之热，能除赤痢，热蓄膀胱，五淋涩痛，大肠闭结，便血、漏血。”⑩《医学启源》：“黄芩，治肺中湿热，疗上热目中肿赤，瘀血壅盛，必用之药。泄肺中火邪上逆于膈上，补膀胱之寒水不足，乃滋其化源。《主治秘要》云，其用有九：泻肺经热，一也；夏月须用，二也；上焦及皮肤风热，三也；去诸热，四也；妇人产后，养阴退阳，五也；利胸中气，六也；消膈上痰，七也；除上焦热及脾湿，八也；安胎，九也。单制、二制、不制，分上中下也。酒炒上行，主上部积血，非此不能除，肺苦气上逆，急食苦以泄之，正谓此也。”

黄连①《本经》：“主热气目痛，眦伤泣出，明目，肠辩腹痛下痢，妇人阴中肿痛。”②《别录》：“主五脏冷热，久下泄辩脓血，止消渴，大惊，除水利骨，调胃厚肠，益胆，疗口疮。”③《药性论》：“杀小儿疳虫，点赤眼昏痛，镇肝去热毒。”④《日华子本草》：“治五劳七伤，益气，止心腹痛。惊悸烦躁，润心肺，长肉，止血；并疮疥，盗汗，天行热疾；猪肚蒸为丸，治小儿疳气。”⑤《珍珠囊》：“泻心火，心下痞。酒炒、酒浸，上颈已上。”⑥《本草衍义补遗》：“以姜汁炒，辛散除热有功。”⑦《本草新编》：“止吐利吞酸，解口渴，治火眼，安心，止梦遗，定狂躁，除痞满。”⑧《本草备要》：“治痈疽疮疥，酒毒，胎毒。除疳，杀蛔。”⑨刘完素：“古方以黄连为治痢之最，盖治痢惟宜辛苦寒药，辛能发散，开通郁结，苦能燥湿，寒能胜热，使气宣平而已。诸苦寒药多泄，惟黄连、黄柏性冷而燥，能降火去湿，而止泄痢，故治痢以之为君。”⑩《汤液本草》：“黄连苦燥，故入心，火就燥也，然泻心，其实泻脾也，为子能令母实，实则泻其子。治血，防风为上使，黄连为中使，地榆为下使。”⑪《医学入门》：“黄连，酒浸炒，则上行头目口舌；姜汁炒，辛散冲热有功。一切湿热形瘦气急，一切时行热毒暑毒、诸般恶毒秽毒，诸疮疡毒。俱以姜和其寒，而少变其性，不使热有牴牾也。”⑫《本草蒙筌》：“黄连，久服之，反从火化，愈觉发热，不知有寒。故其功效，惟初病气实热盛者，服之最良，而久病气虚发热，服之又反助其火也。”

茯苓①《本经》：“主胸胁逆气，忧恚惊邪恐悸，心下结痛，寒热烦满，咳逆，口焦舌干，利小便。”②《别录》：“止消渴，好唾，大腹，淋沥，膈中痰水，水肿淋结。开胸腑，调脏气，伐肾邪，长阴，益气力，保神守中。”③《医学启源》：“除湿，利腰脐间血，和中益气为主。治溺黄或赤而不利。《主治秘要》云，止泻，除虚热，开腠理，生津液。”④王好古：“泻膀胱，益脾胃。治肾积奔豚。”⑤《汤液本草》：“茯苓，伐肾邪，小便多能止之，小便涩能利之，与车前子相似，虽利小便而不走气。酒浸与光明朱砂同用，能秘真。”⑥《本草经疏》：“茯苓，其味甘平，性则无毒，入手足少阴，手太阳，足太阴、阳明经，阳中之阴也。胸胁逆气，邪在手少阴也；忧恚惊邪，皆心气不足也；恐悸者，肾志不足也；心下结痛，寒热烦满，咳逆，口焦舌干，亦手少阴受邪也。甘能补中，淡而利窍，补中则心脾实，利窍则邪热解，心脾实则忧恚惊邪自止，邪热解则心下结痛、寒热烦满，咳逆、口焦舌干自除，中焦受湿热，则口发渴，湿在脾，脾气弱则好唾，大腹者，脾土虚不能利水，故腹胀大也。”⑦《本草正》：“茯苓，能利窍去湿，利窍则开心益智，导浊生津；去湿则逐水燥脾，补中健胃；祛惊痫，厚肠藏，治痰之本，助药之降。以其味有微甘，故曰补阳。但补少利多，故多服最能损目，久弱极不相宜。”⑧《药性论》：“开胃，止呕逆，善安心神。主肺痿痰壅。治小儿惊痫，心腹胀满，妇人热淋。”⑨《日华子本草》：“补五劳七伤，安胎，暖腰膝，开心益智，止健忘。”⑩《伤寒明理论》：“渗水缓脾。”⑪《药征》：“主治悸及肉瞤筋惕，旁治头眩烦躁。”

泽泻①《本经》：“主风寒湿痹，乳难，消水，养五脏，益气力，肥健。”②《别录》：“补虚损五劳，除五脏痞满，起阴气，止泄精、消渴、淋沥，逐膀胱、三焦停水。”③《药性论》：“主肾虚精自出，治五淋，利膀胱热，直通水道。”④《日华子本草》：“治五劳七伤，主头旋、耳虚鸣，筋骨挛缩，通小肠，止遗沥、尿血。”⑤《本草纲目》：“渗湿热，行痰饮，止呕吐、泻痢，疝痛，脚气。”⑥《本草衍义》：“泽泻，其功尤长于行水。张仲景曰，水蓄渴烦，小便不利，或吐或泻，五苓散主之。方用泽泻，故知其用长于行水。《本经》又引扁鹊云，多服病人眼涩，诚为行去其水。张仲景八味丸用之者，亦不过引接桂、附等归就肾经，别无他意。凡服泽泻散人，未有不小便多者；小便既多，肾气焉得复实？今人止泄精，多不敢用。”⑦《本草蒙筌》：“泽泻，多服虽则目昏，暴服亦能明目，其义何也？盖泻伏水，去留垢，故明目；小便利，肾气虚，故目昏。二者不可不知。”

白术①《本经》：“主风寒湿痹，死肌，痉，疸，止汗，除热消食。”②《药性论》：“主大风顽痹，多年气痢，心腹胀痛，破消宿食，开胃，去痰涎，除寒热，止下泄，主面光悦，驻颜去皯，治水肿胀满，止呕逆，腹内冷痛，吐泻不住，及胃气虚冷痢。”③李杲：“去诸经中湿而理脾胃。”④《本草衍义补遗》：“有汗则止，无汗则发。能消虚痰。⑤《本草通玄》：“白术，补脾胃之药，更无出其右者。”⑥《本草汇言》：“白术，乃扶植脾胃，散湿除痹，消食除痞之要药也。”

2. 四气配伍

寒——大黄《本经》：“味苦，寒。”

枳实《本经》：“味苦，寒。”

黄连《本经》：“味苦，寒。”

黄芩《别录》：“大寒，无毒。”

泽泻《本经》：“味甘，寒。”

温——神曲《本草纲目》：“甘辛，温，无毒。”

白术①《本经》:“味苦,温。”②《别录》:“甘,无毒。”

平——茯苓《本经》:“味甘,平。”

3. 五味配伍

甘——神曲①《本草纲目》:“甘辛,温,无毒。”②《汤液本草》:“气暖,味甘。”

茯苓《本经》:“味甘,平。”

泽泻《本经》:“味甘,寒。”

苦——大黄①《本经》:“味苦,寒。”②《药性论》:“味苦甘。”

枳实《本经》:“味苦,寒。”

黄连《本经》:“味苦,寒。”

黄芩①《本经》:“味苦,平。”②《药性论》:“味苦甘。”

白术①《本经》:“味苦,温。”②《别录》:“甘,无毒。”

4. 归经配伍

大黄——《本草纲目》:“足太阴,手、足阳明,手、足厥阴五经血分药。”

神曲——《雷公炮制药性解》:“入脾、胃二经。”

枳实——《本草经疏》:“入足阳明、太阴经。”

黄芩——《本草纲目》:“入手少阴、阳明,手足太阴、少阳六经。”

黄连——《本草经疏》:“入手少阴、阳明,足少阳、厥阴、阳明、太阴。”

白术——《汤液本草》:“入手太阳、少阴,足阳明、太阴,少阴、厥阴经。”

茯苓——①《本草蒙筌》:“入膀胱、肾、肺。”②《雷公炮制药性解》:“入肺、脾、小肠三经。”

泽泻——《雷公炮制药性解》:“入膀胱、肾、三焦、小肠四经。”

5. 七方配伍

八味药为小方、偶方、缓方、复方。

6. 七情配伍

大黄、枳实相使为用,增强行气消积,除脘腹之胀满。

黄连、黄芩相须为用,增强清热燥湿,又可厚肠止痢。

茯苓、泽泻相须为用,增强渗利水湿而止泻。

7. 量数配伍

本方药量较多,意在增加药量以增强药效。大黄用量较大,增强攻积泻热之力,使积热从大便而下。枳实与神曲等量使用,消食化滞,行气消积,除脘腹之胀满。黄连、黄芩性寒味苦,等量使用,清热燥湿,又可厚肠止痢;茯苓、泽泻性平味甘,渗利水湿而止泻;白术甘苦性温,健脾燥湿,使攻积而不伤正。诸药相伍,积去食消,湿去热清,诸症自解。此方用于湿热食滞之泄泻、下痢时,亦属“通因通用”之法。

8. 对药配伍

黄芩——黄连

大黄——枳实

茯苓——泽泻

9. 趋向配伍

茯苓、泽泻性平味甘，白术性温味甘，神曲甘辛性温，健脾渗湿，利水止泻，有升发之功，为升浮之品。大黄性寒味苦，枳实性微寒味苦，黄连、黄芩性寒味苦，攻积泻热，有沉降之功，为沉降之品。

10. 阴阳配伍

茯苓、泽泻健脾为用属阳，白术、神曲性温属阳。大黄、枳实、黄连、黄芩皆性寒为阴。

11. 五行配伍

茯苓、泽泻、白术、神曲皆味甘，为土，有补益之功。大黄、枳实、黄连、黄芩味苦，为水，攻积泻热，有沉降之功。诸药合用，体现了五行中水生木，实土扶木之原则，重在消导化积，清热利湿。

12. 随证加减配伍

①木香槟榔丸：出自《儒门事亲》。主治积滞内停，湿蕴生热证见脘腹病满胀痛，赤白痢疾，里急后重，或大便秘结，舌苔黄腻，脉沉实者。

②腹胀满较甚，里急后重者，可加木香、槟榔等以助理气导滞之功。

13. 名家论方

①原书主治。《内外伤辨惑论·卷下》："治伤湿热之物，不得施化而作痞满，闷乱不安。"

②方论选录。汪昂《医方集解·攻里之剂》："饮食伤滞，作痛成积，非有以推荡之则不行，积滞不尽，病终不除，故以大黄、枳实攻而下之，而痛泻反止，《经》所谓通因通用也。伤由湿热，黄芩、黄连佐以清热；茯苓泽泻佐之以利湿。积由酒食，神曲蒸客之物化食解酒，因其同类，温而消之。芩、连、大黄苦寒太甚，恐其伤胃，故又以白术之甘温补土而固中也。"

14. 方歌

枳实导滞首大黄，芩连曲术茯苓襄，泽泻蒸饼糊丸服，湿热积滞力能攘。

第二节 健脾消食

健脾丸

出自《证治准绳·类方第五册不能食》。

【处方】白术（炒）二两半（15g），木香（另研）、黄连（酒炒）、甘草各七钱半（各6g），白茯苓（去皮）二两（10g），人参一两五钱（9g），神曲（炒）、陈皮、砂仁、麦芽

（炒）、山楂（取肉）、山药、肉豆蔻（面裹纸包槌去油），以上各一两（各 6g）。

【主治】脾胃虚弱，饮食内停，脘腹痞闷，食少难消，大便溏薄，苔腻微黄，脉象虚弱。

【功能】健脾和胃，消食止泻。

【用法用量】共为细末，蒸饼为丸，如绿豆大，每服五十丸，空心服，一日二次，陈米汤下。现代用法：糊丸或水泛小丸，每服 6～9g，温开水送下，一日二次。

方中人参、白术、茯苓、甘草，即四君子汤，补益脾胃，山药补中健脾；神曲、麦芽、山楂消食化滞；木香、砂仁、陈皮行气宽中；肉豆蔻温中涩肠；黄连清热燥湿，诸药相配，补消兼施，并有清化湿热之效。本方健脾的药物较多，且食消脾自健，故得“健脾”之名。

1. 君臣佐使配伍

君——**人参**①《本经》：“主补五脏，安精神，止惊悸，除邪气，明目，开心益智。”②《别录》：“疗肠胃中冷，心腹鼓痛，胸胁逆满，霍乱吐逆，调中，止消渴，通血脉，破坚积，令人不忘。”③《药性论》：“主五脏气不足，五劳七伤，虚损瘦弱，吐逆不下食，止霍乱烦闷呕哕，补五脏六腑，保中守神。”“消胸中痰，主肺痿吐脓及痫疾，冷气逆上，伤寒不下食，病人虚而多梦纷纭，加而用之。”④《日华子本草》：“调中治气，消食开胃。”⑤《医学启源》：“治脾胃阳气不足及肺气促，短气、少气，补中缓中，泻肺脾胃中火邪。《主治秘要》，补元气，止泻，生津液。”⑥《本草纲目》：“治男妇一切虚证，发热自汗，眩晕头痛，反胃吐食，痎疟，滑泻久痢，小便频数，淋沥，劳倦内伤，中风，中暑，痿痹，吐血，嗽血，下血，血淋，血崩，胎前产后诸病。”⑦《滇南本草》：“治阴阳不足，肺气虚弱。⑧《珍珠囊》：“养血，补胃气，泻心火。”

白术①《本经》：“主风寒湿痹，死肌，痉，疸，止汗，除热消食。”②《药性论》：“主大风顽痹，多年气痢，心腹胀痛，破消宿食，开胃，去痰涎，除寒热，止下泄，主面光悦，驻颜去皯，治水肿胀满，止呕逆，腹内冷痛，吐泻不住，及胃气虚冷痢。”③李杲：“去诸经中湿而理脾胃。”④《本草衍义补遗》：“有汗则止，无汗则发。能消虚痰。”⑤《本草通玄》：白术，补脾胃之药，更无出其右者。”⑥《别录》：“主大风在身面，风眩头痛，目泪出，消痰水，逐皮间风水结肿，除心下急满，及霍乱吐下不止，利腰脐间血，益津液，暖胃，消谷嗜食。”⑦《日华子本草》：“治一切风疾，五劳七伤，冷气腹胀，补腰膝，消痰，治水气，利小便，止反胃呕逆，及筋骨弱软，痃癖气块，妇人冷癥瘕，温疾，山岚瘴气，除烦长肌。”⑧《医学启源》：“除湿益燥，和中益气，温中，去脾胃中湿，除胃热，强脾胃，进饮食，和胃，生津液，主肌热，四肢困倦，目不欲开，怠惰嗜卧，不思饮食，止渴，安胎。”⑨王好古：“理中益脾，补肝风虚，主舌本强，食则呕，胃脘痛，身体重，心下急痛，心下水痞，冲脉为病，逆气里急，脐腹痛。”⑩《本草汇言》：白术，乃扶植脾胃，散湿除痹，消食除痞之要药也。”

茯苓①《药品化义》：“白茯苓，味独甘淡，甘则能补，淡则能渗，甘淡属土，用补脾阴，土旺生金，兼益肺气。主治脾胃不和，泄泻腹胀，胸胁逆气，忧思烦满，胎气少安，魂魄惊跳，膈间痰气。”②《本经》：“主胸胁逆气，忧恚惊邪恐悸，心下结痛，寒热烦满，咳逆，口焦舌干，利小便。”③《别录》：“止消渴，好唾，大腹，淋沥，膈中痰水，水肿淋结。开胸腑，调脏气，伐肾邪，长阴，益气力，保神守中。”④《医学启源》：“除湿，利腰脐间血，和中益气为主。治溺黄或赤而不利。《主治秘要》云：‘止泻，除虚热，开腠理，生津液。’”⑤王好古：“泻膀胱，益脾胃。治肾积奔豚。”⑥《用药心法》：“茯苓，淡能利窍，甘以助阳，除湿之圣药也。味甘平补阳，益脾逐水，生津导气。”⑦《汤液本草》：“茯苓，伐肾邪，小便多能止之，小便涩能利之，与车前子相似，虽利小便而不走气。酒浸与光明朱砂同用，能秘真。”⑧《本草正》：“茯苓，能利窍去湿，利窍则开心益智，导浊生津；去湿则逐水燥脾，补中健胃；祛惊痫，厚肠藏，治痰之本，助药之降。以其味有微甘，故曰补阳。但补少利多，故多服最能损目，久弱极不相宜。”

甘草①《本草纲目》：“解小儿胎毒、惊痼，降火止痛。”②《别录》：“温中下气，烦满短气，伤脏咳嗽，止渴，通经脉，利血气，解百药毒。”③《本经》：“主五脏六腑寒热邪气，坚筋骨，长肌肉，倍力，金疮肿，解毒。”④《药性论》：“主腹中冷痛，治惊痫，除腹胀满；补益五脏；制诸药毒；养肾气内伤，令人阴(不)痿；主妇人血沥腰痛；虚而多热；加而用之。”

臣——**木香**①《本经》：“主邪气，辟毒疫，强志，主淋露。”②《别录》：“疗气劣、肌中偏寒；主气不足，消毒，(治)温疟，行药之精。”③《本草经集注》：“疗毒肿，消恶气。”④《药性论》：“治女人血气刺心心痛不可忍，末，酒服之。治几种心痛，积年冷气，痃癖癥块，胀痛，逐诸壅气上冲烦闷。治霍乱吐泻，心腹疠刺。”⑤《日华子本草》：“治心腹一切气，止泻，霍乱，痢疾，安胎，健脾消食。疗羸劣，膀胱冷痛，呕逆反胃。”⑥王好古：“治冲脉为病，逆气里急。主脬渗小便秘。”⑦《本草通玄》：“理疝气。”⑧《药类法象》：“木香，除肺中滞气，若治中下焦结滞，须用槟榔为使。”⑨《本草会编》：“木香，与补药为佐则补，与泄药为君则泄也。”⑩《本草纲目》：“木香，乃三焦气分之药，能升降诸气。诸气膹郁，皆属于肺，故上焦气滞用之者，乃金郁则泄之也；中气不运，皆属于脾，故中焦气滞宜之者，脾胃喜芳香也；大肠气滞则后重，膀胱气不化则癃淋，肝气郁则为痛，故下焦气滞者宜之，乃塞者通之也。”⑪《本草汇言》：“广木香，《本草》言治气之总药，和胃气、通心气、降肺气、疏肝气、快脾气、暖肾气、消积气、温寒气、顺逆气、达表气、通里气，管统一身上下内外诸气，独推其功。然性味香燥而猛，如肺虚有热者，血枯脉躁者，阴虚火冲者，心胃痛属火者，元气虚脱者，诸病有伏热者，慎勿轻犯。”

陈皮①《本经》：“主胸中瘕热、逆气，利水谷，久服去臭，下气。”②《别录》：“下气，止呕咳，除膀胱留热、停水、五淋，利小便，主脾不能消谷，气冲胸中，吐逆霍乱，止泄，去寸白。”③《药性论》：“治胸膈间气，开胃，主气痢，消痰涎，治上气咳嗽。”④《本草拾遗》：“去气，调中。”⑤《医学启源》：“橘皮能益气，加青皮减半，去滞气，推陈致新。若补脾胃，不去白，若理胸中滞气，去包。《主治秘要》云，苦辛益气，利肺，有甘草则补肺，无则泻肺。”⑥《日用本草》：“橘皮，能散能泻，能温能补，能消膈气，化痰涎，和脾止嗽，通五淋。中酒呕吐恶心，煎饮之效。”⑦《本草纲目》：“橘皮，苦能泻能燥，辛能散，温能和。其治百病，总是取其理气燥湿之功，同补药则补，同泻药则泻，同升药则升，同降药则降。脾乃元气之母，肺乃摄气之钥，故橘皮为二经气分之药，但随所配市补泻升降也。洁古张氏云：‘陈皮、枳壳，利其气而痰自下，盖此义也。’”

砂仁①《药性论》：“主冷气腹痛，止休息气痢，劳损，消化水谷，温暖脾胃。”②《日华子本草》：“治一切气，霍乱转筋，心腹痛。”③张元素：“治脾胃气结滞不散。”④杨士瀛：“和中，行气，止痛，安胎。”⑤《本草纲目》：“补肺醒脾，养胃益肾，理元气，通滞气，散寒次胀痞，噎膈呕吐，止女子崩中，除咽喉口齿浮热，化铜铁骨哽。”⑥《医林纂要》：“润肾，补肝，补命门，和脾胃，开郁结。”⑦《本草汇言》：“砂仁，温中和气之药也。若上焦之气梗逆而不下，下焦之气抑遏而不上，中焦之气凝聚而不舒，用砂仁治之，奏效最捷。然古方多用以安胎何也？盖气结则痛，气逆则胎动不安，此药辛香而窜，温而不烈，利而不削，和而不争，通畅三焦，温行六腑，暖肺醒脾，养胃养肾，舒达肝胆不顺不平之气，所以善安胎也。”⑧沈则施曰：“砂仁温辛香散，止呕通膈，达上气也；安胎消胀，达中气也；止泻痢、定奔豚，达下气也。与木香同用，治气病尤速。”⑨《药品化义》：“砂仁，辛散苦降，气味俱厚。主散结导滞，行气下气，取其香气能和五脏，随所引药通行诸经。若呕吐恶心，寒湿冷泻，腹中虚痛，以此温中调气；若脾虚饱闷，宿食不消，酒毒伤胃，以此散滞化气；若胎气腹痛，恶阻食少，胎胀不安，以此运行和气。”⑩《玉楸药解》：“缩砂仁，和中调气，行郁消滞，降胃阴而下食，达脾阳而化谷，呕吐与泄泻皆良，咳嗽与痰饮俱妙，善疗噎膈，能安胎妊，调上焦之腐酸，利下气之秽浊。”

山楂①《本草纲目》：“化饮食，消肉积，癥瘕，痰饮痞满吞酸，滞血痛胀。”②《本草再新》：“治脾虚湿热，消食磨积，利大小便。”③《食鉴本草》：“化血块，气块，活血。”④《滇南本草》：“消肉积滞，下气；治吞酸，积块。”

⑤《日用本草》："化食积，行结气，健胃宽膈，消血痞气块。"⑥《本草图经》："治痢疾及腰疼。"⑦《本草求真》："山楂，所谓健脾者，因其脾有食积，用此酸咸之味，以为消磨，俾食行而痰消，气破而泄化，谓之为健，止属消导之健矣。"⑧《医学衷中参西录》："山楂，若以甘药佐之，化瘀血而不伤新血，开郁气而不伤正气，其性尤和平也。"⑨《本草通玄》："山楂，味中和，消油垢之积，故幼科用之最宜。若伤寒为重症，仲景于宿滞不化者，但用大、小承气，一百一十三方中并不用山楂，以其性缓不可为肩弘任大之品。核有功力，不可去也。"⑩《本草经疏》："山楂，《本经》云：'酸气冷，然观其能消食积，行瘀血，则气非冷矣。有积滞则成下痢，产后恶露不尽，蓄于太阴部分则为儿枕痛。山楂能入脾胃消积滞，散宿血，故治水痢及产妇腹中块痛也。大抵其功长于化饮食，健脾胃，行结气，消瘀血，故小儿产妇宜多食之。《本经》误为冷，故有洗疮痒之用。'"

麦芽①《药性论》："消化宿食，破冷气，去心腹胀满。"②《千金要方·食治》："消食和中，熬末令赤黑，捣作麸，止泄利，和清酢浆服之，日三夜一服。"③《医学启源》："补脾胃虚，宽肠胃，捣细炒黄色，取面用之。"④《滇南本草》："宽中，下气，止呕吐，消宿食，止吞酸吐酸，止泻，消胃宽膈，并治妇人奶乳不收，乳汁不止。"⑤《本草纲目》："麦蘖、谷芽、粟蘖，皆能消导米面诸果食积。观造饧者用之，可以类推。但有积者能消化，无积而久服，则消人元气也，不可不知。若久服者，须同白术诸药兼用，则无害。"⑥《本草经疏》："麦蘖，功用与米蘖相同，而此消化之力更紧，其发生之气，又能助胃气上升，行阳道而资健运，故主开胃补脾，消化水谷及一切结积冷气胀满。"⑦《本草汇言》："大麦芽，和中消食之药也。补而能利，利而又能补，如腹之胀满，膈之郁结，或饮食之不纳，中气之不利，以此发生之物而开关格之气，则效非常比也。"⑧《本草正》："麦芽，病久不食者，可借此谷气以开胃，元气中虚者，毋多用此以消肾。亦善催生落胎。"⑨《本草求原》："凡麦、谷、大豆浸之发芽，皆得生升之气，达肝以制化脾土，故能消导。凡怫郁致成膨膈等症，（麦芽）用之甚妙，人知其消谷而不知其疏肝也。"

神曲①《本草纲目》："消食下气，除痰逆霍乱泄痢胀满。闪挫腰痛者，煅过淬酒温服有效，妇人产后欲回乳者，炒研酒服二钱，日二。"②《本草述》："治伤暑，伤饮食，伤劳倦，疟气痞证，水肿胀满积聚，痰饮咳嗽，呕吐反胃，霍乱，蓄血，心痛，胃脘痛，胁痛，痹痿眩晕，身重，不能食，黄疸。"③《汤液本草》："疗脏腑中风气，调中下气，开胃消宿食。主霍乱心膈气，痰逆，除烦，破癥结及补虚，去冷气，除肠胃中塞，不下食。能治小儿腹坚大如盘，胸中满，胎动不安，或腰痛抢心，下血不止。"④《药性论》："化水谷宿食，症结积滞，健脾暖胃。"⑤《本草再新》："消瘰疬疽瘤。”⑥《药品化义》:“神曲,味甘,炒香,香能醒脾,甘能治胃,以此平胃气,理中焦,用治脾虚难运,霍乱吐逆,寒湿泄泻,妇人胎动抢心,下血不止。若生用力胜,主消米谷食积,痰滞癥结,胸满痞痞,小儿腹坚,皆能奏绩。”⑦《本经逢原》:“神曲,其功专于消化谷麦酒积,陈久者良。但有积者能消化,无积而久服,则消人元气。”⑧《本草求真》:“神曲,辛甘气温,其物本于白面、杏仁、赤小豆、青蒿、苍耳、红蓼六味,作饼蒸郁而成,其性六味为一,故能散气调中,温胃化痰,逐水消滞,小儿补脾,医多用此以为调治,盖取辛不甚散,甘不甚壅,温不见燥也。然必合以补脾等药,并施则佳。”

佐——**山药**①《本经》:“主伤中,补虚,除寒热邪气,补中益气力,长肌肉,久服耳目聪明。”②《别录》:“主头面游风,风头(一作‘头风’)眼眩,下气,止腰痛,治虚劳羸瘦,充五脏,除烦热,强阴。”③《药性论》:“补五劳七伤,去冷风,止腰痛,镇心神,补心气不足,病人体虚羸,加而用之。”④《本草纲目》:“益肾气,健脾胃,止泄痢,化痰涎,润皮毛。”⑤《日华子本草》:“助五脏,强筋骨,长志安神,主泄精健忘。”⑥《药品化义》:“山药,温补而不骤,微香而不燥,循循有调肺之功,治肺虚久嗽,何其稳当。因其味甘气香,用之助脾,治脾虚腹泻,怠惰嗜卧,四肢困倦。又取其甘则补阳,以能补中益气,温养肌肉,为肺脾二脏要药。土旺生金,金盛生水,功用相仍,故六味丸中用之治肾虚腰痛,滑精梦遗,虚怯阳痿。但性缓力微,剂宜倍用。”⑦《本草求真》:“山药,本属食物,古人用入汤剂,谓其补脾益气除热。然气虽温而却平,为补脾肺之阴,是以能润皮毛、长肌肉,不似黄芪性温能补肺阳,白术苦燥能补脾阳也。且其性涩,能治遗精不禁,味甘兼咸,又能益肾强阴,故六味地黄丸用此以佐地黄。然性虽阴而滞不甚,故能渗湿以止泄泻。生捣敷痈疮,消肿硬,亦是补阴退热之意。至云补阳消肿,补气除滞,理虽可通,语涉牵混,似非正说。”⑧《本草经读》:“山药,能补肾填精,精足则阴强、目明、耳聪。”

肉豆蔻①《药性论》:“能主小儿吐逆不下乳,腹痛;治宿食不消,痰饮。”②《海药本草》:“主心腹虫痛,脾胃虚冷气并,冷热虚泄,赤白痢等。凡痢以白粥饮服佳;霍乱气并,以生姜汤服良。”③《日华子本草》:“调中,下气,止泻痢,开胃,消食。皮外络,下气,解酒毒,治霍乱。”④《开宝本草》:“温中,治积冷心腹胀痛,霍乱中恶,呕沫,冷气,消食止泄,小儿乳霍。”⑤《本草纲目》:“暖脾胃,固大肠。”⑥《本草经读》:“治精冷。”⑦《本草求原》:“治肾泄,上盛下虚,诸逆上冲,元阳上浮而头痛。”⑧《本草衍义补遗》:“肉豆蔻,温中补脾,为丸。日华子称其下气,以其脾得补而善运化,气自下也,非若陈皮、香附之决泄。”⑨《药性类明》:“肉豆蔻,温中补脾,泄痢久不已则用之,故《本草》言冷热虚泄,久则虽热者其气亦虚,非概用以温中也。"⑩《本草经疏》:"肉豆寇,辛味能散能消,温气能和中通畅。其气芬芳,香气先入脾,脾主消化,温和而辛香,故开胃,胃喜暖故也。故为理脾开胃、消宿食、止泄泻之要药。"⑪《本草汇言》:"肉豆蔻,为和平中正之品,运宿食而不伤,非若枳实、莱服子之有损真气也;下滞气而不峻,非若香附、大腹皮之有泄真气也;止泄泻而不涩,非若诃子、罂粟壳之有兜塞掩伏而内闭邪气也。"⑫《本草正》:"肉豆蔻,能固大肠,肠既固则元气不走,脾气自健,故曰理脾胃虚冷,而实非能补虚也。"⑬《本草正义》:"肉豆蔻,除寒燥湿,解结行气,专理脾胃,颇与草果相近,则辛温之功效本同,惟涩味较甚,并能固及大肠之滑脱,四神丸中有之。温脾即以温肾,是为中下两焦之药,与草果之专主中焦者微别。"

黄连①《本经》:"主热气目痛,眦伤泣出,明目,肠辨腹痛下痢,妇人阴中肿痛。"②《别录》:"主五脏冷热,久下泄辨脓血,止消渴,大惊,除水利骨,调胃厚肠,益胆,疗口疮。"③《药性论》:"杀小儿疳虫,点赤眼昏痛,镇肝去热毒。"④《日华子本草》:"治五劳七伤,益气,止心腹痛。惊悸烦躁,润心肺,长肉,止血;并疮疥,盗汗,天行热疾;猪肚蒸为丸,治小儿疳气。"⑤《珍珠囊》:"泻心火,心下痞。酒炒、酒浸,上颈已上。"⑥《本草衍义补遗》:"以姜汁炒,辛散除热有功。"⑦《本草新编》:"止吐利吞酸,解口渴,治火眼,安心,止梦遗,定狂躁,除痞满。"⑧《本草备要》:"治痈疽疮疥,酒毒,胎毒。除疳,杀蛔。"⑨刘完素:"古方以黄连为治痢之最,盖治痢惟宜辛苦寒药,辛能发散,开通郁结,苦能燥湿,寒能胜热,使气宣平而已。诸苦寒药多泄,惟黄连、黄柏性冷而燥,能降火去湿,而止泄痢,故治痢以之为君。"⑩《汤液本草》:"黄连苦燥,故入心,火就燥也,然泻心,其实泻脾也,为子能令母实,实则泻其子。治血,防风为上使,黄连为中使,地榆为下使。"⑪《医学入门》:"黄连,酒浸炒,则上行头目口舌;姜汁炒,辛散冲热有功。一切湿热形瘦气急,一切时行热毒暑毒、诸般恶毒秽毒,诸疮疡毒。俱以姜和其寒,而少变其性,不使热有牴牾也。"⑫《本草蒙筌》:"黄连,久服之,反从火化,愈觉发热,不知有寒。故其功效,惟初病气实热盛者,服之最良,而久病气虚发热,服之又反助其火也。"

使——**陈米汤**①《本草述》:"五谷为养,而更取其陈者,谓其气味俱尽,还归于淡。淡乃五味之主,可以养胃气,且淡能渗湿,即化滞热,是又可以裕脾阴。故方书中疗滞下噤口有仓廪汤,因胃气虚而热乘之,故用参、苓,乃以羌、独、柴胡升达其胃气,并散其毒气,必入陈米养脾阴,使不为热毒所并。又吐利后大渴不止,独以陈仓米汤疗之。是二者足征其于脾胃之阴气大有裨也。止言其养胃者,殊未亲切,试思下多则亡阴,而兹味之主治,在泻利居多,犹得泛然以养胃为其功乎哉?"②《本草求真》:"陈仓米，即米多年陈积于仓而未用者也。凡米存积未久，则性仍旧未革，煮汁则胶黏不爽，食亦壅滞不消。至于热病将愈，胃气未复，犹忌食物恋膈，热与食郁，而烦以生，必得冲淡甘平，以为调剂，则胃乃适。陈米汁液既枯，气味亦变，服此正能养胃，除热去烦，是以古人载此，既有煮汁养胃之功，复有祛湿除烦之力。一切恶疮，百药不效者，用此作饭成团，火煅存性，麻油、腻粉调敷，可知冲淡和平，力虽稍逊，而功则大，未可忽也。"③《本草纲目》："陈仓米煮汁不浑，初时气味俱尽，故冲淡可以养胃，古人多以煮汁煎药，亦取其调肠胃，利小便，去湿热之功也。"④《千金方》："治洞注下利，炒此米研末饮服者，亦取此义。"⑤《日华子》："谓其涩肠胃，寇氏谓其冷利，皆非中论。"⑥《名医别录》："主下气，除烦渴，调胃，止泄。"⑦《本草纲目》："调肠胃，利小便，止渴除热。"

2. 四气配伍

寒——黄连《本经》："味苦，寒。"

温——陈皮《本经》："味辛，温。"

木香《本经》："味辛，温。"

白术①《本经》："味苦，温。"②《别录》："甘，无毒。"

人参《本草备要》："生，甘苦，微凉；熟，甘，温。"

山楂《本草纲目》："酸甘，微温。"

神曲《本草纲目》："甘辛，温，无毒。"

砂仁《本草纲目》："辛，温，涩，无毒。"

麦芽《汤液本草》："气温，味甘咸，无毒。"

肉豆蔻《海药本草》："味辛，温，无毒。"

平——茯苓《本经》："味甘，平。"

甘草《本经》："味甘，平。"

山药《别录》："平，无毒。"

陈仓米《本草从新》："甘淡，平。"

3. 五味配伍

辛——木香《本经》："味辛，温。"

陈皮《本经》："味辛，温。"

砂仁《本草纲目》："辛，温，涩，无毒。"

肉豆蔻《海药本草》："味辛，温，无毒。"

甘——茯苓《本经》："味甘，平。"

甘草《本经》："味甘，平。"

山药《本经》："味甘，温。"

人参《本草备要》："生，甘苦，微凉；熟，甘，温。"

神曲《本草纲目》："甘辛，温，无毒。"

麦芽《药性论》:"味甘,无毒。"

陈仓米《本草从新》:"甘淡,平。"

苦——白术①《本经》:"味苦,温。"②《别录》:"甘,无毒。

黄连《本经》:"味苦,寒。"

酸——山楂《本草纲目》:"酸甘,微温。"

4. 归经配伍

人参——《本草汇言》:"入肺、脾二经。"

茯苓——《本草经疏》:"入手足少阴,手太阳,足太阴、阳明经。"

白术——《汤液本草》:"入手太阳、少阴,足阳明、太阴,少阴、厥阴经。"

甘草——①《本草通玄》:"入脾、胃。"②《本草经解》:"入手太阴肺经、足太阴脾经。"

木香——《雷公炮制药性解》:"人心、肺、肝、脾、胃、膀胱六经。"

陈皮——①《品汇精要》:"行手太阴、足太阴经。"②《雷公炮制药性解》:"入肺、肝、脾、胃四经。"

砂仁——《本草经疏》:"入足太阴、阳明、厥阴、手太阴、阳明、厥阴。"

山楂——①《药品化义》:"入脾、肝二经。②《本草经疏》:"入足阳明、太阴经。"

神曲——《雷公炮制药性解》:"入脾、胃二经。"

麦芽——《雷公炮制药性解》:"入脾、胃二经。"

山药——《得配本草》:"入手、足太阴经血分,兼入足少阴经气分。"

肉豆蔻——《雷公炮制药性解》:"入肺、胃二经。"

黄连——《本草经疏》:"入手少阴、阳明,足少阳、厥阴、阳明、太阴。"

陈仓米——《本草求真》:"入胃,兼入心、脾。"

5. 七方配伍

十三味药为大方、缓方、奇方、复方。

6. 七情配伍

白术、茯苓相须为用,增强健脾祛湿以止泻之功。

山楂、神曲、麦芽相须为用,增强消食和胃、除已停之积之功。

人参、山药相须为用,增强益气补脾,以助苓、术健脾之力。

木香、砂仁相须为用,增强理气开胃、醒脾化湿。

肉豆蔻、山药相使为用,增强涩肠止泻之功。

7. 量数配伍

本方药量均较多,意在增加药量以增强药效。白术、茯苓用量较多,增强健脾祛湿之力以止泻。山楂、神曲、麦芽用量较多,增加消食和胃之力,除已停之积;人参、山药益气补脾,以助苓、术健脾之力。木香、砂仁、陈皮皆芳香之品,功能理气开胃,醒脾化湿,既可解除脘腹痞闷,又使全方补而不滞;肉豆蔻温涩,合山药以涩肠止泻;黄连清热燥湿,且可清解食积所化之热。甘草补中和药。

8. 对药配伍

白术——茯苓

山楂——神曲——麦芽

人参——山药

木香——砂仁

9. 趋向配伍

人参、白术、山药、白术、茯苓、甘草健脾为用，山楂、神曲、麦芽消食健脾为用，木香、砂仁、陈皮行气为用，有升发之功，为升浮之品。肉豆蔻涩肠止泻，黄连清热为用，趋于沉降之功，为沉降之品。

10. 阴阳配伍

白术、山楂、神曲、人参、山药、木香、砂仁、陈皮皆为性温，为阳。肉豆蔻性温味酸，黄连性寒味苦，有沉降之功，为阴。茯苓、麦芽、甘草性平，为阴阳平和之品。

11. 五行配伍

白术、茯苓、神曲、麦芽、人参、山药、甘草味甘，为土，有补益之功。木香、砂仁、陈皮味辛，为木，有辛散之性。山楂、肉豆蔻味酸，为金。黄连味苦，为水，有沉降之功。诸药合用，体现了五行中水生木，实土扶木的原则，重在健脾开胃。

12. 随证加减配伍

①枳术丸：出自《内外伤辨惑论·卷下》。主治脾虚气滞，饮食停聚。胸脘痞满，不思饮食。

②湿甚者加车前子、泽泻以利水湿；兼寒者去黄连，加干姜以温中祛寒。本方为消补兼施之剂，但补益之药多塞滞，消克之品易伤脾，临床应用时，应权衡其轻重。

13. 名家论方

①原书主治。《证治准绳·卷五》："治一应脾胃不和，饮食劳倦。"

②方论选录。汪昂《医方集解·消导之剂》"此足太阴、阳明药也。脾胃者，仓廪之官，胃虚则不能容受，故不嗜食；脾虚则不能运化，故有积滞，所以然者，由气虚也。参术补气，陈皮利气，气运则脾运而胃强矣。山楂消肉食，麦芽消谷食，戊已不足，故以二药助之使化。枳实力猛，能消积化病；佐以参、术，则为功更捷，而又不致伤气也。夫脾胃受伤，则须补益，饮食难化，则宜消导，合斯二者，所以健脾也。"

14. 方歌

健脾参术与陈皮，枳实山楂麦蘖随，曲糊作丸米饮下，

消补兼行胃弱宜，枳术丸亦消兼补，荷叶烧饭上升奇。

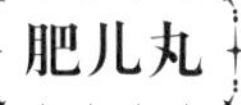

肥儿丸

出自《太平惠民和剂局方》。

【处方】神曲、黄连（各 9g），肉豆蔻、使君子、麦芽（各 6g），槟榔（9g），木香

(3g)。

【主治】(1) 小儿疳病，日渐羸瘦，腹大发竖，不能步行，面黄口臭，二便不调，肌体发热。

(2) 虫积，头皮光急，毛发焦稀，腮缩鼻干，口馋唇白，两目昏烂，揉鼻挦眉，脊耸身黄，斗牙咬爪，焦渴自汗，尿白粪酸，腹胀肠鸣，癖结潮热，酷嗜瓜果，或炭或米，或土或布，嗜酸嗜咸。

【功能】健脾益胃，消积杀虫。

【用法用量】上药共为细末，或猪胆汁为丸，如粟米大。每服 30 丸，空腹时用熟水送下。

方中重用神曲、麦芽消食化积，健脾和中，黄连清热燥湿，治生虫之源，肉蔻、木香健脾止泻，行气止痛，和神曲、麦芽健脾消食，槟榔、使君子下气驱虫，化积消疳。更用胆汁和药为丸，与黄连为伍增其清热之力。诸药相合，标本兼顾，共奏驱虫消积，健脾清热之功，使食积得消，脾虚得健，热去虫下，正气渐复，病愈而体肥，故得名“肥儿”。

1. *君臣佐使配伍*

君——**神曲**①《本草纲目》：“消食下气，除痰逆霍乱泄痢胀满。闪挫腰痛者，煅过淬酒温服有效，妇人产后欲回乳者，炒研酒服二钱，日二。”②《本草述》：“治伤暑，伤饮食，伤劳倦，疟气痞证，水肿胀满积聚，痰饮咳嗽，呕吐反胃，霍乱，蓄血，心痛，胃脘痛，胁痛，痹痿眩晕，身重，不能食，黄疸。”③《汤液本草》：“疗脏腑中风气，调中下气，开胃消宿食。主霍乱心膈气，痰逆，除烦，破癥结及补虚，去冷气，除肠胃中塞，不下食。能治小儿腹坚大如盘，胸中满，胎动不安，或腰痛抢心，下血不止。”④《药性论》：“化水谷宿食，症结积滞，健脾暖胃。”⑤《本草再新》：“消瘰疬疽瘤。”⑥《药品化义》：“神曲，味甘，炒香，香能醒脾，甘能洽胃，以此平胃气，理中焦，用治脾虚难运，霍乱吐逆，寒湿泄泻，妇人胎动抢心，下血不止。若生用力胜，主消米谷食积，痰滞癥结，胸满疟痞，小儿腹坚，皆能奏绩。”⑦《本经逢原》：“神曲，其功专于消化谷麦酒积，陈久者良。但有积者能消化，无积而久服，则消人元气。”⑧《本草求真》：“神曲，辛甘气温，其物本于白面、杏仁、赤小豆、青蒿、苍耳、红蓼六味，作饼蒸郁而成，其性六味为一，故能散气调中，温胃化痰，逐水消滞，小儿补脾，医多用此以为调治，盖取辛不甚散，甘不甚壅，温不见燥也。然必合以补脾等药，并施则佳。”

麦芽①《药性论》：“消化宿食，破冷气，去心腹胀满。”②《千金要方·食治》：“消食和中，熬末令赤黑，捣作麨，止泄利，和清酢浆服之，日三夜一服。③《医学启源》：“补脾胃虚，宽肠胃，捣细炒黄色，取面用之。”④《滇南本草》：“宽中，下气，止呕吐，消宿食，止吞酸吐酸，止泻，消胃宽膈，并治妇人奶乳不收，乳汁不止。”⑤《本草纲目》：“麦蘖、谷芽、粟蘖，皆能消导米面诸果食积。观造饧者用之，可以类推。但有积者能消化，无积而久服，则消人元气也，不可不知。若久服者，须同白术诸药兼用，则无害。”⑥《本草经疏》：“麦蘖，功用与米蘖相同，而此消化之力更紧，其发生之气，又能助胃气上升，行阳道而资健运，故主开胃补脾，消化水谷及一切结积冷气胀满。”⑦《本草汇言》：“大麦芽，和中消食之药也。补而能利，利而又能补，如腹之胀满，膈之郁结，或饮食之不纳，中气之不利，以此发生之物而开关格之气，则效非常比也。”⑧《本草正》：“麦芽，病久不食者，可借此谷气以开胃，元气中虚者，毋多用此以消肾。亦善催生落胎。⑨《本草求原》：凡麦、谷、大豆浸之发芽，皆得生升之气，达肝以制化脾土，故能消导。凡怫郁致成膨膈等症，(麦芽)用之甚妙，人知其消谷而不知其疏肝也。”

臣——**黄连**①《本经》：“主热气目痛，眦伤泣出，明目，肠辩腹痛下痢，妇人阴中肿痛。”②《别录》：“主五脏冷热，久下泄辩脓血，止消渴，大惊，除水利骨，调胃厚肠，益胆，疗口疮。”③《药性论》：“杀小儿疳虫，点赤眼昏痛，镇肝去热毒。”④《日华子本草》：“治五劳七伤，益气，止心腹痛。惊悸烦躁，润心肺，长肉，止血；并疮疥，盗汗，天行热疾；猪肚蒸为丸，治小儿疳气。”⑤《珍珠囊》：“泻心火，心下痞。酒炒、酒浸，上颈已上。”⑥《本草衍义补遗》：“以姜汁炒，辛散除热有功。”⑦《本草新编》：“止吐利吞酸，解口渴，治火眼，安心，止梦遗，定狂躁，除痞满。”⑧《本草备要》：“治痈疽疮疥，酒毒，胎毒。除疳，杀蛔。”⑨刘完素：“古方以黄连为治痢之最，盖治痢惟宜辛苦寒药，辛能发散，开通郁结，苦能燥湿，寒能胜热，使气宣平而已。诸苦寒药多泄，惟黄连、黄柏性冷而燥，能降火去湿，而止泄痢，故治痢以之为君。”⑩《汤液本草》：“黄连苦燥，故入心，火就燥也，然泻心，其实泻脾也，为子能令母实，实则泻其子。治血，防风为上使，黄连为中使，地榆为下使。”⑪《医学入门》：“黄连，酒浸炒，则上行头目口舌；姜汁炒，辛散冲热有功。一切湿热形瘦气急，一切时行热毒暑毒、诸般恶毒秽毒，诸疮疡毒。俱以姜和其寒，而少变其性，不使热有牴牾也。”⑫《本草蒙筌》：“黄连，久服之，反从火化，愈觉发热，不知有寒。故其功效，惟初病气实热盛者，服之最良，而久病气虚发热，服之又反助其火也。”

肉豆蔻①《药性论》：“能主小儿吐逆不下乳，腹痛；治宿食不消，痰饮。”②《海药本草》：“主心腹虫痛，脾胃虚冷气并，冷热虚泄，赤白痢等。凡痢以白粥饮服佳；霍乱气并，以生姜汤服良。”③《日华子本草》：“调中，下气，止泻痢，开胃，消食。皮外络，下气，解酒毒，治霍乱。”④《开宝本草》：“温中，治积冷心腹胀痛，霍乱中恶，呕沫，冷气，消食止泄，小儿乳霍。"⑤《本草纲目》:"暖脾胃,固大肠。"⑥《本草经读》:"治精冷。"⑦《本草求原》:"治肾泄,上盛下虚,诸逆上冲,元阳上浮而头痛。"⑧《本草衍义补遗》:"肉豆蔻,温中补脾,为丸。日华子称其下气,以其脾得补而善运化,气自下也,非若陈皮、香附之駃泄。"⑨《药性类明》:"肉豆蔻,温中补脾,泄痢久不已则用之,故《本草》言冷热虚泄,久则虽热者其气亦虚,非概用以温中也。"⑩《本草经疏》:"肉豆蔻,辛味能散能消,温气能和中通畅。其气芬芳,香气先入脾,脾主消化,温和而辛香,故开胃,胃喜暖故也。故为理脾开胃、消宿食、止泄泻之要药。"⑪《本草汇言》:"肉豆蔻,为和平中正之品,运宿食而不伤,非若枳实、莱服子之有损真气也;下滞气而不峻,非若香附、大腹皮之有泄真气也;止泄泻而不涩,非若诃子、罂粟壳之有兜塞掩伏而内闭邪气也。"⑫《本草正》:"肉豆蔻,能固大肠,肠既固则元气不走,脾气自健,故曰理脾胃虚冷,而实非能补虚也。"⑬《本草正义》:"肉豆蔻,除寒燥湿,解结行气,专理脾胃,颇与草果相近,则辛温之功效本同,惟涩味较甚,并能固及大肠之滑脱,四神丸中有之。温脾即以温肾,是为中下两焦之药,与草果之专主中焦者微别。"

木香①《本经》:"主邪气,辟毒疫,强志,主淋露。"②《别录》:"疗气劣、肌中偏寒;主气不足,消毒,(治)温疟,行药之精。"③《本草经集注》:"疗毒肿,消恶气。"④《药性论》:"治女人血气刺心心痛不可忍,末,酒服之。治几种心痛,积年冷气,痃癖癥块,胀痛,逐诸壅气上冲烦闷。治霍乱吐泻,心腹㽲刺。"⑤《日华子本草》:"治心腹一切气,止泻,霍乱,痢疾,安胎,健脾消食。疗羸劣,膀胱冷痛,呕逆反胃。"⑥王好古:"治冲脉为病,逆气里急。主脬渗小便秘。"⑦《本草通玄》:"理疝气。"⑧《药类法象》:"木香,除肺中滞气,若治中下焦结滞,须用槟榔为使。"⑨《本草会编》:"木香,与补药为佐则补,与泄药为君则泄也。"⑩《本草纲目》:"木香,乃三焦气分之药,能升降诸气。诸气膹郁,皆属于肺,故上焦气滞用之者,乃金郁则泄之也;中气不运,皆属于脾,故中焦气滞宜之者,脾胃喜芳香也;大肠气滞则后重,膀胱气不化则癃淋,肝气郁则为痛,故下焦气滞者宜之,乃塞者通之也。"⑪《本草汇言》:"广木香,《本草》言治气之总药,和胃气、通心气、降肺气、疏肝气、快脾气、暖肾气、消积气、温寒气、顺逆气、达表气、通里气,管统一身上下内外诸气,独推其功。然性味香燥而猛,如肺虚有热者,血枯脉躁者,阴虚火冲者,心胃痛属火者,元气虚脱者,诸病有伏热者,慎勿轻犯。"

佐——**槟榔**①《别录》:"主消谷逐水,除痰癖;杀三虫,疗寸白。"②《药性论》:"宣利五脏六腑壅滞,破坚满气,下水肿。治心痛,风血积聚。"③《唐本草》:"主腹胀,生捣末服,利水谷。敷疮,生肌肉止痛。烧为灰,主口吻白疮。"④《海药本草》:"主奔豚诸气,五膈气,风冷气,宿食不消。"⑤《日华子本草》："除一切风，下一切气，通关节，利九窍，补五劳七伤，健脾调中，除烦，破癥结，下五膈气。"⑥《本草纲目》："治泻痢后重，心腹诸痛，大小便气秘，痰气喘急。疗诸疟，御瘴疠。"⑦《本草纲目》："治泻痢后重，心腹诸痛，大小便气秘，痰气喘急。疗诸疟，御瘴疠。"⑧《用药心法》："槟榔，苦以破滞，辛以散邪，专破滞气下行。"⑨《本草蒙筌》："槟榔，久服则损真气，多服则泻至高之气，较诸枳壳、青皮，此尤甚也。"⑩《本草经疏》："槟榔，入手、足阳明经。夫足阳明为水谷之海，手阳明为传导之言，二经相为贯输，以运化精微者也。二经病则水谷不能以时消化，羁留而生痰癖，或湿热停久，则变生诸虫，此药辛能散结破滞，苦能下泄杀虫，故主如上诸证也。甄权宣利五脏六腑壅滞，破胸中气，下水肿，治心痛积聚"。《日华子本草》："下一切气，通关节，利九窍，健脾调中，破癥结；主奔豚气，五膈气，风冷气，脚气，宿食不消，皆取其辛温走散，破气坠积，能下肠胃有形之物耳。"

使君子①《开宝本草》："主小儿五疳，小便白浊，疗泻痢。"②《本草纲目》："健脾胃，除虚热。治小儿百病疮癣。"③《本草经疏》："使君子，为补脾健胃之要药。小儿五辩，便浊泻痢及腹虫，莫不皆由脾虚胃弱，因而乳食停滞，湿热瘀塞而成。脾健胃开，则乳饮自消，湿热自散，水道自利，而前证俱除矣。不苦不辛，而能杀疳蛔，此所以为小儿上药也。"④《本草正》："使君子，凡小儿食此，亦不宜频而多，大约性滑，多则能伤脾也。但使君子专杀蛔虫，榧子专杀寸白虫耳。"⑤《本草正义》："使君子，甘温是温和之温，殊非温燥可比，故能助饮食之运化，而疏导肠中积滞，且富有脂液，所以滑利流通。"⑥《开宝本草》："所谓小便白浊者，即指疳积症而言。凡小儿腹膨有积，每每小便如粉浆，此盖肾中输尿之路，分泄不清，即以饮食所化之精液，并入小溲而出，所见最多，非大人之赤白浊，不可误认。又谓其主泻痢，亦是疳积中之一症，惟其消化失职，以致大便改常，或为泄泻，或为积滞，此物又能助消化，且去积滞，故并治之，即濒湖所谓能益脾胃，除虚热，治小儿百病之意也。"

使——**猪胆汁**①《别录》："疗伤寒热渴。"②《本草拾遗》："主小儿头疮，取胆汁敷之。"③《本草图经》："主骨热劳极，伤寒及渴疾，小儿五疳，杀虫。"④《本草纲目》："通小便，敷恶疮，杀疳匿，治日赤、目翳，明日，清心脏，凉肝脾。方家用猪胆，取其寒能胜热，滑能润燥，苦能入心，又能去肝胆之火也。"⑤《随息居饮食谱》："补胆，清热，治热痢，通热秘。治厥颠疾。"

2. 四气配伍

寒——黄连《本经》："味苦，寒。"

猪胆汁《汤液本草》："味苦咸，寒。"

温——木香《本经》："味辛，温。"

神曲《本草纲目》："甘辛，温，无毒。"

麦芽《汤液本草》："气温，味甘咸，无毒。"

肉豆蔻《海药本草》："味辛，温，无毒。"

槟榔《本草纲目》："苦辛，温，涩，无毒。"

使君子《本草正》："味甘，气温，有小毒。"

3. 五味配伍

辛——木香《本经》："味辛，温。"

肉豆蔻《海药本草》："味辛，温，无毒。"

甘——神曲《本草纲目》："甘辛，温，无毒。"

麦芽《药性论》："味甘，无毒。"

使君子《本草正》："味甘，气温，有小毒。"

苦——黄连《本经》："味苦，寒。"

槟榔《本草纲目》："苦辛，温，涩，无毒。"

猪胆汁《汤液本草》："味苦咸，寒。"

4. 归经配伍

神曲——《雷公炮制药性解》："入脾、胃二经。"

麦芽——《雷公炮制药性解》："入脾、胃二经。"

黄连——《本草经疏》："入手少阴、阳明，足少阳、厥阴、阳明、太阴。"

肉豆蔻——《雷公炮制药性解》："入肺、胃二经。"

木香——《雷公炮制药性解》："入心、肺、肝、脾、胃、膀胱六经。"

槟榔——《本草新编》："入脾、胃，大肠、肺四经。"

使君子——《雷公炮制药性解》："入脾、胃二经。"

猪胆汁——①《本草纲目》："入心。"②《本草汇言》："入手足阳明经。"

5. 七方配伍

七味药为小方、缓方、奇方。

6. 七情配伍

槟榔、使君子相须为用，增强消积杀虫之功。

肉豆蔻、木香相须为用，增强行气止痛之功。

神曲、麦芽相须为用，增强健脾消食之功。

木香、黄连相须为用，增强行气清热止利之功。

7. 量数配伍

因小儿脾常不足，故本方药量少，标本兼顾，以杀虫消积为主，兼以清热、健脾为用。

8. 对药配伍

槟榔——使君子

肉豆蔻——木香

神曲——麦芽

木香——黄连

9. 趋向配伍

神曲、槟榔、黄连、使君子趋于清热消积杀虫为用，为沉降之品；肉豆蔻可涩肠止泻亦为沉降之品。麦芽健脾为用，木香行气止痛为用，二者为升浮之品。

10. 阴阳配伍

黄连性寒属阴；肉豆蔻、使君子、槟榔虽性温，但作用偏于杀虫消积之功，亦为阴。木香性温属阳。甘草性甘平，属阴阳之品。

11. 五行配伍

本方主治小儿疳病，病位在脾胃，因脾德在缓，以甘补之，辛泻之；脾苦湿，急食苦以燥之，故麦芽、使君子、神曲味甘为土，能补能缓，加上木香、肉豆蔻味辛为木，能行能散，诸药配伍体现了辛甘化苦，使得黄连、槟榔味苦为水，具有清燥之性，增强了清热消食虫去之功，也体现了五行中实土扶木原则。

12. 随证加减配伍

七味肥儿丸：出自《景岳全书·卷六十二》。主治小儿乳食不节或病久脏腑胃虚虫动所致诸疳，羸瘦面黄，肚腹胀大，发竖坚黄，不能行走，烂龈口臭，好食泥土，神疲发热，二便不调，或颈项结核。诸疳，久患脏腑胃虚虫动，发竖作穗，肌体发热，精神衰弱。发坚，面无精光。面黄口臭。食积五疳，口渴。

13. 名家论方

①《张氏医通》："此方近世所传，尚多胡黄连、雷丸、芜荑等味，大苦大寒，大伤元气，而因名误实，故世喜服之，意谓有益于儿也。曷知立方之义，本为疳热腹胀羸瘦，故用祛热伐肝之剂，消去疳积，元气得复，儿自肥矣。若本无疳热服之，与引寇破家何异？尝见富有之家，从幼好服此丸至十岁外，渐至蒸热咳嗽，盖缘真阳亏损，不能振生发之令，而成童劳者不少。奈何习俗成风，多所未悟，因特表而出之。"

②《医林纂要》："黄连苦寒，泻旺火，燥脾湿，厚肠胃，杀虫（匿虫），为治疳君药；肉豆蔻辛温，补命火而行之脾胃，以去土中之积郁；木香辛苦温，升下焦无形之气，以达于上，而蒸水谷，和气血，降上焦有形之物以行于下，而司决渎，去壅滞；神曲甘辛温，和中开胃，消滞去胀，破结行痰，能消能伐，而无伤于正气；麦芽甘咸平，能变化有形之坚积，而自含发生之气；使君子味甘而能杀虫，兼可消积；槟榔苦涩甘温，攻坚破积，降泄逆气，而达之下极之下，且其苦能杀虫，其涩能敛阴；川楝子苦寒，泻热杀虫，达于下极而散之。谷以养人，而过食成积，神曲、麦芽以变化之；食积则气郁，木香、槟榔以升降之；气郁则生湿热、黄连、川楝子以燥之泄之；湿热则生虫（匿虫），使君子、黄连、川楝子以杀之；其肠胃薄而太阴未足也，君黄连以健之厚之；要其本，元火不足，而脾胃不能化食也，肉豆蔻以壮命火而温之。此依《局方》原本，他书有去肉蔻、木香、使君子、槟榔，而用陈皮、三棱、莪术、芜荑者，则全失制方之意。

盖陈皮虽亦行气，然性平缓，而不如木香之畅；芜荑虽亦杀虫，然质轻薄，而不及槟榔、使君子之快；至若三棱、莪术，则又过于攻破，多用恐非脆弱之肠胃所能胜也。且此方君黄连而佐以肉蔻，所以根柢于命门而养脾胃之正，然后消伐、降火、杀虫之药，可以次第而施；而神曲、麦芽皆从谷化，使君子、槟榔亦有甘味，破邪而实兼养正，有胆识者或且加用参、术。今去肉蔻而用三棱、莪术，岂制方之旨欤?"

14. 方歌

肥儿丸内用使君，豆蔻香连曲麦槟，猪胆为丸热水下，虫疳食积一扫清。

第十七章　驱虫剂

乌梅丸

出自《伤寒论》。"伤寒脉微而厥，至七八日肤冷，其人躁，无暂安时者，此为脏厥，非蛔厥也。蛔厥者，其人当吐蛔。令病者静，而复时烦者，此为脏寒，蛔上入其膈，故烦，须臾复止，得食而呕，又烦者，蛔闻食臭出，其人常自吐蛔。蛔厥者，乌梅丸主之。又主久利。"

【处方】乌梅(30g)，细辛(3g)，干姜(9g)，黄连(6g)，当归(6g)，附子(炮，去皮)(6g)，蜀椒(炒香)(5g)，桂枝(6g)，人参(6g)，黄柏(6g)。

【主治】蛔厥，久痢，厥阴头痛。症见腹痛下痢、巅顶头痛、时发时止、躁烦呕吐、手足厥冷。

【功能】温脏安蛔。

【用法用量】上十味，各捣筛，混合和匀；以苦酒渍乌梅一宿，去核，蒸于米饭下，饭熟捣成泥，和药令相得，纳臼中，与蜜杵二千下，丸如梧桐子大。

方中乌梅味酸，苦酒醋渍而重用，既可安蛔，又能止痛，故为主药。蛔动因于脏寒，故以干姜、附子、细辛、蜀椒、桂枝温肾暖脾，以除脏寒；且五药皆辛，辛可制蛔，其中细辛、蜀椒更具杀虫之用，故又可助乌梅安蛔止痛；素病蛔疾，必损气血，故又以人参益气，当归养血，合而扶正补虚；俱为辅药。佐以黄连、黄柏苦寒清热，兼制辛热诸药，以杜绝伤阴动火之弊，且味苦兼能下蛔。诸药合用，共奏温脏安蛔之功。

1. 君臣佐使配伍

君——**乌梅**①《本经》："主下气，除热烦满，安心，肢体痛，偏枯不仁，死肌，去青黑痣、恶肉。"②《别录》："止下痢，好唾口干。""利筋脉，去痹。"③《日华子本草》："除劳，治骨蒸，去烦闷，涩肠止痢，消酒毒，治偏枯皮肤麻痹，去黑点，令人得睡。又入建茶、干姜为丸，止休息痢。"④《用药心法》："收肺气。"⑤《本草纲目》："敛肺涩肠，治久嗽，泻痢，反胃噎膈，蛔厥吐利，消肿，涌痰，杀虫，解鱼毒、马汗毒、硫黄毒。"⑥《本草求原》："治溲血、下血、诸血证，自汗，口燥咽干。"⑦《本草拾遗》："去痰，主疟瘴，止渴调中，除冷热痢，止吐逆。"⑧《本草新编》："乌梅，止痢断疟，每有速效。"

⑨《本草求真》:"乌梅,酸涩而温,似有类于木瓜,但此入肺则收,入肠则涩,入筋与骨则软,入虫则伏,入于死肌、恶肉、恶痣则除,刺入肉中则拔,故于久泻久痢,气逆烦满,反胃骨蒸,无不因其收涩之性,而使下脱上逆皆治。且于痈毒可敷,中风牙关紧闭可开,蛔虫上攻眩仆可治,口渴可止,宁不为酸涩收敛之一验乎。不似木瓜功专疏泄脾胃筋骨湿热,收敛脾肺耗散之元,而于他症则不及也。但肝喜散恶收,久服酸味亦伐生气,且于诸症初起切忌。"

臣——**花椒**①《本经》:"主风邪气,温中,除寒痹,坚齿发,明目。""主邪气咳逆,温中,逐骨节皮肤死肌,寒湿痹痛,下气。"②《别录》:"疗喉痹,吐逆,疝瘕,去老血,产后余疾腹痛,出汗,利五脏。""除六腑寒冷,伤寒,温疟,大风汗不出,心腹留饮,宿食,肠游下痢,泄精,女子字乳余疾,散风邪瘕结,水肿,黄疸,杀虫鱼毒。开腠理,通血脉,坚齿发,调关节,耐寒暑,可作膏药。"③《药性论》:"治恶风,遍身四肢顽痹,口齿浮肿摇动;主女人月闭不通,治产后恶血痢,多年痢,主生发,疗腹中冷痛。""治头风下泪,腰脚不遂,虚损留结,破血,下诸石水,腹内冷而痛,除齿痛。"④《日华子本草》:"破癥结,开胃,治天行时气温疾,产后宿血,治心腹气,壮阳,疗阴汗,暖腰膝,缩小便。"⑤《本草纲目》:"散寒除湿,解郁结,消宿食,通三焦,温脾胃,补右肾命门,杀蛔虫,止泄泻。"⑥《神农本草经》:"主风邪气,温中,除寒痹,坚齿发,明目。主邪气咳逆,温中,逐骨节皮肤死肌,寒湿痹痛,下气。"⑦《名医别录》:"疗喉痹,吐逆,疝瘕,去老血,产后余疾腹痛,出汗,利五脏。除六腑寒冷,伤寒,温疟,大风汗不出,心腹留饮,宿食,肠僻下痢,泄精,女子字乳余疾,散风邪瘕结,水肿,黄疸,杀虫鱼毒,开腠理,通血脉,坚齿发,调关节,耐寒暑,可作膏药。"

细辛①《本经》:"主咳逆,头痛脑动,百节拘挛,风湿痹痛,死肌。明目,利九窍。"②《别录》:"温中下气,破痰,利水道,开胸中,除喉痹,齆鼻,风痫癫疾,下乳结。汗不出,血不行,安五脏,益肝胆,通精气。"③陶弘景:"患口臭者,含之多效,最能除痰明目。"④《药性论》:"治咳逆上气,恶风,风头,手足拘急,安五脏六腑,添胆气,去皮风湿痒,能止眼风泪下,明目,开胸中滞,除齿痛,主血闭,妇人血沥腰痛。"⑤《日华子本草》:"治咳,消死肌疮肉,胸中结聚。"⑥《本草衍义》:"治头面风痛。"⑦《珍珠囊》:"主少阴苦头痛。"⑧《本草纲目》:"治口舌生疮,大便燥结,起目中倒睫。"⑨《本草通玄》:"主风寒湿头疼,痰歇气壅。"⑩《本经逢原》:"主痰结湿火,鼻塞不利。"⑪《本草经疏》:"细辛,风药也。风性升,升则上行,辛则横走,温则发散,故主咳逆,头痛脑动,百节拘挛,风湿痹痛,死肌。盖痹及死肌,皆是感地之湿气,或兼风寒所成,风能除湿,温能散寒,辛能开窍,故疗如上诸风寒湿疾也。"⑫《别录》:"又谓温中下气,破痰开胸中，除喉痹齆鼻，下乳结，汗不出，血不行，益肝胆，通精气，皆升发辛散，开通诸窍之功也，其曰久服明目，利九窍，必无是理，盖辛散升发之药，岂可久服哉。”“细辛，共性升燥发散，即入风药，亦不可过五分，以其气味俱厚而性过烈耳。”⑬《本草新编》：“细辛，止可少用，而不可多用，亦止可共用，而不能独用。多用则气耗而痛增，独用则气尽而命丧。”“细辛阳药也，升而不沉，虽下而温肾中之火，而非温肾中之水也。火性炎上，细辛温火而即引火上升，此所以不可多用耳。”

附子①《本经》：“主风寒咳逆邪气，温中，金疮，破癥坚积聚，血瘕，寒湿踒躄，拘挛膝痛，不能行步。”②《别录》：“脚疼冷弱，腰脊风寒，心腹冷痛，霍乱转筋，下痢赤白，坚肌骨，强阴，又堕胎，为百药长。”③《医学启源》：“《主治秘要》云，去脏腑沉寒；补助阳气不足，温热脾胃。”④李杲：“除脏腑沉寒，三阴厥逆，湿淫腹痛，胃寒蛔动；治经闭；补虚散壅。”⑤《本草纲目》：“治三阴伤寒，阴毒寒疝，中寒中风，痰厥气厥，柔痓癫痫，小儿慢惊，风湿麻痹，肿满脚气，头风，肾厥头痛，暴泻脱阳，久痢脾泄，寒疟瘴气，久病呕哕，反胃噎膈，痈疽不敛，久漏冷疮。合葱涕，塞耳治聋。”⑥《本草备要》：“补肾命火，逐风寒湿。”⑦《本草从新》：“治痘疮灰白，一切沉寒痼冷之证。”⑧《汤液本草》：“附子，入手少阳三焦、命门之剂，浮中沉，无所不至，味辛太热，为阳中之阳，故行而不止，非若干姜止而不行也。非身表凉而四肢厥者不可僭用，如用之者以其治逆也。”⑨《本草汇言》：“附子，回阳气，散阴寒，逐冷痰，通关节之猛药也。诸病真阳不足，虚火上升，咽喉不利，饮食不入，服寒药愈甚者，附子乃命门主药，能入其窟穴而招之，引火归原，则浮游之火自息矣。凡属阳虚阴极之侯，肺肾无热证者，服之有起死之殊功。”

干姜①《本经》：“主胸满咳逆上气，温中，止血，出汗，逐风湿痹，肠澼下痢。生者尤良。”②《别录》：“治寒冷腹痛，中恶、霍乱、胀满，风邪诸毒，皮肤间结气，止唾血。”③《药性论》：“治腰肾中疼冷，冷气，破血，去风，通四肢关节，开五脏六腑，去风毒冷痹，夜多小便。治嗽，主温中，霍乱不止，腹痛，消胀满冷痢，治血闭。病人虚而冷，宜加用之。”④《唐本草》：“治风，下气，止血，宣诸络脉，微汗。”⑤《日华子本草》：“消痰下气，治转筋吐泻，腹藏冷，反胃干呕，瘀血，扑损，止鼻洪，解冷热毒，开胃，消宿食。”⑥《医学启源》：“《主治秘要》云，通心气，助阳，去脏腑沉寒，发诸经之寒气，治感寒腹痛。”⑦《医学入门》：“炮姜，温脾胃，治里寒水泄，下痢肠澼，久疟，霍乱；心腹冷痛胀满，止鼻衄，唾血，血痢，崩漏。”⑧《长沙药解》：“燥湿温中，行郁降浊，下冲逆，平咳嗽，提脱陷，止滑泄。”⑨《本草纲目》：“干姜，能引血药入血分、气药入气分。又能去恶养新，有阳生阴长之意，故血虚者用之。”

桂枝①《本草经疏》:“实表祛邪。主利肝肺气,头痛,风痹骨节挛痛。”②《药品化义》:“专行上部肩臂,能领药至痛处,以除肢节间痰凝血滞。”③《本草备要》:“温经通脉,发汗解肌。”④《本草衍义补遗》:“仲景治表用桂枝,非表有虚以桂补之;卫有风邪,故病自汗,以桂枝发其邪,卫和则表密汗自止,非桂枝能收汗而治之。”⑤《本草纲目》:“麻黄遍彻皮毛,故专于发汗而寒邪散,肺主皮毛,辛走肺也。桂枝进达营卫,故能解肌而风邪去,脾主营,肺主卫,甘走脾,辛走肺也。”⑥《本草汇言》:“桂枝,散风寒,逐表邪,发邪汗,止咳嗽,去肢节间风痛之药也,气味虽不离乎辛热,但体属枝条,仅可发散皮毛肌腠之间,游行臂膝肢节之处。”⑦《长沙药解》:“桂枝,入肝家而行血分,走经络而达荣郁。善解风邪,最调木气。升清阳之脱陷,降浊阴之冲逆,舒筋脉之急挛,利关节之壅阻。入肝胆而散遏抑,极止痛楚,通经络而开痹涩,甚去湿寒。能止奔豚,更安惊悸。”

人参①《本经》:“主补五脏,安精神,止惊悸,除邪气,明目,开心益智。”②《别录》:“疗肠胃中冷,心腹鼓痛,胸肋逆满,霍乱吐逆,调中,止消渴,通血脉,破坚积,令人不忘。”③《药性论》:“主五脏气不足,五劳七伤,虚损瘦弱,吐逆不下食,止霍乱烦闷呕哕,补五脏六腑,保中守神。”“消胸中痰,主肺痿吐脓及痫疾,冷气逆上,伤寒不下食,病人虚而多梦纷纭,加而用之。”④《日华子本草》:“调中治气,消食开胃。”⑤《医学启源》:“治脾胃阳气不足及肺气促,短气、少气,补中缓中,泻肺脾胃中火邪。《主治秘要》云,补元气,止泻,生津液。”⑥《本草纲目》:“治男妇一切虚证,发热自汗,眩晕头痛,反胃吐食,痎疟,滑泻久痢,小便频数,淋沥,劳倦内伤,中风,中暑,痿痹,吐血,嗽血,下血,血淋,血崩,胎前产后诸病。”⑦《滇南本草》:“治阴阳不足,肺气虚弱。”⑧《珍珠囊》:“养血,补胃气,泻心火。”

当归①《本草正》:“当归,其味甘而重,故专能补血,其气轻而辛,故又能行血,补中有动,行中有补,诚血中之气药,亦血中之圣药也。大约佐之以补则补,故能养营养血,补气生精,安五脏,强形体,益神志,凡有形虚损之病,无所不宜。佐之以攻则通,故能祛痛通便,利筋骨,治拘挛、瘫痪、燥、涩等。李杲:“当归头,止血而上行;身养血而中守;梢破血而下流;全活血而不走。”②《本经》:“主咳逆上气,温疟寒热洗洗在皮肤中,妇人漏下,绝子,诸恶疮疡金疮,煮饮之。”③《别录》:“温中止痛,除客血内塞,中风痓、汗不出,湿痹,中恶客气、虚冷,补五藏,生肌肉。”④《本草纲目》:“治头痛,心腹诸痛,润肠胃筋骨皮肤。治痈疽,排脓止痛,和血补血。辛散。”⑤《本草再新》:“治浑身肿胀,血脉不和,阴分不足,安生胎,堕死胎。”⑥《药性论》:“止呕逆、虚劳寒热,破宿血,主女子崩中,下肠胃冷，补诸不足，止痢腹痛。单煮饮汁，治温疟，主女人沥血腰痛，疗齿疼痛不可忍。病人虚冷加而用之。”⑦《日华子本草》：“治一切风，一切血，补一切劳，破恶血，养新血及主癥癖。”⑧《珍珠囊》：“头破血。身行血，尾止血。”⑨《本草蒙筌》：“逐跌打血凝，并热痢刮疼滞住肠胃内”

佐——**黄连**①《本经》：“主热气目痛，眦伤泣出，明目，肠辩腹痛下痢，妇人阴中肿痛。”②《别录》：“主五脏冷热，久下泄辩脓血，止消渴，大惊，除水利骨，调胃厚肠，益胆，疗口疮。”③《药性论》：“杀小儿疳虫，点赤眼昏痛，镇肝去热毒。”④《日华子本草》：“治五劳七伤，益气，止心腹痛。惊悸烦躁，润心肺，长肉，止血；并疮疥，盗汗，天行热疾；猪肚蒸为丸，治小儿疳气。”⑤《珍珠囊》：“泻心火，心下痞。酒炒、酒浸，上颈已上。”⑥《本草衍义补遗》：“以姜汁炒，辛散除热有功。”⑦《本草新编》：“止吐利吞酸，解口渴，治火眼，安心，止梦遗，定狂躁，除痞满。”⑧《本草备要》：“治痈疽疮疥，酒毒，胎毒。除疳，杀蛔。”刘完素：“古方以黄连为治痢之最，盖治痢惟宜辛苦寒药，辛能发散，开通郁结，苦能燥湿，寒能胜热，使气宣平而已。诸苦寒药多泄，惟黄连、黄柏性冷而燥，能降火去湿，而止泄痢，故治痢以之为君。”⑨《汤液本草》：“黄连苦燥，故入心，火就燥也，然泻心，其实泻脾也，为子能令母实，实则泻其子。治血，防风为上使，黄连为中使，地榆为下使。”⑩《医学入门》：“黄连，酒浸炒，则上行头目口舌；姜汁炒，辛散冲热有功。一切湿热形瘦气急，一切时行热毒暑毒、诸般恶毒秽毒，诸疮疡毒。俱以姜和其寒，而少变其性，不使热有牴牾也。”⑪《本草蒙筌》：“黄连，久服之，反从火化，愈觉发热，不知有寒。故其功效，惟初病气实热盛者，服之最良，而久病气虚发热，服之又反助其火也。”

黄柏①《本经》：“主五脏肠胃中结热，黄疸，肠痔；止泄痢，女子漏下赤白，阴伤蚀疮。”②《别录》：“疗惊气在皮间，肌肤热赤起，目热赤痛，口疮。”③《药性论》：“主男子阴痿。治下血如鸡鸭肝片；及男子茎上疮，屑末敷之。”④《本草拾遗》：“主热疮疱起，虫疮，痢，下血，杀蛀虫；煎服，主消渴。”⑤《日华子本草》：“安心除劳，治骨蒸，洗肝，明目，多泪，口干，心热，杀疳虫，治蛔心痛，疥癣，蜜炙治鼻洪，肠风，泻血，后分急热肿痛。”⑥《珍珠囊》：“治肾水。膀胱不足，诸痿厥，腰膝无力。”⑦《医学启源》：“黄檗，治肾水膀胱不足，诸痿厥，腰无力，于黄芪汤中加用，使两膝中气力涌出，痿软即时去矣”“二制治上焦，单制治中焦，不制治下焦也。”《主治秘要》云，泻膀胱龙火，利结小便，下焦湿肿，痢疾先见血，脐中痛，补肾水不足。”⑧《用药心法》：“治疮痛不可忍者。”⑨《兰室秘藏》：“泻冲脉之邪。治夏月气上冲咽不得息而喘息有音不得卧。”⑩《本草纲目》：“敷小儿头疮。”⑪李杲：“黄檗、苍术，乃治痿要药，凡去下焦湿热作肿及痛，并膀胱有火邪，并小便不利及黄涩者，并用酒洗黄檗，知母为君，茯苓，泽泻为佐。凡小便不通而口渴者，邪热在气分，肺中伏热不能生水，是绝小便之源也，法当用气味俱薄淡渗之药，猪苓、泽泻之类，泻肺火而清肺金，滋水之化源。"⑫《本草衍义补遗》："檗皮，走手厥阴，而有泻火补阴之功。配细辛，治口疮有奇功。"⑬朱震亨："黄檗，走至阴，有泻火补阴之功，非阴中之火，不可用也。""得知母滋阴降火，得苍术除湿清热。"

2．四气配伍

寒——黄连《本经》："味苦，寒。"

黄柏《本经》："味苦，寒。"

热——附子①《本经》："味辛，温。②《别录》："甘，大热，有大毒。"

温——乌梅《日华子本草》："温，无毒。"

人参《本草备要》："生，甘苦，微凉；熟，甘，温。"

干姜《本经》："味辛，温。"

桂枝《本经逢原》："辛，甘，微温，无毒。"

花椒《本经》："味辛，温。"

细辛《本经》："味辛，温。"

当归①《本经》："味甘，温。"②《本草述》："味苦，温，无毒。"

3．五味配伍

辛——干姜《本经》："味辛，温。"

桂枝①《本经逢原》："辛，甘，微温，无毒。"②《医学启源》："气热，味辛甘。"

附子①《本经》："味辛，温。②《别录》："甘，大热，有大毒。"

花椒《本经》："味辛，温。"

细辛①《本经》："味辛，温。"②《吴普本草》："神农、黄帝、雷公、桐君：辛，小温；岐，无毒。"

甘——人参《本草备要》："生，甘苦，微凉；熟，甘，温。"

当归①《本经》："味甘，温。"②《别录》："辛，大温，无毒。"

苦——黄连《本经》："味苦，寒。"

黄柏《本经》："味苦，寒。"

酸——乌梅《日华子本草》："温，无毒。"

4．归经配伍

乌梅——①《药品化义》："入肺、胃、大肠三经。"②王好古："入脾、肺二经血分。"

川椒——《长沙药解》："入足阳明胃、足厥阴肝、足少阴肾、足太阴脾。"

细辛——《雷公炮制药性解》："入心、肝、胆、脾四经。"

黄连——《本草经疏》："入手少阴、阳明，足少阳、厥阴、阳明、太阴。"

黄柏——《汤液本草》:“足太阳经引经药,足少阴经之剂。”

附子——①《本草经解》:“入足厥阴肝经、足少阴肾经、手太阴肺经。”②《本草再新》:“入心、肝、肾三经。”

干姜——①《得配本草》:“干姜,入手少阴、足太阴经气分;炮姜,入足太阴经血分。”②《本草经解》:“入肝、肺、肾经。”

桂枝——①《汤液本草》:“入足太阳经。”②《雷公炮制药性解》:“入肺经。”

当归——①《汤液本草》:“入手少阴、足太阴、厥阴经。”②《雷公炮制药性解》:“入心、肝、肺三经。”

人参——《本草汇言》:“入肺、脾二经。”

5. 七方配伍

十味药为大方、偶方、急方。

6. 七情配伍

蜀椒、细辛相须为用,增强温脏驱蛔之功。

人参、当归相须为用,增强益气补血之功。

附子、干姜、桂枝相使为用,增强温脏祛蛔之功。

7. 量数配伍

因蛔得酸则静,得辛则伏,得苦则下;故重用乌梅(30g),配伍辛苦之品:蜀椒、细辛、干姜、桂枝、附子、黄连、黄柏,又防辛苦开泻太过,故配伍少佐人参、当归,温中补虚。

8. 对药配伍

附子——干姜

蜀椒——桂枝

人参——当归

黄连——黄柏

9. 趋向配伍

乌梅味酸,收敛为用,为沉降之品;黄连、黄柏清热为用,亦为沉降之品。蜀椒、桂枝、细辛、附子、干姜辛温行散为用,为升浮之品;人参、当归养血益气,亦为升浮之品。

10. 阴阳配伍

乌梅、黄连、黄柏性寒为阴。蜀椒、干姜、桂枝、细辛、附子、人参、当归皆性温为阳。

11. 五行配伍

乌梅味酸为金,具有肃降之功,镇蛔止痛;配伍黄连、黄柏味苦为水,金水相生,使得清热而下蛔;又因“蛔遇寒则动,遇温则安”,故配伍蜀椒、细辛、桂枝、干姜、附子性温,味辛为木之品,使得温脏而祛蛔;加上人参、当归味甘为土,实土扶木,亦能增强辛温行散之力。而金克木,防本方辛散开泻太过而伤本。

12. 随证加减配伍

①连梅安蛔汤:出自《通俗伤寒论》。主治肝胃热盛蛔动证。症见:腹痛、不思饮食,食则吐蛔,甚或烦躁,厥逆,面赤口燥,舌红,脉数。

②理中安蛔汤:出自《万病回春》。主治中焦虚寒蛔扰证。症见:便溏溲清,腹痛肠鸣,便蛔或吐蛔,四肢不温,舌苔薄白,脉虚缓。

13. 名家论方

①《古今名医方论》:"火旺则水亏,故消渴,气上撞心,心中痛热,气有余便是火也,木盛则克土,故饥不欲食,虫为风化,饥则胃中空虚,蛔闻食臭出,故吐蛔。仲景立方,皆以辛甘苦味为君,不用酸收之品,而此用之义者,以厥阴主风木耳。"

②《注解伤寒论》:"肺欲收,急食酸以收之,乌梅之酸以收肺气;脾欲缓,急食甘以缓之,人参之甘以缓脾气;寒淫於内,以辛润之,当归、桂、椒、细辛之辛以润内寒;寒淫所胜,平以辛热,姜、附之辛热以胜寒;蛔得甘则动,得苦则安,黄连、黄柏之苦以安蛔。"

③《内台方议》:"蛔为阴虫,故知阳微而阴胜,故用乌梅为君,其味酸,能胜蛔;以川椒、细辛为臣,辛以杀虫;以干姜、桂枝、附子为佐,以胜寒气而温其中;以黄连、黄柏之苦以安蛔,以人参、当归之甘而补缓其中,各为使。"

④《古今名医方论》引柯韵伯:"吐蛔,仲景立方皆以辛甘苦味为君,不用酸收之品,而此用之者,以厥阴主风木耳!君乌梅之大酸,是伏其所主也;配黄连泻心而除疼,佐黄柏滋肾以除渴,先其所因也;肾者,肝之母,椒、附以温肾,则火有所归,而肝得所养,是固其本;肝欲散,细辛、干姜辛以散之;肝藏血,桂枝、当归引血归经也;寒热杂用,则气味不和,佐以人参调其中气;以苦酒渍乌梅,同气相求,蒸之米下,资其谷气,加蜜为丸,少与而渐加之,缓则治其本也。故药亦寒热互用,且胸中烦而吐蛔,则连、柏是寒因热用也。蛔得酸则静,得辛则伏,得苦则下,信为化虫佳剂。久痢则虚,调其寒热,酸以收之,下利自止。"

14. 方歌

乌梅丸用细辛桂,人参附子椒姜继,黄连黄柏及当归,温脏安蛔寒厥剂。

第十八章　涌吐剂

瓜蒂散

出自《伤寒论》。

【处方】瓜蒂(熬黄)、赤小豆各(3g)。

【主治】痰涎宿食，壅滞胸脘证。胸中痞硬，懊憹不安，欲吐不出，气上冲咽喉不得息，寸脉微浮者。

【功能】涌吐痰涎宿食。

【用法用量】上二味，各别捣筛，为散已，合治之，取2g，以香豉9g，用热汤七合，煮作稀糜，去滓。取汁合散，温，顿服之。不吐者，少少加，得快吐者乃止。现代用法：将2药研细末和匀，每服1～3g，用香豉9g煎汤送服。不吐者，用洁净翎毛探喉取吐。

方中瓜蒂味苦，善于涌吐痰涎宿食，为君药。赤小豆味酸平，能祛湿除烦满，为臣药。君臣配伍，相须相益，酸苦涌泄，增强催吐之力。以豆豉煎汤调服，取其轻清宣泄之性，宣解胸中邪气，利于涌吐，又可安中护胃，使在快吐之中兼顾护胃气。

1. 君臣佐使配伍

君——**瓜蒂**①《本经》：“主大水，身面四肢浮肿，下水，杀蛊毒，咳逆上气，及食诸果，病在胸腹中，皆吐下之。”②《别录》：“去鼻中息肉，疗黄疸。”③《日华子本草》：“治脑塞热齆，眼昏，吐痰。”④《本草纲目》：“吐风热痰涎。治风眩、头痛、癫痫，喉痹，头面有湿气。”⑤《本草再新》：“泻心火，健脾土，利湿消水，止头痛衄血。”

臣——**赤小豆**①《本经》：“主下水，排痈肿脓血。”②《别录》：“主寒热，热中，消渴，止泄，利小便，吐逆，卒澼，下胀满。”③《药性论》：“消热毒痈肿，散恶血、不尽、烦满。治水肿皮肌胀满；捣薄涂痈肿上；主小儿急黄、烂疮，取汁令洗之；能令人美食；末与鸡子白调涂热毒痈肿；通气，健脾胃。”④《食疗本草》：“和鲤鱼烂煮食之，甚治脚气及大腹水肿；散气，去关节烦热，令人心孔开，止小便数；绿赤者，并可食。暴利后气满不能食，煮一顿服之。”⑤《蜀本草》：“病酒热，饮汁。”⑥《食性本草》：“坚筋骨，疗水气，解小麦热毒。”⑦《日华子本草》：“赤豆粉，治烦，解热毒，排脓，补血脉。”⑧《本草纲目》：“辟温疫，治产难，下胞衣，通乳汁。”⑨《本草再新》：“清热和血，利水通经，宽肠理气。”

佐——**香豉**①《别录》：“主伤寒头痛寒热，瘴气恶毒，烦躁满闷，虚劳喘吸，两脚疼冷。”②《药性论》：“治时疾热病发汗；熬末，能止盗汗，除烦；生捣为丸服，治寒热风，胸中生疮；煮服，治血痢腹痛。”③《珍珠囊》：“去心中懊憹，伤寒头痛，烦躁。”④《本草纲目》：“下气，调中。治伤寒温毒发癍，呕逆。”⑤《本草汇言》：“淡豆豉，治天行时疾，疫疠瘟瘴之药也。”⑥王绍隆曰：“此药乃宣郁之上剂也。凡病一切有形无形，壅胀满闷，停结不化，不能发越致疾者，无不宣之，故统治阴阳互结，寒热迭侵，暑湿交感，食饮不运，以致伤寒寒热头痛，或汗吐下后虚烦不得眠，甚至反复颠倒，心中懊憹，一切时灾瘟瘴，疟痢斑毒，伏痧恶气，及杂病科痰饮，寒热，头痛，呕逆，胸结，腹胀，逆气，喘吸，脚气，黄疸，黄汗，一切沉滞浊气搏聚胸胃者，咸能治之。倘非关气化寒热时瘴，而转属形藏实热，致成痞满燥实坚者，此当却而谢之也。”

2. 四气配伍

寒——瓜蒂《本经》：“味苦，寒。”

　　豆豉《别录》：“味苦，寒，无毒。”

平——赤小豆《别录》：“甘酸，平，无毒。”

3. 五味配伍

甘——赤小豆《别录》：“甘酸，平，无毒。”

苦——瓜蒂《本经》：“味苦，寒。”

　　豆豉《别录》：“味苦，寒，无毒。”

4. 归经配伍

瓜蒂——《本草经疏》：“入手太阴，足阳明、太阴经。”

赤小豆——①《雷公炮制药性解》：“入心经。”②《得配本草》：“入手少阴、太阳经。”

香豉——①《雷公炮制药性解》：“入肺经。”②《要药分剂》：“入肺、胃二经。”

5. 七方配伍

三味药为小方、奇方、急方。

6. 七情配伍

瓜蒂、赤小豆相使为用，增强催吐之功。

7. 量数配伍

本方药味少，量精，体现了药简力宏，集中力量催吐为用。

8. 对药配伍

瓜蒂——赤小豆

赤小豆——香豉

9. 趋向配伍

瓜蒂、香豉涌吐为用，趋于下沉，为沉降之品。香豉性甘平，为阴阳平和之品。

10. 阴阳配伍

瓜蒂、豆豉性寒属阴。香豉性平，为阴阳平和之品。

11. 五行配伍

瓜蒂、香豉味苦为水，苦能涌吐涎痰，加上赤小豆味甘酸，在此偏于味酸为金，具有肃降之功，三味药配伍，体现了金水相生，增强涌吐之功。

12. 随证加减配伍

①盐汤探吐方：出自《备急千金要方》。主治宿食。饮食停留胃中，脘腹胀疼不舒。或干霍乱，欲吐不得吐，欲泻不得泻。

②参芦散：出自《丹溪心法》。主治虚弱之人，痰涎壅盛。胸膈满闷，温温欲吐，脉象虚弱者。

③救急痰涎散：出自《圣济总录》。主治中风闭证。痰涎壅盛，喉中痰声漉漉，气闭不通，心神瞀闷，四肢不收，或倒仆不省，或口角似歪，脉滑实有力者。亦治喉痹。

13. 名家论方

①《伤寒论·辨太阳病脉证并治》："病如桂枝证，头不痛，项不强，寸脉微浮，胸中痞硬，气上冲咽喉，不得息者，此为胸有寒也，当吐之，宜瓜蒂散。"

②《伤寒论·辨厥阴病脉证并治》："病人手足厥冷，脉乍紧者，邪结在胸中，心下满而烦。饥不能食者，病在胸中，当须吐之，宜瓜蒂散。"

③ 吴谦《医宗金鉴·删补名医方论·卷三十二》："凡胸中寒热，与气与饮郁结为病，谅非汗下之法所能治，必得酸苦涌吐之法以越之，上焦得通，阳气得复，痞硬可消，胸中可和也。瓜蒂极苦，赤豆苦酸，相须相益，能疏胸中实邪，为吐剂中第一品也。而使香豉汁合服者，借谷气以保胃气也。服之不吐，少少加服。得快吐即止者，恐伤胸中之气也。此方奏功之捷胜于汗下，所谓汗吐下三大法也。今人不知仲景子和之精义，置之不用，可胜惜矣。

14. 方歌

瓜蒂散中赤小豆，豆豉汁调酸苦凑，逐邪涌吐功最捷，胸脘痰食服之瘳。

附 录

附录一 方剂索引(按首字拼音为序)

附录二　方歌

第一章　解表剂

第一节　辛温解表剂

麻黄汤

麻黄汤中用桂枝，杏仁甘草四般施，发热恶寒头项痛，喘而无汗服之宜。

桂枝汤

桂枝汤治太阳风，芍药甘草姜枣同，解肌发表调营卫，表虚有汗此为攻。

九味羌活汤

九味羌活用防风，细辛苍芷与川芎，黄芩生地同甘草，分经论治宜变通。

小青龙汤

小青龙汤最有功，风寒束表饮停胸，辛夏甘草和五味，姜桂麻黄芍药同。

第二节　辛凉解表

银翘散

银翘散主上焦疴，竹叶荆牛豉薄荷，甘桔芦根凉解法，清疏风热煮无过。

麻杏甘石汤

麻杏甘草石膏汤，四药组合有专长，肺热壅盛气喘急，辛凉疏泄此法良。

第三节　扶正解表

人参败毒散

人参败毒草苓芎，羌独柴前枳桔同，生姜薄荷煎汤服，祛寒除湿功效宏。

麻黄附子细辛汤

麻黄细辛附子汤，太少两感用此方，发热恶寒脉不起，温经解表有专长。

第二章　泻下剂

大承气汤

大承气汤用硝黄，配伍枳朴泻力强，痞满燥实四症见，峻下热结第一方。去硝名曰小承气，轻下热结用之效，调胃承气硝黄草，便秘口渴急煎尝。

第三章 和解剂

第一节 和解少阳

小柴胡汤

小柴胡汤和解供，半夏人参甘草从，更用黄芩加姜枣，少阳为病此方宗。

大柴胡汤

大柴胡汤用大黄，枳实芩夏白芍将，煎加姜枣表兼里，妙法内攻并外攘。

蒿芩清胆汤

蒿芩清胆碧玉需，陈夏茯苓枳竹茹，热重寒轻痰挟湿，胸痞呕恶总能除。

达原饮

达原草果槟厚朴，知母黄芩芍甘佐，辟秽化浊达膜原，邪伏膜原寒热作。

第二节 调和肝脾

四逆散

四逆散里用柴胡，芍药枳实甘草须，此是阳郁成厥逆，疏肝理脾奏效奇。

逍遥散

逍遥散用归芍柴，苓术甘草姜薄偕，疏肝养血兼理脾，丹栀加入热能排。

痛泻要方

痛泻要方用陈皮，术芍防风共成剂，肠鸣泄泻腹又痛，治在泻肝又实脾。

第三节 调和肠胃

半夏泻心汤

半夏泻心黄连芩，干姜甘草与人参，大枣和之治虚痞，法在降阳而和阴。

第四章 清热剂

第一节 清气分热

白虎汤

白虎膏知甘草粳，气分大热此方清，热渴汗出脉洪大，加入人参气津生。

竹叶石膏汤

竹叶石膏汤人参，麦冬半夏甘草临，再加粳米同煎服，清热益气养阴津。

第二节 清营凉血

清营汤

清营汤是鞠通方，热入心包营血伤，角地银翘玄连竹，丹麦清热佐之良。

犀角地黄汤

犀角地黄芍药丹，血热妄行吐衄斑，蓄血发狂舌质绛，凉血散瘀病可痊。

第三节　清热解毒

黄连解毒汤

黄连解毒汤四味，黄芩黄柏栀子备，躁狂大热呕不眠，吐衄斑黄均可为。

普济消毒饮

普济消毒芩连鼠，玄参甘桔蓝根侣，升柴马勃连翘陈，薄荷僵蚕为末咀。

普济黄连桔薄荷，翘芩元草板蓝和，升柴马勃鼠粘橘，加入蚕参疫奈何。

仙方活命饮

仙方活命金银花，防芷归陈草芍加，贝母花粉兼乳没，

穿山角刺酒煎佳，一切痈毒能溃散，溃后忌服用勿差。

凉膈散

凉膈硝黄栀子翘，黄芩甘草薄荷饶，竹叶蜜煎疗膈上，中焦燥实服之消。

第五章　温里剂

第一节　温中祛寒

理中丸

理中丸主理中乡，甘草人参术干姜，呕利腹痛阴寒盛，或加附子总扶阳。

小建中汤

小建中汤芍药多，桂枝甘草姜枣和，更加饴糖补中脏，虚劳腹痛服之瘥。

吴茱萸汤

吴茱萸汤人参枣，重用生姜温胃好，阳明寒呕少阴利，厥阴头痛皆能保。

第二节　回阳救逆

四逆汤

四逆汤中附草姜，阳衰寒厥急煎尝，腹痛吐泻脉沉细，急投此方可回阳。

第三节　温经散寒

当归四逆汤

当归四逆芍桂枝，细辛甘草通草施，血虚寒厥四末冷，温经通脉最相宜。

阳和汤

阳和汤法解寒凝，贴骨流注鹤膝风，熟地鹿胶姜炭桂，麻黄白芥甘草从。

第六章　补益剂

第一节　补气

四君子汤

四君子汤中合义，参术茯苓甘草比，益以夏陈名六君。

祛痰补益气虚饵，除却半夏名异功，或加香砂气滞使。

参苓白术散

参苓白术扁豆陈，山药甘莲砂薏仁，桔梗上浮兼保肺，枣汤调服益脾神。

补中益气汤

补中益气术陈芪，升柴参草当归身，虚劳内伤功独擅，亦治阳虚外感因。

生脉散

生脉麦冬五味参，保肺清心治暑淫，气少汗多兼口渴，病危脉绝急煎斟。

玉屏风散

玉屏风散用防风，黄芪相畏效相成，白术益气更实卫，表虚自汗服之应。

第二节 补血

四物汤

四物地芍与归芎，血家白病此方通，补血调血理冲任，加减运用在其中。

当归补血汤

当归补血东恒笺，黄芪一两归二钱，血虚发热口渴烦，脉大而虚此方煎。

归脾汤

归脾汤用术参芪，归草茯神远志随，酸枣木香龙眼肉，煎加姜枣益心脾。

第三节 气血双补

八珍汤

气血双补八珍汤，四君四物合成方，煎加姜枣调营卫，气血亏虚服之康。

炙甘草汤

炙甘草汤参姜桂，麦冬生地与麻黄，大枣阿胶加酒服，虚劳肺痿效如神。

第四节 补阴

六味地黄丸

六味地黄益肝肾，茱薯丹泽地苓专，阴虚火旺加知柏，

养肝益目杞菊煎，若加五味成都气，再入麦冬长寿丸。

左归丸

左归丸用大熟地，枸杞萸肉薯牛膝，龟鹿二胶菟丝入，补阴填精功效奇。

大补阴丸

大补阴丸熟地黄，龟板知柏合成方，猪髓蒸熟炼蜜丸，滋阴降火效力强。

一贯煎

一贯煎中用地黄，沙参枸杞麦冬襄，当归川楝水煎服，阴虚肝郁是妙方。

第五节　补阳

肾气丸

《金匮》肾气治肾虚，地黄怀药及山萸，丹皮苓泽加附桂，引火归原热下趋。

右归丸

右归丸中地附桂，山药茱萸菟丝归，杜仲鹿胶枸杞子，益火之源此方魁。

第六节　阴阳双补

地黄饮子

地黄饮子山茱斛，麦味菖蒲远志茯，苁蓉桂附巴戟天，少入薄荷姜枣服。

龟鹿二仙胶

龟鹿二仙最守真，补人三宝精气神，人参枸杞和龟鹿，益寿延年实可珍。

第七章　固涩剂

第一节　固表止汗

牡蛎散

牡蛎散内用黄芪，浮麦麻黄根最易，自汗盗汗心液损，固表敛汗见效奇。

第二节　敛肺止咳

九仙散

九仙散中罂粟君，参胶梅味共为臣，款冬贝桑桔佐使，敛肺止咳益气阴。

第三节　涩肠固脱

真人养脏汤

真人养脏诃粟壳，肉蔻当归桂木香，术芍参甘为涩剂，脱肛久痢早煎尝。

四神丸

四神故纸吴茱萸，肉蔻五味四般需，大枣百枚姜八两，五更肾泄火衰扶。

第四节　涩精止遗

金锁固精丸

金锁固精芡莲须，沙苑蒺藜龙牡需，莲粉糊丸开水下，补肾涩精此方取。

桑螵蛸散

桑螵蛸散用龙龟，参茯菖远及当归，尿频遗尿精不固，滋肾宁心法勿违。

第五节　固崩止带

固冲汤

固冲汤中用术芪，龙牡芍萸茜草施，倍子海蛸棕榈炭，崩中漏下总能医。

易黄汤

易黄山药与芡实，白果黄柏车前子，能消带下黏稠秽，补肾清热又祛湿。

第八章　安神剂

第一节　重镇安神

朱砂安神丸

朱砂安神东垣方，归连甘草合地黄，怔忡不寐心烦乱，清热养阴可复康。

第二节　滋养安神

天王补心丹

补心丹用柏枣仁，二冬生地当归身，三参桔梗朱砂味，远志茯苓共养神。

酸枣仁汤

酸枣二升先煮汤，茯知二两用之良。芎二甘一相调剂，服后安然入梦乡。

第九章　开窍剂

第一节　凉开

安宫牛黄丸

安宫牛黄开窍方，芩连栀郁朱雄黄，犀角珍珠冰麝箔，热闭心包功效良。

紫雪丹

紫雪羚牛朱朴硝，硝磁寒水滑石膏，丁沉木麝升玄草，不用赤金法亦超。

至宝丹

至宝朱砂麝息香，雄黄犀角与牛黄，金银二箔兼龙脑，琥珀还同玳瑁良。

第二节　温开

苏合香丸

苏合香丸麝息香，木丁朱乳荜檀襄，牛冰术沉诃香附，中恶急救莫彷徨。

第十章　理气剂

第一节　行气

越鞠丸

越鞠丸治六般郁，气血痰火湿食因，芎苍香附兼栀曲，气畅郁舒痛闷神。

柴胡疏肝散

柴胡疏肝芍川芎，枳壳陈皮草香附，疏肝行气兼活血，胁肋疼痛立能除。

半夏厚朴汤

半夏厚朴与紫苏，茯苓生姜共煎服，痰凝气聚成梅核，降逆开郁气自舒。

金铃子散

金铃子散止痛方，延胡酒调效更强，疏肝泄热行气血，心腹胸胁痛经良。

枳实消痞丸

枳实消痞四君全，麦芽夏曲朴姜连，蒸饼糊丸消积满，清热破结补虚全。

厚朴温中汤

厚朴温中陈草苓，干姜草寇木香停，煎服加姜治腹痛，脘腹胀满用皆灵。

天台乌药散

天台乌药木茴香，巴豆制楝青槟姜，行气疏肝止疼痛，寒疝腹痛是良方。

加味乌药汤

加味乌药汤砂仁，香附木香姜草伦，配入延胡共六味，经前胀痛效堪珍。

四磨汤

四磨汤治七情侵，人参乌药及槟沉，浓磨煎服调滞气，实者枳壳易人参。

第二节　降气

苏子降气汤

苏子降气半夏归，前胡桂朴草姜随，上实下虚痰嗽喘，或加沉香去肉桂。

定喘汤

定喘白果与麻黄，款冬半夏白皮桑，苏杏黄芩兼甘草，外寒痰热喘哮尝。

旋覆代赭汤

旋复代赭用人参，半夏甘姜大枣临，重以镇逆咸软痞，痞硬噫气力能禁。

橘皮竹茹汤

橘皮竹茹治呕逆，人参甘草枣姜齐，胃虚有热失和降，久病之后更相宜。

丁香柿蒂汤

丁香柿蒂人参姜，呃逆因寒中气伤，温中降逆又益气，虚寒气逆最相当。

第十一章　理血剂

第一节　活血祛瘀

桃核承气汤

桃核承气五般施，甘草硝黄并桂枝，淤热互结小腹胀，蓄血如狂最相宜。

血府逐瘀汤

血府当归生地桃，红花枳壳膝芎饶，柴胡赤芍甘桔梗，血化下行不作痨。

补阳还五汤

补阳还五赤芍芎，归尾通经佐地龙，四两黄芪为主药，血中瘀滞用桃红。

复元活血汤

复元活血有柴胡，蒌根归草与甲珠，桃仁红花大黄配，跌打损伤正宜服。

温经汤

温经归芍桂萸芎，姜夏丹皮及麦冬，参草扶脾胶益血，调经重在暖胞宫。

生化汤

生化汤宜产后尝，归芎桃草加炮姜，恶露不行少腹痛，温经活血最见长。

桂枝茯苓丸

金匮桂枝茯苓丸，芍药桃红共粉丹，等分为末蜜丸服，活血化瘀癥块散。

失笑散

失笑灵脂共蒲黄，等分作散醋煎尝，血瘀少腹时作痛，祛瘀止痛效非常。

第二节　止血

十灰散

十灰散用十般灰，柏茜茅荷丹榈随，二蓟栀黄皆妙黑，凉降止血此方推。

咳血方

咳血方中诃子收，海石栀子共瓜蒌，青黛泻肝又凉血，咳嗽痰血服之瘥。

小蓟饮子

小蓟饮子藕蒲黄，木通滑石生地襄，归草黑栀淡竹叶，血淋热结服之康。

槐花散

槐花散治肠风血，芥穗枳壳侧柏叶，等份为末米汤下，凉血疏风又清热。

黄土汤

黄土汤中术附芩，阿胶甘草地黄并，便后下血功独擅，吐衄崩中效亦灵。

第十二章　治风剂

第一节　疏散外风

川芎茶调散

川芎茶调有荆防，辛芷薄荷甘草羌，目昏鼻塞风攻上，偏正头痛悉能康。

独活寄生汤

独活寄生艽防辛，归芎地芍桂苓均，杜仲牛膝人参草，顽痹风寒湿是因。

大秦艽汤

大秦艽汤羌独防，辛芷芎芍二地当，苓术石膏黄芩草，风邪初中经络康。

小活络丹

小活络祛风湿寒，化痰活血三者兼，二乌南星乳没龙，寒湿痰瘀痹痛蠲。

牵正散

牵正散治口眼斜，白附全蝎合僵蚕，等分为末热酒下，祛风化痰痉能解。

玉真散

玉真散治破伤风，牙关紧闭体张弓，星麻白附羌防芷，外敷内服一方通。

消风散

消风散中有荆防，蝉蜕胡麻苦参苍，知膏蒡通归地草，风疹湿疹服之康。

第二节 平息内风

羚角钩藤汤

羚角钩藤菊花桑，地芍贝茹茯草襄，凉肝息风又养阴，肝热生风急煎尝。

镇肝息风汤

镇肝息风芍天冬，玄参龟板赭茵从，龙牡麦芽膝草楝，肝阳上亢能奏功。

天麻钩藤饮

天麻钩藤石决明，栀杜寄生膝与芩，夜藤茯神益母草，主治眩晕与耳鸣。

大定风珠

大定风珠鸡子黄，麦地胶芍草麻仁，三甲并同五味子，滋阴息风是妙方。

第十三章 治燥剂

第一节 轻宣外燥

杏苏散

杏苏散内夏陈前，枳桔苓草姜枣研，轻宣温润治凉燥，咳止痰化病自痊。

桑杏汤

桑杏汤中浙贝宜，沙参栀豉与梨皮，干咳鼻涸又身热，清宣凉润温燥医。

清燥救肺汤

清燥救肺桑麦膏，参胶胡麻杏杷草，清宣润肺养气阴，温燥伤肺气阴耗。

第二节 滋阴润燥

麦门冬汤

麦门冬汤用人参，枣草粳米半夏存，肺痿咳逆因虚火，清养肺胃此方珍。

增液汤

增液玄参与地冬，热病津枯便不通，补药之体作泻剂，若非重用不为功。

第十四章 祛湿剂

第一节 燥湿和胃

平胃散

平胃散内君苍术，厚朴陈草姜枣煮，燥湿运脾又和胃，湿滞脾胃胀满除。

藿香正气散

藿香正气腹皮苏，甘桔陈苓朴白术，夏曲白芷加姜枣，风寒暑湿并能除。

第二节 清热祛湿

茵陈蒿汤

茵陈蒿汤治阳黄，栀子大黄组成方，栀子柏皮加甘草，茵陈四逆治阴黄。

八正散

八正木通与车前，萹蓄大黄栀滑研，草梢瞿麦灯芯草，湿热诸淋宜服煎。

三仁汤

三仁杏蔻薏苡仁，朴夏通草滑竹存，宣畅气机清湿热，湿重热轻在气分。

连朴饮

连朴饮用香豆豉，菖蒲半夏焦山栀，芦根厚朴黄连入，湿热霍乱此方施。

当归拈痛汤

当归拈痛猪苓泽，二术茵芩苦羌葛，升麻防风知参草，湿重热轻兼风邪。

二妙散

二妙散中苍柏煎，若云三妙牛膝添，四妙再加薏苡仁，湿热下注痿痹痊。

第三节　利水渗湿

五苓散

五苓散治太阳腑，白术泽泻猪苓茯，桂枝化气兼解表，小便通利水饮逐。

猪苓汤

猪苓汤内有茯苓，泽泻阿胶滑石并，小便不利兼烦渴，滋阴利水症自平。

防己黄芪汤

金匮防己黄芪汤，白术甘草加枣姜，益气祛风行水良，表虚风水风湿康。

五皮散

五皮散用五种皮，苓腹陈姜桑白齐，利水消肿理健脾，脾虚湿滞皮水医。

第四节　温化寒湿

苓桂术甘汤

苓桂术甘仲景剂，温阳化饮又健脾，中阳不足饮停胃，胸胁支满悸眩施。

肾着汤

肾著汤内用干姜，茯苓甘草白术襄，伤湿身重与腰冷，亦名甘姜苓术汤。

真武汤

真武附苓术芍姜，温阳利水壮肾阳，脾肾阳虚水气停，腹痛悸眩润惕康。

实脾散

实脾温阳行利水，干姜附苓术草从，木瓜香槟朴草果，阳虚水肿腹胀祟。

革薢分清饮

革薢分清益智仁，菖蒲乌药盐煎成，下焦虚寒得温利，分清化浊效如神。

完带汤

完带汤中用白术，山药人参白芍辅，苍术车前黑芥穗，陈皮甘草与柴胡。

第五节　祛风胜湿

羌活胜湿汤

羌活胜湿独防风，蔓荆藁本草川芎，祛风胜湿通经络，善治周身风湿痛。

独活寄生汤

独活寄生艽防辛，归芎地芍桂苓均，杜仲牛膝人参草，顽痹风寒湿是因。

第十五章　祛痰剂

第一节　燥湿化痰

二陈汤

二陈汤用半夏陈，益以茯苓甘草成，理气和中兼燥湿，一切痰饮此方珍。

温胆汤

温胆夏茹枳陈助，佐以茯草姜枣煮，理气化痰利胆胃，胆郁痰扰诸证除。

第二节　清热化痰

清气化痰丸

清气化痰星夏芩，橘杏枳苓瓜蒌仁，姜汁为丸治痰热，顺气化痰治法缜。

小陷胸汤

小陷胸汤连夏蒌，宽胸散结涤痰优，痰热内结痞满痛，苔黄脉滑此方求。

滚痰丸

滚痰丸用青礞石，大黄黄芩与沉香，百病多因痰作祟，顽痰怪症力能匡。

第三节　润燥化痰

贝母瓜蒌散

贝母瓜蒌天花粉，橘红茯苓加桔梗，肺燥有痰咳难出，润肺化痰此方珍。

苓甘五味姜辛汤

苓甘五味姜辛汤，温肺化饮常用方，半夏杏仁均可加，寒痰水饮咳嗽康。

半夏白术天麻汤

半夏白术天麻汤，苓草橘红大枣姜，眩晕头痛风痰证，热盛阴亏切莫尝。

第十六章　消食剂

第一节　消食化滞

保和丸

保和神曲与山楂，陈苓夏翘菔子加，消食和胃化湿结，更可方中用麦芽。

枳实导滞丸

枳实导滞首大黄，芩连曲术茯苓襄，泽泻蒸饼糊丸服，湿热积滞力能攘。

第二节　健脾消食

健脾丸

健脾参术与陈皮，枳实山楂麦蘖随，曲糊作丸米饮下，消补兼行胃弱宜。

肥儿丸

肥儿丸内用使君，豆蔻香连曲麦槟，猪胆为丸热水下，虫疳食积一扫清。

第十七章　驱虫剂

乌梅丸

乌梅丸用细辛桂，人参附子椒姜继，黄连黄柏及当归，温脏安蛔寒厥剂。

第十八章　涌吐剂

瓜蒂散

瓜蒂散中赤小豆，豆豉汁调酸苦凑，逐邪涌吐功最捷，胸脘痰食服之瘳。